S. Gottschling, B. Gronwald, K. Welsch (Hrsg.)
Fälle Palliativmedizin

Sven Gottschling, Benjamin Gronwald,
Katja Welsch (Hrsg.)

Fälle Palliativmedizin

Patientenzentrierte, multiprofessionelle
Empfehlungen aus der Praxis

1. Auflage

Mit Beiträgen von: Melanie Alt, Luxemburg; Klaus Aurnhammer, Wallerfangen; Dr. Frauke Backes, Saarbrücken; Dr. Sabine Becker, Frankfurt a. M.; Dr. Hendrik Berger, Saarbrücken; Dr. Patric Bialas, Homburg; Dr. Henning Cuhls, Bonn; Prof. Dr. Ulrich Dillmann, Homburg; Holger Fiedler, Frankfurt a. M.; Dr. Frédéric Fogen, Luxemburg; Dr. Elke Freudenberg, Dernbach; PD Dr. Peter Fries, Homburg; Barbara Fuchsberger-Wagner, F-Lambach; Ursula Fülbier, Bonn; Dr. Lars Garten, Berlin; Prof. Dr. Sven Gottschling, Homburg; Dr. Jürgen Guldner, Püttlingen; Anja Habermann, Homburg; Michaela Hach, Wiesbaden; Prof. Dr. Wolfram Henn, Homburg; Dr. phil. Michaela Hesse, Bonn; Dr. Sabrina Hörsch, Homburg; Barbara Hoffmann, Homburg; Sr. Dr. Ulla Mariam Hoffmann, Tutzing; Dr. Helmut Hoffmann-Menzel, Bonn; Dr. Kirsten Hüning, Bonn; Prof. Dr. Johannes Jäger, Homburg; Dr. Christiane Keller, Homburg; Prof. Dr. Ingrid Kindermann, Homburg; Kathrin Köster, Luxemburg; Dr. Petra Kutscheid, Dernbach; Prof. Dr. Philipp M. Lepper, Homburg; Lisa Linge-Dahl, Bonn; Dr. Eckehardt Louen, Remagen; PD Dr. Andreas Meiser, Homburg; Prof. Dr. Sascha Meyer, Homburg; Prof. Dr. Christof Müller-Busch, Berlin; Prof. Dr. Marcus Niewald, Homburg; Dr. Silke Nolte-Buchholtz, Dresden; Prof. Dr. Joachim Pietz, Frankfurt a. M.; Dr. Raymund Pothmann, Hamburg; Univ.-Prof. Dr. Lukas Radbruch, Bonn; Dr. Constanze Rémi, München; Univ.-Prof. Dr. Bernhard Schick, Homburg; Michaela Schiller, Homburg; Dr. Matthias Schröder, Homburg; Dr. Peter Schwarz, Homburg; Dr. Wolfgang Schwarz, Bardowick; Dr. Thomas Sitte, Fulda; Eva Sohne, Homburg; Irmgard Stief, Bexbach; Barbara Uebach, Bonn; PD Dr. Marcus Michael Unger, Homburg; Dr. Katja Welsch, Homburg; Dr. Dietrich Wördehoff, Saarbrücken

ELSEVIER

Elsevier GmbH, Hackerbrücke 6, 80335 München, Deutschland
Wir freuen uns über Ihr Feedback und Ihre Anregungen an kundendienst@elsevier.com

ISBN 978-3-437-22871-1
eISBN 978-3-437-18121-4

Alle Rechte vorbehalten
1. Auflage 2021
© Elsevier GmbH, Deutschland

Wichtiger Hinweis für den Benutzer
Die medizinischen Wissenschaften unterliegen einem sehr schnellen Wissenszuwachs. Der stetige Wandel von Methoden, Wirkstoffen und Erkenntnissen ist allen an diesem Werk Beteiligten bewusst. Sowohl der Verlag als auch die Autorinnen und Autoren und alle, die an der Entstehung dieses Werkes beteiligt waren, haben große Sorgfalt darauf verwandt, dass die Angaben zu Methoden, Anweisungen, Produkten, Anwendungen oder Konzepten dem aktuellen Wissensstand zum Zeitpunkt der Fertigstellung des Werkes entsprechen.
Der Verlag kann jedoch keine Gewähr für Angaben zu Dosierung und Applikationsformen übernehmen. Es sollte stets eine unabhängige und sorgfältige Überprüfung von Diagnosen und Arzneimitteldosierungen sowie möglicher Kontraindikationen erfolgen. Jede Dosierung oder Applikation liegt in der Verantwortung der Anwenderin oder des Anwenders. Die Elsevier GmbH, die Autorinnen und Autoren und alle, die an der Entstehung des Werkes mitgewirkt haben, können keinerlei Haftung in Bezug auf jegliche Verletzung und/oder Schäden an Personen oder Eigentum, im Rahmen von Produkthaftung, Fahrlässigkeit oder anderweitig übernehmen.

Für die Vollständigkeit und Auswahl der aufgeführten Medikamente übernimmt der Verlag keine Gewähr.
Geschützte Warennamen (Warenzeichen) werden in der Regel besonders kenntlich gemacht (®). Aus dem Fehlen eines solchen Hinweises kann jedoch nicht automatisch geschlossen werden, dass es sich um einen freien Warennamen handelt.

Bibliografische Information der Deutschen Nationalbibliothek
Die Deutsche Nationalbibliothek verzeichnet diese Publikation in der Deutschen Nationalbibliografie; detaillierte bibliografische Daten sind im Internet über https://www.dnb.de abrufbar.

21 22 23 24 25   5 4 3 2 1

Für Copyright in Bezug auf das verwendete Bildmaterial siehe Abbildungsnachweis.
Das Werk einschließlich aller seiner Teile ist urheberrechtlich geschützt. Jede Verwertung außerhalb der engen Grenzen des Urheberrechtsgesetzes ist ohne Zustimmung des Verlages unzulässig und strafbar. Das gilt insbesondere für Vervielfältigungen, Übersetzungen, Mikroverfilmungen und die Einspeicherung und Verarbeitung in elektronischen Systemen.
In ihren Veröffentlichungen verfolgt die Elsevier GmbH das Ziel, genderneutrale Formulierungen für Personengruppen zu verwenden. Um jedoch den Textfluss nicht zu stören sowie die gestalterische Freiheit nicht einzuschränken, wurden bisweilen Kompromisse eingegangen. Selbstverständlich sind **immer alle Geschlechter** gemeint.

Planung: Uta Lux, München
Projektmanagement: Stefanie Schröder, München
Redaktion: Dr. Nikola Schmidt, Berlin
Rechteklärung: Niklas Borck, München
Herstellung: Der Buchmacher, Arthur Lenner, Windach
Satz: SPi Global, Puducherry/Indien
Druck und Bindung: Drukarnia Dimograf Sp. z o.o., Bielsko-Biała/Polen
Umschlaggestaltung: SpieszDesign, Neu-Ulm
Titelfotografie: Schwäne © foto tech – stock.adobe.com; Einklinker © colourbox.com
Aktuelle Informationen finden Sie im Internet unter **www.elsevier.de**.

Vorwort

Seit Beginn der Menschheit sind auf diesem Planeten rund 200 Milliarden Menschen gestorben. Ein Trend, der sich trotz aller Errungenschaften der modernen Hochleistungsmedizin aller Voraussicht nach fortsetzen wird. Im Mittelalter waren die einzigen „kurativen" medizinischen Interventionen Aderlass, Starstechen und Einläufe. Daraus folgt, dass die Hauptaufgabe der im Medizinsystem tätigen Menschen die Begleitung Sterbender war. Es dürfte somit unstrittig sein, dass die Palliativmedizin die älteste medizinische Subdisziplin überhaupt ist. Und trotzdem ist die Deutsche Gesellschaft für Palliativmedizin erst vor 25 Jahren gegründet worden. Es gibt noch immer keinen Facharzt für Palliativmedizin und auch 2021 hat weniger als die Hälfte der medizinischen Fakultäten in Deutschland einen eigenen Lehrstuhl für Palliativmedizin.

Entgegen der noch immer – auch unter Fachkollegen – verbreiteten Meinung, dass sich die Palliativmedizin mit der Versorgung von Sterbenden beschäftigt, geht es in der Palliativversorgung vorrangig um das Leben und damit um die Verbesserung der Lebensqualität von lebensbegrenzend erkrankten Menschen und deren An- und Zugehörigen. Wir versorgen also keine Sterbenden, sondern Lebende, die bald sterben werden. Dies funktioniert selbstverständlich nicht mono- bzw. oligoprofessionell wie in vielen anderen medizinischen Disziplinen, sondern ausschließlich multiprofessionell unter Einbezug verschiedenster Fachdisziplinen und Berufsgruppen. Damit ist Palliativversorgung nur im Netzwerk und als Teamleistung möglich. Wir haben versucht, diesem Leitgedanken im Rahmen des vorliegenden Fällebuches Rechnung zu tragen und verschiedenste Aspekte der Palliativversorgung aufzugreifen. Dies wird im Buch durch sehr unterschiedliche Fallgeschichten, Blickwinkel und Herangehensweisen immer wieder deutlich. Uns war es ungemein wichtig, die Vielschichtigkeit und Komplexität der Palliativversorgung nicht zu verstecken, sondern ganz bewusst als Stärke dieses Fachgebietes sichtbar zu machen. Wir danken allen Autoren und sonstigen Mitwirkenden, die zum Gelingen dieses Projektes beigetragen haben, von Herzen für deren unglaubliches Engagement, verbunden mit der nicht selbstverständlichen Geduld, bedingt durch Störungen interner Abstimmungsprozesse und nicht zuletzt bedingt durch die Corona-Pandemie. Wir hoffen sehr, dass dieses Fällebuch Palliativversorgern unterschiedlichster Berufsgruppen ein wertvoller Ratgeber und ein Nachschlagewerk sein kann.

Schließen möchten wir mit einem Zitat von Stefan Einhorn, das für uns Palliativversorgung in sehr besonderer Weise auf den Punkt bringt.

„Wenn wir nicht mehr heilen können, dann können wir lindern. Wenn wir nicht mehr lindern können, dann können wir trösten. Wenn wir nicht mehr trösten können, dann sind wir immer noch da."
Stefan Einhorn, schwedischer Palliativmediziner

Homburg, Januar 2021
Katja Welsch und Sven Gottschling

Abkürzungen

AAPV	Allgemeine Ambulante Palliativversorgung	ICG	Inventory of Complicated Grief
ACP	Advanced Care Planning	IGRT	image-guided radiotherapy
ACS	Anorexie-Kachexie-Syndrom	ILD	interstitielle Lungenerkrankung
ALS	Amyotrophe Lateralsklerose	IMRT	intensitätsmodulierten Strahlentherapie
ATP	antitachykarde Stimulation [Pacing]	IPOS	Integrated Palliative care Outcome Scale
BESD-Skala	Beurteilung von Schmerz bei Demenz	KI	Kontraindikationen
BV	Betreuungsverfügung	MIDOS-Fragebogen	Minimales Dokumentationssystem
CALM	Managing Cancer and Living Meaningfully	NCCN	National Comprehensive Cancer Network
CFS	Chronic Fatigue Syndrome	NRS	Numerische Rating-Skala
COPD	chronisch-obstruktive Lungenerkrankung	NW	Nebenwirkungen
		NYHA	New York Heart Association
EAPC	European Association for Palliative Care	PAMORA	peripher wirksamen µ-Opiat-Rezeptor-Antagonisten
ESAS-Fragebogen	Edmonton Symptom Assessment Scale	PKV	Private Krankenversicherung
		POS	Palliative Outcome Scale
FVNF	freiwilliger Verzicht auf Nahrung und Flüssigkeit	PV	Patientenverfügung
		RLS	Restless-Legs-Syndrom
GKV	Gesetzliche Krankenversicherung	SAPV	Spezialisierte Ambulante Palliativversorgung
HAnNo	Hausärztliche Anordnung für den Notfall	SAPV-KJ	Spezialisierte Ambulante Palliativversorgung für Kinder und Jugendliche
HES	Handlungsempfehlung Sterbephase		
HFrEF	Heart Failure with reduced Ejection Fraction	VAS	Visuelle Analog-Skala
		VAD	Ventricular Assist Device
IASP	International Association for the Study of Pain	VRS	Verbale Rating-Skala
ICD	Implantierbarer Kardioverter-Defibrillator		

Fehler gefunden?

An unsere Inhalte haben wir sehr hohe Ansprüche. Trotz aller Sorgfalt kann es jedoch passieren, dass sich ein Fehler einschleicht oder fachlich-inhaltliche Aktualisierungen notwendig geworden sind.
Sobald ein relevanter Fehler entdeckt wird, stellen wir eine Korrektur zur Verfügung.

Mit diesem QR-Code gelingt der schnelle Zugriff: https://else4.de/978-3-437-22871-1

Wir sind dankbar für jeden Hinweis, der uns hilft, dieses Werk zu verbessern. Bitte richten Sie Ihre Anregungen, Lob und Kritik an folgende E-Mailadresse: kundendienst@elsevier.com

Abbildungsnachweis

Der Verweis auf die jeweilige Abbildungsquelle befindet sich bei allen Abbildungen im Werk am Ende des Legendentextes in eckigen Klammern. Alle nicht besonders gekennzeichneten Grafiken und Abbildungen © Elsevier GmbH, München.

G985	Gerbershagen HJ. Das Mainzer Stadienkonzept des Schmerzes. In: Klinger D, Morawetz R, Thoden U, Zimmermann M. (Hrsg.). Antidepressiva als Analgetika. S. 71–95. Arachne, 1996.
H154-001	Lloyd-Williams M et al. The development of the Brief Edinburgh Depression Scale (BEDS) to screen for depression in patients with advanced cancer. J Affect Disord, 2006; 99(1–3): 259–264.
H155-001	Mehnert A, Müller D et al. Die deutsche Version des NCCN Distress-Thermometers: Empirische Prüfung eines Screening-Instruments zur Erfassung psychosozialer Belastung bei Krebspatienten. Zeitschrift für Psychiatrie, Psychologie und Physiotherapie, 2006; 54(3): 213–223.
H156-001	Stiel S. et al. Validierung der neuen Fassung des Minimalen Dokumentationssystems (MIDOS2) für Patienten in der Palliativmedizin. Der Schmerz, 2010; 24: 596–604.
J787	Colourbox.com.
L143	Heike Hübner, Berlin.
M512	Dr. Peter Banholzer, München.
P816	Dr. Frauke Backes, Saarbrücken.
P817	Dr. Hendrik Berger, Saarbrücken.
P818	Dr. Patric Bialas, Homburg.
P819	Dr. Peter Fries, Homburg.
P820	Barbara Fuchsberger-Wagner, Homburg.
P821	Anja Habermann, Homburg.
P822	Sr. Dr. Ulla Mariam Hoffman, Tutzing.
P823	Dr. Petra Kutscheid, Dornburg.
P824	PD Dr. Andreas Meiser, Homburg.
P825	Dr. Matthias Schröder, Homburg.
P873	Constanze Rémi, München.
P874	Dr. med. Marcus Niewald, Homburg
R428	Maier H C, Diener U. Schmerzmedizin, Interdisziplinäre Diagnose- und Behandlungsstrategien. München: Elsevier Urban & Fischer, 5. Aufl. 2017.
T1101	Dr. Gabriela Popescu, Aaraun.
T1102	Jan Gramm, Frankfurt.
T1103	Klinik für Innere Medizin V – Pneumologie, Allergologie, Intensivmedizin. Kirrberger Straße 100. 66421 Homburg.
T1104	Knappschaftsklinikum Saar GmbH, Püttlingen.
U391	Abbott Laboratories, Illinois.
V866	Celox™ Medical Medtrade Products Ltd., Cheshire, UK.
W823	Arbeitskreis „Alter und Schmerz" der Deutschen Schmerzgesellschaft.

W996-002   Krebsgesellschaft (DKG), Deutsche Krebshilfe, Arbeitsgemeinschaft der Wissenschaftlichen Medizinischen Fachgesellschaften (AWMF): Leitlinienprogramm Onkologie, S3-Leitlinie Palliativmedizin für Patienten mit einer nicht heilbaren Krebserkrankung. Langversion 2.2 – September 2020.

X342   Waurick K, Riess H et al. S1-Leitlinie Rückenmarksnahe Regionalanästhesien und Thromboembolieprophylaxe/antithrombotische Medikation. Anästh Intensivmed, 2014; 55: 464–492.

Inhaltsverzeichnis

I	**Grundlagen**	**1**
1	**Besser früh als nie?**	**3**
	Michaela Schiller	
1.1	Early Integration	3
1.1.1	Versorgungsstrukturen	3
1.1.2	Ein Goldstandard?	7
1.1.3	Symptomerfassung	8
1.2	Kommunikation	11
1.3	Palliative-Care-Team	13
1.4	Early Integration: Für wen?	14
1.5	Fazit	14
2	**Aus dem Leben gerissen**	**16**
	Johannes Jäger	
3	**Alle zusammen oder jeder für sich?**	**21**
	Michaela Hach	
3.1	Patientenzentriertes und sektorenübergreifendes Netzwerk	22
3.2	Abgestimmte Hilfe und Unterstützung	23
3.3	Spezialisierte Palliativversorgung	26
3.3.1	Verlegung auf die Palliativstation	26
3.3.2	Zeit für Information und Entscheidung	27
3.3.3	Häusliches Netzwerk	28
4	**Missglückte ambulante Palliativversorgung**	**31**
	Johannes Jäger	
5	**Komplexer Schmerz – viel hilft viel?**	**35**
	Patric Bialas	
5.1	Therapieentscheidung	35
6	**Keine Option für eine Lunge**	**41**
	Patric Bialas	
6.1	Diagnostik und Therapieentscheidung	41
6.2	Verlegung in Hospiz	45
7	**Ich würde alles tun**	**46**
	Patric Bialas	
7.1	Diagnostik und Therapieentscheidung	46
7.1.1	Tumortherapie	47
7.1.2	Krankheitsverlauf	47
7.1.3	Therapie akuter Schmerzen: Durchbruchschmerz/inzidenteller Schmerz	49
7.2	Transport auf die Palliativstation	50
8	**Eine Herausforderung – chronische Schmerzpatienten in palliativer Situation**	**53**
	Barbara Hoffmann	
9	**Wenn das Gesicht vom Tumor entstellt wird**	**62**
	Hendrik Berger	
9.1	Palliative Sedierung	63
9.2	Exulzerierende Tumoren	65
10	**Plötzlich so müde**	**68**
	Christiane Keller	
10.1	Diagnostik und Therapieentscheidung	68
10.2	Übernahme auf die Palliativstation	72
II	**Symptomkontrolle**	**77**
11	**Wenn die Luft wegbleibt**	**79**
	Ulla Mariam Hoffmann	
11.1	Atemnot	79
11.2	Diagnostik und gezielte Therapie	80
11.3	Symptomatische Therapie	82
12	**Nur noch müde**	**89**
	Henning Cuhls, Michaela Hesse, Kirsten Hüning	
12.1	Definition der Fatigue	89
12.2	Pathophysiologie	91
12.3	Risikobewertung und Anamnese	92
12.4	Labordiagnostik	93
12.5	Medikamentöse Therapieempfehlungen	93
12.6	Nichtmedikamentöses Management	94
12.7	Fazit für die Praxis	95

13 Schmerztherapie mit Folgen 97
Anja Habermann
- 13.1 Definition und Ätiologie 97
- 13.2 Diagnostik 97
- 13.3 Therapie 98

14 Mir ist so übel! 102
Anja Habermann
- 14.1 Pathophysiologie und Ursachen ... 102
- 14.2 Diagnostik 103
- 14.3 Therapie 103

15 Wenn nichts mehr durchgeht 108
Anja Habermann
- 15.1 Definition und Häufigkeit 108
- 15.2 Klinik 108
- 15.3 Diagnostik 109
- 15.4 Therapie 109
- 15.4.1 Operative Therapie 109
- 15.4.2 Interventionelle Therapie 110
- 15.4.3 Konservative Therapie 110

16 Irgendetwas stimmt nicht 115
Marcus M. Unger
- 16.1 Diagnostik und Klinik 115
- 16.2 Übermittlung der Diagnose und Therapie 116
- 16.3 Erneute Einlieferung 120

17 Mutter erkrankt an Brustkrebs . 124
Helmut Hoffmann-Menzel, Barbara Uebach, Ursula Fülbier, Henning Cuhls, Lukas Radbruch
- 17.1 Schmerztherapie 124
- 17.2 Wundversorgung 127
- 17.3 Was noch so dringend Not tut 128

18 Plötzlich ist alles durcheinander 132
Jürgen Guldner Fallbericht
- 18.1 Diagnostik 132
- 18.2 Delirtherapie in der palliativen Situation 136

19 Serotonin-Syndrom 140
Wolfgang Schwarz
- 19.1 Diagnostik und Therapieentscheidung 140
- 19.2 Serotonin-Syndrom: Symptome ... 142
- 19.3 Serotonin-Syndrom: Auslöser 142
- 19.4 Serotonin-Syndrom: Therapie 143

20 Kritische Medikamenteninteraktionen in der Palliativversorgung 145
Constanze Rémi
- 20.1 Evaluation der Medikation 145
- 20.2 Therapieplanung und Therapieüberwachung 151

21 Manchmal muss es schnell gehen 156
Michaela Schiller
- 21.1 Der „endokrine" Notfall 156
- 21.1.1 Maligne Hyperkalzämie 156
- 21.2 „Beine wie aus Gummi" 158
- 21.2.1 Akute Rückenmarkskompression ... 159
- 21.3 Überall ist Blut 161
- 21.3.1 Akute Blutungsereignisse 162
- 21.4 Hilfe, ich bekomme keine Luft! 164
- 21.4.1 Akute Dyspnoe 164
- 21.5 Sie krampft schon wieder 167
- 21.5.1 Zerebrale Krampfanfälle 167

III Psychische und spirituelle Aspekte: Sterbephase, Trauer 173

22 Handlungsempfehlungen in der Sterbephase 175
Frauke Backes
- 22.1 Allgemeines über die Sterbephase ... 175
- 22.2 Erstellen eines Behandlungsplans in der Sterbephase 176
- 22.3 Symptomkontrolle in der Sterbephase 177
- 22.4 Dynamik der Sterbephase 177
- 22.5 Kommunikation in der Sterbephase 177

23 Aspekte der Symptomkontrolle in der Sterbephase 179
Frauke Backes
- 23.1 „Liebe mit Biss" 179
- 23.1.1 Mundpflege 179
- 23.1.2 Durchführen der Mundpflege 180
- 23.2 Es ist alles so eng 180
- 23.2.1 Anamnese und Behandlungsplan ... 180
- 23.3 Rasselatmung am Lebensende 182

24 Ernährung am Lebensende 184
Eckehardt Louen

24.1	Diagnostik	184	31.1	Traumatisierung: Häufigkeit und Bedeutung im palliativen Kontext	235
24.2	Therapieentscheidung	187	31.2	Retraumatisierung im palliativen Kontext	237
25	**Flüssigkeitstherapie am Lebensende** Eckehardt Louen	191	31.3	Umgang mit sensiblen Informationen im Team	238
25.1	Diagnostik	191	31.4	Eine Kriegsgeneration wird alt	242
25.2	Therapieentscheidung	192	32	**Seelsorgerische Begleitung** Klaus Aurnhammer	244
26	**Zunehmende Lähmungen** Ulrich Dillmann	198	32.1	Begleiten statt Führen	244
26.1	Diagnostik und Übermittlung der Diagnose	198	32.2	Der Seelsorgende als Katalysator	245
26.2	Symptome und Therapie	200	32.3	Der Fremde als Zuhörer	246
27	**Tod durch Verblutung** Wolfgang Schwarz	206	32.4	Therapeutische Intervention des Seelsorgers	247
27.1	Diagnostik und Therapieentscheidung	206	32.4.1	Reflexion	249
27.2	Kommunikation und Zielvereinbarung	206			
27.3	Symptomkontrolle einer Massenblutung	207	**IV**	**Soziale, ethische und rechtliche Aspekte**	251
27.4	Angst im Sterben	208			
28	**Ständig traurig** Eva Sohne, Katja Welsch	211	33	**Todeswunsch bei ALS** H. Christof Müller-Busch	253
28.1	Diagnostik und Differenzialdiagnose	211	33.1	Palliativmedizinische Behandlung bei ALS	253
28.2	Therapieansätze oder -möglichkeiten	216	33.2	Todeswunsch	255
29	**Ich hab doch keine Angst …** Eva Sohne, Katja Welsch	221	33.3	Advance Care Planning	257
			33.4	Ethikberatung	258
29.1	Angstsymptome und Angststörungen	221	33.5	Freiwilliger Verzicht auf Nahrung und Flüssigkeit (FVNF)	258
29.2	Behandlung der Angst im palliativen Kontext	223	34	**Sie sind „der Kapitän" und wir „der Steuermann"** Irmgard Stief	262
29.3	Spiritualität als „Gegenspieler" zur Angst	226	34.1	Sozialarbeiterische Bedarfsklärung	262
30	**Vom Hören und Staunen – Musiktherapie auf der Palliativstation** Barbara Fuchsberger-Wagner	228	34.1.1	Sozialrechtliche Beratung	263
			34.1.2	Versorgungsoptionen	264
			35	**Ich will nicht mehr …** Petra Kutscheid	267
30.1	Definition Musiktherapie	228	35.1	Umgang mit Sterbewünschen	267
30.2	Inhalte der Musiktherapie	228	35.2	Therapiezielfindung und Ethikberatung	268
30.3	Musiktherapeutische Ziele	229			
30.4	Musiktherapeutische Methoden	232	36	**Wenn es schon absehbar ist: Vorausverfügungen** Wolfram Henn	274
31	**Niemand nimmt mir die Kontrolle!** Christiane Keller, Katja Welsch	234	36.1	Patientenverfügung, Vorsorgevollmacht und Betreuungsverfügung	274

36.2	Interpretation des vorausverfügten Patientenwillens	276
37	**Sterbehilfe**	279
	Frédéric Fogen, Melanie Alt, Kathrin Köster	
37.1	Definitionen	280
37.2	Umgang mit dem Sterbewunsch . . .	281
37.3	Sterbewunsch gleich Sterbehilfe? . . .	284

V Kommunikation 289

38	**Überbringen schlechter Nachrichten**	291
	Christiane Keller, Katja Welsch	
39	**Ich will jetzt sterben!**	299
	Thomas Sitte	
39.1	Diagnostik bei Aufnahme ins Krankenhaus	299
39.2	Übernahme auf die Palliativstation	301
39.3	Initiale Maßnahme auf der Palliativstation	301
39.4	Weiterbehandlung auf der Palliativstation	303
40	**Auf keinen Fall darf meine Mutter die Prognose erfahren!** . .	306
	Thomas Sitte	
40.1	Erstgespräch mit Angehörigen	306
40.2	Erster Hausbesuch	308
40.3	Konfrontation mit den Angehörigen . . .	309
40.4	Unerträglicher Schmerz, Total Pain! . . .	310
41	**Angehörig, zugehörig, ungehörig**	312
	Elke Freudenberg	
41.1	Die Situation der Angehörigen	312
41.2	Ein Lösungsansatz zur Klärung von Konflikten	315

VI Teamarbeit und Selbstreflexion . . . 319

42	**Darf man hier lachen? – Resilienz und Humor**	321
	Lisa Linge-Dahl	
42.1	Psychische Stabilisierung	321
42.2	Humorvolle Besuche bei Patienten der Palliativmedizin	323

VII Palliativversorgung bei speziellen Krankheitsverläufen 327

43	**Die Luft und das Schlucken**	329
	Bernhard Schick	
43.1	Diagnostik und Therapieentscheidung	329
44	**Des Menschen Wille ist sein Himmelreich. Oder: Solange ich denke, bin ich.**	332
	Silke Nolte-Buchholtz	
44.1	(Spezialisierte ambulante) Palliativversorgung bei jungen Erwachsenen	332
44.2	Zwischen Autonomie, Therapiezielfestlegung und Lebensqualität	333
44.3	Terminale Versorgung zu Hause . . .	337
45	**Plötzlich bewegungslos**	340
	Matthias Schröder, Peter Fries, Andreas Meiser	
45.1	Erstversorgung	340
45.2	Entscheidungsfindung und weitere Therapie	344
45.3	Problemfelder und Lösungsansätze	348
46	**Der Wolf im Schafspelz**	350
	Philipp M. Lepper, Sabrina Hörsch	
46.1	Initialer intensivmedizinscher Verlauf	351
46.2	Demaskierung der eigentlichen Erkrankung	352
46.3	Therapiezieländerung	353
47	**Es kann jeden erwischen**	356
	Philipp M. Lepper, Sabrina Hörsch	
47.1	Der erste Rückschlag	356
47.2	Und wieder ein Rückschlag	357
48	**Knochenschmerzen – hilft mir die Strahlentherapie?**	362
	Marcus Niewald	
48.1	Diagnostik und Therapieentscheidung	362
48.2	Durchführung einer Strahlentherapie	363

49	**Unstillbare diffuse Blutung – hämostyptische Strahlentherapie**.............	366	**55**	**Selbstbestimmung ermöglichen bei Menschen mit geistiger Beeinträchtigung**.............	405
	Marcus Niewald			Dietrich Wördehoff	
49.1	Diagnostik und Therapieentscheidung...........	366	55.1	Biografiearbeit.................	405
50	**Bitte stellen Sie es aus**.........	369	55.2	Probatorische Therapie.........	406
	Ingrid Kindermann		55.3	Patientenwille.................	406
50.1	Diagnostik...................	369	55.4	Patientenwohl.................	407
50.2	Therapieentscheidung...........	371	55.5	Ethische Fallbesprechung........	407
50.3	Palliative Therapie..............	374	55.6	Hospiz- und Palliativinstitutionen...	408
			55.7	Gewohnheiten weiterführen, wiederaufnehmen..............	409
			55.8	Absetzen von Medikamenten in der letzten Lebensphase............	409
VIII	**Besondere Patientengruppen**...	377	55.9	Spirituelle Aspekte, Krankensalbung................	410
51	**Und wenn ich keinen Abbruch will?**................	379	**56**	**Die Einmaligkeit eines Menschen verstehen und respektieren**....	412
	Lars Garten			Dietrich Wördehoff	
51.1	Pränatale Palliativberatung – wieviel Expertise ist notwendig?.........	379	56.1	Patientenverfügung in leichter Sprache......................	412
51.2	Entscheidungsfindung – was kann helfen?.....................	382	56.2	Therapieziel und Indikation.......	413
51.3	Geburtsplanung...............	383	56.3	Palliative Physiotherapie.........	414
51.4	Perinataler Palliativplan..........	384	56.4	Künstliche Ernährung............	415
52	**Unser Baby ist schwach, atmet schnell und kann nicht richtig schlucken**..............	387	56.5	Basale Stimulation..............	415
			56.6	Notfall- bzw. Krisenbogen........	416
	Sascha Meyer		56.7	Sterben und Tod erleben.........	416
52.1	Diagnostik...................	387	56.8	Trauer und Trauerrituale.........	417
52.2	Therapieoptionen und Prognose...	388	**57**	**„Nazar" – der böse Blick! Oder: „Es war doch nur ein Loch im Herzen"**.....................	419
53	**Wenn Begrüßung und Abschied zusammenfallen**...............	392			
	Lars Garten			Michaela Schiller, Peter Schwarz	
53.1	Grundlegende Aspekte perinataler Palliativversorgung.............	392	57.1	Ambulante Versorgungsmöglichkeiten bei (noch) fehlender Diagnose....	420
53.2	Fremdbeurteilung und nichtmedikamentöse Symptomkontrolle..............	393	57.2	Kommunikationsbarrieren........	421
			57.3	Symptomkontrolle..............	423
			57.4	Traditionelle Krankheitskonzepte..	424
53.3	Medikamentöse Analgesie.......	394	57.5	Ressourcen erkennen und integrieren...	426
53.4	Begleitung der Eltern...........	395	57.6	Islamische Trauerrituale..........	426
54	**Eine Reise in die Vergangenheit**................	398	57.7	Bestattung von verstorbenen Kindern mit Migrationshintergrund........	427
	Jürgen Guldner		**58**	**Die eigene Schmerzlösung**.....	429
54.1	Was ist Demenz?..............	398		Raymund Pothmann	
54.2	Übernahme auf die Palliativstation................	402	58.1	Diagnostik....................	429
			58.2	Therapieentscheidung...........	430

59	**Probleme genug**.............	433	59.4	Symptom Unruhe, Weinen, Schreiattacken	440
	Sabine Becker, Holger Fiedler, Joachim Pietz				
59.1	Vorgeschichte und Diagnose......	433			
59.2	Symptom Bewegungsstörung.....	435		**Register**	445
59.3	Symptom Epilepsie	437			

I Grundlagen

1	Besser früh als nie?	3
2	Aus dem Leben gerissen	16
3	Alle zusammen oder jeder für sich?	21
4	Missglückte ambulante Palliativversorgung	31
5	Komplexer Schmerz – Viel hilft viel?	35
6	Keine Option für eine Lunge	41
7	Ich würde alles tun	46
8	Eine Herausforderung – chronische Schmerzpatienten in palliativer Situation	53
9	Wenn das Gesicht vom Tumor entstellt wird	62
10	Plötzlich so müde	68

KAPITEL 1

Michaela Schiller

Besser früh als nie?

FALLBERICHT

Bei der 55-jährigen Patientin Frau C. wird aufgrund zunehmender körperlicher Beschwerden (reduzierte Belastbarkeit, chronischer Husten und nächtliches Schwitzen seit etwa 3 Monaten) im Frühjahr 2014 eine ausführliche radiologische Diagnostik durchgeführt und die Diagnose eines nicht-kleinzelligen Bronchialkarzinoms des linken Unterlappens mit pulmonalen Metastasen gestellt (TMN-Klassifikation: pT3, pN0 [0/30], L1, V0, Pn0, R0, G1; Histologie: Adenokarzinom mit lepidischem Wachstumsmuster, G1).

Nach der zeitnahen Befundbesprechung mit dem zuständigen Onkologen, bei der Frau C. und ihr Ehemann anwesend sind, erfolgt unmittelbar die Therapieplanung: Zunächst wird sehr zeitnah eine operative Lobektomie durchgeführt und eine adjuvante Chemotherapie (4 Zyklen Cisplatin 80 mg/m^2/Vinorelbin 30 mg/m^2) eingeleitet. Bereits nach der Operation leidet die Patientin an ausgeprägten Schmerzen im Bereich des linken Rippenbogens sowie einem Schwächegefühl. Aufgrund ihrer inneren Einstellung, die sie selbst als „Kämpferhaltung" beschreibt, lebt sie zunächst mit ihren Schmerzen. Von ihrem Hausarzt, bei dem sie zur Laborkontrolle aufgrund eines postoperativ erniedrigten Hb-Werts vorstellig wird und von den Schmerzen berichtet, erhält sie eine Dauertherapie mit Metamizol.

Mit Beginn der adjuvanten Chemotherapie entwickelt die Patientin Übelkeit, Erbrechen und Inappetenz. Innerhalb weniger Wochen nimmt sie 5 kg Gewicht ab und zieht sich zunehmend zurück. Im Anschluss an den nächsten Chemotherapiezyklus erfolgt die stationäre Aufnahme bei ausgeprägtem Schwächegefühl und zunehmendem Erbrechen. Im Rahmen dieses Aufenthalts wird erstmalig der palliativmedizinische Konsildienst um Mitbetreuung der Patientin gebeten.

INFO
Palliativmedizin nach WHO

„Palliativmedizin ist ein Ansatz zur Verbesserung der Lebensqualität von Patienten und ihren Familien, die mit den Problemen konfrontiert sind, die mit einer lebensbedrohlichen Erkrankung einhergehen, und zwar durch Vorbeugen und Lindern von Leiden, durch frühzeitiges Erkennen, gewissenhafte Einschätzung und Behandlung von Schmerzen sowie anderen belastenden Beschwerden körperlicher, psychosozialer und spiritueller Art."

1.1 Early Integration

1.1.1 Versorgungsstrukturen

Patienten mit unheilbaren und fortschreitenden Grunderkrankungen leiden häufig bereits frühzeitig an mehreren Symptomen sowie einer zunehmenden psychosozialen Belastung. Besonders in den frühen Stadien der Erkrankung treten zusätzlich zu den erkrankungsbedingten Symptomen nicht selten therapieassoziierte Beschwerden hinzu. Die Weltgesundheitsorganisation definiert **„palliative care"** als einen therapeutischen Ansatz zur Verbesserung der Lebensqualität und zur Verminderung von Leid bei Patienten und ihren Familien, die mit einer nicht heilbaren und lebensbedrohlichen Erkrankung konfrontiert sind.

Gemäß den Schätzungen des Zentrums für Krebsregisterdaten sind im Jahr 2016 in Deutschland etwa 492.000 Krebserkrankungen erstmalig diagnostiziert worden. Etwa 1,7 Millionen Menschen leben in Deutschland mit einer Krebserkrankung, die innerhalb der letzten 5 Jahre diagnostiziert worden ist. Dies spiegelt die Notwendigkeit einer bestmöglichen

Betreuung der Patienten und ihrer Familien in einer solch existentiellen Situation wider. Die Palliativmedizin – als sehr junges Fachgebiet – hat in den letzten zwei Jahrzehnten eine bedeutsame Entwicklung erlebt; in Deutschland haben sich mittlerweile die verschiedensten Angebote hinsichtlich palliativer Betreuungsmöglichkeiten entwickelt: Es existieren stationäre, konsiliarische, ambulante und häuslich spezialisierte Versorgungsoptionen, um den jeweiligen individuellen Bedürfnissen der Patienten und ihrer Familien gerecht zu werden. Die S3 Leitlinie Palliativmedizin hat diesbezüglich einen Behandlungspfad entwickelt, der die einzelnen Angebote an die Betroffenen ab dem Zeitpunkt der Diagnosestellung widerspiegelt (➤ Abb. 1.1).

MERKE

Alle Patienten mit einer Krebserkrankung sollen unabhängig vom Krankheitsstadium Zugang zu Informationen über Palliativversorgung erhalten.

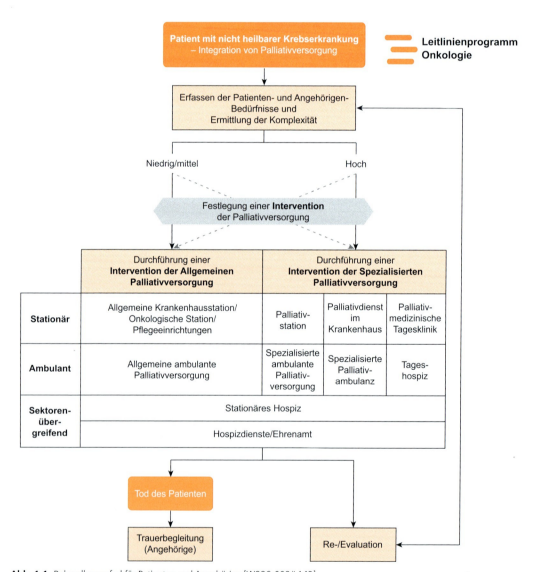

Abb. 1.1 Behandlungspfad für Patienten und Angehörige [W996-002/L143]

Die Behandlung der krankheits- und therapieassoziierten Beschwerden stellt eine Kernaufgabe in der Behandlung von inkurabel erkrankten Patienten dar, die im Rahmen der ambulanten Palliativversorgung normalerweise zunächst durch den behandelnden Onkologen/Internisten/Neurologen/Pädiater etc. in Absprache mit dem betreuenden Hausarzt erfolgt. Komplexe Symptomgeschehen erfordern in der Regel jedoch eine besondere Expertise und repräsentieren die Domäne der spezialisierten Palliativversorgung, die sich durch einen breiten und multiprofessionellen Therapieansatz auszeichnet und sowohl akute als auch dauerhafte Unterstützungsangebote für die Patienten bietet.

Allgemeine Palliativversorgung (APV)

Die allgemeine Palliativversorgung stellt die Basis aller palliativen Versorgungskonzepte dar. Grundkenntnisse in der Palliativversorgung sollten alle Fachdisziplinen aufweisen, die z. B. onkologische Patienten und ihre Familien betreuen. Eine anerkannte Definition der ambulanten Palliativversorgung existiert nicht. Sie zeichnet sich durch folgende Mindestanforderungen aus:
- Die Symptome und Belastungen (physisch, psychisch, sozial oder spirituell) der Patienten werden routinemäßig beurteilt.
- Grundlegende Maßnahmen zur Symptomkontrolle werden umgesetzt.
- Der Behandler ermöglicht eine sensible, offene und partizipative Kommunikation.
- Der Behandler koordiniert die Versorgung und leitet, wenn nötig, eine spezialisierte Palliativversorgung in die Wege.

Die Kernkompetenz in der APV liegt darin, die palliative Situation **frühzeitig zu erkennen** und eine entsprechende individuelle Palliativversorgung in die Wege zu leiten. In den allermeisten Fällen übernehmen **Hausärzte** diese Aufgabe, prinzipiell kommen alle Gesundheitsberufe infrage. Jede nichtspezialisierte Fachkraft des Gesundheitssystems sollte daher in der Lage sein, palliativmedizinische Bedürfnisse und den entsprechenden Handlungsbedarf zu erkennen und ggf. auch – im Rahmen komplexer Belastungssituationen – die Indikation zur spezialisierten Palliativversorgung stellen. Hierzu ist es wichtig, eine **Basisqualifikation in der Palliativversorgung** zu erwerben und im Rahmen von Fort- und Weiterbildungsangeboten zu aktualisieren. Gerade in ländlichen Gebieten stehen den Patienten wenige Auswahlmöglichkeiten zur Verfügung, die Betreuung liegt vor allem in den Händen der betreuenden Hausärzte, durch die somit in den meisten Fällen die palliativmedizinische Ersterhebung des Patientenstatus erfolgt.

M E R K E

Die kompetente und ausführliche Ersterhebung des Patientenstatus im Rahmen der APV hat einen herausragenden Stellenwert, um die palliative Situation des Patienten und seine individuellen Belastungen zu erfassen und eine geeignete Palliativversorgung in die Wege zu leiten. Hierzu gehört es insbesondere, dem Patienten die eigenen Erkenntnisse verständlich zu vermitteln und somit gemeinsam ein individuelles Behandlungskonzept inklusive vorausschauender Planung zu entwickeln.

Spezialisierte Palliativversorgung (SPV)

M E R K E

Die Angebote der spezialisierten Palliativversorgung richten sich, sowohl im ambulanten als auch im stationären Bereich, vor allem an **Patienten mit komplexen Belastungssituationen** und stellen eine Ergänzung zur APV dar, ohne diese zu ersetzen.

Dieses Angebot richtet sich nicht nur an Patienten mit **nicht-heilbaren onkologischen Erkrankungen,** sondern an alle Patienten mit **chronisch fortschreitenden Grunderkrankungen,** wie z. B. Patienten mit Herzinsuffizienz, COPD, Mukoviszidose, neurodegenerativen Erkrankungen etc. Die Komplexität besteht im Zusammenspiel körperlicher, seelischer, sozialer und spiritueller Belastungen, die ein Mehr an Expertise und Ressourcen erfordert. Richtlinien für die Zuordnung zur spezialisierten Palliativversorgung können sein:
- Patientenbedürfnisse erfordern eine komplexere und aufwändigere Versorgungsleistung als in der Allgemeinen Palliativversorgung.

- Leistungserbringer haben ihr Tätigkeitsfeld überwiegend oder ausschließlich in der SPV.
- Leistungserbringer verfügen über spezifische palliativmedizinische Qualifikation und Erfahrung.
- Teamansatz und Multiprofessionalität sind konzeptionelle und strukturelle Voraussetzungen.
- 24-h-Verfügbarkeit der Komplexleistung ist gewährleistet.

Die SPV ist im ambulanten Bereich gesetzlich als **SAPV (spezialisierte ambulante Palliativversorgung)** verankert und stützt sich auf den Leistungsanspruch von SAPV im Sozialgesetzbuch V. Spezialisierte Palliativstationen repräsentieren den Bereich der stationären spezialisierten Palliativversorgung (SSPV), die ihr personalintensives Engagement mittels einer definierten OPS-Ziffer abzubilden versucht. Darüber hinaus gibt es wesentlich mehr Angebote der SPV, wie z. B. palliativmedizinische Konsildienste, Spezialambulanzen, palliativmedizinische Tageskliniken und Tageshospize.

Der Goldstandard in der SPV ist die Zusammenarbeit im **multiprofessionellen Team,** das in der Regel ein Kernteam aus drei Personen umfasst: Arzt und Pflegekraft mit spezialisierter palliativmedizinischer Qualifikation sowie einem dritten Teammitglied aus einer der folgenden Bereiche: Psychologie, Seelsorge, Sozialarbeit, Kunsttherapie, Musiktherapie u. ä., Physiotherapie. Erfahrungsgemäß steigert das Zusammenspiel durch die Teamarbeit die Qualität der Versorgung schwerstkranker Patienten.

Eine wichtige Voraussetzung für eine optimale, gelungene und kontinuierliche Versorgung von Patienten und deren Angehörigen ist eine **gut funktionierende Zusammenarbeit zwischen APV und SPV.** Lediglich mittels der Bereitschaft eines engen Austauschs kann ein funktionierender Informationsfluss gewährleistet und somit eine optimale palliativmedizinische Betreuung dauerhaft etabliert werden.

FALLBERICHT

Bei der Patientin Frau C. erfolgt eine gemeinsame ärztlich-pflegerische Visite zum Kennenlernen des palliativmedizinischen Konsildienstes. Auf Nachfragen äußert die Patientin, dass sie „die Zähne zusammenbeiße, um wieder gesund zu werden". Sie beklagt weiterhin dumpfe, teilweise auch brennende, einschießende Schmerzen im Thoraxbereich. Sie könne nachts aufgrund der Schmerzen kaum schlafen und sei tagsüber sehr kraftlos. Die Patientin wirkt insgesamt sehr geschwächt und belastet. Es erfolgt eine Beratung zur Optimierung der Schmerzsituation, die sowohl mit der Patientin als auch mit den betreuenden Stationsärzten vor Ort besprochen und nach beiderseitigem Einverständnis umgesetzt wird. Die Patientin erhält zur Behandlung der neuropathischen Schmerzkomponente ergänzend eine Dauertherapie mit Pregabalin; ein zweiter Termin zur Erhebung des ausführlichen palliativmedizinischen Basis-Assessments wird bei starker Müdigkeit für den Folgetag vereinbart. Im Rahmen dieses Erst-Assessments, das erneut ärztlich-pflegerisch vom Palliativkonsildienst erhoben wird, berichtet die Patientin, dass sie es kaum schaffe, ihren Alltag zu bewerkstelligen. Neben den körperlichen Beschwerden, die hauptsächlich in der Schmerzsituation und der Übelkeit liegen, mache sie sich große Sorgen um ihre Kinder. Ihre beiden erwachsenen Töchter, die regelmäßig zu Besuch ins Krankenhaus kommen, seien nicht detailliert über die Diagnose informiert, bislang sei dazu nicht der richtige Moment gewesen. Sie betont immer wieder eine „Kämpfernatur" zu sein, sie möchte ihre Kinder in keinem Fall zu sehr belasten. Während dieses emotionalen Gesprächs weint Frau C. viel und wirkt insgesamt sehr belastet. Ihr Ehemann unterstütze sie sehr, aufgrund seines Berufs sei er allerdings 8 bis 10 Stunden täglich außer Haus. Die jüngere Tochter wohne in einer Einliegerwohnung im elterlichen Wohnhaus und studiere noch. Im Laufe des Gesprächs beruhigt sich die Patientin. Das Angebot eines gemeinsamen Familiengesprächs mit ihrem Ehemann und den beiden Töchtern mit dem ärztlich-psychologischen Team nimmt sie dankend an.

Nach Stabilisierung der körperlichen Symptomatik erfolgt das Familiengespräch; die Erkrankung wird ärztlich ausführlich erläutert und realistische Therapieziele werden formuliert. Ebenso werden der Patientin die Versorgungsmöglichkeiten durch Palliative Care vermittelt. Im Wohnort der Patientin gibt es eine hausärztliche Praxis, die im Sinne der allgemeinen Palliativversorgung Patienten betreut; die Patientin entscheidet sich für diese hausärztliche Betreuung und nimmt das Angebot eines sozialrechtlichen Beratungstermins an. Die Familie, insbesondere die Töchter können ihre „offenen Fragen" stellen und fühlen sich nun der Situation besser gewachsen. Beide Kinder bieten ihrer Mutter an, sie im Haushalt und Alltag zu unterstützen und sie selbstverständlich zu relevanten Arztterminen zu begleiten. Die Psychologin schlägt sowohl für die Patientin als auch die Angehörigen die Möglichkeit weiterer Termine in der Ambulanz vor.

1.1.2 Ein Goldstandard?

„Early Integration" oder „Early Palliative Care" stehen für die frühzeitige Integration palliativmedizinischen Handelns, z. B. in das onkologische Behandlungskonzept, und sind begründet durch eine der bekanntesten palliativmedizinischen klinischen Interventionsstudien von Temel et al., 2010. Hier konnte durch frühzeitige palliativmedizinische Mitbehandlung im Rahmen von Ambulanzbesuchen eine deutliche Verbesserung der Lebensqualität bei Patienten mit nicht-kleinzelligem Bronchialkarzinom Stadium IV erreicht werden. Darüber hinaus zeigten sich weniger depressive Symptome, es erfolgten weniger Chemotherapien innerhalb der letzten 60 Lebenstage, das Verständnis hinsichtlich der eigenen Prognose wurde verbessert, es konnten mehr Vorausverfügungen im Sinne des Advanced Care Planning erfolgen und Hospitalisationen im Krankenhaus verringert werden. Bemerkenswert ist, dass sich die Gesamtüberlebenszeit in der Gruppe der frühzeitig palliativmedizinisch betreuten Patienten signifikant um fast 3 Monate verlängerte.

Viele Patienten leiden bereits in der frühen Phase der Erkrankung, manchmal auch bereits bei Diagnosestellung unter verschiedensten körperlichen Symptomen und/oder auch psychischen, sozialen und spirituellen Belastungen, die ihre Lebensqualität deutlich beeinträchtigen. Der Nutzen des Konzepts „Early Integration" ist in der Zwischenzeit wissenschaftlich belegt und sollte daher dringend umgesetzt werden. Die Mitbehandlung aller nicht-heilbar erkrankten Patienten durch Vertreter der spezialisierten palliativmedizinischen Versorgung ist allerdings nicht praktikabel. Eine frühzeitige bedarfsgerechte und notwendige Integration von Palliative Care kann nur sichergestellt werden, wenn alle beteiligten Berufsgruppen fundierte Kenntnisse der allgemeinen palliativen Versorgungsaspekte verinnerlichen.

Hierzu zählen:
- Regelmäßige, aktive Erfassung und entsprechende Dokumentation belastender Symptome
- Basiswissen hinsichtlich palliativer Schmerztherapie und Symptomkontrolle
- Definition realistischer Therapieziele und entsprechende Orientierung der Sinnhaftigkeit aller medizinischen Maßnahmen an diesen Therapiezielen
- Advanced Care Planning: einfühlsame Erläuterung und vorausschauende Planung eines möglichen Krankheitsverlaufs und spezifischer Aspekte des Lebensendes
- Aktive Kooperation und Kommunikation mit allen beteiligten medizinischen Abteilungen, wie etwa Pflegediensten, ärztliche Kollegen etc.
- Bereitschaft zur Integration spezialisierter palliativmedizinischer Dienste bei besonders belasteten Patienten oder komplexer Belastungssituation

MERKE

Palliative Care ist bereits in frühen Phasen nicht-heilbarer Erkrankungen indiziert. Ärzte aller Berufsgruppen sollten die Belastungen, Wünsche und Sorgen ihrer Patienten mit Beginn der Diagnose aktiv und regelmäßig erfragen.

FALLBERICHT

In den folgenden Monaten wird die palliativmedizinische Basisbetreuung seitens der Hausärztin durchgeführt, es erfolgen regelmäßige Vorstellungstermine zur Symptomerfassung und Reevaluation. In der medikamentösen Einstellung sind kaum Änderungen notwendig. Aufgrund einer progredienten diffusen pulmonalen Metastasierung wurde seitens der behandelnden Onkologen auf eine 2nd Line-Immuntherapie mit dem Antikörper Nivolumab umgestellt. Diese wird 4 Monate fortgeführt und muss bei erneutem Progress ebenfalls beendet werden. Anschließend wird Frau C. eine 3rd Line Therapie mit Docetaxel und Nintedanib empfohlen, insgesamt erhält sie 12 Zyklen und muss anschließend aufgrund massiver Nebenwirkungen die Therapie beenden. Im Rahmen eines ambulanten Vorstellungstermin bei ihrem behandelnden Onkologen wünscht Frau C. eine Therapiepause, da sie „einfach nicht mehr könne" – sie sei sowohl körperlich als auch seelisch am Ende ihrer Kräfte angelangt. Nach einem ausführlichen Gespräch über die aktuell realistischen Therapieziele stimmt sie der stationären Aufnahme auf die Palliativstation zu. Im Aufnahmegespräch beklagt sie an somatischen Beschwerden vor allem Parästhesien und Taubheitsgefühl in Händen und Füßen, zeitweise dumpfe, brennende teils einschießende Schmerzen im Thoraxbereich, Kopfschmerzen, Übelkeit und zeitweise anfallsartiges Erbrechen, das sich jedoch seit der Pause der Chemotherapie verbessert habe. Seitens der betreuenden Hausärztin wurde die Dosierung von Pregabalin bereits auf die Maximaldosis ausgedehnt und eine Lokaltherapie mit Hochdosis-Capsaicin-Pflaster erfolgt. Die Schlafqualität sei wechselnd und vor allem durch Gedankenkreisen gestört, da ihre ungünstige Prognose und der ausgeprägte körperliche Abbau sie massiv belasteten. Die Spaziergänge mit ihrer Familie, die ihr immer sehr viel Kraft gegeben hätten, seien bereits seit Monaten schwächebedingt nicht mehr möglich. Bei persistierenden neuropathischen Schmerzen unter Pregabalin erhält Frau C. eine Add-on-Therapie mit Dronabinol (THC), im Verlauf wird hiermit eine deutliche Schmerzreduktion erreicht. Des Weiteren erhält die Patientin Mirtazapin aufgrund der gestörten Schlafqualität und des nächtlichen Gedankenkreisens. Parallel erfolgen regelmäßige multidisziplinäre Teaminterventionen wie psychologische Unterstützung, tiergestützte Therapie und Musiktherapie sowie intensive physiotherapeutische Übungseinheiten.

Da die Familie seit dem letzten Gespräch mit dem palliativmedizinischen Konsildienst vor 20 Monaten nicht mehr detailliert über den Gesundheitszustand informiert wurde, erfolgt ein ausführliches Familiengespräch. Hierin wird schnell klar, dass vor allem die Töchter von einer deutlich besseren Prognose ausgegangen waren. Durch den intensiven gemeinsamen Austausch und die Möglichkeit miteinander ein realistisches Therapieziel zu formulieren, aber auch die Voraussetzungen für die gesamte Familie, eine bestmögliche Lebensqualität zu schaffen, erfährt die Patientin eine enorme Entlastung. In weiteren Gesprächen erarbeitet sie eine Patientenverfügung und eine Vorsorgevollmacht. Insgesamt profitiert die gesamte Familie sehr von dem zweiwöchigen stationären Aufenthalt der Patientin. Die körperlichen Symptome werden deutlich verbessert und die psychische Belastung der gesamten Familie kann durch intensive Gespräche mit den Therapeuten einerseits, aber auch durch die Installation von verschiedenen Versorgungsangeboten andererseits reduziert werden. Für die poststationäre Versorgung wird die Anbindung an SAPV organisiert sowie ein Vorstellungstermin in der Palliativambulanz vereinbart.

1.1.3 Symptomerfassung

Die Frühintegration umfasst ein Behandlungskonzept, das neben der allgemeinen (onkologischen, internistischen, neurologischen, pädiatrischen etc.) Versorgung eine palliativmedizinische Betreuung von Patienten mit einer nicht-heilbaren Erkrankung frühzeitig und routinemäßig beherzigt. Viele Patienten leiden bereits sehr früh in einer inkurablen Erkrankungssituation unter massiven Einschränkungen der Lebensqualität. Die Symptome und Belastungen werden in der Regel vor allem dann erkannt, wenn man aktiv, regelmäßig und standardisiert danach fragt. Dies spiegelt die Bedeutsamkeit einer regelmäßigen, strukturierten Symptomerfassung – im Sinne eines Screenings – im Behandlungsalltag wider.

Etabliert haben sich in diesem Zusammenhang folgende Screeninginstrumente anhand von Fragebögen, die den Patienten ausgehändigt werden (➤ Abb. 1.2 und ➤ Abb. 1.3):

- **Minimales Dokumentensystem (MIDOS):** Zur Qualitätssicherung und Dokumentation des Behandlungserfolgs bzw. des sich ändernden therapeutischen Bedarfs von Palliativpatienten wurde in Deutschland MIDOS speziell für Palliativpatienten entwickelt. Es dient der wiederholten Selbsteinschätzung von Problemen und Symptomen und orientiert sich an der Edmonton Symptom Assessment Scale (ESAS). Aufgrund der Symptomvielfalt wurde die Skala etwas modifiziert. Die Symptome werden jeweils in einer vierstufigen verbalen Rangskala erfasst. Durch seine geringe Belastung, den niedrigen Zeitaufwand und in Studien festgestellte hohe Beteiligungsquoten wird das System derzeit zur Selbsteinschätzung von Palliativpatienten empfohlen.
- **Distress-Thermometer:** Als Screeningstrument zur Erfassung psychosozialer Belastungen

Anleitung

Erstens:
Bitte kreisen Sie am Thermometer rechts die Zahl ein (0–10), die am besten beschreibt, wie belastet Sie sich in der letzten Woche, einschließlich heute, gefühlt haben.

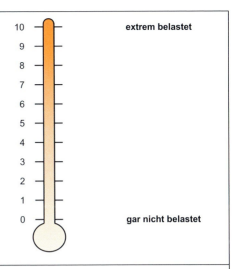

Zweitens:
Bitte geben Sie an, ob Sie in einem der nachfolgenden Bereiche in der letzten Woche, einschließlich heute, Probleme hatten.

Kreuzen Sie für jeden Bereich **Ja** oder **Nein** an.

Ja	Nein	Praktische Probleme	Ja	Nein	Körperliche Probleme
☐	☐	Wohnsituation	☐	☐	Schmerzen
☐	☐	Versicherung	☐	☐	Übelkeit
☐	☐	Arbeit/Schule	☐	☐	Erschöpfung
☐	☐	Beförderung (Transport)	☐	☐	Schlaf
☐	☐	Kinderbetreuung	☐	☐	Bewegung/Mobilität
			☐	☐	Waschen, Ankleiden
Ja	**Nein**	**Familiäre Probleme**	☐	☐	Äußeres Erscheinungsbild
☐	☐	Im Umgang mit dem Partner	☐	☐	Atmung
☐	☐	Im Umgang mit den Kindern	☐	☐	Entzündungen im Mundbereich
			☐	☐	Essen/Ernährung
Ja	**Nein**	**Emotionale Probleme**	☐	☐	Verdauungsstörungen
☐	☐	Sorgen	☐	☐	Verstopfung
☐	☐	Ängste	☐	☐	Durchfall
☐	☐	Traurigkeit	☐	☐	Veränderungen beim Wasserlassen
☐	☐	Depression	☐	☐	Fieber
☐	☐	Nervosität	☐	☐	Trockene/juckende Haut
☐	☐	Verlust des Interesses an alltäglichen Aktivitäten	☐	☐	Trockene/verstopfte Nase
			☐	☐	Kribbeln in Händen/Füßen
Ja	**Nein**	**Spirituelle/religiöse Belange**	☐	☐	Sich angeschwollen/aufgedunsen fühlen
☐	☐	In Bezug auf Gott	☐	☐	Gedächtnis/Konzentration
☐	☐	Verlust des Glaubens	☐	☐	Sexuelle Probleme

Abb. 1.2 NCCN Distress-Thermometer [H155-001/L143]

Sehr geehrte Patientin, sehr geehrter Patient,

Sie kennen Ihre Situation selbst am besten.
Darum bitten wir Sie, diesen Bogen sorgfältig auszufüllen und die Aussagen so anzukreuzen, wie Sie sie im Augenblick bei sich selbst wahrnehmen.

Vielen Dank für Ihre Mitarbeit!

Name: _____

Datum: _____

M1. Bitte kreuzen Sie an, wie stark heute Ihre Beschwerden sind

Schmerz	Keine ☐	Leichte ☐	Mittlere ☐	Starke Schmerzen ☐
Übelkeit	Keine ☐	Leichte ☐	Mittlere ☐	Starke Übelkeit ☐
Erbrechen	Kein ☐	Leichtes ☐	Mittleres ☐	Starkes Erbrechen ☐
Luftnot	Keine ☐	Leichte ☐	Mittlere ☐	Starke Luftnot ☐
Verstopfung	Keine ☐	Leichte ☐	Mittlere ☐	Starke Verstopfung ☐
Schwäche	Keine ☐	Leichte ☐	Mittlere ☐	Starke Schwäche ☐
Appetitmangel	Kein ☐	Leichter ☐	Mittlerer ☐	Starker Appetitmangel ☐
Müdigkeit	Keine ☐	Leichte ☐	Mittlere ☐	Starke Müdigkeit ☐
Depressivität	Keine ☐	Leichte ☐	Mittlere ☐	Starke Depressivität ☐
Angst	Keine ☐	Leichte ☐	Mittlere ☐	Starke Angst ☐
Andere:	Keine ☐	Leichte ☐	Mittlere ☐	Starke ☐
Andere:	Keine ☐	Leichte ☐	Mittlere ☐	Starke ☐

M2. Bitte kreuzen Sie an, wie Sie sich fühlen

Befinden	Sehr schlecht ☐	Schlecht ☐	Mittleres ☐	Gut ☐	Sehr gut ☐

M3. Bemerkungen

_____
_____

Abb. 1.3 MIDOS Basisbogen [H156-001/L143]

bei onkologischen Patienten wurde das Distress-Thermometer vom National Comprehensive Cancer Network (NCCN) entwickelt. Es besteht aus einer Skala von 0 bis 10 und einer Problemliste als Überweisungsschema zu entsprechenden professionellen Diensten.

Physische Symptome wie etwa **Schmerzen, Übelkeit, Erbrechen und Luftnot** kommen bei onkologischen Patienten häufig vor und repräsentieren einen wichtigen Auslöser für Angst und Depression. Für viele dieser körperlichen Symptome stehen einfache, leitliniengerechte Behandlungsalgorithmen zur Verfügung, die auch von Nichtspezialisten anwendbar sind und bei mehr als der Hälfte der Patienten im Rahmen der Primärtherapie erfolgreich angewandt werden.

Im progredienten Verlauf der Erkrankung kommt es häufig zu **Allgemeinsymptomen,** wie ausgeprägter Schwäche, Müdigkeit, Inappetenz, Kachexie, abnehmende körperliche Belastbarkeit und Fatigue. Diese Symptome schränken die Lebensqualität der betroffenen Patienten stark ein und werden häufig subjektiv vom einzelnen Patienten belastender eingestuft als z. B. Schmerzen. Hier klaffen die objektive ärztliche Beurteilung und die subjektive Wahrnehmung des Patienten häufig weit auseinander. Eine **sensible, offene Kommunikation** über das körperliche und seelische Befinden einerseits und die möglichen erreichbaren Therapieziele andererseits ist Voraussetzung für eine weitere vertrauensvolle Basis zwischen Arzt und Patient. Gerade in solchen Belastungssituationen kann das intensive palliativmedizinische multiprofessionelle Behandlungskonzept dazu beitragen, dass für den Patienten und seine Familie die bestmöglich erreichbare Lebensqualität im Fokus steht und die Gesamtsituation erträglich bleibt.

M E R K E
Mögliche **Indikatoren für den Einbezug spezialisierter palliativmedizinischer Versorgungsstrukturen** sind:
- Progrediente Grunderkrankungen
- WHO III: Opioidtherapie
- Mäßige bis starke Belastung der Patienten gemäß Distress-Thermometer
- Mäßige bis stark ausgeprägte Symptome (Schmerz, Dyspnoe, Depression)
- Todes-/Tötungswunsch
- Mehrfache Äußerung von „Hoffnungslosigkeit"
- Expliziter Patienten-/Angehörigenwunsch nach Mitbehandlung
- Komplexe psychosoziale Struktur/familiäre Konflikte
- Innerfamiliäre „Schockstarre" hinsichtlich der Erkrankung

1.2 Kommunikation

Die **respektvolle, sensible und offene Kommunikation** nimmt in der Behandlung von Patienten mit nicht-heilbaren Erkrankungen einen herausragenden Stellenwert ein. Die meisten Patienten möchten vollständig über ihre Erkrankungssituation aufgeklärt werden. Ein zentraler Punkt in der Behandlung von inkurabel erkrankten Patienten ist daher, möglichst früh einen Eindruck zu entwickeln, wie viel der einzelne Patient über seine Erkrankung und sich daraus ergebende Konsequenzen wissen möchte und welche Vertrauenspersonen (Partner, Kinder, Eltern, Freunde) bei solchen Gesprächen anwesend sein sollen. Darüber hinaus verfügt fast jedes palliativmedizinische Versorgungsangebot über einen Flyer bzw. einen Internetauftritt. Solche wichtigen Informationen sollten den Patienten durch den primär behandelnden ärztlichen Kollegen selbstverständlich zur Verfügung gestellt werden. Dies setzt beim Behandler die Bereitschaft voraus, ein offenes Gespräch über die Angebote der palliativmedizinischen Versorgungsoptionen zu führen; hierbei stellt Palliative Care kein Widerspruch, sondern eine Ergänzung zur Routinetherapie dar.

Leider meiden behandelnde Ärzte häufig Gespräche über belastende Themen, vor allem hinsichtlich eingeschränkter therapeutischer Optionen und begrenzter Lebensdauer. Diese Zurückhaltung wird häufig damit begründet, den Patienten die „Hoffnung" nicht nehmen zu wollen. Hoffnung ist in diesem Kontext verknüpft mit Heilung und Lebensverlängerung.

Die aktuelle Leitlinie des National Comprehensive Cancer Networks der USA definiert die Vermittlung von Hoffnung als ärztliche Aufgabe in der Krebstherapie und versteht darunter, das **Konzept der „Hoffnungsvermittlung"** der Situation angepasst neu zu definieren: Die große ärztliche Herausforderung ist hierbei Hoffnung im Sinne von **„Würde, Abschluss, Symptomkontrolle und persönlicher Entwicklung"** zu vermitteln. In diesem Zusammenhang ist besonders wichtig, auf beschönigende und unwahre Aussagen zu verzichten. Grundvoraussetzung für eine gelungene Kommunikation sind neben Empathie und Akzeptanz auch die Fähigkeit zur Selbstreflexion sowie eine bestimmte innere Haltung.

Selbst bei Patienten, die noch wenig symptombelastet sind, kann ein frühes Gespräch durch Mitglieder eines Palliativteams, z. B. im Rahmen eines Konsils oder eines Ambulanzbesuchs sehr wertvoll sein. Mit diesen ersten Gesprächen können Belastungsfaktoren und auch Bedürfnisse festgestellt werden, die bislang im Rahmen der allgemeinen Routine in den Hintergrund gerückt waren. Zweifellos können durch diesen Erstkontakt Schwellenängste und Vorbehalte überwunden werden, indem durch eine professionelle Aufklärung die Vorteile einer Versorgung durch Palliative Care vermittelt werden.

> **MERKE**
> **Besonders bei nicht-heilbar erkrankten Patienten kommen frühzeitig palliativmedizinisch relevante Aufgaben hinzu:**
> - Regelmäßige Einschätzung physischer, psychosozialer und spiritueller Belastungen und deren Behandlung
> - Beratung und Koordination entsprechender Hilfsangebote
> - Aktive Initiierung von Beratungsgesprächen bezüglich Vorausverfügungen
> - Aktive Initiierung von Beratungsgesprächen über denkbare Komplikationen und Aspekte des Lebensendes
> - Feststellen von Belastungen der Familien, Angehörigen und Freunden sowie deren Unterstützung
> - Vermittlung pflegerischer, hospizlicher und anderer Versorgungsangebote

Im Alltag besteht leider viel zu oft eine Zurückhaltung bezüglich der frühen und regelhaften Integration von SPV. Ursachen hierfür sind einerseits die Frage der eigentlichen Zuständigkeit und die Sorge über den geeigneten Zeitpunkt hinsichtlich der Konfrontation – sowohl des Behandlers als auch des Patienten – mit Aspekten von Palliative Care. Andererseits besteht leider noch immer – gerade in den ländlichen Regionen – ein Mangel an entsprechenden spezialisierten Versorgungsangeboten. Eine wichtige politische Aufgabe liegt also auch darin, entsprechende Versorgungslücken zu schließen.

FALLBERICHT

Frau C. wird seit der Entlassung aus dem stationären Aufenthalt durch das SAPV-Team betreut. Aufgrund der zunehmenden Schwäche hat sie einer Hilfsmittelversorgung zugestimmt und bewerkstelligt ihre Spaziergänge mit einem Rollator, bei ausgeprägter Schwäche im Rollstuhl. Bei ihrem Vorstellungstermin in der Ambulanz berichtet sie, dass sie sich nun wieder besser belastbar fühle und ihr die Bewegung an der frischen Luft Kraft gebe. Die Schmerzsituation ist deutlich verbessert und der Nachtschlaf zufriedenstellend. Innerhalb der Familie sei nun ein „offener" Austausch über ihre Erkrankung möglich, was ihr eine enorme Erleichterung verschaffe. Nach einem Beratungstermin bei ihrem Onkologen hat sich die Patientin für einen 4th-line-Therapieversuch entschieden. Die Therapie wird zunächst gut vertragen, muss jedoch bei erneutem Progress 4 Monate später erneut abgebrochen werden. In der interdisziplinären Tumorkonferenz einigen sich die behandelnden Onkologen und Palliativmediziner auf die Empfehlung „Best Supportive Care". Die Patientin hat sich bereits im Rahmen der letzten Vorstellungen in der Palliativambulanz mit diesem Thema auseinandergesetzt und immer wieder psychologische Gesprächstermine wahrgenommen. Sie möchte die ihr verbleibende Zeit bestmöglich nutzen und bei ihrer Familie sein. Im Rahmen eines erneuten ärztlich-psychologischen Familiengesprächs äußert Frau C. ganz deutlich den Wunsch, zu Hause im Kreis ihrer Familie versterben zu wollen. Dieser Wunsch kann von der Familie sehr gut mitgetragen werden, durch die intensive Betreuung und die Sicherheit einer 24-stündigen Erreichbarkeit des SAPV-Teams sehen sich alle Familienmitglieder hierzu in der Lage. Die Patientin nimmt auch das Angebot einer seelsorgerischen Betreuung und die Gesprächsangebote des ambulanten Hospizdienstes dankend an.

> **INFO**
> Der **ambulante Hospizdienst** (AHD) ist die Weiterentwicklung einer Hospizinitiative und verfügt über qualifizierte Hospizhelfer, die für Betroffene und Angehörige psychosoziale Unterstützung im Sterbe- und Trauerprozess anbieten.
>
> Der **Ambulante Hospiz- und Palliativberatungsdienst** (AHPB) bietet zusätzlich zum AHD palliativpflegerische Beratungsleistungen an. Die palliativ-pflegerische Beratung wird durch hauptamtliche Pflegekräfte gewährleistet, die eine Palliative-Care-Weiterbildung absolviert haben. Patient, Angehörige, ambulanter Pflegedienst und Hausarzt profitieren vom Fachwissen dieser Pflegekraft, die häufig folgende Leistungen erbringt: Mithilfe bei der rechtzeitigen Organisation nötiger Hilfsmittel, Unterstützung des Hausarztes bei der Symptomkontrolle, Erklärungen und Pflegeanleitung für die oft engagierten, aber überforderten Angehörigen.

1.3 Palliative-Care-Team

Um der Komplexität palliativer Belastungssituationen umfassend gerecht zu werden und den sich teilweise rasch ändernden **physischen, psychischen, sozialen und spirituellen Bedürfnissen von Patienten** mit lebenslimitierender Erkrankung und deren Angehörigen zu begegnen, bedarf es einer engen Zusammenarbeit mehrere Berufsgruppen unterschiedlicher Fachdisziplinen (> Abb. 1.4): Unter einem Palliative-Care-Team versteht man ein **multiprofessionelles Team,** das Palliative Care im stationären und/oder ambulanten Sektor anbietet. Es besteht zumindest aus Palliativmediziner und Palliativpflegekraft, die hauptamtlich in diesem Bereich tätig sind. Weitere Berufsgruppen wie Sozialarbeiter, Seelsorger, Psychologe, Physiotherapeut sowie Therapeuten verschiedenster Subspezialisierungen (Musik, Kunst, Tier etc.) können zum Palliative-Care-Team gehören. Darüber hinaus ist eine **enge Zusammenarbeit mit Ehrenamtlichen** wünschenswert. Die im ambulanten Sektor tätigen Palliative-Care-Teams arbeiten mobil: sektorübergreifend stationär und ambulant (als Brückenarzt und Brückenschwester) oder auch konsiliarisch im Krankenhaus und auf den Stationen. Eine 24-stündige Bereitschaft und Erreichbarkeit sind unerlässlich zur Vermeidung unnötiger Krankenhauseinweisungen.

Neben der spezifischen fachlichen Kompetenz sind in einem Palliative-Care-Team allgemeine Kompetenzen gefordert:
- Kommunikation
- Flexibilität
- Phantasie und Kreativität
- Konfliktfähigkeit
- Anerkennung von Fähigkeiten und Kompetenzen anderer Teammitglieder
- Bereitschaft zur Selbstkontrolle und Supervision
- Patienten und seine Angehörigen (Familie, Freunde) als „Partner" sehen
- Patienten in ihrer Ganzheitlichkeit betrachten (physisch, psychisch, sozial und spirituell)

MERKE
Hauptziel des multiprofessionellen Teams ist die bestmögliche Lebensqualität für den Patienten und seine Familie.

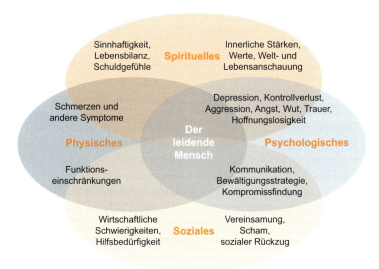

Abb. 1.4 Das vierdimensionale Modell der palliativen Betreuung [T1101/L143]

1.4 Early Integration: Für wen?

Palliativmedizin in all ihren Facetten sollte ein selbstverständlicher Baustein der Gesamttherapie derjenigen Patienten sein, die von einer frühzeitigen palliativmedizinischen Unterstützung profitieren. Die Arbeitsgruppe „stationäre Einrichtungen" der saarländischen Landesvertretung der Deutschen Gesellschaft für Palliativmedizin hat folgende Kriterien zur Frühintegration entwickelt:

1. **Onkologie:**
   - Karzinome: metastasiert und/oder inoperabel
   - Sarkome: Stadium IV
   - Melanom: Stadium IV
   - Hirntumoren: inoperabel oder R1-Resektion oder Rezidiv
2. **Innere Medizin:**
   - Chronische Herzinsuffizienz: ab NYHA III und mehr als einer Notfalleinweisung in den letzten 6 Monaten unter optimaler Therapie
   - COPD: GOLD Stadien II–IV und mindestens ein weiteres Kriterium (Ruhedyspnoe, mehr als 1 ungeplanter Krankenhauaufenthalt aufgrund einer Exazerbation in den letzten 6 Monaten unter optimaler Therapie, nicht-invasive Heimbeatmung, ECOG 3 + 4)
   - Chronische Niereninsuffizienz: ab Stadium IV und ein weiteres Kriterium (ECOG 3 + 4, Kontraindikation für Dialyse, > 4 Komorbiditäten)
   - Leberzirrhose Child C mit mindestens einem Zusatzkriterium (therapierefraktärer Aszites, hepatische Enzephalopathie ab Stadium 2, beginnendes hepatorenales Syndrom Typ I oder II, beginnendes hepatopulmonales Syndrom, Zustand nach Varizenblutung)
3. **Hämatologische Erkrankungen:**
   - Plasmozytom Stadium III nach Durie und Salmon
   - Indolente Lymphome: refraktäres Rezidiv
   - MDS: regelmäßige Substitution von Blutprodukten in kürzeren Zeitabständen
   - Akute Leukämien/aggressive Lymphome: keine komplette Remission, refraktäres Rezidiv, Therapieabbruch
4. **Neurologie:**
   - Bei Bewegungsstörungen, spätestens mit beginnenden Sprech-, Schluck- oder Atemstörungen bei Parkinson, Morbus Huntington, Multipler Sklerose, Amyotrophe Lateralsklerose, Myasthenie, Muskeldystrophien etc.
   - Schlaganfall: Verläufe, die entweder bleibende Schluckstörungen hinterlassen oder in eine vollständige Pflegeabhängigkeit münden, z. B. große Pons-Blutungen, Mediatotalinfarkt, Hemisphäreninfarkte
   - Demenz: gestörtes Ess- und Trinkverhalten und mehr als ein ungeplanter Krankenhausaufenthalt in 6 Monaten

1.5 Fazit

Das Hauptaugenmerk von Palliative Care ist immer auf den bestmöglichen Erhalt der Lebensqualität nicht heilbar erkrankter Patienten und deren Angehöriger gerichtet. Das bedeutet konkret, dass die Versorgungsangebote deutlich mehr als die „End-of-Life-Care"-Betreuung umfassen, da viele Patienten bereits bei Diagnosestellung unter teils massiven Einschränkungen der Lebensqualität leiden. Grundlegende palliativmedizinische Aufgaben wie die Symptomkontrolle, psychische, ethische und sozialdienstliche Unterstützung sollten Bestandteil einer umfassenden Behandlung von inkurabel erkrankten Patienten sein. Primär können diese Aufgaben im Sinne der allgemeinen Palliativversorgung z. B. durch den behandelnden Hausarzt übernommen werden und beginnen mit der Diagnosestellung. Um eine qualitative Betreuung gewährleisten zu können, muss eine regelmäßige, strukturierte Erfassung der individuellen Belastungssituation der Patienten erfolgen. Bei besonders belasteten Patienten in komplexen Situationen sollen frühzeitig spezialisierte medizinische Versorgungsstrukturen mit der Möglichkeit eines multiprofessionellen Behandlungsansatzes mit einbezogen werden.

Was wäre, wenn …

… die Patientin auch weiterhin einen bestehenden Therapiewunsch hinsichtlich Chemotherapie gehabt hätte?

– Der Informationsaustausch und die offene Kommunikation zwischen Ärzten, Patienten und Angehörigen spielen in der Palliativmedizin eine herausragende Rolle. Durch eine ausführliche Aufklärung über die Erkrankung und die individuelle Prognose, die Rücksichtnahme auf die soziale Situation und das Aufzeigen von Behandlungsalternativen soll dem Patienten ein würdevolles, selbstbestimmtes Leben ermöglicht werden. Dabei stehen der Patient und sein Selbstbestimmungsrecht bei allen Entscheidungen im Fokus. Bei entsprechendem Therapiewunsch sollte der Patientin respektvoll begegnet und ein ausführliches Aufklärungsgespräch angeboten werden, häufig sind die Patienten nicht detailliert über entsprechende palliative Therapieoptionen beraten.

– In der Palliativmedizin kommen grundsätzlich Therapien zur Anwendung, bei denen eine positive Veränderung für die Patienten zu erwarten ist. Chemotherapie maligner Tumoren hat in der allerletzten Lebensphase selten eine Indikation, bei schlechtem funktionellem Status ist sie in der Regel nicht mehr indiziert. Oberste Priorität hat daher die offene, ehrliche und empathische Kommunikation mit dem Patienten und die Vermittlung, dass auch in terminaler Situation die palliativen Therapieoptionen noch viele Möglichkeiten bieten.

LITERATUR

Deutsche Gesellschaft für Palliativmedizin e. V., Landesvertretung Saarland. Frühzeitige standardisierte Integration der Palliativmedizin in das Behandlungskonzept onkologischer, internistischer und neurologischer Patienten.

Deutsche Krebsgesellschaft, Deutsche Krebshilfe, AWMF. Erweiterte S3-Leitlinie Palliativmedizin bei Patienten mit einer nicht-heilbaren Krebserkrankungen, Langversion 2.1 – Januar 2020; Leitlinienprogramm Onkologie, AWMF Registernummer: 128/001-OL.

Gärtner J et al. Early Palliative Care: Pro, but please be precise! Oncol Res Treat, 2019; 42(1–2): 11–18.

Gärtner J, Wedding U, Alt-Ebbing B. Frühzeitige spezialisierte palliativmedizinische Mitbehandlung. Ein herausfordernder Goldstandard. Onkologe, 2015; 21: 1182–1188.

Gärtner J, Alt-Ebbing B, Daun M. Palliative Care: Nicht erst am Lebensende – eine praxisorientierte Diskussion der aktuellen Evidenz. Therapeutische Umschau, 2018; 75(2): 123–126.

Leitlinienprogramm Onkologie (Deutsche Krebsgesellschaft, Deutsche Krebshilfe, AWMF). S3-Leitlinie Prävention, Diagnostik, Therapie und Nachsorge des Lungenkarzinoms Langversion 1.0 – Februar 2018, AWMF-Registernummer: 020/007OL.

Stiel S et al. Validation of the new version of minimal documentation system (MIDOS) for patients in palliative care: the German version of the edmonton symptom assessment scale (ESAS). Schmerz, 2010, 24(6): 596–604.

Temel JS et al. Early palliative care for patients with metastatic non-small-cell lung cancer. N Engl J Med, 2010; 363(8): 733–742.

Vanbutsele G, Pardon K, Van Belle S et al. Effect of early and systematic integration of palliative care in patients with advanced cancer: A randomised controlled trial. Lancet Oncol, 2018; 19: 394–404.

Zentrum für Krebsregisterdaten, Robert Koch-Institut. https://www.krebsdaten.de/Krebs/DE/Content/Krebsarten/Krebs_gesamt/krebs_gesamt_node.html (letzter Zugriff: 1.10.2020).

KAPITEL 2

Johannes Jäger

Aus dem Leben gerissen

FALLBERICHT

Der 51-jährige Herr S. arbeitet seit 5 Jahren für einen großen Konzern als Bauleiter. Berufsbedingt hält er sich dafür praktisch ständig im Ausland auf, zuletzt in Kolumbien. Seine gleichaltrige Ehefrau versorgt das neu gebaute Wohnhaus mit großem Garten quasi alleine, denn der gemeinsame Sohn ist längst ausgezogen. Nebenbei arbeitet Frau S. darüber hinaus noch halbtags als Verkäuferin.

Alle 8–12 Wochen fliegt Herr S. für einige Tage nach Hause. Einmal im Jahr, während des großen Jahresurlaubs, kommt er dann auch in die Sprechstunde, sowohl um sich routinemäßig körperlich untersuchen zu lassen als auch für einen Laborcheck und andere Routinediagnostik. In den letzten 5 Jahren zeigen die Aufzeichnungen der elektronischen Karteikarte regelhafte, unauffällige Befunde in der körperlichen Untersuchung, für EKG und Lungenfunktion. Herr S. ist 174 cm groß und von schlanker Statur. Er raucht seit vielen Jahren ca. 1–2 Päckchen Zigaretten pro Tag und kommt damit rechnerisch auf mindestens 35 pack years. Seinen seit 3 Jahren bekannten Diabetes mellitus behandelt Herr S. mit täglich zwei Tabletten Metformin der Stärke 1.000 mg. Seine Arbeitsstelle macht es ihm schwierig, eine adäquate Diät einzuhalten. Trotzdem erreicht Herr S. in den durchgeführten Laborkontrollen stets zufriedenstellende HbA1c-Werte im Bereich 6,3–6,5 %. Die übrigen Laborwerte, Blutbild, Transaminasen, Kalium und Kreatinin, Cholesterin, HDL- und LDL-Cholesterin fanden sich stets im Normalbereich.

Im Oktober des Jahres 2015 kommt Frau S., die sich ebenfalls in unserer hausärztlichen Betreuung befindet, in die Praxis und macht einen Termin für die jährliche Check-up-Untersuchung aus. Sie ist in großer Sorge, weil ihr Ehemann zuletzt am Telefon darüber berichtet habe, bei bereits geringer körperlicher Belastung deutlich weniger Luft zu bekommen und gleichzeitig auch angegeben habe, innerhalb der letzten 6 Monaten 10 kg an Gewicht verloren zu haben.

MERKE

Die Abklärung eines unklaren Gewichtsverlusts ist eine besondere Herausforderung für den Hausarzt, da es dabei darum geht, einem möglicherweise gefährlichen Verlauf rechtzeitig zuvorzukommen. In einem Drittel der Fälle sind benigne oder maligne Erkrankungen des Magen-Darm-Trakts Ursache des Gewichtsverlusts, in etwa 10 % aber auch psychische Erkrankungen wie z. B. eine Depression. Etwa ein Drittel der Patienten verstirbt innerhalb von 2 Jahren nach der Erstuntersuchung, meistens an malignen Erkrankungen (Lankisch, 2002).

FALLBERICHT

Die Arzthelferin an der Anmeldung reagiert bei der Terminvergabe routiniert und vorbildlich: Bereits wenige Tage später kommt Herr S. in die Sprechstunde. Er wirkt deutlich erschöpft und zeigt ein blass-gräuliches Hautkolorit. Trotz seines bisher schon immer schlanken Habitus ist es offensichtlich, dass er stark abgenommen hat. Bei der körperlichen Untersuchung fällt linksseitig ein deutlich abgeschwächtes Atemgeräusch auf. Im Blutlabor ist das HbA1c auf 13,2 % angestiegen; sonst gibt es keine signifikanten Veränderungen der Ergebnisse im Vergleich mit den Vorbefunden.

MERKE

Typisch für den Alltag in der Allgemeinmedizin ist das Arbeiten in der Niedrigprävalenz. Dabei ist die Wahrscheinlichkeit, die „wahre" Diagnose zu finden, unabhängig von Sensitivität oder Spezifität des verwendeten Tests (hier: der Laboruntersuchung). Der sog. **positive prädiktive Wert** ist nur von der Prävalenz der vermuteten Erkrankung im vorherrschenden Patientengut abhängig.

Der schlechte Allgemeinzustand des Patienten macht es im vorliegenden Fall selbstverständlich erforderlich, das sonst in der Allgemeinmedizin übliche „abwartende Offenlassen" zu verwerfen und schnellstmöglich weitere Untersuchungen zu veranlassen.

2 Aus dem Leben gerissen

FALLBERICHT

Innerhalb weniger Tage, nach einem Röntgen-Thorax-Bild und anschließendem Thorax-CT, wird klar, dass Herr S. unter einem weit fortgeschrittenem Bronchialkarzinom leidet. Der Primärtumor im linken Lungenflügel ist bereits deutlich über 8 cm im Durchmesser groß; der Tumor scheint außerdem bereits ins Mediastinum eingebrochen zu sein und dort Lymphknotenmetastasen zu verursachen. Die rechte Lungenhälfte zeigt keinen pathologischen Befund. In der bald darauf durchgeführten, weiteren Umfelddiagnostik ergeben sich keine Hinweise für Metastasen im Schädel oder im knöchernen Skelett. Während auch die Leber keine Filialisierung des Tumors zeigt, finden sich leider in der Bauchspeicheldrüse zwei große Metastasen-verdächtige Zonen. Es kann radiologisch zu diesem Zeitpunkt nicht unterschieden werden, ob es sich dabei um einen Zweittumor oder doch um Metastasen handelt.

Im Verlauf der nun folgenden stationären Abklärung in der Pneumologischen Fachabteilung der nahe gelegenen Universitätsklinik ist die Zytologie eines kleinzelligen Bronchialkarzinoms bald gesichert. Bei einem Körpergewicht von 74,2 kg und einem Body-Mass-Index von 24,5 beginnt man dort am 12.11.2015 mit dem ersten Zyklus einer Chemotherapie. Herr S. bekommt die Zytostatika Cisplatin und Etoposid.

MERKE

Hat ein kleinzelliges Bronchialkarzinom bereits Metastasen gebildet, liegt eine *extensive disease* vor und eine Heilung ist nicht mehr möglich. 60–70 % der Patienten mit kleinzelligem Lungenkarzinom befinden sich bei Erstdiagnose in diesem Stadium. Eine medikamentöse Tumortherapie in palliativer Intention ist Standard und vermag neben einer Symptomkontrolle und damit einer Lebensqualitätsverbesserung eine deutliche Verlängerung des Überlebens zu erreichen. Trotzdem beträgt die mediane Überlebenszeit dieser Patienten nur ca. 9–12 Monate, die 2-Jahres-Überlebensrate 5–10 %. Ein 5-Jahres-Überleben wird nur in Ausnahmefällen erreicht (Siehl et al., 2019).

FALLBERICHT

Herr S. ist nach den ersten Zyklen seiner Chemotherapie überglücklich, da er diese wider eigenem Erwarten gut zu vertragen scheint. Über seine Erkrankung, deren Ausmaß und die Unmöglichkeit einer kurativen Behandlung wurde er sowohl in der Klinik als auch in der Praxis ausführlich informiert. Er selbst wirkt gefasst, während seine Ehefrau, wenngleich sie bereits etwas ahnte, mit der nun aufgetretenen Situation schlecht umgehen kann. Für Herrn S. steht es außer Frage, dass er noch einmal zu Kräften kommt; er spricht sogar von einer Wiederaufnahme seiner Arbeit. Frau S. hingegen ist kaum in der Lage, mit ihrem Mann über das zu sprechen, was kommt, was kommen muss. Bei jedem Besuch in der Praxis, gemeinsam mit ihm, bricht sie in Tränen aus. Herr S. vermeidet, wohl auch deshalb, von sich aus das Gespräch mit ihr über seine Erkrankung. Er kommt, wie während der Chemotherapie vorgeschrieben, zweimal wöchentlich zur Laborkontrolle. Dabei nutzen wir nun sein Erscheinen in der Praxis, um so oft wie möglich mit ihm über seine Situation zu sprechen. Wir loten aus, wie es ihm geht, sprechen mit ihm darüber, wie sich die neu aufgetretene Erkrankung auf sein jetziges Leben und auf seine Zukunft auswirkt. Er weiß Bescheid, dass er im Tumorstadium von T4 N2 M1 eine schlechte Prognose hat.

MERKE

In der ambulanten palliativen Medizin ist ein regelmäßiger Arzt-Patienten-Kontakt entscheidend für die Qualität der Betreuung des Patienten. Dabei bestimmt dieser immer selbst das Tempo und den Umfang der Gesprächsinhalte.

FALLBERICHT

Während Herr S. in den kommenden Wochen in der Praxis oberflächlich gut gelaunt erscheint, ist auf Befragen seiner Ehefrau zu erfahren, dass er sich zu Hause eigentlich nur noch im Keller aufhält, wo er sich eine kleine Ecke mit einem Fernseher und einer Kiste Bier eingerichtet hat. Darauf angesprochen gibt er zu, dass er zu Hause seiner Frau aus dem Wege zu gehen versucht. Offenbar findet das Ehepaar keine Möglichkeit einer offenen Kommunikation. In weiteren Gesprächen wird deutlich, dass diese Situation offenbar nicht allein durch die schwere Erkrankung eingetreten ist, sondern sich beide bereits vorher durch das überwiegend getrennte Leben voneinander entfernt hatten.

Die insgesamt 6 Chemotherapie-Zyklen dauern bis Mitte März 2016 und werden bis zum Schluss subjektiv gut vertragen. Es gibt keine bedrohlichen Blutbildveränderungen und Herr S. erscheint nach wie vor in optimistisch wirkender Grundstimmung zweimal wöchentlich in der Sprechstunde. Er berichtet, dass mittlerweile schon einige Male der Sachbearbeiter seiner Krankenkasse sich zu Hause bei ihm telefonisch gemeldet habe und gefragt habe, wann er denn endlich wieder arbeiten gehen könne. Offensichtlich hatte Herr S. ihm zuvor einmal erklärt, dass er in guter Zuversicht sei, schon bald wieder arbeiten gehen zu können.

In dieser Situation kommt das Ergebnis des erneuten Stagings Ende Mai 2016. Es zeigt eine massive Progredienz des Tumors. Erstmals finden sich nun auch neu aufgetretene Lebermetastasen. Als bei Herrn S. Ende Juni plötzlich ein schmerzloser Ikterus auftritt, sind seine Hausärzte davon überzeugt, dass dieser durch eine ausufernde Metastasierung der Leber verursacht sein würde. Die Sonografie und weitere Abklärung in einem kleinen Krankenhaus in der Nähe zeigen jedoch eine mechanische Cholestase, die offensichtlich durch den größer werdenden Tumor im Pankreasschwanz verursacht wird. Es folgt die Therapie durch Einlage eines Stents in den Pankreasgang. Herr S. wird schon bald wieder aus der stationären Behandlung entlassen und ist zufrieden. Es geht ihm deutlich besser und die Cholestase-Parameter sind in den Laborkontrollen konstant rückläufig. Weder jetzt noch je zuvor klagt Herr S. über Schmerzen.

Ende Juli 2016 fordert die Krankenkasse imperativ einen Bericht von den behandelnden Hausärzten, wann mit der Wiederherstellung der Arbeitsfähigkeit definitiv gerechnet werden könne. Auf dem Berichtsformular wird darauf hin zweifelsfrei beschrieben, dass es sich um eine schwere, onkologische Erkrankung im palliativen Stadium handelt und mit einer Wiederherstellung der Arbeitsfähigkeit nicht gerechnet werden kann. Nach einigen Tagen ruft nun auch der zuständige Mitarbeiter des Medizinischen Dienstes der Krankenkassen (MDK) an. Der ärztliche Kollege ist, wie zu erwarten war, am Telefon vollkommen davon überzeugt, dass weitere Nachfragen der Krankenkasse bezüglich der noch zu erwartenden Dauer der Auszahlung des Krankengeldes sinnlos sind und erstattet darüber der Krankenkasse Bericht. Daraufhin drängt deren zuständige Sachbearbeiter Herrn S. zur Beantragung einer Schwerbehinderung beim Landesamt für Versorgung und Soziales. Herr S. kommt diesem Wunsch, wenn auch widerwillig, nach. Er merkt zwar, dass Appetit und Kräfte schwinden, spricht aber trotzdem immer wieder davon, zumindest in der Funktion eines Aufsichtsführenden noch einmal arbeiten gehen zu können.

MERKE
Wer länger als 6 Wochen arbeitsunfähig krankgeschrieben ist, erhält **Krankengeld** für die Dauer von längstens 78 Wochen innerhalb von 3 Jahren. Ist man danach weiter arbeitsunfähig krank, gibt es die Möglichkeit, eine befristete oder dauerhafte **Berentung** zu beantragen. Hierfür ist die Anerkennung einer Schwerbehinderung durch das zuständige Landesamt eine unabdingbare Voraussetzung.

FALLBERICHT
In einem deutlich schlechteren Allgemeinzustand, nur noch 63 kg wiegend, stimmt Herr S. Ende Juli dem Vorschlag der behandelnden Ärzte der Uniklinik zu, erneut mit einer Dreifach-Chemotherapie zu beginnen. Auch diese umfasst letztendlich 6 Zyklen und wird von ihm leider deutlich schlechter toleriert als die des ersten Zyklus. Stark dyspnoisch, an Kraft deutlich geschwächt, schleppt sich Herr S. nach wie vor zweimal wöchentlich in die Praxis, um sich die notwendigen Laborkontrollen machen zu lassen. Jedes Mal sucht er nach der Blutabnahme das Gespräch mit seinem Hausarzt. Er wirkt psychisch gebrochen und gibt zu, dass er seinen Tag fast nur noch mit Bier und Fernsehen im Keller verbringt. Mittlerweile fällt ihm das Laufen aus doppeltem Grunde schwer: Er ist nicht nur muskulär mittlerweile enorm geschwächt, sondern zeigt auch die typischen Symptome einer Polyneuropathie mit unsicherem, storchenhaften Gang.

Das Restaging am 5.12.2016 ergibt eine massive Verkleinerung des Primärtumors der linken Lunge. Es sind überraschenderweise keine neuen Metastasen mehr nachweisbar. Auch die Tumorherde der Bauchspeicheldrüse sind im CT deutlich kleiner. Herr S. freut sich mit seinen behandelnden Ärzten über diese partielle Remission.

In der Zwischenzeit bekommt er von seiner Krankenkasse einen Anruf: Er möge doch bitte einen Reha-Antrag stellen. Sein Hausarzt telefoniert mit dem Sachbearbeiter der Krankenkasse in der Absicht, dass dieser eine Einsicht gewinnt, dass eine Reha-Maßnahme, zumindest im Moment, keinen Sinn ergibt. Der Sachbearbeiter lässt sich jedoch nicht beirren und spricht davon, dass Herr S. ab sofort kein Krankengeld mehr bekomme, wenn er sich der Aufforderung, eine Reha anzutreten, widersetze.

INFO
Bei der Kommunikation mit Sachbearbeitern der zuständigen Krankenkasse muss immer berücksichtigt werden, dass diese nicht zwangsweise auch sachverständig sind.

FALLBERICHT

Da Herr S. glücklicherweise die Maßnahme unweit des Wohnorts ableisten kann und er sich mit mittlerweile wieder 70 kg Gewicht deutlich wohler fühlt, willigt er in die Rehabilitation ein. Diese findet jedoch nicht in einer onkologischen Klinik statt, sondern wird überraschenderweise in einer Abteilung für Stoffwechselkrankheiten durchgeführt. Ziel der Behandlung ist eine bessere Einstellung des Diabetes mellitus.

Herr S. macht trotz seiner mittlerweile doch wieder merklichen Abnahme seiner Kräfte alle ihm verordneten Anwendungen mit. Bei seiner Entlassung wird ihm extra aufgetragen (und auch in dem Brief für den Hausarzt darauf besonderen Wert gelegt), dass man seine Cholesterinwerte nicht aus den Augen verlieren dürfe und unter hausärztlicher Kontrolle unbedingt die notwendige Therapie mit Statinen beginnen solle. Als Ursache der fortgeschrittenen Polyneuropathie beider Beine hält man den Diabetes für eher ursächlich als die stattgehabte Chemotherapie. Aus dem endgültigen Entlassungsbrief geht zweifelsfrei hervor, dass die behandelnden Kollegen über die Tumorerkrankung ihres Patienten und deren Ausmaß Bescheid wussten.

MERKE
Nicht nur in der palliativen Medizin ist es wichtig, für die Entscheidung zu einer Therapie den **Patienten in den Mittelpunkt** zu stellen. Eine Behandlung von z. B. Laborwerten ist keine ärztliche Leistung.

FALLBERICHT

Wohl unter dem Eindruck des schriftlichen Reha-Ergebnisses beauftragt die Krankenkasse von Herrn S. erneut den MDK, auf die behandelnden Hausärzte telefonisch einzuwirken, dass sie die bestehende Bescheinigung der Arbeitsunfähigkeit baldmöglichst beenden sollen. Überraschenderweise ist auch die Ehefrau des Patienten plötzlich davon überzeugt, dass die relativ gut abgelaufene Reha-Maßnahme ein Zeichen dafür ist, dass es bald wieder aufwärts geht. Sie erscheint in der Sprechstunde und bittet um Vitamin-Infusionen für ihren Mann, damit er im kommenden Sommer „wieder fit" sei.

Anfang März 2017 kommt es zu einer massiven Verschlechterung des Allgemeinzustands mit wieder aufgetretener Cholestase und Aszites. Die Tumormassen der Bauchspeicheldrüse zeigen sich in der Bildgebung quasi explodierend und sind mittlerweile auch ins Zwerchfell eingewachsen. In der Universitätsklinik wird Herrn S. eine Third-line-Chemotherapie mit Topotecan vorgeschlagen. Er stimmt diesem Vorschlag zu. Gleichzeitig mit Beginn des ersten Zyklus wird durch die Klinik das SAPV-Team verständigt, das ihn kurz darauf in der häuslichen Umgebung aufsucht. Man ist jedoch mit der Auffassung des Hausarztes im Konsens, dass momentan noch keine Notwendigkeit einer SAPV-Versorgung besteht und die Regelversorgung ausreichend ist.

MERKE
Man geht davon aus, dass schätzungsweise 10 % aller Schwerstkranken und Sterbenden eine Form der spezialisierten Palliativversorgung benötigen.
Der weitaus größte Teil der Betroffenen kann adäquat im Rahmen der allgemeinen Palliativversorgung betreut werden. Diese erfolgt, je nach Ausgangslage, ambulant vor allem durch Pflegekräfte und Hausärzte. Hausärzte können die meisten Menschen in ihrer letzten Lebensphase angemessen versorgen – adäquate Ausbildung, Ressourcen und, wenn erforderlich, Unterstützung durch spezialisierte Palliativdienste vorausgesetzt (Schneider et al., 2010).

FALLBERICHT

Leider verschlechtert sich der Zustand des Patienten nun zusehends von Tag zu Tag. Trotz seiner massiven körperlichen Schwäche und Atemnot besteht Herr S. nach wie vor darauf, sich zweimal wöchentlich das Kontroll-Labor in der Praxis abnehmen zu lassen. Das Angebot einer häuslichen Blutentnahme lehnt er dankend ab und zwingt sich mit unheimlicher Anstrengung jedes Mal dazu, in die Praxis zu kommen. Die dritte Chemotherapie wird von ihm insgesamt sehr schlecht vertragen. Zum allerersten Mal kommt es auch zu einer sehr deutlichen Reaktion des Knochenmarks, die mehrere Male eine Auftransfusion mit Erythrozytenkonzentraten notwendig macht. Herr S. besteht weiterhin darauf, nicht zu Hause besucht zu werden und kommt mit offensichtlich letzten Kräften in die Praxis. Jedes Angebot einer Hilfe, selbst in der Sprechstunde durch andere Patienten, wird von ihm kategorisch abgelehnt.

Das erneute Staging mit Computertomografie des Thorax und des Abdomens zeigt einen stabilen Tumorverlauf im Brustkorb, jedoch im Abdomen einen sich weiter verschlechternden Befund. Der Bauchraum ist nun voller Metastasen und die mittlerweile erhebliche Aszitesmenge kaum noch medikamentös beherrschbar. Am 16.5. erklärt man Herr S. in der Universitätsklinik, dass man nach dem 5. Zyklus die Therapie abbrechen wolle. Der Patient ist entsetzt und kommt am selben Tag in die Sprechstunde. Er bittet flehentlich darum, auch in Zukunft weiterhin zweimal wöchentlich zur Blutbildkontrolle kommen zu dürfen. Nach einer vorsichtigen Erklärung, dass man eigentlich eine so häufige Kontrolle nicht mehr benötige, vereinbaren wir mit ihm, gerade auch aus psychologischen Gründen, dass er weiterhin einmal pro Woche zu uns in die Praxis kommt. Nach wie vor lehnt Herr S. das Angebot eines Hausbesuchs strikt ab.

Kurz darauf erscheint Herr S. zum ersten Mal nicht zum vereinbarten Termin. Telefonisch meldet sich in derselben Woche die Ehefrau des Patienten und bittet darum, dass wir nach ihm schauen. Sie mache sich große Gedanken darüber, dass er nicht mehr aus dem Bett aufstehe.

Exsikkiert und entkräftet vermag Herr S. tatsächlich nicht mehr, aus dem Bett aufzusteigen. Während des Hausbesuchs wird rasch deutlich, dass es zwischen den Eheleuten keine emotionale Beziehung mehr gibt. Der Hausarzt wird Zeuge eines Disputs der Eheleute, durch den ihm klar wird, dass es für seinen Patienten unmöglich sein wird, in der häuslichen Umgebung in Frieden sterben zu können. Bevor er jedoch Herrn S. einen Vorschlag unterbreiten kann, bittet ihn dieser von sich aus um eine Verlegung in ein stationäres Hospiz. Auf keinen Fall, so Herr S., möchte er zu Hause sterben.

Die nächsten 6 Tage verbringt Herr S. auf der Palliativstation der Universitätsklinik. Er wiegt noch 48 kg und kann sich vor Kraftlosigkeit kaum noch selbst bewegen. Die Frage nach Schmerzen verneint er nach wie vor.

In einem persönlichen Gespräch wird deutlich, dass er, trotz des Bewusstseins über seine persönliche Situation, noch nicht bereit ist, zu sterben. Durch die liebevolle Betreuung auf der Palliativstation und nach zahlreichen Gesprächen im Laufe der folgenden Tage gelingt es endlich, ihm die innere Ruhe zu geben. Nun ist er, auch im Gespräch, zum Abschiednehmen bereit. Am Morgen des 12.6.2017 stirbt Herr S. friedlich.

Was wäre, wenn …

- … die Ehefrau des Patienten eine Verlegung ihres Mannes auf die Palliativstation verweigert hätte?
  – Solange der Patient in der Lage ist, seinen eigenen Willen zu äußern, ist dies für den Arzt bindend (Ausnahme: Es besteht eine gerichtlich festgestellte Vormundschaft durch Dritte).

- … es keinen Konflikt zwischen den Ehepartnern gegeben hätte?
  – Selbstverständlich hätte Herr S. dann zu Hause sterben können, mit großer Wahrscheinlichkeit mit der Hilfe des zuständigen SAPV-Teams.

LITERATUR

Lankisch, P. G. Der ungewollte Gewichtsverlust: Diagnostik und Prognose. Deutsches Ärzteblatt-Ärztliche Mitteilungen-Ausgabe A, 2002; 99(16): 1086–1093.

Schneider N, Mitschell G, Murray S.A. Ambulante Palliativversorgung: Der Hausarzt als erster Ansprechpartner. Deutsches Ärzteblatt-Ärztliche Mitteilungen-Ausgabe B, 2010; 107(19): 808.

Siehl J M et al. Onkopedia Leitlinie zum Kleinzelligen Bronchialkarzinom. Stand September 2019.

KAPITEL 3

Michaela Hach

Alle zusammen oder jeder für sich?

Wie und wann unser Leben einmal zu Ende geht, das ist ungewiss. Aber eines ist uns allen sicher – es wird!

So wie wir unser Leben leben, so wollen wir auch, wenn es denn sein muss, unsere letzte Lebensphase gestaltet sehen. Selbstbestimmt und an einem Ort, an dem wir uns sicher und geborgen fühlen. Dies ist ein individueller Ort für jeden von uns.

Keiner von uns möchte leidvolle Symptome aushalten, sich ständig erklären und Widrigkeiten mit seinem Umfeld auskämpfen müssen. Wir möchten weinen dürfen, lachen, traurig und wütend sein und nach dem Sinn des Schicksals suchen, wenn uns danach ist. Dies ist Teil von Menschlichkeit, Empathie und Würde.

Entscheidungen in unserer letzten Lebensphase sollen auch die jeweils eigenen sein – nicht die der Anderen. Das bedeutet Respekt, Toleranz, Mut und Wissen.

Ein feines Netz soll uns umgeben, gerade so, dass es sicher trägt und wie es zu mir und auch zu meinen Nahestehenden passt. Das gibt Sicherheit und Halt.

Wenn es denn schon sein muss, dann so!

Für Klara W. und ihre Familie

FALLBERICHT

Klara W. ist 17 Jahre alt, als sie von einer Feier nach Hause kommt und aufgrund eines akuten Asthmaanfalls mit einem Atemstillstand in der Eingangstür der familiären Wohnung zusammenbricht. Die Eltern, die ihr die Tür öffnen, sind zunächst geschockt und erst nach mehr als 8 min in der Lage, den Notarzt zu verständigen. Klara W. wird reanimiert und erleidet einen hypoxischen Hirnschaden. Die Eltern machen sich große Vorwürfe, zu spät gehandelt zu haben!
Klara W. wird in mehreren Krankenhäusern stationär behandelt und anschließend in eine Rehabilitationsklinik verlegt. Während der stationären Aufenthalte ereignen sich Komplikationen, wie z. B. Pneumonien, Harnwegsinfekte, Dekubitalulzera, schwerste Kontrakturen aller Gelenke und Hirnschwellungen. Aufgrund der Hirnschwellungen wird eine Entdeckelung der Schädeldecke veranlasst, der Defekt wird später wieder verschlossen. Die Eltern sind in dieser Zeit stetig an der Seite ihrer einzigen Tochter und warten auf Genesung.

Sie äußern sich irritiert darüber, bei Ärzten und Pflegenden auf unterschiedliche Sichtweisen zu treffen und abweichende Informationen zu erhalten. Sie haben den Eindruck, jeder nimmt nur einen Teil ihrer Tochter wahr und fühlt sich auch nur für diesen Teil zuständig, während ihre Tochter doch ein ganzer Mensch ist und daher doch auch eine ganzheitliche Zuständigkeit und Verantwortung benötigt.

Beim Hausarzt ersuchen sie um Beratung und Entscheidungshilfe. Dieser hat jedoch keine Kenntnis über den aktuellen Zustand der Patientin.

Nach Einschätzung der Eltern zeigt Klara W. deutliche Schmerz- und Leidesäußerungen, die sie als unzureichend behandelt ansehen.

Die Eltern äußern Angst und Überforderung. Sie wissen nicht, welche Möglichkeiten sich ihnen aufgrund der derzeitigen Lebenssituation bieten und welche Fragen sie stellen sollen, damit es weitergehen kann. Die Behandlungs- und Versorgungsschwerpunkte erleben sie von Krankenhaus zu Krankenhaus, von Krankenhausstation zu Krankenhausstation und von Behandlungsteam zu Behandlungsteam unterschiedlich gesetzt. Sie sehen sich unterschiedlichen Haltungen und Einschätzungen ausgeliefert und äußern den Eindruck, bei jedem Wechsel des Behandlungssettings wieder von vorne anfangen zu müssen.

Sie stellen sich Fragen, wie: Welche Entscheidung können wir treffen? Wie soll es weitergehen? Wonach sollen wir uns richten? Sollte Klara nicht besser noch zu einem anderen Spezialisten? Wie können wir sicherstellen, dass das Leid unserer einzigen Tochter ausreichend behandelt wird?

3.1 Patientenzentriertes und sektorenübergreifendes Netzwerk

Strukturbedarf

Traditionell ist das Gesundheitssystem in seiner Struktur anbieter- und sektorenorientiert ausgerichtet. Versorgungs- und Behandlungsbrüche sowie Fehl-, Unter- und Überversorgungen bei Patienten sind nicht selten die daraus entstehenden Folgen. Gerade schwerstkranke und sterbende Menschen leiden darunter (Bertelsmann Stiftung, 2015).

Die im Rahmen des demografischen Wandels entstehenden und zunehmenden Anforderungen, die fortschreitende Chronifizierung von Erkrankungen und deren Behandlungsmöglichkeiten sowie die Entwicklung struktureller Effizienz- und Effektivitäts-Ressourcen erfordern einen Strukturwechsel, der nicht nur auf Akutversorgung und kurative Behandlungen ausgerichtet ist (SVR, 2009).

Eine unzureichende **Berücksichtigung sozialer, psychischer, lebensweltlicher und biografischer Bezüge chronisch kranker Menschen** und die ihrer **Angehörigen** sowie unzureichende Informationen, Schulungen und Partizipation des Patienten und seiner Bezugspersonen führen gerade in der letzten Lebensphase oft zu ungewollten Krankenhausaufenthalten (SVR, 2000/2001).

Versorgungs- und Behandlungskoordination

Was es braucht, ist eine **Verbesserung der Versorgungs- und Behandlungskoordination,** die sich stärker nach den Bedürfnissen und ethischen Fragestellungen der betroffenen Patienten und ihrer Angehörigen ausrichtet und in einer verbesserten regionalen Abstimmung erfolgt.

Daraus resultieren Ansatzpunkte, die aus einer intrinsischen Dynamik heraus für die Weiterentwicklung zukünftiger Konzepte palliativer Versorgung aufgenommen und verstärkt miteinander vernetzt wirksam werden müssen.

Dies sind z. B.:
- Koordinierte und vernetzte Patientenversorgung auf dem Boden einer veränderten Arbeitsteilung (z. B. Interdisziplinarität, Multiprofessionalität)
- Ambulante Versorgung durch populationsorientierte und sektorenübergreifende Organisationen (z. B. Palliative-Care-Teams, Hospiz- und Palliativnetzwerke, Palliativdienste), in denen regionale Besonderheiten Berücksichtigung finden
- Finanzielle Weiterentwicklung für bedarfsgerechte Patientenversorgung
- Medizinische und ökonomische Neuorganisation fachärztlicher Sekundärversorgung, insbesondere im Bezug zur ambulanten Behandlung durch Vertragsärzte und Krankenhaus, z. B. durch medizinische Versorgungszentren (MVZ), ambulante spezialfachärztliche Versorgung (ASV) (SVR, 2009)
- Entwicklung regionaler Hospiz- und Palliativnetzwerke, in denen Akteure aus der Hospiz- und Palliativversorgung, Kostenträger und Politik sowohl informativ in ihrer Region als auch Akteure formell (je nach individueller Situation der betroffenen Palliativpatienten als auch deren Nahestehenden) in enger Kooperation und Abstimmung multiprofessionell, interdisziplinär, sektorenübergreifend handeln

Hinweis: Die Versorgungsvernetzung und -koordination sind insbesondere in der Palliativversorgung zunehmend von Bedeutung, wobei regionale Strukturen und das vor Ort verfügbare Leistungsangebot für den Ort der Leistungserbringung eine große Rolle spielen (Bertelsmann, 2015).

> **MERKE**
> Im **§27 SGBV** ist der Rechtsanspruch für gesetzlich Versicherte auf eine palliative Versorgung verankert („Zur Krankenbehandlung gehört auch die palliative Versorgung von Versicherten"). Davon umfasst sind unter anderem die ärztliche Behandlung einschließlich der Psychotherapie, die Arznei-, Verband-, Heil- und Hilfsmittelversorgung, die häusliche Krankenpflege, die Krankenhausbehandlung und Leistungen zur medizinischen Rehabilitation.

3.2 Abgestimmte Hilfe und Unterstützung

FALLBERICHT

Neun Monate nach dem akuten Ereignis erfolgt die Entlassung von Klara W. aus der Rehabilitationsklinik nach Hause. Der Sozialdienst der Klinik organisiert die Überleitung, z. B. werden ein 24-stündiger außerklinischer Intensivpflegedienst und notwendige Hilfsmittel organisiert.
Die Eltern zeigen sich irritiert und hilflos, als sie die Mitteilung erhalten, ihre einzige Tochter sei „austherapiert" und müsse daher entlassen werden. Zudem sehen sie ihre Tochter, im Hinblick auf deren leidvolle Symptome, unzureichend behandelt und fühlen sich ausgeliefert und fremdbestimmt, denn so habe ihre Tochter nicht leben wollen. Inzwischen ist Klara W. 18 Jahre alt und ihre Mutter wird vom Amtsgericht als gesetzliche Betreuerin bestellt.
In der häuslichen Umgebung übernimmt der Hausarzt Dr. S. die ärztliche Versorgung und kommt regelmäßig zum Hausbesuch. Eine enge Anbindung besteht auch zur langjährigen Kinderärztin Frau Dr. M. und zu einem Medizinischen Versorgungszentrum (MVZ), bei denen Klara W. aufgrund ihres Asthma bronchiale seit vielen Jahren in Behandlung ist. Alle zusammen stehen den Eltern beratend zur Seite.
Zusätzlich gestärkt wird die häusliche Versorgung durch den Intensivpflegedienst, einen Pflegeberater der Pflege- und Krankenkasse, eine Apotheke, die Medikamente zeitnah ausliefert, und einen Physiotherapeuten.
Bei Klara W. besteht ein Vollbild eines Apallischen Syndroms. Die Patientin ist inzwischen nicht mehr trachetomiert, die Wunde ist gut verheilt. Sie erhält eine nicht-invasive Beatmungstherapie und ist an ein Sauerstoffmessgerät angeschlossen. Flüssigkeitsgabe, Ernährung und Medikamentengabe erfolgen über PEG, deren Eintrittsstelle chronisch, teilweise eitrig infiziert ist. Rezidivierend entstehen Aspirationspneumonien durch Verschleimung und Aspiration des Speichels. Die oberen Atemwege werden regelmäßig von den Eltern und dem Pflegedienst abgesaugt. Der Lebensalltag ist geprägt von Symptomen, wie Unruhe, Schlafstörungen, Atemnot bis hin zu Erstickungsanfällen, Schmerzäußerungen der Patientin, schwerste Kontrakturen aller Gelenke und erhöhter Körperspannung. Zeitweise entstehen Dekubitalulzera. Ein Schlaf-Wach-Rhythmus ist bei der Patientin nicht erkennbar. Hinzu kommen Unsicherheiten, Sorge und Ängste der Eltern.
Eine Kontaktaufnahme zur Patientin erscheint nicht möglich. Die Mutter ist sich sicher, dass Klara W. zeitweise nonverbale Äußerungen auf Ansprache und Reaktionen, die sie als Schmerzen einschätzt, zeigt. Die Eltern fühlen sich durch den Pflegedienst nicht ausreichend unterstützt und ernst genommen, was zu Spannungen führt.
Insgesamt besteht eine bedrückte Stimmung. Die Eltern sind sich uneinig, welche Therapieziele verfolgt werden sollen. Sie äußern, hin und her gerissen zu sein zwischen einerseits dem Glauben, dass ihr Kind gezwungen wird, weiter zu leben und andererseits sehen sie sich mit der Angst konfrontiert, ihrer Tochter im Falle eines Therapieverzichts das Leben zu nehmen.
Der Hausarzt schaltet einen ambulanten Hospizdienst zur psychosozialen Unterstützung ein.

Allgemeine palliative Versorgungsstrukturen

Die Versorgungsvernetzung und Koordination der Versorgung gewinnt insbesondere in der Palliativversorgung zunehmend an Bedeutung, wobei regionale Strukturen und das verfügbare Leistungsangebot vor Ort meist für den Ort der Leistungserbringung entscheidend sind.
- Basis der Palliativversorgung ist die **häusliche Versorgung durch Hausärzte**, **Pflegedienste** und **ambulante Hospizdienste.**
- Bereits auf dieser Ebene sollte für schwerstkranke und sterbende Menschen, die keinen besonderen oder besonders aufwändigen Bedarf an Palliativversorgung aufweisen, durch eine enge Zusammenarbeit aller Beteiligten eine Versorgungskontinuität und eine hohe Versorgungsqualität gewährleistet werden (Charta zur Betreuung schwerstkranker und sterbender Menschen in Deutschland).

Die folgenden Leistungssektoren beschreiben Strukturen der **Allgemeinen Ambulanten Palliativversorgung (AAPV)**.

Hausärztliche Palliativversorgung

Der **Einheitliche Bewertungsmaßstab (EBM)** enthält, neben einer allgemeinen Struktur und deren berechnungsfähigen Leistungen, besondere Positionen und Zuschläge für eine palliativmedizinische Versorgung, insbesondere auch für die Versorgung in der häuslichen Umgebung des Patienten. Zur häuslichen Umgebung zählen dabei auch Pflegeeinrichtungen, stationäre Hospize und Einrichtungen der Eingliederungshilfe.

Ergänzend zur primären vertragsärztlichen Versorgung gibt es das Angebot der „Besonders qualifizierten und koordinierten palliativmedizinischen Versorgung" (BQKPMV, §87 Abs. 1b SGBV):
- Besonderes Merkmal der BQKPMV ist neben der Symptomkontrolle von Palliativpatienten die Behandlungskoordination.
- Teilnehmende Ärzte benötigen eine entsprechende Qualifikation und Zulassung.
- Details zur BQKPMV sind in der „Anlage 30 – Palliativmedizinische Versorgung" des Bundesmantelvertrages für Ärzte geregelt.
- Besondere Positionen zur BQKPMV finden sich im EBM.

Pflegerische Palliativversorgung und Sterbebegleitung

Die häusliche palliative Basisversorgung erfolgt im Rahmen
- der pflegerischen Grundversorgung (SGBXI), die auch die Sterbebegleitung von Pflegeleistungsempfängern einbezieht und
- der Behandlungspflege (§37 SGBV i. V. m. der HKP-RL).
- Zusätzlich besteht eine Ergänzung durch die Möglichkeit einer besonderen palliativpflegerischen Versorgung (§37 Absatz 2a SGBV, HKP-RL Ziffer 24a), einer Komplexleistung für die „Belange von Palliativpatientinnen und -patienten im Rahmen der häuslichen Krankenpflege". Schwerpunkt dieser Leistung ist eine ärztlich delegierte Symptomkontrolle von Palliativpatienten.

Ambulante Hospizdienste

Ambulante Hospizdienste sind eine wichtige Ressource in der Palliativversorgung.
- Wesentliches Merkmal der ambulanten Hospizarbeit ist der Dienst von geschulten ehrenamtlichen Mitarbeitern mit dem Schwerpunkt psychosozialer Unterstützung von schwerkranken und sterbenden Menschen und deren Nahestehenden.
- In vielen Hospizdiensten wird die Arbeit der ehrenamtlichen Begleiter durch hauptamtliche Koordinationskräfte unterstützt. Deren Aufgaben liegen neben der Koordination und Schulung der Ehrenamtlichen auch in der Betroffenen- und Angehörigenberatung.
- Ambulante Hospizdienste können sowohl bei den Betroffenen zu Hause, in Pflegeeinrichtungen und in Einrichtungen der Eingliederungshilfe, in stationären Hospizen und in Krankenhäusern tätig werden.
- Sofern ambulante Hospizdienste bestimmte Voraussetzungen erfüllen, erhalten sie für die Leistungen ihrer hauptamtlichen Mitarbeiter sowie für Sachkosten eine Förderung durch die gesetzliche Krankenversicherung.
- Näheres hierzu regelt die „Rahmenvereinbarung zu den Voraussetzungen der Förderung sowie zu Inhalt, Qualität und Umfang der ambulanten Hospizarbeit nach §39a Abs. 2 SGBV".
- Nicht gedeckte Kosten des ambulanten Hospizdienstes werden durch Spenden gedeckt.

Hospiz- und Palliativberatung durch Krankenkassen

Gesetzlich Krankenversicherte haben Anspruch auf eine individuelle Beratung und Hilfestellung zu den Leistungen der Hospiz- und Palliativversorgung und auf allgemeine Informationen über die Möglichkeiten persönlicher Vorsorge für die letzte Lebensphase durch ihre Krankenkasse (§39b SGBV).

Gesundheitliche Versorgungsplanung für die letzte Lebensphase

Versicherte, die in Pflegeeinrichtungen (nach §43 SGBXI) oder Einrichtungen der Eingliederungshilfe leben, können, sofern die jeweilige Einrichtung dies anbietet, eine spezifische Beratung zur gesundheitlichen Versorgungsplanung für die letzte Lebensphase in Anspruch nehmen.
- Ziel ist es, mithilfe dieses Angebots die medizinisch-pflegerische Versorgung und Betreuung der letzten Lebensphase zu regeln, in der Aspekte von eventuellen Notfallsituationen einbezogen werden.
- Diese Leistung, zu der auch Fallbesprechungen mit allen Beteiligten zählen, kann bei wesentlichen Veränderungen des Pflege- und Versorgungsbedarfs auch mehrfach in Anspruch genommen werden.

Integrierte Versorgung (IV) – Selektivverträge (§140a und §140b SGBV)

Hierbei handelt es sich um spezielle Versorgungsmodelle in der gesetzlichen Krankenversicherung. Ziel ist eine bessere und effizientere Versorgung der Patienten im Hinblick auf die fach- und sektorenübergreifende Zusammenarbeit der Leistungsanbieter.
- Die Vertragspartner vereinbaren selbstständig, wer die Verantwortung für das Budget oder für Teilbereiche der Versorgung übernimmt und wie die Mittel auf die Teilbereiche der Integrierten Versorgung verteilt werden.
- Die Vergütung der Integrierten Versorgung wird individuell und ohne gesetzliche Vorgaben ausgehandelt.
- Verträge, die eine ambulante Palliativversorgung und die spezialisierte ambulante Palliativversorgung umfassen, können auch auf der Grundlage des §140a SGBV abgeschlossen werden.

Hausarztzentrierte Versorgung (§73b SGB V)

Auch im Rahmen der hausarztzentrierten Versorgung können Verträge abgeschlossen werden, die eine ambulante Palliativversorgung und die spezialisierte ambulante Palliativversorgung umfassen.

Ambulante Behandlung in stationären Pflegeeinrichtungen (§119b SGB V)

Zur Verbesserung der Versorgungsqualität von Patienten sind Anforderungen an eine kooperative und koordinierte ärztliche und pflegerische Versorgung von pflegebedürftigen Versicherten in stationären Pflegeeinrichtungen gesetzlich definiert.

Allgemeine stationäre Palliativversorgung

Leistungssektoren der Allgemeinen stationären Palliativversorgung sind in der allgemeinen Krankenhausbehandlung geregelt.

FALLBERICHT

Der vom Hausarzt vermittelte ambulante Hospizdienst wird von den Eltern gerne in Anspruch genommen. Zum ehrenamtlichen Helfer haben sie schnell eine gute Beziehung aufgebaut und fühlen sich durch die Begleitung und Gespräche entlastet.
Die Symptome von Klara W. nehmen kontinuierlich zu und der Allgemeinzustand verschlechtert sich zusehends. Dies führt zu vermehrten Notfalleinsätzen des ärztlichen Bereitschaftsdienstes oder von Notärzten, da der Hausarzt zu diesen Zeiten nicht erreichbar oder während der Sprechstundenzeiten nicht abkömmlich ist. Oft fühlen sich die Eltern vom Pflegedienst übergangen, da dieser, ohne ihr Wissen und ohne ihre Zustimmung, den Rettungsdienst verständigt, was zu weiteren Spannungen führt.
Für die Eltern ist es unverständlich, dass der Intensivpflegedienst ihnen mitteilt, die Mitarbeiter seien verpflichtet, den Rettungsdienst in Notfallsituationen zu rufen und eine Reanimation bei einem Atemstillstand einzuleiten. Die Eltern sehen es eher als ihre Entscheidungsbefugnis, zumal die Mutter als gesetzliche Betreuerin eingesetzt ist.
Immer häufiger erwähnen die Eltern, dass sie sich durch die 24-stündige Präsenz des Pflegedienstes nicht zu Hause fühlen können. Zusätzlich kommt es

immer häufiger zu Zerwürfnissen aufgrund der für die Eltern ungeklärten Prognose und der unklaren Therapieziele im Fall ihrer Tochter.

Die Eltern verlegen ihre berufliche Tätigkeit soweit wie möglich in das häusliche Umfeld (Homeoffice), begrenzen die Leistungen des Intensivpflegedienstes auf 16 h täglich und übernehmen große Anteile der medizinisch-pflegerischen Versorgung. Der Intensivpflegedienst äußert Zweifel an der Sicherstellung der Versorgung, woraufhin die Pflegekasse die Pflegeversicherungsleistungen streicht. Durch den Einsatz und die Vermittlung des Hausarztes wird diese Entscheidung wieder rückgängig gemacht.

Zunehmende Spannungen der Eltern untereinander und Spannungen mit dem Pflegedienst führen schließlich zur häuslichen Dekompensation.

Der Hausarzt weist mit Zustimmung der Eltern Klara W. auf die Palliativstation des nahegelegenen Krankenhauses ein und sorgt für eine entsprechende Überleitung.

> **INFO**
> **Besonders qualifizierte und koordinierte palliativmedizinische Versorgung (BQKPMV)**
> Die Überleitung des Hausarztes und dessen Versorgungskoordination kann Bestandteil der BQKPMV sein. Zur Abrechnung der betreffenden EBM-Ziffern (Anlage 30 des Bundesmantelvertrags für Ärzte) ist eine besondere Qualifizierung und Zulassung für niedergelassene Ärzte notwendig.

Außerklinische Intensivpflege
Die Leistungen der außerklinischen und häuslichen (Intensiv)pflege umfassen die Pflege des Patienten nach SGB V (Behandlungspflege) und SGB XI (Grundpflege).
- Insbesondere im Bezug zur Behandlungspflege ist der Pflegedienst auf eine eindeutige Delegation des verordnenden Vertragsarztes angewiesen.
- Delegation bedeutet für den verordnenden Arzt die Übernahme der Anordnungsverantwortung, die Durchführungsverantwortung liegt bei der ausübenden Pflegefachkraft.
- Für Pflegefachkräfte besteht nicht selten ein Spannungsfeld zwischen Handlungskompetenz und Handlungssicherheit.

- So stehen sich, z. B. bei unklaren oder mit der Pflege nicht kommunizierten Therapiezielen, intensivpflegerische und palliativpflegerische Handlungsfelder widersprüchlich gegenüber und erzeugen ein Spannungsfeld zwischen den jeweils vorhandenen Handlungskompetenzen sowie Handlungs- und Deutungssicherheiten.

3.3 Spezialisierte Palliativversorgung

Die spezialisierte Palliativversorgung richtet sich an gesetzlich krankenversicherte Menschen mit einem Bedarf an besonders aufwendiger Palliativversorgung (Charta zur Betreuung schwerstkranker und sterbender Menschen in Deutschland).

Sie ist ein spezialisiertes Versorgungsangebot für Palliativpatienten, deren komplexe Anforderungen durch andere palliative Versorgungsmöglichkeiten nicht oder nur unter besonderer Behandlungskoordination abgedeckt werden können.

Die spezialisierten Angebote der Palliativversorgung erfordern einen Teamansatz, der eine interdisziplinäre Arbeitsweise mit einem multiprofessionellen Team verbindet. Die Teammitarbeiter verfügen über spezifische Qualifikationen, Kenntnisse und Erfahrungen in der Palliativversorgung, ihr Tätigkeitsfeld sollte sich überwiegend oder ausschließlich in der Palliativversorgung befinden. Die 24-Stunden Erreichbarkeit und Verfügbarkeit der spezialisierten Palliativversorgung muss für die zu versorgenden Palliativpatienten und Palliativpatientinnen gewährleistet sein.

3.3.1 Verlegung auf die Palliativstation

FALLBERICHT

Die Eltern sind froh um diese Verlegung und haben große Hoffnungen, dass nun ihre Fragen und die Behandlung der Symptome bzw. Komplikationen ihrer Tochter geklärt werden können. Sie hoffen auf eine Therapiezielklärung und Entscheidungshilfe zur weiteren Betreuung.

> **INFO**
> **Palliativstation**
> Palliativstationen sind in ein Krankenhaus integrierte eigenständige spezialisierte Einrichtungen. Diese multiprofessionell ausgerichtete Versorgungseinheit widmet sich der Versorgung und Behandlung von schwerstkranken und sterbenden Menschen und bezieht die dem Betroffenen Nahestehenden mit ein. Ziele sind eine Verbesserung und wenn möglich eine Stabilisierung der Krankheitssituation und deren Begleitsymptome. Primär wird, wenn möglich, eine Entlassung nach Hause angestrebt.
> Die **Finanzierung der Palliativstation** erfolgt entweder über die reguläre Krankenhausfinanzierung (DRG), ggf. ergänzt durch spezielle OPS Ziffern (z.B. Spezialisierte stationäre palliativmedizinische Komplexbehandlung OPS 8-98e ff), oder auf der Basis von Pflegesätzen durch Anerkennung als besondere Einrichtung.

Im Rahmen der Krankenhausbehandlung sind neben der Versorgung und Behandlung auf der Palliativstation weitere Leistungsstrukturen möglich:

Palliativmedizinische Komplexbehandlung

Zusätzlich zur Krankenhausbehandlung kann eine palliativmedizinische Komplexbehandlung erbracht und durch **Zusatzentgelte** abgerechnet werden. Durch die besondere Honorierung einer patientengerechten Palliativversorgung sollen die höheren Kosten, die insbesondere durch einen höheren Personalaufwand entstehen, ausgeglichen werden (OPS 8-982 ff.).

Spezialisierte palliativmedizinische Komplexbehandlung durch einen Palliativdienst

Palliativdienste sind organisatorisch selbstständige, abteilungsübergreifend tätige und multiprofessionell besetzte Teams, die auf eine komplexe Palliativbehandlung spezialisiert sind.

Sie können sowohl intern als auch extern (z. B. über ein SAPV-Team) organisiert sein und bestehen mindestens aus einem ärztlichen Dienst, einem pflegerischen Dienst und mindestens einem Vertreter aus einem weiteren Bereich, wie Sozialarbeit/Sozialpädagogik, Psychologie/Psychotherapie, Physiotherapie oder Ergotherapie.

Die Palliativdienste bieten den fallführenden Krankenhausabteilungen **spezifische Palliativleistungen** (unter anderem eine 24-stündige Erreichbarkeit) zur Mitbehandlung von Patienten an und stimmen diese mit der Abteilung ab. Diese spezialisierte Versorgung und Unterstützung können nach der Erfüllung von Mindestmerkmalen durch besondere Vergütungsziffern ausgeglichen werden (OPS 8–98h ff.)

3.3.2 Zeit für Information und Entscheidung

FALLBERICHT

Der Aufenthalt auf der Palliativstation lässt die Eltern etwas zur Ruhe kommen. Die Symptome von Klara W. werden therapiert, die Therapie zeigt erste Wirkung. Die Eltern nehmen wahr, dass ihre Tochter entspannter aussieht und auch ihre Körperspannung nachlässt. Das beruhigt die beiden.
Auch die ausführlichen Gespräche über die möglichen Therapieoptionen und den möglichen weiteren Verlauf der Krankheitssituation lassen die Eltern zur Ruhe kommen. Sie werden auch über die Möglichkeiten einer palliativen Sedierung aufgeklärt. Die Anbindung an die Klinikseelsorgerin empfinden sie ebenfalls als sehr wohltuend.
Dennoch kann keine Übereinstimmung der Eltern zur weiteren Therapiezielklärung erreicht werden. Der Vater ist der Auffassung, dass seine Tochter kämpfen will und man ja auch immer wieder hört, dass Menschen nach Jahren im Koma plötzlich wieder aufwachen, während die Mutter die Auffassung vertritt, diese Lebenssituation habe ihre Tochter auf keinen Fall gewollt. Die Eltern trauern in dieser Zeit sehr.
Da bis zur Entlassung aus dem Krankenhaus keine Klärung zu den weiteren Therapiezielen zu erreichen

ist, erfolgt mit Zustimmung der Eltern eine Verlegung in ein stationäres Kinderhospiz, das vom Sozialdienst des Krankenhauses koordiniert wird.

Entlassungsmanagement aus dem Krankenhaus

Gesetzlich krankenversicherte Menschen haben Anspruch auf ein strukturiertes Entlassungsmanagement aus dem Krankenhaus (§39 ABS. 1A SGB V). Gerade der Versorgungsübergang von einer stationären Krankenbehandlung in eine sich anschließende Krankenbehandlung ist eine besonders kritische Phase. Nicht selten kommt es aufgrund f**ehlender oder mangelnder Gestaltung von Übergängen** zu Behandlungs- und Versorgungsbrüchen, die sich für Palliativpatienten als besonders problematisch erweisen.

Krankenhäuser sind verpflichtet, durch ein geeignetes Assessment den patientenindividuellen Bedarf für die Anschlussversorgung frühzeitig zu erfassen, einen Entlassungsplan zu erstellen und zugleich zu prüfen, welche verordnungs- bzw. veranlassungsfähigen Leistungen (z. B. SAPV) und welche Anschlussmedikation erforderlich sind.

Das Krankenhaus muss rechtzeitig vor der Entlassung die für die Umsetzung des Entlassungsplans erforderliche Versorgung organisieren. Hierbei sind das Recht der Patienten auf freie Arztwahl sowie die Wahlrechte bei den Leistungen der Pflegeversicherung oder den Leistungen zur Teilhabe zu wahren.

Krankenhausärzte können Arznei-, Verband-, Heil- und Hilfsmittel, häusliche Krankenpflege und Soziotherapie für einen Übergangszeitraum von bis zu 7 Tagen verordnen. In besonderen Fällen (z. B. bei Entlassung vor Feiertagen oder an Wochenenden) dürfen die benötigten Medikamente bis einschließlich der Morgengabe des der Entlassung folgenden nächsten Werktags mitgegeben werden.

Stationäres Hospiz

Stationäre Hospize sind Einrichtungen, die **baulich und wirtschaftlich eigenständig** organisiert sind.
- Schwerpunktmäßig handelt es sich um pflegerische Einrichtungen für schwerstkranke und sterbende Menschen.
- Kinderhospize sind speziell auf die Bedürfnisse von lebensverkürzt erkrankten Kindern und Jugendlichen spezialisiert.
- Die Finanzierung der stationären Hospize wird zu 95 % von der jeweiligen Kranken- und Pflegekasse des gesetzlich Versicherten übernommen (§39a Abs. 1 SGBV).
- 5 % der Kosten müssen über Spenden aufgebracht werden.

Näheres ist in der „Rahmenvereinbarung für die stationäre Hospizversorgung für Erwachsene" und in der „Rahmenvereinbarung für die stationäre Hospizversorgung für Kinder" geregelt.

3.3.3 Häusliches Netzwerk

FALLBERICHT

Die Zeit im Kinderhospiz empfinden die Eltern als eine weitere hilfreiche Unterstützung auf ihrem Weg mit ihrer Tochter. Die vielen Gesprächsmöglichkeiten mit dem Hospizarzt, der Psychologin, dem Sozialdienst, den Pflegemitarbeitern und vielen anderen Eltern machen die Eltern von Klara W. nachdenklich. Ähnlich wie auf der Palliativstation haben sie hier das Gefühl, alle ziehen an einem Strang und ihre Tochter wird als ganzer Mensch gesehen. Auch bei Krisensituationen ist es hier ruhig und alle handeln besonnen. Die Eltern fühlen sich einbezogen und ernst genommen, obwohl sie sich selbst untereinander noch nicht einig sind, wie es weitergehen soll.

Nach einem dreiwöchigen Aufenthalt im Kinderhospiz trifft die Mutter eine Entscheidung: „Auch wenn ich hier alle sehr nett finde, wir waren jetzt insgesamt eine lange Zeit in diversen Einrichtungen. Ich will jetzt mit meiner Familie nach Hause."

Der Sozialdienst organisiert nach Rücksprache mit den Eltern eine Rückführung in die häusliche Versorgung, informiert den Hausarzt, den Intensivpflegedienst und ergänzend, nach Rücksprache mit dem Hausarzt, ein SAPV-Team.

Nach Rückkehr in die häusliche Umgebung fühlen sich die Eltern gestärkt und beschließen die intensivmedizinischen und pflegerischen Maßnahmen zukünftig gänzlich eigenständig durchzuführen. Sie kündigen dem Pflegedienst, mit dem Grund, sich zukünftig in ihrem Zuhause frei bewegen zu wollen.

Die Pflegemitarbeiter des Pflegedienstes unterstellen den Eltern, dass „die nun ihr Kind umbringen wollen" und melden ihren Verdacht der Kranken- und Pflegekasse und dem Amtsgericht. Durch die einhellige Darstellung des Hausarztes, des ambulanten Hospizdienstes und des inzwischen tätig gewordenen SAPV-Teams kann dieser Verdacht von den Eltern abgewendet werden.

Klara W. wird nun über 24 h von den Eltern versorgt und betreut, was diese erstaunlich gut bewältigen.

Das SAPV-Team hat zwischenzeitlich Klara W. in die Versorgung und Betreuung aufgenommen. Es findet ein gemeinsamer Termin mit dem Hausarzt vor Ort statt, bei dem alle Versorgungs- und Behandlungsaspekte gemeinsam mit den Eltern und allen Beteiligten besprochen und abgestimmt werden. Ein Hilfe- und Behandlungsplan wird entsprechend dem Krankheitsverlauf erstellt, fortlaufend bedarfsgerecht angepasst und regelmäßig mit allen Beteiligten abgestimmt.

Inzwischen hat sich ein unterstützendes Netzwerk um sie herum entwickelt, bestehend aus dem Hausarzt, dem Pflegeberater der Kranken- und Pflegekasse, dem ambulanten Hospizdienst, dem Physiotherapeuten, der Seelsorgerin, der Apotheke und dem SAPV-Team. Das gibt den Eltern Sicherheit und Vertrauen in die Zukunft. Eine große Sicherheit sehen sie auch in der ständigen Erreichbarkeit und Verfügbarkeit des SAPV-Teams. Sie sind froh, in Krisensituationen Ansprechpartner zu haben, die bereits mit ihrer Situation vertraut sind.

Spezialisierte Ambulante Palliativversorgung (SAPV)

Die SAPV ist ein spezialisiertes Versorgungsangebot für Palliativpatienten, welche eine besonders aufwändige Palliativversorgung benötigen und die die Versorgung nach den übrigen Sozialleistungen durch Vertragsärzte, Pflegedienste, ambulanten Hospizdienste etc. ergänzt (§37b SGBV, §132d SGBV und GB-A RL SAPV).

- Ziel ist es, in Ergänzung zur allgemeinen Krankenbehandlung, die Lebensqualität und die Selbstbestimmung von Palliativpatienten so weit wie möglich zu erhalten, zu fördern und zu verbessern und ihnen ein menschenwürdiges Leben bis zum Tod in ihrer gewohnten Umgebung, in stationären Pflegeeinrichtungen bzw. stationären Hospizen zu ermöglichen. Hierzu zählen z. B. auch Einrichtungen der Eingliederungshilfe für behinderte Menschen und der Kinder- und Jugendhilfe.
- SAPV umfasst ärztliche und pflegerische Leistungen, die spezifische Kenntnisse und Kompetenzen erfordern, einschließlich ihrer Koordination insbesondere zur Schmerztherapie und Symptomkontrolle bei komplexen Symptomgeschehen.
- Die SAPV wird als multiprofessionelle Teamleistung erbracht.
- SAPV kann durch Vertragsärzte und Krankenhausärzte, entsprechend dem individuellen Bedarf der gesetzlich Krankenversicherten, als Beratung, Koordination, additiv unterstützende Teilversorgung und/oder vollständige Versorgung verordnet und erbracht werden.
- Die besonderen Belange von Kindern und Jugendlichen sind dabei zu berücksichtigen.

Versicherte in stationären Hospizen haben einen Anspruch auf die Teilleistung der erforderlichen ärztlichen Versorgung im Rahmen der spezialisierten ambulanten Palliativversorgung.

FALLBERICHT

Mithilfe des SAPV-Teams entsteht ein Versorgungsnetzwerk, das den Vorstellungen der Eltern entspricht und sie entlastet. Sie haben das Gefühl, ihre Tochter wird ganzheitlich behandelt, versorgt und betreut. Alle Beteiligten sind informiert und sie müssen nicht alles vielfach erklären. Der Hausarzt und der Hospizhelfer kommen nach wie vor regelmäßig, das ist ihnen weiterhin wichtig.

Wenig später verstirbt Klara W. im Beisein ihrer Eltern und des SAPV-Teams durch einen akuten Atemstillstand während der Pflege.

Was wäre, wenn …

- … die Behandlung, Versorgung und Unterstützung schlussendlich nicht reibungslos funktioniert hätte?
  - Dies führt in der Versorgungspraxis zur Zunahme von Krisen und Situationen der Dekompensation in der häuslichen Versorgung. Die Folge sind nicht selten ungewollte Krankenhausbehandlung oder Verlegungen an ungewünschte Lebensorte.
  - Patienten sowie deren Nahestehende haben dadurch oft weniger Zeit und Kraft, sich mit der Lebenssituation und den ethischen Fragestellungen auseinander zu setzen.
- … Angebote der Unterstützung und Versorgung im Palliativfall nicht bekannt oder erreichbar gewesen wären?
  - Das würde die Möglichkeiten einer individuellen und effizienten Versorgung am Lebensende und die Möglichkeiten von erlebter Lebensqualität und Selbstbestimmung deutlich einschränken. Ein abgestimmtes Versorgungsnetz und Shared-Decision-Making versetzen alle Beteiligten in die Lage, sich nach den Bedürfnissen der Betroffenen zu orientieren, Entscheidungen und Haltungen zu entwickeln und diese umzusetzen.
- … Sektoren in der Versorgung nicht überwunden worden wären?
  - Betroffene werden hoch belastet durch Selbstmanagementaufgaben. Dies wird dadurch erschwert, dass ihnen in der für sie hoch angespannten und sehr flüchtigen Lebenssituation meist die Möglichkeiten und richtigen Fragen zur Erlangung von Wissen zur Entscheidungsfähigkeit unbekannt sind. Häufige Folge sind vermeidbare Krankenhausbehandlungen, da das Krankenhaus in solchen Fällen als sicherer Ort betrachtet wird.

LITERATUR

Bertelsmann Stiftung, Faktencheck Gesundheit 2015.
Deutsche Gesellschaft für Palliativmedizin e. V., Deutscher Hospiz- und PalliativVerband e. V., Bundesärztekammer. Charta zur Betreuung schwerstkranker und sterbender Menschen in Deutschland, 2010.
Radbruch L, Payne S. Standards und Richtlinien für Hospiz- und Palliativversorgung in Europa: Teil 1 Weißbuch zu Empfehlungen der Europäischen Gesellschaft für Palliative Care (EAPC), Zeitschrift für Palliativmedizin 2011a, 12: 216–227.
Radbruch L, Payne S. Standards und Richtlinien für Hospiz- und Palliativversorgung in Europa: Teil 1 Weißbuch zu Empfehlungen der Europäischen Gesellschaft für Palliative Care (EAPC) Teil 2, Zeitschrift für Palliativmedizin 2011b; 12(6): 260–270.
S3-Leitlinie für Palliativmedizin für Patienten mit einer nicht heilbaren Krebserkrankung; Langversion 1.1 – Mai 2015; Leitlinienprogramm Onkologie, AWMF-Registernummer: 128/001OL.
Sachverständigenrat zur Begutachtung der Entwicklung im Gesundheitswesen, Sachverständigengutachten zur Begutachtung des Gesundheitswesens, Koordination und Integration. Gesundheitsversorgung in einer Gesellschaft des längeren Lebens, 2009.
Sachverständigenrat zur Begutachtung der Entwicklung im Gesundheitswesen, Sachverständigengutachten zur Begutachtung des Gesundheitswesens, Bedarfsgerechtigkeit und Wirtschaftlichkeit. 2000/2001.

KAPITEL 4

Johannes Jäger

Missglückte ambulante Palliativversorgung

FALLBERICHT

Frau S. ist 89 Jahre alt und lebt, zusammen mit ihrem Sohn, in einem wunderschönen, restaurierten Bauernhaus in einem kleinen Dorf auf dem Lande. Sie hat auch eine Tochter, die bereits seit 15 Jahren als OP-Schwester in einer großen Klinik der Maximalversorgung in der Schweiz arbeitet und auch dort lebt. Alle 4–6 Wochen nutzt sie ihre gesammelten Dienstfrei-Stunden, um für ein paar Tage ihre Mutter zu besuchen und „nach dem Rechten zu schauen". Frau S. ist schon seit über 25 Jahren Patientin in unserer Praxis; davor wurde sie bereits von unserem Praxisvorgänger betreut. Mit Anfang 50 verlor sie ihren Mann durch eine schwere Erkrankung und hat wohl auch dadurch gelernt, ihr Leben selbstständig und selbstbestimmend zu meistern. Bis in ihr hohes Alter der heutigen Tage hat sie diese Lebensweise beibehalten, wenngleich sie natürlich mittlerweile im Haushalt auf die Unterstützung ihres Sohnes und ihrer Schwiegertochter angewiesen ist.

INFO

Dass sich die Überalterung unserer Gesellschaft auch im Altersspektrum der Patienten einer Hausarztpraxis widerspiegelt, ist kein Geheimnis und sicherlich zwangsläufig. Gerade die Versorgung unserer alten und sehr alten Patienten erfordert aber ein umfangreiches Wissen um die Besonderheiten der **Medizin im Alter.** Es gibt deswegen mittlerweile sehr viele Möglichkeiten, nicht nur für Hausärzte, sich geriatrisch fortzubilden.

FALLBERICHT

In den Anfängen unserer Patientenkontakte kommt Frau S. überwiegend sporadisch und wegen banaler Erkrankungen in die Sprechstunde, regelmäßig aber auch vorsorglich für Check-up-Untersuchungen. Mit dem Älterwerden klagt sie, wie es bei Patienten dieser Altersgruppe häufig zu hören ist, über meist morgendliche Rückenschmerzen und Beschwerden in beiden Kniegelenken. Anamnestisch sind die geschilderten Symptome typische Anlaufschmerzen und die Röntgenaufnahmen der Kniegelenke zeigen eine deutliche, sich in den kommenden Jahren rasch verschlimmernde Gonarthrose beidseits.

In den Jahren 1997 und 2005, nachdem auch mit einer adäquaten Schmerztherapie die Mobilität zunehmend eingeschränkt war und sich ihre persönliche Lebensqualität dadurch drastisch verschlechtert hat, bekommt Frau S. zuerst links, dann auch rechts eine Kniegelenks-Endoprothese. Nach den Operationen läuft sie wieder fast schmerzfrei und ohne Gehhilfe. Das von ihr ersehnte Wiedererlangen der Selbstständigkeit macht sie zufrieden und glücklich.

MERKE

Sofern eine OP-Fähigkeit besteht, kann ein Gelenkersatz auch im hohen Alter sinnvoll sein, wenn er die Lebensqualität erhält oder sogar verbessert. Beste Beispiele hierfür sind der plötzliche Verlust der Mobilität oder eine nicht suffiziente, vielleicht auch unverträgliche Schmerztherapie. Aber auch hier gilt: Es sollte der **Mensch im Behandlungsmittelpunkt** stehen, nicht z. B. das Röntgenbild.

FALLBERICHT

Als sie wenige Jahre später in die Praxis kommt und über einen peranalen Blutabgang berichtet, sind wir zu Recht in großer Sorge. Die Laborergebnisse zeigen einen erheblichen Blutverlust; digital-rektal kann man einen erschreckend großen Tumor tasten. Nach der ambulanten Endoskopie bestätigt der hinzugezogene Gastroenterologe, dass es sich dabei tatsächlich um ein Rektumkarzinom handelt.

Frau S. bleibt auch nach dieser Diagnose ohne Angst und trifft alle notwendigen Entscheidungen selbstständig. Zu Beginn des Jahres 2009 unterzieht sie sich in einer nahe gelegenen großen Klinik einer tiefen anterioren Rektumresektion. Schon immer hatte Frau S. ein grenzwertig niedriges Körpergewicht; auch jetzt, wo dieses durch die Strapazen noch einmal einige Schritte nach unten macht, übersteht sie trotzdem die schwere Operation erstaunlich gut. Im Entlassungsbrief der Klinik wird als Tumorstadium pT2, pN1, R0 beschrieben. Frau S. lehnt die vorgeschlagene adjuvante Chemotherapie ab und begibt sich in eine Anschlussheilbehandlung, aus der sie, an Kraft und Psyche gestärkt, wieder in die Selbstständigkeit nach Hause entlassen werden kann. Mit ihrem endständigen Stoma kommt sie erstaunlich gut zurecht und ist letztendlich mit ihrem körperlichen Gesamtzustand zufrieden. Leider hat sie zu allem Überfluss seit der Operation eine linksseitige Fallhand zurückbehalten. Elektrophysiologisch zeigt sich die Schädigung des N. radialis als nicht reversibel und ist mit großer Wahrscheinlichkeit lagerungsbedingt entstanden.

INFO

Mit einer Inzidenz von 60.000 Neuerkrankungen pro Jahr ist das **kolorektale Karzinom** eines der häufigsten Karzinome. Dabei wird diese Diagnose zu 90 % bei Erwachsenen jenseits des 55. Lebensjahrs festgestellt. Am zahlreichsten finden sich diese Malignome im Rektum (50 %). Dadurch bekommt die einfache, digital-rektale Untersuchung eine wichtige Bedeutung auch in der Routine-Untersuchung (Hofheinz et al. 2018).

FALLBERICHT

Die kommenden Jahre verlaufen zunächst ohne größere Komplikationen. Nach wie vor lebt Frau S. selbstständig, kauft selbst sein, kocht sich selbst und kommt auch alleine in unsere Sprechstunden. Vier Jahre nach dem operativen Eingriff muss sie sich dann mehrmals wegen einer parastomalen Hernie chirurgisch behandeln lassen, zuletzt auch wegen einer rezidivierenden Narbenhernie. Diese mehrfachen Eingriffe erfolgen größtenteils geplant. Es gibt aber auch eine notfallmäßige Aufnahme ins Krankenhaus wegen eines Subileus mit heftigsten Bauchschmerzen.

Bei der körperlichen Untersuchung vor der letzten, geplanten Rezidivhernien-OP fällt erstmals ein lautes Systolikum auf. Die transösophageale Echokardiografie offenbart im September 2015 eine schwere Mitralklappeninsuffizienz. Bereits kurz nach der Diagnose-Sicherung wird die Herzklappe mittels vier Clips stabilisiert.

MERKE

Bei der **hausärztlichen Betreuung von Senioren** im Alltag ist es wichtig, nicht nur symptomorientiert zu untersuchen. Die regelmäßige Auskultation des Herzens offenbart nicht selten beginnende Herzklappenprobleme, lange, bevor es zu den typischen klinischen Zeichen einer Herzinsuffizienz kommt. Trotzdem: Die häufigste Ursache einer schweren Herzinsuffizienz ist die KHK. Hier ist es umso wichtiger, bei der Anamnese dem Patienten aufmerksam zuzuhören und ggf. mit Fragen nachzuhaken.

FALLBERICHT

Während sich in den Nachsorgeuntersuchungen für das Rektumkarzinom erfreulicherweise zu keiner Zeit Hinweise für ein Lokalrezidiv oder Metastasen zeigen, verschlechtert sich die kardiopulmonale Leistungsfähigkeit unserer Patientin zusehends und dramatisch. Frau S. kann schließlich nicht mehr zu uns in die Praxis kommen und wird deswegen mit auf Anforderung durchgeführten Hausbesuchen ärztlich weiter betreut. Die häusliche Versorgung übernehmen der mittlerweile im selben Haus wohnende Sohn und dessen Frau. Auch die nicht weit entfernt wohnende Enkelin erweist sich als eine große Stütze. Sie arbeitet in einer nahe gelegenen Klinik in der Inneren Abteilung als Krankenschwester.

Die in der Schweiz lebende Tochter kommt nun häufiger als bisher für einige Tage zu ihrer Mutter und übernimmt sowohl in der Lebensführung als auch in der medizinischen Versorgung das Kommando. Aus uns nicht erklärbaren Gründen steht sie der hausärztlichen Versorgung ihrer Mutter von Anfang an sehr skeptisch gegenüber. Einige Telefonate mit ihr lassen keinen Zweifel daran, dass sie ihre Mutter von uns als nicht ausreichend und adäquat behandelt ansieht. Den Medikamentenplan schreibt sie nun selbst, nach Rücksprache mit einem mit ihr befreundeten Kardiologen. Dieser bekommt aber offensichtlich seine Patientin persönlich nie zu Gesicht und handelt rein fremdanamnestisch, quasi fernsteuernd. Alle unsere

Versuche, die Tochter von Frau S. zu einer Einsicht und zum Einlenken zu bewegen, schlagen fehl. Frau S. ist selbst quasi „entmachtet" und hat keine Kräfte, um sich gegen ihre Bevormundung zu wehren. Auch ihr Sohn kann sich weder verbal, noch in Taten gegen seine professionelle Schwester verteidigen.

Alle neuen und bereits vorhandenen Fremdbefunde, wie z. B. auch die Befundberichte aus den Klinikaufenthalten, bekommt nun der Kardiologe in der Ferne. Dieser trifft seine therapeutischen und diagnostischen Entscheidungen und fixiert schriftliche Anweisungen, die er in unsere Praxis faxt und um diesbezügliche Ausführung bittet.

INFO
Ist es „legal", was dieser Kardiologe tat? Tatsächlich darf und kann er so agieren; er haftet letztendlich selbst für seine Handlung. Aber: Bei der unkritischen Übernahme einer Handlungsempfehlung geht die Haftung immer über auf den ausführenden Arzt (sog. Übernahmeverschulden).

FALLBERICHT

Wir beraten im Team, wie wir nun weiter verfahren werden. Solange die Tochter sich bei ihrer Mutter zu Hause aufhält, ist ein Gegensteuern, auch z. B. mit der Hilfe des Sohnes oder dessen Tochter, zu keiner Zeit möglich.

Eigentlich wäre hier der Zeitpunkt, die hausärztliche Betreuung unserer Patientin in andere Hände abzugeben. Doch wie sollte das geschehen? Frau S. selbst trifft keine Schuld an der medizinischen Hyperaktivität ihrer Tochter. Die Hausbesuche zu beenden, hätte in erster Linie unserer Patientin selbst geschadet, sie sicherlich persönlich enttäuscht und wahrscheinlich auch psychisch destabilisiert. Welcher andere Hausarzt hätte sich überhaupt getraut, sie in diesem Familiensetting zu übernehmen? Hätte eine Aufgabe der hausärztlichen Betreuung durch uns selbst nicht auch noch die Tochter in ihrer schlechten Meinung über Hausärzte bestärkt?

In der Zwischenzeit leidet Frau S. zu allem Überfluss auch noch unter einer trockenen und einer feuchten Makuladegeneration beider Augen. Ihre Selbstständigkeit hatte sie bereits verloren; jetzt bedarf sie rund um die Uhr einer ständigen Betreuung und Hilfe. Mit hinzu kommt jetzt auch noch ihre schwere, globale Herzinsuffizienz, inzwischen im NYHA-Stadium IV. Diese ist bedingt durch ein mittlerweile kombiniertes Mitralvitium, und durch eine neu aufgetretene, hochgradige Trikuspidalklappen-Insuffizienz. Noch wenige Jahre zuvor, anlässlich des Clippings der Mitralklappe, war in der vor dem Eingriff durchgeführten Koronarangiografie eine KHK ausgeschlossen und eine damals noch normale systolische linksventrikuläre Funktion festgestellt worden.

Wegen abdominaler Schmerzen erfolgt nachts eine erneute stationäre Aufnahme in einem nahe gelegenen, kleinen Krankenhaus. Im dort durchgeführten Abdomen-CT wird etwas Aszites gesehen, der jedoch nicht die Folge eines eventuellen Rezidivs des Rektumkarzinoms zu sein scheint, sondern offenbar durch die Herzinsuffizienz verursacht wird. Nachdem Frau S. im Krankenhaus keine weiterführende Diagnostik mehr wünscht, wird sie, medikamentös neu eingestellt, nach wenigen Tagen wieder nach Hause entlassen.

Ab diesem Zeitpunkt wird offensichtlich, dass die Versorgung unserer Patientin sich in eine palliative Situation verändert hat. Während nach unserer Auffassung noch nicht die Notwendigkeit einer spezialisierten ambulanten Palliativversorgung (SAPV) besteht, verlangt die Tochter jedoch imperativ, dass wir das zuständige SAPV-Team einschalten.

MERKE
Der palliative Versorgungsbedarf von nicht-onkologischen Patienten ist in vielen Fällen vergleichbar mit dem von Tumorpatienten, wird aber oftmals nicht adäquat erkannt. Ein Grund kann darin zu suchen sein, dass die Krankheitsverläufe und die verbleibende Lebenserwartung bei Krebspatienten oftmals vergleichsweise einfacher abzuschätzen sind als bei Patienten mit anderen unheilbaren, fortschreitenden Erkrankungen und somit der Zugang zu spezialisierter Versorgung vergleichsweise besser zu regeln ist.
Da Krankheiten wie Herzinsuffizienz, Demenz u. a. einen typischerweise langen und langsamen Verlauf haben, sind sie Paradebeispiele für die **hausärztliche Betreuung geriatrischer Patienten.** Folglich ist es nicht verwunderlich, dass diese Patienten auch am Lebensende, in der palliativen Situation, ambulant betreut werden, sei es durch die Akteure der Primärversorgung oder durch die Teams der SAPV.

FALLBERICHT

Schon kurz nach dem Anruf beim SAPV-Team kommt ein ärztlicher Kollege zum erforderlichen, geplanten häuslichen Eingangs-Assessment. Gleich danach meldet er sich telefonisch in unserer Praxis und erklärt zu unserer größten Überraschung, dass es sich im vorliegenden Fall nach seiner Meinung keinesfalls um eine palliative Situation handeln würde. Frau S. sei schlichtweg einfach nur nicht ausreichend therapiert.

Auf Nachfragen, ob dies seine eigene Meinung oder die der Patiententochter sei, gibt der Kollege zu, dass er mit der Tochter tatsächlich, vor Augen und Ohren der Patientin, eine äußerst angespannte Diskussion hatte. Er bittet uns, Frau S. doch noch einmal in einer kardiologischen Abteilung untersuchen zu lassen. Wir stimmen schließlich zu und können sie schon wenige Tage später in die Kardiologie der nicht weit entfernten Universitätsklinik zur stationären Aufnahme schicken.

In den folgenden Tagen wird Frau S. noch einmal forciert diuretisch behandelt, wodurch der Aszites vollständig verschwindet und sich auch die beidseitigen basalen Pleuraergüsse deutlich zurückbilden. Mit einem Körpergewicht von 44 kg und einem Karnofsky-Index von 40 % wird Frau S. nach der einwöchigen, erneuten Krankenhausbehandlung (gerade einmal 4 Wochen nach der letzten, als der Aszites entdeckt wurde) wieder nach Hause entlassen. Die Kardiologen der Uniklinik bestätigen, dass es sich um eine schwerste kardiale Insuffizienz handelt, die letztendlich nur noch palliativ versorgt werden kann.

In den folgenden Wochen erfolgt, unter regelmäßiger Gewichts- und Laborkontrolle, die weitere Anpassung der diuretischen Medikation in der häuslichen Umgebung. Zahlreiche Hausbesuche und häufige, manchmal gut einstündige Telefonate mit der Patiententochter erfordern viel Geduld und bringen das gesamte Praxisteam an die Grenzen seiner Belastbarkeit. Es zeigt sich, dass eine palliative Versorgung der Patientin an ihrer Tochter vorbei nicht möglich ist. Solange diese in der Schweiz weilt, gibt es in der häuslichen Umgebung keine wahrnehmbaren Probleme. Der allgemeine Zustand unserer Patientin ist und bleibt, wenn auch auf niedrigem Niveau, stabil. Sobald aber ihre Tochter wieder nach Hause kommt, werden die Diuretika selbstständig reduziert oder wieder erhöht, meist ohne vorherige ärztliche Rücksprache. Das SAPV-Team beschließt nach einem Re-Assessment, dass es einer SAPV-geführten Betreuung zu Hause nicht bedarf und zieht sich, nach Rücksprache mit uns, wieder zurück. Das vom Team empfohlene Buprenorphin-Pflaster lehnt die Patiententochter bereits nach kurzer Zeit wegen einer angeblichen Unverträglichkeit ab. Wir wechseln auf Fentanyl-Pflaster der Stärke 12,5 µg. Daraufhin kommt es zu einer folgenschweren, finalen Diskussion, in deren Verlauf den behandelnden Hausärzten vorgeworfen wird, mit der Verordnung von Fentanyl die Patientin mit Absicht in die Atemdepression schicken zu wollen.

Nachdem weder von der Patientin noch von ihrem Sohn eine Rückendeckung für uns wahrnehmbar ist, sehen wir letztendlich keine andere mögliche Reaktion als uns gleichermaßen traurig wie auch enttäuscht aus der hausärztlichen Verantwortung zurückzuziehen.

Einige Monate später verstirbt Frau S. in einem entfernten Pflegeheim, während ihre Tochter in der Schweiz verweilt.

Was wäre, wenn …

- … es nicht nur „Helikopter-Eltern", sondern auch „Helikopter-Töchter" gäbe?
  – Gibt es, wie dieses Beispiel zeigt!
- … wir uns nicht geweigert hätten, die Patientin weiter zu betreuen?
  – Wir hätten so die Achtung vor uns selbst verloren. Die Patientin selbst war unter diesen Umständen nicht „zu retten". Die moralische Verantwortung bleibt bei den Kindern.

LITERATUR

Hofheinz R D et al. Kolonkarzinom. Onkopedia Leitlinien, Stand Oktober 2018.

Schneider N, Mitschell G, Murray S A. Ambulante Palliativversorgung: Der Hausarzt als erster Ansprechpartner. Deutsches Arzteblatt-Arztliche Mitteilungen-Ausgabe B, 2010; 107(19): 808.

KAPITEL 5

Patric Bialas

Komplexer Schmerz – Viel hilft viel?

FALLBERICHT

Der erste Kontakt zu dem damals 48-jährigen Patienten erfolgt auf der Intensivstation. Die Hausmedikation wird bei Aufnahme mit Hydromorphon 64 mg 1-1-1-1 angegeben. Dies hatte der Patient aus Verzweiflung bis zum Zeitpunkt der Aufnahme selbstständig in ständiger Rücksprache mit seinem Hausarzt erhöht. Es wird die Diagnose eines inoperablen sakralen Chordoms im LWS/Beckenbereich, mit Einbruch ins kleine Becken gestellt. Aufgrund einer im Vorfeld stattgehabten lokalen Radiatio kommt es zu einer Blasenentleerungsstörung. Über Jahre wurde mehrfach debulkt, um die Tumormassen zu verkleinern. Leider breitete sich der Tumor langsam weiter entlang der Adduktoren aus, das Gehen gelang nicht mehr. Es wurde immer wieder der Versuch eines Tumordebulking unternommen. So auch, als der Patient auf die Intensivstation aufgenommen wird. Die Narkoseführung gestaltet sich für die postoperative Phase anspruchsvoll, da die orale Medikation bereits ohne operativen Eingriff nicht unerhebliche Mengen an Morphinäquivalent aufweist (Hydromorphon 256 mg → Morphinäquivalent 1.920 mg).

5.1 Therapieentscheidung

Da der Patient bereits im Vorfeld eine große Menge an Opioiden erhält, muss dementsprechend die perioperative Versorgung angepasst werden. Eine Möglichkeit stellen Regionalverfahren dar, in unserem Fall die Anlage eines rückenmarknahen Verfahrens (Periduralkatheter, PDK; ➤ Tab. 5.1, ➤ Tab. 5.2).

FALLBERICHT

Die Anlage des PDKs erfolgt präoperativ unter sterilen Bedingungen. Der Katheter kann im Liegen oder Sitzen platziert werden. Da der Patient aufgrund der ausgeprägten Schmerzen nicht sitzen kann, wird der Katheter in Seitenlage platziert. Nach der Anlage wird der Katheter aufgespritzt und das Debulking durchgeführt.

Tab. 5.1 Anlagehöhe des Periduralkatheters und operativer Eingriff

Operativer Eingriff	Punktionshöhe
Thorakotomie/Thorakoskopie	Th 5–8
Rippenserienfraktur, Thoraxtrauma	Abhängig vom betroffenen Dermatom
Ösophagusresektion	Th 7–8
Oberbaucheingriffe (z. B. Gastroektomie)	Th 7–9
Pankreas OP	Th 8–9
Abdominales Aortenaneurysma, Y-Prothese	Th 10
Ausgedehnte Laparotomie	Th 9–11
Kolonoperation	Th 9–11
Tiefe anteriore Rektumresektion, Prostatektomie	Th 10–11
Hüftendoprothese (Prothesenwechsel)	L 2–4
Oberschenkel-/Unterschenkel-Amputationen	L 3–5
Sectio caesarea	L 3–5

Gerinnungsparameter zur Durchführung eines rückenmarknahen Regionalverfahrens bzw. Grenzwerte, die nicht unterschritten werden sollten:
- Quick > 60 %
- INR < 1,4 bei gleichzeitiger Kumarintherapie
- aPPT = 36 s bis max. 40 s
- Thrombozyten > 80.000/µl

→ Im Gerinnungslabor sind dies die Grenzwerte. Oberhalb dieser besteht die Gefahr einer Nachblutung vor Katheteranlage bzw. nach dem Ziehen.

Tab. 5.2 Empfohlene Zeitintervalle vor Punktion und nach Entfernung eines Periduralkatheters [X342]

Substanz	Halbwertszeit	Vor Punktion/ Katheterentfernung	Nach Punktion/ Katheterentfernung	Laborkontrolle
Unfraktionierte Heparine (Prophylaxe)	1,5–2 h	4 h	1 h	Thrombozyten bei Anwendung > 5 d
Unfraktionierte Heparine (Therapie)	2–3 h	i.v. 4–6 h s.c. 8–12 h	1 h	aPTT, (ACT), Thrombozyten
Niedermolekulare Heparine (Prophylaxe)	4–6 h$	12 h	4 h	Thrombozyten bei Anwendung > 5 d
Niedermolekulare Heparine (Therapie)		24 h	4 h	Thrombozyten, Anti-Xa-Spiegel
Fondaparinux (1 × 2,5 mg/d)	15–20 h$	36–42 h	6–12 h	Anti-Xa-Spiegel
Danaparoid (2 × 750 I.E/d)	22–24 h$	48 h	3–4 h	Anti-Xa-Spiegel
Natriumpentosanpolysulfat (max. 2 × 50 mg)	24 h	48 h	8 h	Thrombozyten
Hirudine Desirudin Bivalirudin*	120 min$$ 24 min$$	8–10 h 4 h	6 h 8 h	aPTT, ECT ACT
Argatroban (Prophylaxe)§	35–45 min	4 h	5–7 h	aPTT, ECT, ACT
Dabigatran (max. 1 × 150–220 mg/d)	14–17 h$	28–34 h	6 h	aPTT, ECT, TT++
Dabigatran (max. 2 × 150–220 mg/d)	14–17 h$	56–85 h	6 h	aPTT, ECT, TT++
Rivaroxaban (1 × 10 mg/d)	11–13 h($)	22–26 h	4–5,5 h	PT*; kalibrierte Anti-Xa-Spiegel
Rivaroxaban (2 × 15 mg/d, 1 × 20 mg/d) #	11–13 h($)	44–65 h	4–5,5 h	PT*; kalibrierte Anti-Xa-Spiegel
Apixaban (2 × 2,5 mg/d)	10–15 h($)	26–30 h	5–7 h	PT*; kalibrierte Anti-Xa-Spiegel
Apixaban (2 × 5 mg/d) #	10–15 h($)	40–75 h	5–7 h	PT*; kalibrierte Anti-Xa-Spiegel
Vitamin-K-Antagonisten	Tage	INR < 1,4	Nach Entfernung	INR
Acetylsalicylsäure (100 mg 7 d) **	(Biolog.) Lebensdauer der Thrombozyten	Keine	Keine	
Clopidogrel	(Biolog.) Lebensdauer der Thrombozyten	7–10 Tage	Nach Entfernung	
Ticlopidin	(Biolog.) Lebensdauer der Thrombozyten	7–10 Tage	Nach Entfernung	
Prasugrel	(Biolog.) Lebensdauer der Thrombozyten	7–10 Tage	6 h nach Entfernung	
Ticagrelor	7–8,5 h (**Cave:** aktiver Metabolit 5 d)	5 Tage	6 h nach Entfernung	

Tab. 5.2 Empfohlene Zeitintervalle vor Punktion und nach Entfernung eines Periduralkatheters [X342] (*Forts.*)

Substanz	Halbwertszeit	Vor Punktion/Katheterentfernung	Nach Punktion/Katheterentfernung	Laborkontrolle
Abciximab	12–24 h (biologische HWZ)	Kontraindikation für Katheteranlage/48 h vor Katheterentfernung	8 h nach Entfernung	Thrombozyten
Eptifibatid/Tirofiban	2–2,5 h$	Kontraindikation für Katheteranlage/8–10 h	8 h nach Entfernung	Thrombozyten
Dipyridamol	2–10 Tage?	Kontraindikation	5–6 h nach Entfernung	
Gilostazol	21 h	42 h	5 h	
Iloprost	30 min	2 h	8 h	Thrombozyten
Epoprostenol	2–6 min	Mindestens 10 min	8 h	Thrombozyten

$ **Cave:** Halbwertszeit wesentlich von der Nierenfunktion abhängig ($) = mäßig, $ = deutlich; $$ = stark
* Nur bei Monotherapie, nicht bei zusätzlicher Gabe von Thrombozytenaggregationshemmern
** Unter Aspirin-Gabe sollten zusätzliche Antikoagulanzien 4–5 HWZ vor Punktion/Katheterentfernung pausiert werden, während Aspirin weitergegeben werden kann.
§ Verlängertes Zeitintervall bei eingeschränkter Leberfunktion
\# Individuelle Risiko-Nutzen-Abwägung (s. Text)
++ Normale TT schließt Dabigatran-Effekt aus, nicht geeignet für quantitative Bestimmungen
+ Stark abhängig vom eingesetzten Reagenz

Die Narkoseführung erfolgt in Allgemeinanästhesie. Da der Patient durch den Periduralkatheter über eine gute Analgesie verfügt, sind üblicherweise nur noch geringe Mengen an Opioiden zusätzlich intravenös notwendig, gerade so viel, dass der Tubus akzeptiert wird. Die Konzentrationen werden von Klinik zu Klinik unterschiedlich aufgezogen. Es gibt Kliniken, die mehr Wert auf eine hohe Konzentration des Lokalanästhetikums legen und andere, die mehr Wert auf eine hohe Konzentration an Opioiden legen. Üblicherweise wird als Opioid **Sufentanil** verwendet. Die äquivalente Dosis beträgt hierbei für Sufentanil das 600- bis 1.000-Fache im Vergleich zu Morphin. Dieses gilt als die „Muttersubstanz", von der aus die „Morphin-Äquivalentsdosen" hergeleitet werden.

Die am **häufigsten eingesetzten Lokalanästhetika** sind Bupivacain (Bolusgabe: Höchstdosis 150 mg) und Ropivacain (Bolusgabe: Höchstdosis 250 mg). Da Ropivacain eine größere toxische Sicherheitsgrenze besitzt, verdrängt es Bupivacain immer mehr. Die alleinige Gabe eines Lokalanästhetikums wird nur selten durchgeführt, da die Konzentration an Lokalanästhesie bei jeder weiteren Erhöhung gleichzeitig zu einem vermehrten motorischen Defizit führt.

INFO
Kraftgrad nach Janda
5 = normale Muskelkraft
4 = Bewegung gegen mäßigen Widerstand möglich
3 = Bewegungen gegen Eigenschwere möglich
2 = Bewegungseffekt unter Ausschaltung der Eigenschwere
1 = sichtbare Muskelkontraktion ohne Bewegungseffekt
0 = keine Muskelaktivität

Aus diesem Grund wird dem **Lokalanästhetikum** ein **Opioid** hinzugefügt. Dabei spielt es nur eine untergeordnete Rolle, ob der Patient bereits im Vorfeld eine orale Opioidtherapie erhalten hat, vor allem auch, wenn es um die „Mischung" von verschiedenen μ-Agonisten geht. Üblicherweise wird **peridural Sufentanil** hinzugenommen. Das lipophile Sufentanil diffundiert im Vergleich zu Morphin (hydrophil) sehr zügig durch die Dura in den Liquorraum. Die Aufnahme in das Rückenmark sowie die hohe Clearance führen dazu, dass Sufentanil eher segmental wirkt. Im Gegensatz dazu kommt es bei der hydrophilen Substanz (Morphin) zu einem langsamen Diffundieren durch die Dura und bei geringer Clearance zu einem vermehrten

Aufsteigen im Epiduralraum und damit einhergehend zur erhöhten Gefahr einer sich entwickelnden Atemdepression (2–12 h). Aus diesem Grund ist ein Monitoring obligat bei der periduralen Verwendung von Morphin. Ganz im Gegensatz zu Sufentanil: Hier ist eine zügige Verlegung auf Normalstation ohne Probleme möglich und wird auch routinemäßig durchgeführt.

MERKE
Morphin epidural nur als einmalige (Bolus-/Single-Shot-)Applikation! Danach muss bis zu 12 h mit einer Atemdepression gerechnet werden.
→ **Besser Sufentanil epidural:** Aufgrund seiner Lipophilie fixiert es sehr rasch und verhindert dadurch die Möglichkeit einer Atemdepression. Es empfiehlt sich, immer ein Lokalanästhetikum mit einem Opioid zu kombinieren.

FALLBERICHT
Neben dem Periduralkatheter wird die Opioidtherapie fortgeführt. Die Anlage des PDK führt dazu, dass der Patient postoperativ ohne weitere Opioiderhöhung geführt werden kann. Nach der intraoperativen Entfernung von Tumormassen kann das Hydromorphon in den Folgetagen sogar reduziert werden.
Nach ca. 3 Wochen stationären Aufenthalt wird der Patient nach Hause (bei palliativer Situation) entlassen, ohne Epiduralkatheter und mit Hydromorphon in einer Dosierung von 64 mg 1-0-1 sowie Novaminsulfon 4 × 40° und Pregablin 75 mg 1-0-1.

Symptome bei Entlassung
Das Gehen ist nicht mehr möglich, da weitere Teile der Haltemuskulatur entfernt werden mussten. Die Beweglichkeit der Beine ist eingeschränkt möglich. Neuropathische Schmerzkomponente (einschießend, brennend) im erträglichen Maße unter der Einnahme von Antikonvulsiva vorhanden. Schmerzintensität bei Entlassung NRS 3–4/10.
Nozizeptiver Schmerz (dumpf, ziehend und klopfend) ebenfalls, trotz reduzierter Einnahme des Opioides Hydromorphon, auf einem für den Patienten erträglichen Maß, NRS 2/10 in Ruhe und NRS 6/10 bei Lagerung. Der Patient wünscht hierfür aber keine weiteren Opioide.

INFO
PQRST

Ein für die Stationen gut etabliertes **Schmerz-Bewertungssystem** ist das „PQRST". Es stammt aus den USA und wurde dort primär von den Schwestern in der Notaufnahme eingesetzt. Es hilft dem Aufnehmenden und dem Nachbehandler, anhand bestimmter Fragen sehr kurz, aber präzise einen Behandlungsplan zu erstellen.
- **P: Provokation:** Wie lässt sich der Schmerz provozieren?
- **Q: Qualität:** Wie fühlt sich der Schmerz an: brennend, stechend, einschießend, drückend oder klopfend? Eine affektive Bewertung ist ebenfalls möglich, sollte aber differenziert betrachtet werden: scheußlich, zermürbend, furchtbar, grässlich.
- **R: Region:** Wo tut es weh?
- **S: Stärke:** Wie stark ist der Schmerz (NAS, VAS, Verbale rating Skala)
- **T: Time (Zeit):** Wann tut es weh?

Der Patient wird nach seiner Entlassung weiterhin über das SAPV Team versorgt.

FALLBERICHT
An einem Freitagnachmittag, ca. einen Monat nach Entlassung, wird der Patient als Notfall in der internistischen Notaufnahme vorgestellt. Es sei zu einer massiven Schmerzexazerbation gekommen, die auch durch die zwischenzeitlich eingesetzte PCA-Pumpe nicht mehr unter Kontrolle zu bringen sei. Die Kollegen stellen ein Schmerzkonsil mit der Bitte um Mitbehandlung. Der Patient ist trotz mehrfach durch die Kollegen injizierten Opioiden nicht auf ein für ihn stabiles Schmerzniveau zu reduzieren.
Der Patient schreit immer wieder, mit kurzen Momenten der Schmerzlinderung. Die Schmerzqualität wird als drückend, klopfend sowie einschießend und brennend beschrieben. Bis vor wenigen Tagen sei die bis dato durchgeführte Schmerztherapie erträglich gewesen. Nun hätte sich in kurzer Zeit die Schmerzintensität massiv verstärkt. Auch die durch das SAPV-Team durchgeführte Erhöhung der Medikation (Pregabalin 200 mg 1-0-1) hätten darauf nur wenig Einfluss. Lediglich müde sei er geworden. Er halte es nicht mehr aus und würde am liebsten sterben, so der Kommentar des Patienten.
Die CADD-Legacy-Pumpe läuft mit 1,4 ml/h (Hydromorphon 5,6 mg/ml). Ein Bolus von Hydromophon 10 mg i. v. bringt nicht die gewünschte Schmerzlinde-

rung. So wird der Patient erneut auf die Intensivstation der Anästhesiologie verlegt. Hier wird er versorgt und es erfolgt erneut auf Wunsch des Patienten eine Diagnostik mit der Frage nach erneuter chirurgischer Intervention. Da das Lagern im Bett nur unter Sedierung möglich ist, entschließen wir abermals, einen Periduralkatheter zu legen. In Ketanest-Dormicum-Sedierung ist die Anlage problemlos durchführbar.

Die Chirurgen entfernen erneut operativ Tumormassen. Der Tumor bricht zwischenzeitlich in den lumbalen Plexus ein und führt dadurch zu ausgeprägten neuropathischen Schmerzen.

Es kommt in der Folge zu Wundheilungsstörungen, sodass der Patient mehrfach operativ versorgt werden muss.

Neben der Analgesie via PDK (der mehrfach gelegt werden muss aufgrund von Dislokation bzw. Rötung an der Einstichstelle) wird die Therapie im Hinblick auf den verstärkt in den Vordergrund gerückten neuropathischen Schmerz verlegt. Die Erhöhung von Antikonvulsiva führt nur zu einer geringen Schmerzlinderung. Hingegen steigen die Nebenwirkungen, wie Müdigkeit und Abgeschlagenheit, konstant an. Neben dem PDK (Ropivacain 0,375 % und Sufentanil 100 µg/ml) wird bei weiter ansteigenden Schmerzen die Hydromorphon-Pumpe erhöht (8 mg/h i.v.), zusätzlich werden ein Clonidin-Perfusor (Catapresan®) sowie Amitriptylin 25 mg 1-1-1 i.v. (als Kurzinfusion über 30 min) angeordnet.

Der beschriebene Ablauf dauert nur wenige Tage. Nachdem sich der Schmerzzustand des Patienten langsam zu stabilisieren scheint, disloziert der PDK trotz Annaht und Tunnelung. Da die Effekte des PDKs erst mit Verzug sichtbar werden (nach dem Abfluten der Medikamente), fällt dies erst in der Nacht auf. Nur unter Analgosedierung kann der Patient stabilisiert werden (Ketanest + Dormicum). Am folgenden Tag wird beschlossen, einen neuen PDK zu legen und einen Opioidshift durchzuführen, da der Patient trotz großer Mengen an Opioiden keine ausreichende Schmerzlinderung mehr erfährt.

Zu einem Opioidshift bei Verdacht auf eine opioidinduzierte Hyperalgesie kommt es jedoch nicht mehr. Der Patient verstirbt 2 Tage später auf der Intensivstation.

MERKE

Das Kombinieren verschiedener Schmerzregime ist durchaus ein gangbarer Weg, wenn das klassische WHO-Stufenschema nicht mehr greift. Ketamin und Clonidin bieten sich hierbei als Ausweich- oder Zusatzanalgetikum an.

Ketamin

Dieses wird häufig in der Anästhesie und bei Notfällen eingesetzt. Bei seinem Einsatz kommt es zu einer dissoziativen Anästhesie, einhergehend mit guter Analgesie. Die Substanz kann sowohl intravenös, nasal, oral oder rektal appliziert werden. Bei Bolusgabe treten häufig Nebenwirkungen, wie bizarre Albträume oder optische Halluzinationen, auf. Diese können durch Zugabe eines sedierenden Medikaments (Benzodiazepine) gut kontrolliert werden. Eine hohe Anflutgeschwindigkeit des Medikaments geht einher mit häufig unangenehmen Halluzinationen. Die sehr gute analgetische Wirkung ist seinem Antagonismus am NMDA-Rezeptor zu verdanken. Die initiale Dosis von Ketamin liegt bei 0,1–0,2 mg/kg/KG/h.

Clonidin

Dieses Antihypertensivum verfügt über eine gute analgetische Wirkung sowohl bei nozizeptiven als auch bei neuropathischen Schmerzen. Die Substanz wirkt zentral als α-Adrenozeptor-Agonist. Auf der anderen Seite kann sie nozizeptive Signale im Rückenmark blockieren. Eine orale, transdermale, epidurale oder spinale Applikation sind möglich. Es kann zu Müdigkeit, Bradykardie, Hypotonie und Obstipation kommen.

INFO

Opioidinduzierte Hyperalgesie

Opioide können zu einer Schmerzverstärkung führen. Dieses Phänomen beruht wahrscheinlich auf der Aktivierung des pronozizeptiven Systems. In Studien konnte gezeigt werden, dass neben einer akute Rezeptordesensibilisierung und einer Hochregulation der Adenylylzyklaseaktivität besonders die Aktivierung des N-Methyl-D-Aspartat-(NMDA-)Rezeptor-Systems und die absteigenden Hemmungen antinozizeptiven Eigenschaften des Opioids entgegengerichtet sein können. So können schon nach kurzzeitiger Anwendung von Opioiden, Sensibilisierungsprozesse induziert werden, die einen Teil der analgetischen Wirkung des Opioids maskieren können und noch viele Tage nach dem Absetzen nachweisbar sind. Klinische Relevanz erhalten diese Befunde aus Studien, in denen nach der intraoperativen Anwendung hoher Dosen von μ-Agonisten vermehrte Schmerzen und ein erhöhter postoperativer Schmerzmittelverbrauch beobachtet wurden. Weiterhin wurden nach länger dauernder Anwendung von Opioiden oftmals neben einem ansteigenden Bedarf an Schmerzmitteln paradoxe Schmerzzustände beobachtet im Sinne eines „mehr an Schmerz trotz Opioiderhöhung". Durch folgende Maßnahmen können die Sensibilisierungsprozesse unterdrückt und die Schmerztherapie optimiert werden:

- Kombination der Opioide mit Substanzen anderer Klassen, wie NMDA-Rezeptor-Antagonisten (Ketamin), α_2-Agonisten (Clonidin) oder nicht-steroidalen antiinflammatorischen Analgetika (NSAIDs)
- Opioidrotationen
- Kombinationen von Opioiden mit unterschiedlicher Rezeptorselektivität

---
Was wäre, wenn …

- … man ein anderes Schmerzkonzept gewählt hätte?
  - Aufgrund der guten Führbarkeit und der geringen Plasmaeiweißbindung ist Hydromorphon sehr gut geeignet, gerade auch im Hinblick auf die verschiedenen Applikationswege.
  - DL-Methadon oder L-Polamidon wären auch eine Option gewesen, hierzu ist es allerdings nicht mehr gekommen. Diese sind allerdings in der Einstellungsphase auch kritisch zu sehen, da sie häufig mit vielen Nebenwirkungen verbunden sind.
  - Ein Partialagonist (Buprenorphin) wäre theroretisch auch denkbar. Als orale Medikation wäre es allerdings ein Off-Label-Use gewesen, denn nur in der Substitution gibt es entsprechende hohe Mengen (Buprenorphin 32 mg).
  - Eine Erhöhung der Antikonvulsiva oder weitere Antidepressiva hätten, wie auch versucht, zu einer ausgeprägten Müdigkeit geführt, ohne dass die Schmerzattacken wesentlich beeinflusst worden wären.
  - Eine Therapie ohne invasives Verfahren war nur bedingt möglich, sodass diese Art der Schmerztherapie in diesem besonderen Fall indiziert war.

LITERATUR

Koppert W. Opioid induzierte Hyperalgesie. Der Anästhesist, 2004; 53(5): 455–466.

S3-Leitlinie Behandlung akuter perioperativer und posttraumatischer Schmerzen. 2014 AWMF-Registernummer: 041-001.

S3-Leitlinie für Palliativmedizin für Patienten mit einer nicht heilbaren Krebserkrankung; Langversion 1.1 – Mai 2015; Leitlinienprogramm Onkologie, AWMF-Registernummer: 128/001OL.

Standl Th et al. Schmerztherapie. Akutschmerz, chonischer Schmerz, Palliativmedizin. 2. Aufl. Stuttgart: Thieme, 2010.

KAPITEL 6

Patric Bialas

Keine Option für eine Lunge

FALLBERICHT

Die 33-jährige Patientin Frau M. ist bereits zweimal doppelt lungentransplantiert, nachdem es zu einem Transplantationsversagen der ersten Lunge gekommen war. Immer wieder kommt es auch bei der zweiten transplantierten Lunge zu Infekten, die es nötig machen, die junge Frau vorübergehend über ein extrakorporales Lungenersatzverfahren (venovenöses ECMO-System) mit ausreichend Sauerstoff zu versorgen. Daneben treten zusätzlich rezidivierende Krampfanfälle auf.

Eine Duokopfprothese rechts nach Schenkelhalsfraktur mit beginnender Pseudoarthose zwei Jahre zuvor führt im weiteren Verlauf dazu, dass das Gehen nicht mehr oder nur noch unter starken Schmerzen möglich ist. Die Patientin stellt letztendlich jegliche Bewegung ein und bleibt im Bett. Immer wieder äußert sie den Wunsch, heimatnah verlegt zu werden. Leider ist die Patientin nicht über lange Strecken transportfähig. Ein Versuch wird zwar unternommen, der aber bereits nach wenigen Kilometern im Rettungswagen mit einer massiven Verschlechterung der Patientin quittiert wird, sodass sie beinahe während des Transports verstorben wäre.

Angehörige gibt es nur eine Tante. Diese wohnt 100 km entfernt, dadurch sind Besuche eher die Ausnahme.

Durch den Befall des Pankreasparenchyms kommt es zusätzlich zu einem insulinpflichtigen Diabetes mellitus. Die erhöhte Atemarbeit benötigt eine hohe Energiezufuhr, die die Patientin jedoch nicht ausgleichen kann. So kommt es zu einer pulmonalbedingten Kachexie.

Die jahrelange Immunsuppression endet schließlich in einer Peritonitis, in deren Folge die Patientin subtotal hemikolektomiert werden muss. Zusätzlich entwickeln sich ein postoperatives Nierenversagen und eine Dialysepflicht. Im Verlauf kommt es zur AV Re-Entry-Tachykardie die unter einer Betablockade jedoch weitestgehend stabil verläuft.

Die Kollegen bitten uns zu einem Schmerzkonsil, nachdem bereits auf Station die Schmerztherapie intravenös via Fentanyl-Perfusor durchgeführt worden war. Daneben wird die Patientin mit einem Dormicum-Perfusor sowie Pregabalin 100 mg 1-0-1 und Aponal 50 mg zum Abend analgetisch versorgt. Kleinste Bewegungen sind für die Patientin nicht mehr zu tolerieren.

6.1 Diagnostik und Therapieentscheidung

FALLBERICHT

Zur Abklärung der Beschwerden im Bein und der Hüfte wird ein CT erstellt. Hier wird erneut neben der Pseudoarthrose eine stabil stehende Fraktur festgestellt. Eine operative Versorgung wird nach Zusammensetzen mehrerer Fachdisziplinen abgelehnt. Lediglich eine konservative Therapie wird als Option gesehen.

Nach Aufklärung der Patientin und ausgeglichener Gerinnung wird ein Periduralkatheter in Analgosedierung gelegt. Dieser wird mit einem Lokalanästhetikum aus der Gruppe der Amide bestückt (Ropivacain 0,2 %) und mit einer Laufgeschwindigkeit von anfänglich 8 ml/h gestartet. Hierunter ist es möglich, die Patientin besser zu lagern. Es schließt sich gleichzeitig der Versuch an, die Hochdosistherapie mit Fentanyl zu reduzieren und zusätzlich die Sedierung dementsprechend anzupassen.

MERKE

Die Anlage eines **Periduralkatheters** ist in **Analgosedierung** prinzipiell gut möglich, sollte aber immer auch eine Ausnahme darstellen bzw. von einem erfahrenen Behandler durchgeführt werden. Auf Höhe L3/L4 ist bei Perforation der Dura maximal mit postspinalen

Kopfschmerzen zu rechnen. Passiert dies allerdings auf Höhe TH12 oder höher, kann dies weitreichende Folgen nach sich ziehen. Da man aber thorakal in einem spitzen Winkel sticht, ist der Weg, falls perforiert wurde, weiter, um möglicherweise Kontakt mit dem Rückenmark zu bekommen.

An unserer Klinik wurden verschiedene **SOPs** (*standard operating procedure*) abgefasst, die darauf abzielen, ein hohes Maß an Sicherheit und Sorgfalt zu gewähren. Einer dieser SOPs ist erstellt worden als Flussdiagramm für den Fall, dass es **nach Anlage eines PDK zu Komplikationen** kommen sollte, implementiert für das postoperative Vorgehen (➤ Abb. 6.1). Da sich das Spektrum allerdings erweitert hat, kam es auch in unserer Fallvorstellung zum Einsatz.

> **MERKE**
> Eine SOP gibt dem betreuenden Personal in kritischen Situationen einen für sie **einfachen Algorithmus** an die Hand, falls es zu Zwischenfällen kommen sollte.

Üblicherweise bleiben Schmerzkatheter nur wenige Tage liegen, da die Gefahr einer Infektion steigt. Wenn der Entschluss gefasst worden ist, einen **Katheter** zu legen, sollte im Vorfeld eine tägliche Betreuung gewährleistet sein. Dabei geht es nicht nur um das Wechseln der Medikamentenspritze, sondern auch um die tägliche Kontrolle der Einstichstelle. Es empfiehlt sich daher, am Tag der Anlage ein normales Wundpflaster aufzukleben (➤ Abb. 6.2) und am Folgetag eine Klarsichtfolie anzubringen. Dies hat folgenden Hintergrund: Am Tag der Anlage kann es an der Einstichstelle zu kleineren Blutungen kommen, das geronnene Blut kann in den Folgetagen, wenn das Pflaster nicht gewechselt wird, zu Infektionen um die Einstichstelle führen, daher der erneute Pflasterwechsel am Tag 2. Da aber durch die Manipulation an der Einstichstelle leider auch immer wieder das Risiko besteht, dass beim Wechseln der Katheter herausgezogen wird, hat es sich bewährt, am zweiten Tag nach Reinigung der Einstichstelle eine Klarsichtfolie anzubringen, die eine Inspektion der Einstichstelle ohne größere Manipulation zulässt.

Wenn der Katheter auf diese Weise betreut werden kann, ist es durchaus möglich (wenn die Wunde reizlos bleibt), einen Katheter mehrere Wochen zu belassen. Wenn Katheter länger als 20 Tage belassen werden, heißen sie **Inplantate** und unterliegen damit der Medizinproduktzulassung. In unserem Fall handelte es sich um eine Einzelfallentscheidung in einer palliativen Situation.

FALLBERICHT

Es folgen einige Tage, in denen es der Patientin bezüglich der Schmerzen im Oberschenkelbereich besser geht. Sie gibt in Ruhe eine Schmerzintensität von NRS 4/10 und bei Lagerung NRS 6/10 an. Die Patientin ist damit zufrieden. Die Schmerzqualität wird als dumpf, klopfend im Hüft- und Oberschenkelbereich beschrieben. Daneben berichtet sie über einen Ganzkörperschmerz, der sich zeitweise wie Feuer anfühle.

Die Lungenfunktion wird nach ca. 5 Tagen schlechter und die Patientin muss erneut intubiert werden. Während eines Lagerungsmanövers kommt es zur Dislokation des Katheters. Das gesamte Schmerzregime muss erneut angepasst werden. Aufgrund der bereits zu erwartenden hohen Dosen von Fentanyl entscheiden wir uns gemeinsam mit allen Behandlern, L-Polamidon einzusetzen.

Es wäre durchaus auch ein Opioidshift, hin zu einem der gängigen µ-Rezeptoragonisten als Möglichkeit in Betracht gekommen. Hierbei hätte sich Hydromorphon geeignet. Ein Partialagonist wie Buprenorphin wäre theoretisch ebenfalls möglich gewesen. Aufgrund der Pflasterapplikation und der sublingualen (niedrige Dosierungen) Einnahme, wurde diese Möglichkeit verworfen. Hinzu kommt, dass die Kombination von partialen mit reinen µ-Agonisten nicht unkritisch zu sehen ist. Da die Bindung am Rezeptor von Buprenorphin deutlich „fester" ist, benötigt man üblicherweise mehr „reine" µ Agonisten (als Bedarfsmedikation), um eine bessere Analgesie zu erreichen. Die Möglichkeit ist da, sollte aber nur in Ausnahmefällen in Betracht gezogen werden.

Levomethadon

Wir entscheiden uns für Levomethadon (L-Polamidon®). Levomethadon gehört zu den synthetischen Opioiden. Es ist wie Morphin ein **reiner µ-Agonist**.

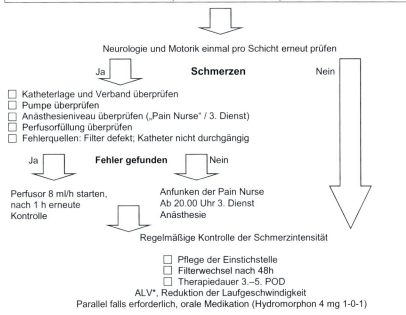

Abb. 6.1 SOP der Universitätsklinik des Saarlandes; Abteilung: Anästhesie, Intensivmedizin und Schmerztherapie [P818]

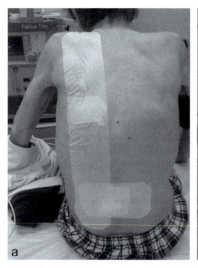
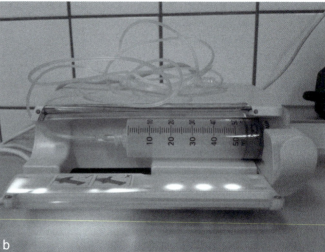

Abb. 6.2 Katheterfixierung: a) unmittelbar nach Anlage. b) Gelbes Perfusorsystem zur Sicherheit (Verwechslung). [P818]

Aufgrund seiner extrem langen Halbwertszeit ist es nur sehr schlecht steuerbar (13–50h). Da Levomethadon auch dann noch analgetisch wirkt, wenn die klassischen Opioide (Fentanyl, Hydromorphon etc.), keine ausreichende Schmerzlinderung mehr herbeiführen, kann es als „letzter Rotant" betrachtet werden.

Folgendes Vorgehen wird bei der Umstellung auf Levomethadon empfohlen:

Tag 1:	0,2 mg/kg KG (max. 5–10 mg) Levomethadon **p. o.** oder 0,1 mg/kg KG (max. 5 mg) Levomethadon **i. v.** Alle 4 h Reevaluieren des Schmerzes und ggf. erneute Gabe
Tag 2–3:	Dosis austitrieren und die Einzeldosis um 30 % steigern
Tag 4:	Einzeldosis nur noch alle 8 h fest und zusätzlich 3-stündlich (Bedarf)
In den darauffolgenden Tagen Dosisintervall beibehalten, nur Einzeldosis bedarfsadaptiert steigern.	

FALLBERICHT

Die analgetische Situation stabilisiert sich in Ruhe. Beim Lagern kommt es allerdings nach wie vor zu massiven Schmerzexerzerbationen. Da es sich um kurze, aber heftige Schmerzspitzen handelt, entscheiden wir uns für zwei Vorgehensweisen.

Ketamin

Ketamin wird regelmäßig in der Anästhesie und Notfallmedizin eingesetzt. In Abhängigkeit von der Menge und Geschwindigkeit kommt es zu einer dissoziativen Anästhesie, in Verbindung mit einer ausgeprägten Analgesie und Amnesie. Die analgetische Wirkung beruht auf der Bindung am NMDA (N-Methyl-D-Aspartat)-Rezeptor als Antagonist.

Die Substanz eignet sich besonders gut bei neuropathischen Schmerzen, die auf andere Medikamente nicht gut reagieren, sowie auf kurze schmerzhafte Interventionen (z. B. legen einer Thoraxdrainage etc.). Die Bioverfügbarkeit ist bei i. m. Gabe sehr hoch 93 %, bei oraler oder rektaler Applikation lediglich bei ca. 20 %. Somit bietet sich die intravenöse oder nasale Applikation an.

Dosierung
- Intialdosis (Ketamin, S-Ketamin immer die halbe Dosis): 0,1–0,2 mg/kg KG/h
- Bolus: Ketamin 20–50 mg i. v. (zusätzlich 3–5 mg Modazolam ca. 2 min vorher)
- Repetitive Dosen alle 5–10 min (20–30 mg), je nach Vigilanz erneut Midazolam 2–4 mg
- Oral: Ketamin 0,5 mg/kg KG (S-Ketamin halbe Dosis)

Nebenwirkungen Halluzinationen, Blutdruckanstieg, erhöhter Speichelfluss, Nystagmus, Hyperakusis, deutlich sensibler auf äußere Einflüsse, ohne dies selbst ausblenden zu können. Nicht ohne Sedierung bei Bolusgabe bzw. bei lauter Umgebung oder Hektik injizieren!

MERKE
Ketamin (Ketanest®) eignet sich sehr gut bei kurzen schmerzhaften Interventionen. Bei Durchbruchschmerz kann Ketamin auch nasal appliziert werden. Es sollte allerdings bedacht werden, dass es unter Umständen zu einem „Bad Trip" kommen kann. Daher empfiehlt sich die Zugabe eines kurzwirksamen Benzodiazepins. Der Vorteil von S-Ketamin zu Ketamin liegt darin, dass es doppelt so analgetisch potent ist und weniger Nebenwirkungen aufweist. Allerdings hält die Analgesie nicht so lange an, wie es bei Ketamin der Fall ist. S-Ketamin wird bzw. hat sich bereits als Substanz vor Ketamin durchgesetzt.
Alternativ ist natürlich auch die Verwendung von Fentanyl nasal effektiv. Bei einer vorbekannten Opioidhyperalgesie ist dieses Vorgehen aber wenig ratsam, da der analgetische Effekt ausbleiben wird.

6.2 Verlegung in Hospiz

FALLBERICHT
Die Verlegung von der Intensivstation in ein Hospiz wird kurzfristig thematisiert, allerdings schnell wieder verworfen. Die Patientin reagiert nicht mehr auf die Antibiotikatherapien, da sich im Verlauf der Jahre sehr viele Resistenzen entwickelt haben. Alle Behandler werden zusammengerufen und diskutierten über das weitere Vorgehen. Dabei wird auch die Möglichkeit einer Überführung in ein Hospiz angesprochen. Da die Patientin allerdings nicht mehr transportfähig ist, entscheidet man sich dagegen.
Die Patientin verstirbt kurze Zeit später gut symptomkontrolliert auf der Intensivstation im Beisein ihrer Tante.

Was wäre, wenn …

… die Patientin direkt nach Stabilisierung erneut verlegt worden wäre?
– Die Patientin hätte auf einer Palliativstation bzw. in ein Hospiz symptomkontrolliert versterben können.

– Dann hätte man vielleicht schon früher die Therapie heruntergefahren und symptomorientierter oder lebensqualitätsfokussierter gehandelt.

LITERATUR

Alt-Epping B, Sitte T, Radbruch L. Sedierung in der Palliativmedizin – Leitlinie für den Einsatz sedierender Maßnahmen in der Palliativmedizin, 2009.

Bausewein C, Roller S, Voltz R. Leitfaden Palliative Care. München: Elsevier, 6. Aufl. 2018.

Fonzo-Christe C, Vukasovic C, Wasilewski-Rasca A F, Bonnabry P. Subcutaneous administration of drugs in the elderly: survey of practice and systematic literature review. Palliative Medicine 2005; 19: 208–219

Pereira J, Phan T. Management of Bleeding in Patients with Advanced Cancer, The Oncologist, 2004; 9(5): 561–70.

S3-Leitlinie für Palliativmedizin für Patienten mit einer nicht heilbaren Krebserkrankung; Langversion 1.1 – Mai 2015; Leitlinienprogramm Onkologie, AWMF-Registernummer: 128/001OL.

Standl T, Schulte am Esch J et al. Schmerztherapie. 2. Aufl. Stuttgart: Thieme, 2010.

Stein H, Gebhard G (Hrsg.). Mitbegründet von E. Klaschik. Palliativmedizin. 6. Aufl. Berlin/Heidelberg: Springer, 2017.

KAPITEL 7

Patric Bialas

Ich würde alles tun …

FALLBERICHT

Frau S. wird uns erstmals bei ihrer stationären Aufnahme auf der dermatologischen Station vorgestellt. Die Patientin habe Schmerzen im Zusammenhang ihrer malignen Erkrankung und benötige eine ausreichende Schmerztherapie. Bei dem Krankheitsbild handelte es sich um ein kutanes T-Zell-Lymphom (Mucosis fungoides).

Die Patientin ist beim Erstkontakt orientiert, freundlich zugewandt und kann sehr eindrücklich ihre Symptome schildern, wobei bereits zu Beginn der Anamnese deutlich wird, dass ihr das Ausmaß der Krankheit nicht bewusst ist.

Die Patientin berichtet über Schmerzen im gesamten Körper, dieser fühle sich zum einen stark drückend an, zum anderen wie Feuer (brennend). Dabei kann sie sehr gut unterscheiden zwischen dem bestehenden Dauerschmerz (drückend) und dem bei der Pflege der Haut auftretenden brennenden Schmerzen am gesamten Körper. Die Schmerzintensität wird mit NRS 3–5/10 für den drückenden Schmerz und mit NRS 10/10 für den brennenden Schmerz angegeben.

Bei der körperlichen Untersuchung zeigen sich über den ganzen Körper verteilte halbkugelförmige Tumoren mit großflächigen Ulzerationen. Kardial und pulmonal besteht ein Normalbefund. Abdomen weich, Darmgeräusche rege, Nierenlager frei. Organomegalie der Leber, keine Druckdolenz.

Frau S. ist alleinlebend und versorgt zu Hause mehrere Katzen. Die Patientin hat eine „Schwester", die sie unterstützt. Einen Lebensgefährten gibt es nicht. Das Leben der Patientin dreht sich hauptsächlich um die Fürsorge ihrer Katzen. Von diesen bekäme sie viel Liebe und Energie zurück, sie würde alles für ihre geliebten Tiere tun, dafür lohne es sich zu leben, erzählt sie immer wieder.

7.1 Diagnostik und Therapieentscheidung

Mycosis fungoides, ein kutanes T-Zell-Lymphom, gilt primär als niedrig maligne und wird auch als chronisch verlaufendes T-Zell-Non-Hodgkin-Lymphom der Haut bezeichnet (➤ Tab. 7.1). Die Erkrankung manifestiert sich durch das Auftreten von primär scharf begrenzten, z. T. schuppenden Herden, die stark jucken. Eine Therapieresistenz gegen dieses Symptom ist dabei typisch. Über die Dauer der Zeit vergrößern sich diese Areale, jucken stärker und verfärben sich zu bräunlichen Plaques. Im letzten Stadium entstehen dann die halbkugelförmigen Tumoren, die der Erkrankung ihren Namen gegeben haben. Die Therapie der Mucosis fungoides richtet sich immer nach dem Stadium, in dem sich der Hautbefund befindet.

Tab. 7.1 Stadieneinteilung der Mycosis fungoides

Stadium	
Stadium I	Ekzemstadium genannt. Der Krebs zeigt sich durch die geröteten, schuppenden Flecken. Lymphknoten sind nicht vergrößert.
Stadium II	Als Plaque-Stadium bezeichnet. Lymphknotenschwellungen ohne Krebszellen, Hauterhabenheiten und Knoten können vorliegen.
Stadium III	Fast die gesamte Haut ist betroffen. In den vergrößerten Lymphknoten finden sich noch keine Krebszellen.
Stadium IV	Neben der Haut sind zusätzlich Lymphknoten und/oder innere Organe betroffen.

FALLBERICHT

Frau S. hat zum Zeitpunkt der Erstvorstellung bereits vergrößerte Lymphknoten axillär, inguinal und weist bei der Untersuchung eine Hepatomegalie auf.

Die Schmerztherapie erfolgt symptomorientiert. Da die drückende andauernde Schmerzqualität im Vordergrund steht, entschließen wir uns, ein Opioid der WHO Stufe III einzusetzen. Hierbei greifen wir auf Hydromorphon in retardierter Form und nicht-retardierter Form zurück. Zusätzlich setzen wir zu festen Zeiten Metamizol aus der Gruppe der Nicht-Opioid-Analgetika ein. Hierunter ist die Patienten sehr gut symptomkontrolliert.

Da die Patientin zusätzlich sehr häufig während des stationären Aufenthalts über Einschlafstörungen und Unruhe im Verlaufe des Tages berichtet, setzt die Station Lorazepam ein.

Daneben bekommt die Patientin auch Unterstützung durch den Therapiebegleithund der Klinik, damit kann auch das Heimweh zu ihren Katzen ein wenig besänftigt werden.

MERKE

Es empfiehlt sich, direkt mit dem WHO Stufenschema III zu beginnen, da zwischenzeitlich auch die „starken" Opioide in sehr niedriger Dosierung erhältlich sind und somit optimal an die Patientenbedürfnisse angepasst werden können. Wenn mit niedrig potenten Opioiden begonnen wird, kommt es immer wieder vor, dass Patienten plötzlich starke und niedrig potente Opioide auf dem Therapieplan stehen haben. Der klassische „Copy-paste-Fehler" beim Schreiben von Stationsbriefen. Nicht-Opioid-Analgetika (NOPA) sollten ebenfalls im Therapieschema vorkommen, sofern es keine Kontraindikationen gibt.

7.1.1 Tumortherapie

Die Behandlung hängt in erster Linie vom Stadium der Erkrankung bei Diagnosestellung ab.

Als wirksame Therapieansätze gelten die Strahlentherapie, die Chemotherapie und die PUVA (Lichtbehandlung):

PUVA (Psoralen und UV-A) Im Frühstadium (Stadium I) kommt die PUVA zusammen mit Kortisonsalben zum Einsatz. Sie wird auch als **Photochemotherapie** bezeichnet und normalerweise zur Therapie der Schuppenflechte genutzt. Das Medikament **Psoralen** wird entweder direkt auf die Haut aufgetragen oder als Tablette verabreicht und reichert sich in den Krebszellen an. Die Haut wird anschließend mit UV-A-Licht bestrahlt, welches die Krebszellen zerstört.

Ab dem Plaque-Stadium reicht die alleinige PUVA-Therapie normalerweise nicht mehr aus. Sie wird dann meist mit einer Immuntherapie, z.B. Interferon-α, kombiniert.

Strahlentherapie Wie alle Non-Hodgkin-Lymphome ist die Mycosis fungoides strahlensensibel. Bei begrenzten tumorösen Hautveränderungen kann eine lokale Bestrahlung mit Röntgen- oder Elektronenstrahlen ausreichen, um den Tumor zu zerstören.

Bei großflächigem Hautbefall ohne weitere Organ- oder Lymphknotenbeteiligung ist eine Ganzhautbestrahlung ebenfalls eine gute Option. Diese wird in Spezialkliniken durchgeführt.

Sind schon Lymphknoten oder Organe betroffen, ist die Mycosis fungoides nicht mehr heilbar. In diesem Fall kann die Strahlentherapie palliativ, also symptomlindernd zum Einsatz kommen, um die Lebensqualität der Patienten zu verbessern.

Chemotherapie Die Chemotherapie kommt bei Lymphknoten- und Organbefall in weiter fortgeschrittenen Krankheitsstadien zum Einsatz und dient der Lebensverlängerung und teilweise Symptomlastlinderung.

7.1.2 Krankheitsverlauf

Die Mycosis fungoides verläuft sehr langsam über Jahre bis Jahrzehnte. Wird die Diagnose gestellt, bevor sie sich auf innere Organe und Lymphknoten ausgebreitet hat, ist die Prognose gut und die Patienten können oft geheilt werden.

In späteren Stadien kann die Krankheit durch die Behandlung zumindest vorübergehend aufgehalten werden (Zusammenfassung der Therapie von Frau S. ➤ Tab. 7.2).

FALLBERICHT

In einem Erstgespräch wird die Patientin – im Beisein der Schwester – über die Diagnose informiert. Ebenfalls wird sie darüber aufgeklärt, dass eine Heilung nicht mehr möglich ist. Aufgrund der Gesamtsituation stehen die Kollegen einer Fortführung der Chemotherapie eher skeptisch gegenüber, da vonseiten der

Tab. 7.2 Chronologisch aufgeführte Therapie auf der dermatologischen Station

Zeitpunkt	Histologie	Diagnostik	Therapie
08/2011	Ältere adnexotrope Mycosis fungoides im Tumorstadium in Regression, keine monoklonalen B- oder T-Zellen, ebenso keine Translokation	CT Thorax und Oberbauch: kein Lymphomnachweis. Sonografisch: kein Lymphknotennachweis	BADE-PUVA
09/2011			Einleitung Targretin
11/2011			Einleitung ECP Therapie
01/2012		CCT, CT-Thorax und Abdomen: pathologische Lymphknotenvergrößerungen links hilär. Mehrere vergrößerte axilläre Lymphknoten beidseits. Hepatomegalie. Zahlenmäßig deutlich vermehrte inguinale Lymphknoten beidseits. Subkutane rundliche Verdichtung gluteal beidseits sowie nuchal besteht der Verdacht auf Veränderungen im Rahmen der bekannten Mycosis fungoides.	
01–02/2012			Absetzen Targretin. Absetzen der ECP-Therapie
02/2012			Einleitung einer Monochemotherapie mit Gemcitabin

Behandler im Rahmen der Nutzen-Risiko-Abwägung kein Benefit für eine Fortführung gesehen wird.

Eine angepasste Schmerztherapie, eingebunden an ein multimodales Therapiekonzept gemeinsam mit den Palliativmedizinern ist das vorrangige Ziel der Dermatologen, was so mit der Familie kommuniziert wird.

Die Patientin will auf gar keinen Fall mit der Therapie aufhören, da sie sich verantwortlich für ihre „Katzenfamilie" sieht und alles versuchen würde, um ihre Lebenszeit zu verlängern und möglicherweise zurück zu ihren Katzen zu kommen.

Bei insgesamt etwas unentschlossenen Behandlern in Bezug auf Fortführung oder Therapielimitierung wird dem Wunsch der Patientin entsprochen und die Chemotherapie fortgeführt.

MERKE

Vor einem Arzt-Patienten-Gespräch sollte das weitere Vorgehen mit den Behandlern abgestimmt werden, um Missverständnisse auszuräumen und auch um mögliche Widersprüche bei einem Aufklärungsgespräch zu vermeiden. Dabei hat letztendlich immer der Betroffene den größten Einfluss. Die Gesprächsführung sollte dabei dem Alter, dem Bildungsstand, aber natürlich auch dem familiären Umfeld angepasst werden.

FALLBERICHT

Der Zustand der Patientin ändert sich im Verlauf der nächsten Wochen immer schneller und verschlechtert sich bei jeder Visite zusehends (➤ Abb. 7.1). Konnte sie zu Beginn noch mit dem Therapiebegleithund über die Station laufen, bleibt Frau S. jetzt immer häufiger in ihrem Zimmer. Die beklagten Dauerschmerzen müssen über die Zeit immer wieder neu durch medikamentöse Anpassungen begleitet werden, was die Patientin sehr gut toleriert. Die mehrfach täglich stattgehabten Salbungen und Reinigungen sind indes nicht möglich (Dauer jeweils 15–20 min), da die Patientin vor Schmerzen schreit und dies sowohl für sie als auch Mitpatienten und das gesamte Stationspersonal eine massive Belastung darstellt. Die Pflege führt immer wieder zu einer massiven Schmerzzunahme, sodass Frau S. die weitere Therapie ohne angepasste Schmerztherapie ablehnt. Auch das Pflegepersonal, das ebenfalls unter dem leidvollen Schreien der Patientin leidet und auch zeitweise die Behandlung unter diesen Voraussetzungen weiter ablehnt, will so nicht mehr weiter behandeln.

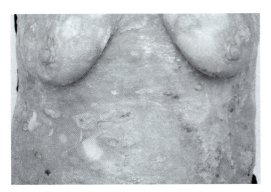

Abb. 7.1 Mycosis fungoides, Stadium III [P818]

7.1.3 Therapie akuter Schmerzen: Durchbruchschmerz/inzidenteller Schmerz

Definition

Durchbruchschmerz (DBS) ist ein vorübergehender, starker Schmerzanstieg bei sonst gut kontrollierten „Basisschmerz".

Besonders die schwere und fehlende Kontrolle des DBS führen zu massiven körperlichem und psychischem Stress und damit zu einer deutlich eingeschränkten Lebensqualität. Die Prävalenz liegt zwischen 40–80 % aller Palliativpatienten, bei fortschreitender Erkrankung. Der DBS tritt häufig unvermittelt auf, ohne erkennbaren Auslöser. Die Schmerzqualität kann von neuropathisch bis nozizeptiv reichen, aber auch beide Qualitäten aufweisen (*mixed pain*).

Therapie

Die Therapie der Wahl bei einem nozizeptiven DBS sind die **kurz wirksamen Opioide** (> Tab. 7.3). Wenn es sich um ein DBS handelt, der sich ankündigt (z. B. zu erwartende schmerzhafte Lagerungen), können die Opioide oral oder s. c. mit einer Vorlaufzeit von 20–30 min gegeben werden. Häufig ist dieses Vorgehen erfolgreich. Handelt es sich um ein DBS, der nicht vorhersehbar ist, sollten „ultrakurz wirksame" Opioide gegeben werden, i. v., nasal oder sublingual. Die Dauer bis zu einer Wirkung liegt bei 3–10 min.

FALLBERICHT

Die ersten beiden Male wird versucht, mit sublingualem Fentanyl-Schmelztabletten die Schmerzen zu reduzieren. Die Patienten wird zwar schläfrig und die Schmerzen nehmen diskret ab (NRS 8/10), aber auch bei Dosen bis 400 µg s. l. ist eine adäquate Abschirmung nicht möglich. Zumal die Patientin zusätzlich mit Lorazepam sediert wird, besteht die Angst auf Station, dass sie bei weiterer Erhöhung des Opioids atemdepressiv werden könne. Eine postinterventionelle Antagonisierung der Medikamente kommt nicht infrage (Denn auch die Antagonisierung birgt seine Risiken.).

Um die Station (Normalstation, keine Wachstation), soweit es geht, autark zu lassen, entschließen wir uns, auf ein für die Station und die Patientin „einfaches" Konzept zurückzugreifen. Dabei sind Sicherheit und Einfachheit das oberste Ziel.

Dafür fixieren wir vier Zeitpunkte (Reinigung und Salbung) und führen eine dissoziative Bewusstlosigkeit mithilfe von Ketamin und dem kurzwirksamen Benzodiazepin Midazolam durch.

Nach ca. 14 Tagen kann die Patientin hinsichtlich ihrer Schmerzlast durch dieses Vorgehen deutlich stabilisiert werden (NRS 2/10). Damit ist es möglich, Frau S auf eine Palliativstation zu verlegen.

MERKE

Bei der Gabe von **Ketamin** ist dafür zu sorgen, dass die Umgebungseinflüsse so gering wie möglich gehalten werden (z. B. Licht, Geräusche, Stimmen etc.). Die Patienten empfinden alle Einflüsse viel intensiver. Dies kann zu starken Ängsten bis hin zu Wahnvorstellungen (psychomimetische Wirkung) führen (*bad trip*). Die Wirkung setzt sehr schnell ein (45–60 s) und hält ca. 20 min. Repetitive Dosen sind sehr gut möglich und verlängern dementsprechend die Wirkung. Da das Medikament hepatisch metabolisiert wird, ebenso wie die Benzodiazepine, sollte bei einer ausgeprägten Leberinsuffizienz mit einer Wirkzeitverlängerung gerechnet und die Dosis angepasst werden. (Es gibt Berichte, dass es bei Kindern unter der Einnahme von Benzodiazepin zu Laryngospasmen gekommen kann.)

Tab. 7.3 In der Palliativmedizin gebräuchliche Substanzen bei DBS

Wirkstoffe	Empfohlene Dosierung (mg)	Empfehlung	Kontraindikationen bei	Verabreichung
Fentanyl Potenz: 1:100	0,1–0,4	Mit 0,1 mg beginnen, dann weiter herantitrieren. Falls kein Effekt, alle 15 min.		p.o., s.l., i.v., s.c., nasal, rektal, peridural, spinal
Hydromorphon Potenz: 1:7	0,2–1 i.v. 1,3–2,6 (ein Sechstel der Tagesdosis) oral akut	Langsam titrieren Effekt intravenös: 2–5 min Oraler Effekt von Hydromorphon „akut" nach ca. 25 min		p.o., i.v., s.c., nasal, spinal (off-label)
Oxycodon Potenz: 1:2	1–5 i.v. 5 mg–20 mg oral akut	Langsam titrieren Oraler Effekt von Oxycodon akut nach ca. 20–30 min		p.o., i.v., s.c., nasal
Morphin Potenz: 1:1	1–20 i.v. 10–200 mg oral	Langsam titrieren Effekt intravenös: 2–5 min Oraler Effekt von Morphin akut nach ca. 20–30 min	Niereninsuffizienz (relativ)	p.o., i.v., s.c., nasal, rektal, peridural, spinal
Piritramid Potenz: 1:0,7	3,75–15 mg i.v. Nur intravenös	Entspricht einer Potenz von 0,7 zu Morphin Effekt intravenös: 2–5 min Bolusgabe 0,1 mg/kg KG		i.v., s.c., nasal, **nicht oral**
Sufentanyl Potenz: 1:600–1000	0,01–0,04	Langsam titrieren in 0,01 mg-Schritten Effekt intravenös: 2–5 min		i.v., s.c., peridural, spinal

Umrechnung: oral zu intravenös: Verhältnis: 3:1
Umrechnung von einem Opioid zu einem anderen in äquipotenter Dosis, immer ausgehend von Morphin
Morphin hat die Potenz 1: Davon werden (siehe oben) alle weiteren Äquivalenzdosen abgeleitet.
Beispiel: Morphin 100 mg = Oxycodon 50 mg bzw. 1:2, da Oxycodon doppelt so potent ist.

7.2 Transport auf die Palliativstation

FALLBERICHT

Die Patientin wird nach Beendigung der Therapie (dermatologische Station), auf eine externe Palliativstation verlegt. Der Transport erfolgt bei sehr schwierig einzustellenden Schmerzen unter Analgosedierung (➤ Tab. 7.4). Dabei wurden repetitiv Ketamin i.v. und/oder Fentanyl nasal appliziert. Abgeschirmt wird die Patientin mit Lorazepam vor Beginn der Fahrt.

Die Patientin stirbt wenige Tage später, gut symptomkontrolliert auf der Palliativstation.

Wäre die Symptomlast höher gewesen, d.h. die Schmerzen irgendwann nicht mehr zu kontrollieren, hätte die Patientin eventuell abschirmende Medikamente gebraucht.

Tab. 7.4 Medikamentenplan für Frau S.

Medikament	Stärke	Dosierung	Indikation
Hydromorphon ret.	8 mg	1-0-1	Bei Schmerzen
Laxoberal p.o. (Natriumpicosulfat)	5°	0-0-0-1	Obligat zur Therapie mit Opioiden
MCP (Metoclopramid) p.o.	10 mg	1-0-0	Bei Übelkeit (sinnvoll bei Opioid-naiven Patienten) für 3–5 Tage bei Eindosierung
Lorazepam (Tavor®) s.l.	1 mg	1-1-1-1	Bei Unruhe/Angst
Gylcilax/Dulcolax supp		Bei Bedarf bis 2×/d	Bei Obstipation
Bedarfsmedikation			
Zofran (Ondansetron) s.l.	4 mg	Bei Bedarf bis 4×/d	Bei Übelkeit
Hydromorphon „akut"	2,6 mg	Bei Bedarf bis 6×/d (Mindestabstand 30 min)	Bei akuten Schmerzen
Pecfent (Fentanyl) nasal	100–400 µg	1 Hub (Mindestabstand 20 min)	Bei DBS
Notfallmedikation (z.B. wenn kein Schlucken mehr möglich ist)			
Ketamin i.v.	0,5–1 mg/kg KG	Bolusgabe, bei Nichtansprechen 0,5 mg/kg KG repetitiv	Inzidenteller Schmerz
Palladon-Perfusor (Hydromorphon) i.v./s.c.	10 mg/50 ml NaCl 0,9 %	Laufrate (LR): je nach oraler Dosis (orale Tagesdosis: 3, entspricht i.v. Tagesdosis) Bolus = Laufrate Sperrzeit 20 min Max. 3 Boli/1 h Steigern bis akzeptable Symptomlastlinderung	Bei Schmerzen/Dyspnoe
Dormicum-Perfusor (Midazolam) i.v./s.c.	10 mg/50 ml NaCl 0,9 %	LR: 0,5 ml/h B = LR Sperrzeit 20 min Max. 3 Boli/1 h Steigern bis akzeptable Symptomlastlinderung	Bei Unruhe/Angst

INFO

Medikamente zur palliativen Sedierung

Midazolam (Dormicum)
- Initialdosis 0,5–2,5 mg
- Erhaltungsdosis 1–5 mg/h
- Vorteil: wirkt auch gegen epileptische Anfälle
- Subkutane oder intravenöse Gabe

Lorazepam (Tavor)
- Initialdosis 1–2,5 mg
- Erhaltungsdosis 0,5–1 mg/h
- Erhaltungsdosis 0,5–2 mg alle 4–6 h bei Bolusgaben
- Vorteil: wirkt auch gegen epileptische Anfälle
- Subkutane, intravenöse, sublinguale Gabe (muss trotzdem noch abgeschluckt werden)

Levomepromazin (Neurocil)
- Initialdosis 12,5–25 mg
- Erhaltungsdosis 50–300 mg/24 h
- Auch bei Zuständen anwendbar, bei denen Benzodiazepine kontraindiziert sind, wie z.B. Myasthenia gravis
- Subkutane oder intravenöse Gabe möglich

Propofol (Disoprivan)
- Initialdosis 10 mg
- Erhaltungsdosis 0,5–4 mg/kg KG/h
- Nur intravenöse Gabe

Was wäre, wenn …

- … die Patientin eine weiterführende Chemotherapie nicht mehr gewollt hätte?
  - Ein frühzeige Anbindung an eine Palliativeinheit oder ein SAPV-Team wäre früher organisiert worden.
  - Man hätte vielleicht schon früher das Intervall der Verbandswechsel heruntergefahren und symptomorientierter oder lebensqualitätsfokussierter gehandelt.
- … die Station (Ärzte, Pflege) geschult gewesen wäre im Umgang mit palliativ zu versorgenden Patienten?
  - Dann hätte wahrscheinlich die Symptomkontrolle im Mittelpunkt gestanden.

LITERATUR

Bausewein C, Roller S, Voltz R, Albrecht E (Hrsg.). Leitfaden Palliative Care. Palliativmedizin und Hospizbegleitung. 6. Aufl. München: Elsevier, 2018.

Braun MS. Praxis der subkutanen Gabe von Medikamenten und Flüssigkeit bei Palliativstationen, Hospizen und onkologischen Abteilungen – eine Umfrage in Deutschland. LMU 2011.

Dippel E, Assaf Ch, Becker J et al. S2k-Leitlinie Kutane Lymphome, 2017U. AWMF-Registernummer: 032/027.

Dührsen U. Kutane T-Zell-Lymphome. In: Ehninger G, Petasch S. Colloqium Onkologie. 8. Update Hämatologie/Onkologie 2009. Lukon 2009: S 84–85.

Juliusson G, Lazarevic V, Hörstedt A-S et al., Acute myeloid leukemia in the real world. Why population-based registers are needed. Blood, 2012; 119(17): 3890-3899.

Robert Koch-Institut (Hrsg.). Krebs in Deutschland 2005/2006. Häufigkeiten und Trends, Berlin 2010. http://www.lymphome.de/InfoLymphome/NonHodgkinLymphome/index.jsp

S3-Leitlinie für Palliativmedizin für Patienten mit einer nicht heilbaren Krebserkrankung; Langversion 1.1 – Mai 2015; Leitlinienprogramm Onkologie, AWMF-Registernummer: 128/001OL.

Schmoll H-J, Höffken K, Possinger K (Hrsg.). Kompendium Internistische Onkologie. 4. Aufl. Berlin/Heidelberg: Springer, 2006.

KAPITEL 8

Barbara Hoffmann

Eine Herausforderung – chronische Schmerzpatienten in palliativer Situation

FALLBERICHT

Patientin, 48 Jahre, Bürokauffrau, seit fast 6 Jahren rezidivierende dumpfe Schmerzen im lumbosakralen Bereich. Deshalb ist die Patientin immer wieder in hausärztlicher Behandlung und wird, da kein Verdacht auf somatische Ursachen besteht, mit NSAR (nicht-steroidalen Antirheumatika) behandelt und über den Umgang mit Rückenschmerzen und das Verhalten bei Rückenschmerzen aufgeklärt. Als die Abstände zwischen den Schmerzphasen kürzer und die Dauer der Schmerzphasen länger werden, wird eine orthopädische Abklärung initiiert. Vom Orthopäden wird die Verdachtsdiagnose „degenerative Wirbelsäulenerkrankung" gestellt. Zunächst wird die Patientin erneut mit NSAR therapiert und erhält eine Verordnung zur Physiotherapie. Es kommt zu einem Rückgang der Schmerzen. Die Analgetika werden von der Patientin abgesetzt.

Erklärung

Die Patientin wird leitliniengerecht bezüglich der nicht spezifischen Kreuzschmerzen behandelt. Sie leidet unter rezidivierenden Rückenschmerzen, wird deshalb immer wieder beim Hausarzt vorstellig. Bei Zunahme der Häufigkeit der Beschwerden besucht die Patientin den Orthopäden, der den Verdacht auf eine degenerative Wirbelsäulenerkrankung äußert und eine Therapie mit NSAR initiiert, kombiniert mit Physiotherapie. Zunächst kommt es zu einem Rückgang der Beschwerden.

Mit einer Latenz von ca. 3 Monaten beginnen die Schmerzen erneut. Eine Schmerztherapie mit NSAR wird erneut initiiert und die Patientin zu mehr körperlicher Aktivität motiviert. Unter dieser Therapie beginnen die Schmerzen in das rechte Bein auszustrahlen.

MRT LWS/Sakralbereich wird vom Orthopäden veranlasst mit folgender Diagnose:
BSV (Bandscheibenvorfall) L4/L5 mit Einengung des Neuroforamen rechts mit intermittierend ins rechte Bein ausstrahlenden neuropathischen Schmerzen ohne motorische Ausfälle, seit fast 3 Jahren dumpfe Dauerschmerzen im lumbosakralen Bereich.

> ## INFO
> **Definitionen**
>
> **Schmerz**
> „Schmerz ist ein unangenehmes Sinnes- und Gefühlserlebnis, das mit einer tatsächlichen oder potenziellen Gewebeschädigung verknüpft ist oder mit Begriffen einer solchen Schädigung beschrieben wird." (Internationale Gesellschaft zur Studium des Schmerzes; ISAP)
>
> **Chronischer Schmerz**
> In der Regel werden Schmerzen als chronisch eingestuft, wenn sie länger als 3–6 Monate anhalten. Darüber hinaus werden auch solche Schmerzen als chronisch eingestuft, die über Monate oder Jahre hinweg immer wiederkehren.
>
> **Biopsychosoziales Konzept der Chronifizierung von Schmerz**
> … Schmerzen mit eindeutiger somatischer Ätiologie (BSV L4/5, degenerative Wirbelsäulenerkrankung) werden im akuten Stadium durch psychologische Prozesse auf kognitiver, emotionaler und auf Verhaltensebene beeinflusst. Die mit dem chronischen Schmerz verbundenen Veränderungen haben erhebliche soziale Konsequenzen: Sie wirken sich auf Familie, Beruf und andere Kontakte aus. Die Schmerzfolgen in diesem Bereichen können wiederum Schmerz und das Schmerzerleben ungünstig beeinflussen und so zur Chronifizierung beitragen …

Mainzer Stadienmodell der Schmerzchronifizierung (MPSS)
Im MPSS nach Gerbershagen werden die zeitlichen Aspekte mit Auftretenshäufigkeit, Dauer und Intensitätswechsel der Schmerzen, die räumlichen Aspekte mit Anzahl der Schmerzlokalisationen, das Medikamenteneinnahmeverhalten inklusive Entzugstherapien und die Patientenkarriere mit Arztwechsel, schmerzbedingten Krankenhausaufenthalten, Operationen und Reha-Maßnahmen berücksichtigt (> Abb. 8.1, > Tab. 8.1).

INFO
Grundsätze der medikamentösen Therapie bei nichtspezifischen Kreuzschmerzen

Folgende Grundsätze sollen (↑↑, Expertenkonsens) unabhängig von der Wahl, der Einleitung und der Durchführung der medikamentösen Therapie berücksichtigt werden:
- Aufklärung, dass Medikamente nur eine unterstützende Therapieoption bei Kreuzschmerzen darstellen
- Festlegung eines realistischen und relevanten Therapieziels auch unter Berücksichtigung der körperlichen Funktion (z. B. Verbesserung der Gehstrecke oder Belastbarkeit, relevante Schmerzlinderung [> 30 oder > 50 %])
- Individuelle Auswahl der Medikation unter Berücksichtigung der Begleiterkrankungen, Begleitmedikation, Unverträglichkeiten, Vorerfahrungen und Präferenzen des Patienten (siehe auch Leitlinie Multimedikation [DEGAM, 2014], Priscus- und FORTA-Liste) (> Tab. 8.2)
- Stufenweise Dosistitration der Medikation zum Erreichen dieses Effekts mit der geringsten effektiven Dosierung
- Überprüfung des Auftretens von Nebenwirkungen und des klinischen Effekts in regelmäßigen Intervallen (ca. 4 Wochen)
- Bei akuten Schmerzen zeitiges Ausschleichen bzw. Absetzen der Medikation mit Besserung der Symptomatik
- Fortführung der Therapie nur bei guter Wirksamkeit und Verträglichkeit, Überprüfung in regelmäßigen Intervallen (alle 3 Monate)
- Ausschleichen/Absetzen der Therapie bei nicht ausreichender Wirksamkeit (trotz angemessener Dosierung) oder relevanten Nebenwirkungen

FALLBERICHT

Diagnose
Die Patientin befindet sich nach MPSS nach Gerbershagen im Stadium II–III.
Sie wird bei einem speziellen Schmerztherapeuten vorstellig. Eine Therapie mit Opioiden Stufe II wird begonnen. Edukation, Entspannungsverfahren werden eingesetzt und eine Reha-Sportmaßnahme verordnet. Psychosoziale Belastungsfaktoren als Risikofaktoren zur Chronifizierung werden abgeklärt. Es zeigen sich eine deutlich eingeschränkte Lebensqualität und eine zunehmende Arbeitsunfähigkeit.

Tab. 8.1 Inhalte und Ausprägungsgrad einzelner Dimensionen des MPSS (Mainzer Pain Staging Score) bei chronifiziertem Schmerz [R428]

Dimension	Stadium I	Stadium II	Stadium III
Schmerzverlauf	Intermittierend, zeitlich wechselnd, Intensitätswechsel	Lang anhaltend, Intensität wenig wechselnd	Dauerschmerz
Lokalisation	Umschrieben, anatomisch nachvollziehbar, meist monolokulär	Ausdehnung auf größere Areale	> 70% der Körperoberfläche
Medikamenteneinnahmeverhalten	Angemessen, entsprechend der ärztlichen Verordnung	Vereinzelte Missbrauchs- und Entzugsepisoden	Langjähriger Missbrauch, Polytoxikomanie
Beanspruchung des Gesundheitswesens	Überwiegend ein Arzt und empfohlene Spezialisten, nicht mehr als eine Krankenhaus-/Reha-Behandlung wegen Schmerzen oder schmerzbedingter operativer Eingriff	2- bis 3-maliger Arztwechsel, häufiger Wechsel von Spezialisten gleichen Fachs, 2–3 stationäre Behandlungen und operative Eingriffe	> 3-maliger Arztwechsel, zielloses Doctor Hopping, > 3 schmerzbedingte stationäre Behandlungen und operative Eingriffe
Psychosoziale Risikofaktoren	Übliche familiäre und psychosoziale Probleme; adäquate Krankheitskontrolle	Zunehmende Auswirkung auf Ehe, Familie, soziale Umwelt und Beruf, ungünstige Bewältigungsstrategie	Versagen in Familie, Ehe und Beruf, „erlernte Hilflosigkeit"

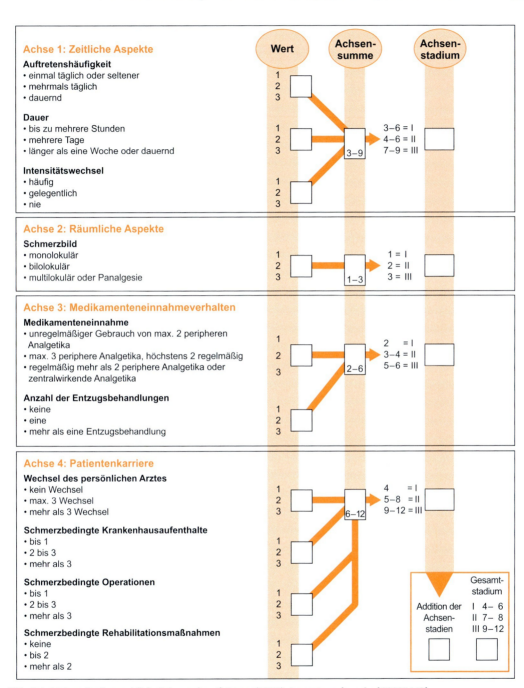

Abb. 8.1 Mainzer Stadienmodell der Schmerzchronifizierung (MPSS): Auswertungsformular [G985/L143]

Tab. 8.2 Hinweise zur Durchführung einer Therapie mit Opioiden

Durchführung einer Therapie	
Präparateauswahl	• Präparate mit retardierter Galenik bzw. langer Wirkdauer • Bevorzugt orale Einnahme, bei Kontraindikation ggf. transdermale Systeme • Nebenwirkungsprofil des opioidhaltigen Analgetikums beachten • Begleiterkrankungen des Patienten berücksichtigen • Patientenpräferenzen berücksichtigen
Einstellungsphase (Dosisfindung)	• Therapieziel vereinbaren • Aufklärung zu Nebenwirkungen, Suchtgefahr, Verkehrssicherheit • Mit niedriger Dosis beginnen • Therapie nach festem Zeitplan • Dosis schrittweise steigern in Abhängigkeit von Wirksamkeit und Verträglichkeit • Optimale Dosis bei Erreichen der formulierten Therapieziele bei geringen bzw. tolerablen Nebenwirkungen erreicht • Dosis von > 120 mg/Tag orales Morphinäquivalent nur in Ausnahmefällen überschreiten • Kurzfristig Bedarfsmedikation mit nicht-retardierten oral wirksamen opioidhaltigen Analgetika zur Dosisfindung

Langzeittherapie	• Keine Bedarfsmedikation mit nicht-retardierten opioidhaltigen Analgetika
	• Bei Schmerzexazerbation keine initiale Erhöhung der Opioiddosis, zunächst zusätzliche Therapie mit nicht-steroidalen Antirheumatika (NSAR)
	• In regelmäßigen Abständen überprüfen:
	  – Erreichen der Therapieziele
	  – Hinweise für Nebenwirkungen (z. B. Libidoverlust, psychische Veränderungen wie Interessensverlust, Merkfähigkeitsstörungen sowie Sturzereignisse)
	  – Hinweise für Fehlgebrauch der rezeptierten Medikamente
	• Nach 6 Monaten mit Therapie-Response:
	  – Dosisreduktion und/oder Auslassversuch besprechen
	  – Prüfung der Indikation für Therapiefortsetzung bzw. des Ansprechens auf nicht-medikamentöse Therapiemaßnahmen

Beenden der Therapie	• Erreichen der individuellen Therapieziele durch andere therapeutische Maßnahmen • Nicht-Erreichen der individuellen Therapieziele innerhalb der initialen 4–12 Wochen • Auftreten von nicht ausreichend therapierbaren bzw. nicht tolerierbaren Nebenwirkungen • Anhaltender Wirkverlust trotz Modifikation der Opioidtherapie (Opioidwechsel, Dosisanpassung) • Missbräuchliche Verwendung der rezeptierten opioidhaltigen Analgetika durch Patienten trotz Mitbehandlung durch Suchtspezialisten • Therapie mit opioidhaltigen Analgetika schrittweise beenden

Da der Erfolg mäßig ist, wird von dem speziellen Schmerztherapeuten aufgrund der langen Schmerzanamnese und der inzwischen schon stattgefundenen Chronifizierung eine multimodale Schmerztherapie empfohlen.

Eine tagesstationäre multimodale Schmerztherapie wird mit gutem Erfolg absolviert. Die Patientin wird vorübergehend zur Unterstützung der körperlichen Aktivierung auf Opioide der Stufe III eingestellt. Zur Schmerzdistanzierung, wegen der neuropathischen Schmerzen und zur Verbesserung des durch die Schmerzen gestörten Nachtschlafs wird das Antidepressivum Amitriptylin eingesetzt.

Nach Beendigung der multimodalen Schmerztherapie setzt die Patientin das Erlernte im Alltag um. Das Opioid kann sie nach insgesamt 12 Wochen Einnahme langsam ausschleichen. Das Antidepressivum wird für insgesamt 6 Monate fortgeführt. Die erfolgte körperliche Aktivierung wird fortgesetzt. Ihre Arbeitsfähigkeit ist wieder hergestellt.

INFO
Definition: Multimodale Schmerztherapie (nach Arnold et al., 2009)

Es ist eine gleichzeitige, inhaltlich, zeitlich und in der Vorgehensweise aufeinander abgestimmte umfassende Behandlung von Patienten mit chronifiziertem Schmerzsyndromen, in die verschiedene somatische, körperlich übende, psychologisch übende und psychotherapeutische Verfahren nach vorgegebenem Behandlungsplan mit identischem, unter den Therapeuten abgesprochenem Therapieziel eingebunden sind.

Die Behandlung muss in einem gleichberechtigten Team aus Ärzten, Psychologen bzw. Psychotherapeuten, Physiotherapeuten, Therapeuten der ablenkenden Verfahren (Beispiel Kunsttherapie, Musiktherapie etc.) durchgeführt werden. Es müssen regelmäßige Teamsitzungen stattfinden.

FALLBERICHT

Leitliniengerecht wird beim Wiederauftreten der Beschwerden jetzt mit neuropathischer Komponente ein MRT der lumbalen WS veranlasst, mit der Diagnose degenerative Wirbelsäulenerkrankung mit BSV in L4/5. Da keine motorischen Ausfälle zu verzeichnen sind, wird zunächst eine Standardtherapie mit NSAR und körperlicher Aktivierung eingeleitet. Es zeigt sich, dass diese Therapie nicht suffizient ist. Die Patientin wird beim speziellen Schmerztherapeuten vorstellig. Dort wird eine Therapie mit einem Opioid Stufe II eingeleitet, Edukation, Entspannungsverfahren werden initiiert. Psychosoziale Belastungsfaktoren als Risikofaktoren zur Chronifizierung werden abgeklärt. Da der Erfolg nur mäßig ist, wird eine tagesstationäre multimodale Schmerztherapie in die Wege geleitet. Monate lang ist die Patientin ohne Medikamente mit regelmäßiger körperlicher Bewegung fast schmerzfrei. Danach kommt es im Verlauf von 10 Monaten zu einer erneuten Schmerzzunahme mit folgenden Veränderungen:

Die Schmerzen sind jetzt drückend im gesamten LWS-Bereich mit einer stechenden Komponente und strahlen in beide Beine aus (> Tab. 8.3).

MERKE
Dran denken!

Eine Veränderung der Schmerzen muss hellhörig machen und eine weitere Diagnostik sollte eingeleitet werden!

FALLBERICHT

Aufgrund der Veränderung des Schmerzes in Art und Intensität wird eine Bildgebung initiiert, aufgrund derer der Verdacht auf ossäre Metastasen gestellt wird. Im Rahmen der Umfelddiagnostik auf der Suche nach dem Primärtumor wird die Patientin auch in der Gynäkologie vorgestellt.

In diesem Zusammenhang wird in der linken Mamma ein Knoten getastet, der als ein invasiver maligner Tumor mit tastbaren Lymphknoten diagnostiziert wird.

Es wird zunächst eine Stanzbiopsie entnommen und nach Diagnosesicherung eine brusterhaltende Therapie mit axillärer Lymphnodektomie durchgeführt.

Staging
- **CT Thorax/Abdomen:** multiple hepatische Metastasen
- **Knochenszinitigrafie:** diffuse ossäre Metastasen in der gesamten Wirbelsäule, vermehrt in der lumbalen Wirbelsäule festgestellt, aber auch im Os sacrum rechts und in den Rippen.

Diagnose
Invasiv-lobuläres Mammakarzinom links

Tab. 8.3 Red Flags in Leitlinie Rückenschmerzen

„Extravertebragene" Kreuzschmerzen
Ausgelöst durch benachbarte Organe, die nicht unmittelbar zu den knöchernen, muskulären oder diskoligamentären Strukturen der Wirbelsäule gehören: • Abdominelle und viszerale Prozesse, z. B. Cholezystitis, Pankreatitis • Gefäßveränderungen, z. B. Aortenaneurysmen • Gynäkologische Ursachen, z. B. Endometriose • Urologische Ursachen, z. B. Urolithiasis, Nierentumoren, perinephritische Abszesse • Neurologische Erkrankungen, z. B. Polyneuropathien • Psychosomatische und psychiatrische Erkrankungen

Tab. 8.3 Red Flags in Leitlinie Rückenschmerzen *(Forts.)*

Warnhinweise aus dem somatischen Bereich (Red Flags)

- Fraktur/Osteoporose:
  - Schwerwiegendes Trauma, z. B. durch Autounfall oder Sturz aus größerer Höhe, Sportunfall
  - Bagatelltrauma (z. B. Husten, Niesen oder schweres Heben) bei älteren oder potenziellen Osteoporose-Patienten
  - Systemische Steroidtherapie
- Infektion:
  - Allgemeine Symptome, wie kürzlich aufgetretenes Fieber oder Schüttelfrost, Appetitlosigkeit, rasche Ermüdbarkeit
  - Durchgemachte bakterielle Infektion
  - Intravenöser Drogenabusus
  - Immunsuppression
  - Konsumierende Grunderkrankungen
  - Kürzlich zurückliegende Infiltrationsbehandlung an der Wirbelsäule
  - Starker nächtlicher Schmerz
- Radikulopathien/Neuropathien:
  - Bei jüngerem Lebensalter eher Bandscheibenvorfall als Ursache der Wurzelkompression
  - Im Dermatom in ein oder beide Beine ausstrahlende Schmerzen, ggf. verbunden mit Gefühlsstörungen wie Taubheitsgefühlen oder Kribbelparästhesien im Schmerzausbreitungsgebiet oder Schwächegefühl
  - Kaudasyndrom: plötzlich einsetzende Blasen-/Mastdarm-Störung, z. B. Urinverhalt, vermehrtes Wasserlassen, Inkontinenz
  - Gefühlsstörung perianal/perineal
  - Ausgeprägtes oder zunehmendes neurologisches Defizit (Lähmung, Sensibilitätsstörung) der unteren Extremität
  - Nachlassen des Schmerzes und zunehmende Lähmung bis zum kompletten Funktionsverlust des Kennmuskels (Nervenwurzeltod)
- Tumor/Metastasen:
  - Höheres Alter
  - Tumorleiden in der Vorgeschichte
  - Allgemeine Symptome: Gewichtsverlust, Appetitlosigkeit, rasche Ermüdbarkeit
  - Schmerz, der in Rückenlage zunimmt
  - Starker nächtlicher Schmerz
- Axiale Spondyloarthritis:
  - Länger anhaltende Kreuzschmerzen (> 12 Wochen) und Beginn vor dem 45. Lebensjahr
  - Schleichender Beginn der Schmerzen
  - Morgensteifigkeit ($\geq$ 30 min)
  - Verbesserung der Kreuzschmerzen durch Bewegung, nicht in Ruhe
  - Schmerzbedingtes frühmorgendliches/nächtliches Erwachen
  - Alternierender Gesäßschmerz
  - Zunehmende Steifheit der Wirbelsäule
  - Begleitende periphere Arthritis, Enthesitis, Uveitis
- Bekannte Psoriasis, entzündliche Darmerkrankung

Psychosoziale Risikofaktoren für Chronifizierung (Yellow Flags) (Auswahl)

- Depressivität, Distress (negativer Stress, vor allem berufs-/arbeitsplatzbezogen)
- Schmerzbezogene Kognitionen: z. B. Katastrophisieren, Hilf-/Hoffnungslosigkeit, Angst-Vermeidungs-Überzeugungen *(fear-avoidance-beliefs)*
- Passives Schmerzverhalten: z. B. ausgeprägtes Schon- und Angst-Vermeidungs-Verhalten, überaktives Schmerzverhalten: beharrliche Arbeitsamkeit *(task persistence)*, suppressives Schmerzverhalten
- Schmerzbezogene Kognitionen: Gedankenunterdrückung *(thought suppression)*
- Neigung zur Somatisierung

Tumorstadium bei Diagnosestellung:
pT1c, pN 1 (5/15), pM1 (ossär/hep), G3, HR pos., HER2neu neg,
Z. n. brusterhaltender Therapie mit axillärer Lymphnodektomie

Therapie
Eine Chemotherapie wird durchgeführt, die von der Patientin schlecht vertragen wird, gefolgt von einer Strahlentherapie und einer antihormonellen Therapie.
Restaging nach Abschluss der Therapie:
Neu aufgetretene pulmonale Metastasen bei nur wenig veränderten ossären Metastasen.
Bei Progress unter Therapie mit Ausbildung von pulmonalen Metastasen wird eine Immuntherapie eingeleitet und die antihormonelle Therapie umgesetzt auf einen Aromatasehemmer.
Der Allgemeinzustand verschlechtert sich zunehmend. Die Patientin wird schwächer.
Gequält von den neuropathischen Schmerzen in Händen und Füßen als Folge der Chemotherapie, den starken Rückenschmerzen, begleitet von Schlafstörungen, den Gelenkschmerzen als Folge der antihormonellen Therapie und der zunehmenden Schwäche, entscheidet sich die Patientin für ein palliatives Vorgehen mit Fokus auf der Lebensqualität.
Eine Schmerztherapie mit Tilidin und Ibuprofen ist im ambulanten Bereich schon begonnen worden. Die Patientin klagt über Übelkeit und nicht ausreichende Schmerzkontrolle.
Im Rahmen einer Vorstellung in unserer Hochschulambulanz für Palliativmedizin wird die Patientin über die Arbeit und die Zielsetzung der Palliativmedizin aufgeklärt.

Aufnahme auf die Palliativstation
In einem gemeinsamen Gespräch mit der Patientin und den Angehörigen wird die Entscheidung zur Aufnahme auf die Palliativstation getroffen. Ein Termin wird vereinbart. Zielsetzung ist die Optimierung der Schmerztherapie, Unterstützung der Patientin und der Angehörigen in der Krankheitsverarbeitung und die Organisation der Weiterversorgung.
Nach einem palliativmedizinischen Basis-Assessment, in dem die Patientin ihre kritische Einstellung zu Medikamenten deutlich macht, besprechen wir mit der Patientin eine Opioidrotation, zunächst aufgrund der neuropathischen Schmerzkomponente auf Tapentadol unter antiemetischem Schutz von MCP für ca. 10 Tage, und ergänzen die Schmerztherapie mit Metamizol. Die Medikamente werden zu festen, der Wirkungsdauer entsprechenden Zeiten verabreicht mit Bedarfsmedikation bei Schmerzattacken zur Dosisfindung. Die Dosisfindung gestaltet sich als schwierig, da die Patientin über diverse Nebenwirkungen wie Schwindel, Schwitzen, Inappetenz und Benommenheit klagt, die bei Dosissteigerung zunehmen. Es sind wiederholt informative Schulungsgespräche notwendig. Aufgrund der für die Patientin belastenden Nebenwirkungen und der nicht ausreichenden Schmerzkontrolle führen wir nach mehrfachen informativen Gesprächen eine Opioidrotation auf Hydromorphon durch und passen die Dosis im Verlauf an. Die Antiemese mit MCP setzen wir fort. Darunter tritt keine Übelkeit auf. Eine Obstipationsprophylaxe wird mit dem osmotisch wirksamen Macrogol mit gutem Erfolg durchgeführt. Die Patientin kann regelmäßig abführen. Die Schmerzen gehen langsam zurück, allerdings persistieren die neuropathischen Schmerzen in Händen und Füßen. Wir empfehlen der Patientin einen Therapieversuch mit dem Antikonvulsivum Pregabalin, was von der Patientin zunächst heftig abgelehnt wird aufgrund von negativen Erfahrungen mit anderen Antikonvulsiva.
Wegen der hohen Belastung der Patientin durch die neuropathischen Schmerzen kann sie sich nach ausführlicher Aufklärung und einer Bedenkzeit auf einen Therapieversuch mit Pregabalin einlassen. Wir beginnen einschleichend eine Therapie mit Pregabalin und passen die Dosis im Verlauf an. Die neuropathischen Schmerzen gehen auf ein erträgliches Maß zurück, bleiben jedoch schwankend in ihrer Intensität.
Zur Förderung der Schlafqualität und zur Schmerzdistanzierung im Rahmen der Schmerztherapie soll Amitriptylin eingesetzt werden, was von der Patientin abgelehnt wird. Auf genaueres Nachfragen äußert sie, dass sie, als sie Amitriptylin im Rahmen der Schmerztherapie eingenommen habe, die Mundtrockenheit als sehr belastend empfunden habe und deshalb darauf verzichten möchte. In einem ausführlichen Gespräch über die Vor-und Nachteile der Einnahme eines Antidepressivums im Rahmen der palliativen Schmerztherapie kann sich die Patientin

auf eine Einnahme von Mirtazapin einlassen. Die Dosis wird im Verlauf angepasst. Vorübergehend bessert sich die Schlafqualität, als positiver Nebeneffekt verbessert sich die depressive Stimmungslage. Die Patientin setzt von sich aus das Mirtazapin ab.
Sie äußert den Wunsch, Cannabinoide einzunehmen, was uns sinnvoll erscheint aufgrund der neuropathischen Schmerzen, aber auch aufgrund des reduzierten Allgemeinzustands mit Inappetenz, Schwäche und Schlafstörungen. Wir beginnen mit einer einschleichenden Dosierung von Dronabinol-Öl. Anfangs klagt die Patientin über Sehstörungen und Schwindel, die im Verlauf verschwinden. Es kommt zu einem weiteren Rückgang der neuropathischen Schmerzen, der Schlaf verbessert sich, der Appetit nimmt zu, die Schwäche nimmt ab und die depressive Verstimmung ist rückläufig. Pregabalin kann im weiteren Verlauf reduziert werden.

INFO
Chronische Schmerzpatienten sind in der Palliativtherapie eine Herausforderung.
Sie haben eine **hohe Eigenbeobachtung.** Aufgrund des chronischen Verlaufs der Schmerzen haben die Patienten einiges an Erfahrung gesammelt. Häufig treten eher seltene Nebenwirkungen auf, was mit der „Patientenkarriere" in Verbindung gebracht werden kann. Ihre Erfahrung im Umgang mit dem medizinischen System, in dem sie sich oft nur unzureichend gesehen fühlen, und ihre häufig kritische Einstellung gegenüber Medikamenten führen zu einem hohen Gesprächsbedarf und genauem Hinterfragen der einzelnen Medikamente.

Das kann einen häufigeren Medikamentenwechsel nach sich ziehen. Die Einnahme von hohen Dosen kann notwendig werden.

MERKE
Tipps für den Umgang mit schwierigen Patienten aus der Praxis

Grundregeln der Tumorschmerztherapie beachten:
- So einfach wie möglich – vorzugsweise orale Gabe der Analgetika
- Regelmäßige Einnahme (der retardierten Analgetika) nach festem Zeitschema
- Individuelle Dosierung
- Kontrollierte Dosisanpassung (regelmäßige Einnahme der retardierten Analgetika, kombiniert mit der Einnahme von kurz wirksamen Opioiden für Durchbruchschmerzen)
- Antizipative Gabe von Analgetika
- Prophylaxe der Nebenwirkungen (wie Übelkeit, Obstipation etc.) durch Begleitmedikation
- Zeit nehmen für Gespräche:
  – Ernst nehmen
  – Im Team arbeiten, zusammen mit Pflege, Psychologen, Physiotherapeuten und anderen Therapeuten wie z. B. Musiktherapeuten, Stomatherapeuten, Ernährungsberatern, Seelsorgern etc.
  – Auf Wünsche eingehen
  – Ausführliche Infos über weiteres Vorgehen
  – Realistische Therapieziele
  – Ablehnungen von Therapie-/Gesprächsangeboten der Patienten akzeptieren
  – Den Patienten Zeit lassen
  – Themen wiederholt ansprechen
  – Alternative Methoden/Möglichkeiten anbieten
  – Thematisieren der palliativen Situation

Was wäre, wenn …?

- … die Patientin die Zunahme der Schmerzen ignoriert hätte und keine weitere Diagnostik stattgefunden hätte:
  – Die Schmerzen hätten sich ins Unerträgliche steigern können.
  – Es hätte zu einer Instabilität der Metastasen im Bereich der Wirbelsäule und zu Frakturen kommen können, ggf. mit Querschnittssymptomatik und entsprechenden Lähmungserscheinungen, abhängig von dem betroffenen Abschnitt im Bereich der Wirbelsäule.

- … die Patientin auf einer Fortsetzung der onkologischen Therapie bestanden hätte?
  – Von einer palliativmedizinischen Anbindung hätte die Patientin profitieren können bezüglich Optimierung der Schmerztherapie und der Verbesserung der Lebensqualität.
  – Gegebenenfalls wäre die Patientin aufgrund der onkologischen Therapie früher und mit größerer Symptomlast verstorben.

LITERATUR

Arnold B et al. Multimodale Schmerztherapie, Konzepte und Indikationen Schmerz 2009; Deutsche Gesellschaft zur Studium des Schmerzes. Berlin/Heidelberg: Springer Medizin.

Bausewein C, Roller S, Voltz R, Albrecht E. Leitfaden Palliative Care. Palliativmedizin und Hospizbegleitung. 6. Aufl. München: Elsevier, 2018.

Bernateck M, Karst M, Sabatowski RD. Siebrecht Schmerzmedizin. Stuttgart: Thieme, 2012.

Das Mainzer Stadienmodell der Schmerzchronifizierung (Mainz Pain Staging System [MPSS]) [nach Prof. H. U. Gerbershagen], DRK Schmerzzentrum Mainz.

DEGAM (Deutsche Gesellschaft für Allgemeinmedizin und Familienmedizin e. V.). Hausärztliche Leitlinie Multimedikation Version 1.09 vom 16.04.2014 https://www.degam.de/files/Inhalte/Leitlinien-Inhalte/Dokumente/DEGAM-S1-Handlungsempfehlung/053-043%20Hausaerztliche%20Leitlinie%20Multimedikation/053-043l_S2e_Multimedikation_2014-05.pdf (letzter Zugriff: 1.10.20).

Gottschling S. Lehre & Forschung, Expertenkonsens Medizinischer Einsatz von Cannabinoiden. Deutscher Ärzteverlag, 10/ 2018.

Holt S, Schmiedl S, Thürmann PA. Universität Witten Herdecke. PRISCUS-Liste („potentially inappropriate medication in the elderly"): https://media.gelbe-liste.de/documents/priscus-liste.pdf (letzter Zugriff: 1.10.20).

Meier C, Diener H-C, Bingel U Schmerzmedizin Interdisziplinäre Diagnose und Behandlungsstrategien. 5. Aufl. München: Elsevier, 2017.

Standl Th, Schulte am Esch J, Treede RD, Schäfer M, Bardenheuer HJ. Schmerztherapie Akutschmerz, chronischer Schmerz, Palliativmedizin. Stuttgart: Thieme, 2010.

Wehling M, Burkhardt H, Weiß Ch. Medizinische Fakultät Mannheim der Universität Heidelberg. FORTA-Liste („Fit for the aged"): https://www.umm.uni-heidelberg.de/klinische-pharmakologie/forschung/forta-projekt-deutsch/ (letzter Zugriff: 1.10.20).

www.aerzteblatt.de/archiv/195478/Nichtspezifischer-Kreuzschmerz (letzter Zugriff: 1.10.20).

www.change-pain.at/grt-change-pain-portal/change_pain_home/chronic_pain/insight/definition/de_AT/323200479.jsp (letzter Zugriff: 1.10.20).

https://www.drk-schmerz-zentrum.de/mz/06_downloads/6-2_aerzte.php (letzter Zugriff: 1.10.20).

www.schmerzgesellschaft.de/topnavi/patienteninformationen/herausforderung-schmerz/was-ist-schmerz (letzter Zugriff: 1.10.20).

KAPITEL 9

Hendrik Berger

Wenn das Gesicht vom Tumor entstellt wird

FALLBERICHT

Anamnese

Die 54-jährige Frau S. wird aus der Klinik für Mund-Kiefer-Gesichtschirurgie zur weiteren Betreuung auf die Palliativabteilung verlegt. Bei ihr wurde 2 Jahre vorher die Diagnose eines inoperablen Plattenepithelkarzinoms des Mundbodens mit Infiltration der Zunge gestellt. Nach Anlage von PEG und Port erhält Frau S. eine kombinierte Radiochemotherapie. Bei Befundprogress und Zunahme der Schmerzsymptomatik wird eine palliative Therapie begonnen, während der es erneut zum Progress kommt. Die Patientin reduziert weiter im Allgemeinzustand und verliert Gewicht. Etwa 7 Monate nach Diagnosestellung kommt es unter laufender Therapie zu ersten Tumorblutungen. Zwei Wochen vor Verlegung auf die Palliativstation stellt sich Frau S. wegen starken Blutungen notfallmäßig im Krankenhaus vor. Die Blutungen sistieren spontan. Bei respiratorischer Insuffizienz wird die Indikation zur Tracheotomie gestellt, die nach erfolgloser Intubation, passagerer Asystolie und kardiopulmonaler Reanimation notfallmäßig durchgeführt werden muss. Um eine patientengerechte und symptomkontrollierende Versorgung zu gewährleisten, wird Frau S. auf die Palliativabteilung verlegt. Bei Verlegung erfolgt die medikamentöse Schmerztherapie mit 7 mg unretardiertem Morphin pro Stunde via Perfusor sowie 1 mg Metamizol als Kurzinfusion bei Bedarf, maximal 5-mal pro Tag.

Verlegung auf Palliativstation

Frau S. befindet sich bei Verlegung in einem deutlich reduzierten Allgemeinzustand (BMI 15 kg/m^2) mit blassem Hautkolorit; sie ist wach, orientiert, ansprechbar. Tumorbedingt und bei liegender Trachealkanüle erfolgt die Kommunikation vonseiten der Patientin mittels Schreiben. Die enorale Tumorausdehnung erstreckt sich von der Zunge über Mundboden und Unterkiefer. Der Tumor ist exulzerierend durch den Mundboden gebrochen und reicht vom Kinn bis beidseits entlang der Mandibula nach kaudal bis ca. 2 cm oberhalb des Tracheostomas (➤ Abb. 9.1).

Frau S. ist verheiratet; sie hat keine Kinder. Eine Patientenverfügung und Vorsorgevollmacht existieren nicht. Es gibt eine Schwester, die Mutter lebt noch. Die Versorgung zu Hause erfolgt durch die Patientin selbst mit Unterstützung durch Ehemann und Pflegedienst.

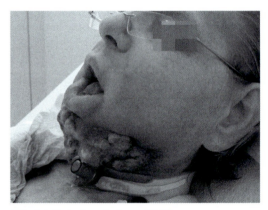

Abb. 9.1 Exulzerierender Tumor [P817]

Symptome

An Symptomen werden angegeben: Schmerzen im Bereich der Mundhöhle, des Unterkiefers sowie des Halses mit einer Stärke auf der Numerischen Rating-Skala von 7/10 unter laufendem Morphin-Perfusor; des Weiteren ausgeprägte Schwäche und Müdigkeit, großer Hilfsbedarf bei den Aktivitäten des täglichen Lebens sowie massive Schluckstörung. Subjektiv weniger im Vordergrund stehen Angst, Anspannung und innere Unruhe. Als leicht belastend werden Husten und Auswurf sowie Appetitmangel eingestuft.

Palliativmedizinisches Behandlungsziel

Als individuelles palliativmedizinisches Behandlungsziel werden die medikamentöse Schmerzeinstellung, Hilfestellung bei der Krankheitsverarbeitung, Klärung der weiteren Versorgung sowie Fortführung der enteralen Ernährung über PEG-Anlage definiert. Initial erfolgt eine Anpassung der medikamentösen Schmerztherapie mittels Rotation von Morphin auf Hydromorphon sowie Beginn mit einer intravenösen Dauerapplikation von Metamizol via Perfusor. Die enterale Ernährung über PEG wird fortgeführt – zunächst von der Patientin selbst, im Verlauf wird dies durch die Pflege übernommen.

Konfliktsituation

Im Aufnahmegespräch wird bereits deutlich, dass bei der Patientin bezüglich des aktuellen Standes und des weiteren Verlaufs der Erkrankung keine realitätstreue Einschätzung vorliegt. Frau S. geht davon aus, nach dem stationären Aufenthalt im häuslichen Umfeld ein relativ normales Leben führen zu können. Im Gegensatz hierzu präsentiert sich der Ehemann realistisch und gibt bereits zu Beginn an, dass für ihn eine Versorgung zu Hause aufgrund der Belastung und möglichen erneuten Blutungen nicht vorstellbar ist.

Nach vertrauensbildenden Gesprächen und Zeit der Eingewöhnung wird mit der Patientin über die Erkrankung, die bis dato erfolgten therapeutischen Maßnahmen und die derzeit vorliegenden und im weiteren Verlauf möglichen körperlichen Veränderungen und potenziell damit einhergehenden Beeinträchtigungen (insbesondere Tumorblutung) ausführlich gesprochen. Thema ist zudem die Unmöglichkeit einer Versorgung im häuslichen Umfeld aufgrund der Sorgen und Ängste und der damit verbundenen Überforderung des Ehemanns. Frau S. stimmt zunächst einer Versorgung im stationären Hospiz zu, hierzu kommt es jedoch im Verlauf erst sehr viel später.

Bei anfangs kleineren Sickerblutungen, die problemlos mittels lokalen Maßnahmen und einem Antifibrinolytikum suffizient behandelt werden können, wird im Hinblick auf eine stärkere Blutung die Option einer palliativen Sedierung besprochen. Im Laufe der zweiten Aufenthaltswoche kommt es zu stärkeren und längeren Blutungsepisoden, sodass bei zunehmender Symptomlast eine oberflächliche Sedierung mit Midazolam via Perfusor begonnen wird.

9.1 Palliative Sedierung

MERKE

Unter palliativer Sedierung versteht man den überwachten, kombinierten Einsatz eines Sedativums und Opioids bei Patienten, die unter therapierefraktären Symptomen leiden, mit dem Ziel einer Linderung der Symptomlast in einer für den Patienten, die Angehörigen und Mitarbeitern ethisch akzeptablen Weise. Die Bewusstseinslage wird dabei bewusst vermindert oder gar aufgehoben (Bewusstlosigkeit).

Ziel ist nicht ein vorzeitiges Ableben des Patienten! Therapierefraktäre Symptome, welche die **Indikation** zur palliativen Sedierung rechtfertigen, können Schmerz, Atemnot, Asphyxie, epileptische Anfälle, massive Blutungen, agitiertes Delir sowie nicht-physische Symptome wie nicht beeinflussbare depressive Zustände oder Ängste etc. sein. Der Entscheidungsprozess und die Empfehlung zur palliativen Sedierung, das Ziel der Sedierung sowie die vorgesehene Sedierungstiefe und -dauer und die eingesetzten Medikamente sind zu dokumentieren.

Vor Einleitung einer palliativen Sedierung erfolgt die **klinische Einschätzung** durch einen in der Palliativmedizin erfahrenen und fachkompetenten Arzt.

MERKE

Die Einschätzung sollte, wenn möglich, stets interdisziplinär erfolgen und folgende Punkte beinhalten: **Anamnese, sämtliche relevanten diagnostischen Ergebnisse, eine klinische Untersuchung des Patienten.**

Psychische, soziale und spirituelle Einflussfaktoren werden mitberücksichtigt. Durch dieses Vorgehen sollen insbesondere akute klinische Beeinträchtigungen bzw. behandelbare Komplikationen wie Sepsis, Pleuraerguss, Ileus, reversible metabolische Störungen oder Arzneimittelwirkungen etc. ausgeschlossen werden. Der Prozess der Entscheidungsfindung sowie die medizinische Indikationsstellung sollten möglichst unter Beteiligung eines multiprofessionellen

Palliativ-Care-Teams z. B. im Rahmen einer Fall- oder Teambesprechung erfolgen. Der Patient muss in der Lage sein, selbst an der Entscheidungsfindung teilzuhaben, indem er die wesentlichen Informationen und die durch seinen Entschluss eintretenden Konsequenzen verstehen und einschätzen sowie seinem Willen Ausdruck verleihen kann. Ist das Entscheidungsvermögen des Patienten unklar, sollte der psychiatrische Fachkollege hinzugezogen werden. Das **Gespräch mit dem Patienten** über seine zugrunde liegende Erkrankung und die Symptombelastung, seinen Allgemeinzustand, Gründe für eine palliative Sedierung und deren Ziele, Ablauf und Methode einschließlich möglicher Risiken sollte, wenn der Patient damit einverstanden ist, möglichst im Beisein von für ihn bedeutsamen An- oder Zugehörigen erfolgen, um z. B. Fragen oder Unsicherheiten frühzeitig und gemeinsam klären zu können.

Ist der Patient nicht einwilligungsfähig und liegt keine Patientenverfügung vor, muss zuerst ein gerichtlich bestellter Betreuer seine Zustimmung geben. Die Sedierung sollte zu Beginn grundsätzlich **intermittierend und niedrig** angestrebt werden, sodass möglichst lange das Bewusstsein und die Fähigkeit zur Reaktion auf verbale Stimuli und zur Interaktion erhalten bleiben. Unter Umständen kann die Sedierung nach einem vereinbarten Zeitintervall reduziert und die Situation neu beurteilt werden. Eine **kontinuierliche und tiefere oder gar tiefe Sedierung** wird dann angestrebt, wenn die Symptomlast durch eine anfangs leichte Sedierung nicht ausreichend gelindert werden kann oder wenn die Symptomlast untrüglich therapierefraktär ist, binnen Stunden oder weniger Tage das Versterben des Patienten wahrscheinlich ist oder eine Notfallsituation am Lebensende wie z. B. bei massiver Tumorblutung oder Asphyxie vorliegt. An Medikamenten stehen verschiedene zur Auswahl:

- **Benzodiazepine** (z. B. Midazolam, Lorazepam) haben eine anxiolytische und antikonvulsive Wirkung und weisen synergistische sedierende Effekte mit Opioiden auf. Nachteilig ist, dass sie eine paradoxe Agitiertheit, Atemdepression und **Entzugssymptome** verursachen können. Die am meisten gebräuchliche Substanz ist Midazolam (Dormicum®): Anfangsdosis 0,5–1 mg/h, Erhaltungsdosis nach Wirkung 1–5 mg/h. Vorteile von Midazolam sind, dass es auch gegen epileptische Anfälle wirkt, einen schnellen Wirkeintritt aufweist und subkutan oder intravenös appliziert werden kann.
- **Neuroleptika** (z. B. Levomepromazin, Chlorpromazin) stellen potente Sedativa vor allem bei Patienten im delirantem Zustand dar.

MERKE

Ziel einer **palliativen Sedierung** ist eine Linderung der Symptomlast und **nicht** ein vorzeitiges Versterben des Patienten!

FALLBERICHT

Da sich der Gesamtzustand der Patientin deutlich reduziert und ein baldiges Versterben vorhersehbar erscheint, wird dem Wunsch von Frau S., nicht mehr ins Hospiz verlegt zu werden und ihr ein Sterben in der mittlerweile gewohnten Umgebung auf der Palliativabteilung zu ermöglichen, nachgegeben.
Die palliative Sedierung wird entsprechend der Symptomlast mehrfach angepasst. Frau S. ist stets erweck- bzw. ansprechbar.

Progress der Erkrankung

Bei exulzerierendem Tumorwachstum kommt es zur Exsudat- und Geruchsbildung. Die Exsudation wird mit modernen Wundverbänden teils mehrfach täglich versorgt. Problematisch ist die starke Geruchsentwicklung, insbesondere weil die Patientin es nicht ertragen kann, alleine im Zimmer mit geschlossener Türe zu sein. Die Zimmertüre ist stets offen und der Geruch folglich auf der gesamten Station wahrnehmbar. Zur Reduktion der olfaktorischen Beeinträchtigung werden sowohl lokale wie auch systemische Maßnahmen mit Metronidazol sowie auch Antibiogramm-gerecht mit Meropenem eingesetzt. Zusätzlich werden Aromavernebler aufgestellt. Besuch bekommt Frau S. nur noch von ihrem Mann. Im Verlauf bittet dieser, nicht mehr bei Blutungsereignissen, sondern nur noch beim Versterben seiner Frau informiert zu werden. Kontakte werden lediglich über Instant Messaging gepflegt – Freunde und Bekannte ziehen sich zurück.

9.2 Exulzerierende Tumoren

Veränderung des Körperbilds

Exulzerierende Tumoren stellen durch Geruchsbildung und Exsudation eine große Belastung für den Patienten, aber auch dessen An- und Zugehörigen dar. Durchbrechende Tumoren führen zwangsläufig zu einer (Zer-)Störung von Körperbild und -gefühl. Patienten fühlen sich beschämt und beschmutzt und fremd in ihrem eigenen Körper. Ein **Gefühl von Kontrollverlust und Hilflosigkeit** tritt ein mit Minderung von Selbstwertgefühl und -sicherheit. Die Patienten ziehen sich zunehmend zurück und meiden soziale Kontakte. Auch Angehörige und selbst engste Familienmitglieder können eine solche Macht- und Hilfslosigkeit, aber auch Ekel verspüren und den Kontakt reduzieren oder gar gänzlich abbrechen.

Maßnahmen Entscheidend ist daher, betroffenen Menschen und ihren An- und Zugehörigen unter Berücksichtigung der Biografie, der Einstellung und des Wissensstands zur Krankheit sowie persönlichen Ressourcen und Bewältigungsstrategien zu signalisieren, dass ihre Gefühle wahrgenommen werden und Verständnis sowie Mitgefühl und Gesprächsbereitschaft bestehen. In **sensiblen Gesprächen** gilt es, die Bedürfnisse, Ängste und Sorgen von Patient und Umfeld zu ermitteln, um durch entsprechend individuelle Hilfestellungen und teils aufklärende Beratungen Sicherheit und Handlungsfähigkeit sowie Kraft und Mut zu vermitteln. Ergänzend kann hier insbesondere eine **psychologische Betreuung** durch einen palliativmedizinisch weitergebildeten Psychotherapeuten oder auch Seelsorger stattfinden. Wichtig ist, dass alle an der – vorzugsweise häuslichen – Versorgung beteiligten An- und Zugehörige offen und ehrlich über ihre Gefühle sprechen dürfen und ihre Ängste und Sorgen ernst genommen werden. Denn eine Kette ist nur so stark wie ihr schwächstes Glied! Und in einer Notfallsituation, wie z. B. einer Tumorblutung oder Asphyxie, kann ein solches schnell wegbrechen. Für eine häusliche Versorgung sind daher eine frühzeitige Aufklärung und **Erstellung eines Notfallplans** (zu verabreichende Medikamente, durchzuführende Maßnahmen, Ansprechpartner) essenziell, vermitteln Sicherheit und ermöglichen ein gezieltes und strukturiertes Handeln auch in einer Krisensituation. Im Zweifelsfall sollte eine Versorgung im stationären Setting (Hospiz) angestrebt werden.

Belastungen für das medizinische Personal

Nicht zu vernachlässigen ist die Belastung durch exulzerierende Tumoren und ihre Folgen für das **betreuende medizinische Personal.** Belastungen von einzelnen Teammitgliedern oder gar des gesamten Teams können durch internen Austausch und die **regelmäßige Durchführung von multiprofessionellen Team- und Fallbesprechungen** gemindert werden, in denen emotionale Belastungen und Gefühle des Einzelnen offen benannt werden dürfen.

Geruchsbelastung

Neben den äußerlich sichtbaren Veränderungen durch exulzerierende Tumoren stellt die Geruchsbildung für Patienten und Angehörigen häufig eine (maximale) Einschränkung der Lebensqualität dar. Ursächlich für den Geruch ist ein Zellzerfall in der Wunde und eine Besiedelung mit proteolytischen und anaeroben Bakterien.

Maßnahmen Linderung können täglicher Wechsel von Bett- und Körperwäsche und regelmäßiges Lüften schaffen. Ergänzend können Kräuterduftkissen, Duftlampen, Raumsprays oder Geruchsbinder (Kaffeepulver, Essigwasser oder Katzenstreu etc.) sowie Aromavernebler (Beispiel für Duftmischung: 3° Litsea, 3° Zitrone, 3° Douglasie, 2° Lorbeer 30 %) eingesetzt werden. Therapeutisch kommen ein schonendes Wunddébridement und insbesondere ein regelmäßiges **Spülen mit Antiseptika** (Octenidin, Polyhexanid) zum Einsatz. Das Spülen mit Antibiotika sollte, wenn möglich, erst nach Vorliegen des Ergebnisses vom Wundabstrich erfolgen. Verwendung findet v. a. Metronidazol als Infusionslösung (Clont®). Alternativ zum Spülen können Metronidazol-getränkte Kompressen aufgelegt werden. Bei starker Geruchsbildung kann Metronidazol auch systemisch für 14 Tage, ggf. auch länger, verabreicht werden. Eine hervorragende desodorierende

Wirkung besitzt Chlorophyll (Blattgrün), das oral oder auch topisch appliziert werden kann. Silberhaltige **Verbände** wirken bakterizid und sind ideal für solche Wunden geeignet. Zur Adsorption von Geruchsmolekülen können nicht-haftende **Wundkompressen mit Aktivkohlefilter** verwendet werden. Medizinischer Honig hemmt das bakterielle Wachstum und durch seine osmotische Wirkung werden Bakterien aus der Wunde gespült. Als Ultima Ratio kann eine luftdichte Abdeckung der Wunde mit z. B. Frischhaltefolie notwendig sein.

FALLBERICHT

Bei der Patientin werden im weiteren Verlauf Zunge, Mundboden, Unterkiefer sowie die linksseitigen Halsweichteile bis zum Hartgaumen bzw. zur Pharynxrückwand reichend durch Tumorprogress aufgebraucht (➤ Abb. 9.2). Es kommt rezidivierend zu Blutungen, sodass der Hämoglobin-Wert von 8,7 g/dl (Referenz 12,2–16,2 g/dl) bei Aufnahme auf 6,9 g/dl sinkt. Auf weitere Kontrollen wird bei infauster Prognose verzichtet.

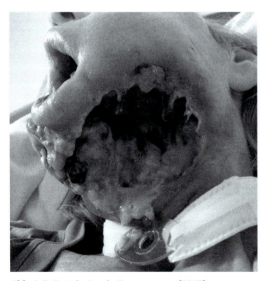

Abb. 9.2 Fortschreitender Tumorprogress [P817]

Blutungen

Blutungen bei Tumoren im Kopf-Hals-Bereich sind keine Seltenheit. Karzinome im Gastrointestinal- oder Urogenitaltrakt, Bronchialkarzinome, Karzinome mit Infiltration der Haut oder Hautmetastasen können ebenfalls zu Blutungen führen. Akute Blutungen lösen beim Patienten, den Angehörigen, aber auch beim Personal meist Panik aus. Ein Grund ist, dass die verlorene Menge an Blut gemeinhin überschätzt wird. Bei Patienten, die an einer fortgeschrittenen Tumorerkrankung leiden, sollte stets mit einer akuten Tumorblutung gerechnet werden. **Vorboten** für eine mögliche lebensbedrohliche Blutung können rezidivierende kleinere Blutungen sein. Letale Blutungen sind **selten**. Meist kommt es durch den Blutverlust zu einem Blutdruck- und Hämoglobinabfall und der Kreislauf stabilisiert sich auf niedrigem Niveau.

Maßnahmen Wichtig ist es für Beteiligte, beim Auftreten einer akuten Blutung darauf vorbereitet zu sein und dadurch Ruhe bewahren zu können. Das Gefühl, nicht alleine zu sein und kompetente Unterstützung zur Seite zu haben, ist für die Patienten von zentraler Bedeutung. Auslaufendes Blut kann mit dunklen (dunkelroten, grünen oder blauen) Tüchern abgedeckt und aufgesaugt werden. Bei äußeren Blutungen oder z. B. im Bereich der Mundhöhle können als lokale Maßnahmen das Auflegen mit Xylometazolin (Otriven®), Tranexamsäure (Cyklokapron®) oder Epinephrin (Suprarenin® 1:10 mit NaCl 0,9 %) getränkten **Kompressen** oder **Kugeltupfer** ein Sistieren der Blutung bewirken. Alginat-Wundauflagen besitzen durch die Freisetzung von Kalziumionen ein blutstillendes Potenzial. Auch mittels der **bipolaren Elektrokoagulation** kann unter Umständen eine oberflächliche Blutung suffizient versorgt werden. Bei fortbestehender Blutung sollte die Wunde mit Kompressen tamponiert und komprimiert werden, evtl. unter Verwendung eines Hämostyptikums (Tabotamp®). Stehen Unruhe und Angst des Patienten im Vordergrund, wirkt die Verabreichung eines **Benzodiazepins** (z. B. Lorazepam/Tavor®) symptomlindernd. Eine Sedierung (z. B. Midazolam 5–10 mg i. v. oder s. c. oder nasal) kann bei unzureichender Linderung der Angstsymptome oder aber einer massiven Blutung notwendig werden.

> **MERKE**
> Je besser Patient und insbesondere Beteiligte auf eine Notfallsituation vorbereitet sind, desto kompetenter ist die Hilfe.

FALLBERICHT

Überraschenderweise stellt sich Frau S. trotz rezidivierender Tumorblutungen und deutlich abgesunkenem Hb-Wert stets kreislaufstabil dar und ist weiterhin in der Lage, Toilettengänge oder Körperpflege mit Unterstützung selbst durchzuführen. Die enterale Ernährung wird deshalb auch via PEG weiter fortgeführt. Letztendlich wird Frau S. nach fast 10-wöchigem Aufenthalt auf der Palliativstation ins stationäre Hospiz verlegt, wo sie noch annähernd 3 Wochen lang lebt.

MERKE

Das **stationäre Hospiz** ist ein Lebensraum für Menschen in ihrer letzten Lebensphase, wo dem Leben mehr Tage gegeben und ein Abschied in Würde und Geborgenheit ermöglicht wird.

Was wäre, wenn …

- … der Ehemann einer häuslichen Versorgung zugestimmt hätte?
  - Die Versorgung zu Hause wäre prinzipiell mit Unterstützung durch ein Team der Spezialisierten Ambulanten Palliativversorgung (SAPV) möglich gewesen.
- … man die tatsächliche Lebenszeit der Patientin hätte besser einschätzen können?
  - Frau S. hätte frühzeitiger ins Hospiz verlegt werden können. Im stationären Hospiz wäre Frau S. keine Patientin, sondern Bewohnerin gewesen und im Rahmen einer ganzheitlichen Versorgung hätten das Leben und die Lebensqualität individuell noch stärker im Vordergrund stehen können, als dies in einem Krankenhaus möglich ist. Zeitgleich hätte der ungewollte, unterschwellige, sicherlich jedoch wahrnehmbare Erwartungsdruck aller Beteiligten hinsichtlich eines baldigen Versterbens der Patientin ausbleiben können. Generell gilt es, das Verständnis der Menschen für das Hospiz zu verbessern – ein Hospiz ist zwar ein Ort, an dem der Tod zwangsläufig ein- und ausgeht, es ist aber auch ein Ort, an dem das Leben bis zuletzt im Mittelpunkt steht!

LITERATUR

Alt-Epping B, Sitte T, Nauck F, Radbruch L. Sedierung in der Palliativmedizin – Leitlinie für den Einsatz sedierender Maßnahmen in der Palliativversorgung, 2010.

Bausewein C, Roller S, Voltz R. Leitfaden Palliative Care. 6. Aufl. München: Elsevier, 2018.

Rémi C, Bausewein C, Twycross R, Wilcock A, Howard P. Arzneimitteltherapie in der Palliativmedizin. 3. Aufl. München: Elsevier, 2018.

Erweiterte S3-Leitlinie Palliativmedizin für Patienten mit einer nicht heilbaren Krebserkrankung; Langversion 2.1 – Januar 2020; Leitlinienprogramm Onkologie, AWMF-Registernummer: 128/001OL.

KAPITEL 10

Christiane Keller

Plötzlich so müde

FALLBERICHT

Die 83-jährige Patientin Frau B., die seit 2 Jahren im Pflegeheim lebt, wird aufgrund von starker Schwäche in der Notaufnahme vorgestellt. Begleitet wird sie von einer ihrer Töchter.

Die Patientin selbst ist orientiert und gibt an, dass sie am liebsten nur noch schlafen möchte, das kenne sie so überhaupt nicht von sich. Nach dem Schlaf sei sie aber leider nicht erholt. Die Beschwerden bestünden seit 3 Tagen und seien plötzlich aufgetreten. Auf Nachfrage lässt sich noch eine leichte Belastungsdyspnoe anamnestizieren. Ansonsten werden keine weiteren Beschwerden angegeben. Die B-Symptomatik ist negativ, kein Hinweis auf Teerstuhl. Schmerzen werden verneint.

In der körperlichen Untersuchung zeigen sich ein blasses Hautkolorit sowie blasse Schleimhäute. Kardial, pulmonal sowie abdominal Normalbefund. Auffällig sind mehrere Hämatome und Petechien an den Unterschenkeln. Auf Nachfrage gibt die Patientin an, dass die Hämatome neu seien; ein Sturz wird verneint.

Aufgrund einer tiefen Beinvenenthrombose vor 2 Monaten erhalte die Patientin nach einer kurzzeitigen Immobilisation 2 × 60 mg Clexane (Enoxaparin-Natrium)/d. Ansonsten nehme sie bei Bedarf Riopan (Magaldrat) bei Sodbrennen ein und leide seit 10 Jahren unter einer leichten Coxarthrose beidseits. Bei Schmerzen nehme sie immer Ibuprofen p. o. Damit käme sie eigentlich gut klar. Ihre Nierenwerte seien immer stabil gewesen. Richtig krank sei sie zum Glück noch nie gewesen.

Frau B. ist seit 3 Jahren verwitwet und hat zwei Töchter (50 und 54 Jahre). Enkelkinder habe sie leider nicht. Früher hat sie als Bankkauffrau gearbeitet. Beide Töchter sind als Vorsorgebevollmächtigte eingesetzt. Eine Patientenverfügung liegt vor. Darin hat sich die Patientin bereits vor einem Jahr gegen lebensverlängernde Maßnahmen entschieden, sollte sie entweder dement oder sterbenskrank sein.

Ein Pflegefall möchte sie auf keinen Fall werden. Sie lebe seit 2 Jahren im Heim und sehe jeden Tag, wie gestresst die Altenpflegerinnen seien. Bei der schlechten Personalsituation sei das ja auch verständlich. Sie habe sich aber dennoch gut im Heim eingelebt und treffe sich viel mit Freundinnen. Ihre Kinder kommen einmal die Woche vorbei.

10.1 Diagnostik und Therapieentscheidung

Zur Abklärung der Beschwerden wird, wie bei fast allen Patienten in der Notaufnahme, eine auf die Symptome angepasste Notfalllaboranforderung durchgeführt. Dies ist für die Diagnostik und weitere Therapieentscheidung unerlässlich.

FALLBERICHT

Der Arzt in der Notaufnahme ordnet eine Laboruntersuchung an, um die Symptome genauer abklären zu können (➤ Tab. 10.1). Aufgrund der massiven Leukozytose besteht der hochgradige Verdacht einer akuten Leukämie. Um dies zu bestätigen, erfolgt notfallmäßig ein Blutausstrich. Im peripheren Blutausstrich liegt der Blastenanteil bei 30 %. Die Blasten gehören der myeloischen Zelllinie an. Es besteht also der Verdacht einer **Akuten Myeloischen Leukämie (AML)**.

Per definitionem müssen bei einer AML > **20 % Blasten** im Knochenmark oder peripherem Blutbild vorliegen. Aufgrund der Verdrängung der weiteren Zelllinien im Knochenmark kommt es zu einer Thrombopenie und Anämie. Dadurch sind auch die meisten Symptome der Patientin (wie Müdigkeit, Dyspnoe und Blutungen) zu erklären. Die Häufigkeit der AML beträgt etwa 3,7 Erkrankungen pro 100.000

10.1 Diagnostik und Therapieentscheidung

Tab. 10.1 Labordiagnostik

Parameter	Referenzwert	Aktueller Wert
Leukozyten	3,6–10,5 g/l	**115,2**
Erythrozyten	4,0–5,2 T/l	1,78
Hb	12,0–16,0 g/dl	5,3
HKT	36–46 %	16
MCV	80–99 fl	90
MCH	27–33 pg	30
MCHC	31–37 g/dl	33
Thrombozyten	140–400 10\S\9	22
Normoblasten		2
Thrombozyten-Aggregate		Keine
Bilirubin gesamt	< 1,2 mg/dl	0,4
LDH	0–289 U/l	450
Kalium	3,5–5,1 mmol/l	5,4
Kreatinin	0,5–0,9 mg/dl	1,0
GFR	> 60 ml/min	65
Harnsäure	2,4–5,7 mg/dl	13
INR	0,85–1,15	1,18
Quick	70–130 %	70
Fibrinogen	180–400 mg/dl	143

Einwohner pro Jahr und steigt mit dem Alter stetig an. Das mediane Erkrankungsalter liegt über dem 70. Lebensjahr. Seltener sind aleukämische Verläufe mit normaler oder sogar erniedrigter Leukozytenzahl zu beobachten. Diese finden sich gehäuft bei der sekundären oder therapieassoziierten AML und bei älteren Patienten. Die Diagnostik ist entscheidend für die weitere Klassifizierung und Therapie. Die Klassifizierung erfolgt anhand zytogenetischer und molekulargenetischer Charakteristika. Auch die prognostische Einteilung in „günstig, intermediär und ungünstig" wird anhand der zytogenetischen und molekulargenetischen Untersuchungen vorgenommen. Einen ebenfalls starken prognostischen Einfluss hat das Alter des Patienten. So sinkt mit steigendem Alter die Wahrscheinlichkeit des Erreichens einer kompletten Remission und das Rezidivrisiko steigt an. Zur weiteren Prognose-Abschätzung werden die LDH und die Leukozytenzahl bei Erstdiagnose verwendet. Generell führt eine unbehandelte AML immer zum Tode (Juliusson, 2012).

FALLBERICHT

In einem Erstgespräch wird die Patientin – im Beisein der Töchter – über die Diagnose informiert. Ebenfalls wird sie über die weiteren diagnostischen Schritte wie Knochenmarkpunktion, Immunphänotypisierung, Zytogenetik sowie molekulargenetische Diagnostik aufgeklärt.
Auf Nachfrage klärt man Frau B. darüber auf, dass in ihrem Alter die Chance auf eine Langzeitremission bei 10 % liegt. Eine intensive Chemotherapie bzw. Stammzelltransplantation kommt nicht infrage. Man kann jedoch eine leichte Therapie (z. B. hypomethylierende Substanzen) durchführen und so ggf. ihre Lebenszeit verlängern.
Frau B. lehnt daraufhin noch in der Notaufnahme die weitere Diagnostik und Therapie ab und wünscht sich die Verlegung auf die Palliativstation. Die Patientin erhält noch am selben Tag zwei Erythrozytenkonzentrate und ein Thrombozytenkonzentrat. Zudem wird ein zentraler Venenkatheter (ZVK) gelegt. Die Übernahme auf die Palliativstation soll am kommenden Tag erfolgen.

Die **Entscheidung zur weiteren palliativen Betreuung** hat in der Folge großen Einfluss auf die nächsten Behandlungsschritte. So ist z. B. die Anlage eines zentralen bzw. peripher venösen Katheters für die weitere palliativmedizinische Betreuung im Gegensatz zur Akutmedizin meist nicht notwendig. Des Weiteren sind die meisten gängigen Medikamente als subkutane Gaben (s. c.) ggf. off-label zu applizieren. Somit ist auch eine Portanlage vor Verlegung in ein Hospiz nicht notwendig.
Im Folgenden eine Übersicht über die am **häufigsten verwendeten Medikamente in der Palliativmedizin**, die s. c. mindestens einmal gegeben wurden, auch wenn sie für diese Applikationsart laut Fachinformation nicht zugelassen sind (Fronzo-Christe et al., 2005; Braun, 2011):
- Analgetika WHO I: Diclofenac, Metamizol
- Analgetika WHO II: Tramadol
- Analgetika WHO III: Buprenorphin, Fentanyl, Hydromorphon, Levomethadon, Morphin, Piritramid, Pethidin, Alfentanil, Sufentanyl
- Benzodiazepine: Midazolam, Lormetazepam, Clonazepam, Diazepam, Flunitrazepam, Lorazepam
- Sonstige Analgetika: Ketamin
- Medikamente für den GI-Trakt: Pantozol, MCP, Buthylscopolamin, Omeprazol, Octreotid,

Dimenhydrinat, Ondansetron, Granisetron, Ranitidin, Scopolamin
- Antikonvulsiva: Levetiracetam, Valproat, Phenobarbital
- Antipsychotikum: Levomepromacin, Haloperidol
- Antibiotika: Ceftriaxon, Ampicillin, Tobramycin
- Sonstiges: Dexamethason, Furosemid, Atropin, Clonidin, Propanolol

FALLBERICHT

In der Nacht schläft Frau B. sehr schlecht und klingelt häufig nach der Pflege. Diese händigt der Patientin die durch den Dienstarzt angesetzte Nachtmedikation Lorazepam 1 mg aus. Darunter schläft Frau B. aber leider nur 2 h.

MERKE
Bei **Insomnie** sollte auf die Gabe von Lorazepam (Tavor®) verzichtet werden. Lorazepam besitzt zwar eine gute anxyiolytische und antikonvulsive Wirkung, die schlafanstoßende Komponente ist jedoch sehr gering; zudem stört Lorazepam die physiologische Schlafarchitektur.

Benzodiazepine eignen sich eher für Einschlafstörungen und nicht für Durchschlafstörungen. Generell besitzen alle Benzodiazepine ein Abhängigkeitspotenzial. Dies sollte je nach Stand der palliativen Erkrankung bedacht werden. Weitere für die **Insomnie zugelassene Benzodiazepine** bzw. weitere Substanzklassen sind in ➤ Tab. 10.2 aufgelistet.

Tab. 10.2 In der Palliativmedizin gebräuchliche Substanzen bei Insomnie (S3-Leitlinie Nicht erholsamer Schlaf/Schlafstörungen)

Wirkstoffe	Empfohlene Dosierung (mg)	Kontraindikationen bei:	Verabreichung
Benzodiazepine			
		• Abhängigkeitsanamnese • Myasthenia gravis • Ateminsuffizienz • Schlafapnoe-Syndrom • Schwere Leberinsuffizienz • Spinale und zerebellare Ataxien • Akute Vergiftungen	
Lormetazepam (Noctamid)	0,5–1		p. o.
Diazepam	5–10		p. o. Tablette, Tropfen, rektal, intravenös
Benzodiazepinrezeptoragonisten			
		• Schwere Leberinsuffizienz • Schlaf-Apnoe-Syndrom • Myasthenia gravis • Schwere Ateminsuffizienz • Kinder und Jugendliche unter 18 Jahren	
Zolpidem	5–10		p. o.
Zopiclon	3,75–7,5		p. o.
Antidepressiva			
Doxepin	3–100	• Akute Delirien • Unbehandeltes Engwinkelglaukom • Akuter Harnverhalt • Prostatahyperplasie mit Restharnbildung • Paralytischer Ileus	p. o.

Tab. 10.2 In der Palliativmedizin gebräuchliche Substanzen bei Insomnie (S3-Leitlinie Nicht erholsamer Schlaf/Schlafstörungen) *(Forts.)*

Wirkstoffe	Empfohlene Dosierung (mg)	Kontraindikationen bei:	Verabreichung
Antidepressiva			
Amitriptilin	25–100	• Harnretention • Delirien • Unbehandeltes Engwinkelglaukom • Prostatahyperplasie • Pylorusstenose • Paralytischer Ileus • Hypokaliämie • Bradykardie • Long-QT-Syndrom oder koronare Herzkrankheit • Kürzlich aufgetretener Herzinfarkt • Erregungsleitungsstörungen • Arrhythmien • Gleichzeitige Einnahme von MAO-Hemmern	p. o./Tropfen
Mirtazapin (Remergil)	3,75–7,5	• Gleichzeitige Einnahme von MAO-Hemmern • Intoxikation	s. l., p. o.
Antihistaminika			
Diphenhydramin	25–50	• Akutes Asthma bronchiale • Engwinkelglaukom • Phäochromozytom • Prostatahyperplasie mit Restharnbildung • Epilepsie • Hypokaliämie, Hypomagnesiämie • Bradykardie • Long-QT-Syndrom • Koronare Herzkrankheit • Erregungsleitungsstörungen • Arrhythmien • Gleichzeitige Einnahme von MAO-Hemmern • Gleichzeitige Einnahme von Alkohol	p. o.
Promethazin	25–100	• Akute Intoxikation • Schwere Blutzell- oder Knochenmarksschädigung • Kreislaufschock oder Koma • Anamnestisch bekanntes Malignes Neuroleptika-Syndrom nach Promethazin • Kinder unter 2 Jahren	p. o., i. v., Tropfen

Tab. 10.2 In der Palliativmedizin gebräuchliche Substanzen bei Insomnie (S3-Leitlinie Nicht erholsamer Schlaf/Schlafstörungen) *(Forts.)*.

Wirkstoffe	Empfohlene Dosierung (mg)	Kontraindikationen bei:	Verabreichung
Antipsychotika			
Melperon	25–100	• Kardiale Vorschädigung • Parkinson-Syndrome • Schwere Hypotonie bzw. orthostatische Dysregulation • Knochenmarkdepression • Prolaktinabhängige Tumoren • Hypokaliämie • Bradykardie • Long-QT-Syndrom	p. o./Saft
Pipamperon	40–120	• Hochgradige Leberinsuffizienz • Malignes Neuroleptika-Syndrom	p. o./Saft
Phytotherapeutika			
Baldrianwurzel, Passionsblume, Melissenblätter, Hopfen			

10.2 Übernahme auf die Palliativstation

Bei der Aufnahme eines Patienten auf die Palliativstation sollten alle möglicherweise in Zukunft auftretenden Symptome bzw. Komplikationen und deren Behandlung ausführlich mit dem Patienten und den Angehörigen besprochen werden. Dies dient zum einen der Krankheitsverarbeitung, zum anderen wird so die Angst vor dem Unbekannten minimiert.

Medikamentöse Therapie

FALLBERICHT

Bei Übernahme auf die Palliativstation ist die Patientin sehr aufgeregt und verängstigt. Auf Nachfrage gibt Frau B. an, dass sie große Angst vor möglichen Schmerzen habe und nicht genau wisse, was nun auf sie zukommen würde. Angst vor dem Tod habe sie nicht. Sie habe ein erfülltes Leben gehabt, aber jetzt sei es auch mal gut.

Es erfolgt ein ausführliches Gespräch über den möglichen Verlauf der Erkrankung, die möglichen Symptome (Blutungen, Dyspnoe, Schmerzen) und die zur Verfügung stehenden Therapien. Die Patientin wird in dem Gespräch bis zur palliativen Sedierung aufgeklärt. In Übereinstimmung mit der Patientin wird auf eine weitere Substitution von Blutbestandteilen verzichtet. Frau B. weint in dem Gespräch viel, ist aber sichtlich beruhigt, dass sie sich nicht quälen muss.

Die Antikoagulation wurde bereits durch die Notaufnahme abgesetzt. Aufgrund der leichten Belastungsdyspnoe wird bei Bedarf ein schnell anflutendes Opioid s.l. sowie ein retardiertes Präparat in 24-Stunden-Galenik zur einfacheren Handhabung begonnen. ➤ Tab. 10.3 zeigt die angesetzte Medikation im Überblick.

Bluttransfusion Die Gabe von Blutbestandteilen macht meist nur bei reversiblen Laborkonstellationen (z. B. nach Chemotherapie) Sinn. Alle anderen Transfusionen sollten hinsichtlich der Transfusionsfrequenz, der Transfusionsmöglichkeit im ambulanten Setting und v. a. hinsichtlich der zur erlangenden Lebensqualität kritisch diskutiert werden.

Tab. 10.3 Medikamentenplan für Frau B.

Medikament	Stärke	Dosierung	Indikation
Aristo long p. o. (Hydromorphon)	4 mg	1-0-0	Bei Dyspnoe
Abstral (Fentanyl) s. l.	100 µg	Bei Bedarf bis 6×/d (Mindestabstand 30 min)	Bei Dyspnoe
Laxoberal p. o. (Natriumpicosulfat)	5°	0-0-0-1	Bei Obstipation (obligat unter Opioiden)
MCP (Metoclopramid) p. o.	10 mg	1-0-0	Bei Übelkeit (obligat bei Opioid-naiven Patienten) für 3–5 Tage bei Eindosierung
Remergil (Mirtazapin) p. o./s. l.	7,5 mg	0-0-0-1	Bei Ein-/Durchschlafstörung
Bedarfsmedikation			
Zofran (Ondansetron) s. l.	4 mg	Bei Bedarf bis 4×/d	Bei Übelkeit
Gylcilax/Dulcolax supp	1g/10 mg	Bei Bedarf bis 2×/d	Bei Obstipation
Buscopan i. v./s. c.	20 mg	Zunächst Gabe als KI/Bolus (20 mg) Bei Ansprechen erneute KI oder über 24 h (60 mg) mittels Perfusor (LR 2 ml/h)	Bei Rasselatmung
Tavor® exp. (Lorazepam) s. l.	1 mg	Bei Bedarf bis 4×/d	Leichte Unruhe/Angst
Notfallmedikation (z. B. wenn kein Schlucken mehr möglich ist)			
Palladon Perfusor (Hydromorphon) i. v./s. c.	10 mg/50 ml NaCl 0,9 %	Laufrate (LR): je nach oraler Dosis (orale Tagesdosis :3 entspricht i. v. Tagesdosis) Bolus = LR Sperrzeit 20 min Max. 3 Boli/4 h Steigern bis akzeptable Symptomlastlinderung	Bei Schmerzen/Dyspnoe
Dormicumperfusor (Midazolam) i. v./s. c.	10 mg/50 ml NaCl 0,9 %	LR: 0,5 ml/h Bolus = LR Sperrzeit 20 min Max. 3 Boli/4 h Steigern bis akzeptable Symptomlastlinderung	Bei Unruhe/Angst

Folgende Symptome können ggf. durch die **Transfusion von Erythrozytenkonzentraten** bei schwerer symptomatischer Anämie kontrolliert werden: Dyspnoe, Schwäche, Palpitationen.

Die **Gabe von Thrombozytenkonzentraten** ist v. a. bei stark belastenden Blutungen wie Schleimhautblutungen und ggf. zur Kontrolle von optisch störenden Blutungen sinnvoll.

Die parenterale Voll- bzw. Teilantikoagulation bzw. die orale Antikoagulation sollte bei einer Thrombopenie angepasst werden. Generell gilt bei einer **Thrombozytopenie** Folgendes:

- Bei einer Thrombozytenzahl < 50/nl ist eine Reduktion der Antikoagulation um 50 % sinnvoll.
- Bei einer Thrombozytenzahl < 30/nl sollte jegliche Antikoagulation komplett abgesetzt werden.

MERKE

Tumorpatienten neigen zu **Thrombosen** und profitieren bei vermehrter Immobilisation von einer Antikoagulation.

Schmerzmittel **Schnell anflutende Opioide** sind bei stark belastenden Symptomen wie Dyspnoe und massiven Durchbruchschmerzen sinnvoll. **Fentanyl** ist hierzu das Medikament der ersten Wahl. Aufgrund der unterschiedlichen Applikationsarten werden unterschiedliche Wirkungseintrittszeiten erreicht. Sublingual (abstral) wird ein Wirkungseintritt innerhalb von 8–10 min erzielt. Hierzu ist eine ausreichende Speichelproduktion wichtig, die bei alten oder an Krebs erkrankten Menschen vermindert sein kann. Alternativ steht dem Patienten mit der nasalen Applikation von Fentanyl (Pecfent) ein noch schnellerer Wirkungseintritt nach 3–5 min zur Verfügung. Im Vergleich wirkt Morphin p. o. (Sevredol) nach 25–30 min (Bausewein et al., 2018).

Wichtig ist es dann für die Patienten, in fortgeschrittener Krankheitssituation einen Medikationsplan zu erstellen (➤ Tab. 10.3), der auch plötzlich auftretende Notfallsituationen wie z. B. eine akute Blutung oder Erbrechen berücksichtigt.

FALLBERICHT

Einen Tag nach Aufnahme berichtet die Pflege von leichtem peranalem Blutabgang bei der Patientin. Die Patientin wurde über die Blutung informiert und aufgeklärt. Eine weitere Diagnostik oder Therapie wird nicht durchgeführt (➤ Kap. 17).

Supportive Angebote

FALLBERICHT

Im Rahmen der palliativmedizinischen Komplexbehandlung erhält die Patientin die Möglichkeit, an weiteren supportiven Angeboten teilzunehmen. Da Frau B. mit ihrer Energie haushalten möchte, entscheidet sie sich für die Musiktherapie. Sie habe mehrere Jahre in einem Shanty-Chor gesungen und freue sich auf die Musiktherapeutin. Es kommt nur eine einmalige Sitzung zustande. Dabei blüht die Patientin noch einmal richtig auf.
Da Frau B. noch einige sozialrechtliche Fragen hat, wird sie durch die Sozialarbeiterin der Station beraten. Sie möchte unbedingt ihre Beerdigung selbst planen, um die Kinder zu entlasten.
Die Angehörigen und die Patientin werden von der Psychologin der Station mitbetreut. Die Töchter sind extrem belastet und können die Situation nicht fassen, wollen aber dem Wunsch der Mutter nach friedlichem Sterben ohne quälende Diagnostik oder Therapie auf jeden Fall nachkommen.

Bei der **Versorgung auf einer Palliativstation** steht immer der ganze Mensch mit allen Bedürfnissen, also auch psychischer, sozialer und spiritueller Art, im Mittelpunkt.

Hierzu arbeiten unterschiedliche Berufsgruppen interdisziplinär zusammen. Dazu zählen Musiktherapeuten, Kunsttherapeuten, Seelsorger, tiergestützte Therapeuten, Sozialarbeiter und Physiotherapeuten. Ein Austausch zwischen den Berufsgruppen ist unbedingt notwendig.

Auch die Angehörigen brauchen meist Beistand. Sie sind eine wichtige Stütze des Patienten und können ebenfalls wie der Patient im Rahmen der palliativmedizinischen Versorgung unterstützt werden. Eine psychologische oder seelsorgerische Begleitung kann mit diesen auch nach dem Tod des Angehörigen fortgesetzt werden.

Behandlung von Atemnot

FALLBERICHT

Im Laufe des nächsten Tages entwickelt die Patientin starke Luftnot und sie scheidet keinen Urin mehr aus. Es besteht der hochgradige Verdacht eines Leukostase-Syndroms.
Frau B. erhält einen Hydromorphonperfusor, wie im Medikamentenplan (➤ Tab. 10.3) zur Behandlung der Dyspnoe/Schmerzen angeordnet. Dieser wird entsprechend der Symptomlast rasch auf eine Laufrate von 3 ml/h erhöht. Darunter ist die Patientin erneut gut symptomkontrolliert. Frau B. wird wiederholt darauf hingewiesen, dass es keine Limitierung der Dosis gibt. Dies beruhigt sie sehr.

Eine **Leukostase** kann dann entstehen, wenn die Leukozytose > 100.000/nl beträgt. Dabei kann es aufgrund der Mikrozirkulationsstörungen zu einer Hypoxie, pulmonaler Verschattung, Nierenversagen, neurologischen Symptomen und retinaler Einblutung kommen. Außerhalb der Palliativsituation stellt die Leukostase einen hämatoonkologischen Notfall dar und wird mittels Leukopharese oder zytoreduktiver Chemotherapie behandelt.

Eine **Sauerstofftherapie** ist in dieser Sterbephase nicht zwingend indiziert. Sauerstoff trocknet die Schleimhäute nur aus und das Tragen der Sauerstoffbrille wird von den Patienten häufig als unangenehm empfunden. Da viele Patienten bzw. Angehörige eine Sauerstofftherapie fordern, ist der Verzicht auf diese mit dem Patienten und seinen Angehörigen zu besprechen, um den Teufelskreis aus Angst → steigender Atemfrequenz → Totraumventilation → Atemarbeit → vermehrtem Sauerstoffverbrauch → steigender Dyspnoe zu durchbrechen. Von einer akuten Sauerstoffentwöhnung bei einem bereits sauerstoffversorgten Patienten ist aufgrund der psychischen Abhängigkeit bzw. Fixierung dringend abzuraten.

FALLBERICHT

Am dritten Tag nach Aufnahme verstirbt die Patientin gut symptomkontrolliert. Aufgrund von zunehmender Unruhe in der Sterbephase wurde zusätzlich der im Medikamentenplan beschriebene Midazolamperfusor begonnen. Formal handelt es sich aufgrund der benötigten Midazolamdosis und Sedierungstiefe um eine „palliative Sedierung" (➤ Kap. 9).

Was wäre, wenn …

- … die Patientin eine Therapie gewollt hätte?
  - Auch dann sollte die Patientin palliativmedizinisch begleitet werden. Von einer frühen Anbindung an die Palliativmedizin profitieren die meisten Patienten mit einer unheilbaren Erkrankung hinsichtlich Lebensqualität und Lebenszeit.
  - Gegebenenfalls wäre die Patientin unter einer antileukämischen Therapie früher und mit höherer Symptomlast verstorben im Sinne einer nicht mehr angezeigten Übertherapie am Lebensende (im Englischen auch als *aggressiveness of care* [AOC] bezeichnet).
- … die Patientin nicht so schnell verstorben wäre?
  - Dann wäre die Planung der weiteren Versorgung z. B. zu Hause oder im Hospiz notwendig geworden.

LITERATUR

Bausewein C et al. Leitfaden Palliative Care. München: Elsevier, 6. Aufl. 2018.

Braun M. Praxis der subkutanen Gabe von Medikamenten und Flüssigkeit bei Palliativstationen, Hospizen und onkologischen Abteilungen – eine Umfrage in Deutschland (Dissertation Medizin), LMU 2011.

Fronzo-Christe C et al. Subcutaneous administration of drugs in the elderly: survey of practice and systematic literature review. Palliative Medicine, 2005; 19: 208–219.

Juliusson G. et al. Acute myeloid leukemia in the real world. Why population-based registers are needed. Blood, 2012, Apr 26; 119(17): 3890–3899.

S3-Leitlinie Nicht erholsamer Schlaf/Schlafstörungen Kapitel „Insomnie bei Erwachsenen". Update 2016.

S3-Leitlinie für Palliativmedizin für Patienten mit einer nicht heilbaren Krebserkrankung; Langversion 1.1 – Mai 2015; Leitlinienprogramm Onkologie, AWMF-Registernummer: 128/001OL.

II Symptomkontrolle

11	Wenn die Luft wegbleibt	79
12	Nur noch müde	89
13	Schmerztherapie mit Folgen	97
14	Mir ist so übel!	102
15	Wenn nichts mehr durchgeht	108
16	Irgendetwas stimmt nicht	115
17	Mutter erkrankt an Brustkrebs	124
18	Plötzlich ist alles durcheinander	132
19	Serotonin-Syndrom	140
20	Kritische Medikamenteninteraktionen in der Palliativversorgung	145
21	Manchmal muss es schnell gehen	156

KAPITEL 11

Ulla Mariam Hoffmann

Wenn die Luft wegbleibt

FALLBERICHT

Der 71-jährige Patient Herr W. wird durch das lokale SAPV-Team bei uns auf die Palliativstation eingewiesen wegen komplexer Symptomatik. Im Vordergrund steht eine zunehmende Verwirrtheit mit psychomotorischer, stammbetonter Unruhe, die in der häuslichen Versorgung nicht mehr kontrolliert werden konnte, bei seit 2 Tagen progredient sich verschlechternder Atemnot mit ausgeprägter pulmonaler Verschleimung und enoralen Sekretbildung, die unter Scopolamin retroaurikulär (Scopoderm; als 72-Stunden-Pflaster) ebenfalls nicht mehr kontrolliert werden konnte.

Bei Herrn W. ist ein mittellinienüberschreitendes Zungengrundkarzinom rechts (ED 11/2016; cT4, cN0, cM0, G2, p16 neg) bekannt. Nach Diagnosestellung war eine definitive Radiochemotherapie mit 70 Gy durchgeführt worden. Seit Januar 2017 wird er über eine PEG ernährt. Im März 2018 war ein Lokalrezidiv im Bereich der Vallecula und Taschenfalte rechts (cT2 cNo, M0, G2, p16 neg) diagnostiziert worden. Die damals empfohlene Laryngektomie und adjuvant/additive Radiatio hatte er abgelehnt, daher war ein Tracheostoma 4/2018 angelegt worden mit anschließender Radiochemotherapie (Gesamtdosis bis 140 Gy).

Ein Monat vor Aufnahme auf die Palliativstation war er wegen Hb-wirksamer Sickerblutung aus dem Tracheostoma in internistischer Behandlung. Dort hatte er 2 EK erhalten. Darüber hinaus war eine Pneumonie mit *Acinetobacter pittii* diagnostiziert und behandelt worden.

Wegen zunehmender Schwäche war es in den letzten 2 Wochen zu wiederholten Stürzen gekommen, dabei hatte er sich 5 Tage vor Aufnahme eine Schädelprellung und Kopfplatzwunde rechts okzipital zugezogen, die ambulant mit fünf Stichen versorgt worden war.

Herr W. war von Beruf technischer Zeichner. Er ist verheiratet und lebt zu Hause, mit seiner ebenfalls chronisch erkrankten Ehefrau. (Sie leidet unter einer rheumatoiden Erkrankung mit v. a. ossärer und intestinaler Manifestation und ist physisch wie psychisch wenig belastbar. In der Versorgung ihres Mannes kann sie keinerlei Hilfe geben. So hat sich Herr W. bisher auch komplett selbstständig versorgt.) Seit seiner Rezidiverkrankung hat er Pflegegrad III, der ambulante Pflegedienst kommt 1 × pro Woche zum Duschen. Die Versorgung von PEG und Tracheostoma hatte Herr W. bis zuletzt akribisch selbst übernommen. An Hilfsmittel sind Inhalationsgerät, Sauerstoffkonzentrator, Absauggerät, Rollator, Toilettenstuhl und Rollstuhl vorhanden. Seit dem letzten Krankenhausaufenthalt wird Herr S. durch das lokale SAPV-Team unterstützt. Patientenverfügung und Vorsorgevollmacht sind bei Aufnahme vorhanden. Seine 36-jährige Tochter lebt ca. 320 km entfernt.

11.1 Atemnot

Das führende Symptom des Patienten ist Atemnot. In unmittelbarem Zusammenhang mit der ausgeprägten Atemnot stehen auch die Symptome Angst, motorische Unruhe, Verwirrtheitszustände und zunehmende Schwäche.

MERKE
Atemnot ist eine **„subjektive** (d.h., es ist genau das, was der Patient sagt, was es ist), **unangenehme Erfahrung"**.

Vergleichbar dem „Total-Pain-Konzept" ist auch Atemnot ein **mehrdimensionales Symptom** (➤ Tab. 11.1):
- Sensorisches Erleben der Atemnot
- Emotionale Belastung durch die Atemnot
- Beeinträchtigung durch die Atemnot

Tab. 11.1 Dimensionen und Outcomes von Atemnot (Leitlinie Palliativmedizin 2015)

Dimensionen	Outcomes	Erfassung
Sensorisches Erleben der Atemnot	Intensität/Schweregrad/Stärke der Atemnot	Einzelfrage, numerisch oder kategorial (z. B. NRS 0–10, VAS, mod. Borg-Skala)
Emotionale Belastung durch die Atemnot	Unangenehmes Gefühl durch Atemnot	Einzelfrage (z. B. NRS) oder Mehrfachfragen (z. B. HADDS für Angst/Depression)
Beeinträchtigung durch die Atemnot	Beeinträchtigung bezüglich Arbeit, Funktion, Lebensqualität, soziale Kontakte u. a.	Eindimensional (z. B. MRC-Skala für Funktion/Belastungstoleranz) oder multidimensional (z. B. CRQ, EORTC-QLQ, C15-Pal für Lebensqualität)

Atemnot kann **nur** durch die subjektive Beurteilung des Patienten adäquat erfasst werden. Sie kann mit veränderten Messwerten der Atemfrequenz, Sauerstoffsättigung, Blutgasanalyse einhergehen – aber sie muss es nicht. Entscheidend ist die subjektive Empfindung des Patienten!

FALLBERICHT

Herr W. ist durch die Atemnot sehr stark belastet. Er gibt die Intensität der Atemnot auf der NRS als 10/10 an. Auch die emotionale Belastung ist sehr stark; Angst wird auf der NRS mit 10/10 angegeben. Auch die (v. a. nachts bestehende Unruhe mit Verwirrtheitszuständen) interpretierten wir – neben einer ebenfalls mitursächlichen Hypoxämie – als Folge der ausgeprägten Angst.
Herr W. ist durch die Atemnot, motorische Unruhe und ausgeprägte Schwäche so stark beeinträchtigt, dass die zuletzt mögliche Selbstversorgung von Tracheostoma und PEG, aber auch Körperpflege und Mobilisation nicht mehr möglich sind.

Um eine optimale Therapie zu ermöglichen, müssen **„potenziell behandelbare Ursachen"** ermittelt und nach Abwägung der medizinischen/onkologischen Gesamtsituation und unter Berücksichtigung des Patientenwillen in die Behandlungsstrategie mit einfließen (Leitlinie Palliativmedizin 2015).

11.2 Diagnostik und gezielte Therapie

Zur Abklärung der Beschwerden erfolgen auf der Palliativstation neben der ausführlichen Anamnese die klinische Untersuchung, eine Blutentnahme und eine Röntgen-Thorax-Untersuchung.

FALLBERICHT

In der klinischen Untersuchung zeigt sich der Patient in stark reduziertem Allgemeinzustand und normalem Ernährungszustand. Psychisch sehr ängstlich wirkend – fremdanamnestisch während der Nacht, mit starkem, nicht kontrollierbarem Delir; die Kommunikationsmöglichkeiten sind stark eingeschränkt, sowohl aufgrund des Tracheostomas (mit Sprechkanüle versorgt), bei starker Verschleimung und Atemnot, als auch aufgrund der Angst und Unruhe. Blutdruck: 115/60 mmHg; Puls: 105 Schläge/min; Temperatur: 38,5 °C; Atemfrequenz: 23/min; SO$_2$-Sättigung bei Raumluft: 88 %; Herz: Herztöne leise, rein, rhythmisch; Port: rechts infraklavikulär. Respiratorisches System: feuchte pneumonische Rasselgeräusche über dem linken Lungenmittelfeld.
Im Infektlabor bei Aufnahme zeigen sich nur gering erhöhte Infektparameter mit mäßig erhöhtem CRP 83 mg/dl und allenfalls gering erhöhten Leukozyten (➤ Tab. 11.2). Nebenbefundlich zeigt sich erneut eine deutliche Anämie, ohne dass aktuell eine Blutung aus dem Tracheostoma besteht.
Im Röntgen-Thorax im Sitzen (Behelfstechnik, aufgrund der körperlichen Schwäche) zeigt sich ein dezentes Infiltrat im linken Mittelfeld, welches in der Voraufnahme nicht nachweisbar war und welches mit Pneumonie-typischen ohrnahen Rasselgeräusche in der Auskultation korrelierte (➤ Abb. 11.1).
Aufgrund des Tracheostomas – mit einer nicht geblockten Sprechtrachealkanüle versorgt – und der starken oralen Sekretbildung, besteht der klinische Verdacht einer Aspirationspneumonie. Aufgrund der Vorgeschichte mit Nachweis von *Acinetobacter*

11.2 Diagnostik und gezielte Therapie

pittii und rezidivierenden Krankenhausaufenthalten mit Antibiotikatherapie in den vorausgegangenen Wochen interpretieren wir die Symptomatik als nosokomiale Pneumonie.

Tab. 11.2 Labordiagnostik

Parameter	Referenzwert	Aktueller Wert
CRP	Bis 5 mg/dl	83
Leukozyten	3,9–9,8 G/l	**10,0**
Erythrozyten	4,54–5,77 T/l	2,61
Hb	13,5–17,5 g/dl	**8,3**
HKT	40–51 %	24
MCV	80–96 fl	93,1
MCH	27,6–36,6 pg	31,8
MCHC	32,8–36,6 g/dl	34,2
Thrombozyten	146–328 T/µl	262
Retikulozyten	0,43–1,36 %	**2,35**
Eisen	70–180 µg/dl	**18**
Transferrin	200–360 mg/dl	**154**
Transferrinsättigung	16–45 %	**8**
Ferritin	20–250 µg/l	103
Kalium	3,5–5,0 mmol/l	4,1
Natrium	135–145 mg/dl	134
Kreatinin	Bis 1,2 mg/dl	0,8
GFR	> 60 ml/min	82
INR	0,85–1,15	1,14
Quick	70–130 %	72

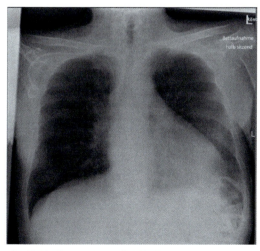

Abb. 11.1 Röntgendiagnostik [P822]

Diagnostik

Entsprechend den Leitlinien zur Diagnostik und Therapie der nosokomialen Pneumonie beim Erwachsenen (Update 2017) wird die vorbestehende Diagnostik von Labor und Röntgen-Thorax, durch die Abnahme von drei Blutkulturpärchen und eine tiefe Tracheale Absaugung erweitert.

Gezielte Therapie

FALLBERICHT

Die vorliegende Patientenverfügung trifft keinerlei Aussagen zu einer Therapiebegrenzung im Fall einer erneuten Pneumonie. Zum Zeitpunkt der stationären Aufnahme ist der Patient selbst, aufgrund der starken Angst, Kurzatmigkeit und Verwirrtheit nicht befragbar. Weder die bevollmächtigte Ehefrau noch das vorbehandelnden SAPV-Team können weitere Angaben zu einer Therapiebegrenzung in der aktuellen Situation machen, bestätigen jedoch unsere bisher gewonnene Einschätzung, dass Herr W. eine antibiotische Therapie in dieser Situation wünschte, jedoch – wie in der Patientenverfügung genannt – keine intensivmedizinische Therapie und keine Beatmung.

Daher beginnen wir nach Abnahme des mikrobiologischen Untersuchungsmaterials eine kalkulierte antibiotische Therapie mit Piperacillin/Tazobactam 3× täglich 4,5 g i. v. ergänzt durch Ciprofloxacin 2× 500 mg über PEG – bei Nachweis von *Acitenobacter pitii* im letzten Krankenhausaufenthalt, der auf Piperacillin/Tazobactam resistent, gegenüber Ciprofloxacin sensibel war.

In den aktuellen mikrobiologischen Untersuchungsmaterialien ist kein Keimnachweis gelungen: Alle drei Pärchen Blutkultur sind ohne Erregernachweis, die tiefe Trachealabsaugung zeigt ein signifikantes Sputum (Leukozyten +++, mit Nachweis von gramnegativen Stäbchen in der Gram-Färbung, die jedoch nicht kultivierbar sind).

Klinisch bessert sich der Zustand von Herrn W., sodass wir die antibiotische Therapie in unveränderter Dosierung und Zusammensetzung über insgesamt 8 Tage fortsetzen. In einem Kontroll-Röntgen-Thorax sind die Infiltrate nicht mehr nachweisbar. Das CRP ist bis minimal 40 mg/dl rückläufig.

Zur Therapie der ausgeprägten Verschleimung und Erleichterung des Abhustens setzen wir Inhalationen mit 0,9 % NaCl mit 250 µg Ipratropiumbromid 3–4 × täglich ein.

Inhalation Inhalationen mit 0,9 % NaCl-Lösung unterstützen die Funktion der endobronchialen Zilien, erhöhen den Wassergehalt des Schleims und erleichtern so das Abhusten.

Unter täglicher physiotherapeutisch angeleiteter Atemtherapie kann so der Schleim leichter abgehustet werden. Dies kann auch zeitlich gut mit den Inhalationen kombiniert werden: erst inhalieren, dann abhusten – mit anschließend längerer freier Atmung.

Sekretolytika ACC, Ambroxol oder andere Sekretolytika kommen in der Palliativmedizin nur selten, und wenn dann nur kurzfristig zum Einsatz. Häufig sind die Patienten zu schwach um die größeren und flüssigeren Sekretmengen abzuhusten. Auch wirken diese Medikamente systemisch appliziert kontinuierlich, sodass kein symptomarmes Atemintervall möglich ist. Vor allem dies, aber auch die gastrointestinalen Nebenwirkungen sprechen gegen den Einsatz bei Palliativpatienten (s. a. Kayser H. et al., 2018).

Bronchodilatatoren Die niedrigdosierte zusätzliche Gabe von Bronchodilatatoren wie Ipratropiumbromid unterstützt das Clearing des Bronchialsystems, auch wenn keine COPD vorliegt. Auf mögliche Nebenwirkungen wie Tachykardien ist zu achten.

FALLBERICHT

Als weiteren behandelbaren Faktor der Atemnot findet sich bei Herrn W. eine gemischte Anämie aus Infekt-, Tumor- und Eisenmangelanämie. Bei einem Aufnahme-Hb von 8,3 g/dl fällt der Wert in den ersten 3 Tagen auf 7,5 g/dl ab. Daher verabreichen wir aufgrund der Zunahme der Anämie und Schwäche ein Erythrozyten-Konzentrat. In der Folgekontrolle liegt das Hb bei 9,0 g/dl, Atemnot und Schwäche bessern sich.

Eine Blutungsquelle kann bei unauffälligem Befund des Tracheostomas (hier war es zuletzt zu einer Hb-wirksamen Blutung gekommen) und bei 3× negativem Haemoccult® nicht gefunden werden.

Im weiteren Verlauf erhält Herr W. Eisencarboximaltose (Ferinject®) in einer Gesamtdosis von 1,5 g (1 g und 0,5 g, im Abstand von einer Woche). Bei Entlassung liegt das Hb bei 9,7 g/dl. Zu einer erneuten transfusionspflichtigen Anämie kommt es nicht mehr (weder während diesem Aufenthalt noch zu einem späteren Zeitpunkt).

Eisensubstitution Bei Tumorpatienten kommt ein **funktioneller Eisenmangel** in 10–40 % der Patienten vor. Entsprechend den Leitlinien des „National Comprehensive Cancer Network" (NCCN) der USA liegt ein absoluter Eisenmangel bei Serumferritin Werten unter 30 ng/ml vor. Normale oder erhöhte Serumferritin-Werte, zusammen mit einer Transferrinsättigung (TSAT) unter 20 % weisen auf einen funktionellen Eisenmangel (FEM) hin. Aufgrund von tumor- bzw. infektbedingter immunologischer Mechanismen ist die enterale Eisensubstitution nicht Erfolg versprechend bei häufigen gastrointestinalen Nebenwirkungen (Eisenmangel/-anämie bei Tumorpatienten, Vifor Pharma, 25.06.2020). Während Eisen-III-Glukonat (Ferinject) nur mit einer maximalen Einzeldosis von 62,5 mg Eisen verabreicht werden kann, kann Eisen in der Galenik von Eisen-III-Carboximaltose (Ferinject) bis zu einer maximalen Dosis von 1 g 1× pro Woche i. v. gegeben werden.

11.3 Symptomatische Therapie

Opioide

In der symptomatischen Therapie der Atemnot spielen die Opioide die größte Rolle. Nur für sie gibt es eine „ausreichende Studienevidenz bezüglich der symptomatischen Linderung von Atemnot". Der lindernde Effekt von Opioiden wird darauf zurückgeführt, dass Opioid-Rezeptoren im gesamten kardiorespiratorischen System vorkommen. Des Weiteren scheinen neurophysiologische Untersuchungen auf vergleichbare zentrale Verarbeitungsmechanismen im ZNS von Atemnot, Schmerz und emotionalem Stress hinzuweisen.

MERKE

Es gibt keinen Hinweis, dass eine lege artis durchgeführte Therapie der Atemnot mit Opioiden zu einer klinisch relevanten Atemdepression führt.

Man muss jedoch bei der Dosierung unterscheiden, ob ein Patient schon eine Opioidtherapie z. B. aufgrund von Schmerzen hat, oder Opioid-naiv ist, also noch keine Vortherapie mit Opioiden hat (Erweiterte S3-Leitlinie Palliativmedizin, 2019).

Morphin

(> Tab. 11.3)
Darüber hinaus richtet sich die Wahl des Opioids v. a. nach den Begleiterkrankungen des Patienten: Insbesondere eine Niereninsuffizienz, aber auch eine fortgeschrittene Leberinsuffizienz müssen entsprechend berücksichtigt werden, durch eine Dosisreduktion bzw. Opioidrotation. Aber auch die Applizierbarkeit des Medikaments, z. B. eine Schluckstörung und die weiteren Symptome des Patienten spielen bei der Auswahl des Opioids eine entscheidende Rolle.

Tab. 11.3 Morphin-Dosierung bei Atemnot

Opioid	Startdosis bei Opioid-naivem Patienten	Startdosis bei vorbestehender Opioid-Therapie
Morphin	2,5–5 mg alle 4 h p.o. 1–2,5 mg alle 4 h s.c.	Erhöhung um 25 % der vorbestehenden Opioid-Dosis

FALLBERICHT

Neben der bereits genannten Symptomatik beklagt Herr W. bei Aufnahme stärkste Schmerzen NRS 8–10/10 im Bereich des Mundbodens/Unterkiefers unter einer vorbestehenden Opioid-Therapie von Fentanyl TTM 75 µg/h. Bei zunehmender Kachexie gehen wir von einer unzureichenden Resorption des transkutanen Opioids aus. Darüber hinaus erwägen wir eine Verstärkung des Delirs unter Fentanyl.
Unter Berücksichtigung der Dysphagie, aber auch einer neuropathischen Schmerzkomponente bei lokaler Tumorinfiltration entscheiden wir uns zu einer Opioidrotation auf Buprenorphin (Wirkdauer 6–8 h), das über die PEG 3 × täglich und bei Bedarf gegeben werden kann. Wir beginnen mit einer Dosis von 3 × 0,6 mg Buprenorphin (1,8 mg/d = 70 % der Equivalent-Dosis von Fentanyl TTM 75 µg/h) über PEG als Basistherapie sowie eine Bedarfsmedikation von 0,4 mg bei Bedarf (Schmerzen oder Atemnot).
Aufgrund der Opioidrotation findet die empfohlene Opioid-Steigerung von 25 % zur Therapie der Atemnot keine Berücksichtigung in der Berechnung der Basisdosis, jedoch in der zusätzlich verabreichten Bedarfsmedikation von Buprenorphin 0,4 mg alle 4 h.

Opioidrotation Bei jeder Opioidrotation sollte die Basisdosis um 30–50 % geringer sein als die errechnete Äquivalenzdosis, um die unterschiedliche Bioverfügbarkeit und Rezeptor-Affinität der verschiedenen Opioide zu berücksichtigen. Dies gilt in besonderem Maße, wenn eine unzureichende Resorption von transdermalen Opioiden im Rahmen einer Kachexie vermutet wird.

FALLBERICHT

Die Entscheidung für Buprenorphin fällt auch vor dem Hintergrund der besonders einfachen Anwendung über PEG.
Alternativ erwägen wir eine Rotation auf Hydromorphon; entscheiden uns jedoch auch deshalb dagegen, weil die Pellets der Retard-Galenik häufig Probleme bei der Applikation über PEG machen.
Neben der Basistherapie von 3 × 0,6 mg Buprenorphin (alle 8 h) ist während der ersten Tage im Mittel 1–2 × pro Tag eine Bedarfsgabe von 0,4 mg nötig überwiegend nachts, sodass wir im Verlauf die abendliche Dosis von Buprenorphin von 0,6 mg auf 0,8 mg steigern (Tagesdosis 2,0 mg). Eine weitere Dosisanpassung der Opioid-Therapie ist zur Behandlung der Atemnot (und der Schmerzen) nicht nötig.

Weitere Medikamente

INFO
Weitere Medikamente in der Atemnottherapie

Benzodiazepine
- Sie können dann zum Einsatz kommen, wenn die Atemnot-Symptomatik durch Opioide nicht ausreichend kontrolliert werden kann. Dabei ist die Studienlage nicht so eindeutig wie für Opioide. Allgemein werden sie v. a. bei Angst und Schlafstörung eingesetzt. Der vermutete Wirkmechanismus ist eine verbesserte *coping capacity*.

- Mögliche Startdosierungen können sein:
  – Lorazepam 0,5–1,0 mg alle 6–8 h p.o./s.l.
  – Midazolam 2,5–5 mg/4 h s.c., 10–30 mg/24 h s.c.

Dabei werden Benzodiazepine in der Kombination mit Opioiden vor allem in weit fortgeschrittenen Krankheitsstadien und in der Sterbephase eingesetzt.

Phenothiazide
- Sie werden vor allem bei Angst und Agitiertheit eingesetzt in einer Dosis von 2–5 mg/24 h. Die Studienlage ist noch geringer als für die Benzodiazepine. Für die Atemnottherapie werden sie nicht empfohlen.

Glukokortikoide
- Sie werden im Allgemeinen nicht zur Therapie von Atemnot empfohlen, da es dafür keine Studienlage gibt.
- Ausnahme: Wenn eine Lymphangiosis carcinomatosa oder eine Atemwegsobstruktion durch den Tumor vorliegt, können Steroide sehr wirkungsvoll eingesetzt werden.

MERKE

Dexamethason wird zur Therapie einer Lymphangiosis carcinomatosa in einer initialen Dosierung von 4–8 mg einmal täglich morgens eingesetzt. Nach einer Therapiedauer von einer Woche, kann die Dosis schrittweise um 2 mg reduziert werden, bis zur niedrigst-möglichen Erhaltdosis – und bei klinischer Verschlechterung wieder gesteigert werden.
(Erweiterte S3-Leitlinie Palliativmedizin, 2019)

FALLBERICHT

Zur Therapie der neuropathischen Mundboden-/Unterkieferschmerzen behandeln wir zusätzlich mit Pregabalin in einschleichender Dosierung und schrittweiser Erhöhung bis 125 mg (ausschließlich) zur Nacht. Neben der koanalgetischen Wirkung versuchen wir so auch die anxiolytische Wirkung von Pregabalin zu nützen. Zusätzlich erfolgt eine Therapie mit Escitalopram als Tropfen: initial 5 Tropfen (= 5 mg) im Verlauf bis 8 Tropfen (= 8 mg) gesteigert. Eine psychologische Begleitung kann aufgrund der erschwerten Kommunikation bei Tracheostoma nur sehr eingeschränkt durchgeführt werden.

Unter diesen Maßnahmen können die Symptome Atemnot, Schmerzen und Angst so gut kontrolliert werden, dass auch die Verwirrtheitssymptomatik komplett verschwindet, mit deutlicher Reduktion der stammbetonten, motorischen Unruhe.

Patienten mit einer nicht heilbaren Krebserkrankung sollten keine Antidepressiva zur Behandlung von Atemnot erhalten (Erweiterte S3-Leitlinie Palliativmedizin, 2019).

Die hier verabreichte antidepressive Therapie mit Escitalopram erfolgt ausschließlich in Hinblick der nach unserer Einschätzung unabhängig von der Atemnot bestehenden ausgeprägten Depressions- und Angstsymptomatik. Eine medikamentöse Therapie der Depression wiederum wird für diese Krankheitsphase auch in den Palliativleitlinien empfohlen, insbesondere, da bei unserem Patienten die psychotherapeutischen Maßnahmen nur sehr eingeschränkt zur Anwendung kommen konnten.

Sauerstoff

FALLBERICHT

Die Gabe von Sauerstoff 2 l/min über das Tracheostoma erfolgt nur in den ersten Tagen der Behandlung bei Hypoxämie (Sauerstoffsättigung von 88 % unter Raumluft); im Rahmen der klinischen Besserung ist Herr W. vielfach ohne Sauerstoffgabe mit Rollator auf dem Gang unterwegs.
Allerdings ist vor dem aktuellen Krankenhausaufenthalt eine Heimsauerstoff-Versorgung mit einem Sauerstoffkonzentrator eingeleitet worden, sodass Herr W. sich selbstständig an den Sauerstoff anschließt, wie er auch PEG und Tracheostoma weitestgehend selbstständig versorgt.

MERKE

Sauerstoff sollte nicht zur Linderung von Atemnot bei nichthypoxämischen Patienten mit einer nicht-heilbaren Krebserkrankung eingesetzt werden (Erweiterte S3-Leitlinie Palliativmedizin, 2019).

Gründe sind zum einen, weil es keinen Nachweis einer Wirksamkeit bei nicht-hypoxämischen Krebspatienten gibt, zum anderen, weil eine Sauerstofftherapie teuer und ressourcenaufwendig ist. Der Hauptgrund aber ist, dass die Nebenwirkungen wie Austrocknung der Schleimhäute (ggf. auch Austrocknung des Schleims mit Bildung von Schleimmembranen, die akute Atemnotattacken auslösen können), Einschränkung der Beweglichkeit

11.3 Symptomatische Therapie

oder sogar Explosionsgefahr bei gleichzeitigem Rauchen nicht unerheblich sind.

Hilfreich ist – nicht zuletzt in der Kommunikation mit Patienten und Angehörigen – zu wissen, dass auch in der Intensiv- und Notfallmedizin die Sauerstofftherapie kritisch überprüft wird. So wird für COPD-Patienten, aber auch beatmete Patienten, eine Ziel-Sauerstoffsättigung von 90–94 % angestrebt, da höhere Sättigungswerte bei diesen Patientengruppen mit einer erhöhten Morbidität und Mortalität einhergehen (Grensemann et al. 2018).

Behandlung der Verschleimung

FALLBERICHT

Ein besonderes Problem bei Herrn W. stellt die ausgeprägte Verschleimung dar.
Bereits vor dem palliativstationären Aufenthalt wurde durch die behandelnden Ärzte des Pallitativteams zur Kontrolle des Sekrets Scopolamin (Scopoderm) off-label gegen die Verschleimung eingesetzt. Wir haben dies bei Aufnahme beendet, da wir nicht ausschließen konnten bzw. da es nahe lag, dass Scopolamin die Verwirrtheitszustände des Patienten verstärkte.

Bronchorrhö wird definiert als Produktion von mehr als 100 ml wässrigem Sputum pro Tag. Sie tritt häufig bei Bronchialkarzinom, Lungenmetastasen, chronischer Bronchitis u. ä. auf. Neben anderen Substanzen wie Steroiden, Makroliden, inhalativen Indometazin u. a. (alles Einzelfallberichten) kommen – wie bei der terminalen Rasselatmung – häufig Anticholinergika zum Einsatz.

Medikamente bei terminaler Rasselatmung

➢ Tab. 11.4
Alle Substanzen sind Anticholinergika mit anticholinergen Nebenwirkungen auf Herz, Gastrointestinalsystem (antiemetische, antisekretorische Nebenwirkungen werden oft auch parallel genützt), Blasenentleerungsstörung, Augeninnendruckerhöhung u. a.

Scopolamin hat darüber hinaus zentralnervöse Nebenwirkungen wie Unruhe, Agitiertheit, Halluzinationen u. ä., da es die Blut-Hirn-Schranke passieren kann.

FALLBERICHT

Da bei Herrn W. keine terminale Rasselatmung vorliegt, beginnen wir eine anticholinerge Therapie mit Amitriptylin unretardiert 10 mg zur Nacht über PEG. Dies erbringt eine weitere Linderung. Eine zusätzliche lokale Therapie durch Amitriptylin-Tropfen auf die Zunge wird aber von Herrn W. auf Dauer wegen der lokal-anästhetischen Wirkung von Amitriptylin nicht toleriert.

Tab. 11.4 Medikamente bei terminaler Rasselatmung (Kayser H. et al. 2018; Kin-Sang C. et al. 2015, Remi C. et al. 2015)

Wirkstoffe	Dosierung (mg)	Anwendungsmöglichkeiten/Alternativen
Atropin	0,5 mg	• Atropin Augentropfen 0,5 %*: 3–5 gtt oral oder nasal 4–6 h (*diese hohe Konzentration wird sonst nur in der Augendiagnostik eingesetzt)
Scopolamin	0,25 mg	• In Deutschland als Scopoderm 1 mg/72 h retroaurikulär • Scopolamin Augentropfen 0,25 % 3–5 gtt oral oder nasal alle 4–6 h
Butylscopolamin (Buscopan)	20 mg ED alle 4 h Bis 60 (120) mg/24 h	• s. c./i. v. als Einzeldosis • s. c./i. v. als kontinuierliche Gabe ggf. auch im Mischperfusor
Glycopyrronium-bromid (Robinul)	0,2 mg Bis 1,2 mg/24 h	• s. c./i. v. als Einzeldosis • s. c./i. v. als kontinuierliche Gabe ggf. auch im Mischperfusor
Amitryptilin	10–25 mg	• Amityptilin 3 × 2 gtt auf die Zunge • 10–25 mg abends (unretardiert)

Bei wiederholt beklagten Ohrenschmerzen und ebenfalls starker Schleimbildung in der Nase behandeln wir durch adstringierende und Dexpanthenol-haltige Nasentropfen.

Als möglicherweise die Schleimbildung – sowohl pulmonal als auch enoral – verstärkend sehen wir die Milchprotein-basierte Sondennahrung über PEG an, von der er täglich 2 l erhält. Nach Umsetzen auf eine Sojaprotein-basierte PEG Ernährung verringert sich die Schleimbildung weiter.

Die wissenschaftlichen Belege für die Hypothese eines Zusammenhangs zwischen Milcheiweiß und Zunahme einer pulmonalen Verschleimung sind mehr als gering und viele westliche Studien – zumeist an Gesunden – sprechen dagegen. Beobachtungen an unseren Patienten, die größere/große Mengen an Sondenkost erhalten und ein zugrunde liegendes respiratorisches Problem haben, legen jedoch einen Zusammenhang nahe. Eine mögliche Erklärung könnten die Überlegungen von Bartley (2010) liefern. Er sieht β-Casomorphin-7 (β-CM-7) ein Exorphin und Abbauprodukt von A1-Milch als möglichen Schlüssel, der sowohl im Darm als auch im Respirationstrakt (vor allem bei vorbestehender Inflammation) MUC5AC zur Schleimüberproduktion stimuliert.

Auch in der Traditionellen Chinesischen Medizin wird ein Zusammenhang zwischen Milch und respiratorischer Verschleimung gesehen, sodass bei starker pulmonaler Verschleimung unter milchproteinhaltiger Sondenkost ein Umstellversuch auf milchproteinfreie Ernährung gerechtfertigt scheint.

FALLBERICHT

Eine große Rolle spielen in der Atemnottherapie von Herrn W. die täglichen nichtmedikamentösen Therapiemaßnahmen: gezielte Atemtherapie in Kombination mit den bereits geschilderten Inhalationstherapien, die das Abhusten erleichtern und die Atemwege frei machen, atemstimulierende Einreibungen, aber auch Entspannungstherapien und Physiotherapie mit Rollator-Gehtraining kommen zum Einsatz.

Nichtmedikamentöse Therapie

INFO
Nichtmedikamentöse Atemnottherapie
- Aufklärung über das Symptom, Beruhigung und Entspannung, Atemübungen
- Kühler Luftzug im Gesicht, z. B. durch Handventilator oder Tischventilator
- Einsatz von Rollator und anderen Gehhilfen

(Erweiterte S3-Leitlinie Palliativmedizin, 2019)

Gerade die nichtmedikamentösen Therapiemaßnahmen bei Atemnot spielen eine große Rolle, da sie die Selbstwirksamkeit des Patienten erhöhen und ihn unabhängig von Medikamenten und Hilfsmitteln machen. Durch Aufklärung können aber auch falsche Erklärungsmodelle ausgeräumt werden. Ein Beispiel: Ein Patient hatte verstanden, dass durch eine Pleurodese-Maßnahme ein Teil seiner Lunge nun ausgeschaltet worden sei, und – so sein Verständnis – deshalb müsse er ja Atemnot haben. Die Erklärung, was genau bei einer Pleurodese passiert, und dass die ganze Lunge noch da sei, er lediglich die Rigidität des Thorax durch die Vernarbung spüre, erbrachte eine signifikante Reduktion der Atemnot.

Ein **Ventilator** – Hand oder Tisch – ist deutlich nebenwirkungsärmer als eine Sauerstofftherapie, günstiger, weniger stigmatisierend, und dennoch hochwirksam bei nichthypoxämischen Atemnotpatienten (Bausewein et al. 2010).

Durch **Rollator und Gehhilfen** erweitert sich der Lebens- und Mobiltätsradius der Patienten, aber auch das Aufstützen der Hände/Arme auf den Rollator verändert die Atemmechanik und verbessert dadurch die Atmung.

FALLBERICHT

Unter diesen Maßnahmen kann weitestgehend wieder die Selbstständigkeit von Herrn W. erreicht werden, wie vor der akuten Verschlechterung, d. h., eine selbstständige Körperpflege, selbstständige Versorgung von PEG und Tracheostoma und die Mobilität am Rollator auf Stationsebene sind möglich.

Obwohl die Verschleimung so weit reduziert werden kann, dass sie die Atmung über das Tracheostoma nicht mehr stark behindert, erschwert sie die Kommunikation immer wieder stark, bei diesbezüglich stark wechselnder Klinik, die nicht weiter verbessert werden kann.

Zu einem Zeitpunkt, an dem die Kommunikation erstaunlich gut möglich ist, erfolgt ein ausführliches Gespräch mit Herrn W. im Beisein seiner Ehefrau und seiner Tochter über seine „Patientenverfügung: Einstellungen zum Leben, schwerer Krankheit und Sterben – Standortbestimmung zur Therapiezielfindung" aus der BVP (Behandlung im Voraus Planen). Dabei äußert Herr W. zum einen, wie gerne er lebt, zum anderen aber auch, dass er alles in seinem Leben erreicht habe und dass es für ihn ein Wunsch sei, friedlich einzuschlafen. Selbst wenn dies (hypothetisch) in dieser Nacht passieren würde, wäre es für ihn in Ordnung, ohne dass es Ängste verursachen würde.

Als Situation, in der er keine weiteren lebensverlängernden Maßnahmen wünsche (auch keine antibiotische Therapie mehr), nennt er eine Situation, in der er noch schlechter sprechen könne als zum derzeitigen Zeitpunkt. Dabei bringt er zum Ausdruck, wie sehr ihn bereits die aktuelle Einschränkung belaste.

In einem weiteren Gespräch werden die Einstellungen von Herrn W. bestätigt und die Notfallplanung festgelegt.

Acht Wochen lang konnte Herr W. nach diesem Aufenthalt bei weitestgehender Symptomstabilität und unveränderter medikamentöser Therapie selbstständig zu Hause verbringen.

Durch diese Gespräche kann das bei Aufnahme bestehende Informationsdefizit hinsichtlich der Behandlungswünsche nachgeholt werden. Vor allem ist es jedoch für die Angehörigen sehr hilfreich, den Standpunkt und die Entscheidung von Herrn W. von ihm selbst zu hören.

Acht Wochen lang konnte Herr W. nach diesem Aufenthalt bei weitestgehender Symptomstabilität und unveränderter medikamentöser Therapie selbstständig zu Hause verbringen. Dann erfolgt die erneute, notfallmäßige Aufnahme auf die Palliativstation, bei hypoxämischer Synkope. Bei klinischem ausgeprägtem Progress kann jetzt im Einvernehmen mit den Angehörigen eine rein symptomatische Therapie eingeleitet werden. Durch das vorausgegangen Patientenverfügungsgespräch sind die Angehörigen auf diese Situation besser vorbereitet.

Herr W. verstirbt unter guter Symptomkontrolle auf unserer Palliativstation.

Was wäre, wenn …

- … Burprenorphin enteral alle 8 h nicht ausreichend gewirkt hätte, mit Symptom-Exazerbationen vor der jeweils nächsten Applikation?
  - Buprenorphin hätte auch alle 6 h, d. h. 4× tägl. gegeben werden können.
  - Alternativ wäre auch eine kontinuierliche Applikation eines Opioids über eine Medikamenten-Pumpe über Port mit zusätzlicher Bolus-Funktion infrage gekommen. Auch hier wäre sowohl Buprenorphin möglich, aber auch Morphin oder Hydromorphon, da weder eine Nieren- noch eine Leberinsuffizienz vorhanden waren.

- … der Patient keine PEG gehabt hätte, um Pregabalin und die anderen Medikamente darüber zu applizieren?
  - Opioide hätten in einer Pumpe über Port als Mischung verabreicht werden können, ggf. hätten hier auch noch Metamizol, Midazolam oder ein Neuroleptikum (Haloperidol oder Levomepromazin), aber auch Robinul bei Rasselatmung ergänzt werden können (so wenige Medikamente wie möglich), mit einer 24-Stunden-Stabilität für diese Mischung.
  - Pregabalin-Kapseln können auch off-label rektal verabreicht werden, bei guter Wirkung. Manchmal muss die Dosis etwas reduziert werden bei stärkerer Wirkung als bei oraler Therapie, da bei rektaler Gabe der First-Pass-Effekt der Leber wegfällt.

LITERATUR

Bartley J, McGlashan S R. Does milk increase mucus production? Med Hypotheses, 2010 Apr; 74(4): 732–734.

Bausewein C, Roller S, Voltz R. Leitfaden Palliative Care. München: Elsevier, 3. Aufl. 2007. S. 379–390.

Bausewein C et al. Effectiveness of a hand-held fan for breathlessness: a randomised phaseII trial. BMC Palliat Care, 2010; 9: 22.

Erweiterte S3-Leitlinie für Palliativmedizin für Patienten mit einer nicht-heilbaren Krebserkrankung; Langversion 2.0 – August 2019; Leitlinienprogramm Onkologie, AWMF-Registernummer: 128/001OL. S. 134–154; https://www.leitlinienprogramm-onkologie.de/fileadmin/user_upload/Downloads/Leitlinien/Palliativmedizin/Version_2/LL_Palliativmedizin_2.0_Langversion.pdf (letzter Zugriff: 1.10.20).

Fachinformation Ferinject® Juli 2020, https://www.viforpharma-pro.de/sites/default/files/2020-07/Ferinject%20FI%202020%2007.pdf (letzter Zugriff: 1.10.20).

Grensemann J, Fuhrmann V, Kluge St. Sauerstofftherapie in der Intensiv- und Notfallmedizin. Dtsch Arztebl Int, 2018; 115: 455–462.

Inhalieren bei COPD und Lungenemphysem ... richtig inhalieren bedeutet profitieren Informationen für Betroffene und Interessierte m-e-d-i-a-139/01.2019 https://www.copd-deutschland.de/images/patientenratgeber/patientenbroschueren/inhalation.pdf (letzter Zugriff: 1.10.20).

Kayser H et al. Kursbuch Palliative Care – Angewandte Palliativmedizin und –pflege. 3. Aufl. Uni-med, 2018. S. 202–208.

Kin-Sang Chan et al. Dyspnoea and other respiratory symptoms in palliative Care. In: Oxford Textbook of Palliative Medicine. 5. Aufl. Oxford University Press: 2015. S. 421–434.

Remi C et al. Arzeimitteltherapie in der Palliativmedizin. 2. Aufl. München: Elsevier, 2015.

S1-Leitliinie 025-21: Eisenmangelanämie, Stand:01-2016.

S3-Leitlinie Epidemiologie, Diagnostik und Therapie erwachsener Patienten mit nosokomialer Pneumonie – Update 2017; https://www.awmf.org/uploads/tx_szleitlinien/020-013l_S3_Nosokomiale_Pneumonie_Erwachsener_2017-11.pdf (letzter Zugriff: 1.10.20).

Vifor Pharma. Eisenmangel/-anämie bei Tumorpatienten. 25.06.2020, https://www.krankenpflege-journal.com/eisenmangel-anaemie-bei-tumorpatienten-fruehzeitige-diagnose-und-therapie-sind-entscheidend/ (letzter Zugriff: 1.10.20).

KAPITEL 12

Henning Cuhls, Michaela Hesse, Kirsten Hüning

Nur noch müde

FALLBERICHT

Eine ältere Dame in einem fortgeschrittenen Tumorstadium eines Ovarialkarzinoms ruft im Sekretariat der Palliativmedizin an und bittet um die Aufnahme auf der Palliativstation. Sie möchte gerne das Fentanyl-Pflaster abgesetzt haben, weil sie unter Übelkeit leide und nur noch müde sei. In der letzten Zeit habe ihr die Kraft gefehlt aufzustehen und ihr falle alles so schwer. Sie sei auch lustlos und könne sich überhaupt nicht mehr motivieren und sich selbst versorgen. Auf Nachfrage berichtet sie, dass sie vor einer Woche den dritten Zyklus ihrer Drittlinien-Chemotherapie erhalten habe. Einen Zusammenhang mit der gerade durchgeführten Chemotherapie könne sie nicht erkennen. Mit ihrer Onkologin habe sie nicht darüber gesprochen. Übelkeit und Müdigkeit seien typische Nebenwirkungen des Fentanyl laut Beipackzettel. Das Fentanyl habe sie schon mehrere Monate und es sei nicht erhöht worden. Vorher habe sie keine Übelkeit gehabt. Im Laufe des Gesprächs erkennt sie, dass es doch einen Zusammenhang geben könne, weil die Übelkeit verstärkt 2 Tage nach der Chemotherapie einsetzt. Auch die Bemerkung, dass die Chemotherapie und das Fortschreiten der Erkrankung Auslöser der Schwäche sein können, gibt ihr zu denken. Da auf der Palliativstation erst in 2 Tagen ein Bett frei wird, möchte sie sich zunächst mit ihrer Onkologin beraten. Die nächste ambulante Chemotherapie würde in 5 Tagen stattfinden. Sie bedankt sich und legt auf.

Die ältere Dame benötigt Hilfe zur Einstellung ihrer Symptome und auch bei der Versorgung zu Hause. Die schleichende Zunahme der Schwäche hat sie bisher nicht bewusst wahrgenommen. Jetzt sieht sie sich abrupt mit dem möglichen Fortschreiten der Erkrankung konfrontiert.

12.1 Definition der Fatigue

Tumorassoziierte Fatigue oder Cancer-related Fatigue ist mit einer Häufigkeit von etwa 80 % der Patienten das häufigste Symptom fortgeschrittener Tumorerkrankungen, weit vor Schmerzen oder Übelkeit. Eine international anerkannte Definition liegt bislang nicht vor. Von einer Expertenarbeitsgruppe der European Association of Palliative Care (EAPC) wurde als Arbeitsdefinition „Fatigue ist ein subjektives Gefühl von Müdigkeit, Schwäche oder Mangel an Energie" vorgeschlagen. Anders als bei der Erschöpfung nach anstrengender Tätigkeit bei Gesunden tritt **keine Erholung nach Ruhephasen oder Schlaf** auf, weshalb die Schwäche als schwere dauerhafte Belastung und Einschränkung der Lebensqualität wahrgenommen wird.

Als Erster benannte David Cella im Jahr 1995 das Symptom. Er beschreibt Tumorfatigue als eine *„außerordentliche Müdigkeit, mangelnde Energiereserven oder ein massiv erhöhtes Ruhebedürfnis, das absolut unverhältnismäßig zur vorangegangenen Aktivitätsänderung ist"*. Später wurde von der Fatigue-Koalition die Verwendung der ICD-10-Kriterien für die Definition von Fatigue vorgeschlagen (➤ Tab. 12.1).

Damit werden jedoch nicht alle Facetten des Krankheitsbildes erfasst. Von Glaus wird Fatigue als ein **mehrdimensionaler Symptomenkomplex** beschrieben, der zu 59 % aus physischen, zu 29 % aus affektiven und zu 12 % aus kognitiven Anteilen besteht. Physische Anteile sind die reduzierte Leistungsfähigkeit, Schwäche und Kraftlosigkeit, extreme körperliche Müdigkeit sowie unübliches Schlaf- und Ruhebedürfnis. Die affektive-emotionale

Tab. 12.1 ICD-10-Kriterien für tumorbedingte Fatigue: Sechs (oder mehr) der folgenden Symptome bestehen täglich bzw. fast täglich während einer Zwei-Wochen-Periode im vergangenen Monat und mindestens eines der Symptome ist deutliche Müdigkeit (A1). Dabei müssen die Kriterien B, C und D vom behandelnden Arzt beurteilt werden.

Kriterien	Symptome
A	
A1	Deutliche Müdigkeit, Energieverlust oder verstärktes Ruhebedürfnis, welches in keinem Verhältnis zu aktuellen Veränderungen des Aktivitätsniveaus steht
A2	Beschwerden allgemeiner Schwäche oder schwerer Glieder
A3	Verminderte Fähigkeit zu Konzentration und Aufmerksamkeit
A4	Verringerte(s) Motivation oder Interesse an Alltagsaktivitäten
A5	Schlaflosigkeit oder vermehrter Schlaf
A6	Schlaf wird nicht als erholsam und regenerierend erlebt.
A7	Notwendigkeit starker Anstrengung, um Inaktivität zu überwinden
A8	Deutliche emotionale Reaktionen auf die Problematik der Fatigue (z. B. Traurigkeit, Frustration oder Reizbarkeit)
A9	Durch Müdigkeit bedingte Schwierigkeiten, alltägliche Aufgaben zu erledigen
A10	Probleme mit dem Kurzzeitgedächtnis
A11	Mehrere Stunden anhaltendes Unwohlsein nach Anstrengung
B	Die Symptome verursachen in klinisch bedeutsamer Weise Leiden oder Beeinträchtigung in sozialen, beruflichen oder anderen wichtigen Funktionsbereichen.
C	Aus Anamnese, körperlichen Untersuchungen oder Laborbefunden geht eindeutig hervor, dass die Symptome Konsequenzen einer Tumorerkrankung oder ihrer Behandlungen sind.
D	Die Symptome sind nicht primär Konsequenzen einer komorbiden psychischen Störung, wie Major Depression, Somatoforme Störung oder Delir.

Ebene umfasst Hilflosigkeit, Reizbarkeit, Einschränkung der Aktivität, Traurigkeit, Angst und Antriebslosigkeit. Kognitive Symptome beinhalten Konzentrationsschwäche, Denkstörungen, aber auch Ein- und Durchschlafstörungen.

Die meisten **Patienten** sehen Fatigue eher als unvermeidbare Folge ihrer Erkrankung an, weshalb dieses Symptom in Gesprächen häufig keine Erwähnung findet. Das mag auch daran liegen, dass der Begriff „Fatigue" im allgemeinen Sprachgebrauch unbekannt ist und wenig thematisiert wird. Für den Patienten ist es auch schwierig, sich die mangelnde Belastbarkeit einzugestehen, gerade wenn das Selbstbild über die Leistungsfähigkeit definiert wird. Fatigue wird in der Annahme einer fehlenden Behandlungsmöglichkeit nicht angesprochen oder weil Bedenken vor einer zusätzlichen Therapie bestehen.

Aus Sicht des behandelnden **Arztes** liegt der Schwerpunkt auf der Therapie der Tumorerkrankung. Fatigue erscheint deshalb eher als Nebensymptom und wird häufig nicht erfasst.

Die **primäre Fatigue** entsteht tumorbedingt oder therapiebedingt durch die antineoplastische Behandlung mit Radio- oder Chemotherapie. Mögliche Begleiterscheinungen der Tumorerkrankung wie Paraneoplasien oder metabolischen Störungen können ebenfalls Fatigue auslösen. Auch die Entwicklung einer Anämie oder Kachexie kann Ursache von Fatigue sein. **Sekundäre Fatigue** entsteht durch krankheitsbedingte Symptome wie Schmerzen, Schlafstörungen, Infektionen, Unterernährung, Hormonstörungen bei Schilddrüsenunterfunktion oder Hypogonadismus, aber auch durch psychische Belastung und Depression. Fatigue ist eine der häufigsten Nebenwirkungen der tumorspezifischen Therapien, z. B. bei bestimmten Chemotherapeutika. Nach einer Strahlentherapie klagen fast alle Patienten über Fatigue. Opioide ebenso wie viele andere Medikamente zur Symptomkontrolle können als Nebenwirkung zur Sedierung führen.

Differenzialdiagnosen

Fatigue tritt nicht nur bei Tumorerkrankungen, sondern auch bei anderen chronischen Erkrankungen wie Herzinsuffizienz, Lungenerkrankungen oder HIV auf. Bei Multipler Sklerose (MS) wird Fatigue als häufiges Symptom (83 %) angegeben.

Von der Fatigue abzugrenzen ist die **Kachexie** oder **Anorexie-Kachexie-Syndrom (ACS).** Hier liegt ein anhaltender Verlust von Skelettmuskelmasse (mit oder ohne Verlust von Fettmasse) vor, der mit konventioneller Ernährungstherapie nicht voll reversibel ist und der zu einer fortschreitenden Einschränkung der Funktionsfähigkeit führt. Weitere diagnostische Kriterien für Kachexie sind Gewichtsverlust von mehr als 2 % in 2 Monaten, Gewichtsverlust von mehr als 5 % in 6 Monaten oder ein Body-Mass-Index unter 20 kg/m². Dabei werden nicht nur Bauchfett und Muskulatur abgebaut, sondern es kommt zu Atrophien und Funktionsausfällen anderer Organe, bis letztlich Herzversagen bei betroffener Herzmuskulatur zum Tod führt. Bis zu 20 % der Todesfälle können direkt mit dem ACS in Verbindung gebracht werden. Kachexie oder ACS sind allerdings häufig als Ursache an der Entstehung von Fatigue beteiligt.

Das **chronische Müdigkeits-Syndrom (CFS, chronic fatigue syndrome)** tritt ohne ursächliche Grunderkrankung auf und hat als Hauptsymptom ebenfalls Erschöpfungszustände. Es betrifft 0,3 % der Bevölkerung, wobei in 40 % der Fälle eine psychische Mitbeteiligung besteht. Da 70 % der Fälle nach einer Infektion auftreten, wird eine Störung des Immunsystems angenommen und eine Virusgenese diskutiert.

Der Symptomkomplex Müdigkeit, Erschöpfung, psychische Belastung, reaktive Depression, Angst, Schlafstörungen und Alpträume, Parästhesien und Bewegungsstörungen können auch Ausdruck anderer körperlicher Krankheiten oder einer **Depression** sein. Im klinischen Alltag fällt es nicht immer leicht, zwischen Depression und Fatigue zu differenzieren, zumal bei etwa 30 % aller Tumorpatienten eine Überschneidung von Symptomen besteht und zusätzlich eine Depression diagnostiziert werden kann. Es ist daher notwendig, zunächst zu klären, ob eine andere behandelbare Erkrankung vorliegt oder ob durch Änderung der Arzneimitteltherapie Müdigkeit und Erschöpfung gebessert werden können.

12.2 Pathophysiologie

FALLBERICHT

Herr W. ist ein 65-jähriger Patient mit einem Prostatakarzinom und aktuell zur Therapie aufgenommen. Die Station bittet um konsiliarische Beratung zur Schmerztherapie und zur Weiterversorgung. Herr W. ist Pharmavertreter und kennt sich mit Medikamenten gut aus. Zur Schmerztherapie ist er mit Methadon und Metamizol durch seinen Urologen gut eingestellt, hat aber zum Methadon noch einige Fragen. Längere Strecken zu gehen, ist für ihn kein Problem. In der letzten Zeit merke er jedoch, dass ihm die Kraft fehle und er nicht mehr so leistungsfähig sei. Als gut aufgeklärter Patient weiß er natürlich, dass er auch eine begleitende Fatigue hat. Wenn es noch schlechter werden sollte, erwägt er Sterbehilfe in der Schweiz in Anspruch zu nehmen. Jetzt interessiert ihn aber mehr, wie die Fatigue entstehe und was er dagegen tun könne.

Genaue Ursachen für die tumorassoziierte Fatigue zu benennen ist schwierig. Die Symptomatik ist sehr variabel. Die objektiv messbaren Parameter sind oft widersprüchlich und in den meisten Fällen muss von einer **multifaktoriellen Symptomatik** ausgegangen werden.

Zur Pathophysiologie existieren verschiedene Erklärungsansätze. Allgemeine Behandlungskonzepte können noch nicht daraus abgeleitet werden. Häufig kann eine erhöhte Produktion proinflammatorischer Zytokine wie TNF-α, IL-1β und IL-6 nachgewiesen werden. Dies kann durch den Tumor, die Immunantwort oder paraneoplastisch verursacht sein. Eine Serotonin-Dysregulation durch hohe Serotonin-Spiegel kann eine Reduktion des somatomotorischen Antriebs bewirken. Eine andere Ursache könnte eine Aktivierung vagaler Afferenzen durch Freisetzung von neuroaktiven Substanzen sein, die zur Suppression somatischer Muskelaktivität und zur Induktion von Schwäche und Müdigkeit führt. Störungen der Hypothalamus-Hypophysen-Nebennieren-Achse durch Zytokine wie IFN-α IL-2 könnten eine Suppression von ACTH und dadurch eine Verminderung der Kortisolsekretion bewirken. Ein weiterer Ansatz geht von einer ATP-Dysregulationsstörung in der Muskulatur, verursacht durch einen Defekt der ATP-Regeneration im Skelettmuskel oder einen direkten Abbau der Muskelmasse durch Gabe von Kortison oder bestimmten Chemotherapeutika aus. Nahezu alle Patienten weisen eine Störung zirkadianer Rhythmen auf, was auf eine Störung der Melatoninsekretion hinweisen könnte.

Teilweise stützen sich die Hypothesen auf Studien zu Erkrankungen und Situationen, die durch das Auftreten von Fatigue charakterisiert werden, wie belastungsinduzierte Müdigkeit bei gesunden Probanden, das chronische Müdigkeitssyndrom und rheumatoide Arthritis.

12.3 Risikobewertung und Anamnese

Da es keine verlässlichen Laborparameter oder Funktionstests für Fatigue gibt und Fatigue vor allem als subjektive Belastung der betroffenen Patienten erfasst werden muss, sollte regelmäßig nach ungewöhnlicher Müdigkeit oder Erschöpfung gefragt werden. Zur Risikobewertung eignet sich die Frage nach „ungewöhnlicher Schwäche und Müdigkeit". Dies kann auf einer **kategorischen Skala** (kein, leicht, mittel, schwer) oder einer **Numerischen Rating Skala (NRS)** quantifiziert werden. Bei mittlerer oder schwerer Intensität auf der kategorischen Skala oder einer NRS > 5 sollten eine Beratung und Steigerung der körperlichen Aktivität erfolgen. Die Antwort ist stets subjektiv, kann aber in der Verlaufsbeurteilung sinnvoll sein.

Ein **strukturiertes Assessment** mit einem Fragebogen wie dem IPOS oder dem MIDOS ist zur systematischen Erfassung aller palliativmedizinischen Symptome einschließlich Müdigkeit und Schwäche hilfreich.

FALLBERICHT

Frau H. bittet um Aufnahme auf der Palliativstation. Sie versorge sich zu Hause alleine und komme nicht mehr zurecht. Sie habe keine Kinder und ihr einziger Bruder wohne 350 km entfernt, aber sie haben ohnehin kaum Kontakt gehabt. Vor 5 Jahren habe sie bei einem Pankreaskarzinom eine Whipple-Operation gehabt und gut überstanden. In gewisser Weise bereue sie, alles so gut überstanden zu haben.

Sie sei nie wieder richtig mobil geworden und es gebe nichts, was ihr Freude mache. Der Gang zum nahegelegenen Supermarkt verlange ihr alle Kraft ab. Sie koche für sich, aber es schmecke ihr nichts mehr. Ihre sozialen Kontakte seien auf ein Minimum reduziert. In ein Theater oder ein Museum zu gehen, mache ihr keine Freude mehr. Ihr Leben sei sinnlos. Vor 6 Monaten seien Lungenmetastasen des Pankreaskarzinoms festgestellt worden. Sie werde mit einer Immuntherapie behandelt, die gut angeschlagen habe und die sie gut vertrage. Sie möchte das alles nicht mehr und überlege, die Therapie abzubrechen. Medizinisch gesehen hat sie die Krebserkrankung in einem nicht heilbaren Zustand auf einem relativ stabilen Niveau bislang überlebt. Subjektiv geht es ihr sehr schlecht. Es ist nicht nur die Schwäche, sondern vor allem die Antriebslosigkeit, die ihr zu schaffen macht. Es drängt sich der Verdacht einer Depression auf. Dies war bereits vorher abgeklärt und diagnostiziert worden. Auch eine Neueinstellung mit Antidepressiva erbringt keine Verbesserung. Während des Aufenthalts auf der Palliativstation werden viele Gespräche auch mit den Psychoonkologen geführt. Letztlich entscheidet sie sich für einen Therapieabbruch und für die Aufnahme in einem stationären Hospiz.

Fatigue ist auch nach abgeschlossener Behandlung das **häufigste und am stärksten belastende Symptom** von Tumorpatienten, wobei die Angaben je nach Studie und Datenlage stark variieren. Tumorpatienten zeigen die Symptome Energiemangel (74 %) und Müdigkeit (60 %). Bei 30–50 % der Patienten bessert sich die Symptomatik auch Jahre nach erfolgreicher Therapie nicht.

Auch die Hospiz- und Palliativ-Erfassung (HOPE) zeigt, dass die Symptome Schwäche, Hilfe bei Aktivitäten des täglichen Lebens, Müdigkeit und Appetitlosigkeit am häufigsten sind.

Neben der Anamnese, die auch das soziale Umfeld, das körperliche Aktivitäts- und Belastbarkeitsniveau und das Schlafverhalten miteinschließt, sind körperliche Untersuchung und Laborparameter erforderlich.

Bei schwerer Beeinträchtigung kann auch ein Fragebogen sinnvoll sein. In Europa wird neben weiteren Fragebögen häufig der **BFI (Brief Fatigue Inventory)** verwendet. Meist werden diese Instrumente für spezielle Fragestellungen z. B. in klinischen Studien eingesetzt und sind für viele Patienten in der Palliativversorgung zu umfangreich. In der Routinedokumentation sollte die Anfangsfrage nach der Intensität von Müdigkeit und Schwäche („Wie müde sind Sie?", „Wie schwach sind Sie?") ausreichend sein.

Für die Erfassung von tumorbedingter Fatigue können die Kriterien der Weltgesundheitsorganisation (WHO) hilfreich sein, die auf den Empfehlungen der Fatigue Coalition (USA) basieren.

12.4 Labordiagnostik

Wie auch sonst in der Palliativversorgung ist gerade bei Patienten in einem fortgeschrittenen Stadium vorher zu erwägen, ob eine Laboruntersuchung sinnvoll ist und letztlich auch eine klinische Konsequenz hat. Wird eine spezifische Therapie eingeleitet, sollte die Wirkung überprüft werden und die Therapie nur bei ausreichender Effektivität fortgesetzt werden.

Eine Tumoranämie tritt eher im Spätstadium der Erkrankung auf. Bei **Eisenmangel** sollte ein Auffüllen der Speicher oder die Substitution mit einem Vitamin B_{12} oder Folsäure erfolgen. Auch Transfusionen oder die Behandlung mit Erythropoetin unter strenger Indikationsstellung kommen in Einzelfällen in Betracht. Transfusionstrigger sind ein Hämoglobingehalt ≤ 6 g/dl oder $\leq 3{,}7$ mmol/l unabhängig davon, ob kardiovaskuläre Risikofaktoren oder Zeichen anämischer Hypoxie vorhanden sind. Liegen entweder kardiovaskuläre Risikofaktoren oder Zeichen anämischer Hypoxie vor, können auch bei einem Hämoglobingehalt > 6 g/dl und ≤ 8 g/dl Transfusionen erwogen werden. Bei fehlender Symptomatik können auch niedrigere Hämoglobinwerte unter weiterer Laborkontrolle und nach Rücksprache mit dem Patienten toleriert werden.

Eventuelle **Elektrolytstörungen** sollten ausgeglichen werden. Störungen des Kalziumhaushalts können zu gravierenden Störungen wie Verwirrtheit und Somnolenz führen. Bei **endokrinen Störungen** wie Nebennierenrindeninsuffizienz oder Hypothyreose kann eine Substitution erfolgen. Tumormarker oder Interleukine (TNF-α, IF-γ, IL-1, IL-6, IL-10, IL-12) werden nicht in der Routinediagnostik erfasst, sondern meist nur im Rahmen klinischer Studien.

12.5 Medikamentöse Therapieempfehlungen

Vor der Überlegung einer symptomatischen Therapie von Fatigue sollten die behandelbaren Ursachen in Betracht gezogen werden. So sollte bei eher lokaler oder fokaler Schwäche eine **neurologische Symptomatik** nicht übersehen werden (Infiltration, Kompression nervaler Strukturen).

Bei Kachexie kann eine Ernährungsberatung oder auch eine hochkalorische parenterale Ernährung zumindest in früheren Stadien der Erkrankung sinnvoll sein. Eine Infektion sollte antibiotisch behandelt werden, bei Fieber können fiebersenkende Medikamente wie Metamizol oder Paracetamol gegeben werden. Allerdings kann Fieber auch bei Tumorprogress oder Tumorzerfall entstehen. Häufig ist die tägliche Trinkmenge eingeschränkt, sodass gerade auch bei Fieber und Dehydration intravenöse Flüssigkeit gegeben werden sollte.

Nebenwirkungen von Medikamenten zur Symptomkontrolle, insbesondere von Opioiden, Sedativa, Antidepressiva, Antiepileptika, Antiemetika oder anderen Medikamenten wie Antihypertensiva sollten als Ursache oder zumindest als additiver Effekt der Fatigue mit in Betracht gezogen und, falls möglich, eine Umstellung auf andere, nebenwirkungsärmere und verträglichere Präparate erwogen werden.

Medikamentöse Optionen für die symptomatische Therapie stehen nur sehr eingeschränkt zur Verfügung. Nach dem aktuellen Cochrane Review von Mücke et al. konnten **keine eindeutigen medikamentösen Empfehlungen** gegeben werden. Dies liegt vor allem an der schwachen Evidenz bei kleinen oder sehr heterogenen Patientenkollektiven in den vorliegenden Studien.

Die Studienlage zur Therapie mit **Stimulanzien** ist widersprüchlich. Methylphenidat zeigte in den Studien eine leichte Verbesserung der Fatigue. Verwendet wurde eine Dauermedikation mit durchschnittlich 18 mg/d (Dosierungen von 5–40 mg/d). Modafinil führte in zwei Studien sowohl in der Dosierung mit 100 mg als auch mit 200 mg/d zu einer signifikanten Verbesserung der schweren Fatigue. Bei milder oder moderater Fatigue gab es keine Verbesserung. Nicht selten muss ein Therapieversuch beendet werden, weil der Patient durch Nebenwirkungen

(Unruhe) zu stark belastet wird oder keine ausreichende Wirkung erzielt werden kann.

Kortikosteroide wie Dexamethason und Methylprednisolon werden in den Leitlinien empfohlen. Die Therapie mit Kortikosteroiden sollte mit einem initialen Therapiestoß erfolgen, danach sollte die Dosis schrittweise auf eine Erhaltungsdosis reduziert werden. Klinisch wird in dieser Indikation Dexamethason mit einer Erhaltungsdosis von 4–8 mg/d und Methylprednisolon mit 16–32 mg/d gegeben. Kortikosteroide sollten zeitlich begrenzt eingesetzt werden, da nach mehreren Wochen Therapiedauer die Fatiguesymptomatik durch eine proximale Myopathie als Nebenwirkung der Steroide verstärkt werden kann. Auch muss mit einer Abschwächung der Wirkung nach 4–8 Wochen gerechnet werden.

Weitere Medikamente wie Testosteronanaloga, Amantadin, Carnitin sowie Megestrol als auch Medroxyprogesteron zeigten in der Metaanalyse keine Verbesserung bei Fatigue.

Kleinere Studien zu Mistelzweig-Extrakt, Ginseng als traditionelles Stärkungsmittel oder Acetylsalicylsäure zeigten in einzelnen Studien positive Ergebnisse, können jedoch nicht allgemein empfohlen werden. Auch Cannabinoide werden zur Behandlung der Fatigue eingesetzt und können in Einzelfällen hilfreich sein. Eine abschließende Bewertung steht noch aus.

12.6 Nichtmedikamentöses Management

Besonders wichtig für Tumorpatienten mit Fatigue sind die Erhaltung und der Schutz vorhandener Energiereserven sowie ein umsichtiges ökonomisches Management der Aktivitäten des täglichen Lebens. Dazu gehört sowohl eine bewusste kalorien- und proteinreiche Ernährung als auch die Regulation des Schlaf-wach-Rhythmus mit schlafhygienischen Maßnahmen, wie der Vermeidung von koffeinhaltigen Getränken, zu viel Erholungsschlaf und anregenden Aktivitäten am späten Nachmittag oder Abend. Anders als gewohnt muss sich der Patient an ein **Aktivitäts- und Energiemanagement** gewöhnen. Prioritäten müssen vom Betroffenen gesetzt werden, um wichtige von unwichtigen Aufgaben zu unterscheiden. Die Kräfte sollten eingeteilt und notwendige Pausen müssen akzeptiert und eingeplant werden.

Sport und Bewegung sind trotz Erschöpfung und reduzierter Leistungsfähigkeit bei einer Krebserkrankung sinnvoll, um vorhandene körperliche Ressourcen zu bewahren und negativen Effekten wie Muskelabbau, Leistungsminderung des Herz-Kreislauf-Systems und insgesamt verminderter Kondition entgegenzuwirken. In mehreren Studien ist der Nutzen eines leichten Ausdauertrainings in der Linderung von Fatigue nachgewiesen worden. Die Art der körperlichen Aktivität scheint dabei keine große Rolle zu spielen. Physiotherapie kann durch allgemeine Mobilisation, Atemtraining, aber auch erlernbare Techniken einen wichtigen Beitrag leisten. Auch der Umgang mit Rollstuhl und Rollator muss erst erlernt und akzeptiert werden.

Psychosoziale Maßnahmen zur Bewältigung der Fatigue wie Stressmanagement und Relaxationstraining, z. B. Autogenes Training, Progressive Muskelrelaxation oder Yoga, tragen zur subjektiven Verbesserung der Lebensqualität bei. Einige Patienten profitieren vom Führen eines Tagebuchs in dem die Belastbarkeit und Aktivität protokolliert werden. Entlastende Gespräche sind sehr wichtig, können zu Abbau von Ängsten führen und helfen, die Erkrankung besser zu bewältigen.

Bei der **Behandlung von potenziellen Ursachen** von Fatigue sollten Krankheitsstadium und Lebenserwartung berücksichtigt werden. Der potenzielle Nutzen sollte in einem günstigen Verhältnis mit möglichen Belastungen und Komplikationen der kausalen Therapie stehen.

In der Finalphase kann Fatigue eine Abschirmung des Patienten vor Leid bewirken und eine Behandlung von Fatigue kann deshalb in diesem Stadium unerwünscht sein. Das Erkennen des Zeitpunkts, an dem eine Behandlung von Fatigue nicht länger indiziert ist, ist deshalb wichtig.

FALLBERICHT

Herr S. leidet an einem Prostatakarzinom. Aktuell ist er mobil und kann sich soweit selbst versorgen. Er ist in der Nuklearmedizin in Therapie und erhält dort eine Selektive interne Radiotherapie (SIRT). Dies ist belastender, als er es sich vorgestellt hat. Die Nuklearmediziner haben bereits angedeutet, dass eine weitere Radiotherapie aufgrund seines sich verschlechternden Zustandes nicht mehr durchgeführt werden kann. Er klagt über zunehmende Schwäche und Antriebslosigkeit. Die Schmerzen sind mit einem Fentanyl-Pflaster 12 µg/h soweit gut eingestellt, sodass er keine weitere Schmerzmedikation benötigt. Er fragt nach möglichen Behandlungsoptionen für seine Fatigue.

Herr S. war früher Pharmavertreter und kennt sich mit medikamentösen Therapien gut aus. Eine Therapie mit einem Kortikosteroid wie Dexamethason schreckt ihn ab. Er bittet um Bedenkzeit. Eine Behandlung mit Cannabinoiden lehnt er ab.

Bei einem weiteren Termin eine Woche später bittet er um die Verordnung von Dexamethason. Da nichts auf einen akuten Infekt hindeutet, erhält er für 3 Tage Dexamethason 8 mg morgens und danach eine Erhaltungsdosis von Dexamethason 4 mg.

Beim Kontrolltermin eine Woche später ist er begeistert. Er hat wieder Appetit und fühlt sich auch energiegeladener. Es geht ihm besser. Als Nebenwirkung des Dexamethason scheint er regelrecht euphorisch zu sein.

Nach 3 Monaten hat die Wirkung nachgelassen. Beim Besprechungstermin ist er blasser und hat auch weiter abgenommen. Er hat keine Therapieoptionen mehr. Ein Cannabinoid möchte er trotzdem nicht ausprobieren, da er von der Nebenwirkung Müdigkeit abgeschreckt wird. Er fragt nach einem Medikament, das ihm helfen könnte, sich zu konzentrieren. Er hat sich als Lebensziel gesetzt, seine Memoiren als Vermächtnis für seine Familie zu schreiben. Als junger Mann ist er mit dem Fahrrad um die Welt gefahren und hat in Indien Romy Schneider kennengelernt und als Komparse im Film „Die Brücke am Kwai" mitgespielt.

Versuchsweise sollte er nichtretardiertes Methylphenidat 10 mg vor den Schreibphasen einnehmen. Da er sehr disziplinierte Arbeitszeiten einhält, nimmt er dreimal täglich diese Medikation ein und schafft es tatsächlich, sein Buch fertigzustellen.

12.7 Fazit für die Praxis

Fatigue ist ein subjektives multidimensionales Krankheitsbild, das häufiger als Schmerzen, Übelkeit und Erbrechen die Lebensqualität der Patienten beeinflussen kann. Sind behandelbare Ursachen der Fatigue ausgeschlossen, sollte ein multimodaler Therapieplan mit medikamentösen und nichtmedikamentösen Maßnahmen aufgestellt werden und unter Berücksichtigung der Wünsche des Patienten eine Verbesserung der Lebensqualität angestrebt werden. Unabhängig von individuellen und kulturellen Unterschieden sowie der subjektiven Bedeutung, die der einzelne dem Begriff Lebensqualität verleiht, scheint das Gefühl körperlichen Wohlbefindens und psychischer Stabilität wichtig zu sein, ebenso wie die soziale Integration und die Erhaltung der Eigenständigkeit in den Aktivitäten des alltäglichen Lebens in einem möglichst abgesicherten Rahmen.

Was wäre, wenn ...

- ... der Patient eine Therapie mit Cannabis gewollt hätte?
  – Aus der Perspektive des Behandlungsteams hätte er auch ein Cannabis-Präparat nach Antrag bei der Krankenkasse erhalten können. Die Datenlage ist weiterhin unklar, aber da auch einzelne Patienten von Cannabis profitieren, wären wir diesen Weg als Therapieversuch mitgegangen.

- ... der Patient jeglichen medikamentösen Ansatz abgelehnt hätte?
  – Jeder Mensch hat das Recht auf Ablehnung von Therapieangeboten. Der zweite wichtige Therapieansatz „Aktivierung und Mobilisierung durch Physiotherapie oder in Sportgruppen" sollte jedem Patienten angeboten werden. Für unseren Patienten käme das auch nicht infrage, da er sehr diszipliniert Spaziergänge macht und morgens auf seinem Fahrrad-Heimtrainer 5 km fährt.

LITERATUR

Cella D, Davis K, Breitbart W, Curt G. Cancer-Related Fatigue: Prevalence of Proposed Diagnostic Criteria in a United States Sample of Cancer Survivors. J Clin Oncol, 2001; 19(14): 3385–3391.

Cramp F, Byron-Daniel J. Exercise for the management of cancer-related fatigue in adults. In: The Cochrane Collaboration, editor. Cochrane Database of Systematic Reviews [Internet]. Chichester, UK: John Wiley & Sons, 2012.

Cuhls H, Mochamat, Mücke M et al. SOP – Fatigue. Onkologe, 2017; 23: 462.

Escalante C P, Meyers C, Reuben J M et al. A randomized, double-blind, 2-period, placebo-controlled crossover trial of a sustained-release methylphenidate in the treatment of fatigue in cancer patients. Cancer J Sudbury Mass, 2014 Feb; 20(1): 8–14.

Horneber M, Fischer I, Dimeo F, Rüffer J U, Weis J. Cancer-Related Fatigue. Dtsch Arztebl Int, 2012; 109(9): 161–172.

Mochamat, Cuhls H, Mücke M, Radbruch L. Non-pharmacological treatments for fatigue in advanced disease associated with palliative care: a systematic review. 2017.

Mücke M, Mochamat, Cuhls H, Peuckmann-Post V et al. Pharmacological treatments for fatigue associated with palliative care. Cochrane Database Syst Rev. 2015; 5: CD006788.

Paulsen O, Klepstad P, Rosland J H et al. Efficacy of methylprednisolone on pain, fatigue, and appetite loss in patients with advanced cancer using opioids: a randomized, placebo-controlled, double-blind trial. J Clin Oncol Off J Am Soc Clin Oncol, 2014 Oct 10; 32(29): 3221–3228.

Ryan J L, Carroll J K, Ryan E P et al. Mechanisms of Cancer-Related Fatigue. The Oncologist 2007; 12(Supplement 1): 22–34.

Spathis A, Fife K, Blackhall F et al. Modafinil for the treatment of fatigue in lung cancer: results of a placebo-controlled, double-blind, randomized trial. J Clin Oncol Off J Am Soc Clin Oncol, 2014; 32(18): 1882–1888.

Thorsen L, Skovlund E, Strømme S B et al. Effectiveness of physical activity on cardiorespiratory fitness and health-related quality of life in young and middle-aged cancer patients shortly after chemotherapy. J Clin Oncol Off J Am Soc Clin Oncol, 2005; 23(10): 2378–2388.

Yennurajalingam S, Frisbee-Hume S, Palmer J L et al. Reduction of cancer-related fatigue with dexamethasone: a double-blind, randomized, placebo-controlled trial in patients with advanced cancer. J Clin Oncol Off J Am Soc Clin Oncol, 2013 Sep 1; 31(25): 3076–3082.

KAPITEL 13

Anja Habermann

Schmerztherapie mit Folgen

FALLBERICHT

Eine 70-jährige Patientin stellt sich zur stationären Aufnahme auf der Palliativstation vor. Bei ihr wurde vor 3 Jahren ein Mammakarzinom diagnostiziert. Seit wenigen Wochen seien Knochenmetastasen im Bereich der Rippen und der Schulter bekannt. Wegen starker Schmerzen bekomme sie seit etwa einer Woche folgende Schmerzmedikation: retardiertes Morphin mit 2×20 mg, Novaminsulfon mit 4×500 mg. Andere Medikamente nehme sie nicht ein.

Seit einigen Tagen fühle sie sich unwohl, könne nicht essen, ihr sei übel, sie habe Bauchkrämpfe. Sie führe die Beschwerden auf die Schmerzmittel zurück, weshalb sie die Dosis auf einmal täglich 20 mg retardiertes Morphin reduziert habe. Nun seien aber die Schmerzen unerträglich.

Auf Nachfrage berichtet die Patientin, dass der letzte Stuhlgang vor 6 Tagen gewesen sei. Eine Darmspiegelung sei bei der Diagnose des Mammakarzinoms erfolgt, mit unauffälligem Befund.

Die körperliche Untersuchung ergibt ein geblähtes Abdomen, ein Druckschmerz besteht nicht. Auskultatorisch spärliche und leise Darmgeräusche. In der rektal-digitalen Untersuchung tastet sich viel harter Stuhl in der Ampulle. In der Abdomensonografie zeigen sich stuhlgefüllte Dünn- und Dickdarmschlingen und eine deutlich reduzierte Eigenbewegung des Darms.

13.1 Definition und Ätiologie

Bei der Patientin besteht eine Obstipation, verbunden mit weiteren gastrointestinalen Beschwerden, wie Inappetenz, Übelkeit und abdominellen Krämpfen.

INFO

Definition Obstipation (Andresen, 2013)

Die Obstipation ist gekennzeichnet durch mindestens zwei der folgenden Leitsymptome:
- Starkes Pressen
- Harter Stuhl
- Subjektiv unvollständige Entleerung
- Subjektive Obstruktion
- Notwendigkeit manueller Manöver zur Stuhlentleerung
- Maximal drei Stühle pro Woche oder weniger

In der palliativen Situation ist Obstipation ein sehr häufiges Symptom. Die **Ursachen** reichen von der Immobilisation über neurologische, endokrine oder systemische Erkrankungen bis hin zu Medikamentennebenwirkungen. Eine objektive Definition ist schwierig, entscheidend ist die subjektive Belastung des Patienten durch den fehlenden Stuhlgang.

13.2 Diagnostik

Zur **Diagnosestellung** sollten Aspekte wie harter Stuhlgang, verstärktes Pressen, das Gefühl der unvollständigen Stuhlentleerung, die Stuhlfrequenz und auch begleitende Symptome wie Übelkeit, Völlegefühl und Inappetenz sowie Schmerzen erfragt werden. Dabei ist immer auch die Medikamentenanamnese zu erheben, da bestimmte Medikamente das Risiko für das Auftreten einer Obstipation erhöhen, wie z. B. Opioide, Anticholinergika, Antidepressiva, Diuretika, Eisenpräparate oder Antazida.

Auch eine vom Patienten berichtete **Diarrhö** kann ein Symptom einer Obstipation sein: Bei einer **Stuhlimpaktierung** wird durch bakterielle Zersetzungsprozesse der Stuhl verflüssigt, was zu einer paradoxen Diarrhö führt, die häufig auch mit einer Stuhlinkontinenz einhergeht.

Prinzipiell sollten alle Veränderungen der Stuhlgewohnheiten diagnostisch abgeklärt werden. Allerdings sind in der palliativen Situation die möglichen therapeutischen Konsequenzen kritisch zu hinterfragen, ehe diagnostische Maßnahmen durchgeführt werden. Dabei ist stets die individuelle Krankheitssituation zu berücksichtigen. Eine Computertomografie des Abdomens ist beispielsweise verzichtbar, wenn sowieso klar ist, dass der Patient nicht mehr operiert werden kann, selbst wenn man in der Untersuchung einen Ileus diagnostiziert. Am Krankenbett durchführbar und für den Patienten wenig belastend ist hier insbesondere die **Sonografie,** die eine **Beurteilung der Peristaltik** und der **Füllung des Darms** sowie von **intraabdominellen Luftansammlungen** ermöglicht. Bei fehlenden Warnzeichen, wie Blutung oder Ileus, kann ein probatorischer medikamentöser Therapieversuch unternommen werden.

FALLBERICHT

Die Patientin erhält zunächst ein Glycerin-Zäpfchen. Zusätzlich erhält sie abends 15 Tropfen Natriumpicosulfat 7,5 mg/ml. Etwa eine halbe Stunde nach Gabe des Zäpfchens führt sie wenig harten Stuhl ab.
Trotz fortgeführter Gabe von Natriumpicosulfat hat die Patientin in den zwei folgenden Tagen keine weitere Stuhlentleerung. Die weiteren Symptome wie Übelkeit und Bauchkrämpfe persistieren trotz antiemetischer Therapie mit Metoclopramid. Es wird Macrogol zusätzlich verordnet. Kurz nach der ersten Einnahme erbricht die Patientin mehrfach.

Aufgrund des zeitlichen Zusammenhangs von Beschwerdebeginn und Beginn der Morphintherapie sowie des Verlaufs ist bei der Patientin aus dem Fallbericht von einer **Opioid-induzierten Obstipation (opioid-induced constipation, OIC)** auszugehen. Dabei handelt es sich um eine sehr häufige Nebenwirkung einer Opioid-Medikation.

Opioide wirken u. a. durch ihre Effekte am μ-Opioidrezeptor analgetisch. Diese Rezeptoren finden sich im zentralen Nervensystem, aber auch verteilt im gesamten Gastrointestinaltrakt. Die Gabe eines Opioids hat somit nicht nur eine schmerzlindernde Wirkung, sondern auch vielfältige Auswirkungen auf den Gastrointestinaltrakt. Dabei ist unerheblich, ob das Opioid oral, parenteral oder transdermal gegeben wird. Hauptwirkort der Opioide ist das enterische Nervensystem. Opioide hemmen den peristaltischen Reflex und verlangsamen so den Transport des Stuhls nach aboral. Zusätzlich wird die Sekretion in das Darmlumen verringert, sodass es zu einer Eindickung des Darminhalts kommt, was die Obstipation verstärkt. Des Weiteren führen Opioide zu einer Tonuserhöhung des Analsphinkters, wodurch die Defäkation erschwert ist. Durch die Opioidwirkung am oberen Gastrointestinaltrakt kommen noch Beschwerden wie Übelkeit, Inappetenz, Völlegefühl oder Aufstoßen hinzu. Man kann also auch von einer gastrointestinalen Dysfunktion durch Opioide sprechen. Dieser Symptomkomplex wird häufig als sehr belastend empfunden.

MERKE
Eine Obstipation beeinträchtigt die Lebensqualität in so erheblichem Ausmaß, dass Patienten deswegen ihre Schmerzmedikation reduzieren oder gar absetzen.

Deshalb sollte bereits mit Beginn einer Opioid-Therapie eine **Obstipationsprophylaxe** durchgeführt werden. Hier kommen osmotisch wirksame Substanzen wie z. B. Macrogol oder stimulierende Laxanzien wie Bisacodyl oder Natriumpicosulfat zur Anwendung.

13.3 Therapie

Bei der **Obstipationsprophylaxe** hat sich das Vorgehen nach einem Stufenschema bewährt (➤ Abb. 13.1).
➤ Tab. 13.1 gibt einen kurzen Überblick über die in der Palliativsituation gebräuchlichen **Laxanzien.**

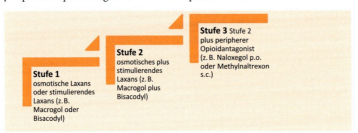

Abb. 13.1 Stufenschema der Obstipationsprophylaxe [P821/L143]

Tab. 13.1 In der Palliativsituation gebräuchliche Laxanzien

Gruppe	Wirkmechanismus	Substanz	Dosierung (Erwachsene)
Osmotisch wirksam	Binden Wasser und erhöhen das Stuhlvolumen	Macrogol	In der Regel 1–3 Beutel täglich; bis zu 8 Beutel täglich möglich (Fachinformation Movicol®V)
Stimulierend	Fördern die Darmbewegung und die Ansammlung von Wasser und Elektrolyten im Darm	Bisacodyl	5–10 mg abends (Fachinformation Dulcolax®)
		Natriumpicosulfat	10–18 Tropfen, entsprechend 5–10 mg abends (Fachinformation: Laxoberal®)
Prokinetika	Fördern über Antagonismus am Serotonin (5-HT4-)-Rezeptor die Darmbewegung und Darmentleerung	Prucaloprid*	2 mg 1× täglich (> 65 Jahre Beginn mit 1 mg) (Fachinformation Resolor®)
Sekretagoga	Führen über Bindung an Guanylatcyclase-C am Darmepithel zur Sekretion von Chlorid, Bikarbonat und Wasser in den Darm und damit abführend	Linaclotid**	290 mg 1× täglich (Fachinformation Constella®)
PAMORAs	Blockieren selektiv die peripheren µ-Opioid-Rezeptoren	Naloxegol***	25 mg 1× täglich (Fachinformation Moventig®)
		Methylnaltrexon****	12 mg s. c. nach Bedarf (Fachinformation Relistor®)

* Prucaloprid ist für die symptomatische Behandlung chronischer Verstopfung bei Erwachsenen bestimmt, bei denen Laxativa keine ausreichende Wirkung erzielen. Die Anwendung bei OIC ist off-label (Fachinformation Resolor®).
** Linaclotid wird zur symptomatischen Behandlung des mittelschweren bis schweren Reizdarmsyndroms mit Obstipation (RDS-O) bei Erwachsenen angewendet. Die Behandlung einer Obstipation im palliativen Kontext ist off-label (Fachinformation Constella®).
*** Naloxegol ist indiziert zur Behandlung von Opioid-induzierter Obstipation (OIC) bei erwachsenen Patienten, die unzureichend auf ein oder mehrere Laxanzien angesprochen haben (Fachinformation Moventig®).
**** Methylnaltrexon ist angezeigt zur Behandlung von Opioid-induzierter Obstipation bei erwachsenen Patienten ab dem Alter von 18 Jahren, die auf eine Behandlung mit Standardlaxanzien nicht ausreichend angesprochen haben (Fachinformation Relistor®). Aufgrund der Notwendigkeit der s. c.-Gabe eher für den „Rescue-Einsatz" denn für eine tägliche Therapie geeignet (Konsensus-Empfehlung 2017).

Bei der OIC wirken klassische Laxanzien wie Macrogol, Natriumpicosulfat und Bisacodyl aufgrund des Pathomechanismus leider oft unzureichend, zumal sie nicht die Ursache beheben und ein rein symptomatischer Therapieansatz sind. Prucaloprid und Linaclotid sind zur Behandlung der OIC nicht zugelassen und entsprechen somit eher Reservemedikamenten. Mit den **peripher wirksamen µ-Opiat-Rezeptor-Antagonisten** (*peripherally-acting Mu-opioid receptor antagonist*, PAMORA) steht eine Behandlungsalternative mit einem kausalen Therapieansatz zur Verfügung. Diese Medikamente können die Blut-Hirn-Schranke nicht passieren und wirken deshalb selektiv im Magen-Darm-Trakt, ohne die schmerzlindernde Wirkung zu beeinträchtigen. Sie wirken anregend auf Sekretion und Peristaltik.

Derzeit sind in Deutschland **Naloxegol** zur oralen Anwendung sowie **Methylnaltrexon** zur s. c.-Gabe verfügbar. Sie dürfen dann eingesetzt werden, wenn die Symptomatik auf ein oder mehrere klassische Laxanzien nicht angesprochen hat. Naloxon ist zwar ein systemischer Opioidantagonist, unterliegt aber bei oraler Einnahme einem ausgeprägten First-Pass-Effekt in der Leber (ausreichende Leberfunktion vorausgesetzt) und ist somit ebenfalls selektiv im Gastrointestinaltrakt wirksam. Naloxon in retardierter Form ist in Deutschland derzeit nur in Fixkombination mit Oxycodon verfügbar und nicht als Monopräparat. Kontraindikationen bestehen bei Tumorerkrankungen des Gastrointestinaltrakts mit einem erhöhten Risiko für Perforationen.

Das **Nebenwirkungsspektrum** ist bei den klassischen Laxanzien und bei den PAMORAs ähnlich und umfasst u. a. Bauchschmerzen, Übelkeit, Diarrhö und Blähungen; unter Prucaloprid können Kopfschmerzen auftreten (Fachinformation Movicol®/Dulcolax®/Laxoberal®/Resolor®/Constella®/Moventig®/Relistor®).

FALLBERICHT

Bei der Patientin wird aufgrund des unveränderten Zustands eine **Opioid-induzierte Obstipation** (*opioid-induced constipation*, OIC) diagnostiziert. Es erfolgt deshalb eine Umstellung der Therapie auf Naloxegol 25 mg oral.

Am Abend des Tages der ersten Einnahme führt die Patientin erfolgreich ab und hat in der Folge regelmäßig jeden zweiten Tag Stuhlgang, Übelkeit und Bauchkrämpfe treten nicht mehr auf. Die Therapie mit Natriumpicosulfat und MCP kann beendet werden.

Unter nun wieder erhöhter Morphintherapie gibt die Patientin eine ausreichende Schmerzlinderung an.

Ergänzend kann die Hinzunahme **rektaler Entleerungshilfen** in Form von Suppositorien oder Klysmen hilfreich sein. Auch **physiotherapeutische Anwendungen,** wie z. B. die Kolonmassage, können zur Linderung einer Obstipation beitragen. Allgemeine Maßnahmen zur **Lebensstilmodifikation,** wie z. B. ausreichende Trinkmenge oder vermehrte körperliche Aktivität, sind in der Palliativsituation nur bedingt durchführbar. Dies gilt auch für die Erhöhung der Ballaststoffzufuhr durch Ernährungsumstellung.

INFO

Eine Therapie mit zusätzlichen Ballast- oder Quellstoffen wie z. B. Flohsamenschalen oder Weizenkleie ist aufgrund der damit verbundenen Notwendigkeit einer erhöhten Flüssigkeitsaufnahme in der Palliativsituation nicht geeignet.

MERKE

- Obstipation ist ein häufig auftretendes Symptom in der Palliativsituation, insbesondere unter Opioidmedikation.
- Obstipation und weitere gastrointestinale Symptome sind für den Patienten sehr belastend und führen nicht selten zur Reduktion oder zum Absetzen der analgetischen Medikation.
- Vor der Durchführung diagnostischer Maßnahmen sind zunächst die therapeutischen Konsequenzen kritisch zu hinterfragen. Dabei muss stets die individuelle Krankheitssituation berücksichtigt werden.
- Mit Beginn einer Opioidtherapie sollte prophylaktisch ein Laxans verordnet werden.
- Mit den peripheren selektiven Opioidantagonisten (PAMORAs) steht ein kausaler Therapieansatz bei Opioid-induzierter Obstipation zur Verfügung.
- In der Praxis hat sich das therapeutische Vorgehen nach einem Stufenschema bewährt.

Was wäre, wenn …

- … die Patientin unter Naloxegol weiter nicht ausreichend abführen würde?
  - Naloxegol kann sowohl mit stimulierenden als auch mit osmotischen Laxanzien kombiniert werden.
- … die Patientin unter 25 mg Naloxegol täglich Durchfälle entwickeln würde?
  - Hier kann eine Dosisreduktion auf 12,5 mg täglich versucht werden. Tabletten in dieser Dosierung sind für den Therapiebeginn bei schwerer Niereninsuffizienz verfügbar.

- … die Patientin ein Hypopharynxkarzinom hätte und die Medikamente über eine PEG-Sonde verabreicht werden müssten?
  - Macrogol, Natriumpicosulfat und Naloxegol können problemlos über eine PEG-Sonde verabreicht werden. Naloxegol darf zu diesem Zweck gemörsert werden. Bisacodyl steht auch als Suppositorium zur Verfügung (Fachinformationen Movicol®V, Laxoberal®, Moventig®, Dulcolax®), Retardiertes Morphin ist als sondengängiges Retard-Granulat erhältlich (Fachinformation MST®).

LITERATUR

Allergan Pharmaceuticals International Limited. Fachinformation Constella® 290 Mikrogramm Hartkapseln. 12/2017.

Andresen V et al. S2k-Leitlinie Chronische Obstipation: Definition, Pathophysiologie, Diagnostik und Therapie. Z Gastroenterol, 2013; 51: 651–672.

Konsensus-Empfehlung zum Management der Opioid-induzierten Obstipation (OIC): Thieme Praxis Report, 2017; 9 (11): 1–12.

Kyowa Kirin GmbH. Fachinformation Moventig® 25 mg Filmtabletten. 01/2018.

Müller A, Andresen V. Opioidinduzierte Obstipation. Schmerzmedizin, 2016; 32(4): 26–33.

Mundipharma GmbH. Fachinformation MST® 20 mg Retard-Granulat. 06/2017.

Norgine GmbH. Fachinformation Movicol®V. 11/2015.

S3-Leitlinie für Palliativmedizin für Patienten mit einer nicht heilbaren Krebserkrankung; Langversion 1.1 – Mai 2015; Leitlinienprogramm Onkologie, AWMF-Registernummer: 128/001OL.

Sanofi-Aventis Deutschland GmbH. Fachinformation Dulcolax® Dragees. 09/2017.

Sanofi-Aventis Deutschland GmbH. Fachinformation: Laxoberal® Abführ-Tropfen. 07/2017.

Shire Deutschland GmbH. Fachinformation Resolor® 2 mg Filmtabletten. 02/2018.

Swedish Orphan Biovitrum GmbH. Fachinformation Relistor® 12 mg/0,6 ml Injektionslösung. 01/2017.

KAPITEL 14

Anja Habermann

Mir ist so übel!

FALLBERICHT

Die 80-jährige Frau T. wird mit Übelkeit und Erbrechen auf die Palliativstation aufgenommen. Bei Frau T. wurde vor 8 Wochen ein Pankreaskarzinom mit Lebermetastasierung diagnostiziert. Eine Chemotherapie hat sie abgelehnt. Nebenbefundlich bestehen eine Hyperthyreose und eine arterielle Hypertonie, die medikamentös behandelt wird. Die Patientin schildert ausgeprägte und anhaltende Übelkeit, sie erbricht etwa 1- bis 2-mal täglich, die Übelkeit bessert sich nach dem Erbrechen kaum. Bis vor einigen Tagen war sie vollkommen beschwerdefrei. Schmerzen werden nicht angegeben.

Sie lebt gemeinsam mit ihrem Ehemann in einer Einliegerwohnung im Haus des Sohnes.

14.1 Pathophysiologie und Ursachen

Fast 60 % aller Patienten mit fortgeschrittenen Tumoren leiden an Übelkeit und/oder Erbrechen.

Obwohl die Symptome häufig gemeinsam auftreten, lohnt sich eine differenzierte Betrachtung. Auch ohne Erbrechen kann sich Übelkeit erheblich auf die Lebensqualität der Patienten auswirken. Erbrechen wird von Patienten sehr unterschiedlich wahrgenommen. Viele erleben insbesondere die beim Erbrechen auftretende Begleitsymptomatik (wie Schweißausbrüche, Kreislaufreaktionen mit Tachykardie und Blutdruckabfall, Würgen, epigastrische Schmerzen) als sehr belastend. Vor allem bei anhaltendem Erbrechen können somatische Folgeerscheinungen auftreten, wie Dehydratation, Mangelernährung, Elektrolytstörungen und Schleimhautschädigung.

Wie entstehen Übelkeit und Erbrechen?

Am Boden des vierten Ventrikels im Hirnstamm liegt die **Chemorezeptor-Triggerzone**. Diese wird durch metabolische Veränderungen und Medikamente erregt, da sie außerhalb der Blut-Hirn-Schranke liegt. Ebenfalls im Hirnstamm liegt das Brechzentrum, dieses kann durch die Chemorezeptor-Triggerzone, gastrointestinale Veränderungen (N. vagus) und ZNS-Veränderungen bzw. direkt durch das Großhirn erregt werden. Vom Brechzentrum aus werden dann die Effektororgane im Gastrointestinaltrakt aktiviert. Dabei erfolgt die Übermittlung der Impulse über eine große Anzahl von Neurotransmittern und Rezeptoren: Beteiligt sind hier u. a. Histamin- (H_1-), Dopamin- (D_2-), Serotonin- ($5HT_2$-, $5HT_3$-, $5HT_4$-) und Neurokinin- (NK_1-)Rezeptoren.

Häufige Ursachen von Übelkeit und Erbrechen sind in ➤ Tab. 14.1 aufgeführt.

FALLBERICHT

In der Aufnahmeuntersuchung fällt ein eher niedriger Blutdruck von 100/60 mmHg auf. Die Patientin wirkt exsikkiert. Die bestehende Dreifachkombination antihypertensiver Medikamente aus 5 mg Amlodipin, 16 mg Candesartan und 25 mg HCT wird pausiert. Der Stationsarzt veranlasst ergänzend eine Blutentnahme und eine orientierende Oberbauchsonografie. Hier zeigen sich eine Hyponatriämie sowie eine ausgeprägte Lebermetastasierung.

Tab. 14.1 Ursachen von Übelkeit und Erbrechen in der Palliativsituation

Art der Ursache	Beispiele
Gastrointestinal	Ösophagus: Soor, Ulzerationen, Obstruktion, Spasmus Magen: Entzündung, Ulkus, maligne Tumoren, Blutung, Druck auf den Magen von außen (Lebermetastasen, Aszites etc.) Obstipation Ileus, gastrointestinale Obstruktion Infektionen
Metabolische Veränderungen und Medikamente	Medikamente: v. a. Zytostatika, Opioide, Digitalis, NSAR, Antibiotika, Theophyllin, Carbamazepin, Östrogene Hyperkalzämie, Hyponatriämie, Urämie, Infektionen, Hypoglykämie, Ketoazidose
ZNS-Veränderungen	Hirneigene Tumoren, Metastasen Erhöhter intrakranieller Druck Meningitis, Enzephalitis, Meningeosis carcinomatosa Vestibuläre Veränderungen Durchblutungsstörungen Migräne
Psychische Ursachen	Angst, Depression, Stress, Ekel Schmerzen Antizipatorisch (Erinnerung, Geruch etc.)
Weitere Ursachen	Husten, Infektionen, paraneoplastisch, internistische Erkrankungen, Strahlentherapie, Nierenkolik etc.

14.2 Diagnostik

Ausgehend von der vermuteten Ursache (in unserem Fall die medikamentös durch Hydrochlorotiazid verursachte Hyponatriämie und die Lebermetastasierung), sollte eine sorgfältige Abwägung des weiteren Vorgehens erfolgen. Dabei steht der aktuelle klinische Zustand des Patienten stets im Mittelpunkt. Konkret bedeutet das, zu prüfen, welche und ob überhaupt eine weitere Diagnostik sinnvoll und dem Patienten zuzumuten ist. So ist beispielsweise eine Sonografie oft gut verfügbar und für den Patienten wenig eingreifend, kann aber dabei helfen, Peristaltikversagen oder Aszites zu diagnostizieren. Je nach Zustand des Patienten kann auch eine Bildgebung des Neurokraniums mittels CT/MRT sinnvoll sein. Zentrale Frage hierbei ist immer, welche Konsequenz sich aus der Untersuchung und ihren Befunden ergibt.

MERKE

Im palliativmedizinischen Kontext ist eine apparative Diagnostik selten indiziert, eine symptomatische Therapie steht meist im Vordergrund. Für eine effektive Therapie sollte dennoch versucht werden, sich ein Bild von den zugrunde liegenden Ursachen zu machen. Je nachdem, welcher pathophysiologische Mechanismus bei der Auslösung der Symptomatik im Vordergrund steht, bieten sich andere therapeutische Ansatzpunkte.

14.3 Therapie

Therapeutische Grundlagen

Entscheidet man sich für ein rein symptomatisches Vorgehen, ist es ratsam, sich bei der Auswahl der **Therapie an der vermuteten Ursache** zu orientieren:

Intermittierendes Erbrechen, danach gebesserte Übelkeit, ein rasch einsetzendes Völlegefühl, möglicherweise verbunden mit epigastrischen Schmerzen und Singultus, sind klinische Hinweise auf eine verzögerte Magenentleerung durch z. B. Tumor, Medikamente wie Opioide oder Anticholinergika, eine autonome Neuropathie, wie sie bei Morbus Parkinson oder Diabetes mellitus auftritt. Reflux, Sodbrennen oder Regurgitation sprechen für eine Passagestörung im Ösophagus oder das Vorliegen einer Refluxkrankheit. Übelkeit, die sich nach Erbrechen kaum bessert, lässt ursächlich an ein fortgeschrittenes Tumorleiden, an Medikamente (Opioide, Antidepressiva, Digitalis oder auch Antibiotika), an Urämie oder Leberversagen oder auch an Elektrolytentgleisungen wie Hyponatriämie und Hypokaliämie denken. Übelkeit und Erbrechen in Verbindung mit kolikartigen Bauchschmerzen und Stuhlverhalt geben Hinweise auf einen Ileus. Kommen zur Übelkeit noch Kopfschmerzen und Nackensteifigkeit hinzu, so spricht das für eine zentralnervöse Ursache, wie z. B. Hirndruck im Rahmen einer Metastasierung. Berichtet der Patient neben Übelkeit und Erbrechen auch Schwindel und/oder eine Hörminderung, könnte eine Affektion des Vestibularorgans ursächlich sein.

FALLBERICHT

Es erfolgen eine vorsichtige intravenöse Zufuhr von Natriumchlorid 0,9 % und die symptomatische Gabe von Metoclopramid, ebenfalls parenteral. Erbrechen tritt unter dieser Therapie nicht mehr auf, die anhaltende Übelkeit besteht aber weiter, auch als die Hyponatriämie ausgeglichen ist. Die Patientin leidet sehr unter dieser Symptomatik, vor allem die daraus resultierende Inappetenz macht ihr zu schaffen. Therapieversuche mit der zusätzlichen Gabe von Ondansetron und im Verlauf auch Haloperidol und Levomepromazin sowie Dexamethason bleiben ohne Erfolg.

Eine erfolgreiche antiemetische Therapie ist oftmals komplex. Frau T. leidet trotz Behandlung der Hyponatriämie und der Gabe von mehreren Antiemetika weiter unter Übelkeit.

INFO
Für eine **effektive symptomatische Therapie** können folgende allgemeine Regeln hilfreich sein:
- Alle nicht zwingend erforderlichen Medikamente absetzen.
- Reversible Ursachen behandeln, wenn möglich (Hirndruck, Hyperkalzämie, Schmerzen, Husten, Aszites etc.).
- Antiemetikum regelmäßig und noch zusätzlich bei Bedarf verordnen.
- Präparat nach der vermutlich zugrunde liegenden Ursache auswählen.
- Außer bei leichten Beschwerden oder zur Prophylaxe Beginn mit parenteraler Gabe, in der Regel im stationären Bereich über subkutane Injektion mittels Spritzenpumpe bzw. bei ohnehin liegendem i. v.-Zugang, z. B. auch Port, kann dieser selbstverständlich genutzt werden.
- Die begonnene Therapie engmaschig reevaluieren im Hinblick auf Wirkeffekt und evtl. notwendige Dosiserhöhung oder Hinzunahme eines zweiten Antiemetikums mit anderem Ansatzpunkt.
- Nach Erreichen einer stabilen Symptomkontrolle kann eine Umstellung auf orale Gabe versucht werden.
- Ist eine Symptomkontrolle auch unter einer Kombinationstherapie mit zwei Präparaten nicht zu erreichen, kann die Hinzunahme von Steroiden erwogen werden.

Medikamentöse Therapie

Zur medikamentösen Therapie werden im palliativmedizinischen Setting Präparate der folgenden Medikamentengruppen verwendet:

Prokinetika Hierzu zählen die Dopaminantagonisten Metoclopramid, Alizaprid und Domperidon sowie die $5-HT_4$-Agonisten (5-Hydroxytryptamin-4-Rezeptor-Agonisten) Prucaloprid und Tegaserod, wobei diese Präparate nur zur Behandlung des Reizdarmsyndroms (Tegaserod) sowie zur Behandlung der Obstipation zugelassen sind. Diese Medikamente bewirken vorwiegend über periphere Mechanismen eine beschleunigte Magenentleerung sowie einen beschleunigten Transport im oberen Gastrointestinaltrakt. Metoclopramid und Alizaprid wirken zusätzlich auch auf zentrale Dopaminrezeptoren in der Chemorezeptortriggerzone. Hieraus erklärt sich auch das extrapyramidal-motorische Nebenwirkungsprofil. Prokinetika kommen bei verzögerter Magenentleerung und funktioneller Obstruktion zum Einsatz.

$5HT_3$-Antagonisten (5-Hydroxytryptamin 3-Rezeptor-Antagonisten) Die Medikamente dieser Gruppe entfalten ihre Wirkung an den Rezeptoren der Chemorezeptor-Triggerzone am Hirnstamm. Ihre beste Wirksamkeit haben sie vor allem in der Prophylaxe und der Therapie von chemotherapieinduzierter Übelkeit und Erbrechen. Zu dieser Gruppe gehören u. a. Ondansetron, Granisetron, Dolasetron, Tropisetron. Die Präparate sind in oraler, parenteraler und transdermaler Zubereitung verfügbar sowie als Kombinationspräparate mit einem NK_1-Antagonisten. Sie können in der Palliativmedizin auch außerhalb tumorspezifischer Therapien benutzt werden.

NK1-Antagonisten (Neurokinin-1-Rezeptor) Diese Medikamente wirken im Brechzentrum und sind zur Prophylaxe des chemotherapieinduzierten Späterbrechens zugelassen. Hierzu zählen u. a. Aprepitant, Fosaprepitant, Rolapitant.

Neuroleptika Sie wirken schon in kleinen Dosierungen, die noch keine antipsychotischen Effekte entfalten, hervorragend gegen Übelkeit und Erbrechen. Dabei sind mehrere Rezeptorsysteme beteiligt: Es erfolgt eine Blockade von $5-HT_2$-Rezeptoren, Histaminrezeptoren, Acetylcholinrezeptoren, Dopamin-2-Rezeptoren. In der Palliativmedizin häufig genutzte Vertreter dieser Gruppe sind Levomepromazin und Haloperidol. Diese Medikamente zeigen eine gute Wirksamkeit bei vor allem metabolischen Ursachen; hierzu zählt auch die opioidinduzierte Übelkeit, die recht häufig in den ersten Tagen nach Therapiebeginn auftritt.

Steroide In Einzelfällen sehr gut gegen Übelkeit und Erbrechen wirksam, insbesondere Dexamethason, insbesondere zur Therapie des chemotherapieinduzierten Erbrechens. Dabei ist der Wirkmechanismus noch nicht vollständig verstanden. Diskutiert werden eine zentrale Wirkung auf den Nucleus tractus solitarii, direkte antiinflammatorische Effekte an geschädigtem Gewebe oder eine verringerte Expression von Serotonin-Rezeptoren (Chu et al. 2014). Steroide sind bei zentralnervöser Ursache wie z. B. Hirndruck ebenfalls gut wirksam.

Cannabinoide Sowohl Delta-9-Tetrahydrocannabinol (THC) als auch das synthetische Cannabinoid Nabilon besitzen eine antiemetische Wirksamkeit. Sie wirken zentral über eigene Rezeptoren im zentralen Kortex. Nabilon ist in Deutschland zugelassen zur Therapie von chemotherapieinduzierter Übelkeit und Erbrechen und inadäquatem Ansprechen auf andere Medikamente. Es steht unter dem Handelsnamen Canemes® als Fertigarzneimittel zur Verfügung. THC ist u. a. als Rezepturarzneimittel Dronabinol® verfügbar und kann in der palliativen Situation zur Therapie von Übelkeit und Erbrechen und zur Appetitsteigerung angewendet werden.

Antihistaminika Medikamente dieser Gruppe wirken über die Blockade von H_1-Rezeptoren am Hirnstamm. Wichtigster Vertreter dieser Gruppe ist Dimenhydrinat. Zu beachten ist hierbei die sedierende Wirkung. Sie werden häufig bei Hirndruck oder bei kompletter intestinaler Obstruktion verwendet.

Benzodiazepine Sie können ergänzend bei psychischen Ursachen zusätzlich verordnet werden. Vertreter dieser Gruppe sind z. B. Lorazepam, Lormetazepam und Midazolam.

➤ Tab. 14.2 gibt einen Überblick über die in der Palliativmedizin gebräuchlichen Dosierungen.

Nichtmedikamentöse Therapie

Besonders bei palliativen Patienten ist es bei der Therapie von belastenden Symptomen wichtig, neben den somatischen Ursachen auch psychische und soziale Faktoren zu berücksichtigen.

FALLBERICHT

Frau T. entwickelt zunehmend Vertrauen in das Behandlungsteam und berichtet dem Pflegepersonal von starken Ängsten, besonders vor dem weiteren ungewissen Krankheitsverlauf und der Zeit nach dem Krankenhausaufenthalt. Die Musiktherapeutin der Station wird deshalb hinzugezogen. Sie erarbeitet mit der Patientin ablenkende Verfahren und etabliert „Entspannungsreisen", die die Aufmerksamkeit

Tab. 14.2 Häufig verwendete Medikamente und Dosierungen

Präparat	Orale Dosis	s. c.-Dosis/24 h	Hinweise
Metoclopramid® (MCP)	3 × 10 mg	30 mg	**Cave:** extrapyramidal-motorische Nebenwirkungen! Gegenmittel Biperiden 2–4 mg p. o. oder 2,5–5 mg langsam i. v.
Domperidon (Motilium®)	3 × 10 mg		Keine extrapyramidal-motorischen Nebenwirkungen, nur oral verfügbar
Dimenhydrinat (Vomex®)	3 × 50–100 mg	100–300 mg	Nebenwirkung: Sedierung
Haloperidol®	3 × 0,5–1 mg	5–20 mg	Extrapyramidal-motorische Nebenwirkungen, Mundtrockenheit
Levomepromazil® (Neurocil®)	2 × 1–5 mg	5–10 mg**	In dieser niedrigen Dosis kaum Sedierungseffekte
Ondansetron® (Zofran®)	Bis 3 × 8 mg	Bis 3 × 8 mg	Nebenwirkungen: Kopfschmerzen, Obstipation i. v.-Gabe möglich

Tab. 14.2 Häufig verwendete Medikamente und Dosierungen *(Forts.)*

Präparat	Orale Dosis	s. c.-Dosis/24 h	Hinweise
Granisetron* (Kevatril®)	1 × 2 mg		Nebenwirkungen: Kopfschmerzen, Obstipation i. v.-Gabe und transdermale Applikation möglich (Sancuso®)
Dexamethason* (Fortecortin®)	2–8 mg/24 h	2–8 mg	Morgendliche Gabe bevorzugen Hohe Bioverfügbarkeit nach oraler Gabe i. v.-Gabe möglich Nebenwirkungen: Hyperglykämie, Myopathie, Magenulkus
Nabilon (Canemes®)	2 × 1–2 mg		Nebenwirkungen: Müdigkeit, Schwindel in der Eindosierungsphase **Cave:** 1 mg Nabilon hat denselben Wirkeffekt wie etwa 8 mg THC.
THC (Dronabinol®)	5–20 mg		Nebenwirkungen: Müdigkeit, Schwindel in der Eindosierungsphase Einschleichende Dosierung über mehrere Tage empfohlen Im ambulanten Bereich Kostenübernahme vorher bei der Krankenkasse beantragen

* Off-Label-Use gemäß Zulassungsstatus (Anwendungsgebiet); keines dieser Präparate ist für eine subkutane Gabe zugelassen, aber im klinischen Alltag erprobt.
** Laut Fachinformation ist eine subkutane Gabe zu vermeiden, da Gewebsschäden eintreten können. Die tägliche Erfahrung zeigt jedoch, dass eine subkutane Gabe meist problemlos möglich ist.

der Patientin mit Unterstützung durch die Musik an innere Kraftorte lenken. Nun gibt Frau T. zum ersten Mal eine Linderung der Übelkeit an. Die Sozialarbeiterin erarbeitet gemeinsam mit der Patientin und ihrem Ehemann Unterstützungsmöglichkeiten für zu Hause, eine Mitarbeiterin des ambulanten Hospizdienstes besucht Frau T. bereits während des stationären Aufenthalts. In der Physiotherapie gewinnt Frau T. wieder Vertrauen in ihre eigenen körperlichen Ressourcen.

Wie bei Frau T. spielen Ängste, Sorgen und auch soziale Faktoren wie z. B. Einsamkeit bei der Entstehung und Bewertung belastender Symptome bei Palliativpatienten eine große Rolle. Deshalb sollten auch immer **nichtmedikamentöse Therapieansätze** in Betracht gezogen werden. Diese reichen von **einfachen Allgemeinmaßnahmen** über **psychotherapeutische Verfahren** bis hin zu **komplementärmedizinischen Verfahren:**

- Versuchen, eine entspannte Atmosphäre zu schaffen.
- Dem Wunsch nach Ruhe nachkommen.
- Nicht zur Nahrungsaufnahme überreden.
- Wenn gewünscht, kleine Mahlzeiten anbieten, Lieblingsspeisen auswählen, Tisch schön decken.
- Wunschkost, trockene, kalte Lebensmittel (z. B. Zwieback, Salzstangen, Eiswürfel/Wassereis), das Lutschen von Bonbons, Ingwertee anbieten.
- Raumdüfte anbieten, bei Übelkeit können z. B. Zitrone, Grapefruit und Minze für den Patienten angenehm sein.
- Entspannungsübungen
- Psychotherapeutische Unterstützung
- Musiktherapie
- Akupunktur

FALLBERICHT

Der Patientin geht es nun, da alles geregelt ist, deutlich besser. Schließlich kann die medikamentöse Therapie deeskaliert werden, Frau T. gibt keine Übelkeit mehr an. MCP bei Bedarf ist nun ausreichend. In mehreren Messungen werden hochnormale Blutdruckwerte gesehen, sodass auf eine antihypertensive Therapie verzichtet werden kann.

Frau T. kann schließlich nach Hause entlassen werden.

MERKE
- Übelkeit und Erbrechen sind häufige und belastende Symptome in der Palliativsituation.
- Für eine effektive Therapie sollten mögliche somatische Ursachen, aber auch psychische und soziale Faktoren berücksichtigt werden.
- Die Art der medikamentösen Therapie richtet sich nach der vermuteten Ursache, häufig benötigt man Kombinationstherapien aus zwei oder mehr Präparaten.
- In der Akutsituation sollte zunächst ein parenterales Therapieregime zur Anwendung kommen.
- Bei inadäquatem Ansprechen auf „Standardmedikamente" kann ein Therapieversuch mit Steroiden oder Cannabinoiden unternommen werden.

Was wäre, wenn …

- … Frau T. sich gewünscht hätte, mehr schlafen zu können?
  – Man hätte das zwischenzeitlich verwendete Levomepromazil höher dosieren können, um sedierende Effekte zu erzielen.
- … Frau T. weiterhin unter Übelkeit gelitten hätte?
  – In diesem Fall wäre ein Therapieversuch mit THC (z. B. Dronabinol®) vielleicht hilfreich gewesen. Dabei ist auf eine einschleichende Dosierung zu achten. Im ambulanten Bereich muss die Kostenübernahme für das Präparat zunächst bei der Krankenkasse beantragt werden.

LITERATUR

Bausewein C, Roller S, Voltz R, Albrecht E (Hrsg.). Leitfaden Palliative Care. Palliativmedizin und Hospizbegleitung. 6. Aufl. München: Elsevier, 2018.

Chu C-C, Hsing C-H, Shieh J-P et al. The cellular mechanisms of the antiemetic action of dexamethasone and related glucocorticoids against vomiting. In: European journal of pharmacology, 2014; 722: 48–54.

Deutsche Gesellschaft für Palliativmedizin. Leitlinie der Sektion Pflege: Übelkeit und Erbrechen. 2014.

Diemer W, Freistühler M, Thöns M. Gastrointestinale Symptome. In: Thöns M, Sitte Th (Hrsg.). Repetitorium Palliativmedizin. Bd. 3. Berlin/Heidelberg: Springer, 2016. S. 61–79.

Erweiterte S3-Leitlinie für Palliativmedizin für Patienten mit einer nicht-heilbaren Krebserkrankung; Langversion 2.0 – August 2019; Leitlinienprogramm Onkologie, AWMF-Registernummer: 128/001OL.

Expertenkonsens. Medizinischer Einsatz von Cannabinoiden. Lehre & Praxis, 2018; 4(9).

Fachinformation Canemes®: AOP Orphan Pharmaceuticals AG. Stand der Information: Januar 2019.

Grotenhermen F, Müller-Vahl K. The therapeutic potenzial of cannabis and cannabinoids. Deutsches Ärzteblatt International, 2012; 109(29–30): 495–501.

Hense J, Przyborek M, Rosenbruch J et al. SOP – Subkutane Medikamentengabe und Infusionen in der erwachsenen Palliativmedizin. Onkologe, 2017; 23(8): 657–664.

Thuss-Patience P, Markwordt J, Mayer-Steinacker R et al. SOP – Übelkeit und Erbrechen bei Palliativpatienten. Onkologe, 2017; 23(9): 750–755.

Wilcock A, Rémi C, Bausewein C, Howard P, Twycross R G (Hrsg.). Arzneimitteltherapie in der Palliativmedizin. 3. Aufl. München: Elsevier, 2018.

KAPITEL 15

Anja Habermann

Wenn nichts mehr durchgeht …

FALLBERICHT

Herr M. ist 67 Jahre alt. Bei ihm wurde vor einem Jahr ein Nierenzellkarzinom diagnostiziert und es wurde eine Nephrektomie rechts durchgeführt. Eine Chemotherapie erfolgte nicht, da keine Metastasen nachweisbar waren. In der Zeit nach der OP hat sich Herr M. gut erholt. Er geht regelmäßig wandern und kegeln und holt seine beiden Enkel von der Grundschule ab, um sie den Nachmittag über zu betreuen. Herr M. wird nun mit Übelkeit und Erbrechen in die Urologische Klinik aufgenommen. Er berichtet von starken Oberbauchschmerzen, die er krampfartig schildert. Er erbricht sich mehrfach täglich und kann nichts mehr bei sich behalten. Der letzte Stuhlgang war vor 2 Tagen. Die aufnehmende Ärztin vermutet einen Ileus.

MERKE

Im englischen Sprachraum und in der Palliativmedizin spricht man nicht von einem mechanischen Ileus, sondern von einer **malignen intestinalen Obstruktion (MIO).** Hierunter versteht man das Vorliegen eines klinischen und bildgebenden gastrointestinalen Verschlusses aufgrund eines inkurablen intraabdominellen Tumors oder einer intraperitonealen Metastasierung. Die Obstruktion kann komplett und inkomplett sein.

Bis zu 3 % aller Patienten, die an einer Tumorerkrankung leiden, entwickeln einen Ileus. Betrachtet man die verschiedenen Tumorentitäten, so tritt bei etwa 25 % der Patienten mit kolorektalen Tumoren ein Ileusbild ein, aber auch bei bis zu 40 % aller Patientinnen mit Ovarialkarzinom. Dabei ist meist der Dünndarm betroffen, seltener der Dickdarm oder beide Darmabschnitte.

15.1 Definition und Häufigkeit

Als **Ileus** bezeichnet man eine **Störung der Darmpassage.** Dabei unterscheidet man einen **kompletten Ileus** mit aufgehobener Passage von einem **inkompletten Ileus,** oft auch als **Subileus** bezeichnet.
Weiterhin wird ursächlich unterschieden:
- **Mechanischer Ileus:** verursacht durch eine Verlegung des Darmlumens durch z. B. Tumor, Briden oder auch Kotmassen.
- **Paralytischer Ileus:** Die Darmpassage ist durch eine Motilitätsstörung des Darms gestört. In der Palliativsituation geschieht dies häufig durch Tumorinfiltration des Mesenteriums oder retroperitoneale Metastasierung, die durch Einwachsen in das Darmnervensystem zur Beeinträchtigung der Peristaltik führt.

15.2 Klinik

Wie Herr M. leiden Patienten mit einer MIO häufig unter Übelkeit und Erbrechen. Weitere Symptome sind Bauchschmerzen, Obstipation/Stuhlverhalt, Meteorismus und Singultus. Auch Sodbrennen, Mundtrockenheit und Appetit- und Gewichtsverlust können auftreten. Dabei können das Ausmaß und die Reihenfolge des Auftretens der Symptome Aufschluss über die Lokalisation geben: Bei einem Verschluss des Magenausgangs besteht meist großvolumiges, oft schwallartiges Erbrechen sowie Übelkeit. Bei einer Obstruktion im Dünndarm berichtet der Patient meist über Schmerzen und Blähungen, oft tritt Erbrechen erst mit Zeitverzögerung auf. Bei einer Dickdarmobstruktion dominieren zunächst Stuhlverhalt und Blähungen, Schmerzen treten meist erst im Verlauf auf und Erbrechen/Miserere sehr spät. Bei einer inkompletten Obstruktion gehen Winde ab, auch kann der Patient noch Stuhlgang haben. Sammelt sich der Stuhl vor der Engstelle im Darmlumen, kann es durch bakterielle Prozesse zu einer Verflüssigung und paradoxen Diarrhö bzw. einer Pseudodiarrhö kommen.

Meistens entwickelt sich eine MIO langsam über einen längeren Zeitraum. Auch ein undulierender Verlauf ist möglich. Deshalb ist es wichtig, Symptome wie Übelkeit, Erbrechen etc. immer wieder gezielt zu erfragen.

Auch zur Entscheidung über das weitere therapeutische Vorgehen ist eine gründliche Anamnese unverzichtbar.

15.3 Diagnostik

FALLBERICHT

In der körperlichen Untersuchung findet sich ein etwas geblähtes Abdomen mit vereinzelten, klingenden Darmgeräuschen im Oberbauch. Der Oberbauch ist druckschmerzhaft. In der rektal-digitalen Untersuchung tastet sich nur wenig Stuhl. In der orientierenden Abdomensonografie zeigen sich erweiterte Dünndarmschlingen.
Durch die Kollegen der Urologie erhält Herr M. zunächst eine symptomatische Therapie mit Dimenhydrinat intravenös. Da trotz der antiemetischen Therapie weiter Erbrechen auftritt, erfolgt die Anlage einer transnasalen Magensonde, über die sich viel dunkles Sekret entleert.
Schließlich kann eine Computertomografie des Abdomens durchgeführt werden, in der sich Lymphknotenmetastasen sowie eine singuläre kleine Lebermetastase zeigen. Weiter beschreibt der Radiologe einen Dünndarmileus, dessen Ursache am ehesten eine umschriebene Raumforderung an einer Jejunumschlinge ist. Es gibt keine Hinweise auf eine Peritonealkarzinose.

Nach einer ausführlichen Anamnese und körperlichen Untersuchung kann, da meist gut verfügbar und für den Patienten wenig belastend, eine **Abdo-**

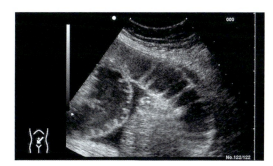

Abb. 15.1 Klaviertastenphänomen [M512]

mensonografie Hinweise auf die Beschwerdeursache geben. Hinweise auf eine MIO sind erweiterte Darmschlingen, der Nachweis von Pendelperistaltik und das „**Klaviertasten-**" bzw. „**Strickleiterphänomen**" (➤ Abb. 15.1).

Nach der klinischen Diagnosestellung ist ein sorgfältiges Abwägen des weiteren diagnostischen Vorgehens angezeigt. Dabei sollten neben den Wünschen des Patienten die klinische Situation/der Allgemeinzustand, bestehende systemische Therapieoptionen, die mögliche Operabilität und Vorbefunde berücksichtigt werden.

Wenn dann operative oder interventionelle Maßnahmen in Erwägung gezogen werden, sollte in einem nächsten Schritt eine **Computertomografie** des Abdomens durchgeführt werden, um detailliertere Informationen über die Beschwerdeursachen zu erhalten.

15.4 Therapie

15.4.1 Operative Therapie

FALLBERICHT

Nach Eintreffen des Befunds wird der Palliativdienst hinzugezogen. Es findet ein Gespräch mit dem Patienten, dem behandelnden Urologen, einer Palliativmedizinerin sowie dem Allgemeinchirurgen statt. Gemeinsam fällt die Entscheidung, eine operative Therapie zu versuchen, da sich Herr M. in einer sehr guten körperlichen Verfassung befindet und es keine Hinweise auf eine Peritonealkarzinose im CT gibt.

Herr M. wird am Folgetag komplikationslos operiert, es erfolgt eine Resektion der Jejunumschlinge mit einer End-zu-End-Anastomosierung. Der postoperative Verlauf gestaltet sich problemlos, der Kostaufbau ist nach wenigen Tagen abgeschlossen. Bis auf den Wundschmerz ist Herr M. beschwerdefrei. Über die Zeit erfolgt eine weitere Betreuung durch den Palliativdienst, Herr M. erstellt mit Unterstützung eine Patientenverfügung und eine Vorsorgevollmacht. Mit der Psychologin führt er viele intensive Gespräche, da ihn die neu diagnostizierte Metastasierung sehr erschreckt und ängstigt. Schließlich wird Herr M. aus der stationären Behandlung entlassen. In der Urologischen Klinik stellt er sich nun regelmäßig zur ambulanten Chemotherapie vor.

Wie bei Herrn M. kann in diesen Fällen eine **operative Therapie** erwogen werden:
- Der Patient befindet sich in einer guten körperlichen Verfassung.
- Es handelt sich um eine umschriebene Obstruktion.
- Größere abdominelle Tumormassen und/oder Aszites bestehen nicht.
- Der Patient wurde im Vorfeld nicht abdominell bestrahlt.
- Die Entscheidung zur Operation sollte immer nach (möglichst frühzeitiger) interdisziplinärer Absprache erfolgen.

Zur Überbrückung der Zeit bis zur Operation kann die Anlage einer transnasalen Magensonde zur Linderung von Übelkeit und Erbrechen erforderlich sein. Eine symptomatische antiemetische Therapie sowie der Ausgleich von Wasser- und Elektrolytverlusten präoperativ sind wichtig.

Entscheidet man sich für eine Operation, ist es sinnvoll, vorher mit dem Patienten und seinen Angehörigen über mögliche **postoperative Behandlungslimitationen** zu sprechen und konkrete Vorkehrungen zu treffen. Hierzu zählt z. B. die Erstellung/Aktualisierung einer Patientenverfügung, aber auch der Umgang mit möglichen Komplikationen (u. a. die Frage nach einer Langzeitbeatmung, Tracheotomie etc.). Das Gespräch sollte, wenn möglich, unter Beteiligung aller Behandler erfolgen. Diese vorausschauende Versorgungsplanung (**Advance Care Planning [ACP]**) ist ein zentrales Element der palliativmedizinischen Versorgung.

15.4.2 Interventionelle Therapie

Kurz erwähnt werden soll hier die Möglichkeit einer **endoskopischen Stenteinlage.** Dieses interventionelle Verfahren bietet die Möglichkeit, umschriebene, isolierte Obstruktionen im Bereich des Ösophagus, des Magens, des gastroduodenalen Übergangs sowie des Kolons und des Rektums zu überbrücken und damit Symptome zu lindern. Die Indikationsstellung sollte unter Einbeziehung der Gastroenterologie und der Allgemeinchirurgie erfolgen. Eine endoskopische Therapie ist gering invasiv und kann somit auch bei Patienten in reduziertem Allgemeinzustand, denen eine Operation nicht zuzumuten ist, durchgeführt werden. Ein mögliches Versagen der endoskopischen Therapie und auch mögliche Komplikationen sollten offen besprochen werden. Eine Stentimplantation bei isolierter Obstruktion ist zusammenfassend dann sinnvoll, wenn einerseits der Allgemeinzustand eines Patienten gegen eine Operation spricht, andererseits aber die Lebenserwartung nicht nur auf einige Tage begrenzt scheint.

15.4.3 Konservative Therapie

FALLBERICHT

Ein halbes Jahr später stellt sich Herr M. in der palliativmedizinischen Hochschulambulanz vor. Seit etwa 14 Tagen leide er immer wieder unter Übelkeit und Erbrechen, inzwischen mehrfach täglich. Stuhlgang habe er nur noch sehr unregelmäßig. Ein bis zweimal täglich gingen Winde ab. Die Chemotherapie sei wegen eines weiteren Tumorfortschreitens im Zwischenstaging und wegen für ihn unerträglicher Nebenwirkungen vor 8 Wochen beendet worden.
Außer Ondansetron bei Bedarf nimmt Herr M. keine Medikamente ein. Herr M. hat deutlich an Gewicht verloren. In der klinischen Untersuchung finden sich Exsikkosezeichen. Das Abdomen ist weich, nicht druckschmerzhaft, es ist aber nur vereinzelt spärliche Peristaltik auskultierbar. Herr M. wird stationär auf die Palliativstation aufgenommen. Hier erfolgt eine orientierende Abdomensonografie, in der erweiterte und flüssigkeitsgefüllte Darmschlingen sowie ein Strickleiterphänomen gesehen werden. In der rektal-digitalen Untersuchung tastet sich die Ampulle leer. Es besteht

der Verdacht auf eine inkomplette maligne Obstruktion. Auf eine Computertomografie wird im Konsens mit Herrn M. verzichtet, da eine erneute Operation von ihm in keinem Falle gewünscht wird. Gemeinsam wird entschieden, eine vorsichtige medikamentöse Stimulation zu versuchen. Hierfür wird eine Subkutannadel gelegt und mit der kontinuierlichen Gabe von Metoclopramid, Dexamethason sowie Novaminsulfon begonnen. Zusätzlich erfolgt ebenfalls subkutan eine Flüssigkeitssubstitution. Ergänzend werden täglich hohe Einläufe durchgeführt. Nach 2 Tagen führt Herr M. schließlich ab, die Übelkeit bessert sich, Erbrechen tritt nicht mehr auf. Die medikamentöse Stimulation kann dosisreduziert und schließlich beendet werden. Unter nun oraler Einnahme von Natriumpicosulfat und Macrogol führt Herr M. regelmäßig ab. Er kann beschwerdefrei essen und trinken.

Bei Herrn M. besteht eine **inkomplette Obstruktion**, die durch konservative Maßnahmen gebessert werden konnte.

Im Einzelnen werden folgende **Therapieansätze bei inkompletter maligner intestinaler Obstruktion** verfolgt:
- Parenterale Flüssigkeitsgabe
- Ausgleich von Elektrolytstörungen
- Abführende Maßnahmen (medikamentös und/oder hohe Einläufe)
- Medikamentöse Therapie

Die dabei verwendeten Medikamente fasst die ➤ Tab. 15.1 zusammen.

In der Akutsituation ist es erforderlich, die Medikamente parenteral zu verabreichen. Dies ist sowohl intravenös als auch subkutan (Off-Label-Use) in einer Mischspritze möglich.

Stimulierende Laxanzien (z. B. Natriumpicosulfat) können vorsichtig eingesetzt werden, erfordern aber ebenso wie hohe Einläufe eine engmaschige Überwachung. **Weichmachende Laxanzien** (z. B. Macrogol) sind ebenfalls geeignet, aber in der Praxis wegen der Notwendigkeit der oralen Einnahme eines doch recht hohen Volumens (bei Macrogol ca. 150 ml) schwierig einzusetzen, wenn der Patient unter Übelkeit und Erbrechen leidet.

Entscheidet man sich für dieses therapeutische Vorgehen, ist eine sorgfältige und engmaschige klinische Überwachung erforderlich. Bei Zunahme der Beschwerden und/oder neu auftretenden Schmerzen muss die Medikamentengabe sofort gestoppt werden (Perforationsgefahr). Tritt nach 2–3 Tagen keine Besserung der klinischen Symptomatik ein, ist das therapeutische Vorgehen zu ändern.

FALLBERICHT

Kurz vor der geplanten Entlassung treten wieder Übelkeit und Erbrechen auf sowie ein erneuter Stuhlverhalt. Unter medikamentöser Stimulation und intensiven Abführmaßnahmen gelingt eine Besserung. Trotz nun weitergeführter Gabe von MCP und von Laxanzien kommt es immer wieder zu Episoden von Übelkeit und Erbrechen, im Wechsel mit nahezu beschwerdefreien Intervallen. Aufgrund des bisherigen Krankheitsverlaufs ist zu erwarten, dass es in der Zukunft zu einer kompletten MIO kommen wird. Noch geht es Herrn M. sonst gut. In einem gemeinsamen Gespräch mit Herrn M. und der hinzugezogenen gastroenterologischen Konsiliarärztin wird deshalb die prophylaktische Anlage einer Entlastungs-PEG

Tab. 15.1 Medikamentöse Therapie bei inkompletter Obstruktion („Stimulation")

Substanzklasse	Medikament	Dosis	Hinweise
Prokinetikum	Metoclopramid*	30–(60*) mg/d s.c.*/i.v.	Extrapyramidal-motorische Nebenwirkungen beachten
Analgetikum	Novaminsulfon	4–5 g/d s.c.*/i.v.	Spasmolytische Wirkung, daher Mittel der 1. Wahl, Agranulozytoserisiko in dieser Situation zu vernachlässigen
Steroid	Dexamethason*	8–12 mg/d s.c.*/i.v.	Versuch der Reduktion des peritumoralen Ödems und damit der Wiedereröffnung der Darmpassage; zentrale antiemetische Wirkung

* Off-Label-Use

besprochen und 2 Tage später komplikationslos in Sedierung durchgeführt. Unter nun oraler Einnahme von Domperidon, Macrogol und Natriumpicosulfat kann Herr M. schließlich ins häusliche Umfeld entlassen werden.

Transnasale Magensonden können gerade bei häufigem und großvolumigen Erbrechen für rasche Erleichterung sorgen. Dennoch wird die Sonde von vielen Patienten nicht gut toleriert, insbesondere, wenn die Liegedauer über wenige Tage hinausgeht. Mit der längeren Liegedauer kann es durch die Magensonde zu Ulzerationen der Schleimhaut in Nase, Pharynx und Ösophagus kommen. Das Risiko für die Entwicklung einer Pneumonie steigt an. Die Anlage einer Entlastungs-PEG kann hier eine gute Alterative darstellen.

INFO
Über die Anlage einer **perkutanen endoskopischen Gastrostomie (PEG)** sollte immer dann nachgedacht werden, wenn rein medikamentös keine ausreichende Symptomkontrolle zu erreichen ist und die Behandler von einer Lebenserwartung von mehreren Wochen ausgehen. Im Falle von Herrn M. entscheidet sich das Behandlerteam prophylaktisch für die Anlage einer PEG. Auch dies kann bei entsprechendem Krankheitsverlauf sinnvoll sein (Advanced Care Planning!). Die Anlage einer PEG ist unter Sedierung in einem wenig belastenden Eingriff im Rahmen einer Gastroskopie in aller Regel problemlos möglich. Zuvor sollten größere Mengen Aszites ausgeschlossen werden. Mit einem Ablaufbeutel versorgt, kann über die PEG Mageninhalt bzw. der regurgitierte Darminhalt abgeleitet, Erbrechen vermieden und damit auch Übelkeit und abdominale Schmerzen gelindert werden. Auch Trinken und mit Einschränkungen Essen sind möglich, zu achten ist hier auf flüssige bis weiche Konsistenz und kleine Einzelportionen. Dies kann erheblich zu einem verbesserten Wohlbefinden beitragen.
Wird die PEG prophylaktisch angelegt und nicht zum Ablauf benutzt, kann sie abgeklemmt unter der Kleidung verborgen werden. Auch Duschen ist damit möglich. Der Patient kann wie bisher auch essen und trinken.

Bei **kompletter maligner intestinaler Obstruktion** stehen ebenfalls medikamentöse und nichtmedikamentöse Therapieansätze zur Verfügung.

FALLBERICHT
Nach guten und nahezu beschwerdefreien 4 Wochen kommt es bei Herrn M. erneut zu Übelkeit, Erbrechen und Stuhlverhalt. Er wird wieder auf die Palliativstation aufgenommen. Gemeinsam wird entschieden, noch einmal eine medikamentöse Stimulation zu versuchen. Leider kommt es hierunter zu einer Zunahme der Beschwerden, weshalb die Gabe der Medikamente sofort gestoppt wird. Es ist von einer kompletten malignen intestinalen Obstruktion auszugehen. An der PEG-Sonde wird ein Ablaufbeutel angebracht, es entleeren sich große Mengen braunes Sekret. Erbrechen muss Herr M. nun nicht mehr, er berichtet aber weiter über krampfartige Bauchschmerzen und ausgeprägte Übelkiiet. Daraufhin wird eine medikamentöse Therapie mit Butylscopolamin, Dexamethason, Novaminsulfon sowie Haloperidol subkutan initiiert. Hierunter sind die Symptome für Herrn M. gut erträglich.
Auf seinen Wunsch hin wird Herr M. bei guter Symptomkontrolle in ein Hospiz verlegt. Dort wird die medikamentöse Therapie unverändert fortgeführt. Herr M. verbringt im Hospiz noch 2 Wochen, in denen er viel Besuch von seiner Familie und seinen Enkeln genießen kann. Schließlich verstirbt Herr M. friedlich im Beisein seiner Familie.

Im Einzelnen werden folgende **Therapieansätze bei kompletter maligner intestinaler Obstruktion** verfolgt:
- Auf intensivierte Abführmaßnahmen, insbesondere die Gabe von stimulierenden Laxanzien und die Durchführung von hohen Einläufen sollte verzichtet werden.
- Häufig ist eine Kombinationstherapie mehrerer Antiemetika mit unterschiedlichem Wirkansatz erforderlich.
- Meist kann ohne Magensonde und parenterale Flüssigkeitsgabe eine gute Symptomkontrolle erreicht werden.
- Es sollen keine Prokinetika verwendet werden.

Die medikamentöse Therapie sollte parenteral (subkutan oder intravenös) erfolgen. Die dabei verwendeten Medikamente fasst die ➤ Tab. 15.2 zusammen: Auch hier ist die parenterale und meist subkutane Gabe in einer Mischspritze möglich. Meist kann über die medikamentöse Therapie die Symptomlast so gelindert werden, dass auf die Anlage einer Magen-

Tab. 15.2 Medikamentöse Therapie bei kompletter Obstruktion

Substanzklasse	Medikament	Dosis	Hinweise
Antipsychotika	Haloperidol*	2,5–10 mg/d s.c.*/i.v.*	Als Antiemetikum Mittel der 1. Wahl
	Levomepromazin*	5(– 25) mg s.c.**	
Antihistaminikum	Dimenhydrinat	62–400 mg/d s.c.*/i.v.	Sedierende Wirkung
5HT$_3$-Antagonisten	Ondansetron*	3 × 8 mg/d s.l./s.c.*/i.v.	Verstärkung der Obstipation möglich
	Granisetron*	1–2 mg/d s.c.*/i.v. 3,1 mg/d transdermal	Transdermale Gabe als Pflaster möglich
Anticholinergikum	Butylscopolamin*	40–80 mg/d s.c./i.v.	Zur Verminderung der Sekretion Mittel der 1. Wahl Mundtrockenheit als Nebenwirkung Keine antiemetische Wirkung
Somatostatinanaloga	z.B. Octreotid*	2 × 100 µg/d s.c.	Zur Verminderung der Sekretion Sehr teuer!
Kortikosteroide	z.B. Dexamethason*	8–12 mg/d s.c.*/i.v.	Zentral wirksames Antiemetikum Abschwellende Wirkung
Protonenpumpenhemmer	z.B. Omeprazol	40–80 mg/d s.c.*/i.v.	Bei Sodbrennen
Analgetika	Novaminsulfon	4–5 g/d s.c.*/i.v.	Spasmolytische Wirkung Agranulozytoserisiko in dieser Situation zu vernachlässigen
Opioide	Morphin Hydromorphon etc.	Titration nach Wirkung	Verstärkung der Obstipation

* Off-Label-Use
** Laut Fachinformation ist eine subkutane Gabe zu vermeiden, da Gewebsschäden eintreten können. Die tägliche Erfahrung zeigt jedoch, dass eine subkutane Gabe meist problemlos möglich ist.

sonde verzichtet werden kann. Ist dies nicht der Fall, sollte frühzeitig an die Anlage einer Ablauf-PEG gedacht werden (Info-Kasten).

Die medikamentöse Therapie einer kompletten MIO ist auch außerhalb des Krankenhauses, wie hier bei Herrn M. im Hospiz, meist problemlos durchzuführen. Ob stationär oder in einem ambulanten Setting, wichtig ist hierbei eine intensive ärztliche und auch pflegerische Betreuung. Engmaschige Symptomerfassung und, wenn erforderlich, das Anpassen der medikamentösen Therapie sind selbstverständlich. Eine komplette Nahrungskarenz ist je nach Symptomlast nicht erforderlich, Essen und Trinken sind im eingeschränkten Rahmen oft weiter möglich. Wichtig ist eine gute Mundpflege mit Befeuchtung der Mundschleimhäute und der Lippen. Viele Patienten berichten über die wohltuende Wirkung von Wassereis oder eingefrorenen Fruchtstücken zum Lutschen. Auch die psychosoziale Betreuung des Patienten und seiner Angehörigen darf nicht außer Acht gelassen werden.

MERKE
- Der Begriff „maligne intestinale Obstruktion (MIO)" bezeichnet das Vorliegen eines klinischen und bildgebenden gastrointestinalen Verschlusses aufgrund eines inkurablen intraabdominellen Tumors oder einer intraperitonealen Metastasierung. Im deutschen Sprachraum wird synonym der Begriff „Ileus" benutzt.
- Zur Diagnosestellung sind eine ausführliche Anamnese, eine körperliche Untersuchung, Ultraschall und ggf. Computertomografie erforderlich. Dabei ist immer der

aktuelle klinische Zustand des Patienten zu beachten, ebenso die Frage nach therapeutischen Konsequenzen.
- Bei umschriebener Obstruktion und gutem Allgemeinzustand ist eine operative Therapie meist möglich, die Indikationsstellung sollte unter Einbeziehung der Wünsche des Patienten und der Behandler aller beteiligten Fachdisziplinen erfolgen.
- Bei inkompletter MIO kann versucht werden, durch medikamentöse Maßnahmen, die Darmpassage zu verbessern.
- Bei kompletter MIO zielt die Therapie auf bestmögliche Symptomlinderung durch effektive Antiemese, Analgesie, Spasmolyse und Sekretionshemmung.
- Die Anlage einer nasogastralen Sonde ist zwar effektiv zur Linderung von Erbrechen, wird aber meist von den Patienten nicht gut toleriert. Insbesondere eine längere Liegedauer sollte vermieden werden.
- Es sollte frühzeitig an die Möglichkeit einer Ablauf-PEG gedacht werden.

Was wäre, wenn …

- … Herr M. lieber nach Hause gegangen wäre, statt ins Hospiz?
  – Die Versorgung von Patienten mit einer kompletten MIO ist auch im häuslichen Umfeld möglich, im besten Fall durch ein Team der spezialisierten ambulanten Palliativversorgung (SAPV). Die hier vorgestellten parenteralen Therapien sind auch in einem ambulanten Setting über Pumpensysteme und Subkutannadeln oder Nutzung eines Portsystems (wenn vorhanden) möglich.

LITERATUR

Bausewein C, Roller S, Voltz R, Albrecht E (Hrsg.). Leitfaden Palliative Care. Palliativmedizin und Hospizbegleitung. 6. Aufl. München: Elsevier, 2018.

Diemer W, Freistühler M, Thöns M. Gastrointestinale Symptome. In: Thöns M, Sitte Th (Hrsg.). Repetitorium Palliativmedizin. Bd. 3. Berlin/Heidelberg: Springer, 2016. S. 61–79.

Erweiterte S3-Leitlinie für Palliativmedizin für Patienten mit einer nicht-heilbaren Krebserkrankung; Langversion 2.0 – August 2019; Leitlinienprogramm Onkologie, AWMF-Registernummer: 128/001OL.

Hense J, Przyborek M, Rosenbruch J et al. SOP – Subkutane Medikamentengabe und Infusionen in der erwachsenen Palliativmedizin. Onkologe, 2017; 23(8): 657–664.

Wilcock A, Rémi C, Bausewein C, Howard P, Twycross R G (Hrsg.). Arzneimitteltherapie in der Palliativmedizin. 3. Aufl. München: Elsevier, 2018.

KAPITEL 16

Marcus M. Unger

Irgendetwas stimmt nicht …

FALLBERICHT

Der 53-jährige Herr L. wird vom Rettungsdienst aufgrund einer unklaren vorübergehenden Bewusstlosigkeit mit nachfolgend erstmals bemerkter Schwäche der linken Körperhälfte in der neurologischen Notaufnahme vorgestellt.

Der diensthabende Arzt sieht einen psychomotorisch verlangsamten Patienten, der keine genauen Angaben zum Grund der notfallmäßigen Einweisung machen kann. „Irgendetwas stimmt nicht …" wiederholt Herr L. immer wieder. Die Lebensgefährtin, die den Patienten begleitet, berichtet, sie habe heute Morgen ein lautes Geräusch aus dem Bad gehört und Herrn L. dann kurze Zeit darauf auf dem Boden liegend vorgefunden. Sie habe ihn gerüttelt und angeschrien, Herr L. habe jedoch zunächst nicht auf sie reagiert. Er sei dann erst sehr langsam wieder zu sich gekommen, sei „irgendwie komisch" gewesen und habe immer wieder versucht, aufzustehen. Das Aufstehen sei ihm nicht gelungen, da er mit dem linken Bein weggeknickt sei. Schon seit einigen Wochen habe sie den Eindruck, dass etwas nicht stimme. Herr L. sei sehr müde und kraftlos gewesen und habe manchmal abwesend gewirkt. Er habe sich jedoch bisher immer geweigert, deswegen einen Arzt aufzusuchen.

In der Vorgeschichte finden sich nach Angaben des Patienten und der Lebensgefährtin keine relevanten Vorerkrankungen. Herr L. nehme keine Medikamente ein und leide nicht unter Allergien. Er sei Raucher (aktuell etwa 50 pack years) und trinke am Wochenende hin und wieder ein bis zwei Flaschen Bier. Auf gezieltes weiteres Nachfragen findet sich eine nach Angaben des Patienten „recht hartnäckige Bronchitis". Beim Arzt sei er deswegen bisher nicht gewesen, aktuell habe er diesbezüglich auch „keine größeren Probleme".

In der körperlichen Untersuchung zeigt sich ein vorgealterter Patient in leicht reduziertem AZ und EZ. Die Atemfrequenz liegt bei 20/min. Es finden sich ein verlängertes Exspirium sowie ein Giemen und Brummen über allen auskultierten Bereichen, außerdem ein abgeschwächtes Atemgeräusch über dem rechten Oberfeld. Der orientierende Untersuchungsbefund bezüglich Herz und Abdomen ist unauffällig. In der neurologischen Untersuchung zeigt sich als auffälliger Befund eine leichtgradig ausgeprägte beinbetonte Hemiparese. Herr L. kann mit Unterstützung durch eine Person gehen.

Herr L. ist seit 10 Jahren geschieden und lebt seit 3 Jahren in einer festen Partnerschaft. Er hat keine Kinder. Bis vor 2 Jahren war er für eine Versicherung im Außendienst tätig und bezieht aktuell Sozialleistungen. Auf die Frage, weshalb er seine berufliche Tätigkeit aufgegeben habe, antwortet Herr L., er sei dem Stress nicht mehr gewachsen gewesen. Seine Lebensgefährtin ist ganztägig als Verwaltungsangestellte beschäftigt. Durch das Einkommen der Lebensgefährtin leben beide in bescheidenen, aber auskömmlichen Verhältnissen. Herr L. lebt sehr zurückgezogen; die Zeit, in der seine Lebensgefährtin ihrer beruflichen Tätigkeit nachgeht, verbringt Herr L. alleine zu Hause vor dem Computer. Zu seinen beiden Schwestern oder anderen Familienmitgliedern hat Herr L. seit der Scheidung keinen Kontakt mehr.

16.1 Diagnostik und Klinik

Zur Abklärung eines unklaren Bewusstseinsverlusts und einer neu aufgetretenen Hemisymptomatik ist zunächst eine Computertomografie des Schädels indiziert. Diese Diagnostik ist zur Einordnung der Ursache und zur Planung der nächsten diagnostischen und therapeutischen Schritte unerlässlich.

FALLBERICHT

Der Arzt in der neurologischen Notaufnahme ordnet Labordiagnostik (Blutbild, Gerinnungsparameter, Elektrolyte, Retentionsparameter, Transaminasen, CRP), eine Computertomografie des Schädels und ein Röntgen des Thorax in zwei Ebenen an.
Die Labordiagnostik zeigt keine klinisch relevanten Auffälligkeiten.
In der Computertomografie des Schädels zeigen sich mehrere runde hypodense Strukturen, sowohl supra- als auch infratentoriell. Nach Gabe von Kontrastmittel zeigen diese Läsionen eine ringförmige Kontrastmittelaufnahme. Der neuroradiologische Befund ist damit verdächtig auf das Vorliegen zerebraler Metastasen.
Das Röntgenbild des Thorax zeigt das Bild einer *dirty chest* und zusätzlich eine Verdichtung im Bereich des rechten Hilus mit zahlreichen feinen Ausläufern.

MERKE
Bei **akut aufgetretener Hemisymptomatik** muss immer zeitnah eine zerebrale Bildgebung durchgeführt werden. Zur initialen Diagnostik eignet sich aufgrund der breiten Verfügbarkeit und der kurzen Untersuchungszeit vor allem die Computertomografie. In vielen Fällen (wie auch im vorliegenden Fall) ermöglicht die initiale Computertomografie des Schädels bereits eine Einordnung hinsichtlich möglicher Ursachen und ist Grundlage einer weiteren zielgerichteten Diagnostik und Therapie.

Unter Berücksichtigung der fremdanamnestischen Schilderungen der Lebensgefährtin, des klinisch-neurologischen Befundes bei Aufnahme und der Befunde der Zusatzdiagnostik ist von einem symptomatischen epileptischen Anfall (a. e. aufgrund von Hirnmetastasen eines Bronchialkarzinoms) als Ursache der zur Aufnahme führenden Symptomatik auszugehen.

MERKE
Epileptische Anfälle sind unter Patienten, die palliativmedizinisch behandelt werden, ein häufig anzutreffendes Symptom.
Nicht nur Patienten mit vorbestehender Epilepsie, Patienten mit Hirntumoren oder Hirnmetastasen erleiden in der Phase der palliativmedizinischen Versorgung epileptische Anfälle. Auch Medikamente, Elektrolytstörungen, metabolische Veränderungen und entzündliche Prozesse können zu epileptischen Anfällen führen.

MERKE
Im Anschluss an einen epileptischen Anfall sind Patienten häufig schläfrig, nicht oder nur eingeschränkt orientiert oder zeigen ausgeprägte Verhaltensauffälligkeiten (z. B. Aggressivität, Wahn). Die Dauer dieses postiktalen Zustands ist sehr variabel (< 1 h bis zu mehreren Tagen).

Zerebrale Metastasen können aufgrund einer Einblutung oder eines sich rasch entwickelnden perifokalen Ödems akut symptomatisch werden und klinisch dann das Bild eines Schlaganfalls imitieren. Oft zeigt sich bereits in der initialen Computertomografie ein typischer Befund mit perifokalem Ödem und ringförmiger Kontrastmittelaufnahme.

Neben dem malignen Melanom gehört das Bronchialkarzinom zu denjenigen Tumoren, die am häufigsten mit zerebralen Metastasen assoziiert sind. Nicht selten werden Bronchialkarzinome durch zerebrale Metastasen erstmals symptomatisch. Ebenfalls häufig treten zerebrale Metastasen beim Mammakarzinom und Nierenzellkarzinom auf.

Differenzialdiagnosen zerebraler Metastasen in der Bildgebung sind hirneigene Tumore, Lymphome, zerebrale Abszesse und entzündliche Läsionen z. B. bei Toxoplasmose.

Im vorliegenden Fall ergeben sich trotz der fehlenden Tumoranamnese bereits im Rahmen der Akutdiagnostik Hinweise darauf, dass die Ursache der zur Aufnahme führenden Beschwerden ein zerebral metastasiertes Bronchialkarzinom sein könnte (Raucheranamnese, „chronische Bronchitis", hilusnahe Verdichtung mit zahlreichen Ausläufern im Röntgenbild des Thorax).

16.2 Übermittlung der Diagnose und Therapie

FALLBERICHT

Herr L. wird über die bisher erhobenen Befunde informiert.

Im Aufklärungsgespräch werden dabei zunächst die Ereignisse, die zur Aufnahme geführt haben, nochmals zusammengefasst. Die Stationsärztin fragt Herrn L. dabei auch, ob ihre Schilderung der Ereignisse korrekt sei und ob Herr L. noch etwas zu ergänzen habe. Die Stationsärztin erklärt dann, warum eine Computertomografie des Schädels und ein Röntgen des Thorax durchgeführt wurden. Sie berichtet, dass sich in beiden Untersuchungen Auffälligkeiten gezeigt haben, die weitere Untersuchungen notwendig machen. Auf Nachfrage des Patienten, um welche Auffälligkeiten es sich handele, teilt die Stationsärztin Herrn L. mit, dass aufgrund der bisher vorliegenden Befunde von einer Krebserkrankung ausgegangen werden muss, dass aber noch weitere Untersuchungen notwendig seien.

Dem Patienten werden die geplanten nächsten Schritte (Magnetresonanztomografie des Schädels, Computertomografie des Thorax, ggf. Bronchoskopie mit Biopsie) erklärt und dabei auch in einfachen Worten der Ablauf der jeweiligen Untersuchung und der Grund der Untersuchungen erläutert.

Die Stationsärztin fragt während dieses Gesprächs immer wieder aktiv bei Herrn L. nach. Aus den Antworten wird erkennbar, dass Herr L. die übermittelten Befunde verstanden hat.

Auf die Frage der Stationsärztin, wie es ihm mit den nun überbrachten Nachrichten gehe und ob er noch weitere Fragen hierzu habe, antwortet Herr L., dass man jetzt wohl zunächst die ausstehenden Untersuchungen abwarten müsse.

Die Stationsärztin erklärt dem Patienten, dass bereits jetzt eine symptomatische Therapie mit Dexamethason und einem Antikonvulsivum indiziert sei (> Tab. 16.1). Sie erklärt Herrn L. in einfachen Worten die Indikation der beiden Medikamente, welcher Effekt auf die Symptome durch die beiden Medikamente zu erwarten sei und mit welchen Nebenwirkungen Herr L. rechnen müsse. Herr L. ist mit dieser Therapie einverstanden.

Vor Dienstschluss sucht die Stationsärztin Herrn L. nochmals in seinem Zimmer auf, Herr L. gibt an, dass sich im Laufe des Tages keine weiteren Fragen für ihn ergeben hätten.

MERKE

Bei der Überbringung schlechter Nachrichten ist eine **klare Kommunikation** wichtig. Wie bei jedem Arzt-Patienten-Gespräch müssen dabei das **Alter** und der **Bildungsstand** des Patienten berücksichtigt werden. Zusätzlich muss berücksichtigt werden, dass das **Auffassungsvermögen** und die **kognitive Fähigkeiten** des Patienten durch eine Mitbeteiligung des Gehirns eingeschränkt sein können. Bei Patienten mit epileptischen Anfällen muss insbesondere in der postiktalen Phase mit einer deutlich reduzierten Auffassung gerechnet werden (auch wenn der Patient bereits wieder wach ist und kommunizieren kann).

MERKE

Durch die Gabe von **Dexamethason** kann ein Rückgang des **perifokalen Ödems** erreicht werden. Dies führt zum Rückgang von Symptomen eines erhöhten Hirndrucks (z. B. Übelkeit, Kopfschmerzen); außerdem bessern sich häufig auch die neurologischen Ausfälle durch den Rückgang des perifokalen Ödems.

Tab. 16.1 Medikamentenplan für Herrn L.

Medikament	Stärke	Dosierung	Indikation
Dexamethason (z. B. Fortecortin) p.o.	4 mg	1-1-1-1 (ggf. Steigerung bis auf 4 × 8 mg)	Hirnödem
Levetiracetam (z. B. Keppra) p.o.	1.000 mg	1-0-1 (ggf. Steigerung bis auf 3 g/Tag)	Anfälle
Bedarfsmedikation			
Ondansetron, p.o. oder s.l.	4 mg	Bei Bedarf bis 4 ×/Tag	Bei Übelkeit
Lorazepam, p.o. oder s.l.	1 mg	Bei Bedarf bis 4 ×/Tag	Bei Unruhe/Angst
Mirtazapin, p.o oder s.l.	7,5 mg	0-0-0-1	Bei Ein- und Durchschlafstörung
Metamizol, p.o.	1.000 mg	Bei Bedarf bis 4 ×/Tag	Bei Kopfschmerzen

INFO
Definitionsgemäß liegt bereits bei einem **ersten (nicht-provozierten) Anfall mit hohem Rezidivrisiko** eine Epilepsie vor. Im vorliegenden Fall ist das Rezidivrisiko durch die strukturellen Läsionen im Gehirn bedingt. Eine antikonvulsive Therapie ist in einem solchen Fall bereits nach einem ersten Anfallsereignis indiziert (➤ Tab. 16.2).

INFO
Die **Dosisfindung bei Antikonvulsiva** orientiert sich immer an Verträglichkeit und Wirksamkeit, dies trifft auf Palliativpatienten in besonderem Maße zu. Spiegelkontrollen sind daher (von wenigen Ausnahmen abgesehen) nicht indiziert. Auch die Ableitung eines EEGs ist in den allermeisten Fällen bei Palliativpatienten nicht zielführend und sollte daher unterbleiben.

MERKE
Neben den in der Fachinformation beschriebenen Applikationsformen ist in Einzelfällen auch nach Aufklärung eine alternative Applikationsform als **Off-Label-Gebrauch** in Betracht zu ziehen (nasal, s.c.). Diese alternativen Applikationsformen sind z.B. für die s.c. Gabe von Levetiracetam in Fallserien hinsichtlich Sicherheit und Wirksamkeit gut untersucht.

MERKE
Bei der Auswahl eines Antikonvulsivums muss neben der Wirksamkeit besonderes Augenmerk auf die Verträglichkeit (und möglicherweise „erwünschte Nebenwirkungen") gerichtet werden. Die individuelle Situation und die individuellen Wünsche und Bedürfnisse des Patienten müssen dabei berücksichtigt werden. So kann z.B. ein sedierender Effekt als Nebenwirkung in manchen Fällen erwünscht sein, wohingegen in anderen Fällen ein sedierender Effekt die Lebensqualität stark negativ beeinflussen kann.

FALLBERICHT
Die zeitnah durchgeführte weitere Diagnostik zeigt das Bild eines multipel metastasierten Bronchialkarzinoms. In der interdisziplinären Tumorkonferenz wird eine kombinierte Radiochemotherapie empfohlen. Die zu erwartende Lebensverlängerung durch diese Therapie liegt im individuellen Fall von Herrn L. bei wenigen Monaten.

Herr L. verträgt die antikonvulsive Therapie mit Levetiracetam gut. Erneute Anfälle sind zwischenzeitlich nicht aufgetreten.
Unter der Therapie mit Dexamethason ist es außerdem zu einer deutlichen Besserung der Hemisymptomatik gekommen. Herr L. kann nun wieder selbstständig gehen.
Symptome eines erhöhten Hirndrucks wie Übelkeit, Kopfschmerzen oder eine Vigilanzminderung liegen aktuell nicht vor.
Es erfolgt ein erneutes Aufklärungsgespräch, in dem sowohl die Bestätigung der initialen Verdachtsdiagnose als auch die empfohlene Therapie (inkl. des zu erwartenden Nutzens und der zu erwartenden Nebenwirkungen) ausführlich mit dem Patienten besprochen werden. Herrn L. wird in diesem Gespräch mitgeteilt, dass durch die empfohlene Therapie keine Heilung erreicht werden kann. Es wird besprochen, dass neben der gegen den Tumor gerichteten Therapie auch eine symptomatische Therapie erfolgen soll.
Herr L. scheint die Nachricht gefasst aufzunehmen und berichtet, dass er bereits „etwas Schlimmes" vermutet habe. Er habe in den zurückliegenden 3 Monaten im Rahmen der vermuteten Bronchitis hin und wieder auch Blut gehustet. Er habe niemandem davon erzählt, weil er seine Lebensgefährtin nicht habe beunruhigen wollen. Vor etwa 3 Wochen sei er gegen Mittag auf dem Boden liegend aufgewacht. Er habe sich nicht erklären können, wie es dazu gekommen sei. Zunächst sei sein linkes Bein „schwach" gewesen. Dies habe sich dann aber rasch wieder gebessert. Als seine Lebensgefährtin abends nach Hause gekommen sei, sei wieder alles in Ordnung gewesen und er habe ihr gegenüber nichts von dem Ereignis erwähnt.

Wie im vorliegenden Fall ist in den Aufklärungsgesprächen zwischen einer gegen den Tumor gerichteten und einer symptomatischen Therapie zu unterschieden.

Bezüglich der **gegen den Tumor gerichteten Therapie** muss der Patienten über das Ziel der Therapie unmissverständlich aufgeklärt werden (Heilung möglich oder nur Verlangsamung des Tumorwachstums und damit im Idealfall Verlängerung der symptomfreien/-armen Zeit).

Bezüglich der **symptomatischen Therapie** gilt, dass diese auch bei symptomarmen oder symptom-

Tab. 16.2 In der Palliativmedizin häufig eingesetzte Substanzen zur Therapie epileptischer Anfälle. Diese kommen aufgrund ihres Wirkungs-, Nebenwirkungs- und Interaktionsprofils sowie der verfügbaren Applikationsformen besonders häufig in der Palliativmedizin zum Einsatz. Einen Überblick über die zahlreichen zur Verfügung stehenden Substanzen gibt die 2017 erschienene Arbeit von León Ruiz et al., s. Literatur.

Wirkstoff: Applikationsformen	Hinweise zur Dosierung	Weitere Hinweise (NW, KI, Interaktionen etc.)
Benzodiazepine		**Benzodiazepine** eignen sich insbesondere zur Akuttherapie und zum zusätzlichen antikonvulsiven Schutz z. B. in Phasen einer medikamentösen Umstellung. Die i. v.-Gabe spielt in der Therapie des Status epilepticus eine wichtige Rolle (>> Tab. 16.4). Unterschiedl. **Halbwertszeiten** der Substanzen sind (v. a. bei wiederholten Gaben) zu beachten. Die für ein Ansprechen notwendigen **Dosierungen** können **interindividuell** sehr **unterschiedlich** sein, abhängig davon, ob eine Vorbehandlung mit Benzodiazepinen besteht. Die Möglichkeit einer **Atemdepression** muss v. a. bei wiederholten Gaben berücksichtigt werden. Günstig sind die zusätzliche **anxiolytische** und der ggf. **sedierende** Effekt.
Lorazepam: p.o., s.l., (i.v.)	0,05 mg/kg KG, z. B. bei 50 kg → 2,5 mg	
Midazolam: intranasal, bukkal, (s.c.), (i.m.), (i.v.)	5–10 mg intranasal oder bukkal	
Diazepam: p.o., rektal, (i.v.)	10–20 mg p.o. oder rektal	
Gabapentin: p.o.	Beginn mit 3 × 300 mg Empfohlene Maximaldosis: 3.600 mg/Tag	Eher geringe antikonvulsive Wirkung Sedierender Effekt (ggf. gewünscht) Therapie neuropathischer Schmerzen
Lacosamid: p.o., i.v.	Beginn mit 2 × 50 mg Steigerung um 2 × 50 mg/Woche Empfohlene Maximaldosis: 600 mg/Tag	NW: Schwindel Kaum relevante Interaktionen
Lamotrigin: p.o.	Beginn mit 1 × 25 mg Steigerung um 25 mg/Tag alle 2 Wochen Erste Zieldosis: 100–150 mg/Tag Empfohlene Maximaldosis: 600 mg/Tag	Nur sehr langsame Steigerung Kaum zentrale NW Zusätzlich stimmungsstabilisierender Effekt Erhöhte Spiegel unter Kombination mit Valproinsäure
Levetiracetam: p.o., i.v., s.c. (off-label)	Beginn mit 2 × 500 mg, ggf. auch höherdosiert Steigerung nach Wirkung und Verträglichkeit Empfohlene Maximaldosis: 4.000 mg/Tag	NW in Form von Gereiztheit und Aggressivität möglich Kaum relevante Interaktionen
Valproat: p.o., i.v.	Beginn mit 1 × 300 mg, ggf. auch höherdosiert Steigerung nach Wirkung und Verträglichkeit Empfohlene Maximaldosis: 2.000 mg/Tag	NW: Tremor, Enzephalopathie Kontraindiziert bei Mitochondriopathien Enzyminhibitor
Brivaracetam (als Add-on zugelassen): p.o., i.v.	Beginn mit 2 × 50 mg Empfohlene Maximaldosis: 200 mg/Tag	Kaum relevante Interaktionen
Pregabalin (als Add-on zugelassen): p.o.	Beginn mit 1 × 25 mg Steigerung nach Wirkung und Verträglichkeit Empfohlene Maximaldosis: 600 mg/Tag	NW: Schwindel, Benommenheit (insbesondere bei rascher Dosissteigerung) Sedierender Effekt (teilweise gewünscht) Anxiolytischer Effekt Therapie neuropathischer Schmerzen Kaum relevante Interaktionen

freien Patienten möglichst frühzeitig angesprochen werden soll. Dem Patienten soll vermittelt werden, dass sich die ärztliche Therapie nicht auf die gegen den Tumor gerichtete Therapie beschränkt.

Die kurzzeitige Beinschwäche links, 3 Wochen vor der aktuellen Aufnahme, von der der Patient nun erstmals berichtet, ist (unter Berücksichtigung aller nun vorliegenden Informationen) a. e. als **Todd-Parese** nach einem epileptischen Anfall zu werten.

FALLBERICHT

Herr L. lehnt nach Bedenkzeit die von der interdisziplinären Tumorkonferenz empfohlene Radiochemotherapie ab. Aus den Gesprächen mit dem Patienten wird deutlich, dass er sich mit den Vor- und Nachteile einer nichtkurativ angelegten Radiochemotherapie auseinandergesetzt hat und die Folgen seiner Entscheidung überblickt.

Für eine von der Stationsärztin empfohlene palliativmedizinische Mitbetreuung sieht der Patient zum aktuellen Zeitpunkt keine Notwendigkeit. Er halte eine palliativmedizinische Mitbetreuung prinzipiell für sinnvoll und auch für ihn persönlich „zu gegebener Zeit das Richtige" und werde bei Bedarf von sich aus Kontakt aufnehmen. Er erhält die Kontaktdaten des palliativmedizinischen Teams und Informationen über die Möglichkeit einer spezialisierten ambulanten Palliativversorgung (SAPV) in schriftlicher Form (Flyer) von der Stationsärztin vor Entlassung ausgehändigt.

MERKE

Lehnt ein geschäftsfähiger Patient nach entsprechender Aufklärung eine ärztliche Maßnahme/Empfehlung ab, so ist dies zu akzeptieren. Bezieht sich die Ablehnung eher auf den aktuellen Zeitpunkt, ist es sinnvoll, dem Patienten konkrete **Handlungsempfehlungen** (am besten in schriftlicher Form) mitzugeben, wie zu verfahren ist, wenn der Patient im weiteren Verlauf die Empfehlung annehmen will.

FALLBERICHT

Im Entlassungsgespräch geht die Stationsärztin auf möglicherweise im Verlauf auftretende Beschwerden und deren Therapie ein. Bei diesem Gespräch ist auch die Lebensgefährtin von Herrn L. anwesend. Die Stationsärztin weist in diesem Gespräch darauf hin, dass trotz der Einnahme des Antikonvulsivums erneut Anfälle auftreten können. Sie gibt der Lebensgefährtin konkrete Empfehlungen, was in einem solchen Fall zu tun ist. Sie weist Herrn L. auch darauf hin, dass er aufgrund der stattgehabten Anfälle aktuell über keine Eignung zum Führen von Kraftfahrzeugen verfügt.

MERKE

Eine Aufklärung der Patienten und Angehörigen, was bei einem epileptischen Anfall zu tun und was zu unterlassen ist (> Tab. 16.3), kann Ängste lindern. Oft fühlen sich insbesondere die Angehörigen durch die Möglichkeit, dass zu Hause epileptische Anfälle auftreten können, stark verunsichert.

16.3 Erneute Einlieferung

FALLBERICHT

Sieben Wochen nach der Entlassung wird Herr L. vom Notarzt aufgrund eines nicht zu durchbrechenden epileptischen Anfalls intubiert und beatmet erneut in die neurologische Notaufnahme eingeliefert.

Der Patient hatte vom Notarzt zunächst Lorazepam fraktioniert erhalten, wodurch jedoch kein dauerhaftes Durchbrechen der generalisierten motorischen Anfälle erzielt werden konnte. Es erfolgte daraufhin die Gabe von Midazolam und die Intubation des Patienten.

Die Lebensgefährtin berichtet, dass nach der Entlassung aus der stationären Behandlung zunächst alles in Ordnung gewesen sei („fast wie früher"). Die verordneten Medikamente habe Herr L. regelmäßig eingenommen und gut vertragen. Zu Anfällen sei es nicht mehr gekommen. In den vorangegangenen 3 Tagen sei Herr L. allerdings müder als sonst gewesen. Er habe auch morgens über Kopfschmerzen geklagt und erbrochen. Heute sei es dann zu einem generalisierten motorischen Anfall gekommen, der mehrere Minuten angehalten habe. Die Lebensgefährtin habe daraufhin den Rettungsdienst verständigt. Der Patient habe das Bewusstsein nach dem Anfall nicht wiedererlangt. Bei Eintreffen des Notarztes sei es dann erneut zu einem generalisierten motorischen Anfall gekommen.

Tab. 16.3 Handlungsempfehlungen (insbesondere auch für Laienhelfer), was bei einem epileptischen Anfall zu tun und was zu unterlassen ist

Do's	Don'ts
• Ruhe bewahren: Die meisten Anfälle sistieren spontan auch ohne Gabe eines Medikaments nach wenigen Sekunden bis Minuten. • Patient vor Verletzungen schützen: Gefährliche Gegenstände in der Umgebung entfernen, Kissen unter den Kopf des Patienten legen etc. • Unmittelbar postiktal: Stabile Seitenlage • Beruhigendes (eher passives) Begleiten des Patienten in der unmittelbar postiktalen Phase (auch hier steht der Schutz vor Verletzungen im Vordergrund) • Ggf. Gabe eines Antikonvulsivums in geeigneter Applikationsform (in der Regel erst in der postiktalen Phase als Schutz vor erneutem Anfall, Prophylaxe eines Status epilepticus) • Ggf. Information des Arztes/Rettungsdienstes (in jedem Fall bei Sturz während des Anfalls, sonstigen Verletzungen durch den Anfall oder fehlendem Wiedererlangen des Bewusstseins)	• Einbringen eines Beißkeils o. ä. in den Mund (Verletzungsgefahr für Patient und Helfer); da diese Maßnahme früher empfohlen wurde, sollten Angehörige darauf immer explizit hingewiesen werden. • Versuch durch Laien sofort, also noch während der motorischen Entäußerungen, ein Antikonvulsivum zu applizieren (meist nicht notwendig, Verletzungsgefahr für Patient und Helfer) • Festhalten des Patienten, um motorische Entäußerungen zu unterdrücken (nutzlos, Verletzungsgefahr für Patient und Helfer) • Festhalten des Patienten und Einreden auf den Patienten in der Phase postiktaler Verwirrtheit (nutzlos, Verletzungsgefahr, begünstigt aggressives Verhalten des Patienten)

Der Arzt in der neurologischen Notaufnahme veranlasst eine Labordiagnostik (Blutbild, Gerinnungsparameter, Elektrolyte, Retentionsparameter, Transaminasen, CRP) und eine Computertomografie des Schädels. Der Patient wird auf die neurologische Intensivstation aufgenommen. Der Patient zeigt keine andauernden motorischen Entäußerungen mehr, im EEG ist jedoch eine anhaltende Anfallsaktivität zu erkennen, die auch durch Medikamente der Stufe 2 (> Tab. 16.4) nicht zu durchbrechen ist. Die Computertomografie des Schädels zeigt, dass es zu einer Einblutung in mehrere zerebrale Metastasen gekommen ist. Durch die Einblutung und das umgebende Ödem zeigt sich nun eine deutliche Kompression des Hirngewebes mit Liquoraufstau, bedingt durch eine Kompression der Liquorabflusswege.

Die Lebensgefährtin berichtet, dass Herr L. nach der Diagnosestellung immer wieder klar geäußert habe, dass er „nie wieder in ein Krankenhaus" wolle und auch jede Form „lebensverlängernder Maßnahmen" ablehne. Eine Patientenverfügung gebe es jedoch nicht. Herr L. habe sich mit den Themen Sterben und Tod beschäftigt. Eine Betreuung auf einer Palliativstation oder in einem Hospiz habe er sich nur schwer vorstellen können, er habe sich jedoch aktiv über die Möglichkeiten einer ambulanten palliativmedizinischen Versorgung informiert. „Ich hoffe, es geht schnell, wenn es soweit ist." habe er ihr immer wieder gesagt.

Im vorliegenden Fall ergibt die Ermittlung des mutmaßlichen Patientenwillens ein stimmiges Bild. Insgesamt besteht unter Berücksichtigung aller Information kein begründeter Zweifel an einer informierten Entscheidungsfindung des Patienten. Die Tatsache, dass der Patientenwille nicht in Form einer unterschriebenen Patientenverfügung vorliegt, ist im vorliegenden Fall unerheblich.

Die **Therapie des Status epilepticus** erfolgt nach einem Stufenschema (> Tab. 16.4). Als Medikament der ersten Wahl in der Initialtherapie wird Lorazepam (i. v.) empfohlen. Ist eine intravenöse Therapie nicht möglich oder ist das Legen eines intravenösen Zugangs nicht gewünscht, kann Midazolam intranasal oder bukkal verabreicht werden. In der zweiten Stufe (wenn sich die Anfallsaktivität durch Benzodiazepine nicht durchbrechen lässt) kommen i. v. verfügbare Antikonvulsiva zum Einsatz.

Tab. 16.4 Stufenschema: antikonvulsive Therapie des Status epilepticus (für Palliativpatienten adaptierte, gekürzte und vereinfachte Zusammenstellung, basierend auf Clinical Pathway – Status generalisierter tonisch-klonischer Anfälle; Leitlinien für Diagnostik und Therapie in der Neurologie; detailliertere Informationen s. Leitlinien der Deutschen Gesellschaft für Neurologie www.dgn.org/leitlinien)

Stufe 1 Initialbehandlung (bis 10 min)	• **Lorazepam** i.v. (1. Wahl): 0,05 mg/kg Körpergewicht (KG), z. B. bei 50 kg 2,5 mg (ggf. nach 5 min wiederholen, max. ca. 0,1 mg/kg KG) • **Diazepam i.v.:** 0,15 mg/kg KG, z. B. bei 50 kg 7,5 mg (ggf. nach 5 min wiederholen, max. ca. 30 mg) Falls kein i.v. Zugang verfügbar: • Midazolam intranasal/bukkal: 5–10 mg (ggf. wiederholen, max. ca. 20 mg) • Diazepam rektal: 10–20 mg (ggf. wiederholen, max. ca. 30 mg)
Stufe 2 Etablierter Status epilepticus (30–60 min)	• **Levetiracetam i.v.** (ggf. s.c. als Off-Label-Therapie): 30–60 mg/kg KG oder • **Valproat i.v.** (bei Mitochondriopathien kontraindiziert): 20–30 mg/kg KG Alternativ: • **Phenytoin** oder **Phenobarbital** i.v. • Ggf. Lacosamid oder Brivaracetam als Off-Label-Therapie
Stufe 3 Refraktärer Status epilepticus (ab [30 bis] 60 min)	Ist der Status epilepticus durch Maßnahmen der Stufe 1 und der Stufe 2 nicht zu durchbrechen, wird spätestens nach 60 min die Intubationsnarkose durch Gabe von Midazolam, Propofol oder Thiopental empfohlen. Bei Palliativpatienten muss die Indikation einer solchen Therapieeskalation besonders kritisch überdacht werden. Zu berücksichtigen sind hierbei insbesondere der (mutmaßliche) Patientenwille, die Lebensqualität vor dem Status epilepticus und die zu erwartende Lebensqualität nach einer erfolgreichen Therapie des Status epilepticus.

Die Therapie eines refraktären oder superrefraktären Status epilepticus spielt in der Palliativmedizin eine untergeordnete Rolle.

INFO

Einen guten praxisorientierten Überblick über die Therapieoptionen des Status epilepticus bei Palliativpatienten bietet der Fortbildungsartikel von Feddersen und Kollegen, 2017 (s. Literatur).

FALLBERICHT

Unter Berücksichtigung des mutmaßlichen Patientenwillens, des nun vorliegenden Befunds der Computertomografie des Schädels und des refraktären Status epilepticus erfolgt die palliative Extubation unter fortlaufender Gabe von Midazolam und Fentanyl über Spritzenpumpen. Der Patient verstirbt im Beisein der Lebensgefährtin auf der Intensivstation.

MERKE

Jede ärztliche Therapie setzt eine vorhandene medizinische Indikation und die Zustimmung des Patienten zu dieser Therapie voraus. Im vorliegenden Fall waren beide Voraussetzungen in Bezug auf die präklinisch vom Notarzt eingeleitete Beatmungstherapie nicht mehr gegeben.

Was wäre, wenn …

- … der mutmaßliche Patientenwille zum Zeitpunkt der erneuten Aufnahme auf die neurologische Intensivstation nicht zu ermitteln gewesen wäre, z. B. weil keine Angehörigen oder sonstigen Kontaktpersonen bekannt/vor Ort gewesen wären und es auch keine dokumentierten Aussagen des Patienten gegeben hätte?
  - Jede ärztliche Maßnahme setzt das Vorliegen einer medizinischen Indikation voraus. Unter Berücksichtigung der Diagnose (metastasiertes Bronchialkarzinom) und Kenntnis des aktuellen Befunds der Bildgebung (eingeblutete zerebrale Metastasen, Zeichen eines Liquoraufstaus) und der aktuellen Diagnosen eines refraktären Status epilepticus hätte keine Indikation mehr bestanden, die präklinisch begonnene Therapie fortzusetzen. Nicht mehr indizierte Maßnahmen sind in einem solchen Fall zu beenden, während gleichzeitig durch eine adäquate symptomatische Therapie der Sterbeprozess begleitet wird.
- … die Lebensgefährtin einer erneuten Einweisung in eine Klinik unter Verweis auf den Patientenwillen widersprochen hätte?
  - Prinzipiell kann ein Status epilepticus bei Palliativpatienten auch im häuslichen Umfeld therapiert werden. Hauptziel ist dann die Symptomkontrolle (z. B. in Bezug auf motorische Entäußerungen). Aufgrund der Beschränkung der therapeutischen Möglichkeiten (Applikationswege für die Gabe der Antikonvulsiva, Monitoring etc.) ist jedoch in einem solchen Fall ein erfolgreiches dauerhaftes Durchbrechen der Anfallsaktivität nicht immer möglich und nicht vorrangiges Ziel.
  - Eine weitere palliativmedizinische Versorgung zu Hause wäre also bei Herrn L. prinzipiell möglich gewesen. Aufgrund der bislang fehlenden palliativmedizinischen Anbindung, wäre diese aber organisatorisch nur schwer kurzfristig umsetzbar gewesen. Dies unterstreicht die Bedeutung einer frühen palliativmedizinischen Anbindung, um auch bei unerwartet auftretenden Veränderungen kontinuierlich eine optimale Patientenversorgung zu gewährleisten.

LITERATUR

Feddersen B, Rémi J, Noachtar S, Rémi C. Epileptische Anfälle und Status epilepticus bei Palliativpatienten. DNP, 2017, 18(3): 50–57.

Grönheit W, Popkirov S, Wehner T et al. Practical Management of Epileptic Seizures and Status Epilepticus in Adult Palliative Care Patients. Front Neurol, 2018 Aug 2; 9: 595.

León Ruiz M, Rodríguez Sarasa ML, Sanjuán Rodríguez L et al. Guidelines for seizure management in palliative care: Proposal for an updated clinical practice model based on a systematic literature review. Neurologia, 2019 Apr; 34(3): 165–197.

Fink G, Gold R, Berlit P (Hrsg). SOPs Neurologie. 1. Aufl. Stuttgart: Thieme, 2018.

Hufschmidt A, Lücking C H, Rauer S, Glocker F X (Hrsg.). Neurologie compact. 7. überarbeitete Aufl. Stuttgart: Thieme, 2017.

Leitlinien der Deutschen Gesellschaft für Neurologie. S2k-Leitlinie Hirnmetastasen und Meningeosis neoplastica. 2014. AWMF-Registernummer: 030/060.

Leitlinien der Deutschen Gesellschaft für Neurologie. S1-Leitlinie Status epilepticus im Erwachsenenalter. 2012. AWMF-Registernummer: 030/079.

Leitlinien der Deutschen Gesellschaft für Neurologie. S1-Leitlinie Erster epileptischer Anfall und Epilepsien im Erwachsenenalter. 2017. AWMF-Registernummer: 030/041.

Leitlinien für Diagnostik und Therapie in der Neurologie, 5. Aufl. Stuttgart: Thieme.

17 Mutter erkrankt an Brustkrebs

Helmut Hoffmann-Menzel, Barbara Uebach, Ursula Fülbier, Henning Cuhls, Lukas Radbruch

FALLBERICHT

Barbara S. (Name geändert), 53 Jahre, lebte gemeinsam mit ihrem Ehemann und den beiden Söhnen, 9 und 12 Jahre zur Miete. Sie hatte ihren Ehemann in Südamerika kennengelernt, wo sie viele Jahre im Entwicklungsdienst tätig war. Auch die beiden Söhne wurden in Übersee geboren. 2012 wurde bei ihr ein Karzinom in der linken Brust diagnostiziert, die beiden Kinder waren zu diesem Zeitpunkt 4 bzw. 7 Jahre. Noch in Südamerika wurde die linke Mamma abladiert und Lymphknoten der linken Axilla entfernt. Frau S. kehrte mit ihrer Familie nach Deutschland zurück, da sie hier für sich eine bessere Behandlung und für ihre Kinder eine solidere Ausbildung erhoffte. Frau S. war weiterhin für ihre Einrichtung, jetzt in der Zentrale in Deutschland tätig. Ihr Einkommen ernährte die Familie, denn ihr Ehemann hatte zunächst keine Arbeitserlaubnis in Deutschland. Im Verlauf wurde die Tumortherapie in unterschiedlichen Regimen fortgeführt. Sie vertrug diese Therapien gut. Im September 2015 erlitt sie mehrfach Thrombosen der Vv. axillaris und subclavia links. Seither nahm sie ein orales Antikoagulanz. Bis zu diesem Zeitpunkt ließ sich kein erneutes Tumorwachstum feststellen. Im Sommer 2016 traten dann erstmals knotige Veränderungen links-pektoral auf. Das Lokalrezidiv des Mammakarzinoms wurde operativ entfernt und ein Portsystem rechts angelegt. Es folgten intensive und nebenwirkungsreiche Serien tumorspezifischer Therapien. Dennoch traten bereits ab Januar 2017 multiple neue Hautmetastasen auf, die sich unter Therapie rasant ausbreiteten und zuletzt nahezu die gesamte linke Thoraxwand (ventral wie dorsal) und den linken Oberarm zirkulär betrafen. Im Februar entwickelte sich linksthorakal eine Ulzeration, die sich rasch vergrößerte und bald bis in die linke Axilla reichte. Taschenbildung und Superinfektion mit Geruchsbildung machten die Wundversorgung zur Herausforderung. Die offene Wunde, aber auch die voranschreitende Infiltration des linken Armplexus führten zu ausgeprägten Schmerzen, die im Verlauf wiederkehrende Anpassungen der Schmerztherapie erforderlich machten.
Seit Januar 2017 war die Patientin zudem nicht mehr berufstätig und die Familie musste mit deutlich weniger Einkünften zurechtkommen. Mehr und mehr beschlich Frau S. die Sorge um die Zukunft ihres Ehemanns und der gemeinsamen Kinder.

17.1 Schmerztherapie

Für eine zielgerichtete Therapie mit tolerablen Nebenwirkungen ist es erforderlich, eine **Schmerzdiagnose** zu ermitteln und nozizeptive, neuropathische oder gemischte Schmerzen zu differenzieren. Eine präzise Anamnese (Lokalisation, zeitliches Maximum, Charakter, Intensität, Begleitsymptomatik) und körperliche Untersuchung haben hierfür herausragende Bedeutung. In der Schmerzanamnese muss sensibel beachtet werden, Schmerzen nicht nur in ihrer physischen, sondern auch in ihrer psychischen, sozialen und – aufgrund der existenziellen Bedrohung – spirituellen Dimension **wahrzunehmen (Total Pain nach Saunders).**

Nozizeptive Schmerzen entstehen bei Reizung freier Nervenendigungen, das Reizleitungssystem ist intakt. Je nach Lokalisation lassen sich somatische (Haut, Knochen, Gelenke, Muskeln) von viszeralen (Pleura, Peritoneum, Eingeweideorgane) Nozizeptorschmerzen unterscheiden, in der Regel bereits durch Anamnese und körperliche Untersuchung (> Tab. 17.1). Ist das somatosensorische System selbst (periphere Nerven, Plexus, Rückenmark, Gehirn) geschädigt, entstehen Nervenschmerzen („neuropathische Schmerzen"). Sie unterscheiden sich im zeitlichen Auftreten und Schmerzcharakter (> Tab. 17.1), lassen sich der

Tab. 17.1 Unterschiedliche Schmerzarten

Schmerzart	Schmerzursache	Lokalisation	Schmerzqualität	Auftreten
Somatischer Nozizeptorschmerz	Reizung von Nervenendigungen in Haut, Knochen, Gelenken, Muskulatur	Gut lokalisierbar	Stechend, schneidend	Belastungs-, bewegungsabhängig, bei Druck und Zug
Viszeraler Nozizeptorschmerz	Reizung von Nervenendigungen in Eingeweiden, Pleura, Peritoneum	Diffus lokalisierbar, in der Tiefe	Dumpf, drückend, kolikartig	Je nach Lokalisation: atem-, nahrungsabhängig, diffus
Neuropathischer (Nerven-)Schmerz	Schädigung/Reizung des Reizleitungssystems	Im versorgten Dermatom/Organ	Brennend, einschießend, lanzinierend, Allodynie u. a.	Häufig in Ruhe und nachts, weitere neurologische Symptome

geschädigten Nervenstruktur zuordnen und imponieren durch weitere neurologische Symptomatik (Taubheitsgefühl, Kribbelparaesthesien, Hyper-/Dysästhesien, Paresen). Liegen nozizeptive und neuropathische Schmerzen gleichzeitig vor, spricht man von **gemischtem Schmerz („Mixed Pain")**. Je nach Literatur haben bis zu 40 % der Patienten mit Tumorschmerzen zumindest eine neuropathische Komponente.

FALLBERICHT

Wir lernten Frau S. erstmals am 20.2.2017 kennen. Zu diesem Zeitpunkt hat sie unter untenstehender Medikation lediglich bei Bewegung der Schulter sowie bei Verbandswechseln stechende bis schneidende Schmerzen im Bereich der Exulzeration linksthorakal. Pathologische neurologische Befunde waren nicht zu erheben.
Bei der Inspektion und körperlichen Untersuchung imponierten die zu diesem Zeitpunkt noch kleinknotigen Hautmetastasen und die schmierig belegte Exulzeration sowie das ausgeprägte Lymphödem des linken Arms.
Unsere Schmerzdiagnose lautete daher „somatische Nozizeptorschmerzen".
In Ruhe war Frau S. überwiegend schmerzfrei, Durchbruchschmerz ließ sich mit Einnahme der Bedarfsmedikation gut lindern, leider gefolgt von Schwindel und Übelkeit. Die Medikation bestand zu diesem Zeitpunkt aus Oxycodon/Naloxon 2×20/10 mg/Tag, Novaminsulfon 3×750 mg/Tag, Pantoprazol 2×40 mg/Tag, Macrogol/Natriumpicosulfat und einem Bedarf von Oxycodon akut 5 mg bis zu 6/Tag.

Das **WHO-Stufenschema,** ursprünglich 1986 als didaktisches Instrument eingeführt, empfiehlt zur medikamentösen Schmerztherapie in Stufe 1 die Einnahme von Nichtopioiden bzw. die Kombination von Nichtopioiden mit schwachen (Stufe 2) oder starken (Stufe 3) Opioiden.

Nichtopioide

Sie lassen sich unterteilen in die Gruppe der „nichtsauren" Anilide (Paracetamol) und Pyrazolinone (Novaminsulfon) sowie die nichtsteroidalen Antirheumatika (NSAR/NSAID).

Novaminsulfon ist eines der häufigst eingesetzten Nichtopioid-Analgetika in Deutschland. Trotz jahrzehntelangen Gebrauchs ist die genaue Wirkungsweise bis dato nicht bekannt. In der Praxis zeigt es eine gute Wirkung bei viszeralen Nozizeptorschmerzen. Je nach Literaturstelle gelten als Höchstdosis 3–5 g/d. Nebenwirkungen sind: Hypotonie bei rascher parenteraler Gabe, teils ausgeprägtes Schwitzen sowie Exantheme und Juckreiz. Schwerwiegende Nebenwirkung ist die äußerst seltene (<0,01 %), dann aber lebensgefährliche Agranulozytose. Frühzeitig erkannt ist sie gut behandelbar. Daher sollten Patienten auf Warnsymptome wie Angina-/erkältungsähnliche Beschwerden hingewiesen werden. Regelmäßige Blutbildkontrollen werden empfohlen.

NSAR hemmen über die Cyclooxygenase (COX 1+2) die Prostaglandinsynthese, eine Gruppe von Gewebshormonen mit vielfältiger Bedeutung. Sie haben eine gute Wirkung bei Schmerzen mit entzündlicher

Komponente. **Acetylsalicylsäure** als Pioniersubstanz wurde in der professionellen Schmerztherapie aufgrund seiner Nebenwirkungen durch **Ibuprofen, Diclofenac** u. a. sowie die neueren Coxibe ersetzt. Letztere haben ein geringeres Risiko für gastrointestinale Nebenwirkungen wie Gastritis, Ulkus, Blutung. Die Risiken für Niere oder Herz sind jedoch denen nichtselektiver NSAR vergleichbar.

Aufgrund der **Nebenwirkungen** sollte eine zeitlich begrenzte Gabe erwogen werden. Bei älteren Patienten oder bei Komorbidität von Niere, Leber oder Herz sollte die Indikation kritisch erfolgen.

Opioide

Tramadol und **Tilidin** sind die meistverwendeten **Opioide der WHO-Stufe 2.** Da ihre Wirkung bei den in der Regel starken Tumorschmerzen begrenzt ist, sollte bei Patienten mit einer nicht heilbaren Tumorerkrankung frühzeitig die Indikation für starke Stufe-III-Opioide erwogen werden. Die S3-Leitlinie Palliativmedizin ordnet letztere in niedrigen Dosierungen WHO-Stufe 2 zu, ein frühzeitiger Einsatz bei Tumorschmerz wird hierdurch sinnvollerweise gefördert. Gruppe 3 umfasst die klassischen starken Opioide Morphin, Hydromorphon, Oxycodon, Fentanyl, Buprenorphin und L-Polamidon.

Als Opioide der ersten Wahl nennt die S3-Leitlinie neben Morphin (lange Goldstandard) Hydromorphon und Oxycodon. Die analgetische Wirkung beruht in erster Linie auf Stimulation von µ1- (Analgesie) und µ2-Rezeptoren (Analgesie, CO_2-Toleranz, gastrointestinale Symptome).

FALLBERICHT

Die Schmerzmedikation von Frau S. war somit konform mit dem WHO-Stufenschema, auch erfolgte leitliniengerecht eine Obstipationsprophylaxe und die Bereitstellung einer Bedarfsmedikation gegen Durchbruchschmerz. Nach unserer Erfahrung wäre bei ihrem somatischen Nozizeptorschmerz wegen der entzündlichen Komponente ein NSAR von Vorteil gegenüber Novaminsulfon. Aufgrund der Antikoagulation und der leicht blutenden Wunde entschieden aber auch wir uns gegen einen Wechsel. Bei einer Wirkdauer des Novaminsulfons von 4–6 h wäre eine häufigere Einnahme sinnvoll. Da die Patientin aber überwiegend gut schmerzreduziert war, gab es zunächst keine Notwendigkeit für eine Änderung der Medikation.

Dies änderte sich leider innerhalb weniger Wochen. Zunehmende Schmerzen im Bereich der Wunde führten zur Steigerung von Oxycodon/Naloxon auf $2 \times {}^{40}/_{20}$ mg und Novaminsulfon auf 4×1 g/d. Darüber hinaus berichtete Frau S. ab Anfang April 2017 von neuen und zunehmend brennenden und einschießenden Schmerzen im linken Oberarm. In der körperlichen Untersuchung ließen sich eine Sensibilitätsminderung an der Innenseite sowie eine Allodynie an der Außenseite des linken Oberarms diagnostizieren. Zusätzlich zu den somatischen Nozizeptor- hatten sich somit neuropathische Schmerzen entwickelt. Die Medikation wurde um Pregabalin 2×50 mg und Amitriptylin 25 mg erweitert. Unter dieser Medikation war Frau S. für ca. 6 Wochen „supergut" (Patientin) schmerzreduziert.

Über die Wiederaufnahmehemmung von Noradrenalin (und Serotonin) in den absteigenden Bahnen aus den Raphe-Kernen und dem Locus coeruleus bewirken trizyklische Antidepressiva, wie Amitriptylin und Doxepin, sowie SSNRIs, wie Venlafaxin und Duloxetin, eine Hemmung des $1.+2.$ Neurons über interspinale Neurone.

Gemeinsam mit den unten genannten Antikonvulsiva werden sie unter dem Terminus **„Koanalgetika"** geführt, einer Gruppe von Wirkstoffen, deren Bedeutung in der Behandlung neuropathischer Schmerzen liegt.

Die primär eingesetzten **Kalziumkanalmodulatoren Gabapentin** und **Pregabalin** bewirken eine Reduktion des Kalziumeinstroms durch Bindung an spannungsabhängige zentrale Kalziumkanäle. Eine verminderte Freisetzung von Noradrenalin, Glutamin und Substanz P ist die Folge. Das **Antikonvulsivum Carbamazepin** führt über Modulation zentraler Natriumkanäle zur Membranstabilisierung.

Gemeinsam sind ihnen das Nebenwirkungspotenzial und die verzögert einsetzende Wirkung, was eine vorsichtige Eindosierung bis zur individuell wirksamen und verträglichen Dosis bedingt.

FALLBERICHT

Zunehmende Brennschmerzen erforderten im Verlauf eine Steigerung der Pregabalindosis auf bis zuletzt

2 × 150 mg. Konnten Schmerzspitzen bis dahin gut mit Oxycodon akut als Bedarfsmedikation kupiert werden, so entwickelte Frau S. ab Anfang Juni 2017 zunehmend Schwindel und Übelkeit unter der Bedarfsmedikation, ohne dass diese ausreichend wirkte.

Ist für ein Opioid keine akzeptable Balance zwischen Analgesie und Nebenwirkungen zu erreichen, so kann auf ein anderes gewechselt werden. Die potenziell bessere Wirkungs-/Nebenwirkungsrelation beruht am ehesten auf einer unvollständigen Kreuztoleranz. Mit Ansprechraten von 40–80 % ist der Erfolg eines Wechsels aber keineswegs gesichert. Die Umstellung sollte anhand von Umrechnungsfaktoren (Äquivalenzdosen) erfolgen und zur Sicherheit mit einer Minderung von 30–50 % zur Äquivalenzdosis begonnen werden.

FALLBERICHT

Wir entschlossen uns zur Opioidrotation hin zu Hydromorphon in einer Dosis von 2 × 10 mg retard sowie 2,6 mg nichtretardiert als Bedarfsmedikation. Hierunter war in der Folge die Analgesie deutlich besser, im weiteren Voranschreiten der Erkrankung, zunehmender Hautmetastasierung und Exulzeration musste die Opioiddosis aber wiederholt angepasst werden (zuletzt 2 × 24 mg, Bedarf 7,8 mg).
Letztlich ließ sich hierdurch immer wieder eine gute Schmerzreduktion erreichen.

17.2 Wundversorgung

FALLBERICHT

Neben ihrem Lymphödem Grad III des linken Arms litt Frau S. unter der zunehmenden Hautmetastasierung mit Exulzeration und Superinfektion. Operative Maßnahmen und eine Bestrahlung waren durch die behandelnden Fachärzte ausgeschlossen worden. Die mobile Patientin hat die Wunde selbstständig mit unsterilen Kompressen abgedeckt und diese mit Pflasterstreifen fixiert. Hierunter kam es zum ständigen Auslaufen von Exsudat, die Kleidung musste sie mehrfach am Tag wechseln. Die beiden Kinder der Patientin hatten bemerkt, dass „Mama nicht gut riecht", wenn sie mit ihr kuschelten.

Die Patientin hatte große Angst vor Manipulationen jedweder Art an der Wunde oder deren Umgebung. Sie fühlte sich nach eigenen Angaben hilflos und ohnmächtig, dabei war sie doch die „Macherin" der Familie. Die Kontrolle über die Situation zu behalten, war ihr überaus wichtig, daher wurden sämtliche Maßnahmen erst nach ausführlicher Beratung und im Respekt vor ihrer Entscheidung vorgenommen.
Mit der Zusicherung, jeden Schritt vorab mit ihr zu besprechen, konnte sich die Patientin zunächst auf eine Inspektion und dann auf eine Versorgung der Wunde einlassen.
In der Wundanalyse präsentierte sie sich 7 × 10 cm groß, verkrustet mit alten Exsudatresten. Fibrinbeläge und Nekrosen waren sichtbar, ein Geruch aber nur in unmittelbarer Nähe zur Patientin wahrnehmbar.
Die direkte Wundumgebung war durch die intrakutane Metastasierung verhärtet, der Wundrand erhaben, ohne Überwärmung gerötet und geschwollen. Aufgrund der großen Angst vor jeglicher Manipulation konnte die Wundtiefe zunächst nicht bestimmt werden.
Um eine Wundreinigung zu gewährleisten, ohne mechanisch manipulieren zu müssen, entschlossen wir uns, sterilen, viskösen Manuka-Honig auf die Wunde aufzutragen (unter Schutz der Wundumgebung mit einem Acrylat-Terpolymerfilm).

Die wundreinigende Eigenschaft des **Manuka-Honigs** entsteht durch das hohe osmotische Potenzial, wodurch Flüssigkeit aus dem umgebenden Gewebe gezogen und Detritus aus der Wunde ausspült wird. Durch die Osmose, den niedrigen ph-Wert und das Methylglyoxal des Honigs soll dieser bakterizid wirken und die im Honig enthaltene Glukose-Oxidase desinfizierendes Wasserstoffperoxid in kleinsten Mengen bilden.

Die Wunde wird mit einer bakterienbindenden und geruchsadsorbierenden Aktivkohleauflage mit Hydrofaser/Kalzium-Natrium-Alginat-Gemisch auf der wundzugewandten Seite abgedeckt. Zur Geruchsbindung muss die Kohleschicht die gesamte Wunde komplett abdecken.

Die Fixierung an den Rändern erfolgt mit Fixiervlies. Dieses Regime erfordert tägliche Verbandswechsel von ca. 60 min Dauer.

FALLBERICHT

Nach 3 Tagen hatten sich die Exsudatreste und die meisten Fibrinbeläge gelöst und die Wunde präsentiert sich deutlich sauberer, aber noch mit feuchten Nekrosen bedeckt, welche sich osmotisch nicht lösen ließen.

Die Patientin war sehr zufrieden, da sie, ihr Mann und die Kinder bei geschlossenem Verband keinen Geruch mehr wahrnahmen. Allerdings wünschte sie sich ein längeres Wechselintervall.

Anstatt des Honigs wurde die Wunde in Folge alle 2 Tage mit einer **polyhexanidhaltigen Wundspüllösung** gereinigt und verbunden. Die o. g. Aktivkohleauflage wurde fortgeführt, Exsudat trat nicht mehr aus.

Die Patientin wirkte mittlerweile deutlich entspannter beim Verbandswechsel und wagte gelegentlich sogar einen Scherz. Die Wunde vergrößerte sich jedoch im Verlauf deutlich. Das Lymphödem des linken Arms verschlechterte sich massiv und entleerte sich zunehmend über die Wunde.

Wir entschieden uns für einen **superabsorbierenden Aktivkohleverband** (die Aktivkohleschicht befindet sich an der Außenseite). Um ein Verkleben zu verhindern, wurden die gefährdeten Wundränder mit einem Silikondistanzgitter bedeckt. Dadurch hatte der Absorber guten Kontakt zum Wundgrund und konnte die anfallenden Flüssigkeitsmengen sicher im Verband einschließen. Das Intervall der Verbandswechsel ließ sich vorerst bei 2 Tagen und 60 min Dauer halten.

Die zunehmende Hautmetastasierung erforderte jedoch ein zunehmend komplexeres Anlageschema und verlängerte dieses auf 90–100 min. Der Verbandswechsel erfolgte nun täglich und war wegen Schmerzhaftigkeit nur unter Zusatzmedikation von Opioiden möglich.

Der Wundgrund war zunehmend mit feuchten Nekrosen belegt. Auf deren Débridement wurde nach Beratung der Patientin im Konsens verzichtet, da sich ihr Allgemeinzustand rapide verschlechterte. Stattdessen wurde die Wunde täglich im Rahmen des Verbandwechsels mit Metronidazol gespült. Der Geruch ließ sich hierdurch insoweit reduzieren, dass er lediglich bei Abnahme des Verbands wahrnehmbar war.

17.3 Was noch so dringend Not tut

FALLBERICHT

Als wir Frau S. kennenlernten, war sie seit 17 Jahren verheiratet.

Das Ehepaar hatte sich darauf geeinigt, dass sie die Familie finanziere und er die Kinder und den Haushalt versorge. Auch während der Therapien arbeitete Frau S. weiter. Dieses Familienmodell trug nun nicht mehr. Große Sorgen machte sie sich um das Bleiberecht ihres Mannes und eine Beantragung der deutschen Staatsangehörigkeit, was aber bedingt, dass der Antragsteller seinen Lebensunterhalt selbst sichern kann.

Daher drängte die Patientin sehr darauf, dass ihr Mann schnellstmöglich eine Arbeitsstelle fand. Dem Ehemann war spürbar unwohl dabei, gerade in dieser Zeit, wo es ihr zunehmend schlechter ging, eine Arbeit aufzunehmen und seine Frau oft alleine zu lassen.

Auch hatte er es versäumt, Anträge über die Anerkennung seines Studiums hier in Deutschland zu stellen. Entsprechende Hochschuldiplome und Zeugnisse waren nicht einmal vor Ort.

Im Verlauf machte er ein Praktikum in einem Gartenbaubetrieb, welches letztlich zu einer Anstellung führte mit der Folge, dass er tagsüber mehr als 10 h außer Haus war.

All dies schaffte die Patientin mit ihrer Familie aus eigener Kraft.

Auch Form und Finanzierung ihrer Beerdigung klärte sie frühzeitig mit ihren Geschwistern.

Sehr schnell wurde deutlich, wie überaus wichtig Frau S. autonomes, selbstständiges Handeln war. Nur da, wo es gar nicht anders ging, mochte sie Hilfe in Anspruch nehmen.

Sehr sorgte sie sich um die finanzielle Situation ihrer Familie und wie ihr Mann und die beiden Jungen sich nach ihrem Tod alleine organisieren würden. Nicht nur Fragen zur späteren Alltagsbewältigung, auch der mögliche Umgang der Kinder mit dem Verlust der Mutter nahm viel Raum in den Gesprächen ein.

Dass sie sich Gedanken machte, wie sie den Weg für ihre Familie über den eigenen Tod hinaus erleichternd vorbereiten konnte, rang uns großen Respekt ab.

Auf Nachfrage, ob sie mit ihrem Mann und ihren Kindern hierüber und ihren nahenden Tod gesprochen habe, betonte sie, dass sie dies in der Familie ohne äußeres Zutun wolle und den richtigen Zeitpunkt selbst bestimme.
Gemeinsam mit ihrem Ehemann zu einem späteren Zeitpunkt getan, reagierten die Kinder mit einer tiefen Traurigkeit einerseits, andererseits mit Erleichterung ob des Aussprechens, denn geahnt hatten sie es schon länger.

Durch die Erkrankung in finanzielle Notlage geraten und durch die beruflich bedingte Abwesenheit des Ehemanns über Tag war es dringlich, **finanzielle und personelle Unterstützung für die Familie** zu organisieren.

Um **Leistungen aus der Pflegeversicherung** zu erhalten, wurde bereits nach Erstkontakt ein Antrag auf Pflegegradeinstufung gestellt. Bei der Krankenkasse wurde die Kostenübernahme für eine Haushaltshilfe beantragt. Da Kinder unter 12 Jahren im Haushalt lebten, kam die Zusage prompt und es wurden 8 h täglich genehmigt. Ein Glück für die Familie war, dass eine aus Südamerika stammende Familienpflegerin gestellt wurde, die bis zum Tod von Frau S. in der Familie blieb. Für den kaum des Deutschen mächtigen Ehemann ein Segen.

Darüber hinaus gelang es, eine einmalige Zuwendung aus dem Härtefond der Deutschen Krebshilfe und, da Patientin und ihre Familie unverschuldet in Not geraten, durch Antrag beim Bundespräsidialamt eine Einmalzahlung von 600 € zu erhalten.

Die Akutbelastung konnte hierdurch etwas gemindert werden.

Um die finanzielle Situation der Familie auch nach dem Tod der Patientin zu sichern erforderte es, eine Berechnung zunächst der Erwerbsminderungsrente und folgend der Witwer- und Halbwaisenrente vornehmen zu lassen. Hier zeigte sich das Problem, dass durch den langjährigen Aufenthalt im Ausland eine mehrjährige Lücke in den Versicherungszeiten bestand.

Äußerst wichtig waren die **Kontaktaufnahme zur Auslandsbehörde** zur Klärung des Bleiberechts sowie zum Jugendamt, um über den Tod hinaus weitere unterstützende freiwillige Erziehungshilfen in Anspruch nehmen zu können.

Auch werden Frau S. und ihr Ehemann über unser Angebot einer Trauerbegleitung für Kinder und Jugendliche informiert.

Das Malteser Krankenhaus Seliger Gerhard Bonn/Rhein-Sieg bietet unter dem Titel „Trau dich Trauern" hierfür ein ehrenamtliches Angebot für Kinder und Jugendliche, die den Verlust eines nahestehenden Menschen erfahren haben (Roseberg, 2006).

Dies erforderte mehrere Hausbesuche von ca. 60–90 min und zahlreiche Telefonate.
Daraus resultierten kurzgefasst:
Für die akute Situation:
- Familienpflege/Haushaltshilfe
- Arbeitszeitreduzierung/Arbeitsvertragsänderung/Arbeitsvertragverlängerung
- Lohnersatzleistungen
- Einmalige finanzielle Hilfe – Härtefondsantrag – beim Bundespräsidialamt
- Erstantrag, Hilfe zur Pflege/Pflegegradeinstufung
- Planung und Durchführung der Sommerferien

Für die Zeit nach ihrem Tod:
- Witwenrente/Halbwaisenrente
- Hinzuverdienst des Ehemannes
- Beerdigungskosten
- Unterstützung bei der Betreuung der Kinder
- Trauerbegleitung für Kinder und den Ehemann
- Unterstützung des Ehemannes bei behördlichen Angelegenheiten nach ihrem Tod
- Bleiberecht und Beantragung der deutschen Staatsangehörigkeit des Ehemanns

FALLBERICHT

Die letzten Wochen
Obwohl gegen ihre Erkrankung ankämpfend und jede Therapieoption ergreifend, wusste Frau S. um die wenige Zeit, die ihr blieb. Daher war es ihr ein großes Bedürfnis, ihrem Mann und insbesondere ihren Kindern eine Erinnerung an sich zu hinterlassen. Unter Anleitung einer Kunst- und Maltherapeutin begann sie, Bilder für die Familie zu malen. Auch hinderte sie die zunehmende Schwäche nicht daran, gemeinsam mit einer Journalistin in mehreren Sitzungen über 2 Monate eine Audiobiografie samt Fotoalbum zu erstellen, die ihre Familie nach ihrem Tod erhalten sollte (und erhielt).

Ganz wichtig war ihr ein gemeinsamer Urlaub mit der Familie bei ihrer Schwester in Norddeutschland. Sie ahnte, es würde der letzte sein. In den Sommerferien 2017 verbrachten sie dort 3 Wochen. Da die Familie kein Auto besaß und öffentliche Verkehrsmittel nicht zumutbar waren, übernahmen Ehrenamtliche den Hin- und Rücktransport und halfen beim Packen der Koffer. Das SAPV-Team hatte zuvor Kontakt zum dortigen ambulanten Team und lokalen Palliativärzten aufgenommen, eine sorgfältige Übergabe inklusive der aktuellen Schmerztherapie und des Wundmanagements durchgeführt, eine Haushaltshilfe vor Ort organisiert und die Kostenübernahme der Krankenkasse geklärt.

Für Frau S. waren es schöne Wochen. Das dortige Team berichtete aber von mehreren Krisen und einem deutlichen Voranschreiten der Erkrankung. Die Schmerzmedikation musste erhöht werden und das Wundregime wurde zunehmend schwieriger.

Wöchentliche telefonische Kontakte bestätigten diese Wahrnehmung.

Zurück in Bonn fiel bereits beim ersten Hausbesuch eine obere Einflussstauung auf, die rasch progredient war und erstmals zu Luftnot und rezidivierenden Panikattacken führte. Unter hochdosiertem Dexamethason besserte sich die Einflussstauung nur kurz. Nach einem Sturz und mit ausgeprägten Angstzuständen wünschte sie die stationäre Aufnahme, auch weil sie nicht dort sterben mochte, wo ihre Familie weiterleben sollte.

Barbara S. verstarb 2 Wochen später ruhig und im Beisein ihres Ehemanns auf der Palliativstation. Der ältere Sohn kämpfte sehr mit Schuldgefühlen, weil er die Mutter dort nicht mehr besucht hatte.

Die Jungen entschieden sich genau 1 Jahr später, an einer Kindertrauergruppe teilzunehmen.

Die Familie wird auch weiterhin psychosozial begleitet und unterstützt.

Was wäre, wenn …

- … sich die Schmerzen unter der Therapie nicht hätten einstellen lassen?
  - Wenn weder eine höhere Opioid- noch Pregabalindosis eine bessere Schmerzreduktion bewirkt hätten, hätten wir uns zur erneuten Opioidrotation hin zu Levomethadon entschieden. Aufgrund der komplexen Pharmakologie dieser Substanz führen wir dies jedoch unter stationären Bedingungen durch.
  - Als Reserve käme ggf. ein Plexuskatheter (z. B. interskalenär) zur Anwendung.

- … die Exulzeration eines der großen Axillargefäße arrodiert hätte und jederzeit eine Massenblutung hätte auftreten können?
  - Dann wäre eine Blutstillung kaum zu erreichen gewesen, sodass frühzeitig über eine Notfallsedierung mit Frau S. und der Familie zu sprechen wäre mit Bereitstellung der erforderlichen Medikation und zusätzlichem Equipments.

LITERATUR

Akhmetova A, Saliev T et al. Allan IU. Comprehensive Review of Topical Odor-Controlling Treatment Options for Chronic Wounds. J Wound Ostomy Continence Nurs, 2016; 43(6): 598–609.

Baron R et al. S1-Leitlinie Pharmakologisch nicht interventionelle Therapie chronisch neuropathischer Schmerzen. 2015. AWMF-Register Nr. 030/114.

Deutsche Gesellschaft für Palliativmedizin. S3-Leitlinie Palliativmedizin für Patienten mit einer nicht heilbaren Krebserkrankung. 2015. AWMF-Register Nr. 128/001OL.

Deutsche Gesellschaft für Wundheilung und Wundbehandlung e. V. S3-Leitlinie Lokaltherapie chronischer Wunden bei Patienten mit den Risiken periphere arterielle Verschlusskrankheit, Diabetes mellitus, chronische venöse Insuffizienz. 2012. https://www.awmf.org/leitlinien/detail/ll/091-001.html (letzter Zugriff: 1.10.20).

Gethin G, Grocott P, Probst S, Clarke E. Current practice in the management of wound odour: an international survey. Int J Nurs Stud, 2014 Jun; 51(6): 865–874.

Hoffmann-Menzel H. Aktuelle Schmerztherapie bei Patientinnen mit fortgeschrittener Tumorerkrankung. Der Gynäkologe, 2017; 50(12): 927–933.

Jull A B, Walker N, Deshpande S. Honey as a topical treatment for wounds. Cochrane Database Syst Rev, 2013.

Matzen R D, Leth-Espensen J Z, Jansson T et al. The Antibacterial Effect In Vitro of Honey Derived from Various Danish Flora. Dermatology Research and Practice, 2018.

Probst S, Grocott P, Graham T, Gethin G. Recommendations for the Care of Patients with Malignant Fungating Wounds. European Oncology Nursing Society (EONS), 2015. http://www.cancernurse.eu/education/fungatingwounds.html (letzter Zugriff: 1.10.20).

Radbruch L. Tumorschmerz. Neue Perspektiven. Der Schmerz, 2016; 30(6): 493–495.

Roeseberg F. Kindertrauer: Trau Dich Trauern". Palliativmedizin, 2006; 7 – V10_1.

Rolke R, Radbruch L. Tumorschmerz und palliative Schmerztherapie. Der Schmerz, 2015; 29(5): 557–561.

Rolke R et al. Update palliative Schmerztherapie. Internist, 2016; 57: 959.

Stamer U M et al. Metamizol. Der Schmerz, 2017; 31(1): 5–13.

Überall M. NSAR in der Schmerztherapie. Schmerzmedizin, 2015; 31(5): 18–25.

Wasner G et al. S1-Leitlinie Diagnostik neuropathischer Schmerzen. 2012. AWMF-Register Nr. 030/132.

KAPITEL 18

Jürgen Guldner

Plötzlich ist alles durcheinander …

FALLBERICHT

Ein 70-jähriger Patient wird auf Veranlassung des Sohnes aus der häuslichen Umgebung mit dem Rettungsdienst in der zentralen Notaufnahme vorgestellt. Dem Sohn ist beim Vater eine akut aufgetretene Verwirrtheit mit Sprachstörungen, insbesondere in Form von Wortfindungsstörungen, aufgefallen. Ein vergleichbares Ereignis habe bereits mehrere Wochen vor der jetzigen Aufnahme stattgefunden, sich aber spontan zurückgebildet. Eine stationäre Behandlung wurde damals nicht durchgeführt, da die Symptome rasch remittierten. Die Symptome seien nach Angaben des Sohnes jetzt genauso wie bei dem vorausgegangenen Ereignis. Nach etwa einer Stunde kommt auch die Ehefrau des Patienten in die Notaufnahme und berichtet, dass ihr schon am Vortag eine veränderte Sprache bei ihrem Mann aufgefallen sei.

Aufgrund der Sprachstörung kann der Patient selbst keine ausreichenden Angaben über seine Beschwerden oder Vorerkrankungen machen. Der begleitende Sohn berichtet, dass vor etwa einem Jahr ein Bronchialkarzinom diagnostiziert worden sei, das dann chemotherapeutisch behandelt worden sei. Im Verlauf seien lokale Metastasen in der Lunge aufgetreten. Der klinisch neurologische Befund zeigt keinen Meningismus, keine neurologische Herdsymptomatik bis auf deutliche Wortfindungsstörungen bei ebenfalls eingeschränktem Sprachverständnis und auch dysarthrischer Artikulation. Der Patient scheint zunächst nicht zur Situation orientiert, wendet sich immer wieder hilfesuchend an seinen Sohn. Nach etwa einer Stunde erholt sich die Sprachfunktion wieder spontan und der Patient kann weiter exploriert werden. Es zeigt sich eine unscharfe Orientierung zurzeit, jedoch eine gute Orientierung zu Raum und Situation. Das Denken ist verlangsamt ohne auffällige Denkinhalte. Die Stimmung ist ängstlich bedrückt, der Antrieb ist reduziert mit spärlicher Psychomotorik. Die allgemein internistische Untersuchung ergibt keinen pathologischen Befund.

Neben einer arteriellen Hypertonie besteht eine deutliche COPD-Stadium III nach Gold und eine periphere arterielle Verschlusskrankheit im Stadium II bei ausgeprägtem Nikotingebrauch (60 py). Ein Substanzmissbrauch etwa von Alkohol oder Benzodiazepinen ist nicht nachweisbar. Die kognitiven Funktionen seien im häuslichen Rahmen nach gemeinsamer Darstellung von Ehefrau und Sohn immer unauffällig gewesen.

Die aktuelle Medikation besteht aus Blutdrucksenkern und ASS 100 mg.

Der Patient lebt gemeinsam mit der Ehefrau in einem eigenen Haus. Er hat einen Sohn und eine Tochter, die in der Nähe leben und die Eltern regelmäßig besuchen. Es liegt keine Patientenverfügung vor, die Ehefrau wurde aber vor Jahren vom Patienten bevollmächtigt. Der Patient ist seit 5 Jahren berentet und hat früher als Büroangestellter gearbeitet.

18.1 Diagnostik

Das akute Auftreten einer neurologischen Herdsymptomatik setzt eine Kaskade diagnostischer Maßnahmen in Gang, deren primäres Ziel die Abklärung der Indikation zu einer zeitkritischen Thrombolyse oder Thrombektomie ist. Hierzu gehören vor allem bildgebende Verfahren wie das kraniale Computertomogramm (CCT) oder die Kernspintomografie (MRT), aber auch sonografische Untersuchungen wie die Duplexsonografie.

Im vorliegenden Fall ist allerdings das Zeitfenster bei bereits am Vortag aufgetretener Symptomatik für eine Lyse weit überschritten. Auch stellt eine ggf. blutungsrelevante Neoplasie in einer palliativen Behandlungssituation eine eindeutige Kontraindikation für eine solche Behandlung dar.

Das vorliegende CCT (> Abb. 18.1) zeigt keine Hämorrhagie oder Ischämie, aber eine ausgeprägte zerebrale Mikroangiopathie, die häufig auf dem Boden einer arteriellen Hypertonie auftritt.

In der Gefäßdiagnostik zeigt sich keine Stenosierung der hirnzuführenden Arterien, das zunächst abgeleitete Elektrokardiogramm (EKG) dokumentiert einen normofrequenten Sinusrhythmus.

Unter der Diagnose **einer transitorisch ischämischen Attacke** wird der Patient auf die Stroke Unit aufgenommen und weiter überwacht.

MERKE
Eine akut aufgetretene Verwirrtheit muss stets gegen eine Sprachstörung, insbesondere eine **sensorische Aphasie**, abgegrenzt werden. Patienten mit sensorischer Aphasie erscheinen dem ungeübten Untersucher oder Laien häufig als verwirrt, wodurch die Differenzialdiagnostik kompliziert wird. Bei stark ausgeprägter Aphasie ist vor allem die Verhaltensbeobachtung wichtig.
Unabhängig vom Vorliegen eines Diabetes mellitus sollte darüber hinaus sofort die Blutglukose durch eine Stix-Untersuchung bestimmt werden.

FALLBERICHT
Am Folgetag zeigt sich der Patient in der Visite völlig unauffällig. Es besteht weder eine Aphasie noch eine andere Herdsymptomatik. Die Orientierung ist zu allen Qualitäten erhalten, sodass der Patient auf die Normalstation verlegt wird. Im Tagesverlauf fällt dem Pflegeteam dann auf, dass der Patient zunächst zeitlich, dann aber auch zu Situation und Ort nicht mehr ausreichend orientiert ist.

Die am Bett verweilenden Angehörigen berichten häufige Nachfragen des Patienten, warum er nicht entlassen werden könne, sowie Nestelbewegungen auf der Bettdecke. Er versucht mehrfach aus dem Bett aufzusteigen, ohne dass er angeben kann, wohin er gehen möchte. Die Ehefrau kann ihn aber immer wieder beruhigen und zurück in das Bett legen.

Am frühen Abend verabschiedet sie sich beim Pflegepersonal und bittet darum, auch in der Nacht mehrfach nach ihrem Mann zu schauen.

Gegen 22:15 Uhr findet die nach dem Mittagsdienst die Station verlassende Schwester den ratlos auf dem Flur stehenden Patienten vor, der offenkundig sein Zimmer nicht mehr findet, weshalb ihn die Schwester zurück in sein Zimmer bringt. Er legt sich nieder und scheint auch rasch einzuschlafen.

Gegen 01:30 Uhr beginnt er lautstark, um Hilfe zu rufen. Der Nachtpfleger findet den Patienten im Bett liegend, sowohl die Bettdecke als auch alle auf dem Nachttisch liegenden Gegenstände wurden zu Boden geworfen. Der Patient schreit weiter sehr laut, sodass auch die Mitpatienten geweckt werden und auf den Stationsflur heraustreten. Der Patient wirft den Nachttisch und auch den Infusionsständer um, den venösen Zugang hat er sich bereits entfernt, sodass der Schlafanzug und das Bett blutbefleckt sind. Als der Nachtpfleger versucht, nach dem Arm des Patienten zu greifen, wehrt sich dieser mit heftigen Tritten und Schlägen.

Der Pfleger greift zum Telefon und informiert den Dienstarzt, der schließlich zum Patienten kommt.

MERKE
Ein **Delir** tritt eher selten ohne Vorboten auf. Frühe Zeichen sind die Orientierungsstörung oder psychomotorische Unruhe. Das Erkennen kann durch besondere Assessments oder geschulte Konsiliardienste erleichtert werden.

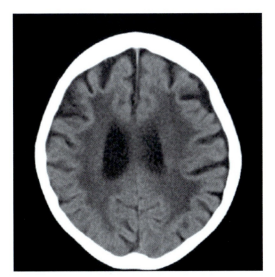

Abb. 18.1 Kraniale Computertomografie: ausgedehnte zerebrale Mikroangiopathie [T1104]

Ortswechsel, Abwesenheit vertrauter Personen oder Dunkelheit (*sundowning*) tragen zur Auslösung oder Verstärkung eines Delirs bei.

Die frühzeitige Intervention mit delirprophylaktischen Maßnahmen kann eine Eskalation reduzieren oder sogar verhindern.

Der in der Regel personell geringer besetzte Nachtdienst ist dankbar für diese Fürsorge.

INFO
Delirante Syndrome

In der palliativen Situation treten am Lebensende häufig **delirante Syndrome** auf. Die in größeren Studien ermittelten Raten reichen von 40–50 % (Gagnon et al., 2012) (➤ Tab. 18.1).

Delire können als hyperaktive, hypoaktive oder gemischte Formen auftreten. **Hyperaktive Delire** sind jedem klinisch Tätigen wohlvertraut. Unübersehbar sind die Bewusstseins- oder Orientierungsstörung oder die z.T. heftigen aggressiven oder bizarren Verhaltensstörungen. Ebenso können Wahrnehmungsstörungen wie Halluzinationen auftreten. Die Symptome treten rasch auf, können aber im Verlauf erheblich fluktuieren.

Hypoaktive Delire sind durch eine reduzierte Aktivität bei gleichermaßen bestehender Bewusstseins- und Orientierungsstörung gekennzeichnet und fallen daher der Umgebung weniger häufig auf. Sie werden als Apathie, Adynamie oder Depression verkannt.

Ein kleiner Teil der hypoaktiven Delire wird mit nonkonvulsiven Anfällen verwechselt (Lorenzl et al., 2010), die durch ein Elektroenzephalogramm (EEG) erkannt werden können und einer antikonvulsiven Behandlung zugänglich sind.

Die Bezeichnung „**Durchgangssyndrom**", die häufig in anästhesiologischen oder operativen Fächern verwandt wird, ist trügerisch, da es sich häufig nicht um ein vorübergehendes Bild handelt, sondern insbesondere kognitive Störungen noch über Monate bestehen können.

Der Psychiater Karl Bonhoeffer (1912) hat den Begriff der „**akuten exogenen Reaktionstypen**" des Gehirns geprägt. Er beschreibt dabei gleichförmige klinische Erscheinungsformen der Hirnstörung, unabhängig von der auslösenden schädigenden Noxe. Daher münden viele schwere Erkrankungen in eine delirante Symptomatik, ohne dass primär das Gehirn geschädigt wurde. Bei einem Tumorleiden ist dabei häufiger eine metabolische, infektiöse oder auch medikamentöse Delirentstehung zu beobachten als die intrazerebrale Metastase, an die sofort gedacht wird.

Eine vorbestehende kognitive Störung oder ein Substanzmissbrauch (z.B. auch eine Low-dose-Benzodiazepinabhängigkeit) sind häufige Risikofaktoren bei der Entstehung eines Delirs, ebenso aber auch iatrogene oder pflegerische Maßnahmen (➤ Tab. 18.2). Patienten mit zerebraler Mikroangiopathie tragen nicht nur ein Risiko für die Ausbildung kognitiver Störungen („**vaskuläre Demenz**"), sondern auch ein erhöhtes Risiko für die Ausbildung deliranter Syndrome, ebenso aber auch für die Entstehung von lakunären Durchblutungsstörungen. Die Ausbildung von Mikroblutungen (*microbleeds*) dokumentiert auch das erhöhte Risiko für zerebrale Blutungen.

Viele andere Umstände, die einen vergleichbar Gesunden nur wenig beeinträchtigen, können in der palliativen Situation zur Ausbildung eines Delirs beitragen und müssen vorab geklärt werden. **Risikofaktoren eines Delirs** (modifiziert nach Trzepacz et al., 2001) sind:
- Entzug von sedierenden Substanzen (Benzodiazepine, Opiate, Alkohol)
- Überdosierung oder Nebenwirkung von Pharmaka (z.B. bei Niereninsuffizienz)
- Vaskuläre Schädigung des Gehirns (Mikroangiopathie, Schlaganfall etc.)

Tab. 18.1 Diagnosekriterien nach ICD-10

Bewusstseinsstörung und mindestens zwei Symptome aus den Gruppen
Störung der Aufmerksamkeit
Störung der Kognition (Wahrnehmung, Denken, Gedächtnis, Orientierung)
Störung der Emotion (Depression, Hochstimmung)
Störung der Psychomotorik (hyper- oder hypoaktiv)
Störung des Schlaf-wach-Rhythmus (*sundowning*)
Akuter Beginn und eventuell fluktuierender Verlauf

Tab. 18.2 Medizinische Delirauslöser (Sharon et al., 1996)

Maßnahme	Relatives Risiko
Mangelernährung	3,9
Mechanische Fixierung	3,5
Blasenkatheter mit Infekt	3,1
Respiratorische Insuffizienz	2,7
Weniger als 1x/d aus dem Bett	2,3
Mehr als 3 immobilisierende Maßnahmen	1,8
Exsikkose	1,5

- Metabolische oder endokrine Faktoren (Hyper-Hypoglykämie, Hyperkalzämie etc.)
- Schädel-Hirn-Trauma
- Degenerative Hirnerkrankung (Demenz, Morbus Parkinson, Lewy-Body-Erkrankung etc.)
- Entzündliche Hirnerkrankungen (Meningitis, Enzephalitis etc.)
- Zerebrale Krampfanfälle
- Infektiöse Erkrankungen (Pneumonie, Harnwegsinfekt etc.)
- Harnverhalt
- Schmerzsymptome
- Paraneoplastische Syndrome (limbische Enzephalitis etc.)
- Organinsuffizienzen (Herz, Lunge, Niere, Leber, Pankreas etc.)

Hierzu gehören auch Delir-auslösende Pharmaka (➤ Tab. 18.3).

Nach einem ersten Überblick über die Diagnosen, Befunde und Therapien des Patienten erfolgt – sofern es die Situation noch ermöglicht – die basismedizinische Untersuchung unter Einschluss einer Kontrolle der Vitalwerte. Erhöhte Körpertemperatur, Druckschmerz im Abdomen oder eine deutlich gefüllte Harnblase können hier beispielsweise schon Hinweise auf die Ursache der deliranten Symptomatik geben und erste Handlungsschritte veranlassen. Gerade bei demenzkranken Menschen wird aber die Aufmerksamkeit primär vorschnell auf die psychische Symptomatik gelenkt und häufig der physische Status vernachlässigt.

Tab. 18.3 Auswahl von Medikamenten mit delirogenem Effekt (nach Clegg et al., 2011)

Sehr hohes Risiko	Hohes Risiko
• Anticholinergika • Parkinson-Medikamente • Antidepressiva (Trizyklika etc.) • Benzodiazepine • Analgetika (Opiate etc.) • Lithiumsalze	• Antibiotika (Gyrasehemmer etc.) • Antihistaminika • Kortikosteroide • Digitalis • Antiarrhythmika • Kalziumantagonisten • Alpha- und Betablocker • Diuretika • Antikonvulsiva • Antiasthmatika

FALLBERICHT

Die nun eintreffende Dienstärztin versucht zunächst verbal den Patienten zu beruhigen, was aber nur kurze Zeit gelingt. Immer wieder schreit er laut um Hilfe und versucht aus dem Bett aufzustehen. Der Nachtpfleger wird unterdessen zu anderen Patienten gerufen, sodass die Ärztin alleine beim Patienten zurückbleibt.

Eine erste körperliche Untersuchung unter eingeschränkten Umständen zeigt grobblasige Rasselgeräusche über den basalen Lungenabschnitten, ansonsten keine wesentlichen pathologischen Befunde.

Der Patient verweigert die Einnahme von Medikamenten und wehrt sich heftig gegen jedes angebotene Mittel. Nur mit Mühe lässt er die Anlage eines venösen Zugangs über sich ergehen, wobei zunächst 5 mg Diazepam und dann erneut 5 mg Diazepam langsam intravenös injiziert werden. Nach einer kurzen Phase einer Dysarthrie wird der Patient müde und schläft schließlich ein. Der venöse Zugang wird mit einem Verband gesichert, es wird ein Überwachungsbogen angelegt, um eine Veränderung der Vitalparameter zu erfassen.

In den frühen Morgenstunden beginnt der Patient wieder lautstark zu rufen, bei noch liegendem Venenzugang werden erneut 5 mg Diazepam als Kurzinfusion verabreicht.

Bei der morgendlichen Visite ist der Patient nicht adäquat weckbar, er reagiert nur wenig auf Schmerzreize. Die zu Besuch kommende Ehefrau bittet um ein sofortiges Gespräch, da sie sich große Sorgen um den erheblich verschlechterten Zustand des Mannes mache, der am Vortag noch gänzlich unauffällig gewesen sei. Die Symptomatik in der Nacht könne nur mit den verabreichten Medikamenten zusammenhängen, da der Ehemann früher noch nie verwirrt gewesen sei.

Die visitierenden Ärzte entschließen sich zu einer erneuten CCT-Diagnostik, um eine intrakranielle Komplikation auszuschließen, diese zeigt jedoch im Vergleich zum Vortag unveränderte Befunde.

Alle Medikamente mit sedierendem Effekt werden sofort abgesetzt.

Am frühen Abend wird der Patient deutlich wacher, er kann mit Hilfe sein Abendbrot einnehmen und redet ein wenig mit den Angehörigen. Allerdings beginnt er gerade beim Eintreffen des Nachtdienstes wieder lautstark um Hilfe zu rufen.

18.2 Delirtherapie in der palliativen Situation

FALLBERICHT

In der Morgenvisite wird das Behandlungskonzept erneut besprochen. Die Röntgen-Thorax-Aufnahme des Patienten zeigt einen raumfordernden Prozess im Bereich des rechten Hilus, aber auch mehrere kleinere Prozesse im Bereich der gesamten Lunge. Der Vergleich mit den mittlerweile angeforderten Voraufnahmen ergibt überdies den Verdacht auf ein kleines rechts basales entzündliches Infiltrat. Im Labor zeigt sich eine Entzündungskonstellation mit Leukozytose und CRP-Erhöhung.

Es wird ein gemeinsamer Gesprächstermin mit der Ehefrau und den Kindern des Patienten vereinbart, um bei fehlender Patientenverfügung den mutmaßlichen Patientenwillen zu erfragen. Die Ehefrau ist sich sehr unsicher, betont immer wieder, dass sie nicht über Leben oder Tod des Mannes entscheiden könne. Die Kinder wollen nicht gegen den Willen der Mutter eine Aussage über den Patientenwillen treffen. Die Familie ist sich aber einig, dass intensivmedizinische Maßnahmen wie Reanimation oder Intubation, vom Patienten nicht gewünscht seien, er habe sich mehrfach in dieser Hinsicht geäußert.

Es wird daher vereinbart, zunächst die konservativen Behandlungsmaßnahmen fortzusetzen, vordringliches Ziel ist die Behandlung quälender Symptome wie Atemnot, Schmerz oder Angst.

Die Kinder erklären sich bereit, abwechselnd in der Nacht beim Vater zu bleiben, der nun in ein Einzelzimmer verlegt wird.

Überdies wird eine neuroleptische Therapie mit niedrig dosiertem Melperon (zum Abend 25 mg, dann Steigerung auf zunächst 2 × 25 mg) begonnen. Hierunter ist der Patient zunächst müde, schläft aber jetzt die gesamte Nacht mit nur wenigen Unterbrechungen, bei denen er nach den Kindern fragt, durch.

Am nächsten Morgen ist der Patient wach und orientiert, er kann sich an die vergangenen Abläufe nur sehr unscharf erinnern.

Nichtmedikamentöse Therapie Diese können im Einzelfall hochwirksam sein und die Gabe eines Pharmakons überflüssig machen (> Tab. 18.4). Hierzu gehört vor allem die Hinzuziehung einer dem Patienten vertrauten Person aus dem Verwandten- oder Freundeskreis, die unter Umständen auch bei dem Patienten übernachten kann (Rooming-in). Dies erleichtert den Umgang in der stationären Situation erheblich.

Ein wichtiger Aspekt ist allerdings auch der **Eigenschutz der Mitarbeiter,** da delirante Patienten im Versuch, sich gegen einen vermeintlichen Angriff oder eine Misshandlung zu wehren, selbst Gewalt ausüben können. Daher sollten auch Gefahrengegenstände wie Glasflaschen oder gar Taschenmesser aus der Umgebung des Patienten entfernt werden.

Gerade bei der Notwendigkeit körperlicher Nähe wie beim Waschen oder bei Blutentnahmen oder bei Injektionen sollte man auch auf eine eventuelle aggressive Handlung vorbereitet bleiben.

Medikamentöse Therapie Das Delir entspricht einer auf organischer Grundlage bestehenden Psychose. Daher sind in dieser Situation beim ausbleibenden Ansprechen auf nichtmedikamentöse Maßnahmen auch **Antipsychotika** indiziert. Deren Spektrum reicht von hochpotenten d. h. hochgradig gegen produktive psychotische Phänomene wie Wahn oder Halluzinationen wirksame

Tab. 18.4 Delirtherapie: nichtmedikamentöse Interventionen (nach Bush et al., 2009)

- Sicherheit für Patienten, Angehörige und Mitarbeiter schaffen
- Reduktion von Lärm, übermäßigem Licht oder übermäßiger Dunkelheit
- Brille, Hörgerät oder Prothesen anlegen
- Langsame, verständliche und einfache Sprache
- Vorherige Ankündigung von Maßnahmen (z. B. bei Berührung, Pflege etc.)
- Uhr und Kalender bereitstellen
- Kontinuität in der persönlichen Betreuung, gut lesbare Namensschilder
- Vertraute Gegenstände, Bezugspersonen oder Bilder im Patientenzimmer
- Möglichst Verzicht auf Immobilisierung oder Fixierung

18.2 Delirtherapie in der palliativen Situation

Substanzen mit eher geringer sedierender Wirkung bis zu niedrig potenten aber hochgradig sedierenden Pharmaka.

Daher muss sich die Auswahl an den Zielsymptomen orientieren. Wenn beispielsweise eine primär sedierende Wirkung erzielt werden soll, ist die Gabe eines hochpotenten Neuroleptikums ungünstig, da hohe Dosen mit entsprechend hohem Nebenwirkungspotenzial verabreicht werden müssen. Hier sollte dann primär eine niedrig potente Substanz in möglichst geringer Dosierung Anwendung finden.

Die **Akuttherapie** eines hochgradig erregten, eventuell sogar fremdaggressiven Patienten, stellt immer eine besondere Herausforderung dar, wobei es oft nur schwer gelingt, eine adäquate Titration eines Pharmakons zu gewährleisten (➤ Tab. 18.5). Da sich ein Effekt häufig nur zeitverzögert ergibt, wird eine erneute Dosis in kurzem Abstand verabreicht, die dann rasch zu einer Kumulation mit ausgeprägten sedierenden Effekten führt. Dies führt dann in der Folge zum Absetzen aller sedierenden Medikamente und der späteren erneuten Anfachung einer deliranten Symptomatik. Hier sind vor allem das frühzeitige Erkennen des Delirs und dann auch die frühzeitige Behandlung vordringlich, um eine deutlich schlechter zu therapierende Eskalation, die meist im geringer besetzten Nachtdienst auftritt, zu vermeiden.

MERKE
Sorge am Tag für die Nacht.
Das frühzeitige Erkennen kann die Eskalation eines Delirs verhindern.
Alle Teammitglieder müssen auf ein eventuell bestehendes Delirrisiko vorbereitet sein.

Unerwünschten Arzneimittelwirkungen von Neuroleptika sind nicht nur gruppenabhängig, sondern innerhalb einer Neuroleptikagruppe häufig auch dosisabhängig (➤ Tab. 18.6). Daher ist die Auswahl einer geeigneten Substanz für die Zielsymptomatik, die dann in möglichst geringer Dosierung verabreicht wird, so wichtig.

Insbesondere die Möglichkeit einer Verlängerung der QT-Zeit ist aufgrund des Risikos der Ausbildung von Torsade de Pointes mit nachfolgendem Kammerflimmern sehr bedeutsam. Darauf ist zumindest ein Teil der erhöhten Mortalität unter Neuroleptika zurückzuführen.

Zum **Standard einer Neuroleptikatherapie** gehören daher die Kontrolle eines EKG, die Kontrolle der Laborwerte (hier sollte insbesondere Kalium hoch normal liegen) und die – wenn immer mögliche – Vermeidung der Kombination QT-verlängernder Präparate.

Die intravenöse Gabe von Haloperidol stellt mittlerweile eine Off-Label-Therapie dar, die einer

Tab. 18.5 Medikamentöse Delirtherapie (häufig Off-label-Gebrauch)

Symptom	Medikament mit Initialdosis
Wahn, Halluzinationen	Haloperidol 0,5 mg, ggf. steigern Risperidon 0,25 mg, ggf. steigern Quetiapin 12,5 mg, ggf. steigern
Erregungszustände, Angst	Melperon 25 mg Pipamperon 20 mg Benzodiazepine
Bei zusätzlicher extrapyramidalmotorischer Erkrankung, z. B. Morbus Parkinson, andere Parkinson-Syndrome oder Lewy-Body-Demenz	Quetiapin 12,5 mg
Hypoaktives Delir	Neuroleptika (s. o.) in niedriger Dosierung
Nonkonvulsiver epileptischer Status	Benzodiazepine, Antikonvulsiva

Tab. 18.6 Neuroleptikatherapie: unerwünschte Arzneimittelwirkungen

- Extrapyramidalmotorische Symptome (Parkinsonoid, Akathisie, Dyskinesie etc.)
- Malignes Neuroleptika-Syndrom (Rigor, Fieber, CK-Anstieg)
- Veränderung von Laborwerten (Blutbild, Leberwerte, Prolaktin etc.)
- Kardiale Nebenwirkungen, insbesondere Verlängerung der QT-Zeit
- Kardiovaskuläre Störungen (Hypotonie, aber auch zerebrale Ischämien etc.)
- Auslösung zerebraler Krampfanfälle
- Erhöhte Mortalität vor allem bei älteren Patienten
- Stürze
- Tardive Dyskinesie bei Langzeitgebrauch

besonderen Begründung und einer sehr strengen Indikationsstellung bedarf. Diese Verabreichungsform ist von den Herstellern nicht mehr zugelassen, sie darf – wenn überhaupt – nur noch unter kontinuierlicher Monitorkontrolle und der unmittelbaren Bereithaltung aller intensivmedizinischen Möglichkeiten erfolgen.

MERKE
Primär die wichtigsten Delirauslöser klären und möglichst beseitigen.
An nichtmedikamentöse Behandlungsmöglichkeiten denken.
Auswahl eines geeigneten Pharmakons in möglichst niedriger Dosierung.
Kardiale Nebenwirkungen (QT-Zeit) beachten.

FALLBERICHT
Der Patient ist durch die Therapiemaßnahmen deutlich geordneter und in den kognitiven Funktionen besser strukturiert. In einem Gespräch berichtet er, schon längere Zeit über die Diagnose und ihre Konsequenzen informiert zu sein, er habe aber aus Furcht vor den Auswirkungen auf seine Ehefrau das Gespräch mit ihr über dieses Thema gemieden.

Sein vordringlicher Wunsch sei es, so rasch wie möglich wieder in die gewohnte häusliche Umgebung zurückzukehren und die Behandlung bei seinem Hausarzt fortzusetzen.

Dieser wird telefonisch über die Situation unterrichtet, er sagt zu, in den kommenden Tagen einen Hausbesuch bei dem Patienten vorzunehmen.

Die gesamte Medikation wird auf orale Verabreichungsformen umgestellt, ein Medikamentenplan wird ausgehändigt.

Mit der Ehefrau werden die möglicherweise auftretenden Probleme, insbesondere beim Wiederaufflackern einer deliranten Symptomatik, besprochen. Die Möglichkeit einer spezialisierten ambulanten palliativmedizinischen Versorgung (SAPV) wird angesprochen, die Familie möchte dies aber zunächst mit dem Hausarzt klären.

Der Patient wird über die Möglichkeit und den Sinn einer Patientenverfügung informiert.

Er wird daraufhin nach Hause entlassen.

Was wäre, wenn ...

- ... der Patient eine weitere medikamentöse Therapie abgelehnt hätte?
  - Der Wunsch des orientierten Patienten ist entscheidend. Er und die Familie sollten auf die möglicherweise entstehenden Probleme hingewiesen werden. Die Einbindung des vertrauten Hausarztes kann oft ein Umdenken einleiten. Es bleibt ansonsten nur, den Verlauf abzuwarten und ggf. erneut zu intervenieren. Die Entlassung in die häusliche Umgebung kann das Delirrisiko deutlich senken.
- ... der Patient trotz einer Eskalation der Delirtherapie keine Linderung erfahren hätte?
  - Dann wäre auch in der vorliegenden Situation die Indikation zu einer unter Umständen auch passageren palliativen Sedierung zu prüfen.

LITERATUR

Bonhoeffer K. Die Psychosen im Gefolge von akuten Infektionen, Allgemeinerkrankungen und inneren Erkrankungen. In: Aschaffenburg G (Hrsg.). Handbuch der Psychiatrie. Leipzig/Wien: Deuticke 1912.

Bush S, Bruera E. The assessment and management of delirium in cancer Patients. The Oncologist, 2009; 14: 1039–1049.

Clegg A, Young JB. Which medications to avoid in people at risk of delirium: a systematic review. Age Ageing, 2011 Jan; 40(1): 23–29.

Gagnon P, Allard P, Gagnon B, Mérette C, Tardif F. Delirium prevention in terminal cancer: assessment of a multicomponent intervention. Psychooncology, 2012 Feb.; 21(2): 187–194.

Lorenzl S, Mayer S, Feddersen B, Jox R, Nocachtar S, Borasio GD. Nonconvulsive status epilepticus in palliative care patients. J Pain Symptom Manage, 2010 Sep; 40(3): 460–465.

Sharon KI, Charpentier PA et al. Precipitating factors for delirium in hospitalized elderly persons. Predictive model and interrelationship with baseline vulnerability. JAMA, 1996; 275(11): 852–857.

Trzepacz PT, Mittal D, Torres R et al. Validation of the delirium rating scale revised 98: comparison with the delirium rating scale and the the cognitive Test for delirium. The Journal of Neuropsychiatry and Clinical Neurosciences, 2001; 13(2): 229–242.

KAPITEL 19

Wolfgang Schwarz

Serotonin-Syndrom

FALLBERICHT
(Vorgeschichte und Tag 1)
Ein 71-jähriger Patient lebt mit seiner Ehefrau zusammen. Er leidet unter einem Nierenzellkarzinom und ist einseitig nephrektomiert worden. Es wurden im weiteren Verlauf diffuse Knochenmetastasen und eine Tumorausbreitung in die Lymphwege festgestellt. Ein kurativer Therapieansatz ist nicht mehr vorhanden. Nach der letzten Krankenhausentlassung wurde der Patient von seinem Hausarzt versorgt. Er hat in den letzten Monaten weiter abgebaut, ist schwächer geworden und ist jetzt fast vollständig bettlägerig.
Unter einer Therapie mit Fentanyl TTS 100 µg alle 72 h, 3×3 Tropfen Haloperidol und 4×30 Trpf. Novaminsulfon war der Patient längere Zeit annähernd schmerzfrei. Jetzt klagt er immer wieder über anfallsartige Schmerzattacken, die als brennend beschrieben werden. Der Hausarzt erkennt, dass es sich um die neuropathische Komponente eines Mixed-Pain-Syndroms handeln könnte und verordnet zusätzlich Amitriptylin 25 mg abends.

MERKE
Tumorschmerzen weisen sehr häufig die Charakteristika eines **Mixed-Pain-Syndroms** auf. Hier findet sich nicht die klassische Zuordnung zum nozizeptiven oder neuropathischen Schmerztyp, sondern beide Schmerztypen bestehen gleichzeitig. Knochenmetastasen rufen immer Schmerzen vom Mixed-Pain-Typ hervor, weil neben der Zerstörung des Knochens (nozizeptive Komponente) immer auch die kleinen Nervenfasern der afferenten Schmerzbahn auf den frakturierten Trabekeln zerstört werden (neuropathische Komponente).

FALLBERICHT
(Tag 2)
Als am nächsten Tag die Schmerzen nicht gebessert sind und der Patient außerdem über zunehmende Übelkeit klagt, zieht der Hausarzt das SAPV-Netz hinzu. Der Arzt für Palliativmedizin besucht das Ehepaar und findet einen sehr ängstlichen, angespannten Patienten vor, der über wiederkehrende, vor allem nachts auftretende Brennschmerzen im Bereich der LWS und rechten Beckenschaufel (hier sind Knochenmetastasen bekannt) klagt. Außerdem habe er immer wieder über Stunden eine heftige Übelkeit zu beklagen. Zum Erbrechen sei es nicht gekommen.
Der SAPV-Arzt führt mit dem Ehepaar ein längeres Gespräch, stellt bei der Untersuchung keine weiteren Auffälligkeiten fest, organisiert die SAPV, inklusive einer pflegerischen Versorgung. Er kündigt einen erneuten Hausbesuch in wenigen Tagen an und verordnet zusätzlich zur bisherigen Therapie: Ondansetron 4 mg, 1 morgens und abends sowie Fentanyl-Nasenspray (Pecfent®) bei Bedarf.

19.1 Diagnostik und Therapieentscheidung

Auch der Palliativarzt geht von einem Mixed-Pain-Syndrom aus. Da das Amitriptylin erst kürzlich angesetzt wurde, will er zunächst die Wirkung abwarten. Optional wäre noch ein Antikonvulsivum sinnvoll. Das will er aber erst in einigen Tagen ggf.

ansetzen. Zur Überbrückung heftiger Schmerzen soll das Fentanyl-Nasenspray dienen (➤ Tab. 19.1).

Tab. 19.1 Medikation Tag 1 SAPV

Fentanyl TTS 100 µg alle 3 Tage
Haloperidol 3 × 3 Trpf.
Novaminsulfon 4 × 30 Trpf.
Amitriptylin 25 mg 1 abends
Ondansetron 4 mg 2 × 1
Fentanyl-Nasenspray bei Bedarf

FALLBERICHT

(Tag 3)
Am 3. Tag findet der Palliativarzt beim Hausbesuch einen immer noch deutlich angespannten Patienten vor. Er macht einen unruhigen und gelegentlichen leicht verwirrten Eindruck. So verwechselt er im Gespräch die Wochentage, korrigiert sich aber schnell selbst. Die Ehefrau berichtet, dass er manchmal auch zusammenhanglose Dinge spreche. Außerdem habe die Übelkeit deutlich zugenommen. Es sei jetzt auch eine leichte Diarrhö (2- bis 3-mal täglich dünner Stuhlgang) aufgetreten. Die Schmerzattacken seien jedoch deutlich besser geworden und würden nur noch selten auftreten. Das Fentanyl-Nasenspray würde gut wirken.
Wegen der stärkeren Übelkeit erhöht der Arzt die Ondansetron-Dosis auf 3 × 4 mg. Wegen der Unruhezustände setzt er Tavor exp.® 1 mg bei Bedarf an.
In den folgenden Tagen wird der Palliativarzt von den Pflegekräften informiert: Der Zustand des Patienten verschlechtere sich. Er werde zunehmend schwächer und verwirrter. Außerdem habe er einen Tremor entwickelt und gelegentliches Muskelzucken. Man müsse davon ausgehen, dass er bald sterben würde.

FALLBERICHT

(Tag 9)
Am 9. Tag macht der Arzt einen erneuten Hausbesuch und findet einen überwiegend desorientierten, unruhigen Patienten vor. Er hat einen deutlichen Tremor, ist schmerzfrei, stark unruhig, halluziniert gelegentlich. Der Arzt beobachtet außerdem Myoklonien. Der Pflegedienst berichtet von subfebrilen Temperaturen.

MERKE

Opioide können **Myoklonien** auslösen. Sie greifen offenbar in die Verschaltung zwischen Nerven- und Muskelzelle ein. Ab einer individuellen Dosisschwelle kommt es zu generalisierten Muskelzuckungen, die gelegentlich erhebliche Ausmaße annehmen können und für Patienten und Angehörige eine starke Belastung darstellen. Eine Dosisreduktion oder eine Opioidrotation können das Problem lösen. Am häufigsten treten Myoklonien bei Morphin auf. Der aktive Metabolit Morphin-3-Glucuronid ist neurotoxisch.

FALLBERICHT

(Tag 10)
Bereits am nächsten Tag bekommt der Palliativarzt einen Anruf. Er müsse sofort kommen. Der Patient hat jetzt fast 39 °C Fieber, ist nicht mehr ansprechbar, sehr unruhig und verwirrt. Myoklonien und Tremor haben zugenommen. Eine orale Gabe ist noch möglich. Daher ordnet der Arzt 3 × 15 Tropfen Haloperidol an.
Am Abend ist ein weiterer Hausbesuch nötig. Der Patient ist extrem unruhig, ängstlich, desorientiert und kommunikativ nicht mehr erreichbar. Das ist ein Zustand, in dem der Patient extrem leidet. Daher injiziert der Arzt 7,5 mg Midazolam s. c. und wartet ein wenig ab, bis sich der Patient beruhigt hat. Eine Pflegekraft bleibt im Hause. Nachts informiert sie den Arzt, dass der Patient gestorben sei.
Am folgenden Tag wird der Fall in der Teambesprechung durchgesprochen:
- Die Pflegekräfte sind zufrieden. Die Ehefrau habe sich gut begleiten und stützen lassen. Anfangs habe es auch gute Gespräche mit dem Patienten gegeben. Am Ende wurde die Versorgung schwieriger. Aber er habe nicht lange gelitten.
- Der Arzt vermutet, dass die Übelkeit Zeichen eines beginnenden Nierenversagens gewesen sei. Das erkläre auch die Halluzinationen und die Verwirrtheit. Durch steigendes Kreatinin habe dann am Ende das Fentanyl kumuliert und Myoklonien ausgelöst. Die Temperaturerhöhung sei vermutlich Zeichen einer beginnenden Pneumonie gewesen.

Alle diese Erklärungen klingen schlüssig. Und trotzdem wurde etwas Wesentliches übersehen:
Es hat sich vermutlich um ein typisches Serotonin-Syndrom gehandelt.

19.2 Serotonin-Syndrom: Symptome

Der Neurotransmitter **Serotonin** hat bei der Steuerung diverser Funktionen im zentralen wie auch im peripheren Nervensystem eine wichtige Bedeutung (➤ Tab. 19.2). Entsprechend vielfältig können die Symptome sein. Eine Beeinflussung des Serotonin-Spiegels geschieht durch viele verschiedene Substanzen. Hier spielen auch Opioide und andere typische Medikamente eine Rolle, die wir in der palliativen Situation einsetzen. Serotonin-Syndrome sind nicht sehr häufig, werden aber meistens übersehen. Schwere Serotonin-Syndrome können zum Tode führen. In jedem Falle aber rufen sie diverse Symptome hervor, die das Leiden der Patienten erhöhen und die Lebensqualität massiv senken können.

Aufgrund der Bedeutung des Serotonins für sehr viele Steuerungsmechanismen ist die Symptomatik eines Serotonin-Syndroms sehr diffus und oft schwer erkennbar. Im Wesentlichen finden sich Symptome aus zwei Komplexen:
- Kognitive Veränderungen:
  z. B. Agitiertheit, Verwirrtheit, Angstzustände, Delirium
- Autonome Störungen:
  z. B. Hyperthermie, Tachykardie, Hyperthermie, Myoklonie, Rhabdomyolyse

Die Symptome treten meistens innerhalb weniger Stunden nach Ansetzen serotonerger Substanzen oder einer Dosiserhöhung auf und entfalten sich innerhalb von 24 h zu einer kompletten Symptomatik, dem Vollbild eines Serotonin-Syndroms. Zur richtigen Diagnosestellung können Kriterien nach Sternbach oder Hunter herangezogen werden (➤ Tab. 19.3).

Tab. 19.3 Kriterien des Serotonin-Syndroms

Sternbach-Kriterien (A, B und C erfüllt)	Hunter-Kriterien (Agens präsent und Kriterium erfüllt)
A: > 3 von 10 Kriterien vorhanden: • Psychische Veränderungen (Verwirrtheit, Hypomanie) • Agitation • Tremor • Hyperreflexie • Myoklonus • Ataxie • Hyperhydrosis • Diarrhö • Fieber • Schüttelfrost	Spontaner Klonus
	Induzierbarer Klonus + Agitation oder Hyperhidrosis
	Okulärer Klonus + Agitation oder Hyperhidrosis
	Tremor + Hyperreflexie
	Rigor + Körpertemperatur > 38 °C + okulärer oder induzierbarer Klonus
B: Andere Ursachen ausgeschlossen (Infektion, Entzugssymptomatik, metabolische Ursachen)	
C: Keine Zugabe oder Dosissteigerung eines Neuroleptikums vor Beginn der Symptome	

Tab. 19.2 Der Neurotransmitter Serotonin moduliert …

Im ZNS	In der Peripherie
• Aufmerksamkeit • Verhalten und Wahrnehmung • Thermoregulation	• Gastrointestinale Motilität • Kontraktion glatter Muskulatur (Gefäße, Bronchien, Uterus)

19.3 Serotonin-Syndrom: Auslöser

Verschiedene Mechanismen können den Serotonin-Spiegel ansteigen lassen: verstärkte Serotoninbildung, verstärkte Serotoninfreisetzung, Hemmung der Wiederaufnahme aus dem synaptischen Spalt, Hemmung des Abbaus, Steigerung der Empfindlichkeit postsynaptischer Serotoninrezeptoren oder Zugabe direkter Serotoninagonisten sind die häufigsten Mechanismen (➤ Tab. 19.4).

Für manche Substanzen werden auch verschiedene Mechanismen diskutiert. In manchen Interaktionsdatenbanken werden ganze Substanzklassen im Sinne eines Klasseneffekts als Risikofaktor für ein Serotonin-Syndrom angegeben. Das trifft z. B. für trizyklische Antidepressiva zu.

Bei den Opioidanaloga (Morphin, Codein, Buprenorphin, Oxycodon, Hydromorphon) besteht kein Interaktionspotenzial. Für Phenylpiperidin-Opioide

Tab. 19.4 Auslösende Arzneimittel und Mechanismen

Mechanismus	Arzneimittel (Auswahl)
Verstärke Serotoninbildung	Tryptophan
Verstärkte Serotoninfreisetzung	Amphetamine, Kokain, Ecstasy, Levodopa, Mirtazapin, Methadon, Valproinsäure
Wiederaufnahmehemmung des Serotonins	Methadon, Tramadol, Pethidin, Fentanyl, SSRI, SSNRI, TCA, Johanniskraut, Ondansetron, Granisetron
Hemmung des Serotoninabbaus	MAOI
Direkte Serotoninagonisten	Triptane, Fentanyl, LSD
Steigerung der Empfindlichkeit von Serotoninrezeptoren	Lithium

(Tramadol, Pethidin, Fentanyl) besteht in Kombination mit anderen serotonergen Substanzen jedoch ein erhöhtes Risiko für die Auslösung eines Serotonin-Syndroms.

Gerade in der palliativen Situation werden zur Symptomkontrolle verschiedene Medikamente nebeneinander eingesetzt. Viele davon haben die Potenz, ein Serotonin-Syndrom auszulösen. Im klinischen Alltag ist es kaum möglich, alle Interaktionsmöglichkeiten über die gängigen Datenbanken vor der Verordnung abzuklären. Wichtig ist jedoch, grundsätzlich mit einem Serotonin-Syndrom zu rechnen und neu auftretende Symptome unter diesem Gesichtspunkt zu bedenken und zu bewerten.

MERKE

Werden in der palliativen Situation **verschiedene Medikamente nebeneinander** eingesetzt, sollte immer mit einem Serotonin-Syndrom gerechnet und eine sich verändernde Symptomatik unter diesem Gesichtspunkt bewertet werden.

19.4 Serotonin-Syndrom: Therapie

Meistens reicht zur Behandlung eines Serotonin-Syndroms das Absetzen der auslösenden Substanzen bereits aus. Waren diese Medikamente zur Symptomkontrolle erforderlich, können sie ggf. gegen andere Substanzen ausgetauscht werden, die keine serotonoerge Potenz haben. Meistens bessern sich die Symptome innerhalb von 24 h deutlich. In schweren Fällen kann eine symptomatische Therapie erforderlich sein. Eine Sedierung sollte mit Benzodiazepinen erfolgen.

Da die Temperaturerhöhung nicht durch den Hypothalamus erzeugt wird, sondern offenbar ihre Ursache in der exzessiven muskulären Aktivität liegt, ist eine Gabe von Anipyretika nicht sinnvoll.

FALLBERICHT

Betrachtet man kritisch den Verlauf der Symptome und die Veränderungen der Symptomatik des vorliegenden Falls, kann man Folgendes feststellen:
Am ersten Behandlungstag durch den SAPV-Arzt waren bereits als auslösende Medikamente Fentanyl und Amitriptylin im Medikamentenprogramm enthalten. Der Arzt setzte jetzt Ondansetron zusätzlich an. Am dritten Trag waren Verwirrtheit, leichte Halluzinationen und eine Verstärkung der Übelkeit aufgetreten. Darauf reagierte der Arzt mit einer Dosissteigerung des Ondansetrons.
Bis zum Tag vor dem Tod des Patienten hat sich die Symptomatik eines Serotonin-Syndroms voll entwickelt. Es wurde kein Auslöser reduziert, sondern das Fentanyl sogar durch Ansetzen eines Fentanyl-Nasensprays gesteigert.

―――――――――――――――――――――― **Was wäre, wenn …** ――――――――――――――――――――――

- … der Palliativarzt an die Möglichkeit eines Serotonin-Syndroms gedacht hätte?
  - Er hätte vielleicht bereits am ersten Tag eine Opioidrotation von Fentanyl auf Hydromorphon durchgeführt.
  - Er hätte vielleicht anstatt Ondansetron zur Bekämpfung der Übelkeit Alizaprid (Vergentan®) verwendet.
  - Vielleicht hätte er auch das Amitriptylin abgesetzt.
  - In der Endphase hätte das Fentanyl-Nasenspray alleine vermutlich keine Symptome eines Serotonin-Syndroms ausgelöst.
- … es so zu keinem Serotonin-Syndrom gekommen wäre?
  - Viele Symptome hätten verhindert werden können. Deswegen wäre der Patient vermutlich ebenso gestorben, aber die Endphase wäre für ihn und seine Angehörige deutlich friedlicher und symptomärmer verlaufen.

LITERATUR

Dunkley E J C et al. The Hunter Serotonin Toxicity Criteria: simple and accurate diagnostic decision rules for serotonin toxicity. QJM, 2003; 96: 635–642.

Frank C. Recognition and treatment of serotonin syndrome. Can Fam Physician, 2008; 54(7): 988–992.

Gillman P K. Monoamine oxidase inhibitors, opioid analgesics and serotonin toxicity. Br. J. Anaesth, 2005; 95: 434–441.

Jackson N et al. Neuropsychiatric complications of commonly usedpalliative care drugs. Postgrad.Med.J, 2008; 84: 121–126.

Sternbach H. The serotonin syndrome. Am. J. Psychiatry, 1991; 148: 705–713.

Strobach D. Klinisch relevante Interaktionen zwischen Analgetika und Psychopharmaka. Arzneimitteltherapie, 2012; 30(3): 83–92.

KAPITEL 20

Constanze Rémi

Kritische Medikamenteninteraktionen in der Palliativversorgung

FALLBERICHT

Herr O. ist ein 84-jähriger Patient mit einem Bronchialkarzinom, Diabetes mellitus Typ 2, essenzieller Hypertonie und einer Hypercholesterinämie. Er hatte verschiedene Behandlungen seiner Tumorerkrankung erhalten, die er jedoch immer nur schlecht vertragen hat. Vor ungefähr 3 Monaten hat er sich daher gegen eine weitere tumorgerichtete Therapie entschieden.

Vor ungefähr 4 Wochen verschlechterte sich jedoch der Allgemeinzustand des Patienten, Atemnot und Schmerzen nahmen zu, sodass der Hausarzt einen stationären Aufenthalt in der nahegelegenen Klinik empfahl. In der Klinik fühlte sich keine Fachdisziplin so richtig zuständig für ihn und er wechselte mehrfach die Station. Da mittlerweile die Klärung der weiteren Versorgung und eine Verbesserung der Symptomkontrolle im Vordergrund standen, erfolgte eine weitere Verlegung auf die Palliativstation.

Der Patient ist bei Aufnahme orientiert. Er gibt an, unter leichter Atemnot zu leiden. Die Schmerzen seien weitestgehend kontrolliert. Er ist zudem sehr müde und schläft tagsüber viel, gibt gleichzeitig jedoch eine starke innere Unruhe an. Im Gegensatz zu diesen Angaben übergibt die zu verlegende Station, dass Herr O. unruhig und phasenweise desorientiert sei. Vor allem nachts sei Herr O. mehrfach auf dem Gang angetroffen worden.

Die körperliche Untersuchung ist weitestgehend unauffällig. Kardial und abdominell zeigt sich ein Normalbefund. Auf Nachfrage gibt der Patient an, im Verlauf der letzten Monate einige Kilogramm an Gewicht verloren zu haben und insgesamt auch weniger zu essen. Eine Appetitlosigkeit wird jedoch verneint.

Herr O. lebt gemeinsam mit seiner Frau; bislang war die Versorgung zu Hause unproblematisch. Das Paar hat drei erwachsene Kinder: Zwei Söhne leben im gleichen Ort, eine Tochter in England.

20.1 Evaluation der Medikation

Die medikamentöse Symptomkontrolle stellt eine der Hauptsäulen in der Versorgung von Palliativpatienten dar. Nahezu jeder Patient in ambulanter oder stationärer Palliativbetreuung erhält Arzneimittel zur Behandlung **einer oder mehrerer Symptome und Komorbiditäten.** Ein reflektierter Umgang mit Medikamenten ist daher von großer Bedeutung zum Erreichen von Behandlungszielen.

Zur Aufnahme des Patienten gehört die Evaluation aller Medikamente. Es gilt eine möglichst **vollständige Medikationsanamnese** durchzuführen, die neben den verschreibungspflichtigen Medikamenten auch alle Präparate der Selbstmedikation inklusive Nahrungsergänzungsmittel, pflanzliche Präparate und traditioneller Heilmittel umfasst.

FALLBERICHT

Laut dem Arztbrief der verlegenden Station erhält Herr O. aktuell die in ➤ Tab. 20.1 dargestellte Medikation.

Im Arztbrief sind zwar Diagnosen angegeben, nicht jedoch Indikationen zu den einzelnen Medikamenten. Herr O. ist sehr gewissenhaft mit seiner Medikation, hat aber den Überblick verloren, welches

Tab. 20.1 Medikationsplan des Patienten

Substanz	Dosierung
Hydromorphon retardiert	2 mg – 0 – 0 – 2 mg
Metamizol	500 mg – 500 mg – 500 mg – 500 mg
Haloperidol	2 mg – 2 mg – 2 mg – 2 mg
Melperon	0 – 0 – 0 – 50 mg
Pantoprazol	40 mg – 0 – 0 – 0
Metformin	850 mg – 0 – 0 – 850 mg
Citalopram	20 mg – 0 – 0 – 0
Metoclopramid	30 mg – 0 – 0 – 0
Ramipril	5 mg – 0 – 0 – 0
Bisoprolol	2,5 mg – 0 – 0 – 0
ASS	100 mg – 0 – 0 – 0
Simvastatin	0 – 0 – 40 mg – 0
Zolpidem	0 – 0 – 0 – 10 mg
Macrogol	1 Beutel – 0 – 0 – 0
Fenoterol 50 µg/ Ipratropium 20 µg Dosieraerosol	2 Hub – 2 Hub – 2 Hub – 2 Hub
Alendronat	70 mg einmal wöchentlich
Indacaterol 110 µg/ Glycopyrronium 50 µg Pulverinhalator	1 – 0 – 0 – 0
Calciumcarbonat 1250 mg/Colecalciferol 400 I.E. Kautabletten	2 – 0 – 0 – 0

Arzneimittel er warum einnehmen soll. Welche Medikamente im Rahmen des aktuellen Krankenhausaufenthalts an- oder abgesetzt wurden, kann er auch nicht sagen. Zu Hause unterstützt ihn seine Frau beim Stellen der Medikation und erinnert ihn auch immer frühzeitig an die Einnahme. Herr O. findet zwar, dass er sehr viele Medikamente einnehmen muss; er hat aber auch Vertrauen in die Ärzte, die ja sicherlich schon wüssten, was für ihn am besten sei.

Seit Oktober 2016 haben Patienten laut §31a SGB V **ab drei verordneten Medikamenten** Anspruch auf einen **schriftlichen Medikationsplan**. Nach wie vor sind jedoch in Arztbriefen oder Stationsdokumentationen vielfach keine Indikationen für die verordnete bzw. eingenommene Medikation aufgeführt, was eine besondere Herausforderung für das Behandlungsteam darstellt.

Evaluation der Medikation Die Evaluation der Medikation sollte folgende Aspekte umfassen und patientenindividuell durchgeführt werden:
- Indikationen inkl. Therapieziel
- Doppelmedikation
- Dosierungen inkl. Notwendigkeit von Dosisanpassungen aufgrund von Organinsuffizienzen
- Ungeeignetes bzw. unzweckmäßiges Dosierintervall oder Anwendungszeitpunkt
- Eignung der Darreichungsform(en)
- Nebenwirkungen und Arzneimittelinteraktionen

Indikation und Therapieziel Bei den typischen palliativmedizinisch eingesetzten Arzneistoffen kann die Bestimmung von Indikation und Therapieziel relativ trivial wirken. Kommen jedoch mehrere Komorbiditäten und Vorbehandlung durch palliativmedizinisch unerfahrene Personen hinzu, gestalten sich die Indikations- und Therapiezielfindung vielfach schwieriger. Besondere Aufmerksamkeit ist Arzneimitteln zu schenken, die mutmaßlich zur langfristigen Behandlung chronischer Erkrankungen eingesetzt werden und nicht zur Kontrolle akut belastender Symptome. Beispiele hierfür sind verschiedene Antihypertensiva, Antiepileptika, Dopaminagonisten und Diuretika. Vertreter dieser Substanzgruppen werden für unterschiedlichste Indikationen eingesetzt. In vielen Fällen ist es daher das Zielführendste, mit vorbehandelnden Ärzten Kontakt aufzunehmen und nicht selbst Diagnosen in die Medikation eines Patienten zu interpretieren. Nur mit Kenntnis der richtigen Indikation kann auch beurteilt werden, ob das Ziel dieser Therapie überhaupt noch Relevanz für den Patienten in seiner aktuellen Erkrankungssituation besitzt.

Doppelmedikation Eine Doppelmedikation kann bei Patienten in der Palliativmedizin relativ häufig beobachtet werden, vielfach ist eine solche gewollt und bewusst gewählt. Als Beispiel sind die Kombination von unretardierten und retardierten Opioiden oder die Kombination von Antemetika mit verschiedenen Wirkmechanismen zu nennen. Bei einer Doppelmedikation ist immer zu überprüfen, ob diese sinnvoll ist, oder ob es sich um einen Medikationsfehler handelt. So können fehlende Informationen zu eingenommenen Medikamenten eines Patienten dazu führen, dass er von zwei Ärzten ein gleiches oder sehr ähnliches Präparat verordnet bekommt, beispielsweise Pregabalin und Gabapentin oder sogar den gleichen Wirkstoff in Form von zwei unterschiedlichen Handelspräparaten. Für den medizinischen Laien sind derartige Therapiedopplungen nicht oder nur sehr schwer zu erkennen; sie erhöhen jedoch das Risiko für arzneimittelbezogene Probleme. Um Therapiedopplungen frühzeitig zu identifizieren oder zu vermeiden, ist es zum einen essenziell, Wirkstoffe und nicht nur Handelsnamen in der professionellen Kommunikation zu verwenden. Zum anderen bedarf es pharmakologischer Grundlagen. Bei der Vielzahl an neuen Medikamenten, die jedes Jahr neu zur Verfügung stehen, kann hier die Fachinformation (z. B. über www.fachinfo.de) eine gute und schnelle Informationsquelle darstellen.

Dosierungen Bei der Beurteilung von Dosierungen sollte kritisch bewertet werden, ob die gewählte Dosis ausreichend hoch ist und ob mögliche Organinsuffizienzen bei der Dosierung berücksichtigt wurden. Anzutreffen sind immer wieder zu hohe aber ebenso zu niedrige Dosierungen. Ist die bislang angewendete Dosis eines Arzneimittels **zu niedrig,** sollte man sich die folgenden Fragen stellen:

- Ist das Medikament überhaupt notwendig oder kann es abgesetzt werden?
- Ist das eigentlich damit zu behandelnde Symptom noch unzureichend kontrolliert und macht eine Dosiserhöhung Sinn?

Bei einer **zu hohen Dosis** ist besonders aufmerksam auf Nebenwirkungen zu achten. Ist man sich unsicher, ob die hohe Dosis überhaupt notwendig ist, sollte eine versuchsweise Dosisreduktion diskutiert werden.

Dosierintervall und Anwendungszeitpunkt Die Bewertung von Dosierintervall und Anwendungszeitpunkt erfasst verschiedene Aspekte. Für manche Arzneimittel gibt es klare Anwendungsempfehlungen hinsichtlich des zeitlichen Abstands zu Mahlzeiten oder anderen Arzneimitteln. Die Einhaltung dieser Einnahmezeitpunkte kann für die Wirkung hohe Relevanz haben. Betroffen ist beispielsweise Levothyroxin, dessen Bioverfügbarkeit dramatisch sinkt, wenn die Einnahme zu einer Mahlzeit oder mit anderen Arzneimitteln erfolgt. Der optimale Anwendungszeitpunkt hängt allerdings daneben noch stark davon ab, wann man die Wirkung haben will. Steht beispielsweise ein schmerzhafter Verbandswechsel an, sollten Morphintropfen ca. 30 min zuvor angewendet werden, um ihre Wirkung zu entfalten. Das Dosierintervall hängt neben der Indikation natürlich auch stark von der verwendeten Darreichungsform ab. Vor allem in der Schmerztherapie wird viel mit Retardpräparaten gearbeitet. Diese sind meistens so konzipiert, dass das Schmerzmittel nur 2-mal täglich eingenommen werden muss – eine häufigere Einnahme ist zwar in der Regel nicht gefährlich, konterkariert aber den Grundgedanken, dem Patienten die Einnahme zu einfach wie möglich zu machen. Es gibt allerdings auch Retardpräparate, die nur einmal täglich eingenommen werden müssen. Auch bei den zur Verfügung stehenden transdermalen therapeutischen Systemen gibt es solche, die täglich, alle 3 Tage, 2-mal pro Woche oder alle 7 Tagen gewechselt werden müssen. Vor allem bei einem Präparatewechsel, z. B. beim Wechsel vom oder in den stationären Bereich, ist hier besondere Vorsicht geboten.

Darreichungsform Die mangelnde Eignung einer Darreichungsform für einen Patienten kann sehr offensichtlich sein, wenn der Patient akut nicht mehr schlucken kann, z. B. aufgrund von Übelkeit, Erbrechen oder fluktuierenden Bewusstseinszuständen. Nicht immer ist die fehlende Eignung jedoch so offensichtlich. Visuell eingeschränkte Patienten können Schwierigkeiten beim Abzählen von Tropfen haben. Patienten mit Störungen der Motorik haben unter Umständen Schwierigkeiten beim Entblistern von Tabletten bzw. Kapseln oder Öffnen von kindersicheren Verpackungen, z. B. bei transmukosalen Fentanyl-Präparaten. Die richtige Handhabung der verschiedenen **Inhalativa** bedarf in der Regel einer Schulung. Pulverinhalatoren bedürfen einer bestimmten Atemstärke, um überhaupt ausgelöst zu werden. Daneben kann es aber auch Präferenzen bzw. Ablehnung bestimmter Darreichungsformen geben. So lehnen Patienten mit Atemnot für die Behandlung einer akuten Atemnotattacke Tabletten eher ab.

Arzneimittelinteraktionen und Nebenwirkungen Eine Überprüfung der Medikamente auf mögliche Arzneimittelinteraktionen und Nebenwirkungen sollte fester Bestandteil der Routineabläufe sein. Für die Identifikation von Interaktionen stehen mittlerweile zahlreiche kostenfreie und kostenpflichtige

Datenbanken zur Verfügung. Diese Datenbanken haben in aller Regel folgende Gemeinsamkeiten:
- Keine aufgeführte Interaktion bedeutet, dass in der Datenbank keine Interaktion hinterlegt ist – nicht, dass es keine Interaktion der Kombination gibt.
- Die Interpretation und patientenindividuelle Nutzen-Risiko-Abwägung der identifizierten Wechselwirkungen liegt beim Behandler.

Es ist ratsam, zumindest besonders interaktionsträchtige Substanzen zu kennen (➤ Tab. 20.2). Erhält ein Patient eine oder mehrere dieser Substanzen, sollte auf jeden Fall regelmäßig eine Überprüfung des Arzneimittelregimes erfolgen. Zudem ist es hilfreich, sich mit der versorgenden Apotheke des Patienten abzusprechen und zu klären, bei welchen Interaktionen diese Kontakt mit dem behandelnden Arzt aufnehmen sollte.

Arzneimittelinteraktionen können sich sowohl auf **pharmakokinetischer** als auch auf **pharmakodynamischer Ebene** abspielen, d. h., entweder ist der Weg des Arzneimittels durch den Körper beeinflusst oder die Wirkung im Körper. In beiden Fällen können die Folgen Wirkverluste oder Wirkverstärkungen mit einem erhöhten Nebenwirkungsrisiko sein. Interaktionen ist nicht nur beim **Ansetzen eines Arzneimittels** Aufmerksamkeit zu schenken, sondern ebenso bei Dosisveränderungen. Manche Interaktionen können auch noch Tage bis Wochen nach dem Absetzen der auslösenden Substanz nachwirken, z. B. eine Enzyminduktion oder einer irreversible Enzymhemmung.

Tab. 20.2 Häufige Medikamenteninteraktionen in der Palliativmedizin

Substanz	Interaktionsrisiko[a]	Auswirkung auf QT-Zeit[b]	Wichtige Effekte
Analgetika			
Metamizol	Grün		Hypotonie, Schwitzen
Ibuprofen	Rot		Gastrointestinale Toxizität, Hemmung tubuläre Sekretion
Diclofenac	Rot		Gastrointestinale Toxizität, Hemmung tubuläre Sekretion
Paracetamol	Grün		Hepatotoxisch
Tramadol	Gelb		Motilitätshemmend, zentraldämpfend, Serotonin-Syndrom, Schwitzen
Tilidin	Grün		Motilitätshemmend zentraldämpfend
Tapentadol	Gelb		Motilitätshemmend, zentraldämpfend, Serotonin-Syndrom
Morphin	Grün		Motilitätshemmend, zentraldämpfend
Hydromorphon	Grün		Motilitätshemmend, zentraldämpfend
Oxycodon	Grün		Motilitätshemmend, zentraldämpfend
Fentanyl	Grün		Motilitätshemmend, zentraldämpfend, Serotonin-Syndrom
Buprenorphin	Grün		Motilitätshemmend, zentraldämpfend
Levomethadon	Rot	1	Motilitätshemmend, zentraldämpfend, Serotonin-Syndrom
Antiemetika			
Metoclopramid	Rot		Motilitätsfördernd, EPS
Dimenhydrinat	Rot		Mundtrockenheit, motilitätshemmend, zentraldämpfend, Miktionsstörungen

Tab. 20.2 Häufige Medikamenteninteraktionen in der Palliativmedizin *(Forts.)*

Substanz	Interaktionsrisiko[a]	Auswirkung auf QT-Zeit[b]	Wichtige Effekte
Domperidon	Grün	1	Motilitätsfördernd
Levomepromazin	Rot	2	Motilitätshemmend, zentraldämpfend, anticholinerg, EPS, Hypotension
Ondansetron	Gelb	2	Motilitätshemmend, Serotonin-Syndrom
Granisetron	Gelb	2	Motilitätshemmend, Serotonin-Syndrom
Antidepressiva			
Amitriptylin	Rot	3	Zentraldämpfend, anticholinerg, SIADH
Mirtazapin	Grün		Zentraldämpfend
Citalopram	Rot	3 (Escitalopram: 2)	Mundtrockenheit, motilitätshemmend, Serotonin-Syndrom, EPS, SIADH, Schwitzen
Venlafaxin	Rot	2	Appetitlosigkeit, Serotonin-Syndrom, SIADH,
Duloxetin	Gelb		Serotonin-Syndrom, SIADH
Neuroleptika			
Haloperidol	Rot	1	Mundtrockenheit, motilitätshemmend, EPS, Miktionsstörungen
Risperidon	Rot	2	Mundtrockenheit, gastrointestinale Störungen, zentraldämpfend, EPS, Schwitzen
Olanzapin	Rot	2	Mundtrockenheit, gastrointestinale Störungen, zentraldämpfend, EPS
Benzodiazepine			
Midazolam	Grün		Zentraldämpfend
Lorazepam	Grün		Zentraldämpfend, Hypertonie, SIADH
Clonazepam	Grün		Zentraldämpfend
Antiepileptika			
Gabapentin	Grün		Mundtrockenheit, motilitätshemmend, zentraldämpfend Feindseligkeit, Hypertonie, Schwitzen
Pregabalin	Grün		Mundtrockenheit, motilitätshemmend, zentraldämpfend, Feindseligkeit
Carbamazepin	Rot		Mundtrockenheit, zentraldämpfend, Feindseligkeit, SIADH
Levetiracetam	Grün		Zentraldämpfend, Feinseligkeit
Sonstige			
Dexamethason	Gelb		Erhöhtes gastrointestinales Blutungsrisiko mit NSAR, Schwitzen

[a] nach Gärtner et al., 2011; grün: geringes Interaktionspotenzial, gelb: moderates Interaktionspotenzial, rot: hohes Interaktionspotenzial
[b] nach Arizona-CERT (www.azcert.com)
[1] Arzneimittel mit Risiko für Torsades de Pointes
[2] Arzneimittel mit möglichem Risiko für Torsades de Pointes
[3] Arzneimittel mit bedingtem Risiko (weitere Risikofaktoren) für Torsades de Pointes

MERKE

Arzneimittelnebenwirkungen können nur schwer von Krankheitssymptomen und einem Krankheitsprogress zu unterscheiden sein. Bei jedem neu auftretenden Symptom oder einer Verschlechterung von bereits bestehenden Symptomen sollte immer auch eine kritische Bewertung der aktuellen Medikation erfolgen.

Nebenwirkungen Die Bewertung von Nebenwirkungen oder besser gesagt der Verträglichkeit eines Arzneimittels kann sehr herausfordernd sein. Insbesondere in der Palliativmedizin sind sich Nebenwirkungen und erwartbare Erkrankungssymptome sehr ähnlich. Ein Beispiel hierfür sind die häufigen Nebenwirkungen Depression und Aggressivität des Antiepileptikums Levetiracetam. Beide Symptome können durchaus eine Komplikation von Hirntumoren oder Hirnmetastasen darstellen. Zur Identifikation von Nebenwirkungen bedarf es daher besonderer Aufmerksamkeit und kritischen Hinterfragens jedes neuen oder sich verändernden Symptoms. Besonders sollte hier auf zeitliche Zusammenhänge geachtet werden, wie einer kürzlich erfolgten Dosissteigerung. Auch Medikamente aus dem Bereich der Selbstmedikation sowie Nahrungsergänzungsmittel müssen beachtet werden. Ebenfalls berücksichtigt werden muss, dass nicht jedes Medikament abrupt abgesetzt werden kann bzw., dass das abrupte Absetzen bei manchen Substanzen zu Entzugserscheinungen und Absetzphänomenen führen kann.

FALLBERICHT

Nach der Aufnahme versucht der behandelnde Arzt auf der Palliativstation durch genaues Aktenstudium, Kontaktaufnahme mit dem Hausarzt und der vorbehandelnden Station zusätzliche Informationen zur bisherigen Medikation von Herrn O. zu erhalten (➤ Tab. 20.3). Allerdings erhält er kaum weiterführende Informationen.
Bei der Überprüfung des Arzneimittelregimes fallen dem Arzt und der Apotheke verschiedene Aspekte besonders auf.
Mit Indacaterol/Glycopyrronium und Fenoterol/Ipratropium erhält Herr O. zweimal die Kombination aus einem β-Sympathomimetikum und einem Anticholinergikum. Die Anwendung der beiden Inhalatoren führt er dem Stationsapotheker korrekt vor. Die zugelassene Indikation der Präparate ist die Behandlung einer COPD. Eine Kombination aus zwei derartigen Präparaten ist nicht vorgesehen, zumal es sich bei Indacaterol/Glycopyrronium um zwei langwirksame Substanzen handelt, die eigentlich den ganzen Tag abdecken sollen. Mutmaßlich wurden die beiden Präparate aufgrund der Atemnot von Herrn O. angesetzt. Diese ist jedoch auf die Tumorerkrankung zurückzuführen. Zudem gibt Herr O. an, von keiner der beiden Inhalativa eine Linderung seiner Atemnot zu erfahren. Die Dyspnoe sei erst seit Beginn der Therapie mit Hydromorphon gebessert.
Die Einnahme von Alendronat erfolgt zwar nur einmal wöchentlich. Da das Bisphosphonat jedoch aufrecht sitzend eingenommen werden muss, empfindet Herr O. die Anwendung als sehr mühsam. Zudem leidet er nach der Einnahme auch immer unter Bauchschmerzen.
Da Herr O. in den letzten Monaten an Gewicht verloren hat und insgesamt weniger isst, sind die Blutzuckerspiegel nur leicht erhöht. Die Weiterführung

Tab. 20.3 Einschätzug der Medikamente von Herrn O.

Substanz	Mutmaßliche Indikation
Hydromorphon retardiert	Schmerzen, Dyspnoe
Metamizol	Schmerzen
Haloperidol	Unruhe, V. a. Delir
Melperon, Zolpidem	Schlafstörung
Pantoprazol	Magensäurebedingte Beschwerden
Metformin	Diabetes mellitus
Citalopram	Depression
Metoclopramid	Übelkeit
Ramipril, Bisoprolol	Hypertonie
Simvastatin	Hypercholesterinämie
ASS	Primärprophylaxe kardiovaskulärer Ereignisse
Macrogol	Obstipation
Fenoterol 50 µg/Ipratropium 20 µg Dosieraerosol und Indacaterol 110 µg/Glycopyrronium 50 µg Pulverinhalator	Dyspnoe
Alendronat, Calciumcarbonat 1.250 mg/Colecalciferol 400 IE Kautabletten	Osteoporose

der Therapie mit Metformin ist daher infrage zu stellen. Der Blutdruck ist vor der Arzneimitteleinnahme nicht oder nur leicht erhöht. Andere kardiale Vorerkrankungen sind nicht beschrieben. Die klinische Relevanz und damit Behandlungsbedürftigkeit der Indikation Hypercholesterinämie für Simvastatin ist bei begrenzter Lebenserwartung sehr fragwürdig.

ASS kann mit Citalopram das Blutungsrisiko und mit Alendronat das Risiko gastraler Irritationen erhöhen. Zusammen mit Ramipril eingenommen, kann es zudem zu einer Verschlechterung der Nierenfunktion kommen.

Die Kombination aus Citalopram-Haloperidol-Fenoterol erhöht das Risiko einer QT-Zeit-Verlängerung. Angesichts der belastenden Müdigkeit bei gleichzeitiger Schlaflosigkeit ist zudem möglicherweise von Relevanz, dass Herr O. mehrere Substanzen mit zentraldämpfenden Effekten einnimmt (Hydromorphon, Haloperidol, Melperon, Zolpidem, Metoclopramid). Besonders ins Auge sticht allerdings die hohe Haloperidol-Dosis von 8 mg. Auch wenn Herr O. wohl eine Desorientiertheit auf der letzten Station gezeigt hatte, gibt es keine Anzeichen für ein delirantes Syndrom; jedoch sollte auch dafür die Tagesdosis 5 mg Haloperidol nicht überschreiten. Auch ein Alkohol- oder sonstiger Substanzentzug kann ausgeschlossen werden. Neben der nicht nachvollziehbar hohen Haloperidoldosis handelt es sich bei der Kombination mit Metoclopramid um eine Therapiedopplung: Beide Substanzen sind Dompaminantagonisten. Bei Kombination ist das Nebenwirkungsrisiko, insbesondere von extrapyramidalmotorischen Störungen, erhöht. Mit Melperon bekommt Herr O. eine weitere Substanz mit antidopaminerger Wirkkomponente.

20.2 Therapieplanung und Therapieüberwachung

In Abhängigkeit von der Prognose des Patienten, aktuell belastenden Symptomen sowie von zu erwartenden Komplikationen durch Haupterkrankung und Komorbiditäten muss geklärt werden, welche Arzneimittel sinnvoll sind, welche eher abgesetzt werden können und welche möglicherweise noch benötigt werden. Therapiebestimmend sind die für den Patienten **aktuell belastenden Symptome.** Symptome, die den Patienten nicht belasten, bedürfen oft keiner Therapie. Ziel ist es, das Risiko für Neben- und Wechselwirkungen zu minimieren, um den Patienten nicht unnötig zu belasten. Kausale Therapieansätze treten mit Fortschreiten der Erkrankung meist in den Hintergrund und symptomatische Behandlungen dominieren.

FALLBERICHT

Auf Basis der erfolgten Evaluation der Medikation, der Untersuchung und der Schilderungen des Patienten, der sehr begrenzten Lebenserwartung und der Beobachtungen des behandelnden Teams auf Station wird das Medikationsregime von Herrn O. in den darauffolgenden Tagen erheblich gestrafft. Herr O. ist zunächst überrascht, als mit ihm in der Visite das geplante Vorgehen besprochen wird. Schließlich wurde ihm über viele Jahre immer wieder eingebläut, dass er seine Medikamente gewissenhaft einzunehmen hat, um keinen Herzinfarkt zu bekommen. Im Gespräch gibt er jedoch zu, dass er die starke Begrenztheit seines Lebens spürt und ist letztendlich erleichtert über die Aussicht auf weniger Tabletten.

INFO

Wird eine langfristige Therapie, deren Einnahme dem Patienten jahre-, vielleicht sogar jahrzehntelang eingebläut wurde, plötzlich abgesetzt, kann das für den Patienten als „Aufgeben" gedeutet werden. Zudem kann der Wegfall des Medikamentenstellens durch einen versorgenden Partner bedeuten, dass eine wichtige Lebensaufgabe wegfällt. Das Absetzen von nicht mehr als sinnvoll erachteten Arzneimitteln sollte daher behutsam und mit ausreichender Kommunikation erfolgen.

Einen Anhaltspunkt dafür, wie lange eine Therapiefortführung sinnvoll ist, kann die Absetzmatrix (> Abb. 20.1) geben. Ist das Behandlungsziel die Vorbeugung einer Erkrankung, können die entsprechenden Therapien möglicherweise bereits sehr frühzeitig beendet werden, z. B. die Kaliumiodideinnahme in Iodmangelgebieten zur Vermeidung eines euthyreoten Strumas. Die Behandlung von Schmerzen bei einer entzündlichen Arthritis muss hingegen ggf. bis zum Tod weitergeführt werden.

20 Kritische Medikamenteninteraktionen in der Palliativversorgung

Therapeut. Nutzen	Therapie-dauer	"Präventionsstrategie"		
		Tertiär (symptomatische Erkrankung)	**Sekundär** (nicht symptomatische Erkrankung)	**Tertiär** (keine Erkrankung)
Kurzfristig	U.U. bis Tod	Entzündliche Arthritis	Diabetes mellitus	Phenyl-ketonurie
Mittel- bis langfristig	Z.T. bis Tod	Schlaganfall Rehabilitation	Hypertonie	Grippe-impfung
Langfristig	Frühzeitiges Absetzen	Osteoporose	Hyperlipidämie	Kaliumiodid

spät ← / Beenden spät → früh

Abb. 20.1 Absetzmatrix [P873/L143]

FALLBERICHT

Direkt in den ersten Tagen wird Metformin abgesetzt. Herr O. isst wenig und hat stark an Gewicht verloren. Seine Blutzuckerwerte sind zwar ab und zu leicht erhöht, allerdings wird darin keine Konsequenz für eine Fortführung der Therapie gesehen. Ähnliches gilt für Simvastatin, das ebenfalls abgesetzt wird. Die Reduktion der antihypertensiven Therapie erfolgt schrittweise unter regelmäßigen Kontrollen des Blutdrucks: Zuerst wird Ramipril abgesetzt, dann über mehrere Tage auch Bisoprolol. Für die Fortführung des Bisphosphonats und entsprechend auch der Kalzium-/Vitamin-D-Supplementation wird ebenfalls keine Indikation mehr gesehen. Da auch ASS abgesetzt wird, fällt aus Sicht des Behandlungsteams die Indikation für Pantoprazol weg. Nach dem Absetzen wird allerdings besonders aufmerksam auf ein erneutes Auftreten magensäurebedingter Beschwerden geachtet – diese blieben jedoch aus. Bei den Inhalativa wird die Therapie zunächst auf das Präparat mit Fenoterol/Ipratropium beschränkt. Wenige Tage später wird auch diese versuchsweise abgesetzt – die Atemnot nimmt dadurch nicht zu. Da Herr O. weder Übelkeit noch Erbrechen angibt, wird zunächst Metoclopramid abgesetzt – zumal Haloperidol über einen sehr ähnlichen Wirkmechanismus antiemetisch wirkt. Die weitere Medikation wird vorerst nicht angetastet.

Eine **Polypharmazie,** also die Einnahme von 5 und mehr Medikamenten ist vor allem bei älteren Menschen am Lebensende häufig. Auch wenn hier die zur Symptomkontrolle eingesetzten Medikamente sicherlich keine unbedeutende Rolle spielen, trägt auch die Weiterführung der Langzeittherapien chronischer Erkrankungen dazu bei. Mit jedem Arzneistoff steigt das Risiko für Neben- und Wechselwirkungen. In Kombination mit patientenindividuellen Faktoren wie Organfunktion und genetischen Polymorphismen wird ein solches polypharmazeutisches Arzneimittelregime immer schwerer steuerbar und der Nutzen für den Patienten muss sehr kritisch hinterfragt werden.

In der Geriatrie gibt es bereits mehrere Ansätze zur Identifikation und Klassifizierung potenziell inadäquater Medikamente, z. B. die **Priscus-Liste** oder die **FORTA-Liste.**

Arzneistoffe werden in der Regel dann als potenziell inadäquat eingestuft, wenn die potenziellen Risiken den potenziellen Nutzen überwiegen, oder wenn eine sicherere, besser verträglichere oder wirksamere Alternative zur Verfügung steht.

Bei der **Bewertung der Indikation** sollten die folgenden Fragen gestellt werden:
- Ist eine Indikation vorhanden?
- Kann der Patient mit sehr stark eingeschränkter Lebenserwartung vom Effekt profitieren?
- Ist die Indikation erkrankungsbedingt oder eine Arzneimittelnebenwirkung?

Es wird sich nie ganz vermeiden lassen, dass auch Medikamente zur **Behandlung von Nebenwirkungen anderer Arzneimittel** eingesetzt werden müssen. Bestes Beispiel hierfür aus dem palliativmedizinischen Bereich ist die Notwendigkeit von Laxanzien bei einer Opiattherapie. Gleichzeitig gilt es aber Verschreibungskaskaden zu vermeiden, die z. B. durch unerkannte Arzneimittelneben- oder Wechselwirkungen entstehen können. **Therapieautomatismen** sollten ebenfalls vermieden werden, beispielsweise die nach vielfach zu beobachtende Anordnung von Protonenpumpeninhibitoren für jeden Patienten der stationär in ein Krankenhaus aufgenommen wird. Bei der Evaluation eines Arzneimittelregimes sollte berücksichtigt werden, dass solche Verordnungskaskaden und Therapieautomatismen möglicherweise in der Vergangenheit stattgefunden haben und der Grund für einen Teil der aktuellen Medikation sein können.

FALLBERICHT

Durch das Absetzen bzw. die Dosisreduktion einiger Substanzen hat Herr O. keine nachteiligen Effekte. Ganz im Gegenteil: Er hat das Gefühl, wieder mehr Energie zu haben. Gleichzeitig beklagt er jedoch nach wie vor die starke Müdigkeit. Er gibt nach wie vor eine innere Unruhe an, eine Desorientiertheit wurde hingegen nicht mehr beobachtet. Das Behandlungsteam schiebt die vorbeschrieben Verwirrtheit und Desorientiertheit auf den häufigen Stationswechsel in Kombination mit dem Alter und der fortgeschrittenen Erkrankung des Patienten. Anzeichen für ein Delir wurden nicht beobachtet und man entschließt sich die Haloperidol-Dosis sukzessive zu reduzieren, bis die Behandlung nach ca. 5 Tagen schließlich vollständig beendet wird. Ein interessanter Nebeneffekt dieses Absetzens ist der Rückgang der inneren Unruhe von Herrn O.

Gerade in komplexen Erkrankungssituationen kann es passieren, dass die „Schraube Arzneimitteltherapie" am einfachsten zu bedienen ist. Eine Vielzahl von Medikamenten ohne anhaltenden Nutzen, jedoch mit zunehmenden Nebenwirkungen, steigenden Kosten und größer werdender Komplexität des Medikationsregimes kann die Folge sein. Daher sollte die Anwendung von Arzneimitteln immer in ein therapeutisches Gesamtkonzept eingebettet werden. Hierzu gehört auch ein Grundgerüst für Auswahl und Ausgestaltung der pharmakologischen-Therapie.

MERKE

Wird ein **neues Medikament** angesetzt, sollte von Anfang an ein klares **Behandlungsziel** definiert und ein **Zeitraum** festgelegt werden, in welchem dieses Ziel erreicht werden soll. Entsprechend muss zu angemessenen Zeitpunkten über eine Dosisanpassung oder das Absetzen des Medikaments diskutiert werden.

Wenn es die akute Symptombelastung erlaubt, sollten Änderungen im Arzneimittelregime idealerweise schrittweise und versetzt erfolgen. Es sollten Maßnahmen zur Überwachung der Arzneimitteltherapie getroffen werden und die Verantwortlichkeiten für diese Überwachung müssen klar festgelegt sein.

FALLBERICHT

Nach der konsequenten Straffung des Medikationsregimes geht es Herrn O. erstaunlich gut. Vor allem der Rückgang der inneren Unruhe erfreut das Stationsteam und es geht davon aus, dass es sich bei diesem Symptom am ehesten um eine Arzneimittelnebenwirkung der Dopaminantagonisten Metoclopramid und Haloperidol gehandelt haben muss, im Sinne einer arzneimittelinduzierten Akathisie. Davon angespornt soll auch noch der letzte Dopaminantagonist Melperon aus Herrn O.'s Medikationsplan verschwinden. Seine Schlafstörungen werden daher noch einmal genauer unter Lupe genommen. Auffällig ist, dass Herr O. tagsüber viel schläft und entsprechend auch viel Zeit im Bett verbringt. Nachts ist er hingegen wach. Arzt und Apotheker mutmaßen, dass es ich um einen verdrehten Tag-Nacht-Rhythmus handeln könnte, der mit wenig Tageslichtexposition und viel Zeit im Bett in den letzten Wochen durchaus erklärbar wäre. Mit Herrn O. wird besprochen, dass er versuchen soll, tagsüber mehr Zeit außerhalb des Bettes zu verbringen und Besuche seiner Frau z. B. für ein wenig Zeit auf dem Balkon zu verbringen. Melperon und Zolpidem werden abgesetzt, gleichzeitig wird Melatonin 2 mg abends angesetzt. Melatonin ist ein körpereigner Stoff, der vor allem bei Dunkelheit in der Zirbeldrüse gebildet wird und an der Steuerung des zirkadianen Rhythmus und Synchronisation der inneren Uhr mit dem Tag-Nacht-Zyklus beteiligt ist.

Arzneimittel sind keine Allroundtalente bei Schmerzen und anderen Symptomen. Für viele Symptome ist die **Kombination mit nichtmedikamentösen Maßnahmen** wichtig, teilweise sogar wichtiger.

Palliative Care hat als ein Hauptziel, belastende Symptome des Patienten zu lindern. Entsprechend sollte auch der medizinische Grundsatz **„Primum: non nocere" (Erstens: Nicht schaden)** in der Ausgestaltung der Arzneimitteltherapie ganz oben stehen. Konkret bedeutet dies:

- Eine Therapie sollte – egal mit welchem Medikament und in welcher Indikation – nur nach gründlicher Nutzen-Risiko-Abwägung begonnen werden.
- Eine Überwachung und Re-Evaluation von Wirksamkeit, Verträglichkeit und Indikation müssen regelmäßig (= in adäquaten Zeitabständen) erfolgen.
- Es sind sinnvolle Zeitpunkte für eine Beurteilung der Therapie patienten-, medikations- und indikationsspezifisch zu wählen.
- Eine Therapie sollte grundsätzlich so kurz wie möglich laufen.

FALLBERICHT

Über die folgenden 2 Wochen bessert sich der Schlaf von Herrn O. Die Tagesmüdigkeit nimmt ab, der Nachtschlaf zu und Herr O. genießt die gemeinsame Zeit mit seiner Frau auf dem Balkon und achtet sehr darauf, so viel Zeit wie möglich tagsüber außerhalb des Bettes zu verbringen. An der weiteren Medikation gegen Schmerzen und Atemnot müssen keine weiteren Änderungen vorgenommen werden, sodass Herr O. die Klinik nach 17 Tagen mit folgender Medikation verlassen kann (➤ Tab. 20.4).

Die sichere und gute Auswahl von Arzneimitteln ist eine Fähigkeit, die ausschlaggebend für eine erfolgreiche Symptomkontrolle sein kann. Eine sichere Arzneimittelauswahl setzt außerdem eine **gute Kommunikation zwischen dem Patienten, den Angehörigen** und den **beteiligten Berufsgruppen** voraus. Mangelnde Kommunikation trägt zu etwa der Hälfte vermeidbarer Medikationsfehler bei. Zu einer guten Kommunikation gehört auch die **eindeutige Dokumentation** (z. B. Allergien, Komorbiditäten, lesbare Verordnungen).

Auch wenn der behandelnde Arzt letztendlich die Verantwortung für die Arzneimitteltherapie trägt, sollten alle am Medikationsprozess Beteiligte involviert sein, d. h. Ärzte, Pflegekräfte und Apotheker. Jeder nimmt den Patienten und die Medikation aus seiner beruflichen Perspektive wahr. Bei unzureichender interprofessioneller Kommunikation können daher wertvolle Informationen verloren gehen. Idealerweise gibt es einen „Hauptverantwortlichen" für die Medikation, bei dem alle Informationen zusammenlaufen; das wird in der Praxis nicht immer umsetzbar sein. Das wichtigste ist daher, dass alle Beteiligten mithelfen und mitdenken und sich niemand darauf verlässt, dass sich schon jemand anderes um ein (potenzielles) Problem kümmern wird. Kritische Stellen im Medikationsprozess sollten bekannt sein, besonders beachtet werden und ggf. durch geeignete Maßnahmen abgesichert werden. Der potenzielle Schaden einer Arzneimitteltherapie ist stark mit dem Therapieziel verknüpft und dieses wird sich bei den meisten Patienten verändern, wenn das Lebensende näher rückt. Die große Herausforderung für alle an der Gestaltung der medikamentösen Therapie beteiligten Professionen ist es daher, auf dem Weg zum Ende des Lebens den jeweils richtigen Zeitpunkt zu finden, um die Entscheidung für oder gegen ein Medikament zu treffen. Da das Lebensende in vielen Leitlinien und Therapieempfehlungen zur Behandlung chronischer Erkrankung nicht „vorgesehen" ist, kein leichtes Unterfangen.

Der Umgang mit Arzneimitteln ist nicht einfach und sollte immer ausreichend Aufmerksamkeit bekommen, um Fehler zu vermeiden, Komplikationen frühzeitig zu erkennen und keine zusätzliche Belastung des Patienten zu bewirken. Daher gehört die **Arzneimitteltherapie** auch in die Hände von **Fachleuten: Ärzte, Apotheker und Pflegekräfte.**

Tab. 20.4 Medikamente von Herrn O. bei Entlassung

Substanz	Dosierung
Hydromorphon retardiert	2 mg – 0 – 0 – 2 mg
Metamizol	500 mg – 500 mg – 500 mg – 500 mg
Macrogol	1 Beutel – 0 – 0 – 0
Melatonin retardiert	0 – 0 – 0 – 2 mg

Bedarfsmedikation: Bei Schmerzen oder Atemnot Hydromorphon-Tropfen (Herstellung Apotheke) 0,5 mg 1-stündlich bei Bedarf p. o.

Alle drei Berufsgruppen sind für die gute und gewissenhafte Begleitung der Arzneimitteltherapie in der Palliative Care wichtig. Nur durch konstruktive Kommunikation und Zusammenarbeit kann eine gute und sichere Arzneimitteltherapie des Patienten gelingen.

Was wäre, wenn …

- … die Symptome des Patienten nach dem Absetzen der Medikamente wieder zugenommen hätten?
  - In diesem Fall hätten zumindest einzelne Medikamente wieder angesetzt werden können, ggf. auch in reduzierter Dosis. Für jedes Symptom bzw. jede Therapie wäre das Festsetzen von Überwachungsparametern sinnvoll gewesen. Zudem hätte jeweils diskutiert werden sollen, ob das Behandlungsziel auch durch andere, ggf. nichtmedikamentöse Maßnahmen zu erreichen wäre.
- … sich der Zustand des Patienten so schnell verschlechtert hätte, dass ein schrittweises Absetzen nicht mehr möglich gewesen wäre?
  - Ein abruptes Absetzen der meisten Arzneimittel wäre dann wahrscheinlich unumgänglich gewesen. In diesem Fall hätte die Herausforderung vor allem darin bestanden, Absetzerscheinungen zu erkennen und zu behandeln.

LITERATUR

Benkert O et al. Kompendium der Psychiatrischen Pharmakotherapie. Berlin/Heidelberg: Springer, 2017. S. 273.

Bundesapothekerkammer (Hrsg.) Medikationsanalyse. Leitlinie der Bundesapothekerkammer zur Qualitätssicherung. 2017.

Dean B et al. Causes of prescribing errors in hospital inpatients: a prospective study. Lancet, 2002; 359(9315): 1373–1378.

Gärtner J et al. Drug interactions in palliative care. Palliative Medicine, 2012 Sep; 26(6): 813–825.

Jones T A, Como JA. Assessment of medication errors that involved drug allergies at a university hospital. Pharmacotherapy, 2003; 23(7): 855–860.

Kanjanarat P et al. Nature of preventable adverse drug events in hospitals: a literature review. American Journal of Health System Pharmacy, 2003; 60(17): 1750–1759.

Morin L et al. Adequate, questionable, and inadequate drug prescribing for older adults at the end of life: a European expert consensus. Eur J Clin Pharmacol, 2018 Oct; 74(10): 1333–1342.

Neale G, Woloshynowych M, Vincent C. Exploring the causes of adverse events in NHS hospital practice. Journal of the Royal Society of Medicine, 2001, 94(7): 322–330.

Rothschild J M et al. Analysis of medication-related malpractice claims: causes, preventability, and costs. Archives of Internal Medicine, 2002; 162(21): 2414–2420.

Simon S T et al. Acceptability and preferences of six different routes of drug application for acute breathlessness: a comparison study between the United Kingdom and Germany. J Palliat Med, 2012. 15(12): 1374–1381.

Spinewine A et al. Appropriateness of use of medicines in elderly inpatients: qualitative study. British Medical Journal, 2005; 331(7522): 935.

Stevenson J et al. Managing comorbidities in patients at the end of life. 2004; 329(7471): 909–912.

Todd A et al. Inappropriate prescribing of preventative medication in patients with life-limiting illness: a systematic review. BMJ Support Palliat Care, 2017; 7(2): 113–121.

KAPITEL 21

Michaela Schiller

Manchmal muss es schnell gehen

Mit dem medizinischen Notfall wird eine plötzlich auftretende, unerwartete, bedrohliche Situation, die einer sofortigen Behandlung bedarf, verknüpft. Primäres Ziel ist hierbei die unmittelbare Lebenserhaltung.

Im palliativen Kontext müssen gemäß Definition der WHO die **physischen, psychosozialen und existenziellen Auswirkungen** des jeweiligen Notfalls auf den Patienten und seine Familie berücksichtigt werden. Im Vergleich zum klassischen Notfall sind palliative Notfälle zu einem gewissen Anteil vorhersehbar. Sie können im Rahmen eines gut etablierten **Advance Care Planning** vorab mit dem Patienten und seinen Angehörigen besprochen und ggf. ein Therapieregime festgelegt werden. Im Fokus stehen hierbei der Erhalt der bestmöglichen subjektiven Lebensqualität und die Linderung belastender Symptome. Es handelt sich um eine umfassende Form der Versorgung, die ihr Hauptaugenmerk auf die Bedürfnisse der Patienten legt und die Versorgung sowohl stationär als auch ambulant ermöglicht.

21.1 Der „endokrine" Notfall

FALLBERICHT

Frau Klein ist eine 59-jährige postmenopausale Patientin mit multipel metastasiertem Mammakarzinom und folgender Vorgeschichte:
- Erstdiagnose 05/2016: Mastektomie rechts bei Nachweis eines invasiv-lobulärem Mammakarzinoms pT2 pN1a L1 V0 R0 G3, Hormonrezeptor-positiv
- Adjuvante Chemotherapie (4 Zyklen Doxorubicin/Cyclophosphamid) und anschließende adjuvante antihormonelle Dauertherapie mit Tamoxifen
- 07/2017: Staging: multiple Metastasen ossär, retroperitoneal und mesorektal
- 08/2017: Einleitung einer palliativen Chemotherapie mit Paclitaxel sowie einer antiresorptiven Therapie mit Denosumab
- 09/2017: bildgebend deutlicher Tumorprogress unter der aktuellen Therapie

Im September 2017 stellt sich Frau Klein mit akuter Verschlechterung des Allgemeinzustands in der Notfallambulanz der betreuenden Gynäkoonkologie vor. Sie klagt über seit Tagen bestehende massive Kopfschmerzen, Schwindelgefühl sowie ausgeprägte Müdigkeit und Schwäche. Des Weiteren gibt die Patientin ein ausgedehntes Druckgefühl im Oberbauch an. Im Aufnahmegespräch wirkt Frau Klein stellenweise verlangsamt und desorientiert. Der begleitende Ehemann berichtet, seine Frau sei in den letzten beiden Tagen „zerstreut und irgendwie anders als sonst".

Laborchemisch konnte unmittelbar eine ausgeprägte Hyperkalzämie (Albumin-korrigiertes Kalzium 3,6 mmol/l) nachgewiesen werden, sonografisch bestand deutlicher Aszites.

21.1.1 Maligne Hyperkalzämie

Pathogenese und Klinik

Die Hyperkalzämie stellt den häufigsten endokrinologischen Notfall bei onkologisch erkrankten Palliativpatienten dar und tritt besonders häufig bei Patienten mit chemotherapieresistentem Tumorleiden auf.

Die Inzidenz wird derzeit mit 10–30 % angegeben und ist seit dem frühzeitigen Einsatz von Bisphosphonaten bei Nachweis von ossären Metastasen deutlich gesunken. Die maligne Hyperkalzämie kann bei jeglichen Tumorentitäten auftreten, am häufigsten ist sie jedoch assoziiert mit Lungentumoren, Mammakarzinomen und dem Multiplen Myelom.

➤ Tab. 21.1

21.1 Der „endokrine" Notfall

Tab. 21.1 Multifaktorielle Pathogenese der malignen Hyperkalzämie

Paraneoplastisch	• Häufigste Ursache (80 %) • Paraneoplastische Bildung von Parathormon-related Peptid (pTHrP) durch die Tumorzellen → bindet an PTH-Rezeptor und aktiviert diesen. • Vergleichbar mit primärem Hyperparathyreoidismus
Osteolytische Metastasen	• Erhöhte Sekretion von knochenabbauenden Zytokinen (IL-1; IL-6; TNF und TGF) • Voraussetzung: multiple Knochenläsionen wie z. B. bei metastasiertem Mammakarzinom
Mehrsekretion von aktivem Vitamin D	• Erhöhte extrarenaler Bildung von 1,25-Dihydroxycholecalciferol • Hyperkalzämie als Folge einer vermehrten intestinalen Resorption von Kalzium und einer erhöhten Knochenresorption durch Osteoklastenaktivierung.
Ektope Bildung von PTH in Tumorzellen	• Sehr selten

Klinik

Die Symptome ähneln denen eines klassischen primären Hyperparathyreoidismus und sind leider sehr unspezifisch und gerade bei Patienten mit einem komplexen fortgeschrittenen onkologischen Leiden schwer zu erkennen:
- **Gastrointestinale Symptome:** Übelkeit, Erbrechen, Bauchschmerzen, Obstipation, Inappetenz
- **Neurologische Symptome:** Müdigkeit, Verwirrtheit, Kopfschmerzen, Adynamie, Muskelschwäche, Verhaltensauffälligkeiten, Bewusstseinstrübung bis hin zum Koma
- **Renale Symptome:** Polydipsie, Polyurie, Nykturie, Exsikkose
- **Kardiale Symptome:** arterielle Hypertonie, Arrhythmien
  Man unterscheidet drei Schweregrade:
- Serumkalzium 2,6–2,9 mmol/l: milde Hyperkalzämie
- Serumkalzium 3,0–3,4 mmol/l: moderate Hyperkalzämie
- Serumkalzium > 3,5 mmol/l: schwere Hyperkalzämie

MERKE
Bei der Symptomkonstellation aus Übelkeit/Erbrechen, Obstipation und psychischen Veränderungen sollte in der Palliativmedizin immer an eine Hyperkalzämie gedacht werden. Häufig ist eine ausgeprägte Schläfrigkeit das einzige Symptom.

FALLBERICHT
Bei Frau Klein wird in der Notfallambulanz eine Aszitespunktion durchgeführt sowie unmittelbar eine Volumensubstitution mit isotoner Kochsalzlösung und im Verlauf eine forcierte Diurese mittels Furosemid eingeleitet. Weiterhin erhält die Patientin zweimalig Bisphosphonate (jeweils 4 mg Zoledronsäure) sowie rezidivierende Calcitonininfusionen. Im Verlauf ist Frau Klein zunehmend somnolent, sodass mit den Angehörigen bei dramatisch steigendem Serumkalzium von > 4,0 mmol/l und dem zugrunde liegenden Tumorprogress unter der palliativen Chemotherapie in den letzten 4 Wochen die Behandlung im Sinne des „Best Supportive Care" besprochen wird. Die Patientin verstirbt schließlich kurze Zeit später im Beisein ihrer Familie.

Diagnostik und therapeutische Optionen

Zur Diagnostik gehören neben der Anamnese die Bestimmung von Kalzium, Kreatinin und Albumin sowie ein EKG, um ggf. eine QT-Zeit-Verkürzung und Arrhythmien festzustellen.

MERKE
Bei **Hypalbuminämie** werden aufgrund des hohen Anteils an eiweißgebundenem Kalzium falsch niedrige Plasmakalziumkonzentrationen gemessen.

Tab. 21.2 Therapeutische Optionen bei Hyperkalzämie

Hydratation/Kalziuresis	• Volumensubstitution: NaCl 0,9 % intravenös 200–500 ml/h • Furosemid: 20–40 mg intravenös, nach der Rehydratation

Erstlinienmedikamente	• Bisphosphonate (i.v.):
	  – Pamidronat: 60–90 mg i.v. alle 3–4 Wochen
	  – Zoledronat: 4 mg i.v. alle 3–4 Wochen
	• Denosumab:
	  – 120 mg s.c. 1× wöchentlich für 4 Wochen, dann monatlich

Zweitlinienmedikamente	• Glukokortikiode: Prednison 60 mg täglich über 10 Tage • Kalzitonin: 4 IU/kg KG s.c. 12-stündlich
Supportive Ansätze	Exogene Kalziumzufuhr stoppen
Therapieverzicht diskutieren	Bei fortgeschrittenem Tumorleiden

Die alleinige antihyperkalzämische Therapie hat lediglich einen kurzfristigen Effekt für die Patienten. Es sollte daher kritisch geprüft werden, ob die Option einer tumorspezifischen Therapie besteht.

Man unterscheidet daher zwischen spezifischen und supportiven Maßnahmen (➤ Tab. 21.2).

Die Hyperkalzämie entsteht über mehrere Tage und muss daher auch innerhalb von 1–2 Tagen ausgeglichen werden, nicht innerhalb von Stunden. Vor jeder Therapie sollte allerdings immer die Entscheidung stehen, ob tatsächlich ein therapeutischer Nutzen besteht oder ob es sich um einen sterbenden Patienten handelt.

Was wäre, wenn …

- … bei der Patientin früher eine moderate Hyperkalzämie diagnostiziert worden wäre?
  – Grundsätzlich muss den behandelnden Ärzten bewusst sein, dass eine alleinige antihyperkalzämische Therapie nur einen kurzfristigen Effekt hat und das Überleben der Tumorpatienten nicht beeinflusst. Daher sollte kritisch geprüft werden, ob eine Indikation zur tumorspezifischen Therapie besteht. Gibt es realistische Chancen das Tumorleiden prognostisch günstig zu beeinflussen, sollte dies zeitnah mit den Patienten und ihren Angehörigen besprochen werden, da die tumorspezifische Therapie schnellstmöglich eingeleitet werden muss.

21.2 „Beine wie aus Gummi"

FALLBERICHT

Frau Paulus ist eine 42-jährige Patientin mit multipel metastasiertem Zervixkarzinom und folgender Vorgeschichte:
- Erstdiagnose 08/2017: Zervixkarzinom G3 pT2b pN1 (3/24) L1 V1 Pn1 R0
- 08/2017: Konisation, totale mesometriale Resektion mit pelviner Lymphnodektomie und Adnexektomie beidseits, postoperativ Beginn einer Radiochemotherapie
- 10/2018: Nachweis einer pulmonalen Metastase mit anschließender atypischer Lungenteil- und Thoraxwandresektion
- 11/2018: Nachweis einer osteolytischen Metastase in BWK10
- 12/2018 bis 04/2019: erneute Radiochemotherapie
- 07/2019: Nachweis weiterer ossärer und mediastinaler Metastasen
- 08/2019: Beginn einer Immuntherapie mit Pembrolizumab und Denosumab
- 10/2019: bildmorphologischer Nachweis einer großen Thoraxwandmetastase und weiterer mediastinaler sowie lymphogener und ossärer Metastasierung; zusätzlich Nachweis einer Port-assoziierten Thrombose im Bereich der V. jugularis.
- Einleitung einer palliativmedizinischen Betreuung, zunächst stationär zur Optimierung der Schmerztherapie und anschließende Anbindung an SAPV

Im Dezember 2019 wird Frau Paulus durch den betreuenden Hausarzt bei erneuter Zunahme der Schmerzsymptomatik auf die Palliativstation eingewiesen. Sie beklagt Schmerzen im Bereich der LWS, ziehend in beide Flanken mit brennender Qualität, in beide Oberschenkel ausstrahlend – teilweise fühle es sich an wie Stromschläge in den Beinen. Die Intensität wird aktuell mit NRS 3/10, bei Bewegung bis 8/10 beschrieben. Seit dem Morgen empfinde sie auch eine Gangunsicherheit, die „Beine seien wie Gummi", begleitet von Taubheitsgefühl in beiden Oberschenkeln. Zuletzt habe sie beim leichten Spazieren immer wieder starke Schmerzen in beiden Beinen gehabt. Der Nachtschlaf sei schmerzbedingt gestört. Ein sofortiger Therapieversuch mit hochdosiertem Dexamethason zur Reduktion des Ödems bleibt ohne Erfolg. Mittels spinalem MRT kann eine multiple Metastasierung der Wirbelsäule mit Ummauerung des Myelons nachgewiesen werden und dementsprechend eine hochgradige Spinalkanalstenose im Bereich von TH8/9.

21.2.1 Akute Rückenmarkskompression

Inzidenz, Pathogenese und Klinik

Die maligne spinale Kompression stellt auch in der Palliativmedizin eine Notfallsituation dar, da die Prognose unmittelbar mit der Zeitspanne zwischen Symptom- und Therapiebeginn korreliert.

Hierbei kommt es zu einer Kompression des Durasacks und der darin eingeschlossenen Strukturen (Rückenmark, Cauda equina) durch eine extradurale Tumormasse. Die maligne spinale Kompression tritt meist bei weit fortgeschrittener Krebserkrankung auf, die Prognose hinsichtlich der zu erwartenden Überlebenszeit sollte bei der Wahl des Behandlungskonzepts berücksichtigt werden.

Etwa 5 % der Patienten mit terminaler Tumorerkrankung erleiden spinale Kompressionen in den letzten 5 Lebensjahren; es besteht eine entsprechende Korrelation zur Häufigkeit ossärer Metastasen des Tumors: Prostata-, Brust- und Lungentumoren sind jeweils für 15–20 % der Fälle verantwortlich; Myelome, Non-Hodgkin-Lymphomen und Nierenzellkarzinome für ca. 5–10 %. ➤ Tab. 21.3.

Lokalisation
- Zervikal: 10 %
- Thorakal: 70 %
- Lumbal: 20 %

In 20 % der Fälle ist mehr als eine Höhe betroffen.

MERKE
Rückenschmerzen bei Tumorpatienten sollten immer an eine drohende Rückenmarkskompression denken lassen. Red Flags sind hierbei ausstrahlende Schmerzen und Sensibilitätsstörungen.

Tab. 21.3 Klinische Symptomatik bei akuter Rückenmarkskompression

Schmerzen	• Bei > 90 % der Betroffenen • Treten etwa 7 Wochen **vor** neurologischen Ausfällen auf • Red Flags: nächtliche Schmerzen sowie Schmerzen, die im Liegen zunehmen • Qualität kann radikulär (hell, einschießend) oder auch funikulär (dumpf, konstant, kalt) sein.
Paresen	• Bei ca. 75 % der Betroffenen • Klinische Symptomatik abhängig von der Lokalisation • Treten häufig symmetrisch auf
Sensibilitätsstörungen	• Bei etwa 50 % der Betroffenen • Werden häufig erst durch eine genaue Untersuchung der Dermatome bemerkt • Das sensible Niveau wird häufig als „Engegefühl oder Gürtelgefühl" umschrieben.
Autonome Störungen	• Blasen- und Mastdarmstörungen sind häufig ein Spätsymptom, werden aber unter einer Opiattherapie zeitweise „maskiert" oder fehlinterpretiert.
Ataxie	• Selten • Durch Kompression spinozerebellärer Bahnen

Diagnostik

- Ausführliche Anamnese und klinische Untersuchung, insbesondere Lokalisation des sensomotorischen Defizits und Suche nach vegetativen Störungen

- Spinales MRT entspricht dem Goldstandard mit einer Sensitivität von 93 % und einer Spezifität von 95 %; hiermit können sowohl die Weichteilstrukturen als auch die Kompression und die umgebenden ossären Strukturen sehr gut beurteilt werden.
- Wenn die Durchführung des MRTs schmerzbedingt schwierig ist, Steroidbolus erwägen.

FALLBERICHT

Nebenbefundlich zeigt das MRT bei Frau Paulus einen weiteren massiven Progress der bereits vorbeschriebenen lymphogenen, mediastinalen und Weichteilmetastasierung unter der Immuntherapie, sodass sie sich nach einem ausführlichen Beratungsgespräch gegen eine neurochirurgische Intervention und für eine palliative Strahlentherapie entscheidet, die noch am gleichen Tag begonnen wird, jedoch leider erfolglos bleibt.
Bei rasch fortschreitendem Progress und therapierefraktärer Querschnittssymptomatik wird die Patientin in der Tumorkonferenz erneut besprochen und gemeinsam „Best Supportive Care" als Therapiekonzept festgelegt. Mit entsprechender Unterstützung durch das SAPV-Team wird die Patientin schnellstmöglich nach Hause entlassen, wo sie 6 Wochen später im Beisein ihrer Familie gut symptomkontrolliert verstirbt.

Therapieoptionen

Oberste Priorität in der Behandlung der akuten Rückenmarkskompression hat die **Schmerzreduktion!** Des Weiteren sollten die Vermeidung von Komplikationen sowie die Stabilisierung und/oder Verbesserung des neurologischen Status im Fokus stehen.

Bei jedem Patienten mit onkologischer Erkrankung und ossären Metastasen sollte zwingend eine ärztliche Aufklärung von Patient und Angehörigen über das Warnsymptom „Rückenschmerz" erfolgen, für den keine sonstige sinnvolle medizinische Erklärung existiert.

MERKE
Um irreversible Schäden zu minimieren, muss die Therapie sehr rasch einsetzen!

Kortikosteroide

- Rasche Besserung der Symptome durch Reduktion des Ödems
- Schmerzreduktion innerhalb weniger Stunden
- Initial Hochdosistherapie bei Paraparese und Paraplegie (Dexamethason 40 mg i. v.)
- Bei Schmerzen und leichtgradigen neurologischen Ausfällen 6–16 mg Dexamethason tgl.
- Dilemma: Hochdosis mit erwiesener Wirksamkeit, aber höherer Komplikationsrate!
- Ausschleichen gemäß klinischer Symptomatik
- Thromboseprophylaxe und Obstipationsprophylaxe nicht vergessen!

Operation

- Zunächst Überprüfen der Indikation zur operativen Dekompression und Stabilisierung
- Wenn indiziert, schnellstmöglich radikale Resektion mit nachfolgender Rekonstruktion
- Reversibilität der neurologischen Symptome nach 24–48 h deutlich reduziert
- Nach OP bei strahlensensiblen Tumoren Radiatio zur Rezidivvermeidung anschließen
- **Cave:** Bei vorbestrahlter Wirbelsäule hohe Komplikationsrate!

Strahlentherapie

- Bestrahlungsregion: zwei Wirbelkörper ober- und unterhalb der Kompression
- Methode der Wahl bei fehlender OP-Indikation, aber Radiosensibilität des Tumors
- Hinsichtlich der erhaltenen Gehfähigkeit in Kombination nach erfolgter OP signifikant besser als alleinige Radiatio (Patchell et al., 2005)
- Gesamtdosis und Fraktionierung sind abhängig von der Prognose des Patienten, bei schlechterer Prognose werden hohe Bestrahlungsdosen und kurze Therapieschemata gewählt, hier ist der schnell einsetzende analgetische Effekt der entscheidende Faktor.
- Je schneller die Radiatio beginnt, desto besser die Prognose! Daher sollte das Ziel sein innerhalb von 12 h nach Verlust der Gehfähigkeit zu beginnen.

Schmerztherapie

- Stellt einen zentralen Pfeiler in der Therapie dar mit besonderem Fokus auf die oftmals schwer zu behandelnde neuropathische Schmerzkomponente
- Bei kurzer Lebensdauer von nur wenigen Tagen sollte die Schmerztherapie alleinig im Mittelpunkt der Therapie stehen!

MERKE
Beim Verdacht auf eine Rückenmarkskompression sollte unmittelbar hochdosiert Dexamethason verabreicht werden!

INFO
Eine vollständige Paraplegie, das Vorliegen einer Sphinkterinsuffizienz und ein sehr rascher Beginn der Symptome innerhalb von 36 h sind ungünstige prognostische Faktoren hinsichtlich des Ansprechens auf eine therapeutische Intervention.

Was wäre, wenn ...

- ... eine Versorgung der Patientin aufgrund der Querschnittssymptomatik zu Hause nicht möglich gewesen wäre?
  – Bei vorliegender Querschnittssymptomatik besteht bei der Patientin ein enormer Pflegeaufwand. Alternativ zur häuslichen Variante besteht die Möglichkeit zur Versorgung in einem stationären Hospiz. Dort erhalten die Patienten eine bestmögliche Pflege sowie eine achtsame, zugewandte Begleitung durch ein multiprofessionelles Team aus Pflegekräften, Ärzten, Seelsorgern, Sozialarbeitern sowie ehrenamtlichen Begleitern, um ein bestmögliches Maß an Lebensqualität zu erschaffen.

21.3 Überall ist Blut

FALLBERICHT

Herr Becker (62 Jahre) wird aus der Abteilung für Innere Medizin zur Optimierung der Schmerztherapie auf die Palliativstation verlegt. Er leidet an einem cholangiozellulären Karzinom:
- 02/2018: Erstdiagnose: Hemihepatektomie und Cholezystektomie
- 05–09/2018: 6 Zyklen adjuvante Chemotherapie Gemcitamine/Cisplatin
- 09/2018: Staging, komplette Remission
- 01/2019: Rezidiv in Lebersegment 1 mit DHC-Kompression, Einlage Metallstent bei maligner Gallengangstenose
- 02/2019: palliative Chemotherapie nach FOLFIRI-Protokoll
- 02/2019: LK-Metastase mit Einbruch in Ösophagus, Radiatio erfolgt

Das Aufnahmegespräch erfolgt gemeinsam mit dem Patienten und seiner Ehefrau.
Als Hauptsymptomlast werden Schmerzen im Oberbauch angegeben, die fast kontinuierlich, immer wieder schubweise auftreten und einen drückenden Charakter aufweisen. Auf Nachfragen gibt der Patient eine ausgeprägte, rasch zunehmende Schwäche an (er habe vor 5 Tagen noch im Keller mit dem Schweißgerät gearbeitet!); sowie Müdigkeit, Ängste, innere Unruhe und Gedankenkreisen. Der Appetit sei deutlich reduziert, er sei nun kontinuierlich auf Hilfe angewiesen. Seine beiden erwachsenen Kinder (30 und 35 Jahre) seien nicht vollständig über die Erkrankung aufgeklärt, er möchte sie nicht zu sehr belasten.
In der klinischen Untersuchung zeigt sich ein blassikterischer, sehr schwacher, kachektischer Patient mit ausgeprägtem Aszites und Hepatomegalie. Bereits am Verlegungstag setzt Herr Becker zweimalig Teerstuhl ab. Es erfolgen mehrere intensive ärztliche

Beratungsgespräche, zunächst mit dem Ehepaar und schließlich auch ein gemeinsames ärztlich-psychologisches Familiengespräch mit den Kindern.

21.3.1 Akute Blutungsereignisse

Ätiologie, Lokalisationen

Akute Blutungsereignisse treten in der palliativen Situation eher selten auf, stellen jedoch absolute Notfälle dar. Ein akuter Blutverlust, selbst in kleineren Mengen, verursacht beim Patienten, seinen Angehörigen und unter Umständen dem betreuenden Personal Angst und Panik.

> **INFO**
> Als **terminale Blutung** bezeichnet man einen akuten Blutverlust, der innerhalb von Minuten zum Tod führt. Der Blutverlust kann dabei sowohl nach innen als auch nach außen erfolgen.

Man unterscheidet drei Kategorien:
- Anatomisch bedingter Blutungstyp: z. B. Hämoptysen bei Bronchialkarzinom
- Generalisierter Blutungstyp: z. B. Koagulopathie oder Thrombozytopenie bei Leukämie
- Gemischter Typ

Chronische Blutungsereignisse können sowohl bei allen Tumoren des Gastrointestinaltrakts, des HNO-Bereichs, beim Bronchialkarzinom als auch bei Karzinomen mit Infiltration oder Metastasierung in die Haut, ausgedehnter Knochenmarkkarzinose oder hämorrhagischer Diathese auftreten und der akuten Blutungssituation als Warnzeichen vorangehen. Bei fortgeschrittener Tumorerkrankung sollte daher immer mit der Gefahr einer akuten Blutung gerechnet werden.

Hier spielt die vorausschauende Planung des Behandlungsteams eine essenzielle Rolle: Sowohl der Patient als auch die Angehörigen sollten über die Blutungsgefahr aufgeklärt werden, um anschließend mit den Betroffenen die Therapieoptionen zu klären und einen entsprechenden Notfallplan unter Berücksichtigung des Patientenwillens erstellen zu können.

Zu einer vorausschauenden Notfallplanung gehört ebenso, dass in der Nähe des Patienten die entsprechenden Hilfsmittel positioniert werden, die im Falle einer akuten Blutung sofort benötigt werden.

> **MERKE**
> Eine **Notfallbox** bei Blutungsgefahr sollte Folgendes beinhalten:
> - Dunkle, bestenfalls rote Tücher
> - Einmalhandschuhe, Schutzkittel
> - Spritzen, Kanülen, Dreiwegehahn, Infusionszubehör, Stauschlauch
> - Kompressen, Mullbinden, Pflaster, Schere, Pinzette
> - Desinfektionsspray, Hämostyptika (z. B. Chitosan)
> - NaCl, Midazolam, Lorazepam, Epinephrin

> **INFO**
> **Chitosan**
> Chitosan, auch als Poly-D-Glucosamin bekannt, ist ein natürliches Biopolymer aus der Familie der Polysaccharide. Es findet als sog. hämostyptischer Verbandsstoff seinen Einsatz häufig im Rettungsdienst. Die blutstillende Wirkung basiert auf mehreren Eigenschaften:
> - Hohe Absorptionskapazität: Bindung von Flüssigkeiten, Fetten und Proteinen
> - Filmbildend
> - Konzentration von Gerinnungsfaktoren und Blutbestandteilen durch Feuchtigkeitsbindung
> - Elektrophysiologische Reaktion: kationisch geladenes Chitosan fördert zusätzlich die Konzentration von anionisch geladenen Blutgerinnungsfaktoren in der Wunde.
> - Wirkt unabhängig von einer bestehenden Antikoagulation

FALLBERICHT

Herr Becker wünscht die Entlassung nach Hause, dementsprechend organisieren wir die Mitbetreuung durch das heimatnahe SAPV-Team und erstellen gemeinsam mit der Familie einen entsprechenden Notfallplan. Am frühen Morgen des geplanten Entlasstags kommt es zu einer fulminanten Blutung des oberen Gastrointestinaltrakts im Beisein der Angehörigen, im Rahmen derer der Patient sediert werden muss und schließlich nach wenigen Minuten verstirbt. Die anwesende Ehefrau ist nach den vorbereitenden Gesprächen und der engen Betreuung durch das multiprofessionelle Team auf die Situation vorbereitet und kann das Geschehene in einigen nachfolgenden psychologischen Gesprächen gut verarbeiten.

Tab. 21.4 Therapieoptionen bei akuten Blutungsereignissen

Supportive Maßnahmen	• Patient und Angehörige beruhigen, nicht alleine lassen und Sicherheit ausstrahlen • Lokale Therapie – wenn möglich! Mittels Tamponade, Hämostyptika lokal oder systemisch • (Blutprodukte, falls diese indiziert sind!) • Sedierung (Midazolam s. c. oder i. v.)
Kausale Maßnahmen	• Bei fortgeschrittener Krebserkrankung in den meisten Fällen nicht mehr sinnvoll • Daher immer evaluieren, ob bei folgenden Interventionen mit einem längerfristigen Therapieerfolg zu rechnen ist: endoskopische Laserung; chirurgische Intervention, hämostyptische Bestrahlung, Hormontherapie
Prophylaxe	• Absetzen gerinnungshemmender Medikamente (z. B. ASS, Thromboseprophylaxe, Cumarinderivate) • Substitution von gerinnungsaktiven Substanzen, z. B. Vitamin K bei Vitamin-K-Mangel und ausreichender Lebersyntheseleistung oder Thrombozytenkonzentrate bei zu erwartender Besserung der Thrombopenie (Z. n. Chemotherapie) • Bei entzündlicher Komponente – z. B. exulzerierende Tumoren, antibiotische Therapie mit Metronidazol erwägen • Substitution von Tranexamsäure oral, parenteral oder lokal

Supportive und kausale Therapieoptionen und Prophylaxe

Die Basis für einen kausalen oder prophylaktischen Behandlungsansatz ist die Identifikation von weiteren Risikofaktoren wie z. B. große Wundflächen, ausgeprägte Thrombozytopenien und orale Antikoagulation.

Essenziell sind die **supportiven Maßnahmen,** hierbei spielt vor allem die Betreuung des Patienten und seiner Angehörigen durch ein erfahrenes multiprofessionelles Palliativteam eine zentrale Rolle (> Tab. 21.4). Ein individuell erstellter Notfallplan gibt sowohl den Patienten und ihren Angehörigen, aber auch dem behandelnden Team eine bestmögliche Sicherheit. Im ambulanten Bereich kann der Notfallplan für einen potenziell hinzugezogenen Notarzt sehr hilfreich hinsichtlich einer adäquaten medizinischen Entscheidung sein.

MERKE

Für nicht aufgeklärte Patienten und ihre Angehörigen kann eine akute Blutungssituation ein furchtbares Ereignis darstellen!

Was wäre, wenn …

- … die Blutungssituation einige Tage nach der Entlassung zu Hause aufgetreten wäre?
  – Durch das betreuende SAPV-Team erhalten die Patienten und Angehörigen einen individuellen Notfallplan sowie eine Notfallbox. Alle Medikamente sind beschriftet und alle „Werkzeuge", die für das Verabreichen der Medikamente nötig sind, befinden sich ebenso in der Box. Die Dosis der Medikation ist für den Akutfall gedacht und soll solange ausreichen, bis das Palliativ-Care-Team eintrifft. Unmittelbar nach der Entlassung aus dem Krankenhaus erfolgt die Anleitung der Angehörigen, sie werden somit aktiv in den Pflege- und Sterbeprozess integriert und von einer passiven in eine aktive Haltung versetzt. Viele Angehörige wollen etwas tun und werden vom SAPV-Team darauf vorbereitet, eine eventuelle Notfallsituation bis zum Eintreffen des Teams bewältigen zu können. Dennoch ist es wichtig, dies vorab mit den Angehörigen sehr genau zu kommunizieren, da eine fulminante Blutungssituation auch für eingewiesene Angehörige eine absolute Herausforderung darstellt.

21.4 Hilfe, ich bekomme keine Luft!

FALLBERICHT

Die 54-jährige Patientin Frau Schneider wird von der betreuenden Hausärztin bei rezidivierenden Dyspnoeattacken zur weiteren Abklärung und Therapieoptimierung auf die Palliativstation eingewiesen. Die Patientin ist nach sehr langer Krankheitsgeschichte bereits bekannt:
- 08/2013: Erstdiagnose eines nicht-kleinzelligen Bronchialkarzinoms (NSCLC linker Unterlappen); pT3, pN0 (0/30), L1, V0, Pn0, R0, G1; Histologie: Adenokarzinom
- 06.09.13: Lobektomie linker Unterlappen und anschließend 4 Zyklen adjuvante Chemotherapie
- 09/2015: Progress mit diffuser pulmonaler Metastasierung, erneut 2 Zyklen Chemotherapie
- 11/2015: erneuter Progress, Wechsel auf Zweitlinientherapie (Immuntherapie mit Nivolumab)
- 03/2016: CT Restaging: erneuter Progress, Wechsel auf Drittlinientherapie (Docetaxel und Nintedanib 03/16)
- 11/2016: Abbruch der 3rd line Therapie bei Nebenwirkungen
- 02/2017: CT Thorax: Progress der pulmonalen Raumforderungen, 5 Zyklen Viertlinienherapie mit Nab-Paclitaxel
- 01/2018: CT-Thorax: deutlicher pulmonaler Progress beidseits 02/18–07/18 6 Zyklen einer 4th-line-Therapie mit Gemcitabine mono
- 11/2018: *stable disease*
- 03/2019: Progress: multiple größenprogrediente Herde, palliative Betreuung eingeleitet

Im Aufnahmegespräch berichtet die Patientin von zunehmender Dyspnoe, vor allem morgens nach dem Aufwachen im Rahmen von Hustenattacken, aber auch bei Belastung, sie könne nur noch wenige Meter gehen, Treppensteigen sei unmöglich. Seitens der betreuenden Hausärztin ist die Patientin dauerhaft mit Sauerstoff über die Nasenbrille mit 2–2,5 l/min versorgt. Frau Schneider besitzt einen Rollator sowie einen Rollstuhl, im häuslichen Umfeld bewegt sie sich allerdings ohne Hilfsmittel, bei Spaziergängen benutze sie den Rollator. Sie benötigt Hilfe bei der Körperpflege.

21.4.1 Akute Dyspnoe

Prävalenz, Definition und Ursachen

Patienten mit fortgeschrittenen Krebserkrankungen aber auch mit nicht malignen chronisch fortschreitenden pulmonalen und kardialen Erkrankungen leiden im Krankheitsverlauf zunehmend an Dyspnoe.

Die Prävalenz der Dyspnoe bei fortgeschrittenen malignen Erkrankungen liegt bei 53,4 %; bei Patienten mit Bronchialkarzinom oder pulmonaler, pleuraler bzw. mediastinaler Infiltration sogar bei bis zu 74,3 %. Dyspnoe kann kontinuierlich oder in Form sog. Atemnotattacken auftreten. Beides wird von den Patienten als sehr bedrohlich empfunden und ist häufig mit Angstzuständen assoziiert. Darüber hinaus führt die eingeschränkte Leistungsfähigkeit nicht selten zum sozialen Rückzug.

INFO

Die American Thoracic Society definiert die Dyspnoe als „subjektive Erfahrung einer unangenehmen Atmung, die in ihrer Ausprägung schwanken kann". Zugrunde liegt ein komplexes Zusammenspiel physischer, psychischer, sozialer und umweltbedingter Faktoren, die sekundär physiologische und verhaltensbezogene Reaktionen auslösen.

Die Leitlinie Palliativmedizin empfiehlt die Erfassung von drei Dimensionen der Dyspnoe (> Tab. 21.5).

Tab. 21.5 Dimensionen der Dyspnoe

Dimension	Bedeutung	Erfassung
Sensorisches Erleben der Atemnot	Intensität Schweregrad Stärke	Numerische oder kategoriale Einteilung, z. B. NRS 0–10, VAS
Emotionale Belastung durch Atemnot	Unangenehmes Gefühl	Numerische Einteilung oder Mehrfachfragen, z. B. HADS für Angst/Depression

Tab. 21.5 Dimensionen der Dyspnoe *(Forts.)*

Dimension	Bedeutung	Erfassung
Beeinträchtigung durch Atemnot	Arbeit Lebensqualität Soziale Kontakte etc.	Eindimensional, z. B. MRC Skala für Funktion/ Belastungstoleranz, oder mehrdimensional, z. B. CRQ für Lebensqualität

HADS: Hospital Anxiety and Depression Scale
MRC: Medical Research Council
CRQ: Chronic Respiratory Disease Questionnaire

Ätiologie

Initial sollte das Hauptaugenmerk auf die Identifikation möglicher reversibler Ursachen gesetzt werden, um diese schnellstmöglich behandeln zu können (> Tab. 21.6). Parallel sollte eine symptomatische Behandlung eingeleitet werden.

Tab. 21.6 Mögliche behandelbare Ursachen der Dyspnoe

Ursache	Kausale Therapieoption
Bronchospasmus	Spasmolytika, Steroide
Infektionen (z. B. bei Infektexazerbationen bei Mukoviszidose oder COPD)	Antibiotika, Antimykotika
Obstruktion (durch Tumorinfiltration oder Sekretverlegung)	Bronchoskopie, evtl. mit Laser oder Stenteinlage Strahlentherapie
Hämoptysen	Bronchoskopie, evtl. mit Laser oder Stenteinlage Strahlentherapie Antifibrinolytika
Obere Einflussstauung	Steroide, Antikoagulation, Cava-Stent Strahlentherapie
Perikarderguss Pleuraerguss	Perikardpunktion Pleurapunktion, ggf. Drainage oder Pleurodese
Kardiale Dekompensation mit pulmonaler Stauung	Diuretika
Anämie	Transfusion
Pneumothorax	Pleuradrainage

Es ist essenziell, dass bei der Indikationsstellung zu einer diagnostischen und eventuell therapeutischen Intervention immer die individuelle Situation des Patienten sowie der Patientenwille beachtet werden. Einem Patienten mit tumorbedingter oberer Einflussstauung bei weit fortgeschrittenem Krebsleiden sollte man in der Sterbephase weder einen Cavastent noch eine Radiatio empfehlen, sondern den Fokus auf eine gut symptomkontrollierende symptomatische Therapie legen. Primäre Zielsetzung ist hierbei nicht der Lebenserhalt, sondern die Linderung quälender Symptome zum Erhalt der bestmöglichen Lebensqualität.

Psychische Ursachen als Auslöser einer Atemnotattacke sind nicht selten. Angst, Belastung, Erregung, Wut und Alleinsein sind nur wenige Beispiele. Angst ist jedoch nicht nur Auslöser, sondern auch Folge der Atemnot. Darüber hinaus führt die Angst sehr häufig zu einer Verstärkung der Atemnot und es entsteht ein Teufelskreis.

FALLBERICHT

Bei Frau Schneider können mittels Röntgenaufnahme des Thorax ein Pleuraerguss sowie ein Pneumothorax ausgeschlossen werden, im Blutbild zeigt sich eine diskrete Anämie mit Hb 10,1 g/dl; in der Dauermedikation sind bereits eine intensive antiobstruktive Inhalationstherapie sowie eine niedrigdosierte Steroidtherapie etabliert. Im Einzelgespräch berichtet die Patientin, dass sie kaum noch aus dem Bett komme, sobald sie sich leicht belaste, treten massive Atemnotattacken auf, die geliebten Spaziergänge mit ihrer Tochter seien derzeit unvorstellbar.
Die Patientin wird aufgrund der therapierefraktären Dyspnoe auf Morphin eingestellt. Da sie zuvor noch nie Opioide erhalten hat, wird mit einer Dosis von 2,5 mg oralem Morphin alle 4 h gestartet und die Dosis entsprechend langsam bis zu einer zufriedenstellenden Dosis hochtitriert. Nach Dosisfindung wird auf ein retardiertes Präparat umgestellt. Gleichzeitig werden die Patientin und ihre Familie durch die betreuende Psychologin im Umgang mit den Symptomen Atemnot und Angst geschult; die Physiotherapeutin vermittelte Atemtechniken (Lippenbremse, Kutschersitz), die im Fall einer erneuten Dyspnoe-Attacke Linderung verschaffen können. Außerdem wird Frau Schneider motiviert, die Hilfsmittel (Rollator und

Rollstuhl) in ihren Alltag zu integrieren und sich Zeit für individuelle Entspannungsübungen zu nehmen. Schließlich wird Frau Schneider mit einer Tagesdosis von 30 mg retardiertem Morphin entlassen und kann ihren Alltag für weitere 5 Monate gut bewältigen.

Medikamentöse und nicht-medikamentöse Therapie

Im Sinne der vorausschauenden Planung sollte im Rahmen eines ausführlichen Gesprächs gemeinsam mit den Patienten und den Angehörigen ein Notfallplan erstellt werden, der neben den medikamentösen Therapieoptionen und ihrer jeweiligen Anwendung auch einfache Übungen enthält, die im Rahmen einer Atemnotattacke angewandt werden können (z. B. Mantra aufsagen; Handventilator benutzen etc.). Im Sinne der Edukation sollte den Patienten die Wichtigkeit der Hilfsmittel verdeutlicht werden, da insbesondere die Gehhilfen die Atemhilfsmuskulatur unterstützen und somit eine große Entlastung im Alltag darstellen können.

Für viele Patienten ist es darüber hinaus wichtig ein Entspannungsverfahren zu erlernen, um die emotionalen Auslöser der Dyspnoe selbstständig besser regulieren zu können ➤ Tab. 21.7.

INFO
Zentrale Atemstörungen führen in der Regel nicht zum subjektiven Symptom der Dyspnoe, sondern zu Atemdepression, Eintrübung und Atemlähmung,

Tab. 21.7 Therapie von Dyspnoe

Therapie	Besonderheiten
Opioide	• Wirksamkeit zur Reduktion der therapierefraktären Dyspnoe in mehreren Studien belegt • Sowohl bei Patienten mit Krebserkrankung als auch bei Patienten mit Herzinsuffizienz und COPD anwendbar • Keine klinische Atemdepression • Opioidrezeptoren im gesamten kardiorespiratorischen System → Symptomlinderung • Modulieren die emotionale Bewertung der Dyspnoe durch Reduktion der Aktivität bestimmter Hirnareale • Dosis: 2,5–5 mg p.o. oder 1–2,5 mg i.v./s.c. bei morphinnaiven Patienten, ein Sechstel bis ein Viertel der Tagesdosis bei vorbestehender Mophintherapie; jeweils Steigerung bis Symptomkontrolle! • **Cave:** Von Beginn an Antiemetikum und Laxans zur Prophylaxe der zu erwartenden Nebenwirkungen!
Benzodiazepine	• Fehlende Evidenz, dennoch aus Erfahrung häufig angewandt • Zielgruppe: Patienten mit ausgeprägter Angstkomponente, bei denen die Therapie mit Opioiden und nicht-medikamentösen Maßnahmen nicht ausreichend ist • Dosis: Lorazepam 0,5–1 mg s.l./p.o. alle 6–8 h oder Midazolam 2,5–5 mg s.c. alle 4 h
Steroide	• Keine Evidenz für die Behandlung der Dyspnoe bei Patienten mit fortgeschrittener Krebserkrankung oder COPD • Expertenempfehlung für Patienten mit Lymphagiosis carcinomatosa und Atemwegsobstruktion durch Tumorinfiltration • Dosis: Beclometason inhalativ 2–4 Hübe oder Dexamethason systemisch als Stoßtherapie mit 8–12 mg i.v./s.c. oder p.o.
Sauerstoff	• Empfohlen für Patienten mit Hypoxämie (z. B. Lungenfibrose, Pneumonie etc.) und COPD • Nicht-hypoxämische Patienten mit einer onkologischen Erkrankung profitieren gemäß Studienlage nicht von Sauerstoffgaben, verkomplizierend treten häufig unerwünschte Nebenwirkungen wie z. B. das Austrocknen der Schleimhäute auf. Empfohlen wird daher eher der Einsatz von Handventilatoren.
Nicht-medikamentöse Maßnahmen	• Ruhe bewahren, Patienten nicht alleine lassen, Lagerung optimieren, Fenster öffnen, Atemluft befeuchten • Eingeübte Rituale, wie z. B. Atemhilfstechniken, Nutzung eines Handventilators

MERKE

Ruhe bewahren ist der zentrale Pfeiler im Umgang mit Patienten in einer Atemnotattacke. Atemnot löst beim Patienten Panik aus, die sich auf Angehörige und Personal übertragen kann und dadurch im Sinne eines Teufelskreises die Atemnot verstärkt.

Was wäre, wenn …

… die Patientin nach wenigen Wochen mit der zur Verfügung stehenden Tagesdosis nicht mehr ausreichend symptomkontrolliert wäre?
– Dann besteht die Möglichkeit, sowohl die Basistherapie als auch die Bedarfsmedikation zu steigern. Opioide sind derzeit die einzige Substanzgruppe mit einer ausreichenden Evidenz in Studien zur symptomatischen Behandlung der therapierefraktären Dyspnoe. Eine klinisch relevante Atemdepression ist in keiner der bekannten Studien beschrieben.

21.5 Sie krampft schon wieder …

FALLBERICHT

Katharina ist eine 19-jährige junge Frau mit Tumorrezidiv eines sekundären Glioblastoms bei Z. n. anaplastischem Astrozytom 2 Jahre zuvor, die zum „Best Supportive Care" mit folgender Vorgeschichte auf die Palliativstation verlegt wird:

- 06/2019: sekundäres Glioblastom bei Z. n. Erstdiagnose eines anaplastischen Astrozytoms (WHO-Grad III [IDH1 mut] 2017); Tumorresektion rechts frontal mit Einlage von mehreren Gliadel-Plättchen in die Resektionshöhle

Aktuelle Diagnosehistorie:

- 11/2019: Tumorrezidiv des bekannten sekundären Glioblastoms rechts frontal, IDH1 Mutation, erneute Tumorresektion mit Gliadel-Einlage
- 12/2019: mehrfache operative Ausräumung eines intrazerebralen Abszesses; In- und Explantation eines ventrikulo-peritonealen Shunts, Anlage einer externen Ventrikeldrainage
- 12/2019: Hydrocephalus malresorptivus mit Liquorfistel und Wundheilungsstörung
- 01/2020: Explantation der externen Ventrikeldrainage und erneute Implantation eines ventrikuloperitonealen Shunts links; im weiteren Verlauf Duraplastik rechts frontal

Im Aufnahmegespräch ist die Patientin deutlich verlangsamt, jedoch voll orientiert. In der klinischen Untersuchung fallen eine Hemiparese links sowie ein ausgeprägtes Cushing-Syndrom auf. Insgesamt wenig Symptomlast. Katharina berichtet über nächtliches Gedankenkreisen, sie mache sich Sorgen um ihre Familie und den Ausbildungsplatz. Sie lebt bei ihren Eltern, die Wohnung ist in einem Mehrfamilienhaus in der 4. Etage. Bislang ist keine Versorgung mit Hilfsmitteln erfolgt, eine Anbindung an das zuständige SAPV-Team ist gewünscht, jedoch noch nicht geplant. Im Rahmen des stationären Aufenthalts erfolgen ärztliche, psychologische und sozialrechtliche Beratungsgespräche hinsichtlich der weiteren Versorgungsmöglichkeiten für Katharina. Für die Patientin ist ganz klar, dass sie nach Hause möchte, einen erneuten Krankenhausaufenthalt beschreibt sie als „unzumutbar". Nach wenigen Tagen kommt es am Abend beim Fernsehschauen zu einem tonisch-klonischen generalisierten Krampfanfall, der durch die betreuende Pflegekraft bemerkt wird und nicht spontan sistiert. Zunächst wird Katharina auf die Seite gelagert, gemäß vorliegendem Notfallplan wird der Patientin Lorazepam in die Wangentasche gelegt, woraufhin der Anfall sistiert.

21.5.1 Zerebrale Krampfanfälle

Prävalenz und Einteilung

Epileptische Anfälle sind eine große therapeutische Herausforderung in der Palliativmedizin. Sie können fokal, primär oder sekundär generalisiert auftreten und dauern in der Regel nicht länger als 2 min. Bei einer Anfallsdauer >5 min ist ein spontanes Sistieren sehr unwahrscheinlich und man spricht von einem Status epilepticus.

INFO
Jede Anfallsform eines zerebralen Krampfgeschehens kann zu einem Status epilepticus führen.

Die Prävalenz der Epilepsie beträgt für Patienten mit primären Hirntumoren etwa 40 %; für Patienten mit zerebralen Metastasen etwa 20 %.

Der epileptische Anfall entsteht durch eine pathologische elektrische Entladung und Synchronisation von Neuronenverbänden im Gehirn. Ist nur ein bestimmter Bereich des Gehirns betroffen, entstehen fokale Anfälle. Insbesondere die Anfälle, die keine motorische Komponente haben, werden häufig fehlinterpretiert oder gar nicht erst erkannt. Man unterscheidet:

1. **Anfallsformen generalisierter epileptischer Anfälle:**
   - Tonisch-klonisch generalisierter Anfall (Grand-Mal)
   - Absencen
   - Myoklonische Anfälle
   - Klonische Anfälle
   - (A)/Tonische Anfälle
2. **Fokale epileptische Anfälle:**
   - Ohne Bewusstseinseinschränkung (einfach fokaler epileptischer Anfall)
   - Mit Bewusstseinseinschränkung (komplex fokaler epileptischer Anfall)
   - Mit sekundärer Generalisierung zum Grand-Mal-Anfall
3. **Epileptische Anfälle unbekannter Ursache**

Klinik

➤ Tab. 21.8

MERKE
Der nonkonvulsive Status epilepticus ist schwer zu erkennen und aufgrund bestimmter Verhaltensänderungen differenzialdiagnostisch oft sehr schwer vom Delir zu unterscheiden.

Die klinische Symptomatik fokaler Anfälle ist abhängig von der betroffenen Gehirnregion (➤ Tab. 21.9).

Symptomatik bei tonisch-klonischem generalisierten Krampfanfall:
- In manchen Fällen Aura
- Eventuell „Initialschrei"
- Tonische Verkrampfung der Muskulatur (Rumpf/Extremitäten/Kaumuskulatur), begleitet von Zyanose, starrem Blick, eventuell Blickdeviation
- Anschließend klonische Zuckungen der Extremitäten, häufig reflektorische Blasenentleerung und Zungenbiss, selten Defäkation
- Postiktale Phase: kann bis zu 24 h andauern und von neuropsychiatrischen Symptomen begleitet sein, Sprach- und Gedächtnisstörungen sind möglich, ebenso „Lähmungen", wie z. B. die Todd-Parese

Tab. 21.8 Klinische Symptomatik bei einfachen und komplex fokalen Anfällen

Anfallstyp	Symptomatik
Motorisch	• Unwillkürliche Kloni (Zuckungen) oder Tonisierung (Verkrampfung) einer bestimmten Körperregion • Eingeschränkte Willkürbeweglichkeit • Mögliche postiktale Phase (Todd-Lähmung)
Sensibel	Parästhesien oder Schmerzen einer bestimmten Körperregion
Sensorisch	Visuelle, auditive, olfaktorische, gustatorische Sensationen
Vegetativ	Übelkeit, epigastrisches Druckgefühl, Flush-Symptomatik
Psychisch	• Komplexe Halluzinationen • Mnestische Symptome (Déjà-vu) • Affektive Symptome

Tab. 21.9 Symptomatik fokaler Anfälle in Abhängigkeit von der Lokalisation

Lokalisation	Symptomatik
Frontallappen	Spracharrest, Vokalisation, tonische Haltungsbewegung, nächtliche Anfälle, rasche sekundäre Generalisierung
Temporallapen	Auren (bis zu 90 %) mit Angst, auditive und visuelle Halluzinationen, starrer Blick, Augen- und Kopfwendung, orale und Handautomatismen
Parietallappen	Psychische Veränderungen, Sprachstörung, Spracharrest, akustische und visuelle Halluzinationen, Schmerzen der kontralateralen Extremität
Okzipitallappen	Visuelle Aura, Blickwendung nach kontralateral, ipsilaterale Kopfschmerzen postiktal, Übelkeit

MERKE

Ein epileptischer Anfall macht Patienten und seinen Angehörigen Angst. Nach dem ersten Ereignis sollte daher ein ausführliches ärztliches Beratungsgespräch erfolgen, um Ursachen, Symptome, Behandlungsmöglichkeiten und Verhaltensauffälligkeiten in der postiktalen Phase zu besprechen. Darüber hinaus sollte Raum geschaffen werden, um die offenen Fragen der Betroffenen zu beantworten.

FALLBERICHT

Katharina zeigt sich in der postiktaken Phase sehr schläfrig und in den ersten 6 h kaum erweckbar. Ihre Eltern, die in der Zwischenzeit zu Besuch kommen, sind sehr verunsichert. In einem ersten ausführlichen ärztlichen Gespräch können die meisten Fragen verständlich beantwortet und die Angst etwas entschärft werden. Ein Gesprächsangebot durch die betreuende Psychologin nimmt die Familie sofort an und thematisiert dort auch nochmals die Ängste hinsichtlich der weiteren Versorgung zu Hause. Katharinas Eltern haben große Angst in einer solchen Situation zu „versagen" und es bilden sich Schuldgefühle. Am nächsten Tag ist Katharina wieder ansprechbar und die Situation wird auch ihr im Beisein der Psychologin erläutert. Nach dem ersten Anfallsereignis wird eine Anfallsprophylaxe mit Levetiracetam begonnen. Katharina und ihre Familie werden ausführlich bezüglich der Maßnahmen im akuten Anfallsereignis geschult, ein Notfallplan wird erarbeitet und so ist letztendlich die Entlassung in die häusliche Umgebung mit Unterstützung durch das heimatnahe SAPV-Team und den ambulanten Hospizdienst möglich.

INFO

Verhaltenstipps für Angehörige während eines Grand-Mal-Anfalls

- Oberstes Gebot: Ruhe bewahren!
- Spitze Gegenstände entfernen, um Verletzungen zu vermeiden.
- Kissen oder Polster unterlegen, um die Verletzungsgefahr zu minimieren.
- Den Patienten während des Anfalls nicht festhalten, damit erhöht sich das Verletzungsrisiko.
- Nach Sistieren des Anfalls Patient in die (stabile) Seitenlage bringen.

- Falls der Anfall nach 2 min nicht beendet ist, medizinische Hilfe rufen und Benzodiazepin verabreichen: z. B. Lorazepam bukkal (2–4 mg), Diazepam rektal (10–20 mg) oder Midazolam bukkal (5–10 mg).
- Info: Bei Kindern ist die intranasale Applikation von Midazolam (0,2 mg/kg) von Laienhelfern gleichwertig der intravenösen oder rektalen Gabe!

Diagnostik

Bei unklaren Symptomen, insbesondere bei plötzlich einsetzenden neuropsychiatrischen Symptomen bzw. Verhaltensauffälligkeiten kann – sofern verfügbar – ein EEG zum Ausschluss komplex fokaler Krampfanfälle erwogen werden. In den allermeisten Fällen ist eine EEG-Diagnostik auf Palliativstationen mit großen Umständen oder gar Belastungen für den Patienten verbunden; in solchen Fällen kann dem Patienten versuchsweise ein Benzodiazepin verabreicht werden, im Falle einer konvulsiven Ursache ist daraufhin eine Verbesserung der Symptomatik zu erwarten.

Deutlich leichter umsetzbar ist in der Regel die Labordiagnostik, die vor allem die Bestimmung des Blutzuckers, der Elektrolyte und der Nierenretentionsparameter umfasst. Insbesondere bei Palliativpatienten mit Diabetes mellitus kommt es nicht selten durch raschen Körpergewichtsverlust oder Inappetenz zur relativen „Überdosierung" mit Insulin/oralen Antidiabetika, wenn die Vormedikation weiter nach Schema verabreicht wird, ohne dieses kritisch zu überprüfen.

Vorrangig sollte eine ausführliche Medikamentenanamnese erfolgen, da vorwiegend Antipsychotika die Krampfschwelle senken können.

Akuttherapie

Die Akuttherapie dient dazu, den epileptischen Anfall bzw. den Status epilepticus zu durchbrechen:
- Indikation: Anfallsdauer > 2 min
- Anfallsserien, d. h. erneuter epileptischer Anfall innerhalb der nächsten Stunde
- Bekannte zerebrale Vorschädigung (z. B. Hirntumor, Infarktareal)
- Zustand nach Status epilepticus
- Akutmedikation: ➤ Tab. 21.10

Tab. 21.10 Akuttherapie bei Status epilepticus

Wirkstoff	Applikationsform	Dosierungsempfehlung
Lorazepam (Tavor)		
Tavor inject	Intravenös oder intramuskulär	2 mg (als Kurzinfusion in 50 ml NaCl 0,9 %)
Tavor expidet	Bukkal	2,5 mg
Apothekenrezeptur	Nasal	2–3 mg
Clonazepam (Rivotril)	Intravenös	1–2 mg (als Kurzinfusion in 50 ml NaCl 0,9 %)
	Subkutan	1–2 mg
Midazolam		
Dormicum	Subkutan/intramuskulär	5–10 mg
Buccolam	Intravenös	5 mg
Apothekenrezeptur	Bukkal	5–10 mg
	Nasal	5–10 mg
Diazepam		
Suppositorium/Tube	Rektal	5–10 mg
Injektionslösung	Intravenös	5–10 mg
Apothekenrezeptur	Intramuskulär	5–10 mg
	Nasal	5–10 mg

- **Wichtig ist:** Benzodiazepine sind die Medikamente der 1. Wahl, sie sollten möglichst früh und ausreichend hochdosiert verabreicht werden.
- Bei liegendem intravenösem Zugang ist die i. v. Applikation immer zu bevorzugen!
- Kann der Anfall mittels Benzodiazepinen nicht unterbrochen werden, kommen im palliativen Kontext Valproinsäure und Levetiracetam zum Einsatz.

Anfallsprophylaxe

Patienten mit primären Hirntumoren, zerebralen Metastasen oder anderen Hirnschädigungen erhalten keine Primärprophylaxe. Standard ist die **sekundäre Prophylaxe:** Nach dem ersten Krampfanfall erfolgt die medikamentöse Einstellung auf ein Antikonvulsivum nach folgenden Prinzipien:
- Im palliativen Kontext ist eine Monotherapie Standard.
- Eine Spiegelbestimmung des Antikonvulsivums ist nicht erforderlich, die Einstellung wird solange hochtitriert bis Anfallsfreiheit eintritt.
- Zeigen sich unerwünschte Nebenwirkungen, wird auf ein alternatives Antikonvulsivum gewechselt.
- Die Auswahl des Antikonvulsivums ist abhängig vom medikamentösen Interaktionspotenzial, Nebenwirkungsprofil und der Toleranz des Patienten und somit jeweils eine Einzelfallentscheidung.
- Im palliativmedizinischen Setting werden bevorzugt Valproinsäure und Levetiracetam eingesetzt. Sie zeichnen sich einerseits durch ein günstiges Nebenwirkungsprofil und ein geringes Interaktionspotenzial aus und bieten andererseits die Möglichkeit einer intravenösen Applikation.
- Für Levetiracetam ist in Studien darüber hinaus die Wirksamkeit mittels subkutaner Applikation belegt, was vor allem im ambulanten Setting eine herausragende Rolle spielt.
- Bei Patienten mit Hirntumoren ist eine ergänzende Therapie mit Kortikosteroiden sinnvoll, um den Hirndruck zu senken.

Was wäre, wenn …

- … der Krampfanfall bei der Patientin spontan sistiert hätte?
  – Auch dann hätte die Patientin eine Anfallsprophylaxe erhalten, da die Rezidivwahrscheinlichkeit nach dem ersten stattgehabten Anfall bei Hirntumorpatienten erhöht ist. Die Sekundärprophylaxe erfolgt unabhängig davon, ob eine medikamentöse Intervention zur Unterbrechung des ersten Anfalls notwendig war.

LITERATUR

Aksu F (Hrsg.). Neuropädiatrie. UNI-MED, Bremen: 2011.

Balmelli C. Maligne Hyperkalzämie. Swiss Medical Forum, 2016; 16 (47): 1012–1018.

Bausewein C, Roller S, Voltz R, Albrecht E (Hrsg.). Leitfaden Palliative Care. Palliativmedizin und Hospizbegleitung. 6. Aufl. München: Elsevier, 2018.

Ficker JH. Refraktäre Dyspnoe bei fortgeschrittener COPD – palliative Therapie mit Opioiden; Pneumologie 2019; 73(07): 430–438.

Nauck F. Crises in palliative care – a comprehensive approach. Lancet Oncol, 2008 Nov; 9(11): 1086–1091.

Pereira J. Management of bleeding in patients with advanced cancer. Oncologist, 2004; 9(5): 561–570.

Patchell R. Direct decompressive surgical resection in the treatment of spinal cord compression caused by metastatic cancer: a randomides trial. Lancet, 2005; 366: P643–648.

Rémi C. Continuous subcutaneous use of evetiracetam: a retrospective review of tolerability and clinical effects. J Pain Palliat Care Pharmacother, 2014; 28(4): 371–377.

S3-Leitlinie für Palliativmedizin für Patienten mit einer nicht heilbaren Krebserkrankung; Langversion 1.1 – Mai 2015; Leitlinienprogramm Onkologie, AWMF-Registernummer: 128/001OL.

Simon ST. Characteristics of Patients with Breathlessness. Pneumologie, 2017; 71(1): 40–47.

Skotch BM. Management of Urgent Medical Conditions at the End of Life. Med Clin North Am, 2020; 104(3): 525–538.

Sonawane R. Intramedullary Spinal Cord Metastases of Malignant Melanoma: A Rare Case Report on Paraplegia in Palliative Care. Indian J Palliative Care, 2019; 25(3): 468–470.

Weber M. Palliativmedizinische Leitlinien Universitätsmedizin III. Medizinische Klinik und Poliklinik Mainz, 2018.

Wiedemann K. Dyspnoe, Unruhe, Angst – palliativen Begleitsymptomen wirksam begegnen. ArztCME 2020.

Zernikow B (Hrsg.). Palliativversorgung von Kindern, Jugendlichen und jungen Erwachsenen. 2. Aufl. Berlin/Heidelberg: Springer 2013.

III Psychische und spirituelle Aspekte: Sterbephase, Trauer

22 Handlungsempfehlungen in der Sterbephase   175

23 Aspekte der Symptomkontrolle in der Sterbephase   179

24 Ernährung am Lebensende   184

25 Flüssigkeitstherapie am Lebensende   191

26 Zunehmende Lähmungen   198

27 Tod durch Verblutung   206

28 Ständig traurig   211

29 Ich hab doch keine Angst   221

30 Vom Hören und Staunen – Musiktherapie auf der
    Palliativstation   228

31 Niemand nimmt mir die Kontrolle!   234

32 Seelsorgerische Begleitung   244

KAPITEL 22

Frauke Backes

Handlungsempfehlungen in der Sterbephase

FALLBERICHT

Die 52-jährige Frau Müller wird auf der Palliativstation aufgenommen.
Sie leidet seit mehreren Jahren unter einem metastasierten Sarkom. Bei der Erstdiagnose lagen bereits pulmonale und intraabdominelle Metastasen vor. Die bisherige Behandlung bestand aus Operationen und Chemotherapien.
Während des Aufnahmegesprächs berichtet die Patientin über Bauchschmerzen, Sodbrennen, Obstipation und Schlafstörungen. Auf die Frage, was ihr gut tun würde, antwortet sie: „frische Luft".
Frau Müller ist verheiratet, hat eine Tochter und arbeitet in einer Bäckerei.
In ihrer Freizeit engagiert sie sich für die Kolping-Familie. Eine Patientenverfügung sei in der Entstehung. Die körperliche Untersuchung zeigt eine wache, orientierte Patientin in einem reduzierten Allgemeinzustand und adipösen Ernährungszustand. Enoral besteht eine ausgeprägte Mundtrockenheit. Über der Lunge sind keine Nebengeräusche zu auskultieren. Sie ist mit einer Herzfrequenz von 110/min tachykard. An der Bauchhaut können Metastasen getastet werden.

22.1 Allgemeines über die Sterbephase

Eine eindeutige Zuordnung, in welcher Lebensphase sich ein Mensch befindet, ist aufgrund des dynamischen Prozesses nicht immer möglich. Die Definitionen der letzten Lebensphasen unterscheidet folgende Phasen:
- **Palliative Rehabilitationsphase:** Es ist von einer verbleibenden Lebenszeit von Monaten bis Jahre auszugehen.
- **Präterminalphase:** Die Lebenszeit ist auf Wochen bis Monate begrenzt.
- **Terminalphase:** In dieser Zeitspanne steht der Tod bevor.
- **Finalphase:** Die Lebensspanne umfasst nur noch wenige Stunden.

Die Grundsätze in der Begleitung während der Sterbephase wird in der S3-Leitlinie Palliativmedizin für Patienten mit einer nicht heilbaren Krebserkrankung folgendermaßen beschrieben:
- Das Sterben eines Patienten mit einer nicht heilbaren Krebserkrankung soll von den an der Behandlung Beteiligten als ein natürlicher Teil des Lebens anerkannt werden.
- Der Sterbevorgang soll weder beschleunigt noch hinausgezögert werden.
- Im Mittelpunkt der Begleitung sollen der Sterbende und seine Angehörigen unter Berücksichtigung der physischen, psychischen, sozialen und spirituellen Dimensionen des Sterbens stehen.
- Entscheidungen und Maßnahmen zur Behandlung in der Sterbephase sollen sich nach den Bedürfnissen des Sterbenden und der Angehörigen unter Wahrung der Würde des Sterbenden richten.

(Grundsätze und praktische Belange in der Begleitung während der Sterbephase aus: S3-Leitlinie für Palliativmedizin für Patienten mit einer nicht heilbaren Krebserkrankung, 2015)

In der gesamten Sterbephase könnten **Symptome von unterschiedlicher Intensität** auftreten, die sowohl Patienten als auch Angehörige sehr belasten. Als Beispiele seien aufgeführt, dass zunehmende Schwäche und Immobilität und die damit verbundene Abhängigkeit von Hilfe für Patienten oft sehr schwer auszuhalten sind. Angehörige leiden sehr darunter, wenn Patienten nur noch wenig essen und trinken und das Gefühl entsteht, dass der geliebte Mensch verhungert.

Weiterhin können aufgeschobene Gespräche aufgrund zunehmender Einschränkung der kognitiven Leistungsfähigkeit und verminderter Kommunikation nicht mehr durchgeführt werden. Schließlich ängstigen sich Angehörige, wenn sie unvorbereitet miterleben, wie sich die Atmung in den letzten Lebensstunden verändert.

22.2 Erstellen eines Behandlungsplans in der Sterbephase

Patienten zeigen bei der Aufnahme auf der Palliativstation oft ein großes Spektrum an Beschwerden und schwerwiegende Befunde. Als erstes werden alle vorliegenden Symptome erfasst.

Die vorbestehende Medikation muss überarbeitet werden. Entscheidend ist das Therapieziel, eine **bestmögliche Lebensqualität in der Sterbephase** zu fördern.

Patienten verlieren oft ihre orale Aufnahmefähigkeit, sei es durch Schwäche oder krankheitsbedingte Folgen. Dann stellt sich die Frage, wie eine zufriedenstellende Behandlung durchgeführt werden kann. Je nach Symptomlast ist manchmal eine subkutane Verabreichung ausreichend. Alternativ gibt es transmukosale (nasal, bukkal, sublingual) oder rektale Verabreichungen. Gelegentlich ist jedoch ein Venenzugang nicht zu vermeiden.

Entscheidend ist die **vorrauschauende Planung** in der Versorgung, damit im Notfall die erforderlichen Medikamente verfügbar sind. Die Dosierungen sollten unter Berücksichtigung der Organfunktionen von Leber und Niere erfolgen.

Häufig auftretende Symptome sind:
- Schmerzen
- Atemnot
- Rasselatmung
- Delir
- Angst und Unruhe
- Mundtrockenheit

Es ist nicht immer einfach zu entscheiden, von welchen Maßnahmen ein Patient am meisten profitiert. Unabhängig von der Gesamtsituation dürfen potenziell reversible Ursachen nicht übersehen werden. Zum Beispiel könnten eine symptomatische Hyperkalzämie oder eine Medikamentennebenwirkung vorliegen. Das große Spektrum der pflegerischen Behandlungsmöglichkeiten wird individuell auf die vorliegende Situation angepasst. Einige Maßnahmen können Angehörigen, die sich hilflos und nutzlos vorkommen, gezeigt werden. Häufig kommt auch eine manuelle Lymphdrainage zum Einsatz. Die hilfreichen Gespräche durch Seelsorge und Psychologen ergänzen die Optionen.

In einem ersten Schritt werden durch das Behandlungsteam medizinische und pflegerische Indikationen gestellt. Anschließend werden die überlegten indizierten Optionen dem Patienten und Angehörigen erklärt. Oft benötigen die Betroffenen Zeit, um über Therapievorschläge nachzudenken.

Alle Maßnahmen orientieren sich an den Wünschen des Patienten und seinen verbliebenen Ressourcen.

MERKE

Die Erstellung eines patientenorientierten Behandlungsplans in der Sterbephase ist nur als multiprofessionelles Team adäquat möglich. Alle Behandlungsoptionen sind als Vorschläge mit Patienten und Angehörigen zu besprechen. Dabei ist es essenziell, das Entscheidungstempo des Patienten mitzugehen.

FALLBERICHT

Bei der Aufnahme auf der Palliativstation bestehen Bauchdeckenmetastasen, ein Tumoreinbruch in das Duodenum, im Labor eine Hyperkalzämie sowie im CT Thorax Lungenmetastasen (➤ Abb. 22.1).
Es gilt, eine Priorisierung der Maßnahmen festzulegen.

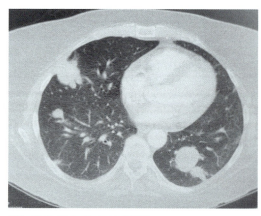

Abb. 22.1 CT der Patientin [P816]

Bei der bereits sehr geschwächten Patientin steht eine Symptomlinderung von Schmerzen und Luftnot im Vordergrund.

Aufgrund des bekannten Tumoreinbruchs in das Duodenum wird die orale Schmerztherapie auf eine transdermale Applikationsform umgestellt. Sie erhält ein Fentanyl-Pflaster. Damit sind die Schmerzen zunächst sehr gut beherrschbar.

22.3 Symptomkontrolle in der Sterbephase

FALLBERICHT

Wenige Tage später nimmt die Atemnot an Intensität zu. Das transdermale Fentanyl-Pflaster und die entsprechende Bedarfsmedikation reichen zur Symptomkontrolle nicht mehr aus. Es erfolgt eine Umstellung auf eine kontinuierliche intravenöse Applikation von unretardiertem Morphin.

Alle pflegerische Maßnahme werden im Bett vorgenommen. Die Haare werden im Bett gewaschen. Sie erhält eine neue Matratze und wird oft auf eigenen Wunsch kalt abgerieben. Während der wohltuenden pflegerischen Maßnahmen entwickeln sich Gespräche über die Gesamtsituation. Frau Müller beschäftigt die Frage nach der weiteren Versorgung. Gemeinsam überlegen wir, ob eine Fortsetzung der häuslichen Pflege möglich ist.

22.4 Dynamik der Sterbephase

Jede Krankheit hat ihre eigene Dynamik. Fatal ist, wenn dramatische Veränderungen für Patienten und Angehörige **überraschend** auftreten und die Betroffenen keine Chance haben, dieser Krankheitsdynamik etwas entgegenzusetzen. Es ist jedoch auch eine der Gratwanderungen, Patienten und ihre Angehörigen ehrlich über die zu erwartenden krankheitsbedingten Schwierigkeiten zu informieren. Aus Studien ist bekannt, dass die meisten Menschen aufgeklärt werden möchten.

Ein belastender Aspekt ist der gewünschte **Aufenthaltsort.** Vielen Patienten würden lieber zu Hause bleiben und auch dort versterben. Auch mit allen verfügbaren ambulanten Diensten kann dieser Wunsch nicht immer umgesetzt werden. Die Komplexität der Behandlung z.B. bei einem Ileus oder die Überlastung der Angehörigen sind nur zwei Gründe.

Wenn Patienten auf die Palliativstation aufgenommen werden und realisieren, dass sie nicht mehr nach Hause kommen werden, bedarf es von Seiten des Behandlungsteams besonderes Einfühlungsvermögen und auch viel Kreativität, diese Situationen für die Betroffenen erträglicher zu gestalten.

FALLBERICHT

Frau Müller erwartet ihren Geburtstag. Sie äußert den Wunsch, diesen letzten Geburtstag mit mehr Kraft verbringen zu können. Inzwischen besteht eine Anämie mit einem Hb von 5,8 g/dl. Das Team überlegt, dass eine Transfusion sowohl die Luftnot verbessern als auch ihre Lebensqualität für den Tag verbessern könnte. Die Patientin erhält 2 Erythrozytenkonzentrate.

Gerade in der letzten Lebensphase dürfen **keine automatischen medizinischen Handlungen** erfolgen. So muss auch eine Anämie nicht automatisch durch eine Transfusion behandelt werden. Ist diese Maßnahme zur Symptomkontrolle indiziert und vom Patienten gewünscht, kann sie durchaus eingesetzt werden.

MERKE

Alle palliativmedizinischen Maßnahmen in der Sterbephase müssen begründbar sein.

FALLBERICHT

Sieben Tage nach ihrem Geburtstag reflektiert die Patientin einen Traum. Sie erzählt, wie sich alle Organe ausschalten würden. Sie meint, es wäre ihre erste Auseinandersetzung mit dem Sterben. Darüber zu reden, würde ihr helfen.

22.5 Kommunikation in der Sterbephase

Welche Themen zu welchem Zeitpunkt und mit welchem Gesprächspartner angesprochen werden, entscheidet der Patient in seiner persönlichen

Geschwindigkeit. Ärzte unterschätzen das Bedürfnis von Patienten, ausführlich über eine schwerwiegende Krankheit informiert zu werden. Harding et al., 2013 führten in sieben europäischen Ländern eine telefonische Befragung durch. Unter anderem stellten sie die Fragen: „Möchten Sie darüber informiert werden, falls Sie nicht mehr lange zu leben hätten?" Und: „Möchten Sie darüber informiert werden, welche Symptome und Probleme auftreten können?" Die Autoren schließen aus den Ergebnissen, dass Menschen mit schwerwiegenden Erkrankungen und eingeschränkter Prognose bis zu 80 % Informationen zu ihrer Situation wünschen.

Es bedarf eine Vorbereitung auf diese schwierigen Gespräche. Neben einer persönlichen Haltung, Menschen mit Respekt zu begegnen, lassen sich **Fertigkeiten der Gesprächsführung** erlernen. Oft sind es Ängste der Angehörigen, die durch bereits erlebte Notfälle wie z. B. Atemwegsobstruktionen, Blutungen, Krampfanfälle oder Frakturen traumatisiert sind.

Daher ist der regelmäßige Austausch durch das Palliativteam mit den Angehörigen unerlässlich.

FALLBERICHT

Während einer Visite erzählt Frau Müller, dass sie und ihr Ehemann planten, ihr Eheversprechen zu

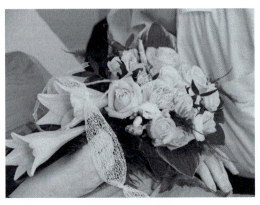

Abb. 22.2 Brautstrauss von Frau Müller [P816]

erneuern. Für das gesamte Team ist es eine Ehre, diesen Anlass mitgestalten zu dürfen, und für den Ehemann ist plötzlich viel zu tun. Es wird ein Kleid bestellt, das die inzwischen angeschwollenen Beine wunderbar kaschiert. Jemand hat den Einfall, den Brautstrauß der ersten Trauung nachmachen zu lassen (➤ Abb. 22.2). Ein befreundeter Pfarrer kommt und dem Wunsch des Paares entsprechend kann das Eheversprechen erneuert werden.

Frau Müller verstirbt in der darauffolgenden Nacht.

Was wäre, wenn …

- … eine massive Tumorblutung aufgetreten wäre?
  - Es ist wichtig, sich auf zu erwartende Notfälle vorzubereiten. Bei einer Tumorblutung sollten Patienten und Angehörige nicht allein sein. Für Angehörige könnte diese Situation die letzte Erinnerung sein.
  - Je nach Blutungsintensität und Ort der Blutungsquelle hätte versucht werden können, die Blutung durch lokale Kompression in Kombination mit Eis und Adrenalin zu beeinflussen. Angewendet werden eventuell Gefäßligaturen oder strahlentherapeutische Behandlungen.
  - In der Sterbephase kommen zügig medikamentöse Behandlungen gegen Angst, Schmerzen und Atemnot zum Einsatz.

LITERATUR

Harding R, Simms V, Calanzani N et al. If you had less than a year to live, would you want to know? A seven-country European population survey of public preferences for disclosure of poor prognosis. Psychooncology, 2013; 22(10): 2298–2305.

S3-Leitlinie für Palliativmedizin für Patienten mit einer nicht heilbaren Krebserkrankung; Langversion 1.1 – Mai 2015; Leitlinienprogramm Onkologie, AWMF-Registernummer: 128/001OL.

Thöns M, Sitte T. Repetitorium Palliativmedizin. 3. Aufl. Berlin/Heidelberg: Springer, 2019.

KAPITEL 23

Frauke Backes

Aspekte der Symptomkontrolle in der Sterbephase

23.1 „Liebe mit Biss"

FALLBERICHT

Ein Mitte 70-jähriger Patient wird somnolent mit weit fortgeschrittener Tumorerkrankung aufgenommen. Es ist seinen Angehörigen und den Pflegenden bewusst, dass er bald sterben wird. Eine ausgeprägte Exsikkose verursacht sehr trockene Mundschleimhäute. Eine intensive Mundpflege wird geplant und die zuständige Pflegekraft erlebt Probleme. Die normalerweise behutsam durchgeführte pflegerische Maßnahme wird durch einen erstaunlichen Beißreflex erschwert. Der Patient zermalmt alles, was zwischen seinen Zähnen ist, mit Leichtigkeit zu Brei. Sein Sohn berichtet, dass sein Vater schon immer Zahntechniker zur Verzweiflung gebracht habe, da er sowohl die eigenen Zähne als auch jeden Ersatz verschlissen habe. Die Ehefrau beteiligt sich couragiert an der Mundpflege und wird von ihrem Mann in den Finger gebissen (> Abb. 23.1). Das Verschließen der Wunde erfordert fünf Stiche. Anschließend erhält sie einen Verband. Nach einer Stunde kommen eine Entschuldigung und eine Liebeserklärung durch den Verband gesickert.

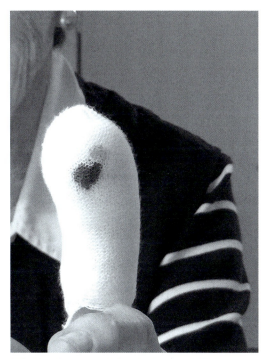

Abb. 23.1 Finger der Ehefrau des Patienten [P816]

23.1.1 Mundpflege

Der Mund ist einer unserer wahrnehmungsintensivsten Bereiche. Patienten haben im Verlauf ihrer Erkrankung unterschiedliche Erfahrungen mit der Durchführung von Mundpflege gemacht, die eventuell ausschließlich unter dem Aspekt der Notwendigkeit verrichtet wurde. Sie erleben Unsicherheiten und Ängste, die im Ergebnis zur Verweigerung von Mundpflege führen können.

Die Mundpflege hat bei schwerstkranken Patienten eine große Bedeutung. In den letzten Tagen und Stunden der Sterbephase entstehen oft Symptome wie Durstgefühl, Borkenbildung im Mundraum oder auch Schmerzen beim Kauen, Schlucken und Sprechen. Die Leitlinien der DGP Sektion Pflege „Mundpflege in der letzten Lebensphase" sensibilisieren die Behandler, dass der Mund zum **Intimbereich eines Menschen** gehört. Alle Behandler möchten mit der Mundpflege einem sterbenden Menschen etwas Gutes tun und seine **individuelle Lebensqualität verbessern.** Beim Richten eines **Mundpflegesets** muss man wissen, welche Vorlieben dieser Mensch hat und welche Geschmacksrichtungen er auf gar keinen Fall mag. Es wird niemals gegen den Willen des Patienten gehandelt und keine Mundpflege erzwungen.

23.1.2 Durchführen der Mundpflege

Vor der Mundpflege werden Lippen, Zunge, der Zahnstatus und das Zahnfleisch untersucht:
- Bestehen Blutungen oder Infektionen?
- Trägt der Patient eine Zahnprothese?

Es ist entscheidend, geeignete Flüssigkeitsträger zu nehmen. Wache Patienten ohne Schluckstörungen können angeleitet werden, bei der Mundpflege zu helfen. Sie können eventuell Bonbons oder Eiswürfel lutschen sowie die Lippen mit Salben einkremen. Bei schläfrigen oder somnolenten Patienten muss achtsam der Mund befeuchtet werden. Flüssigkeiten können auch vorsichtig durch Sprühflaschen auf die Mundschleimhaut aufgetragen werden.

Wenn Patienten Honig und Orange mögen, ist ein **selbstgerührtes Mundspray** sehr empfehlenswert. Dieses beinhaltet z.B.:
- Ca. ½ Teelöffel Honig
- 2–3 Tropfen ätherisches Orangenöl (*Citrus sinensis*)
- Stilles Wasser

Das ätherische Öl wird in den Honig emulgiert, das Wasser wird dann dazugegeben und verrührt. Nun wird das Gemisch in 20 ml Braunglasflaschen gefüllt und mit einem Zerstäuber verschlossen. **Die Flüssigkeit darf dabei nicht in den Rachen laufen und zur Aspiration führen.**

> **MERKE**
> Der Mundpflege kommt in der Begleitung Sterbender eine große Bedeutung zu. Wenn sie zugelassen und durchgeführt wird, kann sie die Lebensqualität der Patienten deutlich steigern.
> Allerdings niemals gegen den Widerstand des Patienten durchführen!

23.2 Es ist alles so eng

FALLBERICHT

Ein 75-jähriger Patient wird in einem sehr reduzierten Allgemeinzustand und deutlicher Kachexie aus einem anderen Krankenhaus auf die Palliativstation verlegt. Vor wenigen Monaten war die dritte Krebserkrankung diagnostiziert worden. Diesmal Lungenkrebs, der zum Zeitpunkt der Feststellung nicht mehr operiert werden konnte. Zusätzlich litt er unter einer COPD. Eine Chemotherapie lehnte der Patient ab. Mit einer Strahlentherapie war er einverstanden. Diese wurde wenige Wochen vor der Einweisung ohne Komplikationen durchgeführt.

Der alleinlebende Mann ist geschieden. Zu seinen zwei Söhnen besteht ein enges Verhältnis.

Bei der Aufnahmeuntersuchung ist er wach, orientiert und berichtet: „Alles ist eng in meiner Brust. Dieses Engegefühl zieht in den Hals." Dieses sind jedoch nicht die einzigen Beschwerden. Er hat Luftnot, Husten mit eitrigem Auswurf, Schwäche, Inappetenz mit einem Gewichtsverlust von 12 kg, Müdigkeit und Angst. Außerdem könne er nicht schlafen. Ausgeprägte Mundtrockenheit mache das Schlucken von Tabletten unmöglich. Seine Lebensqualität sei schlecht und er „könne nicht mehr".

23.2.1 Anamnese und Behandlungsplan

Wird ein Patient auf der Palliativstation aufgenommen, gilt es, die Symptomlast zu erfassen. Insbesondere Schmerzen, Atemnot, Angst und Übelkeit sind häufige Gründe einer Einweisung. Neben den körperlichen Beschwerden ist es wichtig zu erfragen, wie der Patient und seine Angehörige mit der Erkrankungssituation umgehen. Oft sind Angehörige erschöpft und benötigen dringend Unterstützung. Häufig quält sie deshalb ein schlechtes Gewissen. Manchmal ist ein Grund, dass Versprechen wie „du darfst zu Hause sterben" nicht eingehalten werden können.

> **MERKE**
> Daher ist bei jeder Aufnahme eine umfassende **psychosoziale Anamnese** essenziell für das Gelingen eines guten Aufenthalts.

Im Anschluss an die ärztliche und pflegerische Aufnahme wird ein individueller Behandlungsplan erstellt. Es gilt zu berücksichtigen, welche diagnostischen und therapeutischen Maßnahmen dem Wohl des Patienten dienen und seinem Wunsch entsprechen und zur Festlegung eines Therapieplans überhaupt erforderlich sind.

Eine hilfreiche Frage der Behandler ist: „Was mache ich anders, wenn ich die Untersuchung veranlasse? Brauche ich die Untersuchung, um eine Entscheidung treffen zu können"

FALLBERICHT

Am Aufnahmetag wird die bestehende Inhalationstherapie der COPD fortgesetzt. Zur Linderung der Luftnot wird zusätzlich eine intravenöse Opiattherapie begonnen. Übelkeit und Obstipation werden prophylaktisch behandelt. Mirtazapin gegen die depressive Stimmung wird beibehalten und bedarfsweise kann sich der Patient bei intermittierender Angst Lorazepam s.l. abrufen.

In den nächsten Tagen beobachtet das Team bei dem Patienten einen inneren Rückzug und ausgeprägte Angst. Physiotherapie und Atemtherapie lehnt er ab. Er möchte in Ruhe gelassen werden, sagt er. Seine Kinder berichten, dass ihr Vater Angst habe zu ersticken.

Der Patient und sein Umfeld sehen sich in der **Sterbephase** mit **existentiellen Ängsten** konfrontiert. Besonders angstauslösend ist die Vorstellung, qualvoll ersticken zu müssen oder unerträgliche Schmerzen zu erleiden. Diese Ängste müssen sehr ernst genommen werden. Zur **Behandlung der Atemnot** und damit verbundenen **Erstickungsängsten** kommen verschiedene Behandlungsansätze infrage, die mit Patienten und seinen Begleitern besprochen werden. Es sollte überprüft werden, ob eine kausale Therapie angewendet werden kann. Symptomatisch kommen Medikamente zum Einsatz. Auch eine Sauerstofftherapie kann indiziert sein. Grundsätzlich ist bei ängstlichen Patienten verstärkt auf Umgebungsfaktoren wie eine ruhige Umgebung, vertrauensfördernde Kommunikation und Kontinuität in der Betreuung zu achten.

Entscheidend ist es, eine Atmosphäre zu schaffen, in der ein Patient nicht das Gefühl hat allein zu sein.

FALLBERICHT

Der Patient ist sehr verzweifelt. Er äußert mehrfach, seine Situation nicht mehr auszuhalten. Vor allem die zuständigen Pflegekräfte führen viele Gespräche. Die Abstände zwischen Husten und Luftnotattacken werden immer kürzer. Er erhält zusätzliche Gaben des Opiats und Lorazepam. Die laufende Basalrate des Opiats wird angepasst. Wir achten auf Abführmaßnahmen, da sich unter der Opiattherapie eine Obstipationsneigung zeigt. Die Mahlzeiten werden immer häufiger abgelehnt. Seine Kinder sind fast ständig bei ihm.

Am 7. Tag des stationären Aufenthalts eskaliert die Unruhe. Der Patient ist getrieben und will das Bett verlassen. Er wird auf seinen Wunsch hin in einen Stuhl gesetzt. Irgendwann will er zurück in sein Bett und wird in ein „Nest" aus Kissen und einer zusammengerollten Decke gelagert. Eine Rötung am Steißbein wird von uns toleriert. Eine Seitenlagerung ist aufgrund der Luftnot nicht mehr durchzuführen.

Bei einer Teambesprechung wird der Fall ausführlich diskutiert und festgelegt, dem Patienten und seinen Angehörigen eine palliative Sedierung zu erklären. Es erscheint uns indiziert, dass der Patient und seine Angehörigen darüber informiert werden, dass eine palliative Sedierung eingesetzt wird, um die Atemnot und Angst am Lebensende zu lindern.

INFO
Definition: Palliative Sedierung

„Die therapeutische (oder palliative) Sedierung wird im palliativmedizinischen Kontext verstanden als der überwachte Einsatz von Medikamenten mit dem Ziel einer verminderten oder aufgehobenen Bewusstseinslage (Bewusstlosigkeit), um die Symptomlast in anderweitig therapierefraktären Situationen in einer für Patienten, Angehörigen und Mitarbeitern ethisch akzeptablen Weise zu reduzieren."

(Alt-Epping, Sitte, Radbruch, 2009)

Eine **kontinuierliche tiefe Sedierung** sollte lediglich dann in Betracht gezogen werden, wenn sich der Patient in der allerletzten Lebensphase befindet mit einer erwarteten Prognose von Stunden, höchstens wenigen Tagen. **Zwischenzeitliche palliative Sedierung** oder eine **Sedierung zur Erholung von belastenden Zuständen** (*respite sedation*) kann früher im Krankheitsverlauf indiziert sein, um vorübergehende Erleichterung zu verschaffen, bis andere eingeleitete Therapiemaßnahmen Wirkung zeigen.

FALLBERICHT

Vier Tage nach dem Informationsgespräch über die Möglichkeit einer palliativen Sedierung inklusive einer schriftlichen Aufklärung wird auf Wunsch des Patienten eine kontinuierliche Sedierung in niedriger Dosierung mit Midazolam begonnen. Die klinische Situation bessert sich. Er reagiert auf Ansprache, die Atmung wird ruhiger und die Angst weniger. Eine tiefe Sedierung ist zur Symptomlinderung im Verlauf nicht erforderlich. Essen und Trinken sind nicht mehr möglich. Damit der Patient kein Durstgefühl aufgrund eines trockenen Mundes verspürt, wird auf eine intensive Mundpflege geachtet.

In den darauffolgenden Tagen verschlechtert sich der Zustand und es entwickelt sich eine rasselnde Atmung. Er verstirbt in der darauffolgenden Nacht in Anwesenheit eines Sohnes.

23.3 Rasselatmung am Lebensende

Rasselatmung (terminale Rasselatmung; *death rattle*) ist ein häufiges Symptom bei Menschen in der Sterbephase. Die Prävalenz beträgt 23–92 % und tritt gehäuft zwischen 17 und 57 h vor dem Tod auf. Die meisten Sterbenden sind zum Zeitpunkt des Auftretens des Symptoms bewusstseinsgetrübt, aber die Geräuschentwicklung kann eine **Belastung für Angehörige** darstellen. Dies gilt vor allem für die Sterbephase selbst, kann aber auch noch über Jahre hinaus als belastende Erinnerung bei Angehörigen verbleiben.

Zunächst sollten die Angehörigen darüber informiert werden, dass Rasselatmung nicht zwingend mit Atemnot gleichzusetzen ist, sondern ein **Zeichen des Sterbeprozesses** ist. Endotracheales Sekret abzusaugen, was häufig von Angehörigen gewünscht wird, führt zu mehr Belastung und ist oft nicht angemessen, zumal die klinische Erfahrung zeigt, dass das Rasseln wenige Minuten nach Absaugen wieder auftritt. Die Praxiserfahrungen zeigen, dass der Versuch Sekrete abzusaugen zu einer Stimulation der Sekretproduktion führt. Daher sollte das Absaugen von Sekret nicht durchgeführt werden (Ausnahme: intubierte Patienten und Patienten mit Tracheostoma).

MERKE
Angehörige benötigen Unterstützung, um für sich selbst die richtige Form von Entlastung zu finden.

Laut Literatur wird die Geräuschentwicklung durch Sekretansammlung in den Atemwegen bei abnehmendem Muskeltonus im Hypopharynx und abnehmender bis fehlender Schluckreaktion bei reduzierter neurologischer Funktion erklärt. Diese pathophysiologische Erklärung ist zwar wahrscheinlich, jedoch nicht nachgewiesen. Bei fortgesetzter Nahrungs- und Flüssigkeitszufuhr bei Patienten mit Schluckstörung besteht die Gefahr einer Aspiration. Dies kann die Rasselatmung verstärken. Auch eine fortgesetzte parenterale Flüssigkeitssubstitution in der Sterbephase kann Rasselatmung durch vermehrte Sekretproduktion verstärken und sollte daher in der Sterbephase beendet werden.

Die bisherige pharmakologische Therapie bei Rasselatmung basiert auf anticholinergen Medikamenten, die die Produktion von Sekret hemmen und damit die Entstehung von Flüssigkeitsansammlungen reduzieren sollen. Eine hinreichende Evidenz für den Einsatz von Anticholinergika zur Symptomkontrolle der Rasselatmung gibt es bisher nicht.

Was wäre, wenn …

- … der Patient nicht auf einer Palliativstation gewesen wäre?
  - Der sehr komplexe Krankheitsverlauf mit massiven Symptomen hätte die Angehörigen in der häuslichen Umgebung überfordert. Zu befürchten ist ebenfalls, dass die engmaschigen Absprachen, die vielen Gespräche über zu erwartende Veränderungen und deren Therapiemöglichkeiten und letztendlich eine überwachte palliative Sedierung auf einer nicht spezialisierten palliativmedizinischen Abteilung nicht hätten geleistet werden können.

LITERATUR

Alt-Epping B, Sitte T, Radbruch L. Sedierung in der Palliativmedizin – Leitlinie für den Einsatz sedierender Maßnahmen in der Palliativmedizin, 2009.

DGP Sektion Pflege. Pflegeleitlinie Mundpflege in der letzten Lebensphase S3 Leitlinie. Stand 10/2004. https://www.dgpalliativmedizin.de/images/stories/LL_Palliativmedizin_Langversion_1_1

Leitlinienprogramm Onkologie (Deutsche Krebsgesellschaft, Deutsche Krebshilfe, AWMF). S3-Leitlinie Prävention, Diagnostik, Therapie und Nachsorge des Lungenkarzinoms Langversion 1.0 – Februar 2018, AWMF-Registernummer: 020/007OL.

S3-Leitlinie für Palliativmedizin für Patienten mit einer nicht heilbaren Krebserkrankung; Langversion 1.1 – Mai 2015; Leitlinienprogramm Onkologie, AWMF-Registernummer: 128/001OL.

KAPITEL 24

Eckehardt Louen

Ernährung am Lebensende

24.1 Diagnostik

FALLBERICHT

Herr M. (1)
Der Hausarzt stellt uns folgenden Patienten vor:
Herr M., 62 Jahre alt. Er ist allein lebend. Er bewohnt eine Ein-Zimmer-Wohnung. Er erhält eine kleine Rente. Seine finanziellen Verhältnisse sind sehr angespannt. Es gibt eine ebenfalls ledige Schwester, die sich um ihn kümmert, soweit es ihr möglich ist und Herr M. es zulässt. Vor 4½ Jahren musste er bei einem weit fortgeschrittenen Larynxkarzinom operiert werden. Es wurden eine Laryngektomie, Neck-Dissection bds. und eine permanente Anlage eines Tracheostoma durchgeführt. Vorübergehend (6 Monate) erfolgte die ergänzende Ernährung über eine PEG. Postoperativ war eine langwierige Bestrahlungstherapie erfolgt. Diese Prozeduren hat Herr M. zunächst überstanden und hingenommen. Nach langem Drängen und Überredungskünsten der Schwester und letztlich unerträglicher Schmerzen im Mund- und Halsbereich kann sich Herr M. entschließen, den Hausarzt aufzusuchen. Es besteht, außer einem Nitropflaster und bei Bedarf Nitrospray, keine Vormedikation.
Der Hausarzt ist erschüttert von dem schlechten Allgemeinzustand mit deutlicher Kachexie sowie der Schilderung der Schmerzhaftigkeiten. Nach diesen Schilderungen und freier Kapazität nehmen wir Herrn M. auf die Palliativstation auf.
Wir sehen ihn Anfang April des Jahres.

Aufnahmebefund
Bei der Aufnahme klagt er über heftigste Schmerzen im Mundbodenbereich (VAS 8! in Ruhe, beim Versuch zu schlucken VAS 10!). Das Gesicht ist verzerrt und er ist in sich zusammengesunken, krümmt sich. Man hat den Eindruck, dass sich aus dem durch die erneute Tumorerkrankung entstellten Mund Jammern und Stöhnen entladen. Er erhält sofort nach Aufnahme in seinem Zimmer eine Morphininjektion, zusammen mit Haloperidol subkutan.
Da nach knapp 10 min der Schmerz noch nicht deutlich abgenommen hat, wiederholen wir die Morphindosis. Dann sieht man die Erleichterung und er liegt mit erhobenem Oberkörper im Bett.
Jetzt ist eine Erhebung der Krankengeschichte und Untersuchung möglich. Er ist ganz wach, klar orientiert und über seine Gesamtsituation können wir gut „sprechen". Die Verständigung klappt prima und zügig über sein Schreiben auf einem Notizblock mit Faserschreiber. Über sein Leben und Krankheit gibt er bereitwillig und detailliert Auskunft. Die Schmerzhaftigkeit beschreibt er als dauernd, scharf schneidend, wühlend, in der Attacke als vernichtend. Er habe immer bescheiden gelebt, als Hilfsarbeiter auf dem Bau geschafft. Ja, Alkohol war ein ständiger Begleiter. Wie üblich damals am Bau! Nach der Erkrankung sei er berentet worden. Die „Kohle" war immer knapp.
Nein, verheiratet sei er nicht gewesen, es gäbe auch keine Kinder. Die einzige wirkliche Bezugsperson sei immer seine jüngere Schwester gewesen. Mit Kirche habe er nie „was am Hut gehabt". Fernsehen (Sport und Krimis) und Zeitung lesen (Politik, Sport) seien seine Freizeitbeschäftigungen gewesen.
Nein, jetzt in der Rente wäre er nicht mehr viel raus gegangen. Am Rhein spazieren gehen? Nee, am Bau sei er genug an der frischen Luft gewesen. Bei einer Körpergröße von 165 cm wiegt er vielleicht noch 45 kg. Kleine Wegstrecken sind ihm noch möglich (10–20 m). Er ist überwiegend bettlägerig.
Der Mund kann nur einen Spalt geöffnet werden, die Unterlippe ist nach außen gestülpt, der Speichel kann nicht komplett geschluckt werden und ist übel riechend. Beim Schlucken steigern sich die Schmerzen, sodass er dies vermeidet und dauernd ein Handtuch benutzt. Freie Atmung ist ihm über Tracheostoma

möglich, das er selbst pflegt und bei Bedarf absaugt. Die Halsweichteile sind diffus geschwollen, plus multiple bis erbsengroße, harte Knötchen beiderseits. Keine Luftnot, wenig Auswurf, kein Eiter. Die Lunge ist frei belüftet. Das Abdomen weich, normale Peristaltik, keine Schmerzen, Leber und Milz nicht tastbar vergrößert, die Nierenlager frei, keine neurologischen Defizite, keine Allergien bekannt.

Die Schwestern komplettieren die Anamnese und erstellen eine Pflegedokumentation mit seinen Lebensgewohnheiten. Seine „Ernährung" besteht aus stark gesüßtem schwarzen Kaffee und „Mariacron-Weinbrand" (Unser Krankenhaus in Remagen heißt Maria Stern!).

Andere Nahrungs- und Flüssigkeitsbestandteile habe er nicht mehr zu sich nehmen können.

MERKE
Starke Schmerzen sind ein palliativmedizinischer Notfall und gehören sofort behandelt!

FALLBEISPIEL

Diagnose
Bei Herrn M. sehen wir das Vollbild einer Tumorkachexie und Anorexie sowie die Zeichen eines Tumorrezidivs mit erheblicher Einschränkung der Lebensqualität aufgrund von Schmerzen und ausgeprägter Schwäche.
Der Tumorprogress ist unaufhaltsam und die Lebenszeit erscheint eng begrenzt.

Anorexie-Kachexie-Syndrom

INFO
Kachexie

Wir sprechen besser von einem **Anorexie-Kachexie-Syndrom**.
Es kommt bei Karzinompatienten zu Mangelernährung, da oft Energie- und Proteinaufnahme/-stoffwechsel bereits in frühen Stadien reduziert sind. Meist schon vor der Diagnosestellung und vor Behandlungsbeginn etabliert sich ein ungewollter Gewichtsverlust bei 45 % aller Karzinompatienten, in 15 % der Fälle stark („Leistungsknick")!
→ **Frage:** „Seit wann haben Sie das Gefühl, dass es Ihnen schlechter geht?"

Die Mangelernährung erscheint bei bis zu 85 % der Kopf-/Hals-, Ösophagus-, Pankreas- und Magenkarzinomen. 25 % aller Tumorpatienten versterben an einer Kachexie. (ESPEN-Leitlinien 2017/Klinische Ernährung in der Onkologie Stand: 31.10.2015)
Von **Tumorkachexie** sprechen wir, wenn ein Verlust an Körpermasse > 5 % in < 6 Monaten eintritt **und** wenn drei der fünf Kriterien erfüllt sind:
- Abnahme der Muskelkraft (Muskelmasse)
- Fatigue (Müdigkeit, Energiemangel, erhöhtes Ruhebedürfnis ohne Erholungstendenz)
- Anorexie als Verlust des Appetits oder des Verlangens nach Nahrung
- CRP erhöht; Anämie (Hb < 12 g/dl) Albumin < 3,2 g/dl
- Niedriger „Fettfreier Masse-Index" (FFMI)

Der MDK definiert Kachexie als BMI unter $18,5 \, kg/m^2$ (nach Meinung des Autors ein unpräzises Kriterium, da häufig massive Ödeme bei den Patienten diese Berechnung verfälschen).

Nahrungs- und Flüssigkeitsaufnahme am Lebensende

Wenn wir über das Ende des Lebens nachdenken, taucht ganz rasch die **Problematik der Nahrungs- und Flüssigkeitsaufnahme** auf: Lebenserhalt ist unter anderem nur durch ausreichendes Essen und Trinken möglich. Schauen wir uns Schlagwörter zum Essen an, so begegnen wir oft diesen oder ähnlichen Aussagen:
- Essen und Trinken hält Leib und Seele zusammen.
- Liebe geht durch den Magen.
- Der Mensch ist, was er isst.
- Wie man isst, so arbeitet man.
- Wer schnell ist mit den Backen, ist auch schnell mit den Hacken.
- Die Mahl-„Zeit"!
- Essen ist Freude – Ernährung nicht immer.

Aber wie ist es, wenn das Ende des Lebens bevorsteht und die Erkenntnis Raum greift, dass die Lebenszeit eng begrenzt ist? Und wie schwer ist es oft, den „Point of no Return" zu erkennen und festzulegen! Und welche Konsequenzen müssen wir aus diesen Erkenntnissen ziehen?

Folgende Fragen stellen sich unweigerlich:
- Was ist jetzt wichtig?
- Wohin geht die Reise?
- Wie lange noch?
- An was ist zu denken?

- Wer muss mit wem, über was, wann sprechen?
- Wer leidet unter der Appetitlosigkeit und unter der schon sich abzeichnenden Kachexie? Der Patient? Die Angehörigen? Der Arzt? Das Pflegeteam?

Jetzt entdecken wir die zwei wichtigsten Fragen:
1. Welche Symptome sollen durch die Ernährung gelindert werden?
2. Welches erreichbare und gute Therapieziel kann denn formuliert und mit großer Wahrscheinlichkeit erreicht werden?

Vor die Therapie(-ansätze) gehört die Ursachenforschung

Zunächst einmal versuchen wir die krankheitsbedingten Umstände zu klären:
- Hat der Patient Schmerzen?
- Leidet er unter Mundtrockenheit?
- Gibt es Anzeichen einer Infektion im Mundbereich (z. B. Soor!)?
- Ist das Gebiss saniert, gibt es Druckstellen? Wie sieht es mit der Passgenauigkeit der Prothese aus?
- Hat der Patient regelmäßig Verdauung?
- Klagt er über Übelkeit? Oder liegt sogar Erbrechen vor?
- Oder schlimmer noch, gibt es Hinweise auf eine Sub-(Ileus) Symptomatik?
- Spielt eine Zunahme oder neu aufgetretene Herzinsuffizienz eine Rolle?
- Liegen Elektrolyt-Imbalancen vor (vor allem Hyperkalzämie)?
- Gibt es Zeichen für eine Leber- oder Niereninsuffizienz?
- Welche Therapien haben stattgefunden und sind die Nach-/Nebenwirkungen noch wirksam (OP, Strahlen-/Chemotherapie)?
- Wurden Medikamente eingenommen, die appetitlos machen? Insbesondere auch solche, die wir in guter und richtiger Absicht im palliativmedizinischen Setting verwenden (Opiate, NSAR, SSRI, Sedativa). Aber denken wir auch an Betablocker, Eisenpräparate, Antibiotika!
- Schauen wir auf die seelische Verfassung des Notleidenden, ist es auch durchaus denkbar, dass eine bewusste oder unbewusste Ablehnung von Nahrung und Flüssigkeit den Sterbewunsch widerspiegelt.

Es entsteht jedenfalls ein hoher Handlungsdruck, denn jeder weiß, dass Abmagerung und Appetitlosigkeit **die** Zeichen des Progresses der Erkrankung sind.

Somit ergibt sich ein großer Gesprächs- und Erklärungsbedarf:
- „Nun tun Sie doch was, Herr Doktor"!
- „Wenn er/sie nicht mehr isst, dann stirbt er/sie doch! Ich kann ihn doch nicht verhungern/verdursten lassen!"
- „Wenn er nur essen würde, wäre er bald wieder auf den Beinen … ."

Oft bezeichnen die Erkrankten und deren An- und Zugehörige die Ernährungssituation als eine Quelle von „Quälerei und Verzweiflung". Es geht um das **Überleben** schlechthin! Allen wird bewusst, wie zerbrechlich das Leben geworden ist. Die große soziale Beziehung der Mahl-„Zeit" geht verloren und damit sind die bisherige Gemeinschaft, die Zuneigung, die Lebensbejahung und die Lebensqualität aufs Äußerste bedroht.

Alle spüren, jetzt erfolgt ein Rückzug aus der „Welt".

FALLBERICHT

Patientenbeispiel Herr M. (2):
Wir beginnen eine titrierende Opiattherapie in Form von Fentanyl-Pflaster. Bei der heftigen Schmerzsymptomatik starten wir mit einer Dosis von 25 µg/h.
Bei Bedarf erhält er zunächst ohne Zeitlimit Morphin s. c. 5 mg, später in Form von Oramorph® 15 mg Fertigampullen.
Nach 36 h müssen wir bei häufigen Bedarfsanforderungen und Steigerung der Morphindosis auf 10–15 mg 3- bis 4×/Tag die Fentanyldosis auf 50 µg/h und nach weiteren 24 h auf 75 µg/h steigern. Die Bedarfsmedikation liegt jetzt bei 20 mg Morphin s. c. und wird maximal 2×/Tag abgerufen. Als antiemetische Prophylaxe erhält der Patient 3 × 1,25 mg Haloperidol s. c. Zur abschwellenden Therapie verabreichen wir einen Dexamethason-Stoß. Zunächst 8-8-0 mg ebenfalls s. c. und reduzieren nach 2 Tagen auf 4-4-0 mg. Als Magenschutz erhält Herr M. 1 × 40 mg Omeprazol (Antra®) s. c./Tag.
Nach 6 Tagen kann Herr M. die Bedarfsmedikation in Form von Oramorph® Trinkampullen 30 mg zu sich

nehmen. Er hat rasch „gelernt" sich frühzeitig bei einem drohenden Schmerzdurchbruch zu melden. Haloperidol kann auf 3 × 3 Tropfen/Tag (3 × 0,3 mg) reduziert sein. Dexamethason 4 mg morgens ist aufgelöst in Wasser gut zu bewältigen. Omeprazol (Nexium Mups®) 20 mg als Schmelztablette ist möglich. Die Stuhlregulation gelingt anfangs unter Dulcolax Supp., später mit Na-Picosulfat (Laxoberal®) abends 15–20 Tropfen. Die Schmerzintensität wird jetzt mit VAS 3–4 angegeben und der Appetit und Lebensmut kehren vorsichtig zurück.

Kleine Mengen pürierter Nahrung (die Mahlzeit wird ihm demonstriert) und in sämiger Konsistenz mit Sahne, ist ihm mit Absaugkatheter als gekürztem Trinkhalm (Charière 12) möglich. Das Schlucken ist nahezu schmerzfrei! Auf den „Energy Drink" von gesüßtem Kaffee und Weinbrand wird nicht verzichtet. Die Mundpflege mit anästhesierender Spüllösung und Zugabe von Metronidazol (Clont) führt erfreulicherweise zur Reduzierung der verjauchenden Tumorsituation der Mundhöhle.

Nach 6 Tagen strahlt Herr M. in Zuversicht. Er ist auf Stationsebene mobil, liest Zeitung und sitzt lange Zeiten auf dem Balkon und genießt das kommende Frühjahr. Als wir über seine weiteren Behandlungswünsche „ sprechen", notiert er eindeutig: „Lasst mich in Ruhe sterben!"

Leider verändert sich die Situation wieder. Er kann/will weniger essen und trinken. Die Schwäche nimmt zu und nur noch selten sehen wir ihn außerhalb des Zimmers. Bei den morgendlichen Visiten und den Begegnungen mit den Schwestern drängt er sehr auf sein Zuhause, in „sein Gehöchnis"! In der Mittagsbesprechung zitiert einer der Ärzte den Satz von C. Saunders: **„Die Menschen sterben nicht, weil sie nicht essen, sondern sie essen nicht, weil sie sterben."**

Im Entlassungsgespräch mit der Schwester, die ihn regelmäßig besuchte und für Weinbrand-Nachschub sorgte, thematisieren wir o. g. Zitat und erläutern die aktuelle Bedeutung. Nach Rücksprache mit dem Hausarzt, Erstellung eines Medikamentenplans, und Verabredung sowie Vorstellung der ambulanten Palliative-Care-Schwestern des Hospizvereins entlassen wir Herrn M. in seine häusliche Umgebung. Seine Schwester wird für ihn kochen.

24.2 Therapieentscheidung

Kann ein erreichbares Therapieziel realistisch definiert werden, dass eine Überbrückung des kritischen Ernährungszustands durch PEG und/oder parenterale Ernährung gewährleistet ist, so ist es gerechtfertigt o. g. Verfahren nach Abwägung und Einverständnis zum Wohle des Patienten einzuleiten, und im weiteren Verlauf regelmäßig zu reevaluieren: *„No promises but we'll do our best!"* (Twycross 1996).

Ein Gespräch mit dem Patienten oder seinen Angehörigen sollte wahrheitsgetreu sein ohne erbarmungslos auf ihn/sie mit den Tatsachen „einzuschlagen". In der Regel sind die Patienten in ihrer Terminalphase, was die Einschätzung ihrer Situation angeht, sehr realistisch und erwarten von uns keine Wunder, aber Aufrichtigkeit und Beistand.

Am Ende des Gesprächs sollte immer eine gute, annehmbare Perspektive stehen: *„I think a few quiet days in bed are called for. If tomorrow or the next day you are feeling more energetic, of course you should get up but, for the moment, bed is the best place for you!"* (Twycross ebenda).

Es ist uns klar, dass hinter dem Wunsch nach Behandlung der Appetitlosigkeit die Hoffnungen stehen, wieder gesund zu werden. Aber leider ist es eine Tatsache, dass sobald die Kachexie auftritt, eine enterale oder auch parenterale Ernährung in der Situation der Tumorkrankheit keine Reversibilität dieser Katabolie aufweist. Nein, eher führen die Versuche zu Unwohlsein oder sogar Erbrechen und damit wird die Not vergrößert.

„Bei bestimmten Patientengruppen (fortgeschrittene Demenz, fortgeschrittene Tumor-Kachexie) kann derzeit auf Grundlage einer großen Datenlage der medizinische Nutzen der enteralen Ernährungstherapie bestenfalls als nicht belegt … eingestuft werden".

Es resultiert: Mit Ernährung wird keine Lebensverlängerung, keine Steigerung der Lebensqualität, keine Vermeidung von Komplikationen erreicht. Sie führt eher zu wiederholten Aspirationen und konsekutiven Lungenentzündungen sowie Decubuti (Strätling et al., 2005).

Eine parenterale Flüssigkeitstherapie stillt nicht den Durst! (Twycross 1996)

Sie stellt eher eine Malifizienz durch Zunahme von enteraler Flüssigkeit (häufigeres Erbrechen, z. B. bei Ileus), Zunahme des Aszites oder sogar Auslösen oder Verstärken eines Lungenödems dar. Bei ausgeprägter Exsikkose, begleitet durch eine Niereninsuffizienz und konsekutive Elektrolytverschiebungen, scheint eine bilanzierte i. v.- oder s. c.- Flüssigkeitsgabe als **Therapieversuch** gerechtfertigt. Nach den Grundsätzen der Bundesärztekammer zur Sterbebegleitung (2011) ist es unter anderem die ärztliche Aufgabe, Hunger und Durst zu stillen, aber nicht eine Ernährung oder Flüssigkeitsgabe **um jeden Preis.** Während in der Frühphase eine individuell adäquate Ernährungsintervention sehr effizient alle relevanten klinischen Parameter sowie die Lebensqualität des Patienten beeinflussen kann, ist dies in fortgeschrittenen oder gar terminalen Phasen in der Regel nicht der Fall (vhl. Löser, 2013).

Kommt es in der Terminalphase zu einer deutlichen Reduktion von Nahrung und Flüssigkeit, etabliert sich ein Anorexie-Kachexie Syndrom (Müller-Busch, 2019). Es setzt ein natürlicher Sterbeprozess ein (Borasio, 2012). Das o. g. Syndrom ist aber nicht die **Ursache** des Sterbens (Rayment und Ward, 2011). Viel wichtiger sind in dieser Gesamtsituation eine subtile Mundpflege und Behandlung einer Infektionssymptomatik der Mundhöhle (z. B. Mukositis oder Soor).

Mit Eisstückchen (der Lieblingsgetränke) zum Löffeln oder Lutschen kann das Durstgefühl wirksam gelindert werden. Später, wenn nicht mehr sicher geschluckt werden kann, sprühen wir den offenen Mund mit den gewünschten Flüssigkeiten regelmäßig ein. Diese Maßnahmen übernehmen die Angehörigen oft gerne als Zeichen ihrer Fürsorge und Zuneigung.

Weitere Behandlung

FALLBERICHT

Herr M. (3)
Schon nach 4 Tagen berichten die Palliative-Care-Schwestern, dass es Herrn M. deutlich schlechter gehe. Er können ihnen nicht mehr die Tür öffnen. Ähnliches erzählt die Schwester, die sich verzweifelt bemüht, ihn zu versorgen, er aber einen Pflegedienst vehement ablehnt.
Seine „Ernährung" ist wieder auf wenig gezuckerten Kaffee und Weinbrand geschrumpft.

Eines Morgens findet ihn die Schwester. Er liegt hilflos am Boden und hat massiv eingestuhlt. Ohne ihn zu fragen, bestellt sie den Rettungsdienst. Wir sehen ihn in der Ambulanz und können ihn notfallmäßig aufnehmen. Wir benachrichtigen den Hausarzt.

Aufnahmebefund Ende April
Herr M. ist völlig schwach, ein Häufchen Elend, liegt zusammengekauert und ohne Mimik im Bett. Zum Schreiben ist er nicht mehr in der Lage. Die Verständigung ist aber noch über Augenkontakt, Nicken, schwache Gesten und wenig Kopfschütteln möglich. Das Tumorrezidiv quillt aus seinem Mund. Die Metastasenknoten im Halsbereich sind mehr geworden und größer. Schmerzen verneint er. Er muss vollständig gepflegt werden. Ganz selten braucht er Bedarfsmedikation. Der Bauch ist weich. Keine Verdauung mehr. Wir sprechen ausführlich mit der Schwester, die die Veränderung und die Nähe des Todes ebenfalls sieht. Sie wünscht für ihn, dass „Es" nicht mehr lange dauert.

Inappetenz

INFO
Inappetenz
In einer so prekären Situation, wie der fehlenden Ernährbarkeit, sind die regelmäßigen, ehrlichen und empathischen Gespräche mit dem Patienten und seinen An- und Zugehörigen unerlässlich.
Es beginnt ein Prozess in einem entscheidenden Lebensabschnitt, den es zu begleiten gilt, und wie oben angeführt, sich den Fragen zu stellen und diese zu „bearbeiten":
- „Er ist heute sehr schwach, aber es kann noch mehrere Tage dauern."
- „Auch wenn es heute etwas besser aussieht, ist die Situation weiter ernst. Es kann auch mal ganz schnell gehen."

Häufig sind die Erklärungen und Unterscheidungen zwischen „Verhungern" und der absoluten Inappetenz ohne Leidensdruck nötig. Verhungern bedeutet: Ich habe ungestillten Hunger und Nahrung ist nicht vorhanden, wird mir vorenthalten oder ist nicht erreichbar.
In einer Gesprächssituation kann der Patient am besten in Anwesenheit der An- und Zugehörigen dazu befragt werden.
„Es tut mir leid! Du hast für mich gekocht. Aber schon bei dem Gedanken, dass ich essen soll, vergeht mir jeglicher Appetit! Ich kann es nicht mehr zwingen."

> **In einer solchen Situation braucht dieser Mensch die „Erlaubnis" des Arztes, dass er nicht mehr essen muss.**
> Bei noch starkem Lebenswillen und belastender Appetitlosigkeit ist ein Versuch mit Dexamethason (Stoß von 8-8-0 mg für 2 Tage, dann 4-0-0 mg) oder Megestrol (400 mg morgens, oder 160 mg abends) gerechtfertigt.

Wenn es unter o. g. Medikation nicht zu einer Verbesserung der Inappetenz kommt, ist das ein schlechtes prognostisches Zeichen!

- Wenn der Patient es nicht ausdrücklich einfordert, sollen Gewichtskontrollen unterbleiben, sie vergrößern die Not.
- Auch für jetzt passende Kleidung soll gesorgt werden.
- Andere Formen der Fürsorge als Essen zuzubereiten sollen entdeckt werden (Unterstützung bei der Körperpflege, Massagen, Vorlesen, Musik hören).
  Natürlich soll er/sie weiterhin Angebote erhalten, in kleinsten, ermunternden Portionen zu essen, auf einem kleinen Teller liebevoll angerichtet, falls nötig auch mit Hilfestellung.
- Der Versuch, ihn/sie zu den Mahlzeiten angekleidet zu Tisch zu setzen und in Begleitung zu essen (lat. *cum pane* = „der das Brot mit mir teilt"), sollte immer wieder unternommen werden.
- Schon ganz kleine Mengen an Flüssigkeit und Nahrung stillen das Gefühl von Hunger oder Durst.
- Wir sind große Anhänger von alkoholischen Getränken in der schweren Situation des Kalorienmangels. Mit kleinen Flüssigkeitsmengen ist eine hohe Kalorienzufuhr möglich. Vor allem halten wir den Aspekt als Genussmittel für sehr wichtig. Hierzu zählt auch die „Verdauungszigarette"!
- Der Wunsch zu trinken und auch trinken zu können bleibt sehr viel länger erhalten: zunächst noch selbstständig, dann mit Hilfestellung. Mit Schnabelbecher oder Löffelchen ist es oft noch möglich, später mit Pipette das Lieblingsgetränk in die Wangentasche einzuträufeln.
- Bei weiterer Zunahme der Schwäche und Unfähigkeit zu schlucken, ist das vorsichtige Einsprühen der Mundhöhle mit wohltuenden Flüssigkeiten angesagt, sowie die Lippenpflege (z. B. Butter/Honig Gemisch oder Panthenol-Augensalbe).

FALLBERICHT

Herr M. (4)

Da er mehrfach leicht aus dem Mund blutet, legen wir dunkelgrüne Tücher bereit und verabreden im Team eine tiefe Sedierung, falls es zu einer bedrohlichen Blutung kommen sollte.

Einen Tag später ist er hinfällig, der Puls flach. Da er schrecklich aus dem Munde riecht, versuchen die Schwestern ihn erneut mit Mundspüllösung und Clont zu pflegen. Er kneift aber, so gut wie es ihm noch möglich ist, den Mund zu. Auch Aromalampe und Düfte reduzieren nicht den Odor.

Eine Schwester schlägt in der Mittagsbesprechung vor, es doch mal mit Kaffee-Weinbrand-Suspension zu versuchen. Das funktioniert. Nach Betupfen der Lippen und Einträufeln mit der Pipette in die Wangentasche „sperrt" Herr M. den Mund „weit" auf, wie hungrige Amselkinder.

Zwei Tage später verstirbt Herr M. Er sieht entspannt aus. Seine Schwester sitzt noch lange bei ihm. Sie sagt zum Abschied: „Ich war immer wieder erstaunt, mit welcher Kraft er versuchte, seine Schwäche zu verbergen." Auch wir können uns von ihm verabschieden.

Wir benachrichtigen den Hausarzt und berichten den Palliative-Care-Schwestern in der Mittagsbesprechung.

MERKE

Fazit: Im NEJM aus 2003 ist eine Studie veröffentlicht, in der Pflegekräfte eines Hospizes befragt wurden, wie sie die Menschen erlebten, die Nahrung und Flüssigkeitsgabe ablehnten: Bei 85 % der Menschen trat der Tod innerhalb von 15 Tagen ein und das Sterben war in der weit überwiegenden Anzahl der Patientenbeispiele ein friedliches (Score von 0–9 im Median 8).

„Sind wir gemeinsam mit dem Patienten und seinen Angehörigen in Begegnung und Beziehung und begleiten, dann gelingt es oft, das Sterben zu akzeptieren und das Leben als Chance zu verstehen und nicht als Pflicht." (Wördehoff, 2016)

> *„Jeder von uns kann dazu beitragen, dass Krankheit nicht ein unerwünschter Betriebsunfall im Leben eines Menschen wird und Sterben eine Panne, sondern ein würdevoller Abschluss einer einmaligen Geschichte".*
>
> R. Verres

Abb. 24.1 [J787]

Was wäre, wenn …

- … die Schwester eine künstliche Ernährung für ihren Bruder eingefordert hätte?
  - Dann hätte man das Gespräch mit ihr suchen müssen, um ihr klarzumachen, dass für Ärzte primär immer das Nichtschadensgebot gilt. Und das beinhaltet auch das Unterlassen von nicht mehr medizinisch indizierten Maßnahmen.

LITERATUR

Bausewein C, Roller S, Voltz R. Leitfaden Palliative Care. 6. Aufl. München: Elsevier, 2018.

ESPEN Leitlinien 2017. Klinische Ernährung in der Onkologie. Stand: 31.10.2015.

Grundsätze der Bundesärztekammer zur ärztlichen Sterbebegleitung. Deutsches Ärzteblatt, 2011; 108(7): 346–348.

Müller-Busch, H C. Ernährung am Lebensende. Zeitschrift für Palliativmedizin, 2010; 11: 292–303.

Müller-Busch H C. Liebe geht durch den Magen. Ringvorlesung Palliativmedizin. Universität Erlangen, 1–2019.

Rayment C, Ward J. Care of the dying patient in hospital. Br J Hosp Med (Lond). 2011 Aug; 72(8): 451–455.

Rémi C, Bausewein C, Twycross R, Wilcock A, Howard P. Arzneimitteltherapie in der Palliativmedizin. 3. Aufl. München: Elsevier, 2018.

Strätling M, Schmucker P, Bartmann F J. Künstliche Ernährung. Gut gemeint ist nicht immer gut gemacht. DÄB, 2005; 102(31–32): A2153–2154.

Twycross R G, Lack S A. Therapeutics In Terminal Cancer. London, Melbourne und New York: Churchill Livingstone, 1986.

KAPITEL 25

Eckehardt Louen

Flüssigkeitstherapie am Lebensende

25.1 Diagnostik

FALLBERICHT

Frau L. (1)

Die Schwägerin von Frau L. (sie arbeitet bei uns im Krankenhaus) ruft im Auftrag der Patientin auf der Palliativstation an und schildert die Situation: Frau L. ist 36 Jahre alt, verheiratet. Das Ehepaar hat zwei gemeinsame Kinder, eine Tochter von 6 Jahren und einen Sohn von 8 Jahren.

Vor 2 Jahren wurde ein weit fortgeschrittenes Ovarialkarzinom diagnostiziert. In der Operation musste zusätzlich ein Stück Darm entfernt werden. Anschließend erfolgte eine Chemotherapie, die als extrem belastend erlebt wurde. Dann gab es auch eine richtig gute Zeit mit viel Hoffnung und Zuversicht, die bösartige Krankheit überwunden zu haben. Seit ca. 5 Monaten sei die Krankheit aber zurückgekehrt. Eine Chemotherapie sei begonnen worden, aber musste immer wieder wegen erheblicher Nebenwirkungen (Übelkeit, Erbrechen, Blutbildveränderungen) unterbrochen werden.

Es ginge ihr sehr schlecht. Übelkeit und Erbrechen sowie Bauchschmerzen strapazierten sie sehr. Da sie nichts mehr essen und trinken könne, sei mit einer künstlichen Ernährung über den Port begonnen worden.

Nach Rücksprache mit den behandelnden Kollegen (Hausarzt, Gynäkologe, Onkologen) und Übersenden der Vorbefunde, verabreden wir die stationäre Aufnahme auf der Palliativstation.

Aufnahmebefund

Sie wird von ihrem Ehemann gebracht. An seinem Arm gehend, kommt sie auf die Station. Man kann ihr ihre Furcht und Skepsis gut ansehen. Die Krankenschwester hilft dem Ehepaar, sich auf dem Zimmer einzurichten. Wir sehen Frau L. in deutlich reduziertem Allgemeinzustand. Sie liegt erschöpft auf dem Bett. Klar und orientiert schildert sie ihre Gesamtsituation. Sie ist sehr traurig und beginnt zu weinen, als sie über ihre kleinen Kinder spricht: „Sie brauchen mich doch noch so sehr. Ich will um jeden Tag kämpfen! Helfen Sie mir, vor allem die ständige Übelkeit ist furchtbar. Ich will nicht sterben."

Der Ehemann ergänzt, dass sie „Alles" versucht hätten. Viele Möglichkeiten der alternativen Medizin bis hin zur Geistheilung wären in Anspruch genommen worden. Er habe immer versucht, seine Frau zu unterstützen. Frau L. würgt und versucht mühsam zu erbrechen. Sie zittert vor Anstrengung. Rasch erhält sie Haldol® (Haloperidol) plus eine kleine Dosis Dormicum® (Miadazolam) s. c. Das hilft ihr gut und wir können die Anamnese und Untersuchung fortsetzen. Bei einer Körpergröße von 170 cm gibt sie ein Gewicht von knapp 50 kg an. Es zeigen sich deutliche Ödeme beider Unterschenkel. Das rechte Bein ist komplett ödematös, schmerzhaft und deutlich in der Mobilität eingeschränkt. Neurologisch keine Auffälligkeiten. Herz und Lunge sind unauffällig. Klinisch kein Hinweis auf Ergüsse. Blutdruck und Herzfrequenz normal. Die Mundhöhle ist frei von Infektionszeichen. Es werden diffuse Bauchschmerzen angegeben (VAS 3–4 ständig dumpf drückend in der Attacke, krampfartig, stechend bis VAS 5), palpatorisch besteht der Verdacht auf Aszites. Daher sind die Leber- und Milzgröße palpatorisch nicht beurteilbar. Sie gibt aber kein Beklemmungsgefühl an. Es ist nur spärliche Peristaltik zu auskultieren. Keine Dysurie, Stuhlgang unregelmäßig, hart, mühsam. Die Ampulle ist stuhlgefüllt und steinhart.

Wir versuchen dem Ehepaar im Gespräch zu erklären, dass eine Palliativstation eine akute Kriseninterventionsstation ist und nicht die „Endstation". Die Station soll für sie und ihre An- und Zugehörigen eine Raststation in einer schweren Lebensphase sein. Unser Ziel ist es, sie möglichst rasch und gelindert in ihre häusliche Umgebung in sicherer Versorgung zu entlassen. Angst und große Skepsis sind ihr anzusehen.

Diagnose

Bei der Patientin handelt es sich mit großer Wahrscheinlichkeit um eine (Sub)-Ileussymptomatik mit Übelkeit, Würgen, Erbrechen und abdominalen Dauerschmerzen, zeitweise kolikartig. Es ist eine typische Komplikation im Verlauf eines Rezidivs des Ovarialkarzinoms und in über 40 % auch die Todesursache.
Hinzu treten körperliche Schwäche, Erschöpfung, Traurigkeit und Todesangst sowie große Sorgen um die Familie. Zur Abklärung und Klassifikation der Ileussituation (paralytisch/mechanisch, Passage-Stopp komplett/inkomplett und Lokalisation) ist ein chirurgisches Konsil empfehlenswert. Angesichts der palliativen Situation sollte interdiziplinär geklärt werden, ob invasive Diagnostik und ggf. eine operative Intervention erreichbare und vorteilhafte Ziele ohne Nachteile darstellen.

MERKE
Würgen, Übelkeit und Erbrechen sind eine palliativmedizinische Notfallsituation und erfordern rasches, kompetentes Handeln. Im Zustand der großen Schwäche tritt diese Strapaze noch unerträglich hinzu!

FALLBERICHT

Frau L. (2)

Zu Hause wird Frau L. durch einen Pflegedienst betreut und es läuft eine komplette parenterale Ernährung über Nacht (12 h) mit 2.000 ml und 2.000 kcal, supplementiert mit Vitaminen und Spurenelementen:
- Zofran® (Ondansentron) 8-0-8 mg als KI
- Novalgin® (Novaminsulfon) 20 Tropfen bei Bedarf

So kann sie tagsüber „unbehindert" ihren Haushalt besorgen.

25.2 Therapieentscheidung

Wir beginnen nach Aufklärung und Einverständnis mit einer s.c. Therapie von 3× 1,25 mg Haldol® (Haloperidol) und einem Kortisonstoß in Form von Fortecortin® (Dexamethason) 8-8-0 mg, ebenfalls s.c. jeweils über liegende Butterflykanüle, fixiert mit sterilem, durchsichtigen Pflaster in einer ödemfreien Körperregion. Wir besprechen die Ausdehnung der Infusionszeit auf ca. 18 h. Wir erläutern unsere Vorstellung der besseren Verträglichkeit und die Reduzierung auf zunächst 1.500 ml und 1.500 kcal.

In unseren Erklärungen sprechen wir über die Option der weiteren Reduzierung, abhängig vom Verlauf und der Verträglichkeit, der „Kraftentwicklung" und Rückgang der Ödeme. Nach Klysma als hohen Einlauf und vorsichtiger Dosierung von Laxoberal® (Na-picosulfat) und antiödematösem Effekt von Fortecortin® (Dexamethason) entleert sie mehrfach große Mengen Stuhl. Zur Kupierung abdominaler Schmerzen erhält sie bei Bedarf Novamin als Kurzinfusion i.v., selten kombiniert mit Butylscopolamin, sowie feuchte Wärme.

In der Ultraschalluntersuchung zeigt sich Aszites, aber nicht punktionspflichtig. Geringe Pleuraergüsse beiderseits, ebenfalls nicht punktionsbedürftig. In den Laborwerten zeigt sich eine deutlich erhöhte LDH (1245 U/l), Leukopenie von 3.200/µl, und HB 9,2 g/l.

MERKE
„... und ich stellte fest, dass es schwieriger ist einen Plan zur Infusionstherapie zu beenden als ihn weiter zu verordnen." (Husebö 1998)
Für die meisten Menschen ist es unvorstellbar, auch nur einen Tag ohne Flüssigkeit zu leben. Erinnerungen an Beschreibungen in der Weltliteratur über qualvolles Verdursten (A. Camus: Der Abtrünnige) oder Darstellungen in Filmen (C. Eastwood: Für ein paar Dollar mehr) tauchen sofort vor dem inneren Auge auf. Somit ist die Gabe von Flüssigkeit – insbesondere auch die Möglichkeit der künstlichen Gabe – beinahe reflexartig.
„Man kann sie/ihn doch nicht so einfach verdursten lassen!"
Die Einleitung oder das Fortführen der Infusionstherapie zeigt: Es wird „etwas getan"! Meist liegen aber eine Verwechslung und ein Missverständnis zwischen Durstgefühl/Verdursten und quälender Mundtrockenheit vor.
Wir erleben regelmäßig, dass Patienten, die postoperativ komplett parenteral ernährt sind, als erstes fordern, wenn sie wieder bei sich sind: „ Gib mir zu trinken!"
Es gibt keine Beweise, dass der Durst bei Sterbenden durch parenterale Flüssigkeitsgabe gelindert wird (Twycross, 1996; Bausewein, Roller, Volz, 2014). Fest steht aber auch, dass eine minimale Flüssigkeitsgabe von z.B. 500 ml NaCl/24 h s.c. nicht zu einer Verlängerung des Sterbeprozesses beiträgt.

Stadien des Flüssigkeitsdefizits

- Bei 2 % Flüssigkeitsdefizit vermindern sich schon Ausdauer und Denkfähigkeit.
- Bei 3 % kommt es zu Konzentrationsmängeln und Leistungseinbußen.
- Bei 4 % lässt die grobe Kraft lässt nach.
- Bei 5 % beschleunigt sich der Puls und die Körpertemperatur steigt an.
- Bei 6 % kommt es zu Schwäche, Reizbarkeit und Erschöpfung.
- Bei 8 % lassen Übelkeit und Kraft deutlich nach.
- Bei 10 % treten Verwirrtheit, Krampfanfälle und schwere Gehstörungen auf. Die Zunge schwillt an.
- Bei 16 % besteht Lebensbedrohung durch mehrfaches Organversagen.
- Bei 20 % bricht das Organsystem zusammen.

FALLBERICHT

Frau L. (3)

Frau L. fasst langsam Vertrauen. Die Kinder sind jeden Tag nachmittags zu Besuch und erledigen ihre Hausaufgaben, spielen z. T. im Zimmer oder im Wohnzimmer der Station, bis der Vater sie abholt. Diese Atmosphäre unterstützt sie kräftig und nachhaltig.
Wir können die Fortecortin-Dosis® (Dexamethason) auf 4-4-0 mg s. c. reduzieren. Zunächst sind kleine Flüssigkeitsmengen, später auch flüssige Nahrung möglich. Übelkeit und Erbrechen sind kein Thema mehr. Die Stuhlentleerungen sind regelmäßig mit kleinen Dosen Laxoberal® (Na- picosulfat). Nachdem die Verdauung, zwar zögerlich, aber wieder in Gang ist, sind abdominale Beschwerden physikalisch linderbar (feuchte Wärme).
Durch die Physiotherapeuten erhält sie regelmäßig Lymphdrainagen beider Beine mit wohltuendem Erfolg. Sie kann mobilisiert werden und ist auf Stationsebene unterwegs, anfangs mit Hilfestellung der Angehörigen oder auch mit einem Rollstuhl. Große Freude hat sie beim Besuch ihrer Freundinnen. Sie entwickelte große, beinahe euphorische Zuversicht und wünscht die Wiederaufnahme der Chemotherapie.
Die subkutane Therapie kann beendet werden und auf Tropfen bzw. Tabletten umgestellt werden. Haldol® (Haloperidol) 3 × 3 Tropfen; Fortecortin® (Dexamethason) 4-4-0 mg.

Mit den Onkologen verabreden wir den ambulanten Termin und planen die Entlassung nach Hause. Nach Rücksprache mit dem Hausarzt und den ambulanten Palliative-Care-Schwestern sowie dem Pflegedienst zur Fortführung der parenteralen Ernährung, können wir Frau L. nach Hause entlassen. Weitere Lymphdrainagen der Beine werden vom Hausarzt im häuslichen Bereich rezeptiert.
Bei den regelmäßigen Teamsitzungen hören wir über die ambulanten Palliative-Care-Schwestern, dass die Familie mit der Situation und den Anforderungen leben kann.

INFO
Flüssigkeitstherapie

In der Literatur gehen die Meinungen weit auseinander. Die Range ist groß und reicht von maximaler Flüssigkeitsgabe bis zum kompletten Sistieren.
Aber:
- Ist das Lebensende nahe?
- Oder ist der Patient sogar sterbend?
  - Wer will die Infusionen?
  - Wirklich der Patient?
  - Warum wird sie eingefordert?
- Ist eine Linderung der belastenden Situation durch eine Infusionstherapie für den Patienten möglich? (Exsikkose z. B. durch profuse Diarrhö, Hyperkalzämie, Hyperglykämie, prärenales Nierenversagen)
- Werden womöglich schon bestehende, belastende Symptome verschärft? (Aszites, Erbrechen bei Ileussymptomatik, Ödeme, Hirndruck, „Rasselatmung")
- Gibt es Konsens im Behandlungsteam über das Vorgehen und das Gebot in der Basisbetreuung zum Thema Stillen von Hunger und Durst?
- Haben wir die Nöte und Ängste des Patienten und seiner Angehörigen erkannt und verstanden?
- Wer spricht wann und mit wem über die prekäre Situation angesichts der eng begrenzten Lebenszeit, sogar des Sterbens?
- Kann die einmal begonnene Flüssigkeitsgabe auch wieder beendet werden, wenn sie nicht hilfreich ist?
- Haben wir regelmäßig die Indikation überprüft?

Anorexie und Kachexie

Anorexie und Kachexie sind die Alarmzeichen der fortschreitenden malignen Erkrankung. Diese Entstehung ist bei Tumorpatienten multifaktoriell und

komplex. Die Ursachen sind im Wesentlichen auf zwei Hauptfaktoren zurückzuführen:
1. Verminderte Nahrungsaufnahme durch chronische Übelkeit und Appetitlosigkeit, Schmerzen (auch Stomatitis, Dysphagie, Mundtrockenheit) Traurigkeit, Luftnot, Fieber, Obstipation, Gastroparese (nicht zuletzt auch durch Opiate und NSAR) intestinale Obstruktion mit Erbrechen, sowie Malabsorbtion und Maldigestion.
2. Durch tumorinduzierte Mediatoren (TNF-α, Interleukine 1 und 6, Interferon-γ) werden Stoffwechselvorgänge ausgelöst, die mit einer erhöhten Proteolyse und Lipolyse in allen Geweben einhergehen.

Diese Situation, dass auch schon die Ernährung zu diesem Zeitpunkt drastisch minimiert ist und jetzt auch noch das Trinken ausfällt, erhöht die Todesängste und Unsicherheiten bei Patienten und deren An- und Zugehörigen.

Beendigung der Flüssigkeitstherapie

Das Ansinnen oder sogar die Beendigung der Flüssigkeitstherapie geht häufig mit starken Vorwürfen von Seiten der Angehörigen einher (Camartin, 2014):
„Das ist doch unbarmherzig!"
„Jetzt haben sie ihn aufgegeben!"

Das Anlegen der Infusion hingegen wird oft als Fürsorge und Unterstützung gewertet. Jetzt ist es von hoher Bedeutung, dass zu diesem Zeitpunkt Gespräche mit Patienten und An- und Zugehörigen geführt werden.

Es müssen klare, einfühlsame, vorsichtige und einfache Informationen und Fragen über die Nähe des Todes und des Sterbens gegeben werden. Es gilt, in einen Meinungsbildungsprozess einzutreten, um die Gesamtsituation zu betrachten, die Meinungen und Emotionen empathisch anzuhören und auszuhalten.

Das reduzierte Durstgefühl und Trinkverhalten in der finalen Schwäche müssen als Teil des Sterbeprozesses angesehen werden und nicht als Ursache des Sterbens. Ein Meinungsstreit ist nicht hilfreich und es dürfen von Seiten des Behandlungsteams keine Dogmen verteidigt werden. Meistens gelingt es, eine reduzierte Flüssigkeitsgabe von 500–1.000 ml/24 h zu verabreden und bei Verstärkung belastender Symptome und des nahen Todes auch diese zu beenden. „Wir glauben, Herr Doktor, das hilft ihm jetzt auch nicht mehr!" In allen Phasen der Begleitung gilt als sehr hohes Gut die Autonomie des Patienten (> Abb. 25.1).

Die individuelle Handlungsfreiheit ist der zentrale Angelpunkt für das Prinzip der Autonomie.

Heilauftrag An zweiter Stelle steht der Heilauftrag. Oft entbrennt in Grenzsituationen hierüber ein erbitterter Streit, denn es gibt die Unwissenheit der Behandler und oftmals auch die fehlenden wissenschaftlichen Grundlagen.

Wir möchten durch unsere Behandlung dem Patienten Linderung verschaffen, der Weg dahin ist aber nicht immer evidenzbasiert. Es gibt nur die Möglichkeit, unter Einbeziehung von Willensäußerungen oder auch Patientenverfügung mit allen Beteiligten einen Konsens zu verabreden und regelmäßig zu überprüfen und nachzuhören, ob alle noch die Maßnahmen verstehen. Oft begegnen wir „kreisenden" Gedanken und Zweifeln, die behutsam informiert und ggf. erneut von allen Mitgliedern des Teams korrigiert gehören. Wie oben schon erwähnt, gilt es die eingeschlagene Therapierichtung zu hinterfragen und auf ihr Wohltun zu überprüfen.

Schadensverbot Nicht minder schwierig gestaltet sich das Schadensverbot. Wie in unserer Fragestellung ist die Flüssigkeitssubstitution in einer Bandbreite zwischen maximaler Therapie und bis zum Sistieren vertreten. Nur durch umsichtiges Handeln und vorsichtige Flüssigkeitsgabe sind Verschlim-

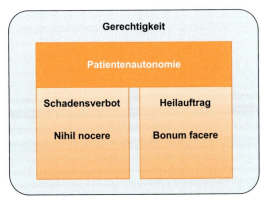

Abb. 25.1 Medizinethische Prinzipien nach Tom Beauchamp und James Childress (Principles of Biomedical Ethics. 6. Aufl. Oxford/New York: Oxford University Press, 2009) [P823/L143]

merungen vermeidbar. Auf der anderen Seite kann die Restriktion oder der Stopp der Infusionstherapie nur mit klaren Informationen und guter Beziehung gelingen.

Dehydratation am Lebensende Was spricht nun für die Dehydratation am Lebensende?
- Weniger gastrointestinale Sekretion, weniger Erbrechen, weniger Aszites, weniger Pleuraerguss
- Die Patienten rekrutieren aus ihren Ödemen ihren Flüssigkeitsbedarf über viele Tage.
- Weniger pulmonale Sekretion mit Hüsteln und Atemnot, insbesondere bei „Rasselatmung"
- Reduzierung von peripheren Ödemen
- Die oft schon eingetretene Niereninsuffizienz kann ein „guter Freund" in der Sterbephase sein.
- Weniger Urinproduktion, mit weniger Mühe zum Wasser lassen bzw. sogar Vermeidung von Dauerkatheter, weniger „trocken legen"
- Hypohydration führt zur Ausschüttung von Endorphinen und damit zur Linderung von Schmerzen und Angst.
- Infusionsleitung ist etwas Künstliches, bindet den Patienten und hindert An- und Zugehörige an der Nähe zum Menschen.
- Infusionstherapie lindert nicht das Durstgefühl.
- Bei eingeleiteter Infusionstherapie ist zu beobachten, dass oft die subtile Mundpflege vernachlässigt wird.

Rehydratation am Lebensende Welche Argumente legen eine Rehydratation am Lebensende nahe?
- Ausgeprägte Unruhe, die wir mit anderen Ursachen nicht erklären können
- Dies gilt auch für delirante Zustände.
- Auftretende Muskelkrämpfe oder auch toxische Medikamentenkonzentrationen, vor allem auch in Gesellschaft mit einer Niereninsuffizienz
- Impaktierende Obstipation durch rektale Flüssigkeitsgaben

→ Sehen wir noch eine bejahende Lebensqualität des Patienten und er erleidet einen hohen Flüssigkeitsverlust, ist ein Therapieversuch durchaus gerechtfertigt, wenn er dem Wunsch des Patienten entspricht.

Möglichkeiten der Flüssigkeitsgabe bei Sterbenden Es bieten sich an:
- Zu allererst oral! Schon minimale Mengen stillen den Durst, alle 1–2 h kleine Schlucke oder das Einsprühen des Mundes mit Lieblingsgetränken oder Gabe von Eisstückchen
- Per Sonde (PEG, nasogastral)
- Rektal unter anderem auch bei impaktierender Obstipation
- Venenverweilkanüle
- Liegt ein Port, bietet dieser sich für die parenterale Substitution an.
- Eine Neuanlage eines ZVKs ist für die reine Flüssigkeitsgabe entbehrlich.

Subkutaner Infusionsweg In dieser Situation hat die subkutane Gabe den Vorteil, dass auch das Pflegepersonal zur Anlage dieses Zugangsweges befähigt ist. Die Verweildauer einer Dauernadel ist oft für 7–10 Tage möglich und kann auch zur Einzel- und Dauermedikamentengabe genutzt werden. Ausreichend bei der langsamen Resorption sind 500–1.000 ml NaCl/24 h.

MERKE
„Wir sollen immer klar formulieren, dass der Patient nicht stirbt, weil er nicht mehr trinkt, sondern nicht mehr trinkt, weil er stirbt." (Borasio G. D. München, 2014)

FALLBERICHT

Frau L. (4)
16 Tage nach Entlassung ruft der Hausarzt an und berichtet über die verheerende Situation von Frau L., sie müsse ständig erbrechen, sei nahezu bettlägerig, schwach, mutlos und erschreckend abgemagert. Die Chemotherapie habe sie nicht in Anspruch nehmen können. Noch am selben Tag können wir Frau L. aufnehmen.

2. Aufnahmebefund
Sie wird liegend mit dem Krankenwagen gebracht. Ganz dünn und schwach liegt sie zu Bett. Mit schwacher Stimme berichtet sie, wie plötzlich die Situation „gekippt" sei. Sie weint, ihre Zuversicht ist gering. „Ich will doch für meine Kinder da sein, sie brauchen mich doch. Ich traue meinem Mann das alles zu, aber ohne mich, die Mutter, wie soll das gehen?"
Bei der Inspektion der Mundhöhle sieht man einen ausgeprägten Soorbefall. Das Schlucken ist beschwerlich und schmerzhaft. Es fällt ein Sklerenikterus auf. Das Abdomen ist deutlich aufgetrieben, wenig schmerzhaft, keine Peristaltik. Keine Verdauung seit

Tagen. Ständige Übelkeit. Dann muss sie erbrechen. Es ist Miserere. In einen großen Auffangkübel (Sektkühler) erbricht sie ca. 2 l und ist erleichtert. Nach Mundspülung und Ruhezeit können wir weiter sprechen. Beide Beine sind deutlich geschwollen und können kaum bewegt werden. Sie braucht immer wieder Ruhepausen im Gespräch oder der Untersuchung. Sie schläft erschöpft ein. Die Laborwerte zeigen eine weiter erhöhte LDH (1.786 U/l; die γ-GT bei 647 U/l; Bilirubin 4,2 mg/dl).

Therapie und Verlauf

Nach Eintreffen des Ehemannes besprechen wir gemeinsam, dass eine Fortführung der parenteralen Ernährung in diesem Umfange nicht mehr nützlich ist, ihr eher schade. Die Flüssigkeitsmenge und die Kalorienzufuhr könne ihr Körper nicht mehr zum Nutzen verwerten. Die Schwäche habe so zugenommen, dass es zur vermehrten Einlagerung von Flüssigkeit gekommen sei. Das erkennt sie selbst und deutet auf den prallen Bauch und die dicken Beine.

Wir erklären, dass die ständige Übelkeit und Erbrechen auf die Grundkrankheit zurückzuführen ist, dass aber das Kalorien- und Flüssigkeitsangebot mitverantwortlich seien.

„Das schreckliche, übel riechende Erbrechen, was bedeutet es?"

„Wir befürchten, dass der Darm den Inhalt nicht mehr in die richtige Richtung transportieren kann."

„Aber dann verhungert und verdurstet sie!" sagt der Ehemann. Durst bejaht Frau L., Hunger habe sie aber überhaupt nicht. Schon der Gedanke an Essen führe zum Würgen.

„Wir werden versuchen, die Übelkeit, die Häufigkeit und das Volumen des Erbrechens zu reduzieren."

Wir sprechen lange über den Unterschied von „verhungern" und ohne Appetit zu sein, ja durch Nahrung oder künstliche Ernährung und Flüssigkeitszufuhr strapaziert zu sein.

Sie sagt: „Ich kann nicht mehr."

Das Ehepaar braucht Bedenkzeit.

Am übernächsten Tag können wir die Infusionsmenge auf 500 ml Vollelektrolytlösung/Tag verringern. Durch subtile Mundpflege und Behandlung des Soors ist das Durstgefühl reduziert. Den Tag über lutscht sie Eisstücke in verschiedenen Geschmacksrichtungen (Cola, Ananas, Orange). Kleine Schlucke zu trinken, lindert zusätzlich das Durstgefühl. Regelmäßige Injektionen von Haldol® (Haloperidol) 3× 1,25 mg und gelegentlich Dormicum® (Midazolam) 2,5 mg s. c. reichen zur Symptomkontrolle.

Sie wird jeden Tag „weniger".

Da sie weiterhin Stuhl erbricht, besprechen wir mit ihr die Einlage einer nasogastralen Sonde. Vorher hatten wir das Dilemma mit den Internisten erörtert. Sie raten von der Anlage einer Ablauf-PEG bei ausgeprägtem Aszites ab. Nach lokaler nasaler Betäubung und etwas Sedierung mit Dormicum® (Midazolam) gelingt es, die Silikonsonde ohne wesentlichen Stress über den nasalen Zugang zu platzieren. Erfreulicherweise fördert die Sonde ohne Störung und sie muss nicht mehr erbrechen. Die Antiemese ergänzen wir durch 3×1A Kurzinfusion mit Vomex A® (Dimenhydrinat).

Der Vater bringt die Kinder mit und wir können ihnen erklären, dass die Mama sehr schwer krank ist und nicht mehr gesund werden kann. „ Muss die Mama sterben?" fragt der Sohn (8 Jahre).

„Ja, ich glaube nicht, dass sie sich erholen kann."

Der Vater begleitet sie zur Mutter, sie krabbeln in ihr Bett. Wir schließen die Tür und hängen das Schild: „Bitte nicht stören" auf. Später kommt der Vater und beauftragt seine Schwester, die Kinder nach Hause zu bringen und bei ihnen zu sein.

Ich sitze mit dem Ehemann im Nebenzimmer. Er ist verzweifelt und tieftraurig, er weint. „Ich habe sie immer gedrängt, neue und andere Therapien anzugehen, weiter zu kämpfen, uns nicht allein zu lassen. Wir sind überall hingefahren." Nach einer Pause sagt er: „Gehen Sie bitte mit mir, ich will ihr sagen, dass sie nicht mehr kämpfen muss."

Wir gehen zusammen zu Frau L. Sie ist blass, erschöpft und ganz klein. Er setzt sich ans Bett und sagt ihr, sie müsse nicht mehr kämpfen. Alles sei gut, er werde es schaffen können. Sie schaut ihn an. Er hält ihre Hand und beginnt dann zu singen:

La-le-lu

Nur der Mann im Mond schaut zu,

Wenn die kleinen Babies schlafen.

Drum schlaf' auch du.

La-le-lu

Vor dem Bettchen stehen zwei Schuh'

Und die sind genauso müde,

Gehen jetzt zur Ruh'.

Drum schlaf' auch du.

Ich verlasse leise das Zimmer. Frau L. verfällt in den folgenden Tagen rasant. Wir ermuntern den Ehemann, mit den Kindern zu Besuch zu kommen, damit sie „begreifen" können, wie es der Mutter geht. Wir sprechen immer wieder kurz über Sterben und Tod, und dass die Mama immer in ihrer Nähe sein wird, wenn sie an sie denken.

Bei Schmerzen und Unruhe helfen ihr MSI® (Morphin) und Dormicum® (Midazolam) in geringen Dosen (jeweils 2,5 mg s. c.). Selten braucht sie 1A Buscopan® (Butylscopolamin) s. c. bei krampfhaften Bauchschmerzen. Stuhlgang lässt sie nicht mehr. Urin lässt sie noch. Da der Gang auf die Bettpfanne sehr mühselig und kraftraubend für sie ist, legen wir nach Absprache mit ihr einen Blasenkatheter. Der Ehemann entscheidet sich, die Nächte bei seinen Kindern zu sein. In ihrer letzten Nacht ist eine Freundin bei ihr. In den Morgenstunden verstirbt Frau L. Sie sieht friedlich aus, beinahe ein Lächeln. Ihr Ehemann kommt mit den Kindern. Sie sitzen lange und die Kinder hinterlassen selbstgemalte Bilder und Grüße bei ihrer Mutter. Wir telefonieren und schildern den Verlauf mit den behandelnden Ärzten und den ambulanten Diensten. Sie versichern uns, sich um die Familie zu kümmern.

MERKE
Bei der Schau auf die somatischen Aspekte in der Frage der Flüssigkeitssubstitution **Ja** oder **Nein,** dürfen die spirituellen Aspekte und Bedürfnisse des Patienten nicht vernachlässigt werden.

Gerade jetzt, wo das Lebensende nahe ist, der Tod gespürt wird (sozusagen: *facing death*), sind die Herausforderungen für den Patienten und seine An- und Zugehörigen enorm.

Sinnsuche, Enttäuschungen, Trauer, Verzweiflung, Todesängste und schwindende Hoffnung gilt es, als „leise" Symptome zu entdecken und zu würdigen.

„Jetzt sind wir bereit, da zu sein, auszuhalten, das Leben „einzusammeln" in all seinen Facetten und liebevoll ein Nest zu bereiten, um das Leben liebevoll zu wiegen wie damals die Mutter ihr kleines Kind." (Weiher, 2011)

„Wir müssen nicht „loslassen", sondern wir geben ihn/sie frei, wir „überlassen" dieses Leben einer höheren Macht."

Was wäre, wenn …

- … Übelkeit und Erbrechen nicht ausreichend hätten gelindert werden können?
  - Medikament der 1. Wahl wäre Neurocil® (Levomepromazin) als ein hochpotentes Antiemetikum. Hier gibt es die Möglichkeit der s. c.-Gabe. (1A à 25 mg auf 10 ml NaCl aufziehen und Injektion von 2,5–5 mg 3 ×/Tag, Steigerung der Dosis nach Wirkung! In höheren Dosen tritt eine Sedierung auf, die aber ggf. auch erwünscht ist!)
- … Angst und Unruhe zunehmend zum Problem geworden wären?
  - Anpassung der Dosis von Dormicum® (Midazolam) und Morphin® (Morphinsulfat), möglichst unter Erhalt der Kommunikationsfähigkeit.
- … permanentes Stuhlerbrechen aufgetreten wäre?
  - Rasche Entscheidung und Einleitung einer palliativen Sedierungstherapie am Lebensende, im Konsens mit allen Beteiligten (mit Patient, falls noch möglich; Angehörigen, Teammitgliedern).

LITERATUR
Bausewein C, Roller S, Voltz R. Leitfaden Palliative Care. 6. Aufl. München: Elsevier, 2018.

Borasio G D. Selbstbestimmt sterben. München: C.H. Beck, 2014.

Camartin C, Wieland Th. Flüssigkeitsgabe am Lebensende. Z Palliativmed, 2014; 15: 22–27.

Husebö S, Klaschik E. Palliativmedizin. Berlin: Springer, 1998.

Rémi C, Bausewein C, Twycross R, Wilcock A, Howard P. Arzneimitteltherapie in der Palliativmedizin. 3. Aufl. Elsevier, 2018.

Twycross R G, Lack S A. Therapeutics In Terminal Cancer. London, Melbourne und New York: Churchill Livingstone, 1986.

Weiher E. Das Geheimnis des Lebens berühren. Stuttgart: Kohlhammer, 2011.

KAPITEL 26

Ulrich Dillmann

Zunehmende Lähmungen

FALLBERICHT

Fall 1: Progrediente Schluck- und Sprechstörungen

Die 70 Jahre alte Frau A. gibt bei der ersten Untersuchung an, dass ihr seit etwa einem halben Jahr Sprechstörungen mit einer zunehmend undeutlichen, verwaschenen und z. T. lallenden Sprache aufgefallen seien. Die Symptome seien abends deutlicher, jedoch auch schon morgens vorhanden. Beim Trinken verschlucke sie sich häufiger als früher, insgesamt falle das Schlucken schwerer. Ungewollt sei eine Gewichtsabnahme von 3–4 kg aufgetreten. Sie habe das Gefühl, mehr Speichel im Mund zu haben. Ansonsten bestehen keine relevanten Vorerkrankungen. Die Patientin ist verheiratet und hat eine Tochter im Alter von 41 Jahren.

Fall 2: Zunehmende Lähmung des rechten Arms

Herr L., ein 55 Jahre alter Architekt, bemerkt seit 4–5 Monaten eine zunehmende schmerzlose Schwäche der Armhebung rechts. Kein Taubheitsgefühl. Zudem fallen ihm Muskelzuckungen im Bereich des rechten Arms, weniger stark ausgeprägt auch links auf. Ansonsten bestehen keine relevanten Vorerkrankungen. Herr L. ist verheiratet, keine Kinder.

Bei beiden Patienten erfolgt die stationäre Aufnahme zur weiteren Abklärung der in ➤ Tab. 26.1 aufgeführten Differenzialdiagnosen.

26.1 Diagnostik und Übermittlung der Diagnose

FALLBERICHT

Fall 1: Aufnahmebefunde

Der klinische Befund zeigt eine kombinierte Pseudobulbär- und Bulbärparalyse mit Schädigungszeichen sowohl des ersten Motorneurons mit gesteigertem Masseter-Reflex und periloralen Reflexen als auch des zweiten Motoneurons mit Faszikulationen und eine leichte Atrophie im Bereich der Zungenmuskulatur. Es besteht eine Dysarthrie, die Sprache ist aber gut verständlich. Im Bereich der Arme und Beine sind die Muskeleigenreflexe bei ausgefallenen Bauchhautreflexen gesteigert als weiterer Hinweis für eine Schädigung des ersten Motoneurons. Der Babinski-Reflex ist negativ, es bestehen keine weiteren Paresen, Atrophien oder Faszikulationen. In der Elektromyografie finden sich Zeichen neurogener Veränderungen in der Zungenmuskulatur, den Handstreckern rechts und dem M. biceps brachii links und damit eine generalisierte Schädigung der Alpha-Motorneurone. Zusammen mit dem klinischen Nachweis einer kombinierten peripheren und zentral-motorischen Schädigung ist die Diagnose einer Amyotrophen Lateralsklerose als sicher zu stellen. Die differenzialdiagnostische Abklärung mit Kernspintomografie, Liquordiagnostik und Ausschluss einer klinisch nicht wahrscheinlichen Myasthenie dient letztlich der Sicherung der klinisch bereits gestellten Diagnose.

Fall 2: Aufnahmebefunde

In allen Muskeln, betont im Bereich der rechten oberen Extremität finden sich Faszikulationen. Es bestehen eine Schwäche und leichtgradige Atrophie des M. deltoideus rechts vom Kraftgrad (KG) 4/5, einer leichte Schwäche der Armbeugung rechts sowie der Oberarmaußenrotation (KG 4–5/5). Keine Reflexauffälligkeiten, keine Sensibilitätsstörungen.

Bei Herrn L. finden sich nur Schädigungszeichen des zweiten motorischen Neurons. Die in ➤ Tab. 26.1 aufgeführten Differenzialdiagnosen wurden ausgeschlossen, das EMG aus dem M. deltoideus rechts, aber auch aus den Handextensoren rechts und zusätzlich aus dem M. triceps brachii links und dem M. tibialis anterior rechts zeigt neurogene Veränderungen, sog. frühen Reinnervationsstadien entsprechend.

Tab. 26.1 Differenzialdiagnosen progredienter Paresen

DD: Leitsymptom: Schluck- und Sprechstörungen	DD: Leitsymptom: Proximale periphere Paresen
• Amyotrophe Lateralsklerose • Myasthenie • Myositis • Bulbospinale Muskelatrophie (Kennedy-Syndrom) • Okulopharyngeale Muskeldystrophie • Hirnstammläsionen (Tumor, Infarkte, Demyelinisierungen)	• Umschriebene Nerven- oder Wurzelläsionen, Plexusläsionen (z. B. bei Raumforderungen, entzündlich) • Amyotrophe Lateralsklerose • Chronisch-inflammatorische demyelinisierende Neuropathien • Multifokale motorische Neuropathien • Myopathien, Myositiden

Damit musste eine generalisierte Erkrankung der Alpha-Motoneurone im Sinne eines generalisierten Vorderhornprozesses angenommen werden. Eine Schädigung des ersten motorischen Neurons fand sich nicht.

MERKE

Die Diagnose der **Amyotrophen Lateralsklerose** wird klinisch als sicher gestellt, wenn eine Schädigung des ersten motorischen Neurons (= Pyramidenbahnschädigung mit spastischer Parese, Reflexsteigerung, Ausfall der Fremdreflexe, Babinski-Reflex) und des zweiten motorischen Neurons (= peripher-motorische Störung mit schlaffer Parese, Atrophie, Reflexausfall, Faszikulationen) in drei Körperregionen nachweisbar ist.

Während bei Frau A. die Diagnose einer Amyotrophen Lateralsklerose als klinisch sicher zu stellen ist, finden sich bei Herrn L. hingegen nur Schädigungszeichen des zweiten motorischen Neurons. Die Diagnose kann damit nach den aktuellen Diagnosekriterien nicht als sicher beschrieben werden.

Die Problematik der Diagnosestellung der Amyotrophen Lateralsklerose beruht auf der Tatsache, dass es **keinen einzelnen Parameter** gibt, der die Diagnose sichert. Die Diagnose wird wie oben beschrieben gestellt, wesentlich ist der **differenzialdiagnostische Ausschluss von Erkrankungen,** die ähnliche Symptome verursachen.

Die Erkrankung kann in verschiedenen Regionen beginnen, wie an den Fallbeispielen erläutert wird. Auch wenn nach den Kriterien, die überwiegend für Studienzwecke aufgestellt wurden, eine Sicherung der Diagnose initial oft nicht möglich ist, liegt sie für den Neurologen häufig schon nahe.

Diagnoseübermittlung

Für die ALS, einer fortschreitenden, zum Tode führenden Erkrankung, ergibt sich damit die besondere medizinische Situation, dass die Diagnose zu dem Zeitpunkt der Erstuntersuchung häufig nicht zu sichern ist. Zudem gibt es keine ursächliche Therapie. Das einzige zugelassene Medikament Riluzol verlangsamt den Verlauf. Der Effekt beträgt nach Studienlage jedoch im Median maximal 3 Monate, individuell ist gar keine Abschätzung des Effekts möglich. Nach retrospektiven Analysen liegt aber nahe, dass Patienten in frühen Stadien der Erkrankung mehr von der Therapie profitieren. Im Beipackzettel zu dem Medikament ist der Name Amyotrophe Lateralsklerose aufgeführt, sodass eine Aufklärung notwendig ist.

Bei der Diagnoseübermittlung sollten daher folgende Punkte berücksichtig werden:
- Die Mitteilung der Diagnose benötigt Zeit.
- Viele Patienten informieren sich über das Internet und befürchten, dass eine Amyotrophe Lateralsklerose vorliegen kann. Dies geht oft mit einer ausgeprägten Unsicherheit und Angst einher.
- Die Kenntnis über den Wissensstand und die Befürchtungen des Patienten hilft, individuell auf den Patienten einzugehen. Je nach Situation kann auch eine stufenweise vorgenommene Aufklärung sinnvoll sein.
- Dem Patienten kann die Problematik der Diagnosestellung in einfachen Worten vermittelt werden, beispielsweise: „Für die Amyotrophe Lateralsklerose gibt es noch keine einzelnen Messwert im Blut oder Nervenwasser, der verändert ist und damit die Erkrankung beweist" oder ähnliche Formulierungen. Trotzdem sollte klar werden, dass der Behandler der Meinung ist, dass eine ALS vorliegt.
- Es ist wichtig, den Betroffenen über die Möglichkeiten der Behandlung der im Verlauf der Erkrankung auftretenden Beschwerden zu informieren.

- Es sollte angeboten werden, Verlaufskontrollen zu machen und die Diagnose ggf. erneut zu überprüfen. Ebenso kann angeboten werden, dass der Patient sich eine zweite Meinung einholt.
- Der Patient braucht Zeit, die Konsequenzen der übermittelten Fakten zu verarbeiten: Erfolgt die Aufklärung ambulant, sollte die Möglichkeit angeboten werden, dass sich der Patient ggf. kurzfristig zur Besprechung weiterer Fragen melden kann. Aus dem gleichen Grund sollte die Aufklärung keinesfalls am Entlassungstag erfolgen.

MERKE
Mit der Diagnosestellung einer Amyotrophen Lateralsklerose beginnt die palliative Therapie.

26.2 Symptome und Therapie

Es gibt eine Vielzahl von Symptomen, die unmittelbar oder mittelbar durch die ALS hervorgerufen werden können und im Verlauf der Erkrankung die Lebensqualität beeinträchtigen (➤ Tab. 26.2). Das Erkennen dieser Symptome und ihre individuell angepasste Therapie stehen nach der Diagnosestellung im Mittelpunkt der Behandlung. Die Behandlung muss stets ausführlich erläutert werden und mit den Wünschen der Patienten abgestimmt werden.

Tab. 26.2 Primär oder sekundär durch die ALS bedingte Symptome

Primär	Sekundär
• Atrophe Paresen • Spastische Paresen • Krämpfe • Spastik • Faszikulationen • Dysarthrie • Dysphagie (➤ Tab. 26.5) • Hypoventilation/Dyspnoe • Pathologisches Lachen/Weinen	• Pseudohypersalivation • Verschleimung • Muskuloskelettaler Schmerz • Müdigkeit • Schlafstörungen • Depression/Ängste • Stürze/Verletzungen • Ödeme in abhängigen Körperteilen • Verdauungsstörungen/Reflux

Fall 1

FALLBERICHT

Fall 1: Verlauf

Nach dem Diagnosegespräch wird eine Behandlung mit Riluzole 50 mg, 2 × 1 Tbl./d begonnen, daneben erfolgen Logopädie, Krankengymnastik und Ergotherapie, jeweils 2-mal pro Woche. Am Tag vor der Entlassung wird eine erste pulmologische Vorstellung mit Lungenfunktionsdiagnostik durchgeführt, es werden zunächst Kontrollen alle 6 Monate vereinbart. Neurologische Kontrollen erfolgen alle 3 Monate. Innerhalb der nächsten 9 Monate zeigt sich eine deutliche Progredienz: Die Schluckstörungen mit häufigerem Verschlucken lassen die Nahrungsaufnahme mühsam und langsam werden. Es kommt zu einer weiteren Gewichtsabnahme von 4 kg. Das Sprechen wird undeutlicher, es ist eine erhebliche Sprechanstrengung erforderlich, die Kommunikationsfähigkeit wird deutlich eingeschränkt. Der vermehrte Speichelfluss zwingt die Patientin, permanent ein Taschentuch zu benutzen. Zudem tritt ein pathologisches Weinen auf. All diese Symptome beeinträchtigen die Patienten in ihrem sozialen Umfeld massiv.

MERKE
Pathologisches Lachen/Weinen tritt bei bis zu 50 % der Patienten mit Pseudobulbärparalyse auf und kann zu erheblichen Irritationen im sozialen Umfeld führen. Es handelt sich hierbei um das Ablaufen reflexhafter motorischer Schemata ohne das Vorliegen echter Emotionen und ist keinesfalls Ausdruck einer psychiatrischen Störung.

FALLBERICHT

Fall 1: Verlauf

Die optimierte Behandlung dieser Symptome steht zu diesem Zeitpunkt der Erkrankung im Zentrum der Therapie. Zur Behandlung der Pseudohypersalivation werden zunächst **Scopolaminpflaster** verordnet (➤ Tab. 26.3). Diese müssen jedoch wegen Schwindel mit Gangunsicherheit abgesetzt werden. Wegen des pathologischen Weinens wird auf einen Versuch mit Atropin verzichtet und gleich in langsam steigender Dosierung in Schritten von 25 mg **Amitriptylin** aufdosiert (➤ Tab. 26.4). Bei einer Dosierung von 100 mg/Tag verschwindet das pathologische

Tab. 26.3 Therapie der Pseudohypersalivation

Wirkstoff	Empfohlene Dosierung
Scopolaminpflaster*	1 Pflaster alle 3 Tage
Atropintropfen 0,5%*	Bis zu 2 × 2 Tropfen sublingual
Anticholinerg wirkende Antidepressiva, z. B. Amitriptylin	Beginn mit 25 mg p.o. langsam aufdosieren
Botulinumtoxin i.d. Glandula parotis bds.	Alle 3 Monate **Cave:** Zunahme der Schluckstörungen!
Bestrahlung der Speicheldrüsen	Ultima Ratio
Zähe Schleimsekretion	
Acetylcystein – Mukolytikum	3 × 200–400 mg/d
Vernebler mit NaCl-Lösung und/oder anticholinergem Bronchodilatator und/oder Mukolytikum	
Absaugen bei ausreichend starkem Hustenstoß; ggf. Absaugen plus Cough-Assist	

* Off-Label-Therapie

Tab. 26.4 Therapie des pathologischen Lachens/Weinens

Wirkstoff	Empfohlene Dosierung
Amitriptylin	Beginn mit 25 mg p.o. Langsam aufdosieren
SSRI (Fluoxetin, Citalopram)	Beginn mit 10 mg Langsam aufdosieren
Chinidin mit Dextromethorphan (Nuedexta) nur in den USA zugelassen	2 × 30 mg

Weinen. Die Hypersalivation bessert sich so weit, dass Frau A. zufrieden ist und keine weitere Steigerung vereinbart wird.

Die Behandlung der zunehmenden Schluckstörungen umfasst im Wesentlichen intensive logopädische Therapie (> Tab. 26.5). Es gibt Möglichkeiten, die Speisen entsprechend zuzubereiten und das Trinken durch Gabe von Eindickungsmittel zu verbessern. Hochkalorische Ernährungsdrinks können rezeptiert werden, um einen weiteren Gewichtsverlust zu vermeiden. Die Möglichkeit und das Vorgehen bei Anlage einer perkutanen endoskopischen Gastrostomie (PEG) sollten frühzeitig besprochen werden. Die Patientin wünschte initial noch keine **PEG-Anlage** (> Tab. 26.6).

Tab. 26.5 Diagnostik und Therapieansätze bei Dysphagie

Kooperation von HNO, Neurologie, Logopädie; Diätassistenten; Krankengymnasten
Klinische Untersuchung mit Beurteilung der Lippen-, Zungen- und Pharynxfunktion
Videofluoroskopie, transnasale fiberoptische Endoskopie des Schluckakts
Behandlungsansätze
• Lagerung bei Nahrungsaufnahme • Erlernen von Kompensationstechniken zur Reduktion des Aspirationsrisikos und Unterstützung des Schluckens (z. B. supraglottisches Schlucken, Mendelsohn-Manöver etc.) • Veränderung der Ernährung: Speisen passieren, Eindicken von Flüssigkeiten. Spezielle Kochbücher (siehe Literaturverzeichnis) • Hochkalorische Ernährungsdrinks • Essgeschwindigkeit, keine Ablenkung bei Nahrungsaufnahme • Gastrostomie oder Jejunostomie

Tab. 26.6 Perkutane endoskopische Gastrostomie

Zeitpunkt	Information mit Beginn der Dysphagie möglichst frühzeitig, wenn noch keine relevante Atemstörung (FVC > 50 %) vorhanden ist
Kontraindikationen	Gerinnungsstörungen, Magenausgangsstenose (dann ggf. Jejunostomie), Magen-OPs in der Vorgeschichte, schwere kardiopulmonale Erkrankungen
Komplikationen	Peritonitis, Phlegmone
Versorgung	Ambulante Betreuung z. B. durch eine spezialisierte Krankenschwester sicherstellen

FALLBERICHT

Fall 1: Verlauf

Nach 9 Monaten entscheidet sich die Patientin zur Anlage einer PEG, auch um einen weiteren Gewichtsverlust zu vermeiden. Die Anlage erfolgt während eines kurzen stationären Aufenthalts ohne

Komplikationen. Ehemann und Tochter werden in die Pflege der PEG eingewiesen und der Kontakt zu einem Pflegedienst, der ambulant die Betreuung vor Ort übernimmt, hergestellt. Die Patientin berichtet über eine leichte Gewichtszunahme und eine Verbesserung der Lebensqualität, auch weil die Probleme beim Essen wegfallen und sie trotzdem etwas zu sich nehmen kann, wenn sie dies will.

Im weiteren Verlauf nehmen die Gangstörungen zu, klinisch ist eine deutliche Spastik nachweisbar. Zudem berichtet die Patientin, dass die Handmuskeln deutlich schmächtiger geworden seien. Das Halten eines Stifts, von Besteck oder das Aufschließen eines schwergängigen Schlosses fallen immer schwerer.

Zu diesem Zeitpunkt ist das Sprechen soweit beeinträchtigt, dass bei der Anamneseerhebung ein Großteil der Kommunikation über den Ehemann der Patientin erfolgt.

Mit der Besserung der Pseudohypersalivation leidet die Patientin unter einer Bildung von vermehrtem, schwer zu mobilisierendem, zähem Speichel.

Eine spastische Gangstörung entwickelt sich bei der Patienten mit einer bulbären/pseudobulbären Verlaufsform der ALS nahezu regelhaft. Neben krankengymnastischer Behandlung ist die Behandlung mit einem Spasmolytikum (> Tab. 26.7) möglich. Das Medikament sollte unter krankengymnastischer Kontrolle langsam aufdosiert werden. Die Intervalle zwischen den einzelnen Steigerungsschritten sollten so groß gewählt werden, dass auch eine Beurteilung des Therapieerfolgs möglich ist. Bei zu hoher Dosierung kann die Schwäche zunehmen, dann ist eine Dosisreduktion erforderlich. Hierüber sollte der Patient ausführlich informiert sein.

Bei der Patientin sind atrophe Paresen der Handmuskeln, betont der Mm. interossei, der Thernarmuskulatur und der Fingerextensoren nachweisbar. Hier wird eine Versorgung mit entsprechenden Hilfsmitteln eingeleitet: Stifte bzw. Bestecke mit dickeren Griffen sowie dorsale Schienungen, die die Handextensoren unterstützen.

Die Therapie bei zäher, schleimiger Sekretion bei ALS ist noch unbefriedigend. Mit Acetylcystein alleine und auch mit zusätzlichem NaCl-Vernebler kann keine befriedigende Besserung erreicht werden. Deshalb erfolgen durch die mitbehandelnden Pulmologen die Verordnung eines Hustenassistenten und das Einüben der Anwendung.

Das Prinzip der medikamentösen Therapie der Spastik beruht auf einer langsamen Aufdosierung unter krankengymnastischer Kontrolle (> Tab. 26.7). Bei zu hoher Dosierung kann die Schwäche zunehmen und eine Dosisreduktion wird erforderlich.

Mit fortschreitender **Sprechstörung** wird die Kommunikation langsamer, es muss deshalb mehr Zeit für die Visiten eingeplant werden. Solange die Handfunktion erhalten ist, ist die schriftliche Kommunikation oft schneller als die Benutzung eines Sprechcomputers. Die Kommunikation erfolgt oft über die Begleitperson, die die Symptome der betroffenen Person schildert. Die Antworten sollten stets an den Betroffenen gerichtet sein. Es besteht immer die Gefahr – gerade bei nahen Angehörigen, dass über den Patienten und nicht mit dem Patienten gesprochen wird. Die Therapie der Sprechstörungen muss den Bedürfnissen und Möglichkeiten der Betroffenen angepasst werden.

Behandlungsansätze bei Sprechstörungen sind:
- Logopädie
- Bei erhaltener Handfunktion Low-Tech-Kommunikationshilfen: Schreibhilfen, magnetische Schreibtafeln, Buchstabentafeln
- Elektronische Kommunikationshilfen mit Sprachausgabe, Tablets, andere computergestützte Kommunikationshilfen, evtl. auch kombiniert mit Kopf- oder Augensteuerung

High-Tech-Kommunikationshilfen benötigen immer eine ausführliche Anleitung.

Tab. 26.7 Therapie der Spastik

Krankengymnastik – spezielle Ausbildung erforderlich	
Hydrotherapie	
Baclofen	Bis 75 mg/d
Tizanidin	Bis 24 mg
Tolperison	Bis 450 mg

Fall 2

FALLBERICHT

Fall 2: Verlauf

Zum Zeitpunkt der Entlassung besteht bei Herrn L. der Wunsch, so lange wie möglich in seinem Beruf als Architekt weiterzuarbeiten. Dies kann in Zusammenarbeit mit einer Sozialarbeiterin und Anpassungen am Arbeitsplatz für eine Zeitdauer von 11 Monaten erreicht werden. Es werden regelmäßige Ergotherapie und Krankengymnastik durchgeführt, trotzdem nehmen die Paresen im Bereich des rechten Arms soweit zu, dass bis auf eine Restfunktion der Fingerbeuger vom Kraftgrad 3–4/5 eine vollständige Lähmung der Muskeln besteht. Zusätzlich entwickeln sich Paresen der linken oberen Extremitäten, gleichfalls proximal betont. Bei den meisten alltäglichen Verrichtungen ist er auf kontinuierliche Hilfe angewiesen. Diese wird zu diesem Zeitpunkt komplett durch die Ehefrau übernommen und betrifft Anziehen, Körperpflege und -hygiene und die Nahrungsaufnahme. Zudem beschreibt Herr L. Schmerzen im Bereich der Nackenmuskulatur und Probleme, längere Zeit den Kopf aufrecht zu halten. Die Nackenmuskulatur weist klinisch eine geringgradige Parese auf. Nach Anpassung eines Stützkragens mit ausführlicher Information, dass die zu häufige Anwendung das Fortschreiten der Lähmungen fördert und intensivierter Krankengymnastik sowie kurzzeitiger physikalischer Therapie bilden sich die Nackenschmerzen zurück (> Tab. 26.8).

Tab. 26.8 Therapiemöglichkeiten bei Paresen

Krankengymnastik	
Ergotherapie	
Hilfsmittelversorgung	z. B. Stützkragen, dorsale Handschienung bei Extensorenparesen, Peroneusschiene Rollator/Rollstuhl
Protektoren bei Stürzen	z. B. Hüft-, Knieprotektoren

Als weiteres, erheblich beeinträchtigendes Symptom wird eine allgemeine, ausgeprägte und vorzeitige Ermüdung schon bei geringer Beanspruchung und das häufige Einschlafen tagsüber berichtet. Mögliche **Ursachen** für diese **Müdigkeit/Fatigue** können sein:
- Nächtliche Hypoventilation
- Zunehmende respiratorische Insuffizienz
- Depression
- Verminderte Belastbarkeit der neurogen umgebauten Muskulatur
- Pyramidenbahnschädigung

Die pulmologische Diagnostik weist eine nächtliche Hypoventilation nach. Trotz ausführlicher Aufklärung kann sich Herr L. zu diesem Zeitpunkt nicht zu einer nächtlichen Maskenbeatmung entschließen.

Die Armparesen sind im Verlauf progredient, es kommt zu einer kompletten Lähmung beider Arme, immer häufiger muss auch ein Stützkragen für die eingeschränkte Kopfhaltefunktion verwendet werden. Die Gehstrecke verkürzt sich, es kommt zweimal zu Stürzen zu einem Zeitpunkt, da Herr L. alleine zu Hause ist und er nicht alleine aufstehen kann. Danach eskaliert die Situation zu Hause. Herr L. fordert von seiner Frau ein Ausmaß an Unterstützung, das die Ehefrau nicht leisten kann. Diese ist körperlich und emotional völlig überfordert und es kommt zu heftigen Auseinandersetzungen.

Pflegende Angehörige von ALS-Patienten Diese können sehr schnell in eine **Überforderungssituation** geraten.

Hier ist es notwendig, von Anfang an auch die Angehörigen und Betreuer ausführlich über Krankheitsbild, Verlauf, sich entwickelnde Symptome und ihre Behandlungsmöglichkeiten zu informieren. Beispielsweise sollte über Pflegekräfte der Sozialstation frühzeitig eine zeitlich flexible Unterstützung organisiert werden. Gleiches gilt für die Möglichkeit der Kurzzeit- und Verhinderungspflege durch einen ambulanten Pflegedienst oder in einer stationären Einrichtung. Wichtig sind die psychologische Betreuung und der Kontakt zu Selbsthilfegruppen. Hier ist insbesondere die **ALS-Diagnosegruppe der Deutschen Gesellschaft für Muskelkranke (DGM)** mit den umfänglichen Möglichkeiten für Betroffenen und deren Angehörige zu nennen (www.dgm.org).

FALLBERICHT

Fall 2: Verlauf
Die Ehefrau wendet sich per Mail an den behandelnden Neurologen und schildert die Situation. Bei der nächsten Visite wird vom behandelnden Neurologen die Situation angesprochen und es werden gemeinsam Strategien besprochen. Es erfolgt eine tägliche Entlastung der Ehefrau. Zweimal pro Tag wird für 2 h die Pflege durch Pflegekräfte der Sozialstation

Fall 1 und 2: Verlauf

Tagesmüdigkeit und Konzentrationsstörungen werden bei beiden Patienten so ausgeprägt, dass vorzeitige pulmologische Kontrolluntersuchungen erfolgen. Die Messung des nächtlichen O_2-Spiegels weist eine pathologische nächtliche Entsättigung bei beiden Patienten nach. Im Rahmen eines Aufenthalts im Schlaflabor erfolgt dann eine Anpassung einer nächtlichen nicht-invasiven Beatmung. Hierunter bildete sich die Tagesmüdigkeit deutlich zurück.

Die **Anpassung der nicht-invasiven Beatmung** ist ein günstiger Zeitpunkt, die Problematik der Atemstörungen mit Betroffenen und Angehörigen zu besprechen.

Die drei Behandlungsmöglichkeiten (nicht-invasive Maskenbeatmung, Tracheotomie und reine, lediglich palliative Gabe von Sauerstoff) sollten ausführlich erläutert werden (➤ Tab. 26.9). Hilfreich ist eine von der DGM produzierte DVD zu diesem Thema. Auf ihr werden die drei Möglichkeiten auch hinsichtlich ihrer Konsequenzen für den Patienten anschaulich und nachvollziehbar gezeigt.

Wesentlicher Gegenstand der Besprechung sollte sein, dass das Risiko besteht, dass eine akute Atemnot auftreten kann, aber gleichzeitig auch, welche Maßnahmen hierbei im häuslichen Umfeld möglich sind. Hierzu gehört die Information, dass es bei Atemnot zu einer Steigerung der Atemfrequenz und einer Abnahme der Atemtiefe kommt. Hierdurch nimmt die Totraumventilation zu, sodass sich die Atemnot weiter verstärken kann. Die Gabe von Sauerstoff, welche über die Maske des Beatmungsgeräts erfolgen kann, sowie die Gabe von Lorazepam sublingual sollen als die initial möglichen Maßnahmen, die diesen Teufelskreis durchbrechen können, zur Verfügung gestellt und ausführlich erklärt werden.

Unabhängig hiervon sind unter Einbeziehung der Angehörigen die Maßnahmen zu besprechen, die längerfristig zur Behandlung und Linderung einer chronischen Atemnot möglich sind, wie diese in ➤ Tab. 26.9 aufgeführt sind und in ➤ Kap. 11 besprochen werden.

> **MERKE**
> Die Reihenfolge der Maßnahmen und die notwendigen Telefonnummern sollen schriftlich niedergelegt werden, damit im Notfall, bei dem auch die Angehörigen unter Stress stehen, darauf zurückgegriffen werden kann.

Ein wesentlicher Punkt der Besprechung ist die Information, dass es mit fortschreitender Einschränkung der Atmung nicht zu einem Ersticken wie beim Ertrinken kommt, sondern dass durch Anstieg des CO_2-Spiegels im Blut ein narkoseähnlicher Zustand eintritt, der die Betroffenen also langsam einschlafen lässt.

Tab. 26.9 Diagnostik und Behandlungsansätze bei Atemstörungen

Symptome nächtlicher Hypoventilation	• Tagesmüdigkeit/ Abgeschlagenheit • Konzentrationsstörungen • Morgendliche Kopfschmerzen
Symptome einer chronischen Hypoventilation	• Kurzatmigkeit beim Sprechen • Einsatz der Atemhilfsmuskulatur • Paradoxe Atmung
Therapiemöglichkeiten bei Atemstörungen	• Atemgymnastik • Mukolytika, Cough-Assist • Maskenbeatmung • Tracheotomie • Reine O_2-Gabe
Akute Atemnot/Terminalphase	Zu Hause: O_2-Gabe; Lorazepam sublingual
	Klinik/Palliativstation: Morphin; Fentanyl-Nasenspray; Fentanyl-Pflaster

Was wäre, wenn …

- … der Patient sich für eine Tracheotomie entschieden hätte?
  - Durch rechtzeitige Information und Aufklärung des Patienten und seiner Angehörigen/Bekannten sollte eine notfallmäßig durchgeführte Intubation im Rahmen einer unvorbereitet einsetzenden Atemnot vermieden werden. Ein Patient, der sich für eine Tracheotomie mit einer invasiven Beatmung entscheidet, bedarf einer sehr intensiven Beratung unter Einbeziehung der Angehörigen. In diesem Rahmen ist es unbedingt erforderlich, auch die Entscheidung zur Beendigung der Beatmung frühzeitig anzusprechen. Im Verlauf sollte dies immer wieder mit dem Patienten und den Angehörigen erörtert werden, bevor sich der Patient durch die fortschreitenden Lähmungen in einem Zustand entsprechend einem Locked-in-Stadium befindet, in dem er weder Schmerzen noch eine Depression oder den Wunsch nach der Beendigung der Beatmung äußern kann. Hier ist nach ausführlicher Beratung mit einem interdisziplinären Team, das Neurologen, Palliativmediziner, Psychologen und ggf. Seelsorger umfassen sollte, eine Patientenverfügung unbedingt erforderlich. An der tatsächlichen Entscheidungsfindung zur Beendigung der Therapie sollten dann der Arzt und alle, die an der Behandlung des ALS-Patienten mitwirken, beteiligt sein. Die Wunsch nach Beendigung der Beatmung kann rechtlich genauso betrachtet werden, als wäre die Einleitung einer invasiven Therapie bereits von vorneherein abgelehnt worden.

LITERATUR

Anneser J, Borasio GD, Johnston W et al. Palliative Care bei Amyotropher Lateralsklerose. Stuttgart: Kohlhammer, 2018. S. 100–102.

O'Brien T, Kelly M, Saunders C. Motor neurone disease: a hospice perspective. BMJ, 1992; 304(6825): 471–473.

Brizzi KT, Bridges JFP, Yersak J et al. Understanding the needs of people with ALS: a national survey of patients and caregivers. Amyotroph Lateral Scler Frontotemporal Degener, 2020; 12: 1–9.

Brooks B, Miller RG, Swash M et al. El Escorial revisited: revised criteria for the diagnosis of amyotrophic lateral sclerosis. Amyotroph Lateral Scler Other Motor Neuron Disorders, 2000; 1: 293–299.

Geevasinga N, Menon P, Scherman DB et al. et al. Diagnostic criteria in amyotrophic lateral sclerosis: A multicenter prospective study. Neurology, 2016; 87: 684–690.

Grehl T. Diagnose und Therapie der Amyotrophen Lateralsklerose. Fortschr Neurol Psychiatr, 2013; 81: 592–603.

Miller RG, Jackson CE, Kasarskis EJ et al. Practice Parameter update: The care of the patient with amyotrophic lateral sclerosis: Drug, nutritional, and respiratory therapies (an evidence-based review). Neurology, 2009, 73: 1218–1233.

Miller RG, Mitchell JD, Moore DH. Riluzole for amyotrophic lateral sclerosis (ALS)/motor neuron disease (MND). Cochrane Database Syst Rev, 2012; 2012(3): CD001447.

Neudert C, Oliver D, Wasner M, Borasio GD. The course of the terminal phase in patients with amyotrophic lateral sclerosis. J Neurol, 2001; 248(7): 612–616.

Prosiegel M, Heintze M, Wagner-Sonntag E et al. Schluckstörungen bei neurologischen Patienten. Nervenarzt, 2002; 73: 364–370.

Weisser FB, Bristowe K, Jackson D. Experiences of Burden, Needs, Rewards and Resilience in Family Caregivers of People Living With Motor Neurone Disease/Amyotrophic Lateral Sclerosis: A Secondary Thematic Analysis of Qualitative Interviews. Palliat Med, 2015; 29(8): 737–745.

KAPITEL 27

Wolfgang Schwarz

Tod durch Verblutung

FALLBERICHT

Ein 45 Jahre alter Mann wird seit 1 Woche stationär in einem Hospiz versorgt. Er leidet seit ca. 2 Jahren unter einem metastasierten Malignen Melanom. Alle Möglichkeiten einer kurativen Therapie wurden ausgeschöpft.

Der Primärtumor befand sich an der rechten Wade und wurde bereits zu Beginn der Erkrankung entfernt. Jetzt ist es zu einer massiven kutanen und lymphogenen Verbreitung des Tumors gekommen. Der ganze Körper ist bedeckt mit knotigen, teilweise ulzerierenden Metastasen. Im Bereich der rechten Leiste hat sich ein über faustgroßer, oberflächlich exulzerierter, stark vaskularisierter Tumor gebildet, aus dem es mehrfach in den letzten Wochen zu Blutungen gekommen ist.

Der Patient ist alleinstehend. Die Eltern sind gestorben. Es gibt einige Freunde, die ihn auch regelmäßig besucht haben. Wegen der Blutungen fühlt sich der ambulante Pflegedienst überfordert. Der Patient ist kachektisch. Seine Mobilität hat stark abgenommen. Während der Patient in den letzten Wochen mit der Situation in der Häuslichkeit ganz gut klargekommen ist, haben die Blutungen ihn stark verunsichert und er bat daher selbst um eine weitere Versorgung in einem stationären Hospiz.

Bei Aufnahme ist der Patient unter 2×4 mg Hydromorphon ret. schmerzfrei.

Im Sterben werden die Menschen am Ende des Lebens noch einmal ganz zurückgeworfen auf die Kreatürlichkeit des Seins. Es entstehen bedrohliche und angstmachende Bilder vom Sterbevorgang. Jeder Patient befürchtet Luftnot, Schmerzen, Übelkeit, ein Sich-im-Todeskampf-Winden. Viele dieser Vorstellungen sind nicht realistisch. Und vieles davon kann gelindert und unter Kontrolle gebracht werden.

FALLBERICHT

Bei der Aufnahme führt der verantwortliche Palliativmediziner ein langes Gespräch mit dem Patienten. Er lernt ihn als differenzierten, nachdenklichen Menschen kennen und gewinnt den Eindruck, dass dieser viel über seine Situation nachgedacht hat. Er hat den Tod antizipiert. Es klingen aber auch immer wieder Enttäuschung und Wut auf das Schicksal in seinen Worten an. Er hatte doch noch so viel vor, wollte noch so viel erleben und tun.

MERKE

Kaum ein Mensch, der noch nicht zu den ganz Alten gehört, kann den Tod akzeptieren oder annehmen. Dies zu erreichen, ist auch nicht Aufgabe der Betreuung. Manch einer stirbt enttäuscht, wütend, mit dem Schicksal hadernd. Das müssen wir ertragen, weil auch wir das Schicksal nicht ändern können.

27.1 Diagnostik und Therapieentscheidung

Dieser Patient weiß, dass er sterben wird. Er hat sich seit Monaten mit dieser Tatsache auseinandersetzen müssen. Jetzt hat er Angst. Fast immer bezieht sich diese Angst jedoch weniger auf den Tod als vielmehr auf das Sterben.

27.2 Kommunikation und Zielvereinbarung

Als bewährte Kommunikationstechnik gilt das **SPIKES-Modell** von Baile und Buckmann (Bausewein, 2015). Siehe hierzu ➤ Kap. 37.

Das SPIKES-Modell dient lediglich als Rahmen, an den wir uns immer wieder erinnern sollten. Entscheidend ist die sich in der Kommunikation entwickelnde Arzt-Patienten-Beziehung. Wichtig ist, dass der Arzt **authentisch** kommuniziert, also Worte, Verhalten und Emotionen kongruent sind. Es geht nicht nur um den Austausch und das Sammeln von Informationen, sondern um das Herstellen einer Beziehung aus einer **palliativen Haltung** heraus. Haltung ist die Folie des Hintergrunds, aus der heraus wir handeln. Sie setzt sich zusammen aus unseren Erfahrungen, Emotionen, Zieldefinitionen, unserem Wissen, unserem Wollen und unseren Eigenschaften. Haltung ist das, was und wer wir sind.

Um authentisch zu kommunizieren, muss der Arzt sich öffnen, die Distanz reduzieren. Es ist hilfreich, auch **eigene Emotionen** erkennen zu lassen und entscheidend, Empathie spüren zu lassen. Dazu gehört durchaus auch, dass der Arzt seine eigene Fassungslosigkeit und Hilflosigkeit vor dem Schicksal den Patienten (und seiner Angehörigen) zeigt.

Wenn ein Arzt seine eigene Hilflosigkeit im Umgang mit der Endlichkeit artikuliert, ist er ganz auf Augenhöhe zu seinem Patienten.

Es geht in einer guten Arzt-Patienten-Beziehung um das **Verstehen des Patienten.** Der Arzt sollte ein Wissen und ein Gefühl dafür entwickeln, was für den Patienten Leben bedeutet, was ihm wichtig ist, wie er sich definiert.

Aus diesem Wissen und Gefühl heraus sollte sich ein Gespräch entwickeln, welches die **Definition von Zielvereinbarungen** ermöglicht. Das zukünftige mögliche Geschehen antizipierend kann der Patient Entscheidungen treffen, kann er seine Autonomie leben. Und das lässt ihn seine Würde spüren. Jeder Mensch hat Würde, weil er Mensch ist. Ein würdevolles Lebensende setzt aber auch voraus, dass er sich würdevoll behandelt fühlt.

FALLBERICHT

Während der ersten Woche des Aufenthalts kommt es mehrfach zu anhaltenden Sickerblutungen aus dem großen Tumor in der Leiste. Unter entsprechenden blutstillenden Maßnahmen entstehen diese Blutungen jedoch immer wieder kurzfristig (› Kap. 17). In mehrfachen Gesprächen hat sich die Arzt-Patienten-Beziehung vertieft. Der Patient bringt als Zielvereinbarung klar zum Ausdruck, dass er eine intensive Begleitung in den Tod hinein wünscht, jedoch Therapieversuche invasiver Art ebenso ablehnt wie Bluttransfusionen.

Am Tage seines Todes kommt es zu einer plötzlichen, heftigen, venösen Massenblutung aus der exulzerierten Metastase in der rechten Leiste.

27.3 Symptomkontrolle einer Massenblutung

Bei einer Massenblutung verliert der Patient sehr schnell sehr viel Blut. Es kommt zum Kreislaufzusammenbruch und zum Volumenmangelschock. Die Erfahrung zeigt, dass dieser Zustand jedoch selten zum sofortigen und schnellen Sterben des Patienten führt. Gerade der Druckabfall trägt dazu bei, dass die Blutung dann doch zum Stillstand kommt. Der Körper versucht, durch Flüssigkeitseinstrom aus dem Gewebe in die Gefäße, den Volumenmangel auszugleichen. Oft kommt es zu einer kleinen Erholungsphase und nach einigen Stunden setzt die nächste Blutung ein.

Alle invasiven oder intensivmedizinischen Maßnahmen sind in dieser Situation häufig entweder nicht sinnvoll oder werden vom Patienten abgelehnt **(Zielvereinbarung!).** Aber es kann sinnvoll und gewünscht sein, durch wenig belastende Maßnahmen Zeit zu gewinnen. Eine **Reduzierung der Blutung** kann durch Vasokonstriktion erreicht werden. Dazu tränkt man eine Kompresse mit einer 1:10 mit NaCl verdünnten Suprarenin®-Lösung und legt sie auf die Blutung.

Bessere Erfahrungen haben wir mit „Celox™ Rapid Gauze" gemacht (› Abb. 27.1). Hierbei handelt es sich um ein Produkt, welches von den Armeen der westlichen Welt zur schnellen Blutstillung bei Schusswunden entwickelt wurde. Das Verbandmaterial ist mit einer Beschichtung aus Chitosan-Granulat versehen, wird von einer Rolle aus z-gefalteter Gaze (7,6 cm breit, 1,5 m lang) abgeschnitten und in die blutende Wunde eingelegt. Offenbar entwickelt sich schnell ein gelartiger Pfropfen an der Blutungsquelle, der die Wunde äußerlich verklebt und so eine Blutstillung oder Blutungsreduzierung herbeiführt. Celox™ ist problemlos per Privatrezept über eine Apotheke zu beziehen. Krankenkassen übernehmen die – nicht sehr hohen – Kosten dafür nicht.

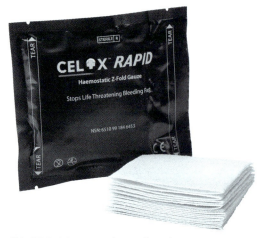

Abb. 27.1 Celox™ Rapid Gauze [V866]

INFO
Notfallset Blutung
- Mullplatten
- Dunkles Tuch
- Suprarenin®-Ampullen
- NaCl 100 ml
- Midazolam-Ampullen
- Spritzen, Kanülen, Butterfly
- Tavor expidet® 1 mg

Blut erzeugt Ängste. Denn Blut ist Leben. Wenn es sichtbar wird, droht der Tod. Daher sollte man dem Patienten und auch den Angehörigen den Anblick von Blut in großen Mengen unbedingt ersparen. Dunkle Handtücher und Bettwäsche sind hier schon sehr hilfreich und reduzieren Ängste. Sie sollten bereits verwendet werden, wenn eine Blutung droht und nicht erst, wenn sie eingetreten ist.

FALLBERICHT

Auf den ersten Blick sieht der Palliativmediziner, dass die Blutung deutlich heftiger war als letztes Mal. Der Verband ist vollkommen durchtränkt, das Bett auch, selbst auf dem Boden ist eine Lache. Eine Schwester sitzt auf der Bettkante und wischt fort, was sich fortwischen lässt. Eine andere Schwester legt eine mit Suprarenin® getränkte Mullplatte auf die Blutung. Niemand rennt durch die Gegend, alles ist vorhanden und natürlich hatte der Patient schon seit Tagen dunkelblaue Bettwäsche, auf der das viele, erschreckende rote Blut nicht so zu sehen war. Der Arzt nimmt den Verband vorsichtig ab, das Blut sprudelt, spritzt aber nicht. Offenbar venös und nicht arteriell. Keine Chance für eine Umstechung. Der Patient ist bleich, die Atmung geht schnell, er schwitzt. In den Augen steht Angst!

27.4 Angst im Sterben

Mit einer gewissen Angst ist Sterben sicherlich verbunden. Es ist die Angst vor dem absolut Ungewissen, vor dem „Was kommt jetzt?". Eine **gute Kommunikation** mit ausführlicher **Besprechung der zu erwartenden Ereignisse, Zielvereinbarungen** und eine **enge Arzt-Patienten-Beziehung** können fast immer sehr hilfreich sein. In vielen Fällen wirkt auch die Anwesenheit von wichtigen Menschen, immer aber das Nicht-Alleine-Gelassen-Werden angstmindernd.

Sofern andere Gründe ausgeschlossen sind (Schmerzen, Luftnot, Medikamenten-Nebenwirkungen etc.) ist eine medikamentöse Therapie zur Kontrolle der Angst in unter 50 % der Fälle nötig. Dann ist Lorazepam (Tavor®) Mittel der Wahl. Man gibt initial 1–2,5 mg und dann 0,5–1 mg per os alle 4–6 h.

Entscheidend sind immer das Gespräch und die Anwesenheit. Bei der extremen Situation der Verblutung gilt dieses besonders.

MERKE
Beim Verblutungstod nicht das Zimmer verlassen, sondern beim Patienten sitzenbleiben und mit ihm sprechen. Menschen haben die Fähigkeit zu sterben, so wie sie auch leben können, unter der Gewissheit der Endlichkeit. Aber der Mensch darf in dieser Extremsituation menschlichen Seins nicht alleine gelassen werden.

Der Weg bis in die Sterbesituation hinein ist schwer und oft lang. Immer wieder Hoffnungen, die sich nicht erfüllen. Immer wieder Rückschläge, immer wieder der Absturz in die Verzweiflung. Es gibt jedoch psychische **Schutzmechanismen,** die den totalen Zusammenbruch immer wieder verhindern. Der wichtigste Schutzmechanismus ist die Verdrängung, das Ausblenden bedrohlicher Tatsachen und Gewissheiten.

Der Patient des Fallbeispiels erklärt das im Sterben liegend dem Arzt. Das Gedächtnisprotokoll dieses Gesprächs zeigt außerdem bespielhaft, wie solche Situationen ablaufen und Gespräche geführt werden können – wenn es gut läuft!

FALLBERICHT

„Und? Wie stark ist die Blutung?" fragt der bleiche, schnell atmende Patient.
„Schon nicht gerade wenig. So wie bei den letzten Malen." antwortet der Arzt.
„Und was meinen Sie? Geht's noch mal gut oder is' es das jetzt?"
„Ich weiß nicht, könnte schon sein. Aber wir sind hier."
Der Arzt setzt sich zu ihm, versucht, ihm den Blick auf die untere Betthälfte etwas zu verdecken. Dort legen die Schwestern immer wieder neue Moltex-Unterlagen um die Leiste herum. Die Blutung ist nach einigen Minuten etwas geringer geworden, aber es reicht immer noch zum Sterben.
„Wissen Sie, Doktor, mir ist es wie dem Truthahn ergangen."
„Was meinen Sie damit?" fragt der Arzt ihn.
„Kennen Sie denn das Truthahn-Syndrom nicht?" seine Atmung ist schnell und stoßend, die Worte kommen schon nicht mehr flüssig, sondern abgehackt. Auf dem bleichen Gesicht bildet sich immer deutlicher eine dünne Schicht kalten Schweißes.
„Dem Truthahn erging es folgendermaßen – und bei mir war es ja jetzt zuletzt auch nicht anders. Als der Truthahn noch jung war, war er ein strammer Kerl mit viel Muskulatur und einem schönen Leben vor sich. Aber dann sagten ihm die anderen Truthähne, dass er geschlachtet werden würde. Sie erklärten ihm, dass irgendwann ein Mensch kommen würde, der würde ihm den Hals abschneiden und dann würden sie ihn aufessen. Das machte dem Truthahn viel Angst und jeden Tag dachte er daran, dass es bestimmt bald soweit sein würde. Dann würde sein Leben enden, dann würde er sterben. Den Kopf würde man ihm abschneiden!"
Keuchender Atem, nasse Haut. Er wird schockig. Aber es ist ja gut, dass er spricht, sich artikulieren kann. „Und wie ging es weiter?"
„Eines Tages wurde er in eine Kiste gesperrt und wegtransportiert. Als man ihn raus ließ, fand er sich in einem Gehege wieder und hatte nur einen Gedanken: Gleich kommt ein Mensch und der schneidet mir den Kopf ab! Und richtig! Da kam er schon! Der Truthahn flüchtete ängstlich und voller Panik in die hinterste Ecke des Geheges. Aber der Mensch ging nur zum Futtertrog und füllte ihn mit wunderbaren Truthahn-Leckereien. Dann verschwand er wieder. Und nach einiger Zeit traute sich unser Truthahn auch zum Trog und freute sich an dem schönen Fressen. Was für ein schöner Tag, dachte er. Wie gut, dass ich den noch erleben durfte."
Langsam wird die Zeit knapp. Kann ein Mensch so bleich sein? „Wie ging es weiter?"
„Genauso ging es weiter. Jeden Tag dasselbe. Der Truthahn fürchtet sich, aber der Mensch brachte nur Fressen. Irgendwann dachte der Truthahn, dass es vielleicht doch nicht passieren würde, dass es vielleicht doch noch ganz lange dauern würde, dass er bestimmt die Ausnahme sei.
Und er wurde fröhlicher. Von Tag zu Tag hatte er weniger Angst. Schließlich lief er dem Menschen schon freudevoll entgegen, wenn der mit seinem Futtereimer auftauchte. Es war so schön, das Leben." Er kann kaum weiterreden, hechelnd geht die schnelle Atmung. Immer wieder unterbricht er sich. „Und dann?"
„Dann … Ja, dann kam der Tag vor Thanksgiving!" Fast bricht die Stimme schon. Aber er blickt aus seinem bleichen Gesicht immer noch den Arzt an und lächelt sogar ein wenig dabei.
„Wissen Sie, die sagen einem, dass man sterben werde. Und dann geschieht das doch nicht gleich. Und ein Tag vergeht nach dem anderen. Und am Ende glaubt man dann selbst mit so einer Krankheit wieder daran, dass man die große Ausnahme sei, obwohl man es doch besser weiß."
„Aber ist das nicht eigentlich ganz gut so? Wir können doch nicht den ganzen Tag dem Ende des Lebens ins Auge blicken."
„Nein, das stimmt. Aber heute ist mein Tag vor Thanksgiving, oder?" „Ja, ich glaube ja. Haben Sie Angst?"
„Nein, Doktor. Angst habe ich nicht. Es wird sicher alles gut. Wenn heute mein Tag vor Thanksgiving ist, ist morgen ein Feiertag!"
Er schweigt, die Augenlider gehen nach unten, die Atmung wird unregelmäßig und er fällt langsam in ein finales Koma. Das Gesicht ist vollkommen entspannt und ein leichtes, versonnenes Lächeln liegt auf seinen Lippen, als sage er zu sich selber: „So was, kennt der Doktor das Truthahn-Syndrom nicht!"

―――――――――――――――――――――― Was wäre, wenn … ――――――――――――――――――――――

- … die Angst des Patienten unbeherrschbar geworden wäre?
  – Man hätte zunächst Lorazepam eingesetzt.
  – Im Extremfall wäre eine palliative Sedierung mit Midazolam oder Propofol erforderlich gewesen.
- … die Blutung zum Stillstand gekommen wäre?
  – Dann hätte man nach einiger Zeit vorsichtig einen neuen Verband angelegt.
  – Dann hätte der Arzt mit dem Patienten über Volumenersatz i. v. gesprochen.
  – Dann hätte der Arzt vielleicht zum Abendessen dem Patienten ein Putenbrust-Steak und sehr guten Rotwein angeboten und sich dazu gesetzt.

LITERATUR

Bausewein C, Roller S, Voltz R, Albrecht E (Hrsg.). Leitfaden Palliative Care. Palliativmedizin und Hospizbegleitung. 6. Aufl. München: Elsevier, 2018.

European Association for Palliative Care (EAPC) Recommended Framework for the Use of Sedation in Palliative Care. Alt-Epping B. et al. (Übersetzung) Sedierung in der Palliativmedizin – Leitlinie für den Einsatz sedierender Maßnahmen in der Palliativmedizin. Palliativmedizin 2010; 11(3): 112–122.

Jankélévitch V. Der Tod. Frankfurt: Suhrkamp, 2005.

Pereira J et al. Management of Bleeding in Patients with Advanced Cancer. The Oncologist, 2004; 9(5): 561–570.

S3-Leitlinie für Palliativmedizin für Patienten mit einer nicht heilbaren Krebserkrankung; Langversion 1.1 – Mai 2015; Leitlinienprogramm Onkologie, AWMF-Registernummer: 128/001OL.

KAPITEL 28

Eva Sohne, Katja Welsch

Ständig traurig

FALLBERICHT

Frau Müller, eine 52-jährige Patientin mit zweitem Rezidiv eines Vulvakarzinoms weint häufig, wenn sie über ihre aktuelle Situation oder die Zukunft spricht. Wenn einer ihrer beiden Söhne oder andere Familienmitglieder dabei sind, wirkt sie stabiler, wobei dann über ihre Prognose oder gar die Lebenslimitierung durch die Krebserkrankung nicht geredet werden darf. In Kontakten mit Menschen aus ihrem privaten Umfeld wirkt sie fast schon fröhlich und stark. Die Patientin beschreibt sich jedoch selbst als ausnahmslos traurig, sie grübele ständig, könne nicht ein- und nicht durchschlafen, sei stets müde und habe zu nichts mehr Lust. Sie weint in fast allen Gesprächen mit dem medizinischen Personal, vor allem wenn ihre weitere Versorgung thematisiert wird, da sie nicht ohne Hilfe nach Hause zurückkehren kann. Sie hat große Angst vor dem Sterben, die palliative Mitbetreuung konfrontiere sie in ihrer Wahrnehmung ständig damit. So mutlos kenne sie sich nicht und ihr fehle das Verständnis für sich selbst in dieser Krisensituation. Ihre beiden Söhne (28 und 26 Jahre) wolle sie nicht vollständig informieren. Die beiden seien über die Krebserkrankung und das zweite Rezidiv informiert, aber nicht darüber, dass es sich um eine palliative Situation handelt.
Frau Müller ist vom Vater ihrer beiden Söhne geschieden und hat keinen Lebenspartner. Sie ist das älteste Kind einer Großfamilie. Sie hat vier Geschwister. Die Patientin ist als Verkäuferin im Einzelhandel tätig, bezieht aktuell Krankengeld und möchte wieder arbeiten gehen.
Im Erstgespräch mit der behandelnden Psychologin ist die Stimmung zum depressiven Pol hin verschoben, ihre Schwingungsfähigkeit ist eingeschränkt.

28.1 Diagnostik und Differenzialdiagnose

Depression

Im Kontakt mit schwer erkrankten Menschen ist das Behandlungsteam immer wieder mit **depressiven Stimmungslagen** konfrontiert. Diese Niedergeschlagenheit kann sich durch schlechte Nachrichten noch verstärken, beispielsweise nach einem Gespräch zur Therapielimitierung, einem Progress unter laufender Chemotherapie oder der Feststellung eines Rezidivs in der Remissionsphase. Eine starke emotionale Reaktion auf solche Situationen **muss** als „normal" gelten. Völlig berechtigt und nachvollziehbar kommt es bei den meisten Betroffenen und ihren nahen Angehörigen zu Traurigkeit, Verzweiflung, Zukunftsangst oder ähnlichem.

Im Folgenden versuchen wir, die möglichen Reaktionsmuster auf eine palliative Erkrankung näher zu beschreiben und gegeneinander abzugrenzen.

Jeder Mensch reagiert auf die Mitteilung, dass seine Lebenszeit durch eine Erkrankung stark verkürzt ist, mit einer **Trauerreaktion.** Es handelt sich hierbei um einen Anpassungsprozess an Verluste, die der Betroffene unweigerlich erleben wird. Einerseits wird um den Verlust von Gesundheit, den Verlust von Autonomie, Mobilität etc. getrauert, andererseits um Möglichkeiten, z. B. darum, die Einschulung der Kinder nicht mehr erleben zu können, niemals das Meer gesehen zu haben etc. Es handelt sich hierbei um eine realistische und nachvollziehbare Reaktion. Die Trauer ist phasenweise präsenter, phasenweise kaum oder nicht spürbar. In Phasen starker Trauer treten gedrückte Stimmung, Verzweiflung, sozialer Rückzug, Gleichgültigkeit, teilweise auch Hoffnungslosigkeit auf. Es kann auch zu physiologischen Reaktionen wie Übelkeit, Schwäche, Appetitminderung oder Schlafstörungen kommen. Trotzdem bleibt die Fähigkeit erhalten, konsumatorisch Freude zu empfinden, ebenso die Humorfähigkeit. Trauerreaktionen treten nicht nur bei Patienten, sondern auch bei deren **Angehörigen** auf. Bei diesen spielt oft bereits im Krankheitsverlauf die vorweggenommene Trauer eine große Rolle, also die Beschäftigung mit der Frage, wie es in Zukunft ohne den Betroffenen weitergehen soll.

> **INFO**
> **Depressionskriterien nach ICD-10**
> Hauptsymptome (mindestens zwei müssen erfüllt sein):
> - Depressive Stimmung, in einem für den Betroffenen deutlich ungewöhnlichen Ausmaß, die meiste Zeit des Tages, fast jeden Tag, im Wesentlichen unbeeinflusst von den Umständen und mindestens 2 Wochen anhaltend
> - Interessens- oder Freudeverlust an Aktivitäten, die normalerweise angenehm waren
> - Verminderter Antrieb oder gesteigerte Ermüdbarkeit
> Nebensymptome (Gesamtzahl aus Haupt- und Nebensymptomen muss mindestens vier ergeben, um eine leichte depressive Episode kodieren zu können, mindestens sechs für eine mittelgradige und mindestens acht für eine schwere depressive Episode):
> - Verlust des Selbstvertrauens oder des Selbstwertgefühls
> - Unbegründete Selbstvorwürfe oder ausgeprägte, unangemessene Schuldgefühle
> - Wiederkehrende Gedanken an den Tod oder an Suizid oder an suizidales Verhalten
> - Klagen über oder Nachweis eines verminderten Denk- oder Konzentrationsvermögens, Unschlüssigkeit oder Unentschlossenheit
> - Psychomotorische Agitiertheit oder Hemmung
> - Schlafstörungen jeder Art
> - Appetitverlust oder gesteigerter Appetit mit entsprechender Gewichtsveränderung

Häufig wird im palliativen Kontext von einer **depressiven Erkrankung** der Betroffenen gesprochen. Allerdings sind bei vielen die Diagnosekriterien (Info-Kasten) für eine depressive Erkrankung nicht vollständig erfüllt. Gedrückte, niedergeschlagene Stimmung (erstes Hauptkriterium) liegt zwar häufig vor, teilweise auch die meiste Zeit des Tages, oft jedoch gebunden an die Beschäftigung mit der Erkrankung. Die Patienten sind aber bei Besuchen durch Familie oder Freunde schwingungsfähig und „auflockerbar", das bedeutet, sie können bei Ablenkung und schönen Aktivitäten Freude empfinden. Dies ist bei einer klassisch depressiven Symptomatik selten möglich.

FALLBERICHT

Frau Müller erlebt sich zwar fast ununterbrochen als „depressiv", allerdings freut sie sich auf Besuche, sie kann dann fröhlich sein und Lebensfreude spüren. In solchen Momenten der Ablenkung könne sie die Erkrankung vergessen, es sei dann fast wieder wie früher.

Das Symptom **Interessenverlust** (zweites Hauptkriterium) ist durch die zahlreichen Symptome einer palliativen Erkrankung teilweise schwer beurteilbar. Palliativ Erkrankte stellen viele Aktivitäten ein, weil sie die Fähigkeit, die Kraft oder auch die Möglichkeit dazu (z. B. kein Autofahren wegen Medikamentennebenwirkungen/Therapiefolgen) verloren haben, nicht das Interesse. Hier muss also genau nachgefragt werden.

FALLBERICHT

Frau Müller kann aufgrund der schmerzhaften tumorösen Wunde ihre Sportgruppe nicht mehr besuchen. Sie zieht sich mehr und mehr von ihren Freunden zurück, fehlt immer häufiger bei Geburtstagsfeiern etc. Dies liegt jedoch weniger an einem Verlust von Interesse, sondern eher daran, dass sie aufgrund ihrer Schmerzen schlecht sitzen kann, die Kräfte jedoch auch für langes Stehen nicht ausreichen. Da es ihr unangenehm ist, dies zuzugeben, schiebt sie verschiedene andere Gründe vor.

Antriebsminderung, Ermüdbarkeit und Aktivitätseinschränkung (drittes Hauptkriterium) treten bei fast allen palliativ Erkrankten auf – auch ohne depressive Komorbidität. Die Ursachen dafür liegen sowohl in der Erkrankung selbst, als auch in den z. T. sehr belastenden Therapien. Wichtig in diesem Zusammenhang ist es, an den Symptomkomplex der **Tumorassoziierten Fatigue** (*cancer-related fatigue*, CrF) als Differenzialdiagnose zu denken.

> **INFO**
> **Cancer-related Fatigue**
> Darunter versteht man einen anhaltenden, für die Betroffenen belastenden Zustand von Müdigkeit, Erschöpfung und Energiemangel in zeitlicher oder kausaler Beziehung zu einer malignen Erkrankung oder deren Therapie (Fischer et al., 2017). Die Fatigue-Symptomatik steht dabei nicht im Verhältnis zu vorangegangenen Anstrengungen und kann durch Schlaf- bzw. Erholungsphasen nicht ausgeglichen werden. Zwischen CrF und depressiver Antriebsminderung bestehen also deutliche Überschneidungen, eine klare Trennung ist nicht immer möglich.

Die übrigen nach ICD-10 festgelegten Nebensymptome einer depressiven Episode können bei Palliativpatienten ebenfalls multikausal bedingt sein. **Konzentrations-/Aufmerksamkeitsstörungen** können sowohl auf eine depressive Episode hinweisen, Zeichen einer Fatigue sein oder Nebenwirkung von z. B. Chemotherapie, Opioiden oder Radiatio sein. Der Appetit ist bei den meisten Palliativpatienten eingeschränkt, sodass **Appetitminderung** nicht automatisch als Hinweis auf eine depressive Episode gewertet kann. **Schlafstörungen** können ebenfalls multifaktoriell ausgelöst sein (z. B. durch Kortisongabe, Inkontinenz, Schmerzen). Für eine psychische Kausalität der **Schlafstörungen** spricht insbesondere eine ausgeprägte Grübelneigung, die das Ein- bzw. Wiedereinschlafen erschwert.

Alle weiteren diagnoserelevanten Symptome sind mit höherer Wahrscheinlichkeit als Hinweis auf eine depressive Episode zu werten. **Schuldgefühle** können insbesondere bei Patienten auftreten, die sich für andere verantwortlich erleben, bei denen noch unerledigte Aufgaben vorliegen oder die sich nur noch als Belastung empfinden. Nicht jedem Menschen gelingt es, seinen Wert unabhängig von seinem Rollenverständnis zu erleben. Auch deshalb ist die Aussage von Cicely Saunders „Du bist wichtig, weil du du bist" so wertvoll und wichtig. Einem palliativ erkrankten Menschen dieses Gefühl zu vermitteln, ist Aufgabe seines gesamten Umfelds. Je nachdem, wie tief z. B. das Leistungsmotiv verankert ist, müssen hier psychologische Interventionen unterstützen.

Die depressionstypische **negative und pessimistische Sicht auf die Zukunft** ist bei palliativ erkrankten Menschen aufgrund der deutlichen Lebenslimitierung sehr realistisch und nachvollziehbar. Der Unterschied zwischen depressiver Verstimmung bei Palliativpatienten und einer vollwertigen depressiven Episode besteht darin, dass bei Ersterem die Sicht auf die Welt und die Sicht auf das eigene Selbst nicht zwingend pessimistisch geprägt sind. Bei depressiv erkrankten Menschen werden alle unerfreulichen Erfahrungen der eigenen Unzulänglichkeit zugeschrieben. Manchmal wird eine palliative Erkrankung als „gerechte Strafe" für moralische Verfehlungen, mangelnde Kompetenzen erlebt.

FALLBERICHT

Frau Müller betont in den Sitzungen immer wieder die große Bedeutung von Autonomie in ihrem Leben. Nach der Scheidung habe sie ihre beiden Söhne alleine aufgezogen, der Mann habe sie nie unterstützt, sich nicht für die Kinder interessiert. Sie sei immer berufstätig gewesen und habe sich um alle gekümmert. Ihr Selbstwert wurde also durch ihre Leistungsfähigkeit und die resultierende Anerkennung genährt. Selbstwertstabilisierende Ressourcen fallen jetzt weg, darüber verliert Frau Müller einen wichtigen Teil ihres Lebenssinns, distanziert sich jedoch stets glaubhaft von Suizidalität.
Bei Frau Müller fallen ausgeprägte Schuldgefühle auf, einerseits gegenüber ihrer Mutter sowie ihrer geistig behinderten Schwester, die sie nicht weiter häuslich versorgen konnte, anderseits gegenüber ihren beiden Söhnen. Sie erlebe sich als Last für diese, da sie nicht mehr autonom ihr eigenes Leben bewältigen könne und Unterstützung brauche.

Dass im Rahmen einer lebenslimitierenden Erkrankung **Gedanken ans Sterben oder den Tod** auftreten, ist normal und nachvollziehbar. Die Qualität dieser Gedanken unterscheidet sich jedoch deutlich von den Gedanken depressiver Patienten, die das Leben als qualvoll und beschwerlich erleben. Palliativ Erkrankte fühlen sich von außen gezwungen, über den Tod nachzudenken, obwohl sie eigentlich leben möchten. Lebensüberdruss und Suizidgedanken stehen oft in Verbindung mit hoher Symptomlast (z. B. „Diese Atemnot kann ich nicht weiter aushalten") oder mit der Befürchtung von hoher

Symptomlast in der Zukunft. Es besteht meistens der ausgeprägte Wunsch bzw. die Hoffnung auf ein Wunder, auf ein Weiterleben trotz palliativer Diagnose. Das Leben an sich wird als wertvoll erlebt, erst die Folgen der Erkrankung machen es unaushaltbar.

Die Anwendung der Diagnosekriterien einer depressiven Störung im Rahmen einer palliativen Erkrankung ist aus o.g. Gründen erschwert. Die zum Teil massiven körperlichen Einschränkungen verursachen oder verstärken die psychische Belastung. Ein höheres Risiko einer Depression besteht bei Patienten, die im Vorfeld bereits depressive Episoden erlebt haben oder die es nicht schaffen, auch in der Situation einer Lebensbegrenzung Sinn oder Lebensqualität zu empfinden. Es scheint zudem, dass Menschen mit einem ausgeprägten Leistungsmotiv anfälliger für depressive Dekompensationen sind. Ebenfalls negativ scheint sich ein internalisierender Verarbeitungsstil auszuwirken, wenn den Patienten kein offener Austausch gelingt.

Anpassungsstörung

Depressive Symptome im Rahmen einer palliativen Erkrankung passen oftmals besser zu den Diagnosekriterien einer Anpassungsstörung, die als eine maladaptive Reaktion auf ein kritisches Lebensereignis oder anhaltende belastende Lebensumstände, wie eben eine palliative Erkrankung, definiert ist. Diese Kriterien sind im Folgenden zusammengefasst. Hier werden schon die überarbeiteten Kriterien des ICD-11 zitiert, da die Anpassungsstörung hier besser konzeptualisiert wurde als im ICD-10:

> **INFO**
> **Kriterien einer Anpassungsstörung nach ICD-11**
> A) Maladaptive Reaktion auf einen oder mehrere psychosoziale Stressoren, die innerhalb eines Monats auftritt
> B) Präokkupation an den Stressor oder seine Konsequenzen (gedankliches Verhaftet-Sein, wiederkehrende Gedanken, Rumination)
> C) Fehlanpassung (z. B. Schlaf- und Konzentrationsprobleme, verringerter Selbstwert)
> D) Signifikante Beeinträchtigung in wichtigen Funktionsbereichen
> E) Die Symptome erfüllen nicht die Kriterien einer anderen psychischen Störung.
> F) Die Symptome bestehen üblicherweise nicht länger als sechs Monate nach Ende der Belastung oder seiner Folgen.

Auch hier muss differenziert werden, wodurch mögliche Symptome bedingt sind. Denn genau wie bei der Diagnose einer depressiven Episode muss differenzialdiagnostisch sichergestellt werden, dass z. B. die signifikante Beeinträchtigung in wichtigen Funktionsbereichen (z. B. Arbeitsunfähigkeit) nicht alleine durch die palliative Erkrankung bedingt ist.

Demoralisation

Verschiedene Experten haben einen eigenen Symptomkomplex definiert, der ihrer Meinung nach im palliativen Kontext eine Alternativdiagnose zu depressiven Erkrankungen darstellt, das **Demoralisationssyndrom**. Frank beschreibt Demoralisation (Frank, 1973) anhand von vier wesentlichen Eigenschaften: Hilflosigkeit, Hoffnungslosigkeit, Konfusion sowie dem Erleben von eigener Inkompetenz. Das Demoralisationssyndrom als eigene Entität ist umstritten, es wurde daher noch nicht im ICD-10/-11 oder dem DSM-5 abgebildet. Im Rahmen der Entwicklung der DCPR-Kriterien, die psychosoziale Problemlagen im Zusammenhang mit somatischen Erkrankungen beschreiben, wurden für das klinische Bild der Demoralisation folgende Kriterien entwickelt:

> **INFO**
> **DCPR-Kriterien Demoralisation (Diagnostic Criteria for Psychosomatic Research)**
> - Der Betroffene hat das Bewusstsein, den eigenen Erwartungen/den Erwartungen der anderen nicht entsprochen zu haben.
> - Der Betroffene ist nicht fähig, mit akuten Problemen umzugehen (Verlust der Coping-Fähigkeit).
> - Es kommt zu Gefühlen von Hilflosigkeit, Hoffnungslosigkeit, des Aufgebens.
> - Der Gefühlszustand generalisiert sich und dauert mindestens einen Monat an.
> - Der Demoralisation geht eine definitive Manifestation oder Exazerbation einer medizinischen Störung voraus.

Clarke und Kissane entwickelten ein **Modell der Demoralisation** (Clarke und Kissane, 2002). Dieses beschreibt, dass eine Situation, die von einer Person nicht zu kontrollieren/zu verändern ist und die mit einer ungewissen Zukunft einhergeht, verschiedene Symptome auslöst: Hoffnungslosigkeit, Bedeutungslosigkeit, die Veränderung der eigenen Rolle sowie Unsicherheit, Hilfe und Unterstützung zu haben. Hinzu kommen Angst, Panik, Bedrohung. Es entwickeln sich Gefühle von Inkompetenz und Unwichtigkeit, ein verminderter Selbstwert sowie das Gefühl von Kontrollverlust. Betroffene ziehen sich zunehmend zurück, isolieren sich und entwickeln eine existenzielle Verzweiflung. Kissane entwickelte die auf Validität geprüfte Demoralisationsskala (Kissane, 2004), die das Vorliegen eines Demoralisationssyndroms objektiv beurteilbar macht.

Die Abgrenzung eines Demoralisationssyndroms von einer depressiven Erkrankung ist nicht immer einfach. Einen Versuch der Gegenüberstellung zeigt ➤ Tab. 28.1.

Trotz der beschriebenen Schwierigkeiten ist die diagnostische Einordnung bedeutsam. Aus einer präzisen Diagnose können präzisere Therapieziele und -maßnahmen abgeleitet werden. Auch der Einsatz von Medikamenten (z. B. Antidepressiva) gelingt nur bei klarer Indikation. Es geht nicht um die Pathologisierung von normalen Reaktionen, sondern um Möglichkeiten, Patienten mit ihren spezifischen inneren Konflikten besser einordnen zu können, besser zu verstehen und ihnen besser helfen zu können.

Da viele Betroffene nicht von sich aus über solche belastenden Kognitionen oder Emotionen sprechen, ist es sinnvoll, diese regelhaft und standardisiert zu erfassen, z. B. über HAM-D oder BEDS. Der **HAM-D** ist auch für die Terminalphase validiert (Olden et al., 2009). Die **BEDS** umfasst sechs leicht verständliche Fragen und verzichtet bewusst auf Fragen mit körperlichem Bezug (➤ Abb. 28.1). Für alle psychischen Symptome gilt, dass diese auf konkrete Fragen oft leichter bestätigt werden können als unaufgefordert im „freien" Gespräch. Nicht selten sind verschiedene Themen psychischer Belastung sehr schambesetzt (z. B. erlittene Traumata aber auch Ängste, schuldhaft verarbeitete Themen).

MERKE

Psychologische Ansätze können unabhängig davon helfen, ob die Kriterien für eine psychische Erkrankung erfüllt sind oder nicht. In eine palliativmedizinische Behandlung sollte daher immer ein Psychologe integriert sein.

Pharmakologische Unterstützung

Grundsätzlich sollte bei einer diagnostizierbaren depressiven Störung immer über eine medikamentöse Behandlung nachgedacht werden. Auch bei

Tab. 28.1 Gegenüberstellung von Trauer, Demoralisation, Depression (modifiziert nach: Mühlstein und Riese, 2013 sowie Strohscheer, 2005)

	Trauer	Demoralisation	Depression
Definition	Reaktion auf Verluste	Reaktion auf externe schwer belastende Situation	Psychopathologische Reaktion auf eine belastende Situation
Symptome	Gefühle von Traurigkeit im Vordergrund, aber auch Wut, Hadern, Verzweiflung, Einsamkeit	Gefühl von Wertlosigkeit, Hilf- und Hoffnungslosigkeit, von Inkompetenz und Entmutigung, häufig schamhafte Verarbeitung	Depressive Stimmungslage, Interessenlosigkeit, Lustlosigkeit, Ermüdbarkeit, häufig schuldhafte Verarbeitung
Verlauf	Wellenförmig	Fluktuierend	Konstant
Differenzierungsmöglichkeiten	Fähigkeit der Freude erhalten	Fähigkeit der Freude erhalten, antizipatorische Freude eingeschränkt	Anhedonie, generelle Unfähigkeit zur Freude
	Manchmal Sterbewunsch	Passiver Lebensüberdruss	Suizidalität
	Realistische Sicht der Gegenwart	Realistische Sicht der Gegenwart	(Übertrieben) negative Sicht der Gegenwart
	Humorfähigkeit erhalten	Humorfähigkeit erhalten	Humorfähigkeit verloren

> **Tabelle 1**
> Brief Edinburgh Depression Scale (BEDS) (Übersetzung durch die Autoren).
> Bitte markieren Sie, wie Sie sich in den vergangenen 7 Tagen gefühlt haben (nicht nur wie Sie sich heute fühlen).
>
> **1) Ich habe mir unnötigerweise die Schuld gegeben, wenn Dinge falsch gelaufen sind.**
> - ☐ Ja, meistens. (3)
> - ☐ Ja, manchmal. (2)
> - ☐ Nein, nicht so oft. (1)
> - ☐ Nein, niemals. (0)
>
> **2) Ich habe das beängstigende Gefühl, dass etwas Schreckliches passieren wird.**
> - ☐ Sehr stark. (3)
> - ☐ Ja, aber nicht so stark. (2)
> - ☐ Etwas. aber es beunruhigt mich nicht. (1)
> - ☐ Nein, überhaupt nicht. (0)
>
> **3) Mir ist alles zu viel geworden.**
> - ☐ Ja, die meiste Zeit, und ich bin damit nicht fertig geworden. (3)
> - ☐ Ja, manchmal bin ich damit nicht so gut fertig geworden wie sonst. (2)
> - ☐ Nein, meistens bin ich gut damit fertig geworden. (1)
> - ☐ Nein, ich bin so gut wie immer damit fertig geworden. (0)
>
> **4) Ich bin so unglücklich gewesen, dass ich nicht gut schlafen konnte.**
> - ☐ Ja, die meiste Zeit. (3)
> - ☐ Ja, manchmal. (2)
> - ☐ Nein, nicht so oft. (1)
> - ☐ Nein, überhaupt nicht. (0)

Abb. 28.1 BRIEF Edinburgh Depression Scale (BEDS) [H154-001]

subsyndromalen Erkrankungen kann die Eindosierung eines Antidepressivums in kleiner Dosis z. B. Mirtazapin 7,5 mg zur Nacht eine sinnvolle Behandlungsmethode sein, da z. B. die schlafanstoßende Wirkung die Patienten sehr entlastet. Letztlich sollte in jedem Fall individuell entschieden werden, bestenfalls nach einer Diskussion im multiprofessionellen Team.

28.2 Therapieansätze oder -möglichkeiten

In der Arbeit mit Palliativpatienten muss häufig auf das Wichtigste fokussiert werden, da der Zeitrahmen durch Ressourcen des Patienten, äußere Faktoren (z. B. begrenzter Aufenthalt im Krankenhaus, Dauer der Bestrahlung etc.) bestimmt wird und therapeutische Kontakte überwiegend im stationären Setting angeboten werden. Allgemeine psychotherapeutische Techniken, wie z. B. Verhaltensanalyse, kognitive Umstrukturierung etc., bleiben hier unerwähnt, weil sie zum Basisrepertoire von Therapeuten gehören.

Zuwendung mit dem Ziel der Erhöhung von Selbstwert und Würdegefühl und Positive Verstärkung Unabhängig vom Gesprächsinhalt ist jede Form der Zuwendung für den Patienten ein Untermauern seiner Wichtigkeit und Bedeutsamkeit und wirkt damit depressiven Symptomen entgegen. Gerade bei Palliativpatienten spielt dies eine große Rolle. Zuwendung hilft gegen Isolation, Einsamkeit und Scham. Positive Verstärkung führt zu einer Erhöhung von Selbstwert sowie zu einer Steigerung des Aktivitätsniveaus.

Verständnis zeigen, Validierung und Empathie Patienten mit einer palliativen Erkrankung fühlen sich oft unsicher, hilflos, verstehen sich und eigene Reaktionen nicht und sind manchmal auch mit Reaktionen der An- und Zugehörigen überfordert. Hier ist es wichtig, im ersten Schritt Verständnis zu signalisieren – und auch solange nachzufragen, bis man den Patienten wirklich verstanden hat. Im palliativen Kontext stülpen viele Menschen den Patienten ihre Vorstellungen von richtig oder falsch auf, ohne den individuellen Hintergrund vollständig zu kennen. Indem man versucht, einen Patienten zu etwas zu drängen, baut man in der Regel eher Widerstand auf. Eine akzeptierende, hinterfragende und verstehende Haltung ermöglicht, dass Patienten ihre bisherige Sichtweise selbst kritisch hinterfragen und ggf. verändern.

> **INFO**
> **Validierung**
> Bei der Validierung handelt es sich um eine komplexe Kommunikationsmethode mit dem Ziel, das subjektive Empfinden des Gegenübers anzuerkennen, gleichzeitig jedoch auch zu verdeutlichen, dass es noch andere Verhaltens- und Erlebensweisen gibt, die ggf. hilfreicher bzw. funktionaler wären. Ziel ist, dass Patienten selbst neue Einschätzungen entwickeln, da dies langfristig deutlich wirksamer ist, als wenn sie „Ratschläge" erhalten.

Biografiearbeit/Lebensrückblick Ziel der Biografiearbeit ist es zu verstehen, was Menschen in ihrer Geschichte ausmacht, auf welchen Pfeilern ihre Identität steht, welche Bedürfnisse, Ressourcen und Bewältigungsstrategien sie haben. Im palliativen Bereich ist diese Arbeit noch wichtiger, da aufgrund der Lebenslimitierung existentielle Themen im Vordergrund stehen. Biografiearbeit hilft mit ihren Spezifika der Unterstreichung von Wichtigkeit, Wert, Einzigartigkeit und besonderen Errungenschaften. Es ist wichtig, den Blick zu öffnen für positive Life Events aus der Vergangenheit, aber auch für Positives, das zeitnah möglich sein wird (der Besuch der Enkelkinder auf Station, das Anschauen eines guten Filmes etc.). Es geht auch um die Identifikation von Ressourcen oder Stärken, um eine Würdigung der Lebensgeschichte, die auch dem Patienten einen positiveren Blick auf die eigene „Lebensleistung" ermöglicht.

Es existiert eine spezielle Technik, die **Würdezentrierte Therapie nach Chochinov,** die für Patienten mit lebensbedrohlichen/lebensverkürzenden Erkrankungen entwickelt wurde. Hierbei handelt es sich um eine manualisierte Kurzintervention, in deren Rahmen ein Vermächtnis entsteht. Diese Therapieform verbessert nachweislich das Würdegefühl der Patienten, das Gefühl von Sinnhaftigkeit, den Lebenswillen der Patienten sowie das Gefühl der Bedeutung ihres Lebens (Chochinov et al., 2005). Somit können depressive Symptome reduziert werden. Zudem ist das entstehende Vermächtnis für die Angehörigen sehr wertvoll. Weitere spezifische Techniken für einen therapeutisch geleiteten Lebensrückblick, z. B. das **„life review"** (Keall et al., 2015) oder die Übung **„Lebenslinie"** (Jänicke und Forstmeier, 2013), können im palliativen Kontext hilfreich sein.

Perspektivenwechsel Eine wichtige Strategie zur Veränderung von automatisierten oder starren Einstellungen kann ein Perspektivenwechsel sein (z. B. „Stellen Sie sich vor, Ihr Sohn wäre unheilbar erkrankt und bettlägerig. Würden Sie ihn auch als nutzlos erleben?").

> **INFO**
> **Genogramm**
> In einem Genogramm wird das soziale System eines Patienten abgebildet (➤ Abb. 28.2). Durch die grafische Darstellung gibt ein Genogramm einen effizienten Überblick und stellt sicher, dass alle Teammitglieder über einheitliche Informationen verfügen. Die Familiendynamik sowie Familienthemen werden deutlich, Aufträge (z. B. Kontaktaufnahme zu Familienmitgliedern) können abgeleitet werden. Alle wichtigen Menschen aus Familie, Freundeskreis etc. werden eingetragen. Verschiedene Symbole verdeutlichen die Art der Beziehung (konfliktbelastet, Kontaktabbruch etc.) oder geben Auskunft über die Personen (sehr belastet etc.). Im palliativen Kontext ist es zudem wichtig, die Ressourcen eines Patienten zu eruieren. Wer kann beim Einkaufen unterstützen, wer ist der erste Ansprechpartner für emotionale Themen, welche professionellen Helfer gibt es? (Gramm, Homepage der Deutschen Gesellschaft für Palliativmedizin).

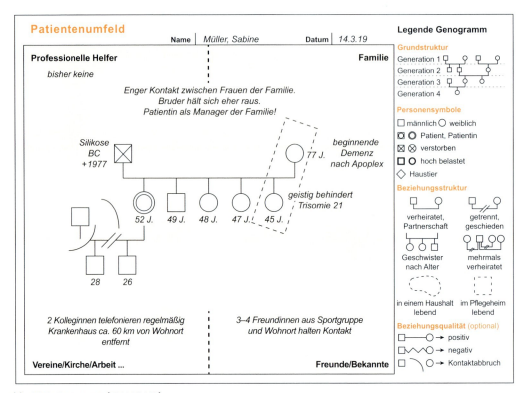

Abb. 28.2 Genogramm [T1102/L143]

FALLBERICHT

Bei Frau Müller wurde die Technik der Stuhldialoge genutzt, um die Schuldgefühle zu verändern. Sie hatte ihrem Vater am Sterbebett versprechen müssen, sich um die jüngste Schwester zu kümmern. Als die Patientin während der Übung den Platz ihres Vaters einnahm, konnte sie aussprechen, dass ihr Vater stolz auf sie ist und anerkennt, dass ihr aufgrund der Erkrankung eine weitere Versorgung der Schwester nicht mehr möglich ist. Dies entlastete die Patientin sehr, sie weint viel, fühlt sich jedoch im Anschluss befreit.

INFO
Stuhldialoge

Bei Stuhldialogen handelt es sich um eine klassische psychotherapeutische Technik, die ursprünglich in der Gestalttherapie angewandt wurde. Anteile oder Gefühle des Patienten, Personen oder Konflikte werden mithilfe von Stühlen dargestellt und ermöglichen damit einen (gefühlten) Perspektivwechsel ähnlich einem Rollenspiel. Es geht dabei vor allem um die emotionale Aktivierung des Patienten mit dem Ziel einer korrigierenden Erfahrung.

Erhöhung des Sinnes für Kohärenz Ein hohes Kohärenzerleben reduziert das Risiko für depressive Erkrankungen. Das Kohärenzgefühl setzt sich aus drei Teilaspekten zusammen:
- Das Gefühl, sich als Person sowie die Umwelt verstehen zu können
- Das Gefühl von Bedeutsamkeit oder Sinnhaftigkeit
- Das Gefühl ausreichender Bewältigungsstrategien

Symptomkontrolle Ein großer Teil der täglichen Arbeit mit Palliativpatienten ist die wiederholte Aufklärung und Schulung bezüglich Symptom- und Schmerzwahrnehmung sowie möglicher Bewältigungsstrategien. Hier interagieren medizinische Belange mit Persönlichkeitseigenschaften oder biografischen Erfahrungen, sodass oft auch psychologische Interventionen erforderlich sind.

Neben Medikamenten spielen psychologische Bewältigungsstrategien zur Symptomkontrolle eine

Rolle, die beiden Therapieansätze sollten immer kombiniert werden. Ein Beispiel können **Entspannungsverfahren, imaginative Verfahren mit Elementen aus der Hypnose** sein. Sie werden von den Patienten als hilfreich erlebt und steigern deren Selbstwirksamkeitserleben. Ähnlich verhält es sich bei Symptomen wie Rumination, Schlafstörungen, Übelkeit und Angst. In Bezug auf Symptome, die mit Leistungseinbußen zu tun haben (eingeschränkte Mobilität, Konzentrationsschwierigkeiten etc.), ist es wichtig, eine Akzeptanz dieser Veränderungen zu erreichen, da ein Verleugnen/Dagegen-Ankämpfen sehr kraftraubend sein kann.

Euthyme Verfahren, Genusstraining Diese eignen sich im palliativen Kontext zur Erhöhung bzw. dem Erhalt von Lebensqualität. Gerade auch depressive Symptome können durch die Fokussierung auf positive Erlebnisse reduziert werden.

Gesprächsangebot bezüglich Sterben und Trauer Familiensysteme und damit auch Patienten gehen sehr unterschiedlich mit dem Thema Tod und Sterben um. Manche Familien thematisieren dies sehr offen, in anderen Familien darf das Sterben/der Tod nicht an- und ausgesprochen werden. Grundsätzlich ist es wichtig, diese Themen nicht zu vermeiden, die Prognose offen zu besprechen und die Weiterversorgung sowie auch damit zusammenhängende Dinge zu klären (z. B. Patientenverfügung, Testament, Bestattung, aber auch die „mentale" Hinterlassenschaft). Einige Patienten reagieren sogar erleichtert, wenn man das Sterben offen anspricht. Selten weigern sich Patienten oder Angehörige bis zum Schluss, darüber zu reden. Dann muss dies manchmal respektiert werden. Völlig in Ordnung ist es, wenn alle wichtigen Dinge geregelt sind, zu vereinbaren, dass das Sterben nicht immer wieder angesprochen werden muss.

Lebensüberdruss bzw. Suizidalität ansprechen Die Suizidalität anzusprechen, ist bei Palliativpatienten sehr bedeutsam. Viele kennen quälende Situationen, in denen der Tod als Erlösung erscheint, oder finden aufgrund ihrer Symptomlast kaum noch Lebensqualität. Das Fragen nach lebensüberdrüssigen Gedanken sowie das Äußern von Verständnis für einen möglicherweise bestehenden Wunsch nach Sterbehilfe sind oft eine große Entlastung für die Patienten, da das Thema häufig tabuisiert wird. Patienten haben den Eindruck, dass das, was sie fühlen, unnormal oder falsch ist. Meistens ist die Palliativmedizin in der Lage, Symptomlast zu mindern und Lebensfreude und -qualität zu steigern. Gespräche über einen bestehenden Todeswunsch entlasten die Patienten meist und sie distanzieren sich im weiteren Verlauf davon. Gelegentlich bleiben die Patienten jedoch bei dem Wunsch nach Sterbehilfe. Wichtig sind hier eine Verlaufsbeobachtung, das Führen von intensiven Gesprächen mit dem Patienten, aber auch den Angehörigen zum Ausschluss, dass es sich hierbei um einen Wunsch handelt, der durch eine behandlungsbedürftige Depression ausgelöst wird. Sollte eine solche vorliegen, sollte eine effektive antidepressive Therapie eingeleitet werden.

Aktivitätenregulation Ein verhaltenstherapeutisches Verfahren, das häufig bei depressiv bedingter Antriebslosigkeit eingesetzt wird, ist der Aktivitätsaufbau (Meinlschmidt et al., 2015). Dieses Verfahren kann auch für palliative Patienten Sinn machen, jedoch muss hier der veränderten Gesamtsituation Rechnung getragen werden. Viele bekannte positive Aktivitäten sind – gerade auch während eines Krankenhausaufenthalts – nicht mehr möglich, es müssen neue ablenkende und positiv verstärkende Aktivitäten gesucht werden. Hier brauchen Patienten oft Anregungen von außen, da sie selbst das Gefühl haben, dass nichts mehr geht.

FALLBERICHT

Frau Müller konnte nach Beendigung der Radiatio gut symptomkontrolliert und psychisch stabilisiert mit SAPV nach Hause entlassen werden.

Was wäre, wenn …

- … sich die depressiven Symptome im Verlauf nicht gebessert hätten?
– Dann hätte die psychologische Therapie intensiviert und die pharmakologische Therapie weiter angepasst werden müssen.

LITERATUR

Chochinov HM, Hack T, Hassard T et al. Dignity therapy: a novel psychotherapeutic intervention for patients near the end of life. Jornal of Clinical Oncology, 2005; 23(24): 5520–5525.

Clarke DM, Kissane DW. Demoralization: its phenomenology and importance Aust N Z J Psychiatry, 2002 Dec; 36(6): 733–742.

Fischer I et al. Tumorassoziierte Fatigue in der Palliativsituation – Grundlagen, Diagnostik und evidenzbasierte Therapie. Palliativmedizin, 2017; 18(02): 97–110.

Frank JD. Persuasion & Healing: Comparative Study of Psychotherapy. John Hopkins University Press: 1973.

Gramm J. Erläuterungen zum Genogrammformblatt. https://www.dgpalliativmedizin.de/images/stories/Genogrammanleitung_DGP.pdf (letzter Zugriff: 1.10.20).

Jänicke W, Forstmeier S. Techniken der Visualisierung und Verbalisierung. In: Maercker A, Forstmeier S (Hrsg.). Der Lebensrückblick in Therapie und Beratung. Berlin/Heidelberg: Springer, 2013.

Keall RM, Clayton JM, Butow PN. Therapeutic Life Review in Palliative Care: A Systematic Review of Quantitative Evaluations. J Pain Symptom Manage, 2015; 49: 747–761.

Kissane DW. The Demoralization Scale: a Report of Its Development and Preliminary Validation. Journal of Palliative Care, 2004; 20(4): 269–276.

Meinlschmidt G et al. Aktivitätsaufbau (S. 55–59). In: Linden M, Hautzinger M (Hrsg.). Verhaltenstherapiemanual. 8. Aufl. Berlin/Heidelberg: Springer, 2015.

Mühlstein V, Riese F. Psychische Störungen und Palliative Care. Schweiz Med Forum, 2013; 13(33): 626–630.

Olden M et al. Measuring depression at the end of life: is the Hamilton Depression Rating Scale a valid instrument? Assessment, 2009; 16(1): 43–54.

Strohscheer I. Depression – Grief – Demoralization: What means Sadness in Terminally Ill Patients? (Abstract). 9th Congress of EAPC, European Journal Palliative Care. 2005.

KAPITEL 29

Eva Sohne, Katja Welsch

Ich hab doch keine Angst …

29.1 Angstsymptome und Angststörungen

FALLBERICHT

Herr Baldes ist 49 Jahre alt und hat ein metastasiertes Kolonkarzinom, von dem er seit 6 Monaten weiß. Trotz chirurgischer Entfernung des Tumors mit künstlichem Darmausgang sowie mehreren Zyklen Chemotherapie kommt es zu einem Progress. Im Erstgespräch im Rahmen der konsiliarischen Mitbetreuung dominieren somatische Symptome, vor allem Schmerzen. Über psychische Symptome oder Fragen, die die Zukunft betreffen, kann Herr Baldes überhaupt nicht sprechen. Entweder bricht er sofort massiv in Tränen aus, lenkt ab oder versucht, das Gespräch zu beenden. Ängste verneint er, wirkt jedoch extrem angespannt, getrieben und zeigt Konzentrationsschwierigkeiten.

Im Rahmen der multiprofessionellen Teambesprechung wird festgelegt, dass neben einer suffizienten Schmerztherapie die psychologische Begleitung ein wesentlicher Bestandteil der palliativmedizinischen Versorgung sein soll. Alle Beteiligten vermuten von Beginn an ausgeprägte Ängste bei dem Patienten. Außerdem soll die Familie von Herrn Baldes begleitet werden, da alle durch die Situation sehr belastet sind. Herr Baldes ist verheiratet und hat vier Kinder. Zwei Töchter im Alter von 14 und 4 Jahren sowie zwei Söhne im Alter von 12 und 6 Jahren. Die Kinder sind zum Zeitpunkt des palliativmedizinischen Erstgesprächs nicht über die palliative Prognose informiert.

Die Konfrontation mit einer palliativen Erkrankung löst bei den meisten Menschen Ängste aus. Solche Ängste sind völlig normal und nachvollziehbar, da eine solche Erkrankung mit vielen Unsicherheiten und (Kontroll-)Verlusten einhergeht. Das heißt, dass nicht jede Angst als pathologisch anzusehen ist und als Angststörung diagnostiziert werden muss. Trotzdem profitieren viele Menschen, wenn sie bezüglich ihrer Ängste begleitet werden. Hierbei geht es nicht in erster Linie um eine Behandlung aufgrund einer psychischen Problematik, sondern um eine Verbesserung des Umgangs mit einer körperlichen Erkrankung.

Was unterscheidet Angst von einer Angststörung? Die Diagnose einer Angststörung vergibt man, wenn Personen (scheinbar) grundlose und übermäßige Angst in ungefährlichen Situationen haben, die die meisten anderen Menschen nicht haben. Viele **Ängste** sind zwar nachvollziehbar (z. B. Prüfungsangst), aber die Art der Bewältigung bzw. das Ausmaß des Leidensdrucks entscheiden hinsichtlich des Störungscharakters. Wichtiges Kennzeichen einer **Angststörung** ist der Versuch, eine Situation zu vermeiden. Das reicht von sich gedanklich nicht mit angstbesetzten Situationen zu beschäftigen bis zur Vermeidung angstauslösender Situationen. Angststörungen gemeinsam sind kognitive (Grübeln, Sorgen, Katastrophisieren), affektive (Angst, Verzweiflung) und verhaltensbezogene Symptome (Vermeidung, übermäßige Beschäftigung) sowie Schwierigkeiten, diese Symptome zu kontrollieren.

MERKE

Arten von Angststörungen

- **Phobische Störungen:** Angst in definierten, eigentlich ungefährlichen Situationen
  - Agoraphobie mit oder ohne Panikstörung: Angst vor offenen Plätzen oder Menschenmengen
  - Soziale Phobien: Angst vor Bewertung durch andere/fremde Menschen
  - Spezifische Phobien: Angst ist auf bestimmte Situationen oder Objekte beschränkt.
- **Andere Angststörungen:**
  - Panikstörung: unvorhersehbare und schwere Angstattacken, die durch Flucht und Vermeidung zu Angst vor der Angst führen

- Generalisierte Angststörung: frei flottierende Angst, Ängstlichkeit, häufige Sorgen und Befürchtung von Erkrankung und Unglück für sich und nahe Personen
- Anpassungsstörung
- Angst und Depression gemischt

Wenn eine Angststörung vorliegt, sollte diese entsprechend diagnostiziert werden. Menschen mit einer palliativen Erkrankung weisen in ca. 11,5 % der Fälle (Girgis und Waller, 2015) eine Angststörung auf, 11 % der Patienten eine Anpassungsstörung, wobei ein Teil dieser Patienten über eine Mischung aus ängstlichen und depressiven Symptomen klagt. Deutlich häufiger treten im palliativen Setting subsyndromale Angststörungen und spezifische Ängste wie z. B. Progredienzangst auf. Die Prävalenzraten betragen hier bis zu 48 % (Mehnert und Nauck, 2016).

Die Angst vor dem Sterben und allem, was damit zusammenhängt, ist eher normal, die meisten Menschen haben diesbezügliche Ängste. Solche Ängste sind in der Regel durchaus begründet und nicht übermäßig. Viele Menschen können diese Ängste im Kontext einer palliativen Erkrankung klar formulieren und beschreiben. Aber auch palliativ erkrankte Menschen können an übermäßigen Ängsten leiden, die Störungscharakter haben. Diesen Menschen fällt es sehr schwer, sich mit ihren Ängsten auseinanderzusetzen. Oft werden Ängste zunächst verneint, aber andere Symptome wie z. B. Unruhe, Schlafstörungen können sehr stark darauf hinweisen. Andere Menschen sind so in ihrer Angst gefangen, dass sie keinerlei positive Erlebnisse bzw. Gefühle mehr wahrnehmen können. In beiden Fällen sollte die Angst therapeutisch oder auch medikamentös behandelt werden, da sie die Lebensqualität und auch die Krankheitsverarbeitung massiv beeinträchtigt. Ängste können körperliche Symptome verstärken, weil die Angst sich auf dem körperlichen Weg einen „Kanal" sucht. Betroffene oder auch Angehörige versuchen, Ängste im palliativen Kontext dadurch zu vermeiden, indem sich nicht mit dem Thema auseinandersetzen. Dazu gehört das „Nichtwissen-Wollen" über die Erkrankung, Prognose oder Therapie. Bei manchen Patienten ist die Angst so ausgeprägt, dass sie trotz massiver Beschwerden keinen Arzt aufsuchen, um keine niederschmetternde Diagnose zu erhalten. Bei einigen Patienten führt die Angst dazu, dass keine Patientenverfügung oder Vorsorgevollmacht erstellt wird, weil dadurch die eigene Sterblichkeit bewusster wird.

MERKE
Häufige Symptome von Angst

- Innere Unruhe, Schlafstörungen, Albträume, Konzentrationsschwierigkeiten, Unfähigkeit, sich zu entspannen; Herzrasen, Atemnot, Schwitzen, Herzklopfen, Reizbarkeit
- Im palliativen Kontext ggf. Vorherrschen von Verdrängung, überaus positive Grundstimmung
- Bei Kindern kann sich Angst zudem in vermehrter Anhänglichkeit und Trennungsängsten oder in Entwicklungsrückschritten äußern.

FALLBERICHT

Bei Herrn Baldes zeigt sich zu Beginn der Behandlung eine sehr ausgeprägte Vermeidung von allen unangenehmen Themen sowie Situationen. Er traut sich z. B. den Besuch der Kinder nicht zu, aus Angst, vor ihnen zu weinen. Diese vermeidende Haltung überträgt sich auf die gesamte Familie. Dies zeigt sich z. B. darin, dass auch die Kinder Angst haben, ihren Vater zu besuchen oder sogar telefonisch kaum Kontakt zu ihm haben. Vor allem die beiden Söhne tun sich sehr schwer, da sie ebenfalls Angst haben, vor ihrem Vater zu weinen und ihn damit zu belasten. Die Ehefrau berichtet, dass in der Herkunftsfamilie ihres Mannes nie offen miteinander gesprochen worden sei. Sie bittet uns darum „am Ball zu bleiben", weil sie massiv unter der „Sprachlosigkeit" leide und sich um die Kinder sorge. Im Behandlungsverlauf kann sich Herr Baldes zunehmend auf Gesprächsangebote einlassen.

Grundsätzlich hat jeder Mensch das Recht auf seinen eigenen Weg und es gibt kein „richtiges" oder „falsches" Sterben. Allerdings verhindert die Vermeidung des Themas mögliche Unterstützung und manchmal auch Inanspruchnahme von palliativer Versorgung. Ängstlich vermeidende Patienten sind oft weniger gut symptomkontrolliert, was wiederum die Ängste verstärkt. Es ist sehr belastend für Familien, wenn Teile des Systems die Erkrankung stark verdrängend bewältigen, während andere eine offene Kommunikation zur Verarbeitung benötigen. Denn im Rahmen einer verdrängenden Haltung können Emotionen oft nicht oder nur wenig ausgedrückt werden, was dazu führt, dass diese nach dem Versterben mit geballter Wucht aufkommen. Nicht selten entwickeln sich dann Gefühle und Gedanken dahingehend, dass etwas verpasst worden ist, was sogar in Schuldgefühlen münden kann. Auch hier kann palliative Mitbegleitung sinnvoll sein, um den einzelnen Menschen Gesprächspartner zur Seite zu stellen, aber auch um im Rahmen systemisch orientierter Familiengespräche einen gemeinsamen Weg zu finden.

29.2 Behandlung der Angst im palliativen Kontext

FALLBERICHT

Herr Baldes hat nie gelernt, Probleme offen zu thematisieren und dadurch eine Entlastung zu erfahren. Gleichzeitig traut er sich selbst solche Gespräche nicht zu. Auch, weil er die Vorstellung hat, dabei als Mann/Ehemann/Vater stark sein zu müssen. Im Rahmen der Edukation wird Herrn Baldes deutlich, dass viele Menschen in seiner Situation mit Ängsten zu kämpfen haben. Auch die wiederholten Nachfragen von Mitarbeitern des Palliativteams zu diesen Themen normalisieren seine Ängste. Gleichzeitig lernt er durch die offene Haltung der Behandler, selbst offener zu werden. Dazu trägt auch die Rückmeldung seiner Ehefrau bei, die angibt, selbst von den Gesprächen zu profitieren, und berichtet, dass die vier Kinder ihre Gesprächsangebote ebenfalls als Entlastung erleben würden. Die Erfahrung, gute Gespräche führen zu können und trotz seiner Ängste und seiner Gefühlsausbrüche akzeptiert und angenommen zu werden, ändert Herrn Baldes Bild von sich selbst.

Das wichtigste Mittel, um den verschiedenen Ängsten im palliativen Kontext zu begegnen, ist das **Gespräch.** In den meisten Fällen ist jedes Gespräch ein Gespräch gegen die Angst. Denn Ängste werden in der Regel dadurch ausgelöst, dass man den Eindruck hat, dass die eigenen Bewältigungsmöglichkeiten nicht ausreichen.

Eine gute ärztliche/therapeutische Beziehung kann ebenfalls helfen, Ängste bei Patienten, aber auch Angehörigen zu reduzieren. Denn eine gute Beziehung gibt Menschen die Möglichkeit, mit jemandem außerhalb des familiären Systems belastende Themen anzusprechen. Außenstehende ermöglichen das Erkennen neuer Blickwinkel, geben Halt und Sicherheit. Nicht selten behalten Menschen im palliativen Kontext Ängste für sich, um die Angehörigen zu schützen und nicht zusätzlich zu belasten.

Wichtig ist es, dass in Gesprächen verstanden wird, was genau die Ängste bei der betroffenen Person auslöst. Nicht selten werden vorschnell Schlüsse gezogen z. B. „Der Patient hat erfahren, dass er nicht mehr lange zu leben hat. Jetzt hat er Angst, das muss Angst vorm Sterben sein." Die Ängste der Menschen in palliativen Situationen sind jedoch so vielfältig wie die Menschen selbst. Es sollte daher so lange nachgefragt werden, bis der Patient seine Ängste wirklich verstanden fühlt. Folgende Ängste spielen im palliativen Kontext eine wichtige Rolle:

MERKE
Ängste der Betroffenen

- Progredienzangst
- Angst vor Autonomieverlust
- Angst vor einem Verlust von Würde
- Angst vor quälenden Symptomen
- Angst vor dem Sterben als Prozess
- Angst davor, „tot" zu sein
- Angst vor negativen Konsequenzen aufgrund von „Lebensfehlern" (am Lebensende oder nach dem Tod)
- Angst davor, dass Versöhnung nicht mehr möglich ist
- Angst vor Verlusten, alles Bekannte zu verlieren
- Angst davor, dass die Angehörigen nicht alleine zurechtkommen

Ängste der Angehörigen

Angehörige teilen manche Ängste, haben aber oft auch eigene Ängste, da ihre Situation sich natürlich von der des Betroffenen unterscheidet:
- Angst, den Anforderungen, die die Situation/der Betroffene an sie stellt, nicht gewachsen zu sein
- Angst, etwas falsch zu machen/falsche Entscheidungen zu treffen
- Angst vor dem Verlust eines nahestehenden Menschen
- Angst, nicht alleine zurechtzukommen
- Angst, die Trauer nicht bewältigen zu können
- Finanzielle Ängste
- Ängste, dass andere Angehörige, z. B. die Kinder, nicht mit der Situation zurechtkommen

FALLBERICHT

Bei Herrn Baldes bestehen verschiedene Ängste, die während der Therapie thematisiert wurden und im Folgenden kurz dargestellt werden.

Angst vor übermächtigen negativen Gefühlen

Zu Beginn schilderte Herr Baldes die Angst, von seinen negativen Gefühlen überschwemmt zu werden, wenn er Gespräche darüber zulasse. In der Begleitung konnte das Bild eines Staudamms erarbeitet werden, bei dem verschiedene Schleusen zur Regulierung bestehen. Um diese Ängste zu verstehen, ist die biografische Erfahrung von Herrn Baldes sehr bedeutsam. Die Mutter habe während seiner Kindheit viele außereheliche Verhältnisse gehabt. Er habe schweigen müssen, der Vater durfte nichts davon erfahren und gleichzeitig sei er mit Geschenken bestochen worden. In dieser Situation habe er lernen müssen, alleine mit unangenehmen Gefühlen zurechtzukommen. Es zeigt sich, dass er dies nie hat korrigieren können.

Im Verlauf der psychologischen Begleitung gibt Frau Baldes die Rückmeldung, dass sie bei ihrem Mann nie so viel Offenheit erlebt habe und dass sie unglaublich viel über ihn erfahren habe, was in 25 Jahren Beziehung nie zur Sprache gekommen sei. Bei Herrn Baldes führt das Erkennen biografischer Zusammenhänge dazu, dass er sich selbst und sein Handeln besser versteht, sich aber auch erlauben kann, anders zu handeln. Herr Baldes will seinen Kindern ermöglichen, andere Erfahrungen zu machen als er und offener mit negativen Gefühlen umgehen zu können. Es erfordert von ihm Mut und Vertrauen in die therapeutische Beziehung, führt jedoch zu der Erkenntnis, dass Gespräche den Druck reduzieren können und bei ihm zu einer Erleichterung führen.

Angst vor Abschied und Verlusten

Auch bei dieser Angst ist die biografische Arbeit ganz bedeutsam. Die außerehelichen Verhältnisse der Mutter von Herrn Baldes gipfelten darin, dass sie den Vater und ihn mit 11 Jahren ohne Erklärung oder Ankündigung verlassen hat und auch keinerlei Kontakt zu ihrem Sohn gehalten hat. Dies war die erste Erfahrung, die Herr Baldes mit Abschied und Verlusten gemacht hat und sie traumatisierte ihn. Er erlebte Kontrollverlust, Hilflosigkeit, aber auch Wertlosigkeit. Jede Form von Abschied (z. B. wenn ein Kind auf Klassenfahrt ging) war für Herrn Baldes Zeit seines Lebens nur schwer auszuhalten. Zusätzlich habe der Vater darüber nie ein Wort verloren und weitergemacht, als sei nichts passiert. Dies prägte sein Rollenverständnis eines Mannes, der alles mit sich selbst ausmacht. Hinzu kommt, dass er die Angst entwickelte, seine Kinder genauso im Stich zu lassen, wie seine Mutter ihn im Stich gelassen hatte. Hier kann in Gesprächen herausgearbeitet werden, welche Unterschiede es zwischen den beiden Situationen gibt, was Herrn Baldes deutlich entlastet.

Kognitive Umstrukturierung

Viele Ängste lassen sich durch adäquate Aufklärung reduzieren. Beispielsweise wenn Patienten wissen, dass sie nicht qualvoll ersticken müssen oder ihnen kein grausamer Tod durch Verhungern bevorsteht, weil sie nichts mehr essen können. Nicht selten kommt es vor, dass Patienten massive Ängste entwickeln, weil jemand mit einer unbedachten, vielleicht ganz anders gemeinten Äußerung, Bilder hat entstehen lassen, die den Patienten verfolgen. Häufig sprechen Patienten aber nicht darüber, da sie befürchten, dass ihre schlimmsten Ängste dann bestätigt werden könnten. Oft braucht es eine gewachsene und vertrauensvolle Beziehung. Gibt es Parallelen zu erlebten oder vom Hörensagen bekannten Fällen, schürt das Ängste. Hier ist es wichtig, im Gespräch Unterschiede zwischen den Situationen herauszuarbeiten (z. B. „Als Ihre Mutter vor 20 Jahren an Lungenkrebs starb, war vieles noch anders als heute. Palliativmedizin war nicht so weit verbreitet, Patienten konnten zu Hause nicht so gut versorgt werden und insgesamt standen weniger Medikamente zur Symptomlinderung zur Verfügung.").

MERKE

Gleichzeitig ist es essenziell, mit den Patienten **Notfallpläne für verschiedene angstbesetzte Situationen** zu besprechen. Dies erhöht das Gefühl von Kontrollierbarkeit der Situation – auch für die Angehörigen – und reduziert damit bestehende Ängste.

FALLBERICHT

Angst zu Ersticken

In der Zwischenzeit lösen die Lungenmetastasen bei Herrn Baldes massive Dyspnoe-Attacken aus und er ist sauerstoffpflichtig. Seine größte Angst ist es, ersticken zu müssen.

In dieser Phase erfolgen viele Gespräche des multiprofessionellen Teams über Hilfsmöglichkeiten, z.B. Schulungen bezüglich der Medikamente bis hin zur Möglichkeit einer palliativen Sedierung bei massiv quälender Symptomlast. Medizinische Prozesse und Einflussmöglichkeiten auf die Atemnot werden besprochen, was den Patienten beruhigt. Bei der Erstellung eines persönlichen Angstkreislaufs wird deutlich, wie das Zusammenspiel von körperlichen und psychischen Symptomen aussieht und welche Bewältigungsstrategien Herrn Baldes zur Verfügung stehen. Mit ihm werden Entspannungs- und Atemübungen durchgeführt und auf seinem Smartphone aufgenommen. Dies gibt ihm die Möglichkeit, das Erlernte im Bedarfsfall selbstständig durchzuführen.

Exposition

Das klassischerweise zur Angstbehandlung eingesetzte Verfahren der Exposition findet auch in der Palliativmedizin Anwendung, allerdings in veränderter Form. Dies gilt auch, wenn die Ängste der Betroffenen bzw. deren Angehörigen keinen Störungscharakter haben.

Denn das Reden über die Ängste stellt bereits eine Form der Exposition dar. In vielen Fällen wird also im palliativen Kontext Exposition in sensu durchgeführt. Notwendige Expositionen in vivo (z.B. bei einem Patienten mit massiver Angst vor Enge, die im Rahmen von Diagnostik oder Behandlung auftritt), können sowohl psychotherapeutisch als auch mit Hilfe von Medikamenten erleichtert werden. Hier gilt es zu überlegen, wie viele Ressourcen schwerstkranker Patienten dafür aufgewendet werden sollen. Eine weitere Form von Exposition stellt das Besprechen des persönlichen Worst-case-Szenarios dar. Dieses Überspitzen der Ängste führt oft zu einer emotionalen Distanzierung und ermöglicht damit den besseren Einsatz von Bewältigungsstrategien.

Vorausschauendes Denken

Häufig sorgen Patienten und Angehörige sich um die jeweils anderen. In diesem Rahmen ist es sinnvoll, sich mit den konkreten Gedanken/Ängsten auseinanderzusetzen und mögliche Lösungen zu erarbeiten. Dieses vorausschauende Denken, das letztlich auch eine Form von Exposition darstellt, ermöglicht die Erstellung einer Patientenverfügung oder Vorsorgevollmacht, eines Testaments oder Vermächtnisses. Es ermöglicht aber auch das Gespräch über ganz konkrete Situationen, wie z.B. die Frage, wer den Partner nach dem Versterben ins Krankenhaus fährt oder bei behördlichen Angelegenheiten unterstützt.

FALLBERICHT

Angst vor dem Vergessen werden

Herr Baldes quält sich mit Ängsten, dass seine Familie, insbesondere seine 4-jährige Tochter, ihn vergisst. Zudem hat er Angst, dass wichtige Erfahrungen verloren gehen. Im Rahmen der psychologischen Begleitung werden daher im Sinne eines Vermächtnisses Briefe an seine Ehefrau sowie die Kinder verfasst. Er erlebt dies zusätzlich als Gewinn von Kontrolle. Es gelingt ihm, aus seiner passiven Patientenrolle herauszutreten und aktiv und kreativ etwas Bedeutsames zu gestalten.

Auszug aus dem Brief an seine jüngste Tochter:

„Du bist mit deinen Geschwistern das Beste, Wichtigste und Schönste in meinem Leben. Ich bin so stolz, dein Papa zu sein, und hätte gerne noch viel mehr Zeit mit dir verbracht. Zusammen schwimmen gehen, Radfahren, Urlaub machen …

Als du drei Jahre alt warst, machte meine Krankheit vieles kaputt, was wir vorher gemeinsam gemacht haben. Erinnerst du dich an unser gemeinsames Schaukeln? …

Ich habe immer versucht, als Papa mein Bestes zu geben und hoffe, dass du nie zweifelst, dass ich dich sehr lieb habe und dass ich sehr stolz auf dich bin. Du bist so ein fröhliches und tapferes kleines Mädchen. Es macht mich stolz zu sehen, wie toll du dich entwickelt hast. An die gemeinsame Zeit, in der ich nicht krank war, kannst du dich wahrscheinlich leider kaum noch erinnern. Das macht mich unglaublich traurig. Ich weiß nicht, wie es ist, tot zu sein, aber ich versuche trotzdem immer in deiner Nähe zu sein, um auf dich aufzupassen. Ich stell mir vor, dass ich im Himmel, in den Wolken oder im Wind bin, aber auch überall in der Natur bei dir sein kann. Du kannst jederzeit und überall mit und zu mir reden. Meine Liebe zu dir ist stärker als der Tod.

Dein Papa"

29.3 Spiritualität als „Gegenspieler" zur Angst

Spirituelle Fragen werden oft allein der Seelsorge zugeordnet, wobei die Auseinandersetzung damit eine gute Möglichkeit zur Bewältigung von Ängsten und anderen psychischen Symptomen darstellt. Das Thema Spiritualität wurde lange Zeit aus der Psychotherapie ausgeklammert, gerade im psychoonkologischen Kontext zeigen Studien jedoch eine stabilisierende Wirkung und gehen mit besserer Krankheitsverarbeitung einher.

> **MERKE**
> **Definition: Spiritualität**
> Bei der Spiritualität geht es darum, wie Menschen für sich oder mit anderen Sinn, Bedeutung und Transzendenz erfahren oder erleben, oder welche Verbindung sie zu sich selbst, zu anderen oder der Natur und „Gott" haben (Schneidereith-Mauth, 2019).

Viele Menschen, die mit einer palliativen Erkrankung konfrontiert werden, egal ob als Betroffener oder als Angehöriger, setzen sich vermehrt mit spirituellen Fragen auseinander. Wenn das eigene Leben in einer palliativen Situation als sinnlos, nicht zu beeinflussen oder zu kontrollieren erlebt wird, entsteht großes Leid. Natürlich sind bestimmte Fragen niemals eindeutig zu beantworten, z. B. die Frage nach dem Warum. Trotzdem ermöglicht die Auseinandersetzung damit eine individuelle Sinngebung und fördert die Krankheitsakzeptanz. Dies ist nicht gleichzusetzen mit einer „Lust zu sterben" bzw. einem Gutheißen der Situation, eher einer Akzeptanz des Unabwendbaren.

Ein Ansprechen auf das Thema Spiritualität sollte Bestandteil psychotherapeutischer Palliativversorgung sein. Hierfür stehen verschiedene Inventare zur Verfügung, z. B. der SPRIR, ein halbstrukturierter Fragebogen zur spirituellen Anamnese von Frick, Weber und Borasio (Frick, Weber und Borasio, 2002).

Als Anregung für ein Gespräch über spirituelle Themen können auch die folgenden Fragen dienen:

> **MERKE**
> **Beispielfragen, die die Auseinandersetzung mit der Spiritualität fördern können**
> - Was hat Ihnen bisher Kraft gegeben?
> - Was gibt Ihrem Leben Sinn?
> - Was macht Sie aus?
> - Woraus haben Sie in Ihrem bisherigen Leben Hoffnung schöpfen können?
> - Welche Vorstellung haben Sie, wie es nach dem Leben weitergeht?
> - Welche religiösen Vorstellungen prägen Sie? Helfen Ihnen diese Vorstellungen?
> - Was können Sie in dieser Situation noch Sinnvolles für sich entdecken?
> - Hat sich im Rahmen der Erkrankung Ihre Einstellung zum Leben verändert?
> - Haben Sie etwas dazu gelernt?
> - Was glauben Sie bleibt von Ihnen?/Was möchten Sie, was von Ihnen bleibt?

Zu bedenken ist, dass Spiritualität ein ähnlich intimes Thema wie Sexualität ist. Es braucht daher eine gute Beziehung, um miteinander in Austausch darüber kommen zu können. Wichtig ist, die Vorstellungen des Gegenübers würdigend zu akzeptieren und nicht zu bewerten, auch wenn dessen Ansichten den eigenen widersprechen. Voraussetzung dazu ist, sich der eigenen Spiritualität bewusst zu sein, bevor man mit Patienten darüber ins Gespräch geht.

> **FALLBERICHT**
> Herr Baldes kann nach einem Aufenthalt auf der Palliativstation gut symptomkontrolliert mit SAPV in die Häuslichkeit entlassen werden. Er ist nach 3 Wochen dort verstorben. Für die Familie war es sehr wichtig, ihm diesen Wunsch erfüllen zu können. Die anfänglich bestehenden starken Ängste konnten im Rahmen der Begleitung reduziert werden, sowohl die Angehörigen als auch der Patient trauten sich die häusliche Versorgung zu. Frau Baldes berichtet, dass die Kinder die Briefe des Vaters wie einen Schatz hüten und dass sie neben der Trauer auch froh über die intensive gemeinsame letzte Zeit sind.

Was wäre, wenn …?

- … Herr Baldes nicht bereit gewesen wäre, sich auf Gespräche einzulassen?
  – Es ist davon auszugehen, dass die Belastung für die gesamte Familie deutlich höher gewesen wäre. Jedes Familienmitglied hätte alleine für sich gelitten. Die Kinder wären deutlich weniger mit einbezogen worden und hätten die dysfunktionalen Erfahrungen des Vaters übernommen. Eine Versorgung zu Hause wäre nicht möglich gewesen.

LITERATUR

Frick E, Weber S, Borasio GD. SPIR – Halbstrukturiertes klinisches Interview zur Erhebung einer „spirituellen Anamnese". https://www.palliativpsychologie.de/wp-content/uploads/SPIR.pdf (letzter Zugriff: 1.10.20).

Frick E, Riedner C, Fegg MJ, Hauf S, Borasio GD. A clinical interview assessing cancer patients' spiritual needs and preferences. Eur J Cancer Care, 2006; 15(3): 238–243.

Girgis A, Waller A. Palliative Care needs and assessment tools. In: Cherni NI, Fallon M, Kaasa S et al. (eds.). Oxford Textbook of palliative Medicine. Oxford: University press, 2015: 363–375.

Mehnert A, Nauck F. Psychotherapie in der palliativen Versorgung. Palliativmedizin 2016; 17(06): 289–301.

Münch U, Gramm J, Berthold D. Mehr als Psychotherapie. Psychologisches Arbeiten in Palliative Care. PiD – Psychotherapie im Dialog, 2016; 17(01): 81–85.

Schneidereith-Mauth H. Spirituelle und existenzielle Aspekte. In: Oechsle K, Scherg A. FAQ Palliativmedizin. München: Elsevier, 2019. S. 211–217.

KAPITEL 30

Barbara Fuchsberger-Wagner

Vom Hören und Staunen – Musiktherapie auf der Palliativstation

30.1 Definition Musiktherapie

Musik begleitet unser Leben von klein auf, ein Leben lang. Von Musik lassen wir uns ganz unmittelbar berühren, sie hat eine große Wirkung auf unsere seelische Befindlichkeit. Musik ermöglicht es, sich als Teil der Schöpfung zu erleben, als Teil des großen Ganzen. Musik weist über sich hinaus und kann auch nicht religiösen Menschen einen Zugang zu ihrer Spiritualität geben.

Musiktherapie bietet einen Raum, in dem Leises gehört wird, Lautes sein darf, Überflüssiges fließen darf, Kratzendes und Schräges erklingen kann, um sich selbst in Staunen zu versetzen. Oder, um es mit der Definition der Deutschen Musiktherapeutischen Gesellschaft zu sagen:

„Musiktherapie ist der gezielte Einsatz von Musik im Rahmen der therapeutischen Beziehung zur Wiederherstellung, Erhaltung und Förderung seelischer, körperlicher und geistiger Gesundheit."

(www.musiktherapie.de)

Musikalische Vorkenntnisse wie z. B. das Spielen eines Instruments oder Chorerfahrung, sind nicht erforderlich, sicherlich erleichtern aber positive Erlebnisse im Zusammenhang mit Musik den Zugang zur Musiktherapie.

30.2 Inhalte der Musiktherapie

In der musiktherapeutischen Begleitung können die Förderung von Entspannung oder der emotionalen, verbalen und nonverbalen Kommunikation dabei ebenso im Zentrum der Arbeit stehen, wie die Stärkung von Ressourcen, die Linderung von Nebenwirkungen der Medikamente oder auch das Erleben von Hoffnung, Trost und Spiritualität. Neben der geteilten Musik können das gemeinsame Gespräch und das Aushalten von Stille Teil des musiktherapeutischen Kontakts werden. Menschen, in deren Leben Musik eine Rolle gespielt hat, werden sich vielleicht an Lieblingsstücke erinnern, das Kleinkind wird vielleicht lauschen und sich an den Klängen erfreuen und in seiner ganz spezifischen musikalischen Art und Weise mitmachen. Menschen, die nie mit einem Musikinstrument in Berührung gekommen sind, werden möglicherweise zögernd das ein oder andere ergreifen und es sich zu eigen machen und zum Erklingen bringen. Wieder andere sind eventuell zu schwach, zu entkräftet und lassen sich durch das Hören der spielenden Therapeutin berühren.

MERKE

Es gibt sicher nicht **die Musiktherapie** auf der Palliativstation. Jeder Mensch, jede Begegnung ist geprägt durch seine Einzigartigkeit und jede neue Situation erfordert ein großes Einfühlen in ebendiese, in den Menschen, dem man im Hier und Jetzt begegnet, in genau der Verfassung, die sich hier und jetzt zeigt.

Musiktherapeuten sind **Teil des Gesamtbehandlerteams** und erfahren relevante Informationen, patientenspezifische Besonderheiten etc. in der Regel im Rahmen von Teambesprechungen. Im kollegialen Austausch wird diskutiert, wer auf einer Station, in einem SAPV-Team o. ä. von einem musiktherapeutischen Angebot profitieren könnte, welche Zielsetzungen sinnvoll wären und welcher Behandlungsauftrag vorliegt.

30.3 Musiktherapeutische Ziele

Das musiktherapeutische Angebot richtet sich an alle Altersgruppen – vom Säugling bis zum Erwachsenen – und bezieht gerne auch die Angehörigen mit ein.

Musiktherapie kann im geschützten Rahmen einer therapeutischen Beziehung Einfluss nehmen auf die körperlich-sinnliche Ebene, auf die kommunikative Ebene, auf die seelische und die spirituelle Ebene.

FALLBERICHT

Die Psychologin berichtet von Frau F., einer bekannten 87-jährigen Patientin mit schwerer Herzinsuffizienz und starker Luftnot. Im Rahmen einer akuten Schmerzkrise und Überforderungssituation hatte die Patientin versucht, sich das Leben zu nehmen. Mit der Notaufnahme wird eine Übernahme auf die Palliativstation besprochen, da die Patientin schon konsiliarisch an das Palliativteam angebunden war. Das Ziel war eine verbesserte Schmerztherapie. Frau F. leidet zudem unter einem ausgeprägten Fatigue-Syndrom und fällt auf Station durch ihre sehr leise Art auf. Die Kontaktanbahnung zu ihr gestaltet sich schwierig, Gespräche verlaufen häufig im Sande. Von erneuten Suizidabsichten kann sich die Patientin glaubhaft distanzieren. Die Psychologin erhofft sich durch die Musiktherapie eine Möglichkeit der Verbesserung der Schwingungsfähigkeit sowie eine Steigerung der Lebensfreude.

Auf welche Ressourcen ein Mensch am Ende seines Lebens zurückgreifen kann und welche Vorstellungen und Wünsche er für ein lebenswertes Leben hat, sind zutiefst **individuell**. Die Musiktherapie kann sich dieser Individualität annähern und versuchen Ressourcen zu wecken und die persönliche Lebensqualität zu erhalten und zu fördern.

Die körperlich-sinnliche Ebene ist in der Musik immer angesprochen. In der Musiktherapie finden eine Reihe von Instrumenten Verwendung, bei denen dieser Zugang im besonderen Maße genutzt wird. Als Beispiel seien hier **vibroakustische und vibrotaktile Instrumente** genannt, dazu gehören unter anderen das Monochord und die Sansula. Über die **freie Improvisation** lässt sich spielerisch in Kontakt treten und somit Einfluss nehmen auf die kommunikative Ebene. Innere Gefühlszustände können ohne Worte ihren Ausdruck finden. Über sie können die heilen und gesunden Anteile der Patienten zum Erklingen kommen.

INFO
Indikationen für Musiktherapie

Zu den möglichen medizinischen und psychologischen Indikationen für Musiktherapie gehören:
- Schmerzen
- Ängste
- Depression
- Atembeschwerden
- Schlaflosigkeit
- Kommunikationsprobleme
- Schwierigkeiten hinsichtlich der Krankheitsverarbeitung

FALLBERICHT

Die Musiktherapeutin trifft Frau F. ich in ihrem Bett liegend vor: eine ältere Dame mit sehr gepflegten Äußeren. Sie sieht schwach aus, erschöpft. Um besser atmen zu können, wird sie über eine Nasensonde mit Sauerstoff versorgt.
Die Musiktherapeutin stellt sich vor und wählt zum Einstieg die Ocean-Drum aus.

INFO
Instrument Ocean-Drum

Die Ocean-Drum/Wellentrommel ist eine Rahmentrommel, die mit vielen kleinen Stahlkugeln gefüllt ist. Durch Neigung der Trommel in waagerechter Position lässt sich ein Geräusch erzeugen, ähnlich dem einer Meeresbrandung oder eines verregneten windigen Tages. Eine Seite des Fells ist transparent, sodass das faszinierende Spiel der Kugeln auch beobachtet werden kann. Die abgebildete Ocean-Drum hat einen Durchmesser von 55 cm.

FALLBERICHT

Leise und zart, dann mal kräftiger und rauer, rollen die Kugeln auf der Membran des Instruments. Das Geräusch der Atemhilfe wird übertönt, es ist nur der Klang des Instruments zu hören. Nach einer kurzen Stille beginnt Frau F. zu sprechen.

Mit den ersten Klängen seien sogleich Urlaubserinnerungen am Meer vor ihrem geistigen Auge aufgetaucht, die sie gemeinsam mit ihrer Familie verbracht habe. Es entsteht eine offene und vertraute

Atmosphäre, in der sie viel erzählt und in Erinnerungen schwelgen kann.

Frau F. lernte als Kind Geige spielen, ihre beiden Kinder durften ebenfalls ein Instrument lernen und in ihrem Leben spielte das Hören und Spielen von klassischer Musik eine große Rolle.

Wie gestaltet sich der Beginn einer musiktherapeutischen Beziehung? Der Musiktherapeut besucht die Patienten in ihren Zimmern und stellt sich vor. Beim Erstkontakt mit erwachsenen Menschen kann über die Frage: „Mögen Sie Musik?" der Kontakt angebahnt werden. Die Patienten auf der Station wissen durch das Aufnahmegespräch von den therapeutischen Möglichkeiten, die sie während ihres Aufenthalts erwarten. Sie werden informiert, dass sie die Angebote nutzen können, wenn sie es möchten, diese aber auch ablehnen können.

INFO
Das große Thema „Unmusikalität"

„Ich kann aber nicht singen!" oder „Ich bin aber unmusikalisch!" sind häufige Erwiderungen, denen Musiktherapeuten begegnen, wenn sie sich als solche vorstellen. Viele Menschen fühlen sich der Musik verbunden, hören gerne Radio, behaupten aber von sich, dass sie unmusikalisch seien. Frühe ablehnende Situationen z.B. beim Singen im Schulchor haben dieses Bild geprägt und sich tief festgesetzt. Oft sind es gerade diese Patienten, die in einer Musiktherapiestunde am meisten über sich selbst staunen können.

Musiktherapeutischer Erstkontakt

Der Erstkontakt bietet die Möglichkeit, sich gegenseitig kennenzulernen. Schnell kann klar werden, ob die Chemie stimmt und ob ein therapeutisches Bündnis eingegangen werden kann.

Beim Erstkontakt werden Fragen nach den musikalischen Vorlieben gestellt, nach den Lieblingsliedern, der Lieblingsband. Manchmal erfährt der Therapeut auch schon, ob jemand z.B. ein Instrument gespielt hat oder Kinder hat, die ein Instrument lernen durften. Auch musikalische Abneigungen spielen hier eine große Rolle und müssen berücksichtigt werden.

Manchmal haben die Musiktherapeuten ein Instrument dabei, das man von außen noch nicht als Instrument erkennen kann, wie im Fallbeispiel die Ocean-Drum. Das große Instrumentarium sollte erst einmal vor der Tür gelassen werden, damit ein offenes Gespräch entstehen kann, der Patient frei sein kann zu erzählen. Der Erstkontakt bei Kindern geschieht meist zuerst über ein Gespräch mit den Eltern und einem ersten gemeinsamen Treffen mit dem Therapeut und den Instrumenten.

Auf Palliativstationen steht häufig kein separater Musiktherapieraum zur Verfügung. Das bedeutet für den Therapeuten, dass er nicht immer **einen per se geschützten Ort** anbieten kann, wo eine Tür dafür sorgt, dass der Patient in schöner Atmosphäre einen Schutzraum für sich zur Verfügung hat. Aufgabe für die Musiktherapeuten ist es dann, einen solchen Ort im Patientenzimmer herzustellen. Die Musik hilft dabei, im Kontakt mit dem Patienten eine Hülle zu bilden, die hoffentlich wenig störanfällig ist. Hilfreich ist dabei auch ein gutes Eingebundensein ins Gesamtteam, eine Sensibilisierung der Pflegekräfte, Ärzte und Reinigungskräfte. Ganz praktisch können zum Beispiel kleine Metallschilder an der Tür der Patientenzimmer sein, auf die das Team magnetische Buttons in verschiedenen Farben anbringen kann, die dazu beitragen, dass sich Störungen von außen minimieren lassen.

Die zur Verfügung stehenden Instrumente können für den Transport in die Patientenzimmer zum Beispiel auf einem Wagen liegen, der von der Größe her auch in ein Zweibettzimmer passen würde.

Eine Ausstattung der Patientenzimmer mit Bluetooth-Lautsprechern empfiehlt sich, damit die Patienten und ihre Angehörigen Musik über ihr Handy laut abspielen können bzw. mitgebrachte CDs oder Radio hören können.

INFO
Musiktherapeutisches Setting

Musiktherapie auf der Palliativstation findet überwiegend im Patientenzimmer statt. Die Patienten liegen meist im Einzelzimmer, manchmal auch im Zweibettzimmer.

Das zur Verfügung stehende Instrumentarium liegt auf einem Instrumentenwagen und kann bei Bedarf in das Zimmer des Patienten geschoben werden. Die Instrumente sind in der Regel leicht spielbar, damit sie auch von den Patienten gespielt werden können. Zur musiktherapeutischen Ausstattung kann auch noch ein Tablet hinzukommen, welches über Spotify und Youtube einen direkten Zugang zu der Musik ermöglicht, die dem Patienten wichtig ist.

Die Dauer eines musiktherapeutischen Besuchs variiert von 5 min bis zu 1 h oder länger.

FALLBERICHT

Mit der Zeit wird das Reden und Erzählen für Frau F. zu anstrengend. Die Musiktherapeutin spielt ihr eine kleine Melodie auf der Sansula vor und die Patientin lauscht entspannt. Sie schließt die Augen und scheint sich auszuruhen. Die Musiktherapeutin verabschiedet sich von ihr und vereinbart, am übernächsten Tag wiederzukommen.

INFO
Sansula

Die Sansula ist eine Kalimba (ein afrikanisches Daumenklavier), dessen Metallzungen auf einem Holzblock befestigt sind, dieser wiederum ist auf ein Membran geklebt. Durch leichtes Zupfen der Zungen entsteht eine schöne Tonfolge, die lange nachklingen kann. Der warme und sanfte Klang wird häufig als entspannend erlebt.

FALLBERICHT

Zwei Tage später besucht die Musiktherapeutin Frau F. mit dem Instrumentenwagen. Die Patientin erwartet sie bereits, sie sitzt in ihrem Bett und begrüßt die Therapeutin freudig.
Heute darf sich Frau F. ein Instrument aussuchen: eines, was sie im Moment anspricht, auf das sie neugierig ist.
Sie zeigt auf die Glockenharfe und fragt, ob sie dieses schöne Instrument einmal spielen dürfe.

INFO
Glockenharfe

Die Glockenharfe ist eine Weiterentwicklung der Kinderharfe, einer pentatonischen Leier, die zusätzlich mit einer Holzdecke ausgestattet ist (> Abb. 30.1). Entwickelt hat dieses Instrument der Leierbauer Gundolf Kühn aus Wuppertal. Die abgebildete Glockenharfe ist aus Kirschholz und hat sieben Saiten in der Stimmung: D E G A H D E.

FALLBERICHT

Frau F. nimmt die Glockenharfe behutsam in ihre Hände, befühlt und streichelt sie ganz zart und spielt dann auf den goldenen Saiten einzelne Töne. Die Innigkeit und Verbundenheit, die sich direkt zwischen ihr und der Glockenharfe einstellen, ist verblüffend und berührend. Ganz gebannt schaut

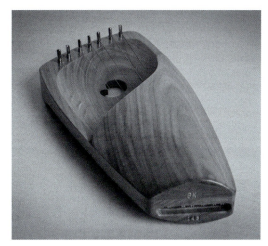

Abb. 30.1 Glockenharfe [P820]

die Musiktherapeutin in den Gesichtsausdruck der Patientin und sieht darin ihre Überraschtheit. Die Augen der Patientin beginnen zu leuchten und die Therapeutin freut sich, welch anrührende Stimmung Frau F. auszulösen vermag. Die Patientin, die in ihrem eigenen Erleben ans Bett gefesselt zu sein scheint und gefühlt nichts mehr machen kann, erlebt sich unmittelbar in ihrer Wirksamkeit. Die Körperhaltung der Patientin verändert sich. Sie setzt sich in ihrem Bett aufrechter hin, lässt die Sauerstoffzufuhr weg und widmet sich ganz ihrem Spiel.
Das Spiel ist ein Solostück, es löst keinen Impuls nach Begleitung aus. Die Musiktherapeutin ist sehr ergriffen und berührt. Die Atmosphäre im Raum ist verändert, geradezu verzaubert.
Nach dem Spiel ist es eine ganze Weile ganz still im Raum. Eine heimelige, wohlig gefüllte Stille.
Nach einiger Zeit schaut Frau F. auf und fragt staunend, wo man so ein besonderes Instrument kaufen könne. Sie würde es so gerne kaufen und bis zu ihrem Lebensende darauf spielen und es dann an ihre schwangere Tochter weitergeben, die so viel für sie getan habe.
Die Musiktherapeutin verspricht ihr, die Kontaktdaten des Instrumentenbauers am folgenden Tag vorbeizubringen.

INFO
Appellwert der Instrumente

Nicht erst die erklingende Musik, schon die Instrumente wirken durch ihr Material und ihre Beschaffenheit auf den

Menschen. Decker-Voigt spricht hierbei vom Apellwert und beschreibt vier Faktoren, wie diese wirken können:
- Durch seine Form: Ist diese vertraut, neu, befremdlich?
- Durch seine Noch-nicht-Hörbarkeit: Kann man sich den Klang schon vorstellen?
- Durch sein Material: Ist es natürlich oder künstlich, Holz oder Metall?
- Durch seine Einladung zum Spiel

Häufig können wir im ersten Moment gar nicht sagen, was genau uns anspricht oder abstößt. Eine wichtige Rolle spielt dabei die Assoziation innerer Bilder, die ein Instrument im Menschen auszulösen vermag.

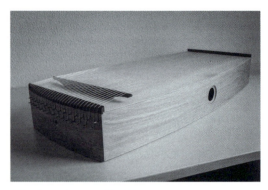

Abb. 30.2 Monochord [P820]

FALLBERICHT

Der nächste Tag zeigt eine Patientin, die schlecht geschlafen hat, sehr müde und schwach ist. Die Kontaktdaten des Instrumentenbauers entlocken ihr ein leichtes Lächeln. Heute ist Frau F. zu schwach, um selbst spielen zu können. Die Musiktherapeutin bietet ihr eine Entspannungsreise auf dem Monochord an, die sie gerne annimmt. Die Therapeutin spielt eine lange Zeit und begleitet das Spielen der Hände mit der Stimme. Frau F.s Atemzüge werden ruhiger und tiefer, sie hat die Augen geschlossen und schläft schließlich ein.

INFO
Monochord

Das Monochord ist ein Klanginstrument. Auf einen Resonanzkasten aus Holz sind viele Saiten aufgespannt, die alle auf einen Ton gestimmt sind (➤ Abb. 30.2) Beide Hände werden abwechselnd darüber gestrichen, sodass ein Klangteppich entsteht, der ein großes Obertonspektrum aufzuweisen vermag. Das abgebildete Monochord hat die Abmessungen 90 × 40 × 20 cm.

30.4 Musiktherapeutische Methoden

In den Fallberichten sind bereits unterschiedliche Methoden der musiktherapeutischen Arbeit aufgezeigt worden. Wichtig zu beachten sind immer **Befindlichkeit und Bedürfnisse des Patienten,** die er am jeweiligen Tag mitbringt und die den Behandlungsauftrag ausmachen. Der Musiktherapeut kann aus einem großen Methodenrepertoire schöpfen und diese Methoden angepasst anwenden.

In der Musiktherapie werden aktive und rezeptive Verfahren unterschieden.

Zu den **aktiven Angeboten,** bei denen das gemeinsame Musizieren im Mittelpunkt steht, gehören unter anderem:
- Die freie Improvisation auf leicht spielbaren Instrumenten
- Das begleitende Liedersingen
- Die musikalische Biografiearbeit und das Entwickeln eines Lebensliedes

Zu den **rezeptiven Angeboten** zählen:
- Die Klangreise und andere musiktherapeutische Entspannungsmethoden
- Das Einschwingen auf den Atemrhythmus und Atmungsvertiefung
- Das gemeinsame Anhören von für den Patienten bedeutsamer Musik

Musiktherapeutisches Arbeiten setzt die Kunst voraus, **individuell** auf die jeweilige einzigartige Situation zu reagieren in denen sich eine Beziehung gerade manifestiert. In diesem Sinne sprechen Baumann und Bünemann von den verschiedenen Haltungen, die den Hintergrund für musiktherapeutisches Arbeiten im palliativen Kontext bilden können und sollten. In meiner persönlichen Erfahrung hat dabei das, was Baumann und Bünemann dort als „Absichtsvolle Absichtslosigkeit" bezeichnen eine prominente Stellung: Ich versuche als Therapeutin mit der mir zur Verfügung stehenden Energie und Klarheit in den Patientenkontakt zu treten und offen und schwingungsfähig zu sein für die Bedürfnisse und Handlungsaufträge, die mir der Patient entgegen bringt, um mich so nicht von eigenen Ansichten, Erwartungen oder Befürchtungen in meinem Handeln leiten zu lassen, sondern von dem, was für den individuellen Patienten in diesem Augenblick richtig und wichtig ist.

Was wäre, wenn …

- … die Patientin irgendwann zu schwach gewesen wäre, um selbst noch ein Instrument zu bedienen?
  - In diesem Fall kann von aktiven musiktherapeutischen Angeboten stärker auf rezeptive Angebote umgeschwenkt werden, z. B. musiktherapeutische Entspannungsverfahren, bei denen die Patientin dann selbst kein Instrument mehr hätte bedienen müssen.
- … die Patientin sich im Verlauf so verschlechtert hätte, dass sie komatös und nicht mehr ansprechbar gewesen wäre?
  - Auch im Rahmen des Sterbeprozesses und bei nicht mehr ansprechbaren und nicht mehr sicher auf andere Weise reagierenden Menschen darf man davon ausgehen, dass das Hören auch im Sterbeprozess mit am längsten erhalten bleibt und man Menschen auch bis zum Schluss damit erreicht. Der Musiktherapeut greift den Atemrhythmus des Patienten auf, stimmt sich darauf ein und improvisiert mit geeigneten Instrumenten und der eigenen Stimme. Hierbei ist es natürlich wichtig, die körperliche Befindlichkeit des Patienten gut im Blick zu behalten. Wie verändert sich der Atemrhythmus? Nimmt die Anspannung in der Mimik des Patienten zu oder löst sie sich? Oft sind es kleinste Veränderungen, die uns Aufschluss darüber geben können, ob sich der Patient bei der gespielten Musik wohlfühlt.

LITERATUR

Baumann M, Bünemann D. Musiktherapie in Hospizarbeit und Palliative Care. 1. Aufl. München: Ernst Reinhardt Verlag, 2009.

Decker-Voigt H H, Oberegelsbacher D, Timmermann T. Lehrbuch Musiktherapie. 2. Aufl. München: UTB, 2012.

Deutsche Musiktherapeutische Gesellschaft
   www. musiktherapie.de.
www.hokema.de.
www.lyreworkshop.com.

KAPITEL 31

Christiane Keller, Katja Welsch

Niemand nimmt mir die Kontrolle!

FALLBERICHT

Frau Sachs, 45 Jahre alt, wird an einem Donnerstag im Juni auf die Palliativstation aufgenommen. Bei ihr wurde 8 Wochen zuvor ein schnellwachsendes CUP (*cancer of unknown primary*) diagnostiziert. Die Patientin kommt aus der Radioonkologie, wo eine ossäre Metastase des LWK 4 analgetisch bestrahlt wurde. Eine systemische Therapie war aufgrund des schlechten Allgemeinzustands der Patientin und der uneindeutigen Histologie nicht möglich. Auch eine Referenzhistologie hat keine eindeutige Zuordnung ergeben.

Im Aufnahmegespräch berichtet Frau Sachs von sehr starken Schmerzen (NRS 10/10). Sie könne sich wegen der Schmerzen kaum bewegen. In Kombination mit ihrer Schwäche traue sie sich nur noch mit dem Rollstuhl aus dem Bett. Sie könne nicht schlafen, sei tagsüber ständig müde, käme aber auch da nicht zur Ruhe. Im Gespräch wird klar, dass die Patientin von der Diagnose und dem schnellen Fortschreiten der Erkrankung völlig überfordert ist und zwischen Realität und Hoffnung schwankt. Sie leidet an massiven Ängsten, Niedergeschlagenheit und Erschöpfung. Ihrer Erkrankung fühle sie sich hilflos ausgeliefert.

Bis zur Erkrankung arbeitete Frau Sachs als Floristin. Sie ist nicht verheiratet, ist kinderlos und lebt seit 2 Jahren in einer festen Partnerschaft. Sie und ihr Lebensgefährte leben getrennt, da sie sehr an ihrer Wohnung hänge und diese nicht habe aufgeben wollen. Familiär sei sie gut eingebunden, sie habe ein enges Verhältnis zu ihren Schwestern und könne sich völlig auf diese verlassen. Ihre Schwestern wollten auch nach ihrer Entlassung die häusliche Pflege übernehmen.

Da die Schmerzsymptomatik im Vordergrund steht, ordnet die behandelnde Stationsärztin der opioidnaiven Patientin Hydromorphon an (Aristo long 4 mg 1-0-0, Palladon akut 1,3 mg bis zu 6× in 24 h). Zusätzlich wird zur Behandlung der psychischen Belastung und der bestehenden Schlafstörung Mirtazapin 15 mg (0-0-0-1) angesetzt. Als die Pflegekraft der sehr schmerzgeplagten Patientin die Medikamente bringt, weigert sich diese jedoch, die Tabletten einzunehmen. Der Ärztin teilt Frau Sachs dann mit, dass sie Angst vor möglichen Nebenwirkungen habe, sich insbesondere darum sorge, dass die Medikamente sie schläfriger machen würden und sie „nichts mehr richtig mitbekommt". Nach intensiver Aufklärung stimmt Frau Sachs der Opioidbehandlung zu, lehnt Mirtazapin jedoch weiterhin ab. Die Pflegekräfte sehen sich bei jedem weiteren Durchgang mit einer stöhnenden und leidenden Patientin konfrontiert und bieten ihr die angeordnete Bedarfsmedikation an, deren Einnahme Frau Sachs jedoch vehement verweigert. Sie gibt an, die Schmerzen ertragen zu können. Auch andere entlastende Angebote (z. B. eine Einreibung mit Aconit-Schmerzöl) lehnt sie ab. Das Stationspersonal ist sehr verunsichert, da die Äußerungen von Frau Sachs nicht zu ihrem Verhalten (Stöhnen, Wimmern etc.) passen. Einige Pflegekräfte reagieren sogar verärgert. Immer wieder wird versucht, Frau Sachs von einer Medikamenteneinnahme zu überzeugen. Dies gelingt jedoch nicht, im Gegenteil, die Patientin wird zunehmend ungehalten.

Bei der Behandlung und der Begleitung von Menschen im palliativen Kontext kann es – genau wie in jedem anderen Bereich – zu Störungen in der Behandler-Patient-Beziehung kommen. Dies kann wie im geschilderten Fall beispielsweise dann geschehen, wenn Patienten Entscheidungen treffen, die für das begleitende Team nicht nachvollziehbar erscheinen. Hier lehnt ein sichtlich schmerzgeplagter und gequälter Mensch zur Verfügung stehende Maßnahmen ab und leidet lieber weiter. Der erste Impuls ist natürlich, den Patienten von der Wirksamkeit der Medikamente zu überzeugen und seine „Fehlentscheidung" zu korrigieren. Diese Versuche, einen Patienten zu etwas zu überreden oder zu drängen – in absolut nachvollziehbarer guter Absicht – können jedoch dazu führen, dass der Patient zunehmend Widerstand aufbaut. Denn auch der Patient ist überzeugt davon, die richtige Entscheidung für sich zu treffen und hat dafür in der Regel gute Gründe.

MERKE
Lehnt ein Patient eine Maßnahme ab, ist es wichtig zu verstehen, warum er dies tut. Der Versuch, ihn von etwas zu überzeugen, kann nur dann funktionieren, wenn die Gründe des Patienten **wirklich verstanden** werden.

FALLBERICHT
Sowohl die Ärztin als auch die Pflegekräfte erläutern Frau Sachs immer wieder, dass sie keine Nebenwirkungen zu befürchten habe. Zudem wird der Patientin erklärt, dass es keine Dosisobergrenze gibt. Sie müsse also nicht an der Dosis sparen für den Fall, dass es eine Verschlechterung gebe. Die Stimmung zwischen Patientin und Behandlungsteam wird zunehmend schlechter, da Frau Sachs auch weiterhin bei ihrer Entscheidung bleibt, keine Bedarfsmedikation einnehmen zu wollen und auch eine Erhöhung der Basis zu verweigern.

Am nächsten Tag besucht die Psychologin der Station Frau Sachs zum psychologischen Aufnahmegespräch. Sie erfährt, dass Frau Sachs ein sehr stark ausgeprägtes Kontrollbedürfnis hat und ihre größte Angst ein Verlust von Kontrolle ist. Sie befürchtet durch die angeordneten Medikamente eine Veränderung ihres Bewusstseins. Die Psychologin versucht herauszufinden, woher dieses Kontrollbedürfnis kommt. Frau Sachs denkt über die Frage nach und erzählt, dass sie mit 23 Jahren sexuell missbraucht wurde. Ein unbekannter Mann habe sie in einem kleinen Waldstück vom Fahrrad gerissen, in ein Gebüsch gezerrt und vergewaltigt. Sie habe danach immer wieder an dieses Erlebnis gedacht und nichts sei mehr so gewesen wie zuvor. Erinnerungen an das Erlebnis seien plötzlich aufgetaucht und sie habe sich nicht dagegen wehren können. Sie habe die Situation dann erneut durchlebt und habe dadurch immer mehr Ängste entwickelt. Sie habe mit niemandem darüber sprechen können. Aus Angst vor Stigmatisierung habe sie den Missbrauch nie zur Anzeige gebracht. In dem kleinen Dorf in dem sie damals gewohnt habe, hätte man ihr wahrscheinlich nicht geglaubt, zudem habe sie Angst vor zu viel Aufmerksamkeit gehabt. Sie habe einfach nur vergessen wollen. Erst mit 38 Jahren, nachdem ihre Symptome sie im Alltag immer mehr belastet und eingeschränkt hatten, habe sie den Mut gefunden, sich Hilfe zu holen. Es sei eine posttraumatische Belastungsstörung diagnostiziert worden und sie habe eine Traumapsychotherapie durchgeführt, die ihr sehr geholfen habe. Seit ungefähr 4 Wochen kämen jedoch wieder zunehmend Erinnerungen an das Ereignis hoch, was sie beunruhige und ängstige und was sie nicht verstehe.

31.1 Traumatisierung: Häufigkeit und Bedeutung im palliativen Kontext

MERKE
Ein Viertel bis ein Drittel aller Menschen erleidet im Laufe des Lebens ein Trauma (Maercker et al., 2008). Andere Quellen gehen mit 60 % sogar von mehr als der Hälfte der Bevölkerung aus (Huber, 2005). Bei manchen dieser Menschen entwickelt sich eine sog. **Traumafolgestörung.** Dies ist von verschiedenen Faktoren abhängig, u.a. auch von der Form des Traumas.

Trauma

Definition Nach ICD-10 sind Traumata kurz- oder langanhaltende Ereignisse oder Geschehen von außergewöhnlicher Bedrohung mit katastrophalem Ausmaß, die nahezu bei jedem Menschen tiefgreifende Verzweiflung auslösen. Nach DSM-4-TR muss die Reaktion einer betroffenen Person auf eine Situation intensive Furcht, Hilflosigkeit oder Entsetzen umfassen, um diese Situation als Trauma klassifizieren zu können.

Eine Traumatisierung kann in Traumafolgestörungen übergehen (➤ Tab. 31.1).

FALLBERICHT
Die Schilderungen von Frau Sachs zeigen der Psychologin, dass die Symptome der bereits behandelten Posttraumatischen Belastungsstörung wieder aufbrechen. Frau Sachs ist dadurch sehr verunsichert

und versteht ihre eigene Reaktionen nicht. Für sie war das Thema nach der Psychotherapie eigentlich abgeschlossen.

Tab. 31.1 Traumafolgestörungen nach ICD-10

Traumafolgestörung	ICD-10-Klassifikation
Akute Belastungsreaktion	F43.0
Posttraumatische Belastungsstörung (PTBS/PTSD)	F43.1
Anpassungsstörung	F43.2
Andauernde Persönlichkeitsänderung nach Extrembelastung	F62.0
Dissoziative Störungsbilder	F44.0
Somatoforme Schmerzstörungen	F45.4
Emotional instabile Persönlichkeitsstörung (Borderline)	F60.3

Posttraumatische Belastungsstörung (PTBS)

Definition Die Posttraumatische Belastungsstörung ist eine mögliche Folgereaktion eines oder mehrerer traumatischer Ereignisse, die an der eigenen Person, aber auch an fremden Personen erlebt werden können. In vielen Fällen kommt es zum Gefühl von Hilflosigkeit, verbunden mit einer Erschütterung des Selbst- und Weltverständnisses (Flatten, 2013), intrusiven Wiedererinnerungssymptomen (s.u.), einer persistierenden Vermeidung Trauma-assoziierter Reize, negativen Veränderungen von Kognitionen und Stimmung sowie bedeutsamen Veränderungen in Arousal- und Reaktionssystemen.

Symptome Mögliche Symptome einer Posttraumatischen Belastungsstörung sind:
- Wiedererleben (Intrusionen: belastende Erinnerungen aus der Vergangenheit), Flashbacks (Erinnerungen, die das Gefühl vermitteln, man sei erneut mittendrin), Alpträume
- Vermeiden von Gedanken, Situationen und Aktivitäten
- Numbing (emotionale Erstarrung)
- Vermindertes Interesse und reduzierte Teilnahme an Aktivitäten
- Hyperarousal (Übererregungssymptome wie Reizbarkeit, Wutausbrüche, Aggressivität, Ein- und Durchschlafstörungen, Gedächtnis- und Konzentrationsstörungen, Hypervigilanz)
- Erhöhte Schreckhaftigkeit
- Im Kindesalter ist die Symptomausprägung teilweise verändert. Die Symptomatik kann auch verzögert auftreten (late-onset).

Traumatisierung bei einer palliativen Erkrankung

Egal ob eine Traumafolgestörung bestanden hat(te) oder nicht, Traumatisierungen können im Rahmen palliativer Erkrankungen von großer Bedeutung sein. Es gibt viele Hinweise auf ein mögliches Vorliegen einer Traumatisierung, denen unbedingt nachgegangen werden sollte:
- Angstzustände, erhöhte Schreckhaftigkeit
- Albträume oder Schlafstörungen
- Hyperarousal (Zittern, grundloses Schluchzen o. ä.)
- Tagtraumsequenzen
- Vermeidung verschiedener Situationen (z. B. Körperpflege)
- Der Eindruck von Empfindungslosigkeit, Apathie, emotionaler Taubheit
- Beeinträchtigte Wahrnehmung der Umwelt, des eigenen Körpers oder der eigenen Gefühle (Berichte über das Gefühl, von der Umgebung [Derealisation] oder dem Körper [Depersonalisation, z. B. ich habe von außen zugeschaut] losgelöst zu sein)
- Konzentrations- und Leistungsstörungen
- Reizbarkeit, Wutausbrüche, Ärger
- Vermindertes Selbstwertgefühl, verminderte Selbstachtung
- Hypervigilanz
- Starke Somatisierung
- Störung der Impulskontrolle
- Eher zurückgezogene Patienten, die Blickkontakt meiden oder immer wieder unterbrechen
- Ausgeprägte Scham
- Erstarren
- Dissoziation (wie weggetreten wirken)
- Defizite in der Selbstfürsorge (v. a. nach frühen Traumata)
- Vermehrtes Misstrauen

Im klinischen Alltag werden Traumatisierungen in der Vorgeschichte häufig übersehen, weil die meisten Menschen von einer viel niedrigeren Häufigkeit ausgehen. Im palliativen Kontext ist das Erkennen von Hinweisen auf eine Traumatisierung zusätzlich erschwert, weil auch die palliative Erkrankung zu Symptomen führen kann, die denen einer Traumafolgestörung ähnlich sind oder mögliche Auffälligkeiten eher auf Persönlichkeitsfaktoren oder andere Erkrankungen, Überforderung etc. zurückzuführen sind. Wichtig ist zu bedenken, dass ein Teil der Menschen das Erleben eines Traumas aus Angst, Scham, Schuld o. ä. verleugnet oder erst bei ausreichendem Vertrauen offenbart. Bei Hinweisen auf eine Traumatisierung sollte dies als Arbeitshypothese, also ggf. weiter im Hinterkopf behalten werden, auch wenn (vorerst) keine Traumaanamnese vorliegt.

31.2 Retraumatisierung im palliativen Kontext

FALLBERICHT

Auf der Palliativstation wirkt Frau Sachs weiterhin sehr angespannt, ängstlich und nervös. Die Pflegekräfte beschreiben, dass sie immer wieder entsetzt hochfahre, wenn sie ihr Zimmer betreten würden. Die Patientin wolle keine Hilfe annehmen, könne sich alleine jedoch kaum auf den Beinen halten. Vor allem Unterstützung bei der Körperpflege lehne sie strikt ab. Diesbezüglich hätten auch die Schwestern der Patientin schon nachgefragt. Ihnen sei aufgefallen, dass Frau Sachs schon länger nicht mehr die Haare gewaschen habe. Das Pflegepersonal ist verunsichert, da das Gefühl entstanden sei, kein Vertrauen zur Patientin aufbauen zu können. Auch die mangelnde Symptomkontrolle belaste das Pflegepersonal.
In weiteren Gesprächen mit der Psychologin berichtet Frau Sachs, dass der sexuelle Missbrauch ihr Leben zerstört habe. Sie sei seitdem ein sehr misstrauischer Mensch, könne nur schwer Vertrauen fassen. Hinter jedem Angebot vermute sie einen Haken. Vor allem der Kontakt mit Männern habe sich für sie immer sehr schwierig gestaltet. Erst vor 3 Jahren, als sie ihren aktuellen Lebensgefährten kennengelernt habe, hätte sie sich ganz langsam einem Mann öffnen können. Vor allem körperliche Kontakte zu Männern seien davor einfach nicht mehr möglich gewesen. Dies habe dazu geführt, dass sie ihren Kinderwunsch nicht erfüllt habe, was ihr bis heute sehr zusetze. Hier wird Frau Sachs sehr traurig und weint viel. Ihre Lebensbilanz sei „ziemlich beschissen" und sie verstehe nicht, womit sie das verdient habe. Immer wieder kommt die Angst, erneut die Kontrolle zu verlieren und fremden Menschen ausgeliefert zu sein.
Im nächsten Gespräch kann erarbeitet werden, dass es im Rahmen der analgetischen Bestrahlung bei Frau Sachs zu einer Retraumatisierung gekommen ist. Denn für die Bestrahlung wurde Frau Sachs aufgrund von starkem Zittern fixiert. Für die Patientin war das „die absolute Hölle". So ausgeliefert habe sie sich schon lange nicht mehr gefühlt. Diese Retraumatisierung erklärt die Zunahme der Traumaassoziierten Symptome. Frau Sachs versteht nun, was genau passiert ist und warum sie erneut starke Ängste entwickelt hat.

MERKE
Grundsätzlich kann es bei einem vorbestehenden Trauma zu einer **Retraumatisierung** kommen. Gefühle von Ohnmacht, Kontrollverlust, Ausgeliefertsein oder Angst können in diesem Zusammenhang reaktiviert werden und dann sowohl den Patienten als auch die Interaktion mit den Behandlern belasten. Gerade im palliativen Kontext besteht ein großes Risiko für Retraumatisierung. Immer wieder erleben Patienten im Rahmen von schwersten Erkrankungen Situationen, in denen sie das Gefühl haben, entwürdigt zu werden oder anderen hilflos ausgeliefert zu sein.

Mancher Patient erlebt es als furchtbare Qual, im Zimmer vor anderen Patienten oder medizinischem Personal auf den Toilettenstuhl zu müssen, für die Bestrahlung fixiert zu werden oder als sexuell traumatisierte Frau von einem Mann gewaschen zu werden (egal, wie sensibel der Krankenpfleger dabei vorgeht). Im stationären Setting besteht zudem oft ein gefühltes „Machtgefälle" zwischen Behandlern und Patient. Die Patienten sind aufgrund von körperlicher Schwäche auf die Hilfe und Unterstützung anderer angewiesen. Dies kann die Erinnerungen an das zurückliegende Trauma wiederaufleben lassen bzw. verstärken.

Jeder ärztliche Routineeingriff oder jede pflegerische Routinehandlung kann ein zurückliegendes Trauma aufbrechen lassen (ggf. auch neu auslösen). Eine

Abhängigkeitssituation und/oder ein erlebter Kontrollverlust können also (verdrängte) Inhalte aktualisieren und zur Folge haben, dass „normale" Alltagshandlungen als Übergriffe erlebt werden (Traumareaktivierung bzw. Retraumatisierung). In der Regel spielt im palliativen Kontext das Vorliegen intentionaler Traumata eine größere Rolle. Diese sog. **Man-made-Disaster** sind durch Menschen willentlich hervorgerufene Traumata, z. B. sexuelle Übergriffe oder körperliche Misshandlung, und führen häufiger zu einer Retraumatisierung als akzidentielle Traumata. Dabei handelt es sich um zufällige bzw. durch die Natur verursachte Traumata, wie beispielsweise Naturkatastrophen, die auch mit dem Gefühl von Kontrollverlust einhergehen.

MERKE
Retraumatisierung

Unter Retraumatisierung versteht man den Fall, dass die erneute Erinnerung an ein traumatisches Erlebnis beim Patienten/Betreffenden zu einer erneuten oder erhöhten Symptombelastung durch das Trauma führt (Maercker, 2009). Um eine Retraumatisierung auszulösen, muss ein Patient/Betroffener mit einem Stimulus, der mit dem Ursprungstrauma assoziiert ist, konfrontiert werden. Der Stimulus muss dabei kein eigenständiges definiertes Trauma sein, aber er muss ähnliche Gefühle auslösen wie das erste Trauma.
In der Fachliteratur wird diskutiert, ob für eine Retraumatisierung eine PTBS vorliegen muss bzw. musste. Klar ist, dass Patienten mit PTBS eine erhöhte Reagibilität gegenüber Angst verursachenden traumaassoziierten Stimuli aufweisen (Schock et al., 2010).

Zeigt ein Patient Symptome einer Retraumatisierung, ist es noch wichtiger als sonst, ihm möglichst viel Kontrolle zu überlassen, ihn z. B. in Entscheidungen mit einzubeziehen. Es sollte versucht werden, die Ängste des Patienten zu erfragen und dann entsprechende Gegenmaßnahmen zu ergreifen. Beispielsweise kann es wichtig sein, Sicherheit zu schaffen, indem etwa bei medizinischen Maßnahmen wie Untersuchungen etc. eine Vertrauensperson anwesend ist.

(Palliative) Erkrankung als Trauma

Nicht nur vorbestehende Traumata können im palliativen Kontext zu Schwierigkeiten führen, auch eine schwere Erkrankung selbst kann ein Trauma darstellen oder Auslöser für die Entwicklung einer Traumafolgestörung sein. Bei Tumorpatienten werden für die Entwicklung einer akuten Belastungsreaktion Prävalenzraten von bis zu 25 % angegeben (Flatten et al., 2003), für die PTBS Prävalenzraten von bis zu 35 % (Mehnert, 2004). In einigen Fällen liegen zwar wesentliche Symptome einer PTBS vor, die vollständigen diagnostischen Kriterien werden jedoch nicht erfüllt – hier wurde der Begriff der **subsyndromalen PTBS** geprägt (Krauseneck et al., 2005). In beiden Fällen ist es wichtig, die Symptome zu erkennen und entsprechende Behandlungsschritte einzuleiten bzw. psychiatrische/psychologische Diagnostik und Behandlung anzubahnen, um mögliche Komplikationen im Behandlungsverlauf zu minimieren. Sowohl die Mitteilung der Erstdiagnose als auch die Nachricht von Metastasen oder einer Verschlechterung des Zustands können bei Patienten dissoziative Symptome oder Intrusionen auslösen (Köllner, 2016). Ebenso ist die Belastung von Angehörigen im Blick zu behalten – Angehörige von Patienten mit lebensbedrohlichen Erkrankungen scheinen mindestens ebenso häufig eine PTBS zu entwickeln wie die Patienten selbst (Köllner, 2009).

31.3 Umgang mit sensiblen Informationen im Team

FALLBERICHT

In den psychotherapeutischen Gesprächen zeigt sich, dass es Frau Sachs sehr wichtig ist, als starke, selbstbestimmte Frau gesehen zu werden. Der Gedanke daran, dass jeder von ihrem Trauma weiß, führt bei ihr zu großer Scham. Mit Frau Sachs wird besprochen, dass ihr Erlebnis nicht ins Team getragen, sondern lediglich der behandelnden Ärztin mitgeteilt wird. Dies empfindet die Patientin als sehr beruhigend. Der Gedanke, dass über ihre Situation in Besprechungen o. ä. „öffentlich" geredet werde, habe sie beschämt und belastet.
Frau Sachs erlebt den Umgang mit dem Pflegepersonal ebenso belastend wie die Pflegekräfte selbst. Durch ihre eher misstrauische, zurückgezogene Art fällt es ihr schwer, mit anderen locker in Kontakt zu treten. Sie fühlt sich von den gut gemeinten Angeboten unter

Druck gesetzt. Viele der Angebote sind mit körperlicher Nähe verbunden, die sie nur schwer annehmen kann. Zudem besteht weiterhin die Angst vor Kontrollverlust durch die Einnahme starker Medikamente. Mit Frau Sachs wird vereinbart, dass die Pflege über ihre Angst vor Kontrollverlust informiert wird. Der Großteil der Pflegekräfte kann hierdurch entlastet werden, auch in verschiedenen Einzelgesprächen mit Ärztin oder Psychologin. Für andere sind die Situation und das Leid von Frau Sachs weiterhin nur schwer zu ertragen.

Der Umgang im Team mit solch sensiblen Informationen wie dem sexuellen Missbrauch von Frau Sachs ist nicht immer einfach. Es besteht eine ärztliche und therapeutische Schweigepflicht, die Patienten gehen meistens davon aus, dass diese berücksichtigt wird, auch ohne, dass dies explizit thematisiert wird. Viele Patienten wünschen jedoch ausdrücklich – wie hier auch Frau Sachs – dass diese Informationen nicht an alle weitergegeben werden. Hier spielen Scham, Schuld, aber auch Angst vor Mitleid oder einem veränderten Umgang eine große Rolle. So sagte auch Frau Sachs: „Ich will doch nur behandelt werden wie jeder andere auch. Ich sehe doch dann das Mitleid in deren Augen. Das ist furchtbar. Ich bin doch eine starke Frau." Andererseits können manche Situationen nur dann für alle Beteiligten gut bewältigt werden, wenn mit Informationen offen umgegangen wird. Entscheidend ist hier die Teamstruktur.

Im Krankenhausalltag werden einem Team immer wieder neue Menschen zugeteilt, teilweise auch nur für sehr kurze Zeit (z. B. Pflegepraktikanten, Famulanten, Praktikanten etc.), die dann auch Aufgaben im Stationsalltag übernehmen. Diese sind teilweise nicht oder nicht ausreichend im Umgang mit solchen Informationen geschult, sodass es hier zu Problemen kommen kann. Entscheidend ist daher die Frage, ob sichergestellt werden kann, dass solche Informationen angemessen behandelt werden. Hier muss zwischen den Vor- und Nachteilen abgewogen werden. Wissen Teammitglieder nicht über eine Traumatisierung Bescheid, kann es unwissentlich zu Grenzüberschreitungen durch Teammitglieder kommen. Andererseits haben Opfer von Traumatisierungen in der Regel sehr feine Antennen, sodass sie sehr schnell spüren, ob ihr Gegenüber Bescheid weiß. Dafür reicht beispielsweise ein kurzes Zögern vor der Intimwäsche o. ä. Wichtig ist daher, dass Patienten darüber aufgeklärt werden, wie mit einer solchen Information im Team umgegangen wird. Verschwiegenheit zuzusichern und Informationen dennoch weiterzutragen, ist absolut inakzeptabel. Oft bestehen bei den Patienten scham- und schuldbezogene Ängste (z. B. die Angst vor Ablehnung, Angst vor Mitleid, Angst, nur noch als Opfer gesehen zu werden etc.), die im Gespräch entkräftet werden können.

FALLBERICHT

In den kommenden Tagen nehmen die Schmerzen bei Frau Sachs zu. Trotzdem bleibt die Patientin bei ihrer ablehnenden Haltung gegenüber der Schmerzmedikation. Ebenso setzt sie sich weiterhin gegen die Einnahme von Antidepressiva zur Wehr. Edukative Gespräche laufen weiterhin ins Leere. Die behandelnde Ärztin und die Psychologin wägen ab, entscheiden sich aber dafür, die Patientin nicht zu bedrängen und ihr die Kontrolle zu überlassen. Es soll jedoch auch weiterhin immer wieder das Angebot einer Anpassung der Medikation gemacht werden.

Es wird mit Frau Sachs besprochen, dass die Situation für manchen Pflegenden immer schwieriger wird und dass es wichtig wäre, hier mehr Verständnis für sie und ihre Entscheidungen zu schaffen. Das ist auch Frau Sachs wichtig. Es wird vereinbart, dass die anderen Teammitglieder dahingehend unterrichtet werden, dass bei ihr eine Traumatisierung vorliegt (ohne inhaltliche Angaben), dass ihr daher Kontrolle sehr wichtig ist und dies von den Behandlern so mitzutragen ist. Den Pflegekräften werden stützende Einzelgespräche angeboten, da diese auch weiterhin belastet sind.

Im Sinne des **Total-pain-Konzepts** von Saunders soll versucht werden, den Schmerz der Patientin auch auf anderen Ebenen zu behandeln. Im Rahmen der psychotherapeutischen Gespräche stehen hier die Stabilisierung der Patientin sowie Affektregulation im Vordergrund. Wichtig erscheint es in der aktuellen Situation, die Fähigkeiten der Patientin zu stärken, sich von den belastenden Erinnerungen an das Trauma distanzieren zu können.

MERKE

Cicely Saunders erarbeitete für den palliativen Kontext das **Total-pain-Modell,** nach dem vier Dimensionen das Ausmaß des Leidens durch Schmerzen bedingen: Neben der körperlichen Dimension spielen die psychische, die soziale sowie die spirituelle Ebene eine Rolle. Wichtig ist es, jeden Patienten individuell zu betrachten und seinen Schmerz anhand dieser vier Dimensionen zu verstehen (zitiert nach Clark, 1999).

In vielen Fällen reicht es nicht, nur die körperliche Ebene von Schmerzen zu berücksichtigen und zu behandeln. Die anderen Ebenen des Total-pain-Konzepts müssen miteinbezogen und gewürdigt werden. Die „psychischen" Schmerzen bzw. die durch psychosoziale sowie spirituelle Faktoren bedingte Schmerzverstärkung sind häufig nicht alleine mit Schmerzmitteln in den Griff zu bekommen. Hier braucht es ein auf den Patienten zugeschnittenen Vorschlag an begleitenden Angeboten.

Die beschriebenen **vier Dimensionen** sind im Sinne der **Maslow-Bedürfnispyramide** aufeinander aufbauend zu verstehen (> Abb. 31.1).

Solange das körperliche Leiden nicht auf ein erträgliches Maß reduziert wird, kann nur schwer eine Fokussierung auf das psychische Leiden gelingen. Nur wenn die psychische Not gelindert ist, kann ein Patient die soziale Dimension erleben und gestalten. Erst dann kann ein Mensch sich mit seiner spirituellen Ebene, seinem Lebenssinn beschäftigen. Dies bedeutet nicht, dass die Dimensionen unterschiedlich wichtig sind, sondern nur, dass sie (im besten Fall) in einer gewissen Reihenfolge befriedigt werden sollten. Wichtig ist zu beachten, dass alle vier Ebenen sich gegenseitig beeinflussen und oft nicht gelöst voneinander betrachtet werden können. Im klinischen Alltag ist es nicht immer möglich, die Dimensionen nacheinander „abzuarbeiten", gerade auch im palliativen Kontext nicht. Häufig muss gleichzeitig auf den vier Ebenen gearbeitet werden.

FALLBERICHT

Im Verlauf verändert sich Frau Sachs. Sie wirkt verlangsamt. Zudem kommt es in den Gesprächen zu immer wiederkehrenden Gedankenabrissen. Die Patientin bricht Sätze einfach ab, schweigt dann lange oder driftet plötzlich in ein anderes Thema ab. Frau Sachs selbst bemerkt diese Veränderungen, kann aber nichts dagegen tun und leidet vor allem darunter, sich nicht mehr konzentrieren zu können. Die Ärztin befürchtet eine zerebrale Metastasierung als Ursache dieser kognitiven Veränderungen und veranlasst ein cMRT. Dieses ist ohne pathologischen Befund. Zu den bestehenden Symptomen beschreibt die Patientin im Verlauf Lähmungsgefühle der rechten Hand. Der Arm an sich ist aktiv zu bewegen. Laut einem neurologischen Konsil gibt es für diese

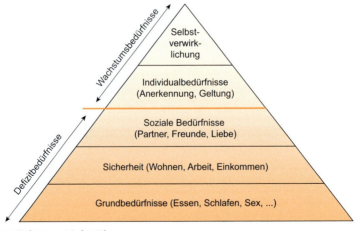

Abb. 31.1 Maslow-Bedürfnispyramide [L143]

Beschwerden kein organisches Korrelat (NLG, EMG o. p. B.). Es entsteht der Verdacht, dass Frau Sachs dissoziative Zustände sowie eine dissoziative Lähmung erlebt. Es stellt sich heraus, dass der Täter von damals Frau Sachs an der aktuell gelähmt erscheinenden Hand die ganze Zeit über wie in einem Schraubstock festgehalten hat.

Frau Sachs entwickelt im Verlauf eine zunehmende Wut auf sich selbst. Sie erlebt es als Schwäche und als eigenes Versagen, dass sie nicht mehr so funktioniert, wie sie das kennt. Trotz all ihrer Anstrengung muss sie zunehmend mehr Kontrolle abgeben. Die Patientin wird aufgeklärt, dass die Symptome als Folgen der körperlichen Erkrankung sowie der Retraumatisierung nicht allein durch ihre Willensanstrengung verschwinden werden. Es geht in der Begleitung darum, gemeinsam mit Frau Sachs zu erarbeiten, an welchen Stellen sie besonders stark ein Gefühl von Kontrollverlust und Angst erlebt und ihr Gefühl von Kontrolle in solchen Situationen zu stärken. Beispielsweise ist die Körperpflege sehr belastend für Frau Sachs. Wenn die Pflegekräfte morgens dafür ins Zimmer kommen, habe sie das Gefühl, es über sich ergehen lassen zu müssen, auch wenn es ihr in dem Moment überhaupt nicht gut gehe. Hier kann durch Schulung beider Seiten Entlastung geschaffen werden.

Dissoziation

Definition Dissoziative Störungen stellen einen sichtbaren Ausdruck der innerpsychischen Verarbeitung und Bewältigung hochgradig belastender und traumatischer Erfahrungen dar (Fiedler, 2013). Dissoziative Störungen sind durch Störungen der integrativen Funktionen des Bewusstseins, des Gedächtnisses, des Körpers, der Wahrnehmung der eigenen Person und der Umwelt sowie der Identität gekennzeichnet. Es muss ein zeitlicher Zusammenhang zwischen dissoziativen Symptomen und psychosozialer Belastung bestehen, körperliche Ursachen müssen ausgeschlossen werden (Priebe, Stiglmayr, Schmahl, 2014). Zumeist handelt es sich um eine kurzzeitige Unterbrechung von eigener Bewusstheit, Gedächtnis, Identitätserleben oder Wahrnehmung der Umwelt (Fiedler, 2013). Es entsteht also ein Gefühl der Entfremdung von eigenen geistigen Prozessen, dem Körper oder der Umgebung. Es kann auf kognitiv-psychischer Ebene zu Störungen und Funktionsausfällen kommen (dissoziative Bewusstseinsstörungen) oder zu Störungen auf der körperlichen Ebene (dissoziative Bewegungs- bzw. Konversionsstörungen).

Mögliche Symptome:
- Dissoziative Amnesie
- Dissoziative Fugue (plötzliches, unerwartetes Weglaufen von zu Hause oder dem Arbeitsplatz, einhergehend mit Verwirrung über die eigene Identität oder Übernahme einer neuen Identität)
- Depersonalisationsstörung (Depersonalisation/Derealisation)
- Konversionsstörung (Ausfälle der willkürlichen sensorischen oder motorischen Funktionen, die organisch nicht erklärt werden können):
  – Dissoziative Bewegungsstörungen
  – Dissoziative Sensibilitäts- und Empfindungsstörungen
  – Dissoziativer Stupor (Fehlen willkürlicher Bewegungen, Reduktion/Fehlen von normalen Reaktionen auf andere Reize wie Geräusche, Licht oder Berührung)
  – Dissoziative Krampfanfälle
  – Dissoziative Identitätsstörung (wechselnde Identitäten, Persönlichkeitsmuster, Rollen)

MERKE

Treten akut dissoziative Symptome auf, ist es gut den Patienten zu beruhigen, seine Angst zu reduzieren sowie eine Reorientierung in die aktuelle Situation zu ermöglichen. Hilfreich kann es sein, den Patienten immer wieder mit seinem Namen anzusprechen und ihm zu sagen, dass er sicher ist.

FALLBERICHT

Im Behandlungsverlauf fasst Frau Sachs zunehmend Vertrauen in das gesamte Stationspersonal. Dies erleichtert den Umgang mit ihr, auch wenn ihr Leid weiterhin alle belastet. Im Verlauf erfolgen Gespräche mit der Familie, in denen es um die Weiterversorgung zu Hause geht. Die Schwestern wollen Frau Sachs dies auf jeden Fall ermöglichen, haben jedoch auch einige Ängste. Diese können weitestgehend entkräftet werden.

Im weiteren Verlauf verschlechtert sich der Zustand von Frau Sachs jedoch recht plötzlich. Ihre Schmerzen nehmen zu und damit auch ihre Ängste. Im Gespräch mit der behandelnden Ärztin und der Psychologin äußert Frau Sachs, dass sie nicht mehr könne. Die ganze Zeit über sei es das kleinere Übel gewesen, den Schmerz auszuhalten, statt die Kontrolle abgeben zu müssen. Sie sei nun aber „völlig ausgelaugt" und am Ende ihrer Kräfte. Aufgrund der raschen und massiven Allgemeinzustandsverschlechterung ist zu erwarten, dass Frau Sachs zeitnah verstirbt. Ein Transport kann ihr so nicht mehr zugemutet werden. Die Ärztin spricht verschiedene Möglichkeiten an. Nach einem langen Gespräch entschließt sich Frau Sachs, eine palliative Sedierung anzunehmen. Sie teilt dies in einem weiteren Gespräch ihren Angehörigen mit und verabschiedet sich. Zwei Tage später verstirbt sie gut symptomkontrolliert. Sowohl für die Angehörigen als auch das Stationspersonal führte die palliative Sedierung zu einer Erleichterung. Das Leid von Frau Sachs hat alle an ihre Grenzen gebracht.

Dass sich die Patientin letztlich doch dazu entscheiden konnte, die Kontrolle abzugeben, lag vermutlich an dem Vertrauen, das sie bis dahin in das gesamte Team ausbilden konnte. Der respektvolle Umgang mit ihren Wünschen und Bedürfnissen sowie die Akzeptanz ihrer Entscheidungen führten dazu, dass sie sich zunehmend öffnen konnte. Die zahlreichen Gespräche, die sowohl körperliche, psychische, soziale als auch spirituelle Bedürfnisse berücksichtigt hatten, verbesserten die Krankheitsbewältigung zunehmend. Frau Sachs war es endlich möglich, sich mit dem Sterben auseinanderzusetzen und es (so gut wie irgendwie möglich) anzunehmen.

31.4 Eine Kriegsgeneration wird alt

Das Thema Traumatisierung wird, wie oben bereits beschrieben, häufig unterschätzt. Je nach Geburtsjahrgang, Herkunft etc. können Traumatisierungen bei einer Generation von Menschen gehäuft auftreten. In Deutschland trifft dies beispielsweise auf Menschen zu, die den Zweiten Weltkrieg miterlebt haben (**Kriegstraumatisierung**). Hier liegen die Prävalenzraten einer Traumatisierung deutlich über den oben genannten Zahlen. Dies führt auch im Pflegealltag immer wieder zu Problemen. Bei einer Untersuchung in der Altenpflege gaben 82 % der Fachkräfte an, bereits einen kriegstraumatisierten Menschen gepflegt zu haben. 63 % dieser Pflegekräfte schätzten die Bedeutung der Kriegstraumatisierung dabei als groß ein (Wilhelm und Zank, 2014). Ähnliche Zahlen dürften auch bei entsprechend alten Menschen im Bereich der Palliativmedizin vorliegen – eine Auseinandersetzung mit diesem Thema scheint daher für Menschen, die in diesem Bereich arbeiten, sehr wichtig zu sein. Zudem konnte gezeigt werden, dass Holocaust-Überlebende, die im Verlauf an Krebs erkrankt sind, eine signifikant höhere PTBS-Rate aufweisen, also gefährdeter sind, eine Traumafolgestörung zu entwickeln (Hantmann et al., 2007). Einem Mann etwa, dessen Bruder im Dritten Reich aufgrund einer körperlichen Behinderung erschossen wurde, kann es sehr schwer fallen, körperliche Einschränkungen zuzugeben und/oder Hilfe oder Hilfsmittel wie einen Rollstuhl anzunehmen.

Auch Flüchtlinge aus Kriegsgebieten sind gefährdet, im medizinischen Kontext retraumatisiert zu werden. Gefühle von Abhängigkeit und/oder Kontrollverlust werden bei diesen Menschen oft zusätzlich durch die Sprachbarriere verstärkt, die es ihnen unmöglich macht, sich anderen ausreichend mitzuteilen.

Was wäre, wenn …

- … die Patientin einer (adäquaten) medikamentösen Therapie zugestimmt hätte?
  - Opioide: Aufgrund der starken Schmerzen wäre ein Palladon-Perfusor zur Dosisfindung sinnvoll gewesen. Eine anschließende Oralisierung hätte je nach Dosis erfolgen können. Die Implementierung einer durch die Patientin gesteuerten PCA-Pumpe wäre bei ausgeprägter Angst vor Kontroll- und Autonomieverlust sinnvoll gewesen. Einen ähnlichen Effekt hätte das Aushändigen der Tagesbedarfsmedikation bei bestehender oraler Dosierung gehabt. Dies hätte Gefühle von Abhängigkeit reduziert, Vertrauen vermittelt und

der Angst vor Kontrollverlust entgegengewirkt.
- Antidepressiva: Bei PTBS wäre der Einsatz von Antidepressiva sinnvoll gewesen. Mittel der ersten Wahl wären SSRI (z. B. Paroxetin, Sertralin, Fluoxetin) oder SNRI (z. B. Venlafaxin). Weitere Alternativen sind TZA (Amitriptylin, Imipramin), NaSSa (Mirtazapin), MAO-Inhibitoren (Phenelzin) sowie Stimmungsstabilisatoren (Lamotrigin, Carbamazepin). In Deutschland ist allerdings nur Paroxetin zur Behandlung einer PTBS zugelassen.
• … die Patientin nicht über ihr Trauma gesprochen hätte?
- Dann wäre die Begleitung (noch) schwieriger gewesen, da ihre Entscheidung gegen Medikamente und für vermehrtes Leid nicht hätte nachvollzogen werden können. Der Ausdruck von Leid (z. B. Stöhnen) stellt in der Regel eine Aufforderung an das Behandlungsteam dar. Es wäre dann Aufgabe des Behandlungsteams gewesen, auszuhalten, dass zwar einerseits eine ausgeprägte Symptomlast vorliegt, andererseits der Wunsch der Patientin, keine adäquate Hilfe anzunehmen, jedoch zu akzeptieren und zu respektieren ist.
• … die Patientin sich geweigert hätte, das gesamte Stationspersonal über das Vorliegen einer Traumatisierung aufzuklären?
- Dieser Wunsch hätte respektiert werden müssen. Es hätte intensive Gespräche von Ärztin und Psychologin mit dem restlichen Team erfordert. Fallbezogene Teamsupervision wäre mit Sicherheit sinnvoll gewesen.

LITERATUR

Clark D. ‚Total pain', disciplinary power and the body in the work of Cicely Saunders 1958–1967. Social Science & Medicine, 1999; 49: 727–736.

Fiedler P. Dissoziative Störungen (Band 17 – Fortschritte der Psychotherapie). Göttingen: Hogrefe, 2013.

Flatten G, Jünger S, Gunkel S et al. Traumatische und psychosoziale Belastungen bei Patienten mit akuter Tumorerkrankung. Psychotherapie, Psychosomatik, Medizinische Psychologie, 2003; 53: 191–201.

Flatten G, Gast U, Hofmann A et al. Posttraumatische Belastungsstörung. S3-Leitlinie. Stuttgart: Schattauer, 2013.

Forstmeier S, Wagner B, Glaesmer H, Brähler E. et al. Post-traumatic stress disorder in Germany. Results of a nationwide epidemiological study. Der Nervenarzt, 2008; 79(5): 577–586.

Hantman S, Solomon Z. Recurrent trauma: Holocaust survivors cope with aging and cancer. Soc Psychiatry Psychiatry Epidemiol, 2007; 42: 396–402.

Huber M. Trauma und die Folgen. Trauma und Traumabehandlung. Teil 1. 2. Aufl. Paderborn: Junfermann, 2005.

Kessler RC et al. Posttraumatic stress disorder in the National Comorbidity Survey. Arch Gen Psychatry, 1995; 52(12): 1048–1060.

Köllner V. Posttraumatische Belastungsstörungen bei körperlichen Erkrankungen und medizinischen Eingriffen. Kapitel 23. In: Maercker A (Hrsg.). Posttraumatische Belastungsstörungen. Berlin/Heidelberg: Springer, 2009. S. 415–426.

Könner V. Traumafolgestörungen bei körperlichen Erkrankungen und medizinischen Eingriffen. PiD, 2016; 17(01): 52–55.

Krauseneck T, Rothenhäusler HB, Schelling G, Kapfhammer HP. Posttraumatische Belastungsstörungen bei somatischen Erkrankungen. Fortschritte der Neurologie-Psychiatrie, 2005; (73): 206–217.

Maercker A. Symptomatik, Klassifikation und Epidemiologie. Kapitel 2. In: Maercker A (Hrsg.). Posttraumatische Belastungsstörungen. Berlin/Heidelberg: Springer, 2009. S. 13–32.

Maercker A (2009). Mehnert A (2004). Akute und posttraumatische Belastungsstörungen bei Patientinnen mit Brustkrebs. Dissertation. Universität Hamburg.

Priebe K, Stiglmayr C, Schmahl C. Dissoziative Störungen. In: Voderholzer U, Hohagen F (Hrsg.). Therapie Psychischer Erkrankungen – State oft the art. 10. Aufl. München: Elsevier, 2014. S. 283–296.

Schock K, Rosner R, Wenk-Ansohn M, Knaevelsrud C. Retraumatisierung – Annäherung an eine Begriffsbestimmung. Psychother Psych Med, 2010; 60(7): 243–249.

Wilhelm I, Zank S. Zweiter Weltkrieg und pflegerische Versorgung heute. Einfluss von Kriegstraumatisierungen auf professionelle Pflegesituationen. Zeitschrift für Gerontologie und Geriatrie, 2014; 47(5): 410–414.

KAPITEL 32

Klaus Aurnhammer

Seelsorgerische Begleitung

32.1 Begleiten statt Führen

FALLBERICHT

Frau L. ist Mitte 50, sie hat einen metastasierenden Tumor und es geht ihr schlecht. Den ersten Kontakt als Seelsorger erhalte ich durch ein Gespräch mit der hochschwangeren Tochter, die in einer Sitzgruppe im Flur mit einer Freundin sitzt. Ich geselle mich dazu und stelle mich vor.
„Sie sehen besorgt aus", sage ich. „Das bin ich ja auch. Die Mama ist doch noch so jung, und ich bin schwanger. Ich hab so Angst, ins Zimmer zu ihr zu gehen, aber ich müsste doch, sie ist doch die Mama, ich will ihr den Anblick einer schwangeren Tochter nicht zumuten.". Ich sage: „Ich merke, dass Sie hin und hergerissen sind. Sie wollen ins Zimmer, aber irgendwie auch nicht. Was wäre denn das Schlimmste, was passieren würde, wenn Sie jetzt reingehen?" „Ich hab Angst, dass die Mama anfängt zu weinen." „Wäre das denn schlimm, wenn Ihre Mutter traurig ist, wenn sie ihre schwangere Tochter sieht?" „Nein, eigentlich nicht." „Wie wäre es für Sie, wenn ich Sie begleite?" „Das würden Sie tun?" „Klar, Sie werden sehen, es wird halb so schlimm sein, wie Sie meinen".
Nach 15 Minuten ist es so weit. Die Tochter gibt sich einen Ruck und geht mit mir in das Zimmer. Dort steht sie eine Weile, dann setzt sie sich ans Bett.

Für viele Menschen ist der erste Kontakt mit der palliativen Versorgung ein großes Hindernis. Da schwingt die Angst mit, dass es jetzt „zu Ende geht", da ist die Scheu, dem Unabänderlichen in die Augen zu schauen. Oft braucht es einen Katalysator, der den Prozess in Gang bringt oder beschleunigt. Und das sind selten die Ärzte, die diese Funktion einnehmen. Das sind **psychologisch oder seelsorglich geschulte Mitarbeitende.**

FALLBERICHT

Ich erfahre, dass die Tochter noch zwei Schwestern hat, die ebenfalls kommen wollen. Aber auch die Schwestern haben eine Scheu, ins Zimmer zur Mutter zu gehen. Ich finde sie im „Wohnzimmer", einem Raum mit Sesseln und Sofa, der auch als geschützter Gesprächsraum dient. Die beiden Schwestern brauchen auch ihre Zeit, bis sie den Mut spüren, zur Mutter zu gehen. Ich begleite sie auf diesem Weg.
Es war sehr anrührend zu sehen, wie drei junge Frauen nach der anfänglichen Scheu nach und nach mutiger wurden und sich dem Unabänderlichen annäherten. Immer, wenn ich in diesen Tagen im Zimmer war, ermunterte ich die Frauen, die Mama zu berühren, ihr Dinge zu erzählen, die ihnen wichtig waren. Das tat die Familie anfangs zögerlich, dann aber immer mutiger, nicht nur an den Fingern oder der Hand, sondern auch am Oberarm und auf der Brust. Ich weiß aus meiner Ausbildung und meiner Erfahrung, dass Menschen diese zentralen Berührungen noch bis zuletzt spüren können. Das tröstet in einer Situation, wo man spontan denkt: Da ist kein Trost mehr.
In den nächsten Tagen gehe ich regelmäßig in das Zimmer. Die Familie ist da und begleitet Frau L. Frau L. verstirbt an einem Freitag auf der Palliativstation.

Für diese jungen Frauen war es offensichtlich wichtig und hilfreich, einen Begleiter zu erleben, der sie behutsam an die Hand nimmt, sie ermuntert, sich der Situation zu stellen und der sie über die Zeit hin begleitet.

INFO
Das seelsorgliche Konzept geht vom Begleiten aus. Der Seelsorgende bietet Begleitung an, behutsam, aber klar. Er lässt die Menschen ihre Schritte in ihrem Tempo gehen. Dieses Konzept ist anders als das ärztliche Vorgehen. Kranke Menschen erwarten von den kompetenten Ärzten Führung. Sie wollen durch Diagnostik und Therapie sicher geführt werden. Diese Führung braucht aber immer wie-

der Ergänzung durch das Konzept eines begleitenden Menschen. Im Idealfall ergänzen sich beide Arten und befördern einen heilsamen Prozess der Annäherung. Bei Frau L. war das im wörtlichen Sinn zu verstehen.

MERKE

Seelsorgliche Begleitung braucht ein Gespür für die jeweilige Situation. Seelsorgende fühlen sich ein und wenden in ihrer Kommunikation das Instrument des Spiegelns an. Die zu begleitende Person wird eingeladen, die **eigenen Gefühle nicht nur zu spüren,** sondern auch **auszudrücken.** Das wirkt entlastend und bahnt den Weg zu einer Begleitung.

Beim Begleiten ist es anders als beim Führen wichtig, dem zu Begleitenden seinen Raum zu lassen, ihn nicht zu drängen oder zu steuern. Der Begleiter bleibt an der Seite des zu Begleitenden und passt sich seinem Tempo an. Bei Frau L. gelang es so, nach einem erfolgreichen Start weitere begleitende Gespräche zu führen. So gelang es auch in der Sterbesituation, den Angehörigen Wege zu einer hilfreichen Trauerbewältigung zu geben.

32.2 Der Seelsorgende als Katalysator

FALLBERICHT

Frau D. ist Ende sechzig, sie ist verheiratet, hat zwei Kinder. Frau D. hat ein Magenkarzinom, das bereits metastasiert ist, sodass es keine Option für eine Tumortherapie gibt. Ich lerne Frau D. am zweiten Tag ihres Aufenthalts kennen. Frau D. hadert mit ihrem Schicksal. „Das Leben ist einfach ungerecht", sagt sie, „wie soll ich das denn den Kindern und meinem Mann beibringen?"

Wir besprechen die Möglichkeiten, die es gibt. „Nein", sagt sie gleich zu Beginn, „nichts sagen ist nicht gut, wir haben immer alles offen besprochen in der Familie.". „Also bleibt die Frage, wie Sie es den anderen sagen." „Genau, und ich weiß auch schon, wie ich es machen werde. Sie kommen ja alle heute Nachmittag, dann werde ich ihnen einfach sagen, wie es ist." „Das ist mutig von Ihnen. Würde es Ihnen helfen, wenn ich zu dem Gespräch dazu käme?" „Oh, ja, das wäre schön."

Wer ist eigentlich der Überbringer einer „schlechten" Nachricht? Natürlich der Arzt, würde man jetzt sagen. Aber es geht auch anders. Und wieder spielt ein außenstehender Begleiter eine hilfreiche Rolle.

Die Rolle des Seelsorgenden ist hier die eines Katalysators. Frau D. ist als Patientin ja schon recht stark, aber durch das Hinzukommen des Seelsorgers entwickelt sich eine neue Dynamik. Der Auftrag des Seelsorgenden ist es, achtsam hinzuspüren und allen Beteiligten ihren Raum zu lassen. In aller Offenheit kann die Familie aussprechen und ausleben, was im Moment wichtig ist.

FALLBERICHT

Frau D. zeigt sich tapfer und stark. Als alle im Zimmer sind, eröffnet sie das Gespräch: „Ich muss euch etwas sagen. Das ist nicht schön, aber ist nun mal so. Also, ich bin so krank, dass ich nicht mehr lange zu leben habe. Wie lange, kann der Arzt auch nicht sagen, aber er meinte, die Zeit sei knapp."

Stille breitet sich im Zimmer aus. Herr D. findet als erster wieder Worte: „Ich hab so was schon geahnt, dein Zustand hat sich in den letzten Wochen so rasch verschlechtert, dass mir das schon Angst gemacht hat. Jetzt weiß ich, woran das lag." Die Töchter beginnen zu weinen. „Mama, das gibt es doch nicht, wir hatten doch noch so große Hoffnung. Was machen wir denn jetzt?" Fragend sehen mich die Töchter an. „Nun, ich glaube, im Moment geht es darum, die Situation Ihrer Mutter zu stabilisieren, die Schmerzen zu lindern und ihr die Übelkeit zu nehmen. Das wird der Arzt mit Ihnen besprechen."

Frau D. zeigt uns, dass kranke Menschen und oft auch ihre Angehörigen bisweilen gar keine ärztliche Diagnosemitteilung benötigen. Sie tragen in sich ein tiefes Wissen um ihre eigene Situation. Frau D. nimmt das Heft des Handelns in die eigene Hand. Sie klärt ihre eigene Familie auf. Und die Familie reagiert verständlicherweise traurig. Die Töchter weinen.

FALLBERICHT

In den folgenden Tagen besuche ich Frau D. regelmäßig und habe auch weitere Gespräche mit den Kindern und dem Mann. Irgendwann sprechen wir darüber, wie es weitergehen soll. Die Schmerzen sind gut eingestellt und auch die Übelkeit hat sich gelegt. Die Kinder und der Mann berichten: „Die Versorgung

zu Hause, die schaffen wir einfach nicht, das geht über unsere Kräfte. Wir haben es schon hin und her überlegt. Aber wir als Kinder sind in unserer Arbeit gebunden, da kommen wir nicht los und damit wären die Eltern viele Stunden allein. Das geht nicht."
Ich biete an, den Sozialdienst des Hauses zu bitten, dazu zu kommen. So geschieht es. Die Sozialarbeit schildert die verschiedenen Optionen: „Sie haben mehrere Möglichkeiten. Wenn Sie unbedingt nach Hause wollen, dann können wir das Team der spezialisierten ambulanten Palliativversorgung einschalten." „Was ist das denn?", fragt Herr D. „Das ist ein Team aus Ärzten und Pflegenden, die kranke Menschen und ihre Familien zu Hause besuchen. Das Ziel ist, die Lage zu Hause zu stabilisieren. Eine Pflegekraft käme täglich zu Ihnen und es gibt sogar eine Rufbereitschaft rund um die Uhr." „Und was gibt es sonst noch?" „Sie hätten die Möglichkeit, in ein stationäres Hospiz zu gehen. Dort könnten Sie bis zuletzt leben". Herr und Frau D. überlegen. „Müssen wir das jetzt entscheiden?" „Nein, das sollten Sie auch jetzt nicht tun. Nehmen Sie die Möglichkeiten mit nach Hause und überlegen Sie miteinander, was für Sie passend wäre." Am Ende steht die Entscheidung, ins Hospiz zu gehen. Dort wird Frau D. angemeldet.

In der folgenden Zeit zeigt sich ein gewisser Pragmatismus bei den Betroffenen. Wenn die Situation nun mal so ist, wie sie ist, dann will die Familie nach vorne schauen. Sie beginnen die weitere Versorgung zu planen. Es wird alles Mögliche überlegt bis hin zur Entscheidung, ins Hospiz zu gehen. Diese Entscheidung fällt allen schwer.

FALLBERICHT

Bis zum Entlassungstag führe ich meine Besuche fort. Das große Thema ist das traurige Abschiednehmen. Die Kinder und der Mann schauen noch mal voller Wehmut auf das gemeinsame Leben. „Was haben wir alles verwirklichen dürfen, dafür sind wir alle sehr dankbar." Auch manche Anekdote bekomme ich zu hören. Die Kinder erzählen schmunzelnd: „Sie müssten mal unser Wohnzimmer sehen. Wissen Sie, die Mama hat den Spleen, Stoffpuppen zu sammeln. Aber sie hat nicht nur fünf oder zehn davon. Nein, im Laufe der Jahre sind es zig geworden. Alle zusammen passen auch gar nicht ins Wohnzimmer, manchmal kann man kaum auf den Sofas sitzen, weil der Platz von den Puppen belagert ist. Das müssten Sie mal sehen, Sie würden schreien vor Lachen. Die anderen Puppen ruhen in irgendwelchen Kleiderschränken, wo sie Hosen, T-Shirts und Pullover umrahmen. Das ist echt schon lustig."
Nach vier Tagen kommt der Anruf aus dem Hospiz. Frau D. wird an einem Donnerstag verlegt. Zwei Wochen lebt sie noch, bevor sie stirbt.

Und nun beginnt der **Prozess des Sich-Verabschiedens.** Auch das wird traurig. Doch in diesem Prozess kommen auch andere Aspekte zum Tragen. Alle erinnern sich an das, was war, die vielen Jahre gemeinsamen Lebens. Und in diesem erinnernden Erzählen wird das Bild dieses Wohnzimmers lebendig. Offensichtlich tut es gut, davon dem Seelsorger zu erzählen. Und auf einmal blitzt in der Traurigkeit Humor auf. Wie mag dieses Wohnzimmer wohl ausgesehen haben. Ich hatte beim Hören ganz klare Bilder im Kopf und musste selber schmunzeln. Ich bin erstaunt, was passiert, wenn eine Frau so tapfer nach vorne geht, offen ist für das, was da kommt und einen Außenstehenden einbezieht. Ein **Prozess jenseits der Symptomlinderung** entwickelt sich, der für alle Beteiligten eine heilsame und fördernde Wirkung zeigt.

MERKE

Seelsorgende sind immer wieder Vermittler. Wenn ein Team gut miteinander interagiert, dann kann auch der Seelsorgende die Versorgungssituation anstoßen und die Sozialarbeiter einbeziehen. In der Folge hat der Seelsorgende den Auftrag, das Thema des „sich aus der Welt Verabschiedens" aufzugreifen. So kommt es zu Gesprächen über das gelebte Leben, die Wehmut wird thematisiert, aber der Seelsorgende erfährt auch, in welcher humorvollen Art die Familie auf die doch eigentlich traurige Gesamtsituation reagiert. Wieder ist er als der Außenstehende ein Katalysator für einen wirklich heilsamen Prozess. „Heilwerden" ist offensichtlich etwas anderes als „Gesundwerden".

32.3 Der Fremde als Zuhörer

FALLBERICHT

Frau T. ist 75 Jahre alt. Sie leidet an Brustkrebs, hatte vor Jahren eine Operation, jetzt sind an verschiedenen

Stellen in ihrem Körper Metastasen gewachsen. Sie hat Schmerzen, die mit einer Schmerzpumpe einigermaßen in Schach gehalten werden, manchmal klagt sie über Schwindel und Übelkeit.

Immer wieder haben kranke Menschen offensichtlich das Bedürfnis, mit einem fremden Menschen über ihre aktuelle Situation zu sprechen. Und meistens sind es die Mitarbeitenden, die eben nicht Ärzte oder Pflegende sind, denen sich diese Menschen anvertrauen. Das können Psychologen sein oder eben Seelsorger.

FALLBERICHT

Ich lerne die Patientin als Seelsorger auf unserer Palliativstation kennen. Schon in unserem ersten Gespräch ist sie erstaunlich offen, sie redet von ihrer Situation, die sie klar erfasst hat. Wir reden über das Sterben, das gelebte Leben, die Kinderlosigkeit ihres Lebensentwurfs. „Leider habe ich nie Kinder bekommen, das ist schade, dabei bin ich doch Lehrerin gewesen." „Wie ist das denn für Sie, ohne Kinder ihr Leben beenden zu müssen?" „Ach, am Anfang hat mir das viel ausgemacht, ich war oft traurig. Aber mit meinem Mann konnte ich immer wieder darüber reden, das hat doch sehr geholfen. Und nun bin ich, wie sagt man, ausgesöhnt damit. Es ist halt so gekommen. Ich habe gelernt, damit umzugehen, wissen Sie."

Wir führen eine Reihe von Gesprächen, die immer wieder da anknüpfen, wo wir zuletzt aufhören. Ich erfahre Dinge, die die Ärzte und Pflegenden nicht hören. Frau T. hat sogar den Mut, mit mir über ihre Meinung zur Euthanasie zu sprechen. „Eigentlich finde ich das schade, dass es bei uns in Deutschland keine Regelung wie in Holland gibt. Die Karte würde ich gerne ziehen."

Frau T. wird dann in ein stationäres Hospiz verlegt. Dort habe ich sie noch zwei Mal besucht. Ich habe den Eindruck, dass sie mit ihrem Leben zufrieden war. Sie konnte in Ruhe sterben.

In der Palliativversorgung ist es wichtig, auf die Zwischentöne zu hören. Ärzte sind zu Recht fokussiert auf eine präzise Diagnostik und eine darauf abgestimmte Symptomlinderung. Dennoch ist bei kranken Menschen mehr zu entdecken als ein Befund. Begleiter müssen lernen, auf diese **Zwischentöne zu hören.** Die Rolle des Seelsorgenden in diesem Fall ist zunächst wieder die des Begleiters, der der Patientin Zeit und Raum lässt. In diesem Zwischenraum entwickelt sich ganz offensichtlich ein Vertrauen, das die Patientin ermutigt, mit dem Seelsorgenden über Sterbehilfe zu sprechen.

MERKE

Es ist wichtig, als Seelsorgender das Gesagte und Gehörte nicht moralisch oder juristisch zu kommentieren. Das würde die Patientin ab- oder entwerten. Es geht beim Begleiten eben nicht um ein Bewerten, es geht um das Verstehen des Gegenübers und wieder darum, allem, was sich im Moment zeigt, offen zu begegnen.

32.4 Therapeutische Intervention des Seelsorgers

FALLBERICHT

Herr W. hat einen Tumor an der Prostata und Knochenmetastasen. Seit ein paar Tagen ist die Schmerztherapie von einem Pflaster auf eine Pumpe umgestellt worden. Dennoch will der Schmerz nicht ganz weggehen. Immer wieder erlebt Herr W. Schmerzeinbrüche, die ihn plagen.

Als ich ihn kennenlerne, vertraut er mir in unseren Gesprächen an, dass er zu seinem Vater von Kindesbeinen an immer schon ein mehr als spannungsvolles Verhältnis gehabt habe. Ich spüre sehr schnell, dass ihn diese Geschichte mit seinem Vater immer noch umtreibt und ahne, dass das etwas zu tun hat mit seinem Schmerzerleben.

Bisweilen sind kleine therapeutische Interventionen in der Seelsorge hilfreich. In dieser Fallgeschichte sind Elemente der **Gestalttherapie** zu finden.

FALLBERICHT

Mein erster Zugang ist seelsorglich. Ich versuche mich einzufühlen in seine Situation und spiegle ihm, wie ich ihn erlebe: „Gell, Herr W., die Geschichte mit Ihrem Vater geht Ihnen immer noch nach, auch so viele Jahr später, und Sie hadern immer noch mit ihm und grollen ihm." „Genau", antwortet Herr W., „er war immer so gemein zu mir und hat mich immer wieder so verletzt, dass es heute noch weh tut." Er verzieht sein Gesicht und ich weiß nicht, ob es der physische oder der psychische Schmerz ist, der ihn da erfasst. Dieses erste Gespräch hat ihm gut getan, er bittet mich, ihn noch einmal zu besuchen.

Der erste Zugang des Seelsorgenden ist der des Begleiters. Er hört zu, fühlt sich ein, nutzt das kommunikative Element des Spiegelns. Ein erster Zugang ist geschafft.

FALLBERICHT

Am nächsten Tag klopfe ich wieder an seine Tür, er ist erfreut und greift den Faden sofort wieder auf. „Ich habe noch lange über unser Gespräch nachgedacht", sagt er, „die Geschichte mit meinem Vater hat mir offensichtlich doch mehr zugesetzt, als ich dachte. Kein Wunder, dass ich jetzt da mit meinen Schmerzen herumliege."

Wir unterhalten uns nochmals über seinen Vater, der ihm tatsächlich als Kind mehr als übel behandelt hatte. Irgendwann kommt mir eine Idee. „Herr W., passen Sie mal auf, ich mache Ihnen jetzt einen Vorschlag. Sie haben mir ja viel erzählt von Ihrem Vater. Ich nehme jetzt mal diesen leeren Stuhl und stelle ihn Ihnen gegenüber. Stellen Sie sich doch bitte einmal vor, Ihr Vater säße jetzt dort. Stellen Sie sich das einmal bildlich vor, lassen Sie sich ruhig Zeit dabei." Herr W. nickt und blickt auf den leeren Stuhl. „Sehen Sie ihn da sitzen?" frage ich. Herr W. nickt. „Und jetzt überlegen Sie doch einmal, was Sie ihrem Vater gerne einmal sagen würden, ich meine jetzt, in Ihrer Situation." Herr W. schweigt eine Weile, meine Aufgabe ist, ihm genügend Zeit zu lassen. Irgendwann ist die Pause zu Ende.

Herr W. schaut auf den leeren Stuhl, auf dem er seinen Vater sitzen sieht, und beginnt zu reden, erst leise, er ist kaum zu verstehen, dann wird er lauter. „Vater, du hast mich nie beachtet, du hast immer auf mir rumgehackt, nie konnte ich es dir recht machen, alles, was ich machte und sagte, war in deinen Augen schlecht. Ich fühlte mich wie ein Versager, der nichts konnte und auch nie irgendetwas können würde. Das hat furchtbar wehgetan." Herr W. schweigt. Seine Augen werden feucht, er beginnt zu weinen. Ich spüre deutlich, dass die Wut und das Verhärtete, mit dem Herr W. sonst über seinen Vater sprach, weicht und ein anderes Gefühl in den Vordergrund rückt: Herr W. kann seine Trauer spüren und zulassen.

Ich lasse ihn eine Weile mit seinen Tränen und schweige einfach. Als er sich wieder gefangen hat, sage ich zu ihm: „Herr W., Sie spüren jetzt, dass Sie traurig sind über das, was Ihnen widerfahren ist. Überlegen Sie jetzt einmal, was Sie Ihrem Vater gerne sagen würden." Herr W. überlegt eine ganze Weile und schaut dabei auf seine Hände. Dann sagt er: „Vater, du warst wirklich ein schlechter Vater und viele Jahre habe ich dich dafür gehasst. Jetzt merke ich, dass ich einfach nur traurig bin. Was haben wir all die Jahre versäumt, was ist uns da entgangen? Ich habe keine Lust mehr auf dich wütend zu sein, das soll jetzt vorbei sein. Vielleicht konntest du einfach nicht anders. Ich will das Kriegsbeil vergraben. Verzeihen kann ich dir nicht, aber ich will dir nichts mehr nachtragen."

Wieder schweigt Herr W. eine ganze Zeit. „Vielen Dank", sagt dann und richtet seinen Blick auf mich. „Ich glaube, ich habe etwas verstanden, was ich bisher nicht begriffen habe." Ich antworte: „Auch Ihnen vielen Dank, für Ihre Offenheit und Ihre Bereitschaft, auf etwas Neues zu blicken." Wir beenden unser Gespräch, beide bewegt, aus durchaus unterschiedlichen Gründen. Herr W. ist aus den Niederungen seiner Wut ausgestiegen, indem er sich dem stellt, was jetzt für ihn gültig sein könnte.

Das eigentlich Faszinierende ist, dass in der Folge der Erfolg der Schmerztherapie rasant ansteigt, die Schmerzeinbrüche gehen deutlich zurück. Auch Herr W. ist ein mutiger Mann. Er lässt sich auf seinen Schmerz ein, schaut und spürt genauer hin, was sich in ihm regt und lässt sich auf eine therapeutische Idee ein. Ein Prozess kommt in Gang, der ihm hilft, mit seiner Lage gut umzugehen.

Es folgt das Gespräch, in dem der Seelsorger therapeutisch interveniert.

INFO

Die **Gestalttherapie** geht davon aus, dass verschiedene Aspekte in jedem Menschen eine verschiedene Gestalt annehmen. Der Gestalttherapeut nimmt einen offensichtlichen Aspekt, die Wut über den Vater auf und arbeitet damit. Indem Herr W. sich darauf einlässt, sich seinen Vater auf einem Stuhl vorzustellen und mit ihm zu reden, kommt etwas Erstaunliches in Gang. Ein viel tiefer liegendes Gefühl als die verständliche Wut nimmt Gestalt an. Herr W. entdeckt, wie traurig er im Grunde ist und lässt dieses Gefühl zu, indem er seine Situation beweint. Und in einem weiteren Schritt gibt es so etwas wie Versöhnung mit diesem Vater. Da geht es dann seelsorglich weiter.

Das wirklich Erstaunliche ist, dass in den folgenden Tagen die Schmerztherapie, die bisher für alle so unbefriedigend war, endlich anschlug. Kein Medikament, keine Umstellung von Medikamenten hatte das vorher geschafft.

32.4.1 Reflexion

Dieser Fall verdeutlicht mehrere Aspekte. In jedem Menschen schlummert oder gärt seine eigene Geschichte. Die von Herr W. ist sichtlich nicht schön. Da sind Verhärtungen und Verkrustungen, die bis in die Gegenwart des Krankseins reichen. Die Schmerztherapie schlägt nicht richtig an, das Team überlegt und überlegt.

Was wäre, wenn …

- … Herr W. die Idee mit dem leeren Stuhl nicht aufgegriffen hätte?
  - Er hätte keinen Zugang zu einem heilsamen Dialog mit seinem verstorbenen Vater gefunden.
- … er dem Vater nicht hätte sagen können, dass er nichts nachtragen wird.
  - Er wäre den wichtigen letzten Schritt eines tieferen Verstehens seiner Vergangenheit nicht gegangen.

LITERATUR

Nauer D. Seelsorge: Sorge um die Seele Taschenbuch. Stuttgart: Kohlhammer, 3. Aufl. 2014.
Roser T. In: Borasio G D. (Hrsg.) Spiritual Care: Der Beitrag von Seelsorge zum Gesundheitswesen (Münchner Reihe Palliative Care, Band 3). Stuttgart: Kohlhammer, 2. Aufl. 2017.

Weiher E. Das Geheimnis des Lebens berühren – Spiritualität bei Krankheit, Sterben, Tod. Eine Grammatik für Helfende. Stuttgart: Kohlhammer, 2008.

IV Soziale, ethische und rechtliche Aspekte

33 Todeswunsch bei ALS 253

34 Sie sind „der Kapitän" und wir „der Steuermann" 262

35 Ich will nicht mehr 267

36 Wenn es schon absehbar ist: Vorausverfügungen 274

37 Sterbehilfe 279

KAPITEL 33

H. Christof Müller-Busch

Todeswunsch bei ALS

33.1 Palliativmedizinische Behandlung bei ALS

FALLBERICHT

Die Krankengeschichte des bei der notfallmäßigen Aufnahme auf der Palliativstation im Juli 2015 62-jährigen Gastronomen Alfred G. begann im Jahre 2013 mit gelegentlichen Muskelzuckungen und Schwäche in den Armen, rechts mehr als links. Nach Auftreten einer Fußheberparese rechts wurde im Herbst 2013 in einer Spezialambulanz eine Amyotrophe Lateralsklerose (ALS) diagnostiziert. Seitdem befindet sich Herr G. in neurologischer Betreuung. Nach einem experimentellen Therapieversuch mit G-CSF erfolgt derzeit die krankheitsspezifische Behandlung mit Riluzol, um den progredienten Verlauf der Erkrankung zu verlangsamen.

INFO

Riluzol ist eine pharmakologische Substanz, die die Konzentration des Botenstoffs Glutamat zwischen motorischen Nervenzellen im Gehirn und Rückenmark reduziert. Es wird vermutet, dass Glutamat (unabhängig von der Nahrungsaufnahme) bei der ALS in den Synapsen des motorischen Nervensystems in zu hoher Konzentration auftritt (➤ Kap. 26).

FALLBERICHT

Des Weiteren nimmt Herr G. folgende Medikamente: das Antidepressivum Mirtazapin in niedriger Dosierung, das Anxiolytikum Lorazepam gegen Angstzustände sowie das Schlafmittel Zopiclon. Die Vorstellung in der Notfallaufnahme des Krankenhauses erfolgte auf Wunsch des Patienten wegen einer akuten Atemnotproblematik und Verdacht auf Aspirationspneumonie. Die Ärzte in der Notfallaufnahme schlagen eine intensivmedizinische Behandlung mit künstlicher Beatmung vor. Da der Patient eine Intensivbehandlung ablehnt, wird zur Klärung des weiteren Vorgehens der palliativmedizinische Konsiliardienst einbezogen.

Bei der palliativärztlichen Erstuntersuchung fallen der reduzierte Allgemeinzustand und der ausgezehrte Ernährungszustand auf. Der Patient ist voll orientiert und kognitiv klar, seine Sprache jedoch deutlich verlangsamt, verwaschen, das Sprechen durch starken Speichelfluss behindert. Es besteht eine Ruhedyspnoe mit deutlichen Zeichen der Ateminsuffizienz. Das Gehen ist mit Rollator stark eingeschränkt und schleppend. Im Sitzen fällt eine ständige Bewegungsunruhe auf, die generalisierte Muskelatrophie zeigt sich deutlich an der Mittelhandmuskulatur beidseits. Er gähnt auffallend häufig, die Zunge zeigt typische Faszikulationen und nach dem Sprechen von längeren Sätzen wird verstärkt Luftnot erkennbar. Eine ausgeprägte Skoliose der Brustwirbelsäule scheint die Atemexkursionen weiter zu beeinträchtigen. Herr G. bringt gegenüber dem Palliativarzt klar zum Ausdruck, dass er keine Maskenbeatmung und keinen Luftröhrenschnitt im Rahmen einer intensivmedizinischen Behandlung will; er toleriere nur eine Sauerstoffbrille. Wiederholt fragt er „Wie viel Zeit bleibt uns denn noch?" Im weiteren Verlauf äußert der Patient mit Verweis auf die Niederlande wiederholt Sterbewünsche: „Ach, wenn es nur schon zu Ende wäre" und „Warum geht das denn bei uns nicht?". Der Palliativarzt signalisiert Verständnis für den Wunsch des Patienten, lehnt aber die Tötung auf Verlangen mit Hinweis auf sein ärztliches Gewissen und die Rechtslage in Deutschland eindeutig ab und verspricht dem Patienten, ihn in seiner Not nicht allein zu lassen: „Wir sollten versuchen, einen Weg zu finden"

INFO

Praktisch alle Notfallsituationen bei **Patienten mit ALS** betreffen das **Atmungssystem.** Eine evtl. bereits vorher bestehende Schwäche der Atemmuskulatur bzw. auch der Muskulatur von Rachen- und Kehlkopfbereich (bulbäre Muskulatur) wird durch einen zusätzlich die Atmung beeinträchtigenden Faktor, z.B. einen Infekt, akut und massiv verstärkt. Operationen und Narkosen sind deswegen bei Patienten mit ALS besonders risikoreich. Bei vorbestehender Hustenschwäche kann es über Sekretanflutung zu Erstickungsanfällen, Verlegung der Bronchien und der Notwendigkeit länger andauernder künstlicher Beatmung kommen. Gelegentlich führen Operationen z. B. im Bauchbereich zur Erstdiagnose einer ALS, wenn es nach Beendigung der Narkose zu unerklärlichen akuten Ateminsuffizienz kommt, die eine künstliche Beatmung notwendig macht.

FALLBERICHT

Die zur Abklärung der Beschwerden durchgeführte klinische Untersuchung, die Laboruntersuchungen sowie die Röntgenaufnahme des Thorax untermauern den Verdacht auf eine Aspirationspneumonie. Der Palliativarzt empfiehlt die stationäre Aufnahme auf der Palliativstation zur akuten Beschwerdelinderung, zur gemeinsamen Absprache von Behandlungszielen und zur weiteren Planung der Versorgung. Er ist der Ansicht, dass sich Herr G. noch nicht in der Sterbephase befinde. Er regt an, die Ehefrau des Patienten in diese Gespräche über die Bedürfnisse, Wünsche und Vorstellungen zur weiteren Versorgung mit einzubeziehen.

MERKE
Jede palliativmedizinische Behandlung benötigt eine ärztliche Indikation unter Berücksichtigung der individuellen Bedürfnisse, der Wünsche und der Wertvorstellungen des Betroffenen sowie die Einwilligung des Patienten.

Kann der Patient sich selbst nicht äußern, hat der Patientenvertreter (durch schriftliche Vorsorgevollmacht befugte Person oder gerichtlich bestellter Betreuer) den Patientenwillen festzustellen und dies mit dem Arzt zu besprechen.

Aus der klinischen Praxis können folgende **Leitfragen zur Orientierung über die individuelle Situation des Patienten** und zur **Bestimmung von Behandlungszielen** hilfreich sein:
- In welcher palliativen Krankheitsphase und Lebenssituation befindet sich der Patient? Was ist der aktuelle Vorstellungsgrund? (Gibt es behandlungsbedürftige Symptome oder psychosoziale und spirituelle Bedürfnisse? Wie ist die Priorisierung?)
- Was möchte der Patient und was führt ihn zu mir? (Welche Ziele sind dem Patienten krankheitsbezogen und krankheitsunabhängig wichtig?)
- Was kann ich für ihn tun? (Welche Möglichkeiten habe ich in meiner aktuellen Rolle, den Patienten angemessen zu unterstützen und zu behandeln?)
- Was soll nicht sein? (Welche Maßnahmen sind nicht angezeigt bzw. stehen im Widerspruch zu den Bedürfnissen und dem Willen des Patienten?)

FALLBERICHT

Es gelingt, den Patienten von der Sinnhaftigkeit einer kurzfristigen stationären Aufnahme zur Durchführung einer i.v. Antibiose mit Clindamycin/Cephalosporin und einer nicht invasiven Cough-Assist-Behandlung zum Sekretmanagement zu überzeugen. Bei stärkerer Atemnot, Schlafstörungen und Unruhe könnte eine palliative Sedierung erwogen werden. Mit dem Versprechen, ihn möglichst bald wieder in die häusliche Betreuung zu entlassen, willigt Herr G. in diesen Vorschlag ein. Die Übernahme auf die Palliativstation kann erst am kommenden Tag erfolgen, sodass für die Nacht auf der zentralen Aufnahmestation ein Notfallplan für die symptomatische Behandlung von Atemnot mit Morphin 2,5–5 mg s.c., von Ängsten mit Lorazepam 1 mg sublingual bei Bedarf und von Schlafstörungen mit Zopiclon erstellt wird. Auch wenn sich der Patient noch nicht in der Terminalphase bzw. unmittelbar vor der Sterbephase befindet, wird unter Verweis auf die Patientenverfügung festgelegt, dass bei lebensbedrohlicher Verschlechterung bzw. im Notfall keine intensivmedizinische Behandlung, keine Intubation oder sonstige interventionelle Maßnahme erfolgen sollten, sondern eine symptomorientierte Leidenslinderung. Am Abend erhält der Patient 25 mg Amitryptilin. Für den nächsten Tag wird auf Wunsch des Patienten ein gemeinsames Gespräch mit der Ehefrau vereinbart.

MERKE

Um eine patientenzentrierte Kommunikation zu gewährleisten, sollen Palliativpatienten mit ihren Beschwerden und Bedürfnissen, mit ihren Sorgen und Ängsten, mit ihren Werten und Präferenzen, aber auch mit ihrer Belastbarkeit und ihren Ressourcen nicht nur aus dem fachspezifischen, auf die Krankheit konzentrierten Blickwinkel wahrgenommen werden, sondern es soll versucht werden, sie auch in ihrer eigenen Sicht auf ihre Befindlichkeit zu erreichen. Dabei muss die **Prognose für die erwartete Restzeit ihres Lebens besonders berücksichtigt** werden.

Die Prognose der Überlebenszeit stellt bei der großen individuellen Variabilität besonders bei Patienten mit neurologischen Erkrankungen ein sehr sensibles Thema dar und ist mit großer Unsicherheit verbunden. Dennoch sollte die **Berücksichtigung zeitlicher Aspekte** im Rahmen des Umgangs mit schwer kranken und sterbenden Menschen thematisiert werden, wodurch auch eine Orientierung im Hinblick auf die Kommunikation über Behandlungsziele und Therapiezielplanung ermöglicht wird.

Unterstützt werden kann die Einteilung von Palliativpatienten in verschiedene Phasen (rehabilitativ-präterminal, terminal und sterbend bzw. final) auch durch die sog. **Überraschungsfrage**, die es dem Behandler ermöglicht, seine Rolle im Hinblick auf Kommunikation und Therapieplanung unter Berücksichtigung prognostischer Aspekte zu bestimmen: „**Wäre ich überrascht, wenn dieser Patient im nächsten Jahr/in der nächsten Woche/in den nächsten Stunden sterben würde?**"

33.2 Todeswunsch

FALLBERICHT

Am nächsten Tag hat sich das Befinden des Patienten gebessert. Trotz der Unruhe auf der Aufnahmestation hatte Herr G. eine „gute Nacht". Im Gespräch mit dem Palliativarzt auf der Palliativstation im Beisein der Ehefrau wird erkennbar, dass Herr G. sehr gut über seine Krankheit, die Prognose und mögliche Verläufe aufgeklärt ist. Er äußert sich sehr zufrieden und lobend zur neurologischen Betreuung seiner Erkrankung, trotzdem belaste es ihn, dass er sich immer weniger selbstständig versorgen könne und er zunehmend auf die Hilfe des Pflegedienstes und seiner Frau angewiesen sei. Eine NIV habe er einige Wochen lang ausprobiert, aber nicht als Entlastung empfunden, sodass er nur mit einer Sauerstoffbrille zurechtzukommen versuche. Hauptproblem seien inzwischen die zunehmenden Schluckstörungen, die die Nahrungsaufnahme erschweren. Herr G. lebt seit 10 Jahren in einer Lebenspartnerschaft, die er vor 10 Monaten auch unter dem Eindruck seiner Erkrankung „legalisiert" hat. Aus erster Ehe gibt es zwei erwachsene Söhne, zur Mutter der Söhne sei der Kontakt schwierig bzw. abgebrochen. Eine detaillierte Patientenverfügung liegt vor, in der sich der Patient gegen jegliche Form der invasiven Beatmung, gegen Reanimation, gegen künstliche Ernährung und PEG ausspricht und eine palliative Sedierung im Falle unkontrollierter Atemnot bzw. Angstzuständen gewünscht wird. Die jetzige Ehefrau wird als Vorsorgeberechtigte benannt. Er habe zwar durchaus Lebensmut und immer noch den Wunsch trotz der zunehmenden Hilflosigkeit Freundschaften und Bekanntschaften zu pflegen sowie gemeinsam mit der Ehefrau „schöne Erlebnisse" zu organisieren (z.B. den Besuch einer Kunstausstellung), aber er spüre auch den Drang bei nachlassender Kraft seinem Leben selbst ein Ende zu setzen. Für ihn sei eigentlich ganz unverständlich, dass es in Deutschland keinen Anspruch auf ärztliche Hilfe zum Sterben gebe wie in der Schweiz. Herr G. ist bei dieser Mitteilung – auch durch die ALS bedingten dysarthritischen Schwierigkeiten, sich sprachlich verständlich zu machen – sehr aufgeregt, aber auch gefasst und bestimmt.

Frau G. schüttelt dabei den Kopf, eigentlich kann sie sich mit der ganzen Situation gar nicht abfinden. „Er hat doch alles immer organisiert in unserem Leben und nun auch noch den Tod?" Auch wenn sie immer mehr spüre, wie sehr sie an ihre körperlichen und psychischen Grenzen gelange, sei sie bereit, alles Notwendige zu tun, aber sie wisse auch, wie wichtig es ihm sei, alles und sich im Griff zu haben.

INFO

Die **Prävalenz des „Todeswunsches"**, d.h. des Wunsches nach einem vorzeitigen Sterben bzw. einer vorzeitigen Lebensbeendigung wird bei Patienten mit

Krebserkrankungen in der Palliativsituation mit einer Spannweite von 8–22 % angegeben (Mystakidou et al., 2006). Ein internationaler und für die Palliativmedizin repräsentativer Expertenkreis hat im Konsens den „Wish to hasten death" (Wunsch nach Beschleunigung des Sterbens) definiert als *„eine Reaktion auf ein Leiden im Kontext einer lebensbedrohlichen Erkrankung, bei der der Patient keinen anderen Ausweg sieht als ein beschleunigtes Sterben. Dieser Wunsch kann spontan oder auf Nachfrage geäußert werden und muss unterschieden werden von der Akzeptanz des bevorstehenden Todes und dem Wunsch, möglichst rasch auf natürliche Weise zu sterben. Der Wunsch den Tod zu beschleunigen kann durch einen oder mehrere Faktoren entstehen. Hierzu gehören: physische Symptome (entweder aktuell oder antizipiert), psychologischer Distress (z. B. Depression, Hoffnungslosigkeit, Angst), existenzielles Leiden (z. B. Verlust von Lebenssinn) oder soziale Aspekte (z. B. das Gefühl eine Last zu sein)."*

(Jox et al., 2008; Jonen-Thielemann, 2006)

Der Wunsch nach Lebensverkürzung bzw. ein Todeswunsch ist auch bei palliativmedizinisch betreuten ALS-Patienten nicht selten anzutreffen. In einer Untersuchung von Jox et al. (2008) äußerten 37 % der ALS-Patienten einen Wunsch nach Lebensverkürzung. Während die Hälfte der Patienten suizidale Gedanken hatte, wurden suizidale Pläne und tatsächliche Versuche von 24 % bzw. 6 % berichtet. 44 % der Patienten konnten sich vorstellen, ihren Arzt um Beihilfe zum Suizid bzw. Tötung auf Verlangen zu bitten. 25 % der Patienten hatten bereits mit jemandem über ihren Wunsch nach Lebensverkürzung gesprochen, in keinem Fall jedoch mit ihrem Arzt. Nur 9 % der Angehörigen gaben an, jemals mit dem Patienten über die Möglichkeit der Lebensverkürzung geredet zu haben. Der Wunsch nach Lebensverkürzung zeigte signifikante Korrelationen mit Depression und Einsamkeit. Hinter jedem Todeswunsch verbirgt sich eine Not, die auf der körperlichen, psychosozialen, existentiell-spirituellen und lebensanschauliche Ebene ergründet werden sollte. **Das Vorliegen von Todeswünschen schließt gleichzeitig bestehende Lebenswünsche in keiner Weise aus.** Dies verdeutlicht, dass hier nicht nur besondere kommunikative Herausforderungen für die palliative Betreuung vorliegen, sondern sich auch die Frage stellt, ob und in welcher Form psychiatrische, psychologische oder seelsorgerische Beratung und Unterstützung notwendig sind.

MERKE

Ärzte sollten das Thema „Sterbe- oder Todeswunsch" bei Patienten und Angehörigen offen und empathisch ansprechen, wobei es wichtig ist zu erkennen, ob mit Todeswunsch „nur" der Wunsch nach vorzeitigem Sterben gemeint ist, eine behandlungsbedürftige Suizidalität bei Depression vorliegt oder aber konkrete und unter Umständen geplante Szenarien der Lebensbeendigung und eventuell damit verbundenen Hilfestellungen (Beendigung lebensverlängernder Maßnahmen, Tötung auf Verlangen, Suizidbeihilfe) verlangt werden.

Die Komplexität und Mehrdimensionalität des Phänomens Todeswunsch benötigt eine Bereitschaft, individuelles Leid aus des Perspektive des Betroffen zu verstehen und die Patientenperspektive zu berücksichtigen. Die Haltung des Arztes und anderer Begleiter bei einem Patienten mit Todeswunsch sollte zugewandt, interessiert und im Grundsatz empathisch respektierend sein. Dabei ist Respektieren nicht gleichzusetzen mit Akzeptieren bzw. der Zustimmung in die gewünschte Lebensbeendigung. **Empathisches Respektieren** bedeutet, sich ein Stück weit in die Perspektive des Patienten hineinzuversetzen und sich mit dem Wunsch des Patienten zu identifizieren. Empathisches Respektieren bedeutet auch, nach den Auslösern und Ursachen des Todeswunsches zu fragen und diese zu bestimmen, um hier evtl. auch Ansätze zur Behandlung zu finden.

FALLBERICHT

Sowohl im Erstgespräch wie auch in Einzelgesprächen wird in den folgenden Tagen deutlich, dass eine unmittelbare Suizidalität nicht gegeben ist, der Patient vielmehr ein stabiles und möglichst beschwerdearmes Umfeld sucht, das ihm Sicherheit und Kraft für die aus seiner Sicht bevorstehenden letzten Wochen in der häuslichen Umgebung verschafft. Die zur stationären Aufnahme führenden Symptome der Atemnot haben sich unter der Antibiotikatherapie und einer regelmäßigen Morphin Medikation gebessert. Die Atmung ist zwar erschwert, aber am meisten störend sind die Schluckstörungen, die die Nahrungsaufnahme und das Sprechen beeinträchtigen. Am liebsten möchte er noch zwei Monate durchhalten, dann seien seine Frau und er ein Jahr verheiratet (vorher gibt es für die Witwe keine Versorgungsansprüche). „Viel länger wird die Kraft nicht reichen". Er spüre auch, wie die ganze Krankheitssituation und auch seine Stimmungsschwankungen seine Frau belasten würden. Wichtig sei ihm, dass er die letzte Lebenszeit zu Hause verbringen könne, auch wenn das vielleicht für seine Frau schwierig sei. Finanzielle Versorgungsprobleme gebe es nicht, da er sein Lokal verkauft habe und die Rente ausreichend sei. Die Frage, wie und wann er seinem Leben einigermaßen würdig ein Ende setzen könne, beschäftige ihn andauernd – er hoffe sehr, dass ihm ein befreundeter Arzt die nötigen Medikamente besorge. „Aber es gibt ja auch andere Wege" deutet er an und versucht eine Schießbewegung zu machen. Eine weitergehende psychotherapeutische oder seelsorgerische Begleitung lehnt Herr G. ab. Als „Ausweg", den Todeswunsch auf aggressive Weise umzusetzen, informiert der Palliativarzt den Patienten über die **Möglichkeit des freiwilligen Verzichts auf Nahrung und Flüssigkeit (FNFV)**. In verschiedenen Gesprächen werden vermutlicher Zeitverlauf, eventuell auftretende Symptome wie Hunger- und Durstgefühle, Verwirrtheit, Ängste, Atemnot und Krämpfe sowie die Möglichkeit ihrer Linderung durch Mundpflege, medikamentöse Maßnahmen inklusive palliativer Sedierung mit dem Patienten und seiner Ehefrau besprochen. Die Ehefrau kann sich vorstellen, die Entscheidung ihres Mannes zu akzeptieren, kann sich aber ein solches Sterben ihres Mannes zu Hause nicht vorstellen. Da der Patient auf die Entlassung in die häusliche Umgebung drängt, wird unter Einbeziehung des bisher schon in der Betreuung engagierten Pflegedienstes und des Hausarztes das weitere Vorgehen im Rahmen der vorausschauenden Versorgungsplanung (Advance Care Planning/ACP) eingeleitet. Gleichzeitig möchte der Palliativarzt nochmals die Frage des sehr entschiedenen Todeswunsches von Herrn G. und den möglichen Umgang damit durch FNFV im Rahmen einer ethischen Beratung zur Diskussion stellen.

33.3 Advance Care Planning

INFO
Die **„vorausschauende Versorgungsplanung"** (Coors und Jox, 2015) oder **„Behandlung im Voraus Planen (BVP)"** (Nauck und Marchmann, 2016) beschreibt einen systematisch begleiteten Kommunikations- und Implementierungsprozess zwischen Patienten, Angehörigen und den an der Behandlung des Patienten beteiligten Personen. Der Prozess umfasst die bestmögliche Sensibilisierung, Reflexion, Dokumentation und ggf. klinische Umsetzung der Behandlungspräferenzen von Patienten hinsichtlich künftiger hypothetischer klinischer Szenarien. Im deutschsprachigen Raum werden verschiedene Begriffe u.a. auch „gesundheitliche Vorsorgeplanung" oder „gesundheitliche Vorausplanung" oder „Vorsorgedialog" für das englische *Advance Care Planning* (ACP) verwendet. Einen einheitlichen Terminus gibt es nicht.
Ziel der vorausschauenden Versorgungsplanung ist die bestmögliche Umsetzung der individuellen Präferenzen des betroffenen Patienten und seiner Angehörigen. Diese Präferenzen beziehen sich nicht nur auf das übergeordnete Therapieziel (Lebensverlängerung und/oder Lebensqualität in einer palliativen Situation) und die dazu notwendigen Therapieentscheidungen, sondern ebenso auf Präferenzen und Prioritäten in der verbleibenden Lebenszeit, z.B. hinsichtlich Lebensgestaltung, Lebensort, Sterbeort oder Versorgungsgestaltung. Es sollen auch Präferenzen und Prioritäten für Notfallsituationen eingeschlossen werden, in welchen der Patient nicht (mehr) selbst entscheidungsfähig ist.

Die **vorausschauende Versorgungsplanung** ist ein Prozess und kann in mehreren Gesprächen stattfinden. Die Gespräche sollen frühzeitig angeboten bzw. mit Einverständnis des Patienten durchgeführt werden. Ein Wiederaufgreifen der Versorgungsplanung sollte insbesondere nach Krankheitsphasen angeboten werden, die mit einer erheblichen Veränderung von Prognose und/oder Lebensqualität einhergehen; auch Ereignisse im Umfeld des Patienten können diesen veranlassen, seine „Behandlung im Voraus planen" zu präzisieren oder zu modifizieren.
Die vorausschauende Versorgungsplanung ist selbstverständlich nur ein Angebot und wird nicht von allen Patienten gewünscht. Insbesondere die Festlegung auf Therapieentscheidungen für zukünftige, hypothetische Situationen im Falle einer fehlenden Entscheidungsfähigkeit fällt vielen Patienten schwer. Im Falle, dass der Patient eine vorausschauende Versorgungsplanung ablehnt, ist dies zu respektieren.
In Abstimmung mit dem Patienten sollen, wann immer möglich, Vorsorgebevollmächtigte, gesetzliche Betreuer und/oder Angehörige mit einbezogen werden, um eine Entwicklung und Reflexion der

autonomen Festlegungen des Patienten im Kontext seiner sozialen Beziehungen zu ermöglichen, die Angehörigen an diesem Entwicklungsprozess zu beteiligen und insbesondere dem designierten Vertreter einen unmittelbaren Zugang zu Hintergrund und Inhalt der Patientenpräferenzen zu verschaffen. Gespräche zur vorausschauenden Versorgungsplanung sollten durch Informationsmaterialien unterstützt und transparent dokumentiert werden.

Wesentlicher **Gegenstand zur „Behandlung im Voraus planen"** soll sein:

- Umfang und Grenzen der Behandlung im Fall (erkrankungs-)typischer sowie häufiger und möglicher Szenarien und Komplikationen
- Individuelle Präferenzen hinsichtlich der Versorgung in der letzten Lebensphase, des Betreuungs- und Sterbeorts sowie ggf. der Bestattung
- Benennung eines Vorsorgebevollmächtigten durch eine Vorsorgevollmacht oder Vorschlag eines Betreuers, Anpassung der Patientenverfügung im individuellen Krankheitsverlauf sowie Anweisung für Notsituation

33.4 Ethikberatung

Ethikberatung durch einen im Umgang mit ethischen Fragestellung kompetenten Moderator sollte immer dann erfolgen, wenn in der ethischen Beurteilung einer klinischen Frage Unsicherheit besteht, z. B. bei Therapiezieländerung gegen den Willen des Patienten, Umgang mit unangemessenen Forderungen und Vorstellungen von Patienten und Angehörigen (z. B. zur nicht indizierten Maximaltherapie oder zur Therapiebegrenzung) oder bei Wahrnehmung eines Konflikts zwischen der ethischen Verpflichtung, die Selbstbestimmung zu respektieren, und der Verpflichtung für ihn eine mit hoher Wahrscheinlichkeit nützliche Behandlung zu realisieren. Unsicherheit kann außerdem bestehen bei Konflikten im Umgang mit Wünschen nach vorzeitiger Lebensbeendigung, Konflikten im Team, wobei zu bestimmte Maßnahmen Dissens besteht, z. B. zur künstliche Flüssigkeitsgaben und Ernährung am Lebensende, Zulässigkeit der palliativen Sedierung bzw. zum Zeitpunkt ihres Beginns, zur Aufklärung, zum freiwilligen Nahrungs- und Flüssigkeitsverzicht und zu Todeswünschen.

Die Ethikberatung bei Palliativpatienten mit dezidiertem Todesverlangen kann helfen, eventuell unterschiedliche Einschätzungen eines Patienten und seiner Todeswünsche zu reflektieren, von eigenen Vorstellungen, Wünschen und Phantasien abzugrenzen und die eigene Haltung bzw. den pragmatischen Umgang mit dem Wunsch nach Hilfe zur bzw. bei der Lebensbeendigung unter Berücksichtigung anerkannter ethischer Prinzipien zu bewerten. Eine Ethikberatung gibt Empfehlungen, die die eigene moralische Verantwortung nicht ersetzen können, sondern die dazu beitragen, im Spannungsfeld der Grundprinzipien medizinischer Ethik (Respekt vor Autonomie, Benefizienz, Non-Malefizienz und Gerechtigkeit) moralische Begründungen für das eigene Handeln zu unterstützen.

33.5 Freiwilliger Verzicht auf Nahrung und Flüssigkeit (FVNF)

FALLBERICHT

Im Rahmen des ACP wird festgelegt, dass die derzeit vorwiegend durch den Hausarzt, den Neurologen sowie den Pflegedienst durchgeführte häusliche Betreuung durch die Möglichkeiten der SAPV in Form der Versorgungskoordination bzw. der additiv unterstützende Teilversorgung unterstützt werden sollte. Insbesondere die 24-Stunden-Erreichbarkeit des SAPV-Teams wird von Herrn G. und seiner Frau als hilfreich angesehen. Da Herr G. invasive Maßnahmen inklusive der künstlichen Ernährung über PEG ablehnt, konzentriert sich die Versorgung auf symptomorientierte Maßnahmen zum Sekretmanagement und zur Linderung der Schluckbeschwerden durch Logopädie, Ernährungsberatung zur angepassten Nahrungsaufnahme und supplementärer Ernährungsunterstützung, Physiotherapie und Atemtherapie. Eine psychologische, seelsorgerische und ehrenamtliche Begleitung wird abgelehnt. Bei Zunahme der Atemnot könnte eine erneute Aufnahme auf der Palliativstation erfolgen, um eine palliative Sedierung durchzuführen. Im Einverständnis mit dem Patienten wird mit dem

SAPV-Team der Wunsch nach Beihilfe zum Suizid besprochen. Es wird deutlich, dass die Verordnung von dazu geeigneten Medikamenten im Selbstverständnis des SAPV-Arztes nicht zu den Aufgaben der Palliativversorgung gehöre. Als Möglichkeit wird erneut auf den FNFV, das Sterbefasten hingewiesen, wobei Herr G. ja die Möglichkeit habe, diesen Wunsch jederzeit (zumindest in den ersten Tagen, bis der unmittelbare Sterbeprozess einsetzt und nicht mehr aufhaltbar ist) rückgängig zu machen. Es wird die Bereitschaft des SAPV-Teams signalisiert, das durch das Sterbefasten eingeleitete Sterben in der häuslichen Umgebung palliativ durch leidenslindernde Maßnahmen zu begleiten, sollte Herr G sich dazu entscheiden. Die Ehefrau kann sich dies schwer vorstellen, sodass auch die Möglichkeit einer Hospizaufnahme angedacht, aber nicht weiter konkretisiert wird.

Die nächsten Wochen sind bei 2–3 Besuchen des SAPV-Teams pro Woche, regelmäßiger Versorgung durch das Pflegeteam und intensiver logopädischer und physiotherapeutischer Betreuung zumindest trotz gewisser Schwankungen des Befindens von einer Symptomkonstanz gekennzeichnet und insofern auch von Erfolg geprägt, dass es Herrn G ermöglicht wird, im Garten seines Hauses zusammen mit Freunden seinen 63. Geburtstag zu feiern. Die Nahrungsaufnahme wird allerdings immer schwieriger. Eine erneute Notfallbehandlung im Krankenhaus erfolgt nicht. Wenige Tage nach der Geburtstagsfeier, informiert das SAPV-Team darüber, dass sich Herr G. nunmehr – nachdem in den letzten Tagen die Verständigung immer schwieriger wurde und die Schluckbeschwerden zugenommen hätten – zum Nahrungs- und Flüssigkeitsverzicht entschieden habe und damit begonnen habe. Die Ehefrau sei zwar tapfer, könne aber weder mit der Unruhe des Patienten noch mit ihrer eigenen Angst umgehen. Der sterbende Patient und seine Frau werden nun täglich vom SAPV-Team besucht. Eine Hospizaufnahme wird von Herrn G., der immer noch ansprechbar ist, kategorisch abgelehnt. Hungergefühle sind nicht festzustellen, aber trotz intensiver Mundpflege bringt Herr G. zum Ausdruck, dass er unter Durstgefühlen, Angst und Atemnot leide. Dennoch möchte er nicht sediert werden und das Sterben kontrollieren. Nach 6 Tagen verlangt er nach einer Flasche Bier, die er trotz der Schluckprobleme auch relativ problemlos trinkt, um dann das Sterbefasten fortzusetzen. Es wird vereinbart, seine Unruhe, die Ängste und eventuell auftretende Durstgefühle durch eine palliative Sedierung zu lindern. Im Einverständnis erhält Herr G. eine Pumpe zur Sedierung mit 2–5 mg/h Midazolam subkutan, bei Atemnot Morphin 2,5–5 mg subkutan bei einer Basismedikation von 25 µg Fentanyl transkutan, bei Unruhe und Schluckproblemen Haloperidol 1 mg subkutan. Trotz der Sedierung kommt es nach 2 Tagen zu stärkerer Unruhe und deliranten Symptomen, die durch zusätzliche Gaben von Haloperidol behandelt werden. Drei Tage nach Beginn der Sedierung, 10 Tage nach Beginn des FVNF stirbt Herr G. in der häuslichen Umgebung. Seine Ehefrau bedankt sich beim SAPV-Team für die würdige Sterbebegleitung, auch wenn die letzten Tage für sie sehr lang und schmerzlich gewesen seien.

INFO

Der Verzicht auf Essen und Trinken, mit dem Ziel, den Tod rascher herbeizuführen, ist eine schon seit der Antike praktizierte, heute jedoch relativ selten angewendete Möglichkeit, den Sterbeprozess zu beschleunigen. In der Populärsprache wird der **freiwillige Verzicht auf Nahrung und Flüssigkeit (FVNF)** auch „Sterbefasten" genannt, wobei nicht die religiöse Bedeutung des Fastens zum Ausdruck gebracht wird, sondern die Erfahrung, dass freiwillige Formen des Nichtessens bzw. Nichttrinkens viel seltener und weniger mit Hunger- und Durstgefühlen verbunden sind als die Formen des Fastens, bei denen Nahrung und Flüssigkeit vorenthalten wird (> Kap. 37). Insofern wird Sterbefasten zunehmend auch in den Medien öffentlich als Alternative zur Sterbehilfe propagiert. Eine Untersuchung aus den Niederlanden im Jahre 2009 zeigte, dass ca. 2,1 % der Todesfälle durch freiwilligen Nahrungs- und Flüssigkeitsverzicht erfolgen, die zu den fast 4,5 % „legalen" Euthanasietodesfällen als weitere Form selbstbestimmten Sterbens hinzugefügt werden können (Chabot und Goedhart, 2009). Eine in Deutschland durchgeführte Befragung von Palliativmedizinern und Hausärzten im Jahre 2014 ergab, dass fast zwei Drittel (62 %) der antwortenden Ärzte in den letzten 5 Jahren mindestens einen Patienten beim FVNF betreut hatten. Ein Fünftel (21 %) gab an, dass sie durchschnittlich einen Patienten pro Jahr beim FVNF begleiteten. Die Begleitung eines Patienten beim FVNF wird in der Regel als **„normale" Sterbebegleitung** angesehen und nicht als ärztlich assistierter Suizid (Hoekstra et al., 2015). Dem entspricht auch, dass die Deutsche Gesellschaft für Palliativmedizin (DGP) den FVNF nicht als ärztlich assistierten

Suizid angesehen hat und sich diese Form der Begleitung für Patienten mit dezidierten Sterbehilfe- bzw. Suizidhilfewünschen als Ausweg vorstellen könnte (Tolmein, 2017).

In der sog. **Sterbehilfedebatte** wird die Frage diskutiert, ob der FVNF als eine Form des Suizids zu bewerten ist und damit auch die Begleitung eines Menschen, der sich zum Sterbefasten entscheidet, als eine Form der Suizidbeihilfe zu verstehen ist. Zur Abgrenzung Sterbefasten und Suizid schreibt Bickhardt: „Der Suizident legt den genauen Zeitpunkt seines Todes fest und erlebt in der Regel sein Sterben nicht. Beim FVNF kann nur der Beginn festgelegt werden, das Sterben wird vom Betroffenen und seinen Begleitern durchlebt und die Dauer des Sterbens ist ungewiss. Er überlässt damit dem Unverfügbaren Raum. Der Umgang mit dieser Frage berührt ethische, juristische, medizinische, berufsethische und weltanschauliche Aspekte." *(Bickhardt, 2015;* Gudat und Neuenschwander, 2009*)*

In der Regel und abhängig vom Allgemeinzustand und der Ernährungssituation bei Beginn des FVNF bzw. vom Ausmaß der Flüssigkeitsrestriktion tritt der Tod in ca. 1–3 Wochen ein, es kann allerdings auch wesentlich länger dauern. Das Hungergefühl nimmt rasch ab und meist schon ab dem dritten oder vierten Fastentag verschwindet es fast gänzlich. Auch scheint eine zunehmende Euphorisierung aufzutreten. So berichten Heilfastende z. B. regelmäßig von euphorischen Gefühlen. Die Ursache dafür liegt in der Bildung von Ketonen, die das Opioid-System im Gehirn aktivieren. Eine Untersuchung aus den Niederlanden bei 96 Patienten mit FVNF zeigte, dass zu den Hauptbeschwerden in den letzten 3 Tagen vor dem Tod Schmerz (14 %), Durst (7 %) und Delir (6 %) gehörten, während für ca. die Hälfte der Verstorbenen keine belastenden Symptome registriert wurden (S3-Leitlinie Palliativmedizin, 2015). Um Kommunikationsfähigkeit und möglichst lange geistige Klarheit bis kurz vor dem Tod zu ermöglichen, wird von einigen Autoren empfohlen, täglich ca. 40 ml Flüssigkeit zu sich zu nehmen, um die Harnstoffausscheidung anzuregen, was allerdings auch mit einer Verlängerung des Sterbeprozesses verbunden sein kann. Eine gute Mundpflege mit Befeuchtung der Schleimhäute kann die unangenehme Mundtrockenheit wesentlich besser lindern als eine Flüssigkeitszufuhr (Gudat und Neuenschwander, 2009).

MERKE

Wenn Patienten, die sich für einen FVNF entscheiden, gleichzeitig wünschen, sediert zu werden, um ihren Sterbeprozess nicht bewusst erleben zu müssen, sollte – wie bei jeder **palliativen Sedierung** – geprüft werden, ob eine Indikation für eine solche leidenslindernde Maßnahme vorliegt. Allein der Wunsch durch eine kontinuierliche, tiefe Sedierung und FVNF „im Schlaf zu sterben" stellt keine ausreichende Indikation für ein solches Vorgehen dar.

Was wäre, wenn …

- … Herr G. auf die Verschreibung einer potenziell tödlichen Medikation gedrängt hätte, um seinen Sterbezeitpunkt selbstbestimmt wählen zu können und durch diese Sicherheit seine Lebensqualität gebessert worden wäre?
  – Da die Selbsttötung keine Straftat ist, kann auch die Beihilfe dazu nicht bestraft werden. Für den Arzt besteht die Schwierigkeit, eine solche Handlung mit seinem ärztlichen Ethos zu vereinbaren, zumal ein Therapieziel Tod als Indikation empirisch nicht zu begründen ist. In den „Grundsätzen der Bundesärztekammer zur ärztlichen Sterbebegleitung" gehört die Beihilfe zur Selbsttötung nicht zu den ärztlichen Aufgaben. Die Grundsätze sind im Hinblick auf die ethische Legitimation der ärztlichen Suizidbeihilfe eher restriktiv. Während die „Tötung auf Verlangen" nach den höchstrichterlichen Entscheidungen im Februar 2020 aus juristischer Sicht weiterhin verboten ist, kann ein Anspruch auf Beihilfe zur Selbsttötung in Ausnahmefällen gegeben sein.
- … Herr G. seinen Arzt um eine Überdosis einer sedierenden Medikation „die Todesspritze" gebeten hätte?
  – Hier ist der Arzt sowohl strafrechtlich (§216) wie auch vom Berufsrecht abge-

deckt: Tötung auf Verlangen ist verboten. Siehe hierzu auch die Grundsätze der Bundesärztekammer zur ärztlichen Sterbebegleitung.
- … die Ehefrau die Sterbephase ihres Mannes nicht ausgehalten hätte, weil sie seinen Hungertod nicht mit ansehen hätte können?
  – Die sorgfältige und einfühlsame Aufklärung der Angehörigen zum Sterbefasten ist eine große kommunikative Herausforderung, insbesondere mit der Information, dass es eigentlich aus verschiedenen Gründen kein Suizid ist, dass der Betroffene nicht wegen des Sterbefastens stirbt, sondern an seiner Grunderkrankung und dass der freiwillige Verzicht auf Essen und Trinken in der Regel nicht mit Hungergefühlen verbunden ist.

LITERATUR

Balaguer A et al. An international consensus definition of the wish to hasten death and its related factors. PLoS One, 2016; 11.1: e0146184.

Bickhardt J. Kommentar zum Fall „Freiwilliger Verzicht auf Flüssigkeit und Nahrung im Endstadium einer unheilbaren Erkrankung" Ethik Med, 2015; 27(3): 235–237.

Chabot BE, Goedhart A. A survey of self-directed dying attended by proxies in the Dutch population. Soc Sci Med, 2009; 68: 1745–1751.

Coors M, Jox R. (Hrsg.). Advance care planning: Von der Patientenverfügung zur gesundheitlichen Vorausplanung. Stuttgart: Kohlhammer Verlag, 2015.

Erweiterte S3-Leitlinie für Palliativmedizin für Patienten mit einer nicht heilbaren Krebserkrankung; Langversion 2.01 – Dezember 2018; Leitlinienprogramm Onkologie, AWMF-Registernummer: 128/001OL.

Frerich G. Der Umgang mit Todeswünschen von Patienten in der spezialisierten Palliativmedizin. Diss. Universität zu Köln, 2017.

Gudat H, Neuenschwander H. Hydratation in der palliativen Betreuung. BIGORIO 2009. Palliative, 2010; ch 4: 1–4.

Hoekstra NL et al. Bewertung des freiwilligen Verzichts auf Nahrung und Flüssigkeit durch palliativmedizinisch und hausärztlich tätige Ärztinnen und Ärzte. Ergebnisse einer empirischen Umfrage (N = 255). Palliativmedizin, 2015; 16: 68–73.

Jox R J et al. Der Wunsch nach Lebensverkürzung bei Patienten mit Amyotropher Lateralsklerose. Zeitschrift für Palliativmedizin, 2008a; 9(03): PW_238.

Jox R J et al. Substitute decision making in medicine: comparative analysis of the ethico-legal discourse in England and Germany. Med Health Care Philos, 2008b; 11(2): 153–163.

Mystakidou K et al. The role of physical and psychological symptoms in desire for death: a study of terminally ill cancer patients. Psychooncology, 2006; 15(4): 355–360.

Nauck F, Marckmann G. Behandlung im Voraus planen (Advance Care planning): ein neues Konzept zur Realisierung wirksamer Patientenverfügungen. Zeitschrift für Palliativmedizin, 2016; 17(4): 177–195.

Müller-Busch H C, Simon A, Schildmann J. Ethik in der Palliativmedizin. Zeitschrift für Palliativmedizin, 2007; 8(2): 57–68.

Müller-Busch H C. Freiwilliger Nahrungs- und Flüssigkeitsverzicht am Lebensende. In: Bormann FJ (ed.). Lebensbeendende Handlungen: Ethik, Medizin und Recht zur Grenze von ‚Töten' Und ‚Sterbenlassen'. Berlin: De Gruyter, 2017. S. 531–542.

Stiel S, Radbruch L. Prognosestellung bei schwer kranken Menschen. Zeitschrift für Palliativmedizin, 2014; 15(03): 109–121.

Tolmein O, Simon A, Ostgathe C, Alt-Epping B, Melching H, Radbruch L et al. Verbot der geschäftsmäßigen Förderung der Selbsttötung. Balanceakt in der Palliativmedizin. Deutsches Ärzteblatt, 2017; 114: 302–307.

KAPITEL 34

Irmgard Stief

Sie sind „der Kapitän" und wir „der Steuermann"

FALLBERICHT

Frau A., 49 Jahre alt, kommt auf Vermittlung der leitenden Psychologin einer Klinik für Psychiatrie und Psychotherapie auf unsere Palliativstation. Dort ist sie aufgrund einer Anpassungsstörung nach Mitteilung der Diagnose eines diffus metastasierten Ovarialkarzinoms 15 Monate zuvor stationär behandelt worden. Frau A. führt die begonnene Psychotherapie nach dem stationären Psychiatrieaufenthalt ambulant weiter. Aktuell wenden sich Frau A. und ihr Mann hilfesuchend an die behandelnde Psychologin, da sich der Allgemeinzustand von Frau A. akut verschlechtert hat. Eine Aufnahme auf der Palliativstation wird Frau A. in Absprache mit dem Aufnahmearzt und der Pflege zeitnah angeboten.

In der gemeinsamen ärztlich-pflegerischen Aufnahme wird eine große physische und psychische Symptomlast deutlich, die gekennzeichnet ist durch drückende Schmerzen im gesamten Bauchraum, Lymphödeme beider Beine, Übelkeit, einen schmerzbedingt gestörten Schlaf, eine Kachexie, innere Unruhe, Müdigkeit und Schwäche. Ein weiteres Thema ist die Krankheitsverarbeitung. Der Ehemann überlegt weitere Therapieoptionen, Frau A. fühlt sich dadurch sehr unter Druck gesetzt und zeigt sich zunächst unentschieden.

Die psychisch sehr angespannte Situation scheint massive Auswirkungen auf die physischen Symptome zu haben und umgekehrt.

34.1 Sozialarbeiterische Bedarfsklärung

Seitens des stationseigenen Sozialdienstes erfolgt ein erstes orientierendes Gespräch am zweiten Tag des Aufenthalts. Im Rahmen einer **psychosozialen Anamnese** wird mittels **Genogrammarbeit** erfasst, dass Frau A. gemeinsam mit ihrem gleichaltrigen Ehemann und dem 71-jährigen Vater in einem eigenen Haus lebt. Die Ehe ist kinderlos. Das Ehepaar pflegt einen großen Freundeskreis. Es gibt viele Angebote der Unterstützung.

Die Sozialarbeiterin erfragt zudem die wohnlichen Voraussetzungen hinsichtlich Barrierefreiheit und behindertengerechter Ausstattung des Badezimmers. Auch die Versorgung mit Hilfsmitteln wird eruiert.

Frau A. arbeitet in einem Steuerberatungsbüro und ist seit vielen Wochen krankgeschrieben.

Sozialrechtlich besteht ein großer Beratungsbedarf. In etwa 4 Monaten läuft das Krankengeld von Frau A. aus und sie wünscht eine Beratung bezüglich der finanziellen Ansprüche nach der Aussteuerung. Zudem erwägt sie eine Berentung. Die Krankenkasse dränge darauf. Frau A. lässt durchblicken, dass sie aufgrund der noch zu leistenden Abzahlung ihres Hauses in eine finanziell angespannte Situation geraten sei.

INFO

Krebskranke Menschen erleben neben der Bedrohung ihres Lebens durch Krankheit häufig auch eine **Bedrohung ihrer materiellen Existenz.** Krankenkasse, Rentenversicherung und Arbeitsagentur versuchen, jeweils zu Lasten des anderen Kosten zu sparen.

Die gesetzliche Krankenkasse hat nach §51 SGB V die Möglichkeit festzustellen, ob ein Krebspatient in absehbarer Zeit wieder arbeiten kann. Kommen die Krankenkassen zu einem gegenteiligen Schluss, dürfen sie den Versicherten in Rente schicken. Sie tun dies, indem sie Krebspatienten zu einem immer früheren Zeitpunkt bedrängen, eine medizinische Rehabilitation oder eine Maßnahme zur Teilhabe am Arbeitsleben zu beantragen. Stellt ein Patient den Reha-Antrag nicht fristgerecht (nach §51 SGB V gilt eine Frist von 10 Wochen) oder wird von einer negativen Erfolgsaussicht des Reha- oder Teilhabe-Antrags ausgegangen, wird der Antrag automatisch in einen Rentenantrag umgewandelt (vgl.

§ 116, Abs. 2 SGB VI). Bringen Patienten die Kraft auf, einen Widerspruch gegen eine solche Entscheidung zu formulieren, wird oft versucht, sie dazu zu bewegen, den Widerspruch wieder zurückzuziehen. Kürzlich hat das Bundesversicherungsamt in einem Schreiben an die Krankenkassen darauf hingewiesen, dass ein solches Vorgehen der gesetzlichen Kassen gegen das Sozialgesetz verstoße.

Die **Erwerbsminderungsrente** liegt derzeit im Schnitt bei 716 Euro. Krebskranke Menschen landen durch eine Berentung oft binnen kurzer Zeit in prekären Verhältnissen, soweit sie nicht anderweitig finanziell abgesichert sind.

Ob eine Berentung finanziell sinnvoll ist, kann leicht festgestellt werden, indem die zu erwartende Erwerbsminderungsrente, die jährlich von der zuständigen Rentenversicherung mitgeteilt wird, dem Krankengeld gegenübergestellt wird. Nur wenn die zu erwartende Erwerbsminderungsrente höher ausfällt als das Krankengeld, ist bei Vorliegen der Voraussetzungen ein entsprechender Rentenantrag zu stellen.

34.1.1 Sozialrechtliche Beratung

Mit Frau A. wird ein Familiengespräch zusammen mit ihrem Ehemann terminiert, in dem detailliert auf ihre sozialrechtlichen Fragestellungen eingegangen werden kann. Ein weiteres Thema werden die zukünftigen Versorgungsmöglichkeiten sein.

Die sozialrechtlichen Fragestellungen sind nie Selbstzweck, sondern müssen immer in einem Palliative-Care-Zusammenhang gesehen werden. Das **Palliative-Care-Konzept** begreift den lebensbegrenzend erkrankten Menschen und seine Zugehörigen in seiner physischen, psychischen, sozialen und spirituellen Dimension und weiß um die gegenseitige Bedingtheit.

FALLBERICHT

In einem ersten Familiengespräch wird Frau A. zusammen mit ihrem Ehemann auf die gebotene Erhöhung des vorhandenen Pflegegrads 3 hingewiesen. Ein entsprechender Antrag wird mit ihr ausgefüllt und per Eilantrag (nach §18, Abs. 3, SGB XI) an die Pflegekasse gefaxt.

Bezüglich der angedachten Berentung wird schnell deutlich, dass die aktuelle Krankengeldzahlung die zu erwartende Erwerbsminderungsrente übersteigt und Frau A. deshalb die Rentenbeantragung soweit als möglich in die Zukunft verschieben sollte.

Frau A. wird beraten, dass sie nach Auslaufen des Krankengeldes in 4 Monaten Anspruch auf Arbeitslosengeld I bei der Agentur für Arbeit hat.

INFO

Das **Arbeitslosengeld I** nach §145 SGB III wird an Arbeitslose gezahlt, die gesundheitlich so beeinträchtigt sind, dass sie nicht mindestens 3 h am Tag arbeitsfähig sind. Diese „Nahtlosigkeitsregelung" soll vermeiden, dass arbeitsunfähige Arbeitslose, deren Krankengeld ausgelaufen ist, zwischen Krankenkasse, Rentenversicherungsträger und Agentur für Arbeit hin- und hergeschoben werden.

Normalerweise muss Arbeitslosengeld immer persönlich beantragt werden (§141 Abs. 1, SGB III). Im Falle der Nahtlosigkeit ist eine Sondervorschrift vorgesehen. Kann sich der Arbeitslose wegen gesundheitlicher Einschränkungen nicht persönlich arbeitslos melden, darf die Meldung ausnahmsweise durch einen Vertreter erfolgen. Eine Vollmacht muss vorgelegt werden.

Damit die **Nahtlosigkeitsregelung** greift, müssen allerdings die versicherungsrechtlichen Voraussetzungen zur Zahlung von Arbeitslosengeld I erfüllt sein und es darf z. B. der Höchstanspruch auf das Arbeitslosengeld noch nicht ausgeschöpft sein.

Der Anspruch auf das **Nahtlosigkeits-Arbeitslosengeld** kann auch in den Fällen bestehen, in denen der Versicherte bereits eine Rente wegen teilweiser Erwerbsminderung oder wegen Berufsunfähigkeit bezieht. Voraussetzung hierfür ist, dass nach Zuerkennung der Rente eine wesentliche Minderung der Leistungsfähigkeit eingetreten ist.

Die Nahtlosigkeitsregelung kommt nicht zur Anwendung, wenn der Rentenversicherungsträger bereits vor der Arbeitslosigkeit über das Vorliegen einer verminderten Erwerbsfähigkeit entschieden hat.

Das Arbeitslosengeld I nach §145, SGB III wird für längstens ein Jahr gezahlt. Nach §145 Abs. 2 SGB III muss die leistungsgeminderte Person von der Agentur für Arbeit unverzüglich aufgefordert werden, innerhalb eines Monats einen Antrag auf Leistungen zur medizinischen Rehabilitation oder zur Teilhabe am Arbeitsleben zu stellen. Sollte der Versicherte den Antrag nicht stellen, ruht das Arbeitslosengeld ab dem Folgetag, an dem die Frist abgelaufen ist.

Bei einer negativen Prognose der Rehabilitations- bzw. der Teilhabeleistung wird ein solcher Antrag automatisch als Rentenantrag gewertet.

Die Agentur für Arbeit hat gegenüber dem Rentenversicherungsträger einen Erstattungsanspruch.

Sollte es seitens der Gesetzlichen Rentenversicherung zu einer Ablehnung der Rente wegen Erwerbsminderung kommen, endet der Anspruch auf das Nahtlosigkeits-Arbeitslosengeld mit der Rechtskraft des Bescheides.
Als **Fazit** lässt sich festhalten, dass mit dem Nahtlosigkeit-Arbeitslosengeld Versorgungslücken geschlossen werden, welche durch die unterschiedlichen Leistungszustände entstehen können. Durch die Nahtlosigkeitsregelung kann die Agentur für Arbeit den Anspruch auf Arbeitslosengeld nicht deshalb verneinen, weil wegen einer nicht nur vorübergehenden Einschränkung der Leistungsfähigkeit die objektive Verfügbarkeit des Arbeitslosen nicht gegeben ist.

FALLBERICHT

Im Beratungsgespräch stellt sich heraus, dass Frau A. eine Zuzahlungsbefreiung bei der Gesetzlichen Krankenkasse bereits beantragt hat. Ein Grad der Behinderung von 100% durch das zuständige Versorgungsamt ist bereits anerkannt samt Merkzeichen „a G" (außergewöhnlich gehbehindert). Dieses Merkzeichen ist der Zugang zum blauen Parkausweis, der ein Parken auf Schwerbehindertenparkplätzen erlaubt.

Die Nutzung von **Schwerbehindertenparkplätzen** bedeutet für palliativ erkrankte Menschen oft eine deutliche Verbesserung von Lebensqualität, weil Ärzte, Apotheken etc. deutlich einfacher zu erreichen sind.

INFO
Der Zugang zum **Blauen Parkausweis** kann auf zwei Arten erfolgen:
1. Über das zuständige Landesamt:
   – Grad der Behinderung von mindestens 80 und
   – Vorliegen des Merkzeichens „a G" oder des Merkzeichens „blind"
2. Über die zuständige Straßenverkehrsbehörde:
   – Antrag an das Landesamt in Kopie
   – Ärztliches Attest, das die außergewöhnliche Gehbehinderung attestiert
   – Passbild

FALLBERICHT

In einem weiteren Familiengespräch zusammen mit Frau A., ihrem Ehemann, ihrem Vater, der Stationsärztin und der Sozialarbeiterin wird zunächst die aktuelle medizinische Situation mit massiver Metastasierung, limitierter Lebenszeit und aktueller Symptomlast besprochen. Die bei Aufnahme geschilderten Schmerzen haben sich unter Medikation deutlich verbessert. Auf die Nachfragen des Ehemanns nach möglichen Therapien wird detailliert eingegangen. Im Gespräch entscheiden sich Frau A. und ihr Ehemann gegen weitere gegen die Krankheit gerichtete Therapien.

34.1.2 Versorgungsoptionen

FALLBERICHT

Ein weiteres Thema ist die gewünschte Versorgung von Frau A. nach dem aktuellen Klinikaufenthalt. Frau A. wünscht angesichts ihrer besprochenen begrenzten Lebenserwartung eine Entlassung innerhalb der nächsten 4 Tage. Alle ambulanten und stationären Versorgungsmöglichkeiten nebst Finanzierungsmöglichkeiten werden vorgestellt. Die Familie wünscht eine Entlassung nach Hause mit SAPV-Anbindung. Der Ehemann ist aktuell aufgrund einer Sportverletzung krankgeschrieben und kann die Versorgung vorübergehend gewährleisten. Zusätzlich wird das Hinzuziehen eines ambulanten Pflegedienstes besprochen.
An Hilfsmitteln wird noch ein mobiler Treppensteiger benötigt und beantragt. Alle anderen Hilfsmittel, wie Pflegebett oder Rollstuhl, sind vorhanden. Parallel wünscht die Familie eine Anmeldung in einem stationären Hospiz, weil sich nicht alle Familienmitglieder sicher sind, die häusliche Versorgung bei entsprechender Symptomlast schultern zu können.
Frau A. gelingt es in den Gesprächen sehr gut, ihre eigenen Bedürfnisse und Wünsche zu erkennen und auszusprechen. Sie ist gleichzeitig erstaunt, wie gut es ihrem Ehemann, dem sie bislang große emotionale Distanz unterstellte, gelingt, sich auf ihre Anliegen einzulassen. Beide kennen ihre Ressourcen, aber auch ihre Grenzen.
Die Unterlagen zur Hospizanmeldung werden gemeinsam ausgefüllt und an das gewünschte Hospiz weitergeleitet.

Bezüglich der möglichen Versorgungsmodalitäten liegt die besondere Herausforderung darin, eine **sowohl für den Patienten als auch für die Angehörigen** tragfähige Lösung zu finden. **Angehörige** werden nicht nur als Ressource wahrgenommen, sondern auch in ihrer eigenen Betroffenheit, mit ihren ganz eigenen Bedürfnissen. Es ist nicht immer einfach, eine für alle passende Lösung zu finden. Oftmals braucht es einen Vermittler zwischen den Betroffenen und dem professionellen Team oder auch zwischen den Patienten und ihrer Familie.

Der **Sozialdienst einer Palliativstation** sieht sich hierbei als Schnittstelle für interne und externe Hilfemöglichkeiten und übernimmt im Rahmen des Case Managements die Organisation und anschließende Überleitung in die gewünschte häusliche und/oder stationäre Versorgung. Die Gewichtung der Bedürfnisse und die „Reiseroute" bestimmt dabei der betroffene Mensch selbst. Seine Autonomie gilt es zu achten, der palliativ erkrankte Mensch ist sozusagen der **„Kapitän"**, das Helferteam lediglich **„der Steuermann"**.

Aufgabe des Sozialdienstes ist es hierbei, diesen Prozess zu begleiten. Dafür ist es notwendig, **in Beziehung zu gehen.** Kennzeichnend sind eine empathische, wertschätzende Grundhaltung sowie ein ganzheitlicher, ressourcen- und lebensweltorientierter Blick. Es braucht die Eigenschaft, einerseits Grenzen zu wahren und Grenzen zu setzen, andererseits aber auch unkonventionelle Lösungswege zu eröffnen.

Oft werden – wie bei Frau A. – **mehrere Handlungsalternativen** gleichzeitig vorbereitet.

Besonders herausfordernd wird das Erarbeiten von Versorgungsmodalitäten durch die besondere palliative Situation, die wie folgt gekennzeichnet ist:

- Besonders komplexe Problemlagen
- Oft instabile Bezugssysteme
- Wechselnder, instabiler gesundheitlicher Zustand des Patienten

Notwendig sind neben einem entsprechenden Zeitkontingent eine **hohe Flexibilität** und **Sensibilität der Mitarbeiter des Sozialdienstes** wie auch des gesamten palliativen Teams. Immer wieder gilt es, in den täglichen Fallbesprechungen herauszuarbeiten, was der palliativ erkrankte Mensch gerade braucht, ob medizinische, pflegerische, psychosoziale oder spirituelle Aspekte im Vordergrund stehen. Auf der Grundlage einer palliativen Haltung ist eine **offene und regelmäßige Kommunikation** hierfür unabdingbar, zudem aber auch eine **gute Teamkultur** mit einem wertschätzenden Umgang und ausreichendem Wissen um die Kompetenzen und Werte der anderen Berufsgruppen.

➤ Tab. 34.1 soll zeigen, wie das Zusammenspiel der unterschiedlichen Berufsgruppen bezogen auf die psychosoziale Begleitung funktionieren kann:

FALLBERICHT

Frau A. wird auf ihren eigenen Wunsch hin 4 Tage später in schlechtem Allgemeinzustand mit SAPV-Versorgung und Einsatz eines ambulanten Pflegedienstes nach Hause entlassen.
Ihre Schmerzproblematik hat sich unter der angesetzten Medikation deutlich gebessert.

Tab. 34.1 Stufenmodell psychosozialer Begleitung (nach National Council for Hospicean Specialist Palliative Care Services)

	Stufe 1	Stufe 2	Stufe 3
Was?	Kulturelle und soziale Unterschiede erkennen und respektieren Emotionale Entlastung und praktische Hilfestellung	Erheben einer psychosozialen Anamnese Wissen um Trauerprozesse, Informationen und Beratung Qualifizierte Hilfestellung bei praktischen und emotionalen Problemen	Spezialisierte psychosoziale Begleitung Sozialrechtliche Beratung durch Sozialarbeiter Psychotherapie durch Psychotherapeut Seelsorge
Wer?	Alle Teammitglieder: Grundkenntnisse im Beziehungsaufbau und in der Kommunikation	Professionen des psychosozialen Bereichs: Sozialarbeiter, Psychologen, Seelsorger, Kunsttherapeut, Musiktherapeut, Physiotherapeut, tiergestützte Therapie Palliative-Care-Pflegekräfte Palliativmediziner	Spezifische Expertise einer Berufsgruppe nötig: Teammitglieder müssen eigene Fähigkeiten und deren Grenzen einschätzen können und bei Bedarf an andere verweisen.
	Zunehmende Spezialisierung ⟶		

Sie verbringt 2 Tage in ihrem geliebten Zuhause und kann sich dort noch von vielen ihr wichtigen Menschen verabschieden.

Dann zieht sie in ein stationäres Hospiz um, wo sie noch am selben Tag im Beisein von Ehemann und Tante verstirbt. Ihr Vater, dem sie bewusst ersparen möchte, ihre akute Sterbesituation mitzuerleben, hat zuvor den ganzen Tag bei ihr verbracht.

Was wäre, wenn …

- … die Patientin eine notwendige sozialrechtliche Beratung und die dazu gehörigen sozialarbeiterischen Interventionen abgelehnt hätte?
  - In der Praxis sind die Patienten oft sehr dankbar für die angebotene Beratung. Gerade die sozialrechtliche Beratung erweist sich oft als „Türöffner" für einen weiteren Beziehungsaufbau und die Klärung tiefgehender psychosozialer Fragestellungen.
  - Häufig können durch die Klärung sozialrechtlicher Fragestellungen Ruhe und Sicherheit in das Patienten-Zugehörigen-System gebracht werden, sodass auch auf emotionaler und kommunikativer Ebene wichtige Klärungen erfolgen können.
  - Im Falle der Ablehnung einer als notwendig erachteten Beratung würde auf die finanziellen Folgen hingewiesen.
  - Falls die Notwendigkeit einer sozialrechtlichen Beratung gesehen wird, der Patient dies aufgrund seiner schlechten gesundheitlichen Verfassung jedoch nicht erfassen kann, ist der Vorsorgebevollmächtigte der Ansprechpartner.
  - Falls keine Vorsorgevollmacht existiert und wegen fehlender Testierfähigkeit auch nicht mehr erstellt werden könnte, sollte die Anregung einer gesetzlichen Betreuung überlegt werden.

LITERATUR

Deutsche Gesellschaft für Palliativmedizin. Profil-Soziale Arbeit in Palliative Care. https://www.dgpalliativmedizin.de/sektionen/sektion-soziale-arbeit.html

Die Zeit, Doctor. So gelingt Krebspatienten der Wiedereinstieg in den Beruf. 2018. S. 16.

Jung Ch, Schmid S. Individuelle Hilfe für die letzte Routenplanung. Forum Sozialarbeit und Gesundheit, 2010; 2: 5–8.

Leitfaden für Arbeitslose, 2012.

National Council for Hospice and Specialist Palliative Care Services. Feeling better: Psychosocial Care in Specialist Palliative Care. Occasional paper, 1997; 13.

SGB III

SGB V

SGB VI

SGB XI

Wolf M. Soziale Arbeit in Hospiz und Palliative Care. Palliativmedizin, 2014; 15(1): 10–13.

KAPITEL 35

Petra Kutscheid

Ich will nicht mehr …

FALLBERICHT

Der 39-jährige Patient Herr B. wird mit akutem Abdomen in die Klinikambulanz eingeliefert Er leidet seit 6 Jahren unter Amyotropher Lateralsklerose (ALS) mit Parese mittlerweile aller Muskeln bis auf die Augenmuskeln. Seit 3 Jahren ist er beatmungspflichtig und wird heimbeatmet. Bei Einlieferung bietet er das Bild eines akuten Abdomens. Es bestehen ein starker Druckschmerz und eine Abwehrspannung im rechten Oberbauch bei liegender PEG-Sonde.

Der Patient ist klar und orientiert. Er willigt über einen Sprachcomputer mit den Augen schreibend (Eyetracking) im Beisein seiner Ehefrau zur Laparotomie ein. Am gleichen Abend wird er notfallmäßig laparotomiert. Es erfolgt eine Cholezystektomie bei akuter gangränöser Cholezystitis mit Leberbettentzündung. Postoperativ wird die Behandlung auf der Intensivstation bei Beatmungspflicht und insgesamt kritischem Allgemeinzustand mit erhöhten Entzündungsparametern fortgesetzt. Der Patient ist kreislaufstabil und wird antibiotisch behandelt. Die Medikation und parenterale Ernährung werden über einen zentralen Venenkatheter verabreicht.

Standardmäßig erhält er postoperativ Clexane (Enoxaparin-Natrium) 0,4 mg/d, dies auch wegen tiefer Beinvenenthrombose vor 4 Jahren mit Lungenembolie. Außerdem wird eine seit 2 Wochen begonnene antidepressive Medikation mit Citalopram 20 mg/d fortgesetzt. Er sei bis auf die schwere ALS-Erkrankung immer sportlich und gesund gewesen.

Sozialanamnese

Herr B. ist seit 10 Jahren verheiratet und hat zwei Kinder, einen 8-jährigen Sohn und eine 5-jährige Tochter. Er lebt zu Hause und wird von einem 24-Stunden-Intensivpflegedienst und von seiner Frau versorgt. Früher hat er als Ingenieur gearbeitet, sie war Sprechstundenhilfe. Seit seiner Beatmungspflicht arbeitet sie nur noch halbtags in einer nahen Apotheke als Aushilfe. Sie habe sich ganz auf seine Versorgung und die Kinder konzentriert.

Am Abend des ersten postoperativen Tages äußert Herr B. überraschend gegenüber den Behandlern den Wunsch zu sterben. Dies tut er in einer nicht mehr lebensbedrohlichen Situation bei guter klinischer und laborchemischer Erholung seines Zustands.

Das Behandlungsteam zieht den Palliativmediziner mit der Frage der Übernahme auf die Palliativstation hinzu.

35.1 Umgang mit Sterbewünschen

Sterbewünsche kommen bei Patienten in schwerer Krise und bei chronischer oder unheilbarer Erkrankung zu 8–22 % vor (Erweiterte S3-Leitlinie Palliativmedizin 2019). Sie sind vor allem Ausdruck schweren Leids und signalisieren häufig Sorge, existenzielle Not und Verzweiflung (Monforte-Royo et al., 2012). Sie stellen auch eine Form dar, sich mit dem womöglich nahenden eigenen Lebensende auseinanderzusetzen.

Wenn sie an den Arzt oder an Teammitglieder herangetragen werden, sind sie Zeichen des Vertrauens und des Hilferufs, wie die Forschung mittlerweile bestätigt.

Der von Herrn B. geäußerte Sterbewunsch einen Tag nach seiner Zustimmung zur Durchführung der Gallenblasenoperation legt den Verdacht nahe, dass er beispielsweise noch unter Schmerzen leidet und vielleicht auch nicht über den bereits guten Heilungsverlauf im Bilde ist.

Sterbewünsche und Todeswünsche (*wish to hasten death*) bedeuten nicht per se, dass der Patient sein Sterben beschleunigen oder tot sein möchte oder dass er diesen Anspruch an den Behandler stellt, sondern dass er für sich aktuell keinen anderen Weg mehr findet. Häufig bestehen Sterbewunsch und Lebenswunsch nebeneinander oder es besteht eine Ambivalenz dem Sterbewunsch gegenüber.

MERKE
Äußert ein Patient den Wunsch zu sterben, ist es wichtig nicht auszuweichen, sondern zuzuhören. Das Gespräch mit dem Patienten gehört zur grundlegenden Aufgabe in der Behandlung (Mayo, 2018).
Es dient sekundär der partizipativen Abstimmung weiterer Therapieentscheidungen.

Wichtig sind ein achtsames, respektvolles Vorgehen und eine sensible Kommunikation.

Sterbewünsche stellen auch für die Behandler und die Angehörigen eine besondere Belastung dar.

Die Äußerungen reichen von der Klage über das Leiden, von der Akzeptanz des eigenen Sterbens und der eigenen Endlichkeit, von der Bitte um Sterben-Lassen bis hin zur Bitte um Bereitstellung oder Verabreichung eines tödlichen Mittels. Sie wechseln auch bei demselben Patienten im Verlauf der Zeit.

FALLBERICHT

Der Palliativmediziner visitiert Herrn B. und spricht mit ihm über die Möglichkeit der Übernahme bei Behandlungsbegrenzung auf die Palliativstation. Er ist sich aber im Gespräch nicht sicher, ob dieser Weg dem Wunsch des Patienten entspricht. Er fragt sich auch, ob dieser Schritt zu diesem frühen postoperativen Zeitpunkt indiziert und vertretbar ist. Daher vereinbart er mit dem Patienten für das Team eine Ethikberatung. Der Operateur und ein Teil der Pflegekräfte empfinden außerdem eine Therapiezieländerung, insbesondere eine Beendigung der Beatmung bei dem von der Cholezystitis gerade genesenden jungen Patienten als einen Schritt in Richtung „aktive Sterbehilfe".

35.2 Therapiezielfindung und Ethikberatung

In solchen Situationen ist es ratsam, die Entscheidung zu einer Therapiezieländerung im Team ethisch zu beraten und zu reflektieren.

Bei schwierigen oder kontroversen Entscheidungen führt eine **strukturierte ethische Fallberatung** zur (An-)Erkennung und meist auch zur Lösung ethischer Konflikte. Sie bezieht alle Beteiligten ein und dient der Kommunikation relevanter Aspekte.

Ziel ist es, die **bestmögliche Versorgung im Sinne und zum Wohl des Patienten** zu erreichen, möglichst unter dem **Konsens und dem Mittragen aller Beteiligten und Betroffenen.**

Dazu ist eine **mehrstufige** ethische Fallbesprechung sinnvoll.

Bei Sterbewunsch/Todeswunsch (*wish to hasten death*) sollte der Patient dazu im geschützten Rahmen mit einer, maximal zwei Personen sprechen. Haltung und Gespräch sollten von Anteilnahme, Zuhören und der Suche nach Verstehen und Hilfe geprägt sein.

Es sollten **patientenzentrierte Gespräche** sein, die den Patienten aktiv einbeziehen.

Anschließend wird die Beratung im Team und mit den Angehörigen fortgesetzt und an den Patienten rückgebunden.

Formen der Sterbehilfe

Es handelt es sich nicht um „aktive Sterbehilfe", wenn auf der Basis des Patientenwillens eine Behandlung beendet wird, auch wenn dazu eine aktive Handlung erfolgt. Nach geltendem Recht in Deutschland handelt es sich in diesem Fall um **„Sterbebegleitung bei (passivem) Sterbenlassen"** an der Grunderkrankung (➤ Abb. 35.1).

Dennoch sind die Betroffenheit und der ethische Konflikt des Operateurs und der Pflegekräfte zu würdigen. Herr B. befindet sich nicht in einem Sterbeprozess und könnte beatmet unter Umständen noch Jahre leben (vgl. Stephen Hawking). Er hat dem Chirurgen den Behandlungsauftrag zur Cholezystektomie am Tag zuvor gegeben, zu dem auch die postoperative Behandlung gehört. Insofern gibt es gleichzeitig einen Auftrag und den Verzicht auf die Fortführung nach erfolgreicher Operation. Das ist widersprüchlich.

Ethische Konflikte

MERKE
Ethische Konflikte entstehen häufig zwischen dem Anspruch auf Achtung des Patientenwillens und Wahrung der Fürsorgepflichten.

35.2 Therapiezielfindung und Ethikberatung

Begriff	Synonyma (Deutscher Ethikrat)	Patient	Arzt	Beispiele	Fall	Recht (Deutschland)
Passive Sterbehilfe	Sterbenlassen	Sterbend	Verzicht auf lebensverlängernde Therapie „Therapiezieländerung", Basisbetreuung „Passives" Unterlassen, aber auch „aktives" Abschalten, Beenden einer Maßnahme: sowohl aktive Unterbrechung als auch passives Nichtaufnehmen	Verzicht auf: Beatmung, Reanimation, Antibiose, PEG etc.	„Traditionelles" Versterben, – BGH 17.03.2003 01.09.2009 3. Änderung Betreuungsrecht „Patientenverfügungsgesetz" „Behandlungsabbruch nicht strafbar" – BGH 25.06.2010	Keine „Unterlassung" „Behandlungsabbruch" gemäß Patientenwillen
Indirekte Sterbehilfe	Therapie am Lebensende	Sterbend Symptome, die medizinische Hilfe erfordern: Schmerzen, Panik, Übelkeit, Atemnot, Hunger, Durst, Pflegebedürftigkeit	Palliativmedizin, Basisbetreuung: menschenwürdige Unterbringung, Zuwendung, Körperpflege, Lindern von Schmerzen, Atemnot, Übelkeit, Stillen von Hunger und Durst → **Passives Unterlassen, aktive Schmerzmittelgabe ohne Tötungsabsicht**	Schmerztherapie, Symptomkontrolle, palliative Sedierung unter Inkaufnahme des früheren Versterbens (double effect)	Beispiele: Tumorpatient, infauste Prognose	Geboten nach ärztlicher Berufsordnung, Grundsätze BÄK, **Basisbetreuung**
Suizid	Selbsttötung	Tatherrschaft	Pflicht zur Verhinderung, Rettung → **Keine Teilhabe**			Straffrei **BVerwG-Urteil 2017:** Extremfall Barbiturat-Erwerb
Assistierter Suizid	Beihilfe zur Selbsttötung	Eigene Tatherrschaft: nimmt das Mittel selbst ein Verschreiben selbst	Verschreibung des tödlichen Mittels, Abwesenheit bei Versterben, sonst: Tötung durch Unterlassung (keine Rettung) → **Teilhabe am Versterben**	Schweizer Sterbehilfe-Organisationen (Arzt verordnet, Laie begleitet), Benelux-Länder, Oregon; Belgien: nur mit Arzt	Roger Kusch-Fälle	Allgemein straffrei, §217 2015–2020 Verbot geschäftsmäßiger Organisationen Ärztlich: Rettungspflicht bei Suizid Garantenpflicht Unterlassene Hilfeleistung (§323c StGB)
Aktive Sterbehilfe	Tötung auf Verlangen	Keine Tatherrschaft, Sterbewillensbekundung des Patienten	Verabreichung eines tödlichen Mittels, Tatherrschaft → **Aktive Maßnahme zur Herbeiführung des Todes**	Niederlande 2001 Belgien 2002 (2014 Kinder) Luxemburg 2009	Niederlande 5–6 % der Todesfälle mindestens 25 % Depression zunehmend auch bei Lebenssattheit im Alter und bei Demenz	§216 Verbot
Tötung	Tötung ohne Verlangen	Keine Sterbewillensbekundung!	Verabreichung eines tödlichen Mittels nach eigener Mutmaßung, Tatherrschaft → **Aktive Maßnahme zur Herbeiführung des Todes**	Niederlande	Niederlande: ca. 950 Fälle/Jahr; ein bekannter Fall mit Gewalt bei Demenz	§211 (Mord)-Totschlag, §213 Verbot!

Abb. 35.1 [P823]

In der Medizinethik haben sich die **vier ethischen Prinzipien nach Beauchamp und Childress** (*prinziplism*) zur Reflexion ethischer Fragen bewährt:
1. Prinzip der Benefizienz: Wohl tun, Nutzen
2. Prinzip der Non-Malefizienz: Nicht schaden, Schadensvermeidung
3. Achtung der Patientenautonomie: Achtung des Selbstbestimmungsrechts
4. Gerechtigkeit

Die Fürsorgepflicht kommt in den beiden ersten Prinzipen als Nutzen-Schadens-Abwägung zur Geltung. Zum Wohl des Patienten zu handeln bedeutet, dass der Nutzen den Schaden überwiegen sollte.

Die Prinzipien sind berufsethisch und berufsrechtlich verankert. Besonders zur Achtung der Autonomie gilt gemäß Berufsordnung für Ärztinnen und Ärzte (Bundesärztekammer 2019):

§7 *„Jede medizinische Behandlung hat unter Wahrung der Menschenwürde und unter Achtung der Persönlichkeit, des Willens und der Rechte der Patientinnen und Patienten, insbesondere des Selbstbestimmungsrechts, zu erfolgen. Das Recht der Patientinnen und Patienten, empfohlene Untersuchungs- und Behandlungsmaßnahmen abzulehnen, ist zu respektieren."*

In den Grundsätzen der Bundesärztekammer zur ärztlichen Sterbebegleitung wird dies für lebenserhaltende Behandlungen präzisiert:

„Bei einwilligungsfähigen Patienten hat der Arzt den aktuell geäußerten Willen des angemessen aufgeklärten Patienten zu beachten, selbst wenn sich dieser Wille nicht mit den aus ärztlicher Sicht gebotenen Diagnose- und Therapiemaßnahmen deckt. Das gilt auch für die Beendigung schon eingeleiteter lebenserhaltender Maßnahmen. Der Arzt soll Kranken, die eine medizinisch indizierte Behandlung ablehnen, helfen, die Entscheidung zu überdenken." (BÄK 2011*)*

Der Patient hat das **Recht auf Therapieverzicht.** Das gilt auch für lebensnotwendige Behandlungen wie die Fortsetzung einer Beatmung oder einer Dialyse. Er hat **nicht das Recht auf Suizidassistenz oder Tötung auf Verlangen** (Gewissensfreiheit des Arztes bzw. rechtlich verboten, > Abb. 35.1).

Suizidalität, aber auch unerträglich leidvolle Zustände und Schmerzen im Sinne von *total pain* nach Dame Cicely Saunders beeinträchtigen die Fähigkeit zur Selbstbestimmung. Daher ist bei Sterbewünschen zu prüfen, ob die Symptomkontrolle ausreichend ist.

Therapiezielfindung

Die regelhafte Schrittfolge zur Therapiezielfindung lautet:

Medizinische Indikation → Patientenwille? → Therapieziel → Maßnahmen.

Die Abfolge ist als Zirkel zu sehen, denn die Maßnahmen sollten fortlaufend im palliativen Kontext auf fortbestehende medizinische Indikation und das Fortbestehen des Einverständnisses des Patienten geprüft werden.

Zur Therapiezielfindung hat also **zunächst der Arzt** die Aufgabe, dem Patienten das aus fachlicher Sicht Gebotene anzubieten. Dabei handelt es sich um das nach fachgesellschaftlichem Wissen **Indizierte,** welches nach der Nutzen-Schadens-Abwägung zum Wohl des Patienten zu tun ist. Die Indikation stellt der Behandler für eine Maßnahme. Im Falle von Herrn B. ist dies die auf Heilung der Cholezystitis ausgerichtete kurative Therapie unter Beibehaltung der ALS-Behandlung.

Im **zweiten Schritt stimmt der Patient** nach angemessener Aufklärung der Behandlung **zu oder lehnt sie ab.** Herr B wünscht keine Beibehaltung der ALS-Therapie. Er wünscht zu sterben.

FALLBERICHT

In Gespräch über seine Situation äußert Herr B. mühevoll durch Schreiben von Buchstabe zu Buchstabe mit den Augen, dass er keine Kraft mehr habe und eigentlich gehofft habe, unter der OP zu sterben. Der 24-Stunden-Pflegedienst zu Hause sei teils unzuverlässig und bereits zum zweiten Mal gewechselt worden. Er habe Atemnot und Erstickungszustände erlitten, weil Personal mit der Beatmung nicht umzugehen wisse. Seither habe er Angst. Seine Frau könne kaum noch ihrem Beruf nachgehen. Die Kinder seien sein Ein und Alles, aber er sehe ja, wie sie durch ihn beeinträchtigt würden. Daher wolle er jetzt lieber sterben. Eine intermittierende Sedierung gegen Panik und Angst lehne er ab. Die Ernährung solle nicht abgestellt werden.

Dabei wirkt er gefasst und mitgenommen. Die Mitglieder des Teams sind erschüttert.

Bei der Betrachtung der Lebenssituation von Herrn B. zeigt sich seine ganze Ausgeliefertheit: Er ist physisch auf die Hilfe anderer und auf technische Geräte angewiesen und in überlebenswichtigen Dingen unterversorgt. Viele Menschen empfinden den Verlust der körperlichen Fähigkeiten darüber hinaus als Selbstverlust. Dazu kommen erlittene Atemnot und stärkste Oberbauchschmerzen vor dem Klinikaufenthalt. Atemnot und Erstickungserlebnisse können zu einer posttraumatischen Belastungsstörung führen. Die Lebensqualität ist stark eingeschränkt. Herr B. benötigt dringend sozialdienstliche Hilfe für eine suffiziente Pflegeorganisation und Versorgung zu Hause.

Es zeigen sich alle Gründe, die nach neuerer Forschung zum Sterbewunsch führen:

MERKE

Internationale Konsensus-Definition des Sterbewunsches (*wish to hasten death*, WTHD)

Der **Todeswunsch** ist eine Reaktion auf Leiden im Kontext einer lebensbedrohlichen Situation, aus der der Patient keinen anderen Weg findet als seinen Tod zu beschleunigen. Der Wunsch kann spontan oder auf Nachfrage ausgedrückt sein, aber er unterscheidet sich von einer einfachen Akzeptanz des eigenen Todes oder vom Wunsch nach dem natürlich eintretenden Tod, auch wenn er herbeigewünscht wird. Der Todeswunsch kommt als Antwort auf eine oder mehrere Faktoren, darunter körperliche Symptome (entweder vorhanden oder vorhergesehen), psychische Belastung (wie Depression, Hoffnungslosigkeit, Ängste etc.), existenzielles Leid (z. B. Verlust des Lebenssinns) oder sozialer Aspekte (z. B. das Gefühl, eine Last zu sein). (Balager et al., 2016, Übersetzung Kutscheid).

In den Äußerungen von Herrn B., dass er weder eine Anxiolyse oder intermittierende Sedierung probatorisch wünscht noch ein Beenden der Ernährung oder anderer aktueller Therapiemaßnahmen, lässt sich die erwähnte Parallelität von Todeswunsch und Lebenswunsch ablesen.

Viele ALS-Patienten berichten über Schwierigkeiten, geeignete 24-Stunden-Beatmungs-Pflegedienste mit Fachpersonal zu finden. Unterversorgung ist ein häufiges Problem.

INFO

Es gibt mittlerweile für ALS-Patienten und andere neurologisch erkrankte Patienten ein bundesweites Versorgungsnetzwerk „Ambulanzpartner". Es ist initiiert von der ALS-Ambulanz Berlin, das den Betroffenen kostenlos Versorgungskoordination für Pflegeleistungen und Hilfsmittel anbietet.

Das kann eine erhebliche Entlastung darstellen. Sterbewünsche entstehen bei Demoralisierung durch Hoffnungslosigkeit, Sinnverlust, Verlust an Bedeutung und Interessen, durch das Gefühl der Hilflosigkeit, sozialer Isolation und mangelnder Unterstützung.

Hinzu kommen Ängste hinsichtlich weiterer körperlicher Symptome und Leiden.

Das Behandlungsteam ist in Anbetracht der Wünsche Herrn B.s stark ambivalent und droht, gespalten zu werden.

FALLBERICHT

Im Rahmen weiterer Gespräche äußert Herr B., dass sich seine Frau seit 2 Wochen von ihm trennen wolle und ihn in eine Pflegeeinrichtung verbringen möchte. Sie befürwortet seinen Entschluss, sterben zu wollen und ist selbst völlig überlastet. Es ist der fünfte Tag nach Cholezystektomie und Herr B. könnte nach Hause entlassen werden. Der 24-Stunden-Pflegedienst ist aber gekündigt. Es wird ihm vorgeschlagen, ihn in ein Hospiz zu verlegen.

Im Gespräch werden ihm die Betroffenheit im Team und die Anteilnahme vermittelt.

Zwei telefonisch zu Rate gezogene ALS-Ambulanzen raten von einer überstürzten Beendigung der Beatmung ab. Dies ist auch das Resultat der Ethikberatung.

ALS-Behandlungszentren nehmen zur Beendigung der Beatmung eigene, keine ihnen unbekannten Patienten auf. Das Prozedere ist bei den ihnen bekannten Patienten mit einem Sicherheits-Zeitfenster von 2–4 Wochen versehen, damit die Beibehaltung oder Änderung der Entscheidung des Patienten möglich ist.

Bei Herrn B. erscheint wahrscheinlich, dass es sich um einen Entschluss in einer existenziellen Krise handelt, der reversibel ist.

FALLBERICHT

Herr B. erholt sich physisch und mental binnen einer Woche. Er lässt seine Kinder wieder zu sich kommen. Er möchte nach Hause. Die Familie begrüßt das. Der Klinik-Sozialdienst hilft einen neuen Pflegedienst

zu finden. Herr B. möchte leben und freut sich über seine Kinder.
Das Pflegeteam benötigt aufgrund seiner Betroffenheit anschließend eine Fallsupervision.

In der **Dignity-Therapie,** der würdezentrierten Therapie nach Chochinov, Kanada, konnte gezeigt werden, dass bei ALS-Patienten durch das Gespräch über ihr Leben und die eigenen Werte die Selbstwahrnehmung und familiären Beziehungen verbessert und die Akzeptanz erhöht werden. Der Wille zu leben stieg um 47 % an (Chochinov, 2005).

MERKE
Wenn der Patient über seine Not sprechen kann, sich gewürdigt und verstanden spürt, schwindet darunter meist der Sterbewunsch.

Dazu bedarf es der Offenheit und des Feinsinns, des Takts und der Begegnungsbereitschaft. So kann Zuhören Stabilisierung leisten.

Wertvoll sind eine Haltung der Akzeptanz, des Verstehen-Wollens, des Bleibens in der Krise, der Nicht-Verurteilung, der Solidarität statt Entsolidarisierung, des gemeinsamen Suchens nach einem guten Weg und ein Aushalten von Klage und möglicherweise auch von Aggression.

INFO
Studien belegen, dass die Lebensqualität von ALS-Patienten erstaunlich gut ist und zwar unabhängig vom Krankheitsstadium und ob der Patient beatmet ist oder nicht. Das spricht für eine hohe Resilienz. Man nennt dies auch das „Zufriedenheitsparadoxon". (Wasner, 2008)

Für die Nachsorge nach schweren Behandlungsfällen sind für das Team folgende Maßnahmen empfehlenswert (Schweizer Richtlinie für Pflegekräfte):
- Vorschlagen und/oder Bereitstellen von Schulungen und Supervision (institutionalisiert oder auf Anfrage)
- Fallbesprechungen mit allen in einen Sterbeprozess involvierten Betreuenden durchführen, insbesondere vor einer Beendigung der Beatmung
- Bei Todesfällen Abschiedsrituale einführen (z. B. Teilnahme an Beerdigung, Abschiedswünsche formulieren, den Angehörigen nach 6 Wochen ein Gespräch anbieten)
- Mit strukturierten Modellen der ethischen Entscheidungsfindung arbeiten

---
Was wäre, wenn …

- … der Patient seinen Sterbewunsch beibehalten hätte?
  - In diesem Fall sollte bei Herrn B. eine Depression durch ein psychiatrisches Konsil ausgeschlossen werden.
  - Dann sollte der Patient weiter palliativmedizinisch begleitet werden.
  - Familie und Team sollten gut vorbereitet werden.
  - Das Vorgehen nach Meyer (2008) zur Begleitung der ALS-Patienten wird empfohlen:
    - **Auf der Basis einer aktuellen Anweisung des Patienten, die den Willen zur Beendigung der Beatmungstherapie** konkretisiert, wird die Beatmung in angepasst tiefer palliativer Sedierung beendet.
    - Eine detaillierte Beschreibung der geplanten Abläufe trägt zur Angstreduktion des Patienten bei.
    - Eine zeitliche Latenz von 2–4 Wochen von der erstmaligen Formulierung des Patientenwillens bis zum Termin der Beatmungsbeendigung ist anzustreben.

LITERATUR

Balaguer A et al. An International Consensus Definition of the Wish to Hasten Death and Its Related Factors. PloS one, 2016; 11(1): e0146184.

Bundesärztekammer. Grundsätze der Bundesärztekammer zur ärztlichen Sterbebegleitung. Deutsches Ärzteblatt, 2011; 108(7): A346–A348.

Bundesärztekammer. Musterberufsordnung für Ärztinnen und Ärzte. Deutsches Ärzteblatt, 2019; 116(5): A-230/B-194/C-194.

Chochinov M et al. Dignity Therapy: A Novel Psychotherapeutic Intervention for Patients Near the End of Life. J Clin Onc, 2005 Aug 20; 23(24): 5520–5525.

Erweiterte S3-Leitlinie Palliativmedizin für Patienten mit einer nicht-heilbaren Krebserkrankung; Langversion 2.0 – August 2019; Leitlinienprogramm Onkologie, AWMF-Registernummer: 128/001-OL.

Mayo G. Werte für die Medizin. Warum die Heilberufe ihre eigene Identität verteidigen müssen. 2. Aufl. München: Kösel, 2019.

Meyer T et al. Elektive Termination der Beatmungstherapie bei der amyotrophen Lateralsklerose. Nervenarzt, 2008; 79(6): 684–690.

Monforto-Royo Ch et al. What lies behind the wish to hasten death? PLoS ONE, 2012; 7(5): e37117.

Müller-Busch H C. Abschied braucht Zeit. Palliativmedizin und Ethik des Sterbens. Berlin: Suhrkamp, 2013.

Rodríguez-Prat A et al. Understanding patients' experiences of the wish to hasten death: an updated and expanded systematic review and meta-ethnography. BMJ Open, 2017; 7: e016659.

S3-Leitlinie für Palliativmedizin für Patienten mit einer nicht heilbaren Krebserkrankung; Langversion 1.1 – Mai 2015; Leitlinienprogramm Onkologie, AWMF-Registernummer: 128/001OL.

Wasner M. Resilienz bei Patienten mit amyotropher Lateralsklerose (ALS) und ihren Angehörigen. Schweiz Arch Neurol Psychiatr, 2008; 159: 500–505.

KAPITEL 36

Wolfram Henn

Wenn es schon absehbar ist: Vorausverfügungen

FALLBERICHT

Herr G. ist 33 Jahre alt, kinderlos, gesund und sportlich. Für die meisten Menschen seines Alters ist eine künftige palliativmedizinische Behandlung allenfalls ein Jahrzehnte entfernt liegendes Fantasiegebilde. Nicht so für ihn: Sein Vater ist, ebenso wie schon sein Onkel und seine Großmutter, im mittleren Lebensalter nach zuvor unbeeinträchtigter Gesundheit zunächst durch Hyperkinesien und Stimmungsschwankungen aufgefallen, dann durch eine Demenzerkrankung pflegebedürftig geworden und letztlich verstorben. Diagnose: Huntington-Krankheit.

Nachdem die autosomal-dominante Krankheitsanlage beim Vater zu dessen Lebzeiten molekulargenetisch gesichert war, hat Herr G. sich für eine prädiktive Testung entschieden, im Bewusstsein, dass ein pathologischer Befund den weiteren Verlauf seines Lebens ohne Ausweichmöglichkeiten vorzeichnen würde. Seit die Humangenetikerin am Ende eines mehrmonatigen Beratungsprozesses ihm und seinem Lebenspartner Herrn K. mitgeteilt hat, dass er im HTT-Gen 47 CAG-Repeats trägt, weiß Herr G., dass ihm das gleiche Schicksal wie seinen Familienangehörigen bevorsteht. In ungefähr 10 Jahren – genau lässt sich der Zeitpunkt nicht absehen – wird mit Sicherheit ein neurodegenerativer Prozess beginnen, der ihn nach mehrjährigem progredientem Verlauf schwer dement und pflegebedürftig werden lässt und letztlich zu seinem Tod führen wird. Da praktisch alle Menschen mit Huntington-Krankheit schwere Schluckstörungen mit der Folge einer Kachexie und Aspirationsneigung entwickeln, ist bereits Jahre oder sogar Jahrzehnte im Voraus für ihn absehbar, dass er irgendwann wahrscheinlich palliativmedizinisch versorgt werden muss. Dann werden sich konkret die Fragen nach einer PEG-Sonde, einer assistierten Beatmung und einer möglichen Reanimation stellen – dann in einem Zustand, in dem er absehbar nicht mehr einwilligungsfähig sein wird. Wie kann er sich gemeinsam mit seiner Herkunftsfamilie und Herrn K. darauf vorbereiten? Konkret: Wie kann er für die ihn künftig behandelnden Ärzte in bindender Weise festlegen, welche Maßnahmen durchzuführen und welche zu unterlassen sind? Und wie kann er bestimmen, welche Person dann für ihn stellvertretend Entscheidungen treffen darf, wenn er selbst nicht mehr dazu in der Lage ist?

36.1 Patientenverfügung, Vorsorgevollmacht und Betreuungsverfügung

Als **Instrumente des vorausverfügten Patientenwillens** für den Fall einer künftigen Einwilligungsunfähigkeit hat der Gesetzgeber im Bürgerlichen Gesetzbuch für die Bestimmung von Behandlungsinhalten die **Patientenverfügung** sowie für die Bestimmung der künftig betreuungsberechtigten Person die **Vorsorgevollmacht und die Betreuungsverfügung** vorgesehen. Diese Willenserklärungen sind zwar rechtlich unabhängig voneinander, werden aber sinnvollerweise in aller Regel in einem umfassenden Dokument schriftlich zusammengefügt.

Patientenverfügung Nach §1901a BGB ist die Patientenverfügung „*eine schriftliche Festlegung eines einwilligungsfähigen Volljährigen für den Fall seiner Einwilligungsunfähigkeit, ob er in bestimmte, zum Zeitpunkt der Festlegung noch nicht unmittelbar bevorstehende Untersuchungen seines Gesundheitszustands, Heilbehandlungen oder ärztliche Eingriffe* *einwilligt oder sie untersagt"*. Damit wird also inhaltlich festgelegt, wie die Behandlung in der gegebenen Situation erfolgen soll. Dieser Festlegung müssen die behandelnden Ärzte und Pflegekräfte dann zwingend folgen, sofern, so der Gesetzestext, *„diese Festlegungen auf die aktuelle Lebens- und Behandlungssituation zutreffen."*

Vorsorgevollmacht In der Vorsorgevollmacht wird diejenige Vertrauensperson benannt, die im Falle der Einwilligungsunfähigkeit stellvertretend Entscheidungen treffen darf. Diese Vollmacht kann sich auf **Gesundheitsangelegenheiten** beschränken, sie kann sich aber auch – dies kann in der Praxis sehr hilfreich sein, verlangt aber ein sehr solides Vertrauensverhältnis – auf **Vermögensangelegenheiten** erstrecken, beispielsweise die Führung eines Bankkontos.

Betreuungsverfügung In der meist daran gekoppelten Betreuungsverfügung schlägt der Patient dem Amtsgericht in seiner Funktion als Betreuungsgericht vor, welche Person in der gegebenen Situation zum gesetzlichen Betreuer bestellt werden soll. Das Gericht ist zwar daran nicht gebunden, wird aber, wenn keine klaren Hinderungsgründe entgegenstehen, in aller Regel dem zuvor erklärten Willen des Patienten folgen.

Patientenverfügung und Vorsorgevollmacht/Betreuungsverfügung müssen schriftlich abgefasst sein, sie bedürfen aber keiner notariellen Beurkundung. Im Internet sind zahlreiche Vorlagen verfügbar, teils in weltanschaulich neutraler Form (z. B. über die Justizministerien des Bundes und der Länder), teils mit weitergehenden Verfügungen beispielsweise hinsichtlich seelsorgerischen Beistands (z. B. über die verschiedenen Religionsgemeinschaften). Für den Patienten empfiehlt sich, diese Dokumente für sich selbst und für die vorgesehene betreuende Person jederzeit auffindbar zu halten; es ist zudem gegen eine geringe Gebühr eine Hinterlegung bei der Bundesnotarkammer möglich (www.vorsorgeregister.de). Sehr sinnvoll ist es auch, beim Hausarzt ein Exemplar zu deponieren; dieser kann auch schon beratend bei der Abfassung der Verfügung mithelfen. Rechtlich nicht erforderlich, aber die Kontinuität der Willenserklärungen untermauernd und damit späteren Zweifeln an deren aktueller Gültigkeit vorbeugend sind regelmäßige Updates der Verfügung im Sinne beispielsweise jährlicher erneuter Unterschrift.

FALLBERICHT

Einige Jahre später ist das genetisch bedingt Unvermeidliche eingetreten: Herr G. ist inzwischen 42 Jahre alt und seit etwa 6 Jahren besteht bei ihm ein fortschreitender neurodegenerativer Prozess. Seit vier Jahren ist er berentet und er hat immer stärkeren Unterstützungsbedarf durch seinen mit ihm weiterhin zusammen lebenden Partner. Neben seiner kognitiven Einschränkung – Herr G. spricht fast nicht mehr aktiv – und Hyperkinesien mit häufigen Stürzen, stehen die Probleme bei der Nahrungsaufnahme im Vordergrund, insbesondere eine schwere Schluckstörung. In diesem Zusammenhang ist es bei Herrn G. zu einer Aspiration mit nachfolgender schwerer Pneumonie gekommen, die zunächst in einer neurologischen Akutklinik behandelt wurde, dann folgte eine Verlegung in eine neurologische Schwerpunktklinik. Im Zustand der für Huntington-Patienten im fortgeschrittenen Stadium typischen Kachexie bei schwerer Demenz – es steht außer Frage, dass Herr G. seinen Willen nicht mehr adäquat äußern kann – soll er nun stationär palliativmedizinisch versorgt werden.

Zur Aufnahme dort wird er von Herrn K. begleitet, der die von Herrn G. bis vor etwa 5 Jahren regelmäßig per Unterschrift aktualisierte Patientenverfügung mitbringt. Aus den gestischen Interaktionen und der Ansprache durch Herrn K. ist ein fürsorgliches Vertrauensverhältnis offenkundig, das auch aus der Vorsorgevollmacht mit der ebenfalls auf ihn bezogenen Betreuungsverfügung hervorgeht. Gemäß dem diesbezüglich explizitem Inhalt der Patientenverfügung besteht Herr K. darauf, dass bei Herrn G. keine PEG-Sonde gelegt werden und keine parenterale Ernährung erfolgen soll. Am kommenden Tag erscheint die 70-jährige, sehr resolut auftretende Mutter von Herrn G. und fordert lautstark, unverzüglich mit einer künstlichen Ernährung zu beginnen, man dürfe ihren Sohn doch nicht verhungern lassen. Wenn dies nicht geschehe, würde sie, so wörtlich, „die ganze Klinik wegen unterlassener Hilfeleistung vor Gericht bringen". Sie sei schließlich die Mutter, was „dieser Mann" – gemeint ist Herr K. – sage, sei doch völlig bedeutungslos.

36.2 Interpretation des vorausverfügten Patientenwillens

FALLBERICHT

Für die Ärzte, aber auch für die Pflegekräfte auf der palliativmedizinischen Station gilt es nun schnellstmöglich zu überprüfen, ob sie den Anweisungen aus der Patientenverfügung folgen müssen, auch wenn angesichts des bereits massiven Untergewichts von Herrn G. und seiner annehmenden Unfähigkeit zur oralen Nahrungsaufnahme eine suffiziente Energiezufuhr nicht mehr möglich erscheint. Herr G. lässt sich von Herrn K. zwar bereitwillig mit dem Löffel füttern und mit der Schnabeltasse Flüssigkeit zuführen, verschluckt sich aber schon nach kurzer Zeit und lehnt mit klarer Körpersprache weitere orale Nahrungszufuhr durch das Klinikpersonal, ebenso wie durch seine Mutter ab.

An erster Stelle steht nun für die Behandelnden die Klärung, ob die schriftliche Willenserklärung authentisch ist. Dies bestätigt sich schnell und eindeutig, zumal auch die Mutter von Herrn G, wenn auch widerwillig, attestiert, dass ihr Sohn seit vielen Jahren mit Herrn K. zusammenlebt, auch wenn keine amtlich dokumentierte Lebenspartnerschaft besteht. Ein Telefonat mit dem Hausarzt, der die familiäre Konstellation wie auch den Krankheitsverlauf über die letzten Jahre kennt, beseitigt die letzten Zweifel. Der Hausarzt berichtet auch, dass er über die vergangenen Jahre teils mit Herrn G. alleine, teils mit ihm und Herrn K. gemeinsam über die bevorstehende Pflegebedürftigkeit und begrenzte Lebensperspektive gesprochen habe und seinerseits der konsistente Wunsch von Herrn K. bestätigt werden kann, im weit fortgeschrittenen Krankheitsstadium möglichst „nicht mehr lange leiden zu müssen".

Als zweiter Schritt der Entscheidungsfindung ist gemäß der gesetzlichen Vorgabe von §1901a BGB zu überprüfen, ob die in der Patientenverfügung getroffenen Festlegungen auf die aktuelle Lebens- und Behandlungssituation zutreffen. Gerade bei relativ jungen Patienten und umso mehr bei überraschend eingetretenen Ereignissen, wie etwa Unfällen oder rupturierten Hirnaneurysmen, könnten Zweifel aufkommen. Diese müssten aber klar nachvollziehbar sein, um ein der geschriebenen Verfügung zuwiderlaufendes Behandlungsregime zu rechtfertigen.

Im hier beschriebenen Fall ist die Lage schon deshalb eindeutig, als die Verfügung zu einem Zeitpunkt formuliert worden ist, als sowohl noch unzweifelhaft eine volle Einwilligungsfähigkeit gegeben als auch der spätere Krankheitsverlauf, wie er sich dann auch tatsächlich manifestiert hat, präzise absehbar war. Ethisch betrachtet bedeutet dies, dass eine **vollständige Kongruenz zwischen dem Inhalt der auf die Zukunft gerichteten Willenserklärung und der darin antizipierten Situation** gegeben war – Herr G. wusste genau, für welche Situation er welche Festlegungen traf. Nachdem dies geklärt ist, „*hat der Betreuer dem Willen des Betreuten Ausdruck und Geltung zu verschaffen*" (§1901a Abs. 1 BGB), sodass das ärztliche und pflegerische Personal selbst dann an die Verfügung gebunden ist, wenn sie persönlichen Intuitionen und Wertvorstellungen widerspricht. Ein diesbezüglicher Konflikt, der durchaus auch einmal einen Dissens innerhalb des Behandlungspersonals erzeugen kann, stellt eine typische Indikation für ein **klinisch-ethisches Konsil** dar. Sollte sich auch hier kein Konsens finden lassen, müsste im – sicherlich seltenen – Extremfall das Betreuungsgericht über das medizinische Vorgehen entscheiden.

INFO

Klinisch-ethisches Konsil

Viele Kliniken, in jüngster Zeit auch manche Pflegeeinrichtungen, bieten ihrem ärztlichen Personal, aber auch Angehörigen von Patienten die Möglichkeit an, sich zu **schwierigen ethischen Entscheidungen oder zur Vermittlung in ethischen Konflikten** klinikinternen Rat durch geschulte, nicht in den aktuellen Fall eingebundene Personen einzuholen. Die übliche Struktur dafür sind **klinische Ethikkomitees (KEK)**, die aus **Ärzten, Seelsorgern, teils auch Ethikern und Juristen** zusammengesetzt sind. (Sie sind nicht zu verwechseln mit Ethikkommissionen, die Forschungsprojekte begutachten.)

In einem schwierigen Fall wie diesem könnte das KEK des Krankenhauses von den unmittelbar behandelnden Ärzten angerufen werden. Dann kämen in der Regel zwei oder drei für die Fragestellung kompetente

KEK-Mitglieder auf die Station und würden zunächst in internen Gesprächen mit Ärzten und Pflegepersonal, gegebenenfalls dann auch mit den Angehörigen in ihrer Rolle als kompetente, neutrale Berater nach Lösungen im Konsens suchen. Die Verantwortung für die zu treffenden Entscheidungen verbleibt aber vollständig bei den behandelnden Ärzten. Nicht selten kann es auf diesem Wege vermieden werden, eine Entscheidung durch das Betreuungsgericht herbeiführen zu müssen.

Weiterhin muss geklärt werden, welche Person stellvertretend für den einwilligungsunfähigen Patienten über die weiteren Maßnahmen entscheiden darf. Durch die **Vorsorgevollmacht** ist zunächst die dort benannte Person dazu autorisiert – in diesem Fall Herr K., völlig unabhängig davon, in welcher biologischen oder rechtlichen Beziehung er zu dem Vollmachtgeber Herrn G. steht. In Entscheidungssituationen, die keinen Aufschub dulden, darf sich das Personal auf die schriftlich vorliegende Vorsorgevollmacht verlassen, sofern deren Authentizität nicht infrage steht und keine offenkundigen Zweifel an der persönlichen Eignung des Bevollmächtigten aufkommen. Ist ein längerer Behandlungsprozess absehbar, kommt die **Betreuungsverfügung** zum Tragen, in der in so gut wie allen Fällen dieselbe Person als gewünschter gesetzlicher Betreuer benannt ist. Die Entscheidung mit der rechtswirksamen Bestellung des Betreuers trifft das **Betreuungsgericht;** im gegebenen Fall, wie zumeist, wird es keinen Grund sehen, Herrn K. nicht zum Betreuer zu bestellen. Entgegen der Einlassung der Mutter von Herrn G. ist deren enge Verwandtschaftsbeziehung zu ihm völlig unerheblich.

FALLBERICHT

Herr G. wird auf der Palliativstation im Einvernehmen aller Beteiligten einschließlich Herrn K. parenteral mit Flüssigkeit versorgt und die auswärts begonnene Antibiose wird fortgesetzt. Es erfolgt aber weder eine PEG-Anlage noch eine parenterale Kalorienzufuhr; diese findet nur durch die von Herrn K. mit erkennbar großer Hingabe geleistete, aber ebenso erkennbar substantiell insuffiziente Fütterung mit Löffel und Schnabeltasse statt. Nach wenigen Tagen bestätigt das Betreuungsgericht die Bestellung von Herrn K. als gesetzlichen Betreuer in Gesundheitsangelegenheiten. Die Mutter von Herrn G. will sich damit nicht abfinden; nach mehreren lautstarken Streitigkeiten auf der Station erhält sie Hausverbot.
Nach einer Woche kommt es bei der oralen Nahrungszufuhr zu einer nochmaligen schweren Aspiration mit zerebraler Minderversorgung, an deren Folgen Herr G. bei seiner Patientenverfügung entsprechendem Verzicht auf intensivmedizinische Maßnahmen nach wenigen Tagen verstirbt.

MERKE
- Die Festlegungen in Patientenverfügungen sind für das Behandlungspersonal bindend, sofern sie auf die aktuelle Lebens- und Behandlungssituation zutreffen.
- Die in einer Vorsorgevollmacht genannte Person darf in Akutsituationen stellvertretend entscheiden, wenn keine klaren Zweifel an ihrer Eignung bestehen.
- In Zweifelsfällen entscheidet das Amtsgericht in seiner Funktion als Betreuungsgericht, dieses bestellt auch den gesetzlichen Betreuer.
- Bei Vorliegen einer Patientenverfügung/Vorsorgevollmacht zu Behandlungsbeginn bei einem einwilligungsunfähigen Patienten ist zu prüfen:
  – Gibt es Zweifel an der Authentizität des Dokuments? Gegebenenfalls Hausarzt konsultieren!
  – Passen die getroffenen Festlegungen zur aktuellen klinischen Situation?
  – Ist bereits ein gesetzlicher Betreuer bestellt? Falls nein:
  – Wer darf stellvertretend entscheiden? Eine Vorsorgevollmacht ist dabei Verwandtschaftsbeziehungen übergeordnet.

Was wäre, wenn …

- … Herr G. sich, entgegen seiner schriftlichen Verfügung, doch in für die Pflegenden deutlich erkennbarer Weise durch seine Gestik willig zur Nahrungsaufnahme gezeigt hätte?
  – Dann hätte der Grundsatz gegolten, dass eine aktuelle Willenserklärung immer vorrangig gegenüber einer vorbestehenden schriftlichen Erklärung ist. Auch wenn Herr G. sich nicht mehr sprachlich äußern kann, wäre beispielsweise auf einen ihm zugereichten Löffel gerichtetes Mundöffnen als konkludente (nonverbale, durch zielgerichtetes Handeln ausgedrückte) Willenserklärung gültig. Für eine Entscheidung, nun doch eine PEG-Sonde zu legen, müsste dieses Verhalten aber sehr deutlich und konsistent wiederholt stattfinden. Hier müssen sich die Behandelnden der Gefahr einer – vielleicht ihren eigenen Präferenzen entsprechenden – Überinterpretation des Verhaltens bewusst sein.

- … Herr K. bei der Aufnahme keine auf ihn bezogene Vorsorgevollmacht mitgebracht hätte?
  – Dann hätte er es real sehr schwer gehabt, seiner tatsächlichen persönlichen Bindung gemäße Einwirkungsmöglichkeiten zu erwirken, da er in keiner rechtlich definierten Beziehung zu Herrn G. steht. Über die Einrichtung der Betreuung und die Person des Betreuers entscheidet das Betreuungsgericht. Es ist zwar in seiner Entscheidung frei, würde sich aber bei fehlender Dokumentation der Beziehung wohl zunächst an die Mutter wenden, sofern diese nicht von sich aus auf Herrn K. verweisen würde. Wenn es Hinweise darauf gäbe, dass der Wille der Mutter nicht dem des Patienten entspricht, würde das Gericht vermutlich einen externen Berufsbetreuer bestellen. Anders wäre es, wenn eine eingetragene Lebenspartnerschaft/Ehe zwischen Herrn G. und Herrn K. bestünde; dann wäre er für das Gericht sozusagen „gesetzt".

LITERATUR

Bundesärztekammer und Zentrale Ethikkommission bei der Bundesärztekammer. Umgang mit Vorsorgevollmacht und Patientenverfügung in der ärztlichen Praxis. Dt. Ärztebl, 2013; 110: A-1580–A-1585.

KAPITEL 37

Frédéric Fogen, Melanie Alt, Kathrin Köster

Sterbehilfe

In der heutigen Gesellschaft, aber vor allem in den professionellen Kreisen von Medizin und Pflege, fallen jeden Tag Begriffe rund um das Thema Sterbehilfe. Es ist ein Thema, das polarisiert, sei es in der Gesellschaft oder in Fachkreisen. Jeder hat seine eigenen Vorstellungen und seine eigene Haltung zu diesem Thema. Somit wird miteinander sehr viel über das Gleiche geredet, ohne sich über Dasselbe zu unterhalten.

FALLBERICHT

Terminale Pulmonale Fibrose

Herr A. ist ein 75-jähriger Patient mit einer kontinuierlich sauerstoffpflichtigen respiratorischen Insuffizienz im Rahmen einer idiopathischen pulmonalen Fibrose (Erstdiagnose vor 1 Jahr).

Als relevante Nebendiagnosen gibt Herr A. eine distale symmetrische sensomotorische axonale Polyneuropathie ungeklärter Genese (bekannt seit 2001), ein Prostatakarzinom mit Zustand nach radikaler Chirurgie und Strahlentherapie (2005) sowie eine bilaterale Calcaneus-Trümmerfraktur nach Sturz von der Leiter an.

Seine aktuelle Medikation beinhaltet Pregabalin, Solumedrol, Esomeprazol und Zolpidem.

Herr A. ist seit über 40 Jahren in zweiter Ehe verheiratet, die Ehe ist kinderlos. Er hat eine Tochter aus erster Ehe sowie zwei Enkel im jungen Erwachsenalter. Zur Tochter und deren Familie bestehe ein guter Kontakt, auch seitens seiner Ehefrau. Herr A. blickt auf eine erfolgreiche berufliche Karriere zurück und ist auch nach seiner Pensionierung vielseitig interessiert. Gemeinsam mit seiner Frau hat er stets ein gesellschaftlich und kulturell aktives Leben geführt, das Ehepaar ist gern und häufig verreist. Herr A. beschreibt einen weitläufigen Freundes- und Bekanntenkreis, der sich im Zuge seiner fortschreitenden gesundheitlichen Einschränkungen auf den Kontakt zu wenigen, jedoch engen Freunden reduziert habe.

„Ich würde gerne mit Ihnen über Sterbehilfe reden"

Herr A. stellt sich in Begleitung seiner Ehefrau in der ambulanten palliativmedizinischen Sprechstunde vor. Er kommt in Begleitung seiner Ehefrau, im Rollstuhl sitzend und mit tragbarem Sauerstoffgerät. Herr A. ist zeitlich und örtlich orientiert und kann in kurzen Sätzen sprechen. Die Mobilität ist bereits durch die Polyneuropathie und die schwere Trümmerfraktur eingeschränkt. Seit Kurzem kann er nicht mehr gehen und ist auf die Hilfe seiner Frau angewiesen, um sich in den Rollstuhl zu setzen.

Er gibt starke Dyspnoe-Phasen an, vor allem bei geringer Mobilisation, so z.B. morgens beim Waschen, Rasieren oder dem Toilettengang.

Nachts treten häufiger Angst- und Panikzustände auf, die seinen Schlafrhythmus schwer stören. Die neuropathischen Schmerzen im Rahmen der Polyneuropathie kann er sehr gut mit Pregabalin kontrollieren. Das Essen und Trinken fallen ihm immer schwerer, da er Erstickungsgefühle beim Kauen und Schlucken erleidet. Erschwerend kommen auch immer wieder trockene Hustenanfälle hinzu.

Aufgrund eines raschen Verfalls des Allgemeinzustands und auf die Bitte seines behandelnden Lungenfacharztes hin, wünscht der Patient eine schnelle palliativmedizinische Versorgung zu Hause. Dieser Wunsch wird von seiner Ehefrau, trotz der bestehenden Symptomlast, voll und ganz unterstützt.

Es besteht bereits eine Pflegestufe und die notwendigen Hilfsmittel können schnell organisiert werden. Ein ambulanter Pflegedienst wird eingeschaltet, um ihn bestmöglich zu betreuen und seine Ehefrau zu unterstützen und zu entlasten.

Nach einem Aufklärungsgespräch über die Möglichkeiten einer palliativmedizinischen Versorgung zu Hause und die Indikation einer titrierten Morphin-Gabe, bedankt sich Herr A. für die schnelle und kompetente Unterstützung. Beim Verlassen der Sprechstunde drückt er jedem die Hand, bedankt sich erneut und meint: „Ich würde gerne mit Ihnen über Sterbehilfe reden … ich merke, dass Sie sich hier die Zeit nehmen …".

37.1 Definitionen

Sterbehilfe Der englische Begriff „*physician assisted death*" umschreibt die Sterbehilfe am besten. Wir reden von:
- Euthanasie oder Töten auf Verlangen
- Ärztlich assistiertem Suizid oder ärztlich begleiteter Selbsttötung

Euthanasie Die Euthanasie, der *good death* oder das „Töten auf Verlangen", beschreibt die Handlung eines Arztes, die mit der Absicht erfolgt, eine Person auf deren freiwilliges und angemessenes Verlangen hin zu töten, indem der Arzt eine Medikation verabreicht.

Ärztlich assistierter Suizid Der ärztlich assistierte Suizid (Selbsttötung) beschreibt die Handlung eines Arztes, die mit der Absicht erfolgt, einer Person auf deren freiwilliges und angemessenes Verlangen hin die eigenständige Selbsttötung zu ermöglichen, indem eine Medikation zur Selbstverabreichung bereitgestellt wird.

Zu bemerken ist, dass in beiden Situationen die Handlung und Absicht des Arztes, also kein anderer Pflegeberuf, sowie das freiwillige und angemessene Verlangen des Patienten, also keiner Drittperson oder unter Druck, die Sterbehilfe definieren.
Es gibt also sehr klare **Abgrenzungen** zu:
- Therapieverzicht bei aussichtsloser Prognose
- Beendigung aussichtsloser Maßnahmen
- Palliative Sedierung

Direkte/Indirekte Sterbehilfe Unter indirekter Sterbehilfe wird die Gabe von Medikamenten zur Linderung von Leiden, z.B. Schmerzen oder Angst, unter Inkaufnahme eines vorzeitigen Todeseintritts verstanden. Dies ist eigentlich ein Prinzip in der Medizin allgemein.

Passive/Aktive Sterbehilfe Euthanasie ist eine aktive Handlung. Insofern entsteht in der Zusammenführung der beiden Begriffe „passiv" und „Sterbehilfe" ein wesentlicher Widerspruch. Aus diesem Grund sollte **davon abgesehen werden, überhaupt von „passiver" oder „aktiver" Sterbehilfe zu sprechen.**

Volontary/Non-volontary/Involontary Im englischen Sprachraum finden wir diese Begriffe:
- **Non-volontary Sterbehilfe:** Form der Sterbehilfe, die bei einer Person durchgeführt wird, die unfähig ist, ihr Einverständnis zu geben
- **Involontary Sterbehilfe:** Mord oder Totschlag, da wider den Willen einer Person gehandelt wird

Hier wird die Bezeichnung von *volontary* komplett nutzlos.

Die unterschiedlichen Interpretationen dieser Bezeichnungen führen unweigerlich zu Missverständnissen, unnötigen Debatten und Streitgesprächen und sollten deshalb vermieden werden. Hinzu kommt, dass Wortspiele wie z.B. „Hilfe im Sterben", „Hilfe zum Sterben" oder „Hilfe beim Sterben" vielleicht hitzige Gespräche anregen, aber die Gesellschaft noch mehr in Verwirrung bringen.

Freiwilliger Verzicht auf Nahrung und Flüssigkeit Das sog. **Sterbefasten** bezeichnet den freiwilligen Verzicht auf Nahrung und Flüssigkeit (> Kap. 33). Die Person hört nacheinander oder zugleich mit dem Essen und Trinken auf, um den Tod schneller herbeizuführen.

> **MERKE**
> Folgende Begriffe sollten für Debatten und Publikationen, ob wissenschaftlicher Natur oder im Alltag gebraucht werden, um jegliche Verwechslungen zu vermeiden:
> - Palliativmedizin/Palliativpflege
> - Sedierung
> - Sterbehilfe: nur für Euthanasie/Tötung auf Verlangen und ärztlich assistierten Suizid (> Kap. 35)
> - Freiwilliger Verzicht auf Nahrung und Flüssigkeit

FALLBERICHT

„Reflektionen am Lebensende"
Wie besprochen, stellt sich Herr A. nach einer Woche erneut in der palliativmedizinischen Sprechstunde vor. Er ist insgesamt zufrieden mit der Unterstützung des Pflegedienstes. Nach einigem Zögern hat er auch die Morphin-Tabletten eingesetzt und vor allem bei

den starken Dyspnoe-Phasen und dem trockenen Husten eine Linderung verspürt. Er nimmt abends zusätzlich eine Morphin-Tablette zum Zolpidem und kann dadurch wenigstens einige Stunden schlafen.

Seine Ehefrau wirkt müde, ist aber froh über die aktuelle Situation zu Hause. Beide geben allerdings an, vermehrt festzustellen, dass eine Betreuung in der Finalphase zu Hause nicht möglich sein wird: Herr A. möchte nicht zu Hause versterben, da er panische Angst vor dem Ersticken habe und seine Ehefrau betont, dass die Finalphase das Überschreiten einer persönlichen Grenze ihrer eigenen Kraft darstelle.

Nachdem die medizinische und pflegerische Versorgung besprochen sind, bittet Herr A. um ein Einzelgespräch mit dem Arzt.

Er beschreibt seine Gedanken und persönlichen Reflektionen zum eigenen Lebensende. Das Thema Sterbehilfe beschäftige ihn seit vielen Jahren. Er betont, dass er niemals in den zahlreichen Arztterminen über dieses Thema habe sprechen können, da er das Gefühl gehabt habe, dass einige seiner Ärzte dem Thema gezielt aus dem Weg gehen würden.

In den letzten Jahren habe er die ganzen politischen Debatten in Luxemburg verfolgt, habe einige Informationsabende besucht und sich darüber hinaus auch Informationen aus der Schweiz sowie aus Belgien und den Niederlanden geholt.

Herr A. wirkt sehr gefasst, betont aber immer wieder, dass er auch die Sichtweise der Ärzte verstehen könne. Es sei ihm ein Bedarf, seine Gedanken und Ängste mitteilen und erläutern zu können. Auf die Frage hin, ob er momentan einen Sterbewunsch hege, verneint er ganz deutlich, denn er habe noch einige Projekte. Er betont auch, dass er dieses Thema immer wieder mit seiner Frau besprochen habe, die ihn in seinen Entscheidungen unterstützen werde. Zwischendurch erzählt er ganz offen aus seinem privaten und beruflichen Leben und lacht. Aber es kommen auch immer wieder Momente, in denen er weint und erklärt, dass er von vielen Sachen bereits Abschied nehmen müsse. Der körperliche Verfall sei für ihn beängstigend: „Was kommt noch alles?"

Das Gespräch über Sterbehilfe wird nach knapp einer Stunde von Herrn A. beendet. Er wirkt gefasst, ja fast entspannt und ist selbst erstaunt, wie lange und wieviel er reden konnte.

INFO
Ein Blick nach Europa

Euthanasie/Tötung auf Verlangen
- Schweiz: wird immer als erstes Land in diesem Kontext genannt, dabei ist Euthanasie laut Strafbuch §114 strafbar.
- Österreich: strafbar laut Strafgesetzbuch §77
- Frankreich: strafbar laut Strafgesetzbuch Art. 221-1
- Deutschland: strafbar laut Strafgesetzbuch §216
- Luxemburg: erlaubt laut Gesetzgebung vom 16.3.2009
- Niederlande: toleriert laut Gesetzgebung von April 2001 bei Berücksichtigung der sog. Sorgfaltskriterien
- Belgien: erlaubt laut Gesetzgebung vom 28.2.2002, seit 2013 auch auf Kinder ohne Altersbegrenzung erweitert

Ärztlich assistierter Suizid
- Schweiz: strafbar **nur** bei selbstsüchtigen Beweggründen
- Österreich strafbar laut Strafgesetzbuch §78
- Frankreich: strafbar laut Strafgesetzbuch Artikel 221-1
- Luxemburg: erlaubt laut Gesetzgebung vom 16.5.2009
- Belgien: erlaubt laut Gesetzgebung vom 28.5.2002
- Niederlande: toleriert laut Gesetzgebung vom April 2001 bei Berücksichtigung der sog. Sorgfaltskriterien
- In Deutschland besteht Unklarheit über berufliche Konsequenzen im Rahmen der Begleitung von Sterbenden mit dem Wunsch nach ärztlich assistiertem Suizid:
  – Verbot der geschäftsmäßigen Förderung laut Strafgesetzbuch §217: Trotz neuem BGH-Urteil über den §217 bestehen weiterhin Unklarheiten zwischen Gesetzgebung und Musterberufsordnung.
  – Verbot laut Musterberufsordnung für Ärzte §16
  – Die Tötungsdelikte laut §211 stellen stets nur die Tötung eines anderen Menschen unter Strafe, weshalb die Selbsttötung ebenso wie der Versuch hierzu bereits keinen Tatbestand erfüllen. Mangels vorsätzlicher rechtswidriger Haupttat ist deshalb auch die Beihilfe zum Suizid nicht strafbar.
  – Uneinheitlichkeit der Ärzteberufsordnungen in den Landesärztekammern bezüglich §16 der Musterberufsordnung

37.2 Umgang mit dem Sterbewunsch

FALLBERICHT

„Was soll das alles noch?"
Leider verschlechtert sich der Allgemeinzustand des Patienten rasant und die respiratorischen Beschwerden

werden immer deutlicher. Nach einem Sturz von der Toilette aufgrund extremer Müdigkeit und Schwäche entschließt sich Herr A. für eine stationäre Versorgung auf der Palliativstation. Die Ehefrau gibt an, dass sie ihre Grenzen erreicht hat: Müdigkeit und Erschöpfung sind ihr deutlich anzusehen.

Die Entscheidung für die stationäre Aufnahme und die stationäre Versorgung erlebt Herr A. zunächst sehr entlastend. Er bringt wiederholt seine Dankbarkeit darüber zum Ausdruck, sich in Sicherheit zu fühlen, was zuletzt zu Hause nicht mehr der Fall gewesen sei. Auch für seine Frau sieht Herr A. eine wesentliche Entlastung, was er als ebenso wichtig bewertet. Zu diesem Zeitpunkt möchte Herr A. eine mögliche vorübergehende oder besuchsweise Rückkehr nach Hause nicht definitiv ausschließen, macht jedoch deutlich, dass die Sicherheit und Verlässlichkeit der stationären Versorgung für ihn deutlich höher wiegen als der Wunsch, zu Hause sein zu können.

Im stationären Verlauf werden durch die Erhöhung der Morphin-Dosis sowie durch das gezielte Einsetzen von Benzodiazepinen, vor allem zur Nacht, die Dyspnoe und Panikzustände relativ gut kontrolliert. Herr A. erlebt sich von seiner Familie weiterhin gut unterstützt. Er bekommt regelmäßig Besuch, seine Ehefrau ist jeden Tag bei ihm. Trotz der ausgeprägten Schwäche und Kurzatmigkeit beim Sprechen führt Herr A. regelmäßig Gespräche und genießt den Austausch, so auch mit den Ehrenamtlichen der Palliativstation. Er verfolgt das aktuelle politische Geschehen und lässt sich von seiner Frau regelmäßig Bücher und Zeitschriften mitbringen. Die Konzerte der Philharmonie-Musiker auf der Palliativstation hört er sich zusammen mit seiner Frau an: „Es ist fast wie früher" … „Die Philharmonie werde ich nicht mehr sehen" … „Den Hafen und das Meer auch nicht mehr".

Essen und Trinken beschränken sich auf flüssige Kost (Suppen, Milkshakes etc.).

Als nach wie vor belastendes Symptom erlebt Herr A. die immer wieder auftretende Dyspnoe. Zusätzlich zur medikamentösen Behandlung und pflegerischen Interventionen profitiert Herr A. bei der Symptomkontrolle von psychologischen Entspannungsinterventionen, die sein Wohlbefinden unterstützen und ihm helfen, ein Gefühl von Kontrolle wiederzuerlangen.

Für das Angebot einer psychologischen Unterstützung im Rahmen seiner Versorgung auf der Palliativstation zeigt sich Herr A. von Anfang an aufgeschlossen. Trotz seiner sichtlichen Anstrengung im Gespräch aufgrund der bestehenden Dyspnoe spricht Herr A. sehr ausführlich über sein Erleben der fortschreitenden Krankheitssituation. Er spricht offen aus, dass er angesichts der rasanten Verschlechterung in den vergangenen Wochen wohl nicht mehr lange zu leben habe. Wie viel Zeit ihm noch bleibe, wisse niemand. Er äußert die Hoffnung, nicht leiden zu müssen, insbesondere nicht qualvoll ersticken zu müssen, eine Angst, die mit jeder Dyspnoe-Krise aufs Neue in ihm wachgerufen wird. Zu Beginn des stationären Aufenthalts hatte Herr A. von sich aus im psychologischen Gespräch weder einen Sterbewunsch noch den Wunsch nach Sterbehilfe geäußert. Überwiegend rational und teils mit schwarzem Humor bringt er jetzt zum Ausdruck, dass ihm wohl nichts anderes übrigbleibe als sich mit seinem bevorstehenden Tod abzufinden. Er wirft die Frage auf, was von ihm und seinem Leben eigentlich noch übrig sei, angesichts seiner unwiderruflichen und weitreichenden körperlichen Einschränkungen und damit verbundenem Autonomieverlust – nicht nur, aber auch in intimen Bereichen seiner Versorgung.

Herrn A. wird die Durchführung der würdezentrierten Therapie vorgeschlagen. Er zeigt sich interessiert und lässt sich die Interviewfragen zeigen, die ihn unmittelbar zum Erzählen anregen. Eine Verschriftlichung lehnt Herr A. allerdings ab. Mit seiner Familie, insbesondere seiner Frau, sei alles Wichtige offen ausgesprochen. Er möchte keine Hinterlassenschaft erstellen, sondern vielmehr über sich und sein Leben sprechen. Es folgen mehrere Gespräche, in denen Herr A. auf sein Leben zurückblickt, sich schwierigen Themen und Beziehungen widmet und letztlich eine Bilanz zieht, die überwiegend von Stolz und Zufriedenheit geprägt ist. Von seiner Frau lässt sich Herr A. Bilder mitbringen, mit denen er wichtige Etappen seiner Lebenserzählung zusätzlich illustriert.

Parallel dazu thematisiert Herr A. weiterhin die Ausweglosigkeit, die er erlebt und die ihm mit zunehmender Zeitdauer seines Krankenhausaufenthalts und der Verschlechterung seines Zustands immer bedrückender erscheint. Er macht deutlich, dass er sich bestmöglich versorgt fühlt, dennoch sei es so „kein Leben". Herr A. findet teilweise drastische

37.2 Umgang mit dem Sterbewunsch

Worte, um den erlebten körperlichen Verfall und das Warten auf den Tod zu beschreiben. Das Ziel, noch einmal nach Hause zurückzukehren und seinen Garten, der in voller Blüte steht, zu sehen und zu genießen, habe Herr A. aufgegeben. Die körperliche Anstrengung, die damit verbunden wäre, scheine ihm unerträglich. Die Möglichkeit zu kommunizieren, ist mittlerweile durch die fortschreitende Schwäche und Dyspnoe sehr reduziert.

Herr A. wird zunehmend bettlägerig, die Schwäche nimmt zu. Aber er kann immer noch sehr gut in kurzen Sätzen kommunizieren: Sterbehilfe wird immer häufiger angesprochen. „Es ist nicht mehr, wie es war. Ich sehe in Vielem keinen Sinn mehr, was soll das alles noch?"

Da sich der Zustand schnell verschlechtert, erfolgt in einem längeren Patienten-Arzt-Gespräch eine ausführliche Diskussion über palliative Sedierung. Herr A. zeigt sich beruhigt: Er weiß jetzt, dass bei massiver Dyspnoe und andauerndem Erstickungszustand eine rasche Linderung herbeigeführt werden kann, auch wenn das Bewusstsein beeinträchtigt wird. Künstliche Wasser- oder Nahrungszufuhr lehnt Herr A. strikt ab. Auch intensivmedizinische Maßnahmen hat er schon im Vorfeld kategorisch abgelehnt. Er wünscht ein rasches Versterben: Herr A. unterscheidet ganz deutlich zwischen Sedierung und Sterbehilfe, betont aber, dass Sterbehilfe für ihn auch ein Weg sein könnte. „Mir wäre am liebsten, wenn alles vorbei wäre. Ich möchte und ich kann auch nicht mehr!"

Seine Beerdigung und seine Totenanzeige hat er bereits mit seiner Ehefrau besprochen.

Herr A. bittet um ein Gespräch mit dem Arzt unter vier Augen.

Er trifft für sich eine Entscheidung im Gespräch mit dem Arzt und nach einem folgenden Gespräch mit seiner Ehefrau, die ihm ihre Unterstützung für seine Entscheidung von Anfang an zugesagt hatte und dies in der konkreten Situation auch bekräftigt.

Herr A. bittet seine Familie darum, bei ihm zu sein. Er bleibt zunächst auf seinen Wunsch hin mit diesen allein. Dann verabschiedet er sich von allen, auch von den Pflegenden. Er weint und lächelt immer wieder: „Jetzt wird alles besser!"

Wie viele andere Patienten in einer terminalen Krankheitssituation denkt auch Herr A. über existenzielle Fragen nach, die sein Leben und seinen Tod betreffen. Dazu gehört auch die Auseinandersetzung mit seinem Lebensende, das durch die fortschreitende Erkrankungssituation für ihn in konkrete Nähe gerückt ist. Nicht bei allen Patienten in einer vergleichbaren Situation entsteht ein **Sterbewunsch** und nicht alle Patienten, die einen Sterbewunsch haben, äußern diesen auch. Herr A. war durch seinen Intellekt und seine Reflektionsfähigkeit, die auch durch die Erkrankung nicht beeinträchtigt war, gut in der Lage, über seine Gedanken und Gefühle zu sprechen und hatte auch das Bedürfnis, nicht nur mit seiner Ehefrau, sondern auch mit Pflegenden, Ärzten und anderen Professionellen die Gedanken um sein Lebensende, einen möglichen Sterbewunsch und auch den möglichen Wunsch nach Sterbehilfe zu thematisieren. Dennoch hat er nicht zu jedem Zeitpunkt eine entsprechende Bereitschaft bei Pflegenden, Ärzten und anderen Professionellen wahrgenommen, vielmehr sogar den Eindruck gewonnen, dass dieses Thema vermieden werde. Die Möglichkeit, schließlich doch ausführlich und offen mit einem Arzt darüber sprechen zu können, hat letztlich weder seinen Sterbewunsch noch den möglichen Wunsch nach Sterbehilfe konkretisiert oder verfestigt noch diese Überlegungen zum Verschwinden gebracht. Was Herr A. erlebt hat, war eine tiefe Entlastung, mit diesem Thema auch von professioneller Seite nicht allein gelassen zu sein. Er hat keine „Lösung" erwartet, sondern einen (professionellen) Gesprächspartner gesucht.

> **MERKE**
>
> Kompetente Kommunikation ist unter anderem ein Herzstück guter palliativer Versorgung. Damit diese auch gelingt, wenn es um die Themen Sterbewunsch und Sterbehilfe geht, ist Wissen erforderlich, um die Komplexität, Multidimensionalität und interaktive Dynamik eines geäußerten Sterbewunsches, aber auch die persönliche Reflexion der eigenen Haltung, die Grundvoraussetzung dafür ist, dieses Thema ebenso professionell und menschlich zu diskutieren wie alle anderen – gleichermaßen oft schwierigen – Themen in der palliativen Versorgung.

37.3 Sterbewunsch gleich Sterbehilfe?

Das Thema Sterbewunsch ist assoziiert mit dem Thema Sterbehilfe, aber nicht gleichzusetzen, weil ein Sterbewunsch nicht automatisch den Wunsch nach Sterbehilfe beinhaltet. Das Fallbeispiel von Herrn A. zeigt, dass einer solchen Äußerung schon viele Überlegungen vorangegangen sind, in diesem konkreten Fall sogar schon vor der Krankheitsdiagnose, dass der Wunsch zu sterben – mit und ohne die Absicht, dies zu beschleunigen – über die Zeit unterschiedlich präsent ist und durchaus Schwankungen unterliegt.

Es ist es sinnvoll, in der Auseinandersetzung mit dem Thema Sterbewunsch, die Begrifflichkeit weiter zu fassen und nicht nur auf jene Äußerungen zu fokussieren, mit denen Patienten um eine Beendigung ihres Leidens bitten. Mit einer **Ausweitung der Begrifflichkeit** weitet sich vielleicht auch die Perspektive dahingehend, schon früher, in einer für Patient und Behandler weniger druckvollen Situation, über mögliche Sterbewünsche zu sprechen.

Die Erfahrung – exemplarisch im Fallbeispiel – zeigt, dass sich Professionelle mit Sterbewünschen teilweise schwer tun und dazu neigen, dieses Thema zu vermeiden. Die Hintergründe mögen vielfältig sein und neben eigenem Hilflosigkeitserleben auch die Assoziationen zur Sterbehilfe und damit verbundene ethisch-rechtliche Unsicherheiten einschließen.

Absichten des Sterbewunsches

Interviews mit Palliativpatienten haben aufgezeigt, dass ein Sterbewunsch durchaus **mehrere Absichten gleichzeitig** beinhalten kann, die sich widersprechen können, gegeneinander abgewogen werden und sich verändern können über die Zeit und mit veränderten Krankheits- und Versorgungsbedingungen (Ohnsorge et al., 2014). So schließt ein Sterbewunsch den Wunsch zu leben nicht aus, beide können miteinander existieren. Ein Sterbewunsch kann paradoxerweise sogar den Wunsch zu leben ausdrücken, „aber nicht so". Ebenso kann ein Sterbewunsch bestehen ohne die Absicht, das Sterben beschleunigen zu wollen. Hier drückt sich die Hoffnung aus, der baldige Tod möge eine Erlösung sein, der Wunsch, erwartetes bzw. befürchtetes Leid möge schnell zu Ende sein. Ein Sterbewunsch kann auch die hypothetische Absicht beinhalten, den **Tod zu beschleunigen,** nämlich dann, wenn zukünftig bestimmte Konditionen eintreten, quasi als Plan B, ebenfalls mit dem Ziel, zukünftiges befürchtetes Leiden zu verhindern und eine Form von Kontrolle aufrechtzuerhalten. Ein Sterbewunsch kann natürlich auch die konkrete Absicht ausdrücken, sterben zu wollen mit der Bereitschaft, aktiv darauf hinzuwirken, dies schließt dann auch die Frage nach Sterbehilfe mit ein. Somit ist festzuhalten, dass Patienten, die einen Sterbewunsch äußern, nicht zwangsläufig (sofort) sterben, ihr Sterben beschleunigen oder um Sterbehilfe bitten wollen. Auch wenn dies widersprüchlich klingen mag, beschreibt es treffend die Vielschichtigkeit, Dynamik und häufig auch Ambivalenz eines individuell geäußerten Sterbewunsches und die Reaktionen, die ein solcher hervorrufen kann.

> **MERKE**
> Einen geäußerten Sterbewunsch nur wörtlich zu nehmen, ist demnach unzureichend. **Sterbewünsche sind komplex** und teilweise **in sich widersprüchlich,** sie können zeitlich überdauern, aber auch als Reaktion auf eine leidvolle Krisensituation auftreten, sie können auf die Gegenwart bezogen oder hypothetisch in die Zukunft gerichtet sein, sie können sich verfestigten, intensivieren und konkretisieren, aber ebenso kann der Wille zu leben wieder Oberhand gewinnen.

Dies bedeutet sicher nicht, einen Sterbewunsch abzutun als eine labile und schwankende Willensäußerung, die morgen schon wieder ganz anders lauten kann. Er ist vielmehr Teil einer enormen psychischen Anpassungsleistung, angesichts einer fragilen und in hohem Maß von Unsicherheit geprägten Lebenssituation, in der inneres Gleichgewicht immer wieder neu ausbalanciert werden muss. Deswegen sind alle beteiligten Professionellen herausgefordert, mit dem Menschen in einen Dialog zu treten und sein persönliches Erleben zu verstehen vor dem Hintergrund seiner Erkrankungssituation, seiner Biografie und Persönlichkeit, seinen Bedürfnissen, Ängsten, Werten und Überzeugungen sowie in Interaktion mit seinem sozialen Umfeld.

Qualitative Untersuchungen legen nahe, für ein umfassendes Verständnis eines Sterbewunsches, **verschiedene Ebenen** zu berücksichtigen. Diese betreffen die Gründe, die zu seiner Entstehung geführt habe, seine Bedeutung für die Person sowie seine Funktion (Rodríguez-Prat et al., 2017; Ohnsorge et al., 2014). Ein geäußerter Sterbewunsch ist immer ein kommunikativer Akt und in seiner möglichen **Funktion** somit ein Mittel zur Kommunikation mit nahestehenden Personen ebenso wie mit Professionellen. Ein geäußerter Sterbewunsch vermittelt (zumeist leidvolle) Gefühle, aber auch Gedanken, Hoffnungen und Wünsche. Es kann der Versuch sein, auf sich und das erlebte Leid aufmerksam zu machen, die Reaktionen der angesprochenen Personen zu testen und vielleicht die einzige Möglichkeit, über den bevorstehenden Tod zu sprechen. Ebenso kann ein geäußerter Sterbewunsch die Funktion erfüllen, wieder Einfluss nehmen und Kontrolle über das eigene Leben (und Sterben) ausüben zu wollen.

Die möglichen **Bedeutungen** eines Sterbewunsches hängen in besonderem Maße mit den individuellen Wertvorstellungen der Person zusammen. Diese zu kennen, ist entsprechend hilfreich, um die dem Sterbewunsch zugrunde liegende Bedeutung erfassen und verstehen zu können.

Die **Gründe,** die zur Entstehung eines Sterbewunsches beitragen sind vielfältig und haben ihre Grundlage in dem Erleben persönlichen Leids, das auf den **Dimensionen eines bio-psychosozial-spirituellen Ansatzes** angesiedelt werden kann. Dabei hängen körperlich belastende Symptome mit psychischen, sozialen und spirituell/existenziellen Faktoren zusammen und betreffen in ihrer wechselseitigen Dynamik die Gesamtheit einer Person. Körperliche Symptome, wie Schmerz, Dyspnoe, Fatigue u. a., sind leidvoll an sich, bringen jedoch zusätzlich einen Verlust an körperlicher Funktionsfähigkeit mit sich, der die Autonomie einer Person oft massiv einschränkt und zu einer weitreichenden Abhängigkeit von anderen führt. Damit sind unmittelbar soziale Faktoren betroffen, wie die Sorge um die Belastung nahestehender Personen und das Gefühl, anderen eine Last zu sein. Körperliche Symptome beeinträchtigen auch das psychische Befinden. Sie können Angst machen, insbesondere wenn sie in einer Situation hoher Ungewissheit in die Zukunft projiziert werden, als Angst vor zukünftigem Leiden, Angst vor einem leidvollen Sterben. Zusammen mit dem Wissen und dem Erleben, dass die Krankheit voranschreitet, kann sich Hoffnungslosigkeit manifestieren. Die gefühlten Auswirkungen der Erkrankungssituation können das Selbst-Erleben einer Person grundlegend erschüttern. Existenzielles/spirituelles Leid drückt sich aus in einem Gefühl von Entfremdung bis hin zu Selbst-Verlust, dem Gefühl von Würdeverlust und schwindendem Lebenssinn.

Die einzelnen möglichen Entstehungsgründe können nicht isoliert voneinander betrachtet werden, da sie auch im Erleben der Person nicht voneinander getrennt sind. Führt man sich vor Augen, wie weitreichend – auch bei optimaler Symptomkontrolle – die Veränderungen und Einschränkungen sind, die eine schwere, fortschreitende Erkrankung mit sich bringt, ist unmittelbar nachvollziehbar, dass sich der Mensch in seinem innersten Erleben erschüttert fühlen kann – in der Beziehung zu sich selbst, der Beziehung zu anderen, in der Beziehung zum Leben an sich. Entsprechend weist auch die bestehende Studienlage auf den besonderen Einfluss psychosozialen und existenziellen Leids bei der Entstehung eines Sterbewunsches hin.

Würdezentrierte Therapie

Eine psychologische Intervention, die auf die Linderung psychosozialen und existenziellen Leids und die Stärkung des Würdeempfindens ausgerichtet ist, ist die Würdezentrierte Therapie, die auch Herrn A. angeboten wurde. Es handelt sich um eine speziell für Palliativpatienten (und ihre Familien) entwickelte Intervention, die im weitesten Sinne als eine Form **wertschätzender Biografiearbeit** beschrieben werden kann. Anhand eines vorgegebenen Fragenkatalogs können Patienten über das sprechen, was ihnen am wichtigsten ist und was in Erinnerung behalten werden soll. Beispiele aus den Interviewfragen: „Erzählen Sie mir ein wenig aus Ihrer Lebensgeschichte, insbesondere über die Zeiten, die Sie am besten in Erinnerung haben oder die für Sie am wichtigsten sind. Wann haben Sie sich besonders lebendig gefühlt?", „Was sind Ihre wichtigsten Leistungen, worauf sind Sie besonders stolz?" „Was sind Ihre Hoffnungen und Träume für die Menschen, die Ihnen am Herzen liegen?" „Was haben Sie über das Leben gelernt, das Sie gerne an andere weitergeben möchten". Aus den Schilderungen des Patienten, die auf Tonband aufgenommen und transkribiert werden, wird ein Dokument verschriftlicht, das dem Patienten vorgelesen und – nach etwaigen Änderungswünschen – überreicht wird.

Die Forschungslage verweist auf eine insgesamt positive Wirkung der Würdezentrierten Therapie (Schramm et al., 2013). Insbesondere zeigt sich, dass die Würdezentrierte Therapie auf eine hohe Akzeptanz und Zufriedenheit stößt, nicht nur bei Patienten, sondern auch bei Angehörigen und Professionellen. Sie zielt auf eine Linderung existenziellen Leidens am Lebensende und eine Stärkung von Würdeempfinden, Lebenssinn und Lebensqualität. Auch wenn der Patient im Fokus der Intervention steht, scheint die Würdezentrierte Therapie auch auf das weitere Umfeld positiv zu wirken. Das Interview im Rahmen der Würdezentrierten Therapie und das daraus resultierende Dokument verändern nicht nur den Blick des Patienten auf sich und sein Leben, sondern auch wie der Patienten von Angehörigen und Professionellen gesehen wird. Angehörige wertschätzen das erstellte Dokument sehr, auch als Hilfe für sich selbst. Professionelle – die das erstellte Dokument lesen dürfen – erleben dies als hilfreich, den Patienten besser kennen zu lernen, ihre Pflege besser auf diesen abstimmen zu können und damit verbunden eine höhere Arbeitszufriedenheit. Somit entfaltet die Würdezentrierte Therapie auch eine interaktive Dynamik, indem sie (hilfreiche) Kommunikation ermöglicht und bestenfalls Beziehungen – private und professionelle – stärkt. Hier schließt sich dann auch der Kreis zu den vorangegangenen Ausführungen, die darauf verweisen, wie wichtig es ist, den Patienten mit seiner individuellen Situation und Geschichte zu verstehen, wie groß die Bedeutung des sozialen Umfeldes ist und, dass die Rolle der Professionellen mit ihrer fachlichen Kompetenz ebenso wie mit ihrer persönlichen Haltung einen entscheidenden Einfluss hat.

> **INFO**
>
> **Sterbewunsch und Sterbehilfe?**
>
> - Gesetze geben keine Antwort auf die schwierige Frage der Sterbehilfe!
> - Eine Pro- und Kontra-Diskussion hilft nicht weiter!
> - Sterbewünsche existieren auch unabhängig von der Frage nach Sterbehilfe!
> - Sterbehilfe ist ein weltweit verbreitetes gesellschaftliches Thema!
> - Todeswünsche zu tabuisieren bedeutet, Patienten damit allein zu lassen!
> - Sprechen Sie einen möglichen Todeswunsch von sich aus an! Frühzeitig!
> - Sehen Sie einen Todeswunsch als differenziertes Phänomen!
> - Todeswunsch und Lebenswille schließen sich nicht aus!
> - Haben Sie den Mut, sich selbst und Ihre Haltung ehrlich zu reflektieren!
>
> **Denn:** Wenn nichts mehr zu machen ist, bleibt noch vieles zu tun … auch für die Palliativmedizin beim Sterbewunsch!

Was wäre, wenn …

- … der Patient weiterhin auf Sterbehilfe drängen würde bei guter palliativmedizinischer Versorgung? Soll er dann von der Palliativstation verlegt werden, da die Palliativmedizin Sterbehilfe eigentlich ablehnt?
- … zwei Ärzte im Palliativteam seinem Wunsch zustimmen und eine Sterbehilfe auf der Palliativstation durchführen würden (nach geltendem Gesetz)?

LITERATUR

Balaguer A, Monforte-Royo C, Porta-Sales J et al. An International Consensus Definition of the Wish to Hasten Death and Its Related Factors. PLoS One, 2016 Jan 4; 11(1): e0146184.

Chochinov M H. Dignity Therapy. Final Words for Final Days. Oxford University Press, 2012.

Deutsche Gesellschaft für Palliativmedizin, www.dgp.de (letzter Zugriff: 1.10.20).

European Association for Palliative Care, www.eapcnet.eu (letzter Zugriff: 1.10.20).

Kimsma G, van Leeuwen E. The new Dutch law on legalizing physician-assisted death. Camb Q Healthc Ethics, 2001 Fall; 10(4): 445–450.

van Leeuwen E, Kimsma GK. Philosophy of medical practice: a discursive approach. Theor Med, 1997 Mar-Jun; 18(1–2): 99–112.

Martínez M, Arantzamendi M, Belar A et al. ‚Dignity therapy', a promising intervention in palliative care: A comprehensive systematic literature review. Palliat Med, 2017 Jun; 31(6): 492–509.

Materstvedt LJ. Palliative care on the 'slippery slope' towards euthanasia? Palliat Med, 2003 Jul; 17(5): 387–392. No abstract available.

Materstvedt L J, Clark D, Ellershaw J et al.; EAPC Ethics Task Force. Euthanasia and physician-assisted suicide: a view from an EAPC Ethics Task Force. Palliat Med, 2003 Mar; 17(2): 97–101; discussion 102–79.

Monforte-Royo C, Villavicencio-Chávez C, Tomás-Sábado J et al. What Lies behind the Wish to Hasten Death? A Systematic Review and Meta-Ethnography from the Perspective of Patients. PLoS One, 2012; 7(5): e37117.

Ohnsorge K. Intentions, motivations, an social interactions regarding a wish to die. In: The patients wish to die. Research, ethics an palliative care. Oxford University Press, 2015.

Ohnsorge K, Gudat H, Rehmann-Sutter C. Intentions in wishes to die: analysis and a typology-a report of 30 qualitative case studies of terminally ill cancer patients in palliative care. Psychooncology, 2014a Sep; 23(9): 1021–1026.

Ohnsorge K, Gudat H, Rehmann-Sutter C. What a wish to die can mean: reasons, meanings and functions of wishes to die, reported from 30 qualitative case studies of terminally ill cancer patients in palliative care. BMC Palliat Care, 2014b Jul 31; 13: 38.

Rodríguez-Prat A, Balaguer A, Booth A, Monforte-Royo C. Understanding patients' experiences of the wish to hasten death: an updated and expanded systematic review and meta-ethnography. BMJ Open, 2017 Sep 29; 7(9): e016659.

Schramm A, Berthold D, Weber M, Gramm J. „Dignity Therapy" – Eine psychologische Kurzintervention zur Stärkung von Würde am Lebensende. Zeitschrift für Palliativmedizin, 2014; 15(3): 99–101.

V Kommunikation

38 Überbringen schlechter Nachrichten 291

39 Ich will jetzt sterben! 299

40 Auf keinen Fall darf meine Mutter die Prognose
    erfahren! 306

41 Angehörig, zugehörig, ungehörig 312

KAPITEL 38
Christiane Keller, Katja Welsch

Überbringen schlechter Nachrichten

FALLBERICHT

Die Ärztin des palliativmedizinischen Konsildienstes wird in die Gastroenterologie zu einem Konsil gerufen. In der Konsilanforderung steht Folgendes:
„60-jährige Patientin mit bekanntem Pankreaskarzinom, ED vor 7 Monaten (T2, N1, M0). Z. n. 3 Zyklen neoadjuvanter Chemotherapie und Z. n. Whipple-Operation vor 6 Wochen. R1 Resektion bei Infiltration der Aorta. Radiatio war geplant, aktuell jedoch Progress bei Peritonealkarzinose.
Patientin und Angehörige sind nicht über die palliative Situation aufgeklärt, Angehörige drängen auf Therapie. Patientin laut unserer Einschätzung nicht therapiefähig (ECOC 4).
Bitte klären Sie Patientin und Angehörige auf und planen Sie die weitere Versorgung."
Die Konsilärztin bespricht sich vor dem Patientenkontakt mit dem behandelnden Stationsarzt. Dieser berichtet, dass das Wort „Palliativmedizin" noch in keinem Gespräch gefallen sei, Patientin und Angehörige seien noch voller Hoffnung, Gespräche über Themen außerhalb des kurativen Ansatzes seien nicht zugelassen worden. Frau Binder leide unter starkem Aszites und Schmerzen. Ein getunnelter Dauerkatheter (PleurX) liege aufgrund der häufigen Aszitespunktionen ein.
Die Kontaktaufnahme mit Frau Binder gestaltet sich schwierig, da der Begriff „Palliativmedizin" sie stark ängstigt. Über das Angebot, ihre Schmerzen sowie ihre Appetitlosigkeit zu reduzieren, lässt sie sich auf ein Gespräch ein. Die Ärztin bespricht mit ihr eine Änderung der Medikation. Im Gesprächsverlauf wird Frau Binder zunehmend offener. Sie berichtet aus ihrem Leben und von ihren Kindern. Sie mache sich große Sorgen um die Familie und habe das Gefühl, dass keiner richtig wisse, wie es weitergeht. Es kann eine vertrauensvolle Beziehung aufgebaut werden. Das Angebot, gemeinsam mit dem Stationsarzt zu sprechen und offene Fragen zu klären, nimmt Frau Binder gerne an. Sie ist erst überrascht, als die Palliativmedizinerin fragt, ob denn noch jemand bei dem Gespräch dabei sein soll. Sie findet die Idee, ihrem Mann und den Kindern die Möglichkeit zu geben, Fragen zu stellen jedoch sehr gut und will sie mit dazubitten.

Das **Überbringen schlechter Nachrichten** (*breaking bad news*, BBN) gehört zu den ärztlichen Grundfähigkeiten, wird von vielen Ärzten jedoch als schwierig und unangenehm empfunden und zu vermeiden versucht. Ärzte fürchten, dass sie den Patienten durch die schlechte Nachricht in Angst und Sorge versetzen, ihm zusätzliches Leid zufügen oder ihm die Hoffnung nehmen.

In der Medizin galt es auch lange als verpönt und sogar gefährlich, Patienten gegenüber offen zu sein, wie das folgende Zitat der American Medical Association aus dem Jahr 1847 zeigt (zitiert nach Sisk et al., 2016): „*The life of a sick person can be shortened not only by the acts, but also by the words or the manner of a physician. It is, therefore, a sacred duty to guard himself carefully in this respect, and to avoid all things which have a tendency to discourage the patient and to depress his spirits.*"

Nach langen Debatten und einiger Forschungsaktivität steht heute jedoch fest, dass Patienten sich eine vollständige Aufklärung bezüglich Diagnose und Prognose wünschen bzw. dies erwarten. Eine erhöhte Suizidrate bei offener Aufklärung ließ sich empirisch nicht nachweisen. Zudem gilt es als unstrittig, dass der Verlauf wichtiger (Aufklärungs-)Gespräche die emotionale Befindlichkeit, die Zufriedenheit sowie die Stressbewältigung des Patienten beeinflusst. Es gibt Untersuchungen, die einen positiven Einfluss von **erfolgreicher Kommunikation** auf die emotionale Gesundheit, die Schmerzkontrolle und das Ausmaß der Symptomlinderung nachweisen konnten. Gleichzeitig scheint eine schlechte Kommunikation zu erhöhter Ängstlichkeit, Depression und Verwirrtheit bei Patienten zu führen. Da gute Kommunikation oft mit einem niedrigeren Erregungsniveau einhergeht, ist die Merkfähigkeit von Patienten/Angehörigen in „guten" Gesprächen oft besser. Dies bedeutet jedoch nicht, dass im Rahmen kommunikativ guter Gespräche alle Informationen behalten werden können. Denn egal wie gut geführt, ist ein BBN-Gespräch natürlich mit einem gewissen Schock und damit auch mit einer eingeschränkten Informationsverarbeitung einhergehend. Der Umgang von Patienten/Angehörigen mit schlechten Nachrichten ist zudem sehr unterschiedlich, es kann auch nach einem guten Gespräch zu verdrängender Verarbeitung kommen. Hier empfehlen wir, das Thema immer wieder in Gesprächen aufzugreifen.

Neben der kommunikativen Kompetenz entscheidet auch die **Haltung** viel über den Erfolg von Gesprächen. Grundsätzlich sollte der Arzt ehrlich und authentisch sein. Es kann sinnvoll sein, (erst einmal) nicht die gesamte Wahrheit auszusprechen, aber es darf nicht gelogen werden. Zudem ist es wichtig, die eigenen Gespräche kritisch zu reflektieren. Gerade bei unangenehmen Themen neigen Menschen dazu, die Wahrheit deutlich abzuschwächen, haben aber trotzdem das Gefühl, dass alles Wichtige gesagt wurde. Sie bewerten das Gespräch jedoch vor dem eigenen Kenntnisstand und berücksichtigen nicht, dass der Patient bzw. die Angehörigen ja nur auf das wirklich Gesagte zurückgreifen können. Bei Ärzten entsteht die Unsicherheit beim BBN daher, dass keine Lösungen für Probleme angeboten werden können, kein Trost gespendet werden kann. Hier kann es erleichternd sein, sich klarzumachen, dass es in der Palliativmedizin oft nicht darum geht zuzuhören, um ganz konkret zu antworten oder um belastende Emotionen „wegzureden", sondern darum zuzuhören, das Leid des Patienten/Angehörigen wertzuschätzen und gemeinsam auszuhalten.

MERKE
Nicht alles, was wahr ist, muss gesagt werden, aber alles, was gesagt wird, muss wahr sein. (nach Voltaire)

SPIKES-Modell

Weiterhin ist natürlich die **Technik der Gesprächsführung** relevant. In der klinischen Praxis hat sich als Gesprächsleitfaden für die Übermittlung schlechter Nachrichten das sog. **SPIKES-Modell** bewährt, welches von Buckman und Baile entwickelt wurde (Buckman und Baile, 1992). 2000 wurde eine Version speziell für onkologische Patienten veröffentlicht (Baile et al., 2000). Ziele des SPIKES-Modells sind, Informationen vom Patienten zu sammeln, medizinische Informationen zu vermitteln, dem Patienten Unterstützung anzubieten und gemeinsam mit ihm einen Zukunftsplan zu entwickeln. Das SPIKES-Modell umfasst sechs Schritte für ein gelungenes Gespräch, die im Folgenden näher erläutert werden.

S

MERKE
S: „Setting up the interview"
- Vorbereitung des Gesprächs durch den Arzt
- Gegebenenfalls Möglichkeit des Einbezugs von Bezugspersonen
- Begrüßung (Händedruck, Augenkontakt)
- Ruhige, gelassene Aufmerksamkeit
- Herstellen einer geschützten Umgebung
- Gespräch im Sitzen durchführen
- Unterbrechungen vermeiden

Der erste Punkt des SPIKES-Modell sieht vor, dass das Gespräch durch den Arzt angemessen vorbereitet wird. Denn gute Kommunikation beginnt bereits vor dem eigentlichen Gespräch. Der Arzt sollte genau wissen, was er übermitteln möchte und sich noch einmal die wichtigsten Fakten zu dem Patienten vor Augen führen. Im Vorfeld sollte das Angebot gemacht werden, dass der Patient Vertrauenspersonen zu dem Gespräch mit einladen kann. Prinzipiell muss dabei daran gedacht werden, dass ein Gespräch mit mehr als dem Patienten das Verhalten der Einzelpersonen verändern kann, z. B. weil jeder für den anderen stark sein will. Es kann vorkommen, dass Tatsachen, über die mit dem Patienten/den Angehörigen alleine bereits gesprochen wurden, auf einmal vehement verleugnet werden. Solche Situationen sollten im besten Fall aufgelöst werden. Überaus wichtig ist zudem, dass Rahmenbedingungen geschaffen werden, die eine **ruhige, störungsfreie Gesprächsatmosphäre** ermöglichen. Völlig ungeeignet ist die Durchführung solcher Gespräche auf dem Flur, im Wartezimmer oder im Stehen.

FALLBERICHT

Am terminierten Mittwoch bittet die Palliativmedizinerin die Mitpatienten von Frau Binder, das Zimmer für das Familiengespräch zu verlassen. Diese sind sehr verständnisvoll. Es wird ein „Bitte-nicht-stören-Schild" an der Tür befestigt.

Die Palliativmedizinerin leitet das Gespräch ein, nachdem alle ums Bett herum Platz genommen haben. Sie bittet die Patientin, ihr zu schildern, was sie über ihre Erkrankung wisse und was ihrer Ansicht nach der aktuelle Stand der Dinge sei.

Frau Binder erzählt von der Chemotherapie, wie schlecht es ihr darunter gegangen sei und wie sehr sie sich gefreut habe, als man ihr mitgeteilt habe, dass sie operiert werden könne. Sicherlich sei da noch ein Rest an der Aorta, aber den könne man ja bestrahlen. Sie verstehe aber nicht, warum sich jetzt plötzlich so viel Wundflüssigkeit in ihrem Bauch gesammelt habe und warum sie das Gefühl habe, nur schlecht Luft zu bekommen. Am liebsten würde sie im Moment nur schlafen, aber das würde sicherlich auch bald wieder besser werden. Im September hätten sie einen Urlaub in Ägypten gebucht. Darauf freue sie sich schon sehr. Aber in der letzten Zeit frage sie sich auch manchmal, ob sie bis dahin wieder fit genug sei. Aktuell sei sie ans Bett gefesselt und brauche für alles Hilfe. Herr Binder pflichtet seiner Frau bei, dass es sie zwischendurch sehr gebeutelt habe. Dieses Tief würden sie aber auch noch schaffen. Dem Urlaub in Ägypten stehe seiner Meinung nach nichts im Wege, er sei da absolut positiv.

Die Palliativmedizinerin fragt nach, woher denn die Wundflüssigkeit komme. Darauf entgegnet die Patientin, dass die Drainagen zu früh entfernt worden seien und das Wundsekret nach der Operation nicht habe ablaufen können. Sie frage sich aber schon, ob das normal sei. Zumal sie das Gefühl habe, dass sich immer mehr Flüssigkeit ansammele.

P

MERKE

P: „Assessing the patient's perception"

- Offene Fragen stellen
- Einschätzung des Wissensstands des Patienten:
  - „Was wissen Sie bisher über Ihre medizinische Situation?"
  - „Was denken Sie, warum wir diese Untersuchung durchführen wollten?"
- Beseitigung von Missverständnissen

Der zweite Schritt des SPIKES-Modell sieht vor, dass der Arzt Informationen darüber einholt, wie der Patient selbst seine Erkrankung sieht, was er über die Erkrankung weiß und welche Fragen oder Erwartungen er hat. Wichtig ist es, im Gespräch eine gemeinsame Ebene herzustellen, sodass alle den gleichen Stand haben und jeder weiß, worüber der andere spricht.

I

MERKE

I: „Obtaining the patient's invitation"

- Einschätzen der Bereitschaft des Patienten, die schlechte Nachricht aufzunehmen:
  „Wie soll ich Ihnen die Testergebnisse vorstellen? Soll ich Ihnen alle Ergebnisse ausführlich beschreiben oder nur die wichtigsten Ergebnisse skizzieren und eher den Behandlungsplan ausführlich beschreiben?"
- Hinweis auf Gesprächsmöglichkeit zu einem späteren Zeitpunkt

Im dritten Schritt geht es darum, dass der Arzt herausfindet, wie viel der Patient wissen möchte. Die zentrale Frage hier ist, wieviel Wahrheit der vor einem sitzende Mensch verträgt und braucht. Untersuchungen zeigen, dass die Mehrheit der Patienten möglichst alle Informationen über Erkrankung, Prognose, Therapiemöglichkeiten etc. erhalten möchten. Einige Patienten möchten dies jedoch nicht. Beide Herangehensweisen sollten vom Arzt akzeptiert und sein Verhalten möglichst daran angepasst werden. In beiden Fällen, vor allem jedoch wenn der Patient im ersten Moment nur wenige Informationen wünscht, sollte dem Patienten die Zusage gemacht werden, dass er bei weiteren Fragen natürlich erneut das Gespräch mit dem Arzt suchen kann.

FALLBERICHT

Die Palliativmedizinerin bedankt sich für die Offenheit und versucht herauszufinden, wie Frau Binder grundsätzlich eingestellt ist. Die Ärztin schätzt Frau Binder so ein, dass sie sich Offenheit wünscht und fragt daher, ob sie denn alle Informationen erhalten und in alle Entscheidungen, ihre Krankheit betreffend, mit einbezogen werden möchte. Frau Binder gibt an, sehr genau informiert werden zu wollen. Sie habe fast alleine zwei Kinder großgezogen, weil ihr Mann arbeitsbedingt nur selten zu Hause gewesen sei. Sie habe immer wieder Entscheidungen treffen müssen und sei auch sehr stolz darauf, wie sie das gemeistert habe. Sie wolle sich niemals bevormunden lassen, egal was komme, sie wolle alles wissen und genau über ihre Situation im Bilde sein. Die Palliativmedizinerin meldet Frau Binder zurück, dass sie dies verstanden habe und ihre Einstellung gut findet. Sie fordert sie auf, immer direkt nachzufragen, wenn sie etwas nicht verstanden habe. Die Ärztin weist auch darauf hin, dass sie das Gespräch zu jedem Zeitpunkt beenden könne, wenn es ihr zu viel werde. Denn das, was sie und ihr Kollege zu berichten hätten, wären leider keine guten Nachrichten.

K

MERKE

K – „Giving knowledge and information to the patient"

- Warnung vor der Mitteilung der schlechten Prognose:
  – „Unglücklicherweise habe ich schlechte Neuigkeiten für Sie …"
  – „Es tut mir sehr leid, aber ich muss Ihnen sagen, dass …"
- Verbesserung der Kommunikation, durch:
  – Anpassung an das Patientenvokabular
  – Nutzung „nicht-technischer" Worte (z. B. „streuen" statt „metastasieren")
  – Meidung von zu viel Direktheit (z. B. „Sie haben eine sehr schlechte Prognose und wenn Sie nicht sofort mit einer Chemotherapie beginnen, sind Sie in 4 Wochen tot.")
  – Mitteilen der Informationen in kleinen Einheiten
  – Anpassen an das Tempo des Patienten/seiner Angehörigen
  – Vermeiden von Phrasen (z. B. „Es gibt nichts mehr, was wir für Sie tun können." „Das wird schon wieder.")

Erst im vierten Schritt beginnt nach dem SPIKES-Modell die Vermittlung von neuen Informationen. Die schlechte Nachricht sollte – wie im Fallbericht – durch eine Art **Warnung** eingeleitet werden.

An diesem Punkt kann besprochen werden, welche neuen Erkenntnisse gewonnen wurden, was sich am bisherigen Behandlungsplan oder der bisherigen Prognose verändert hat. Wichtig ist es, sich bezüglich des Sprachniveaus an den Patienten anzupassen. Fachwörter sollten weitestgehend vermieden werden. Die Informationen sollten, wenn möglich, in kleineren Teilinformationspäckchen vermittelt werden, nicht zu direkt, aber auch nicht mit zu viel „um den heißen Brei herumreden".

MERKE

Die relevanten Punkte sollten klar und deutlich formuliert werden.
Nicht:
- „ein Geschwür, das da nicht hingehört"
- „Wir päppeln Sie jetzt erstmal auf und dann schauen wir weiter."

Sondern:
- „Sie haben Krebs."
- „In Ihrem Erkrankungsstadium gibt es leider keine Therapie mehr, die den Krebs aufhalten kann."

Im Gesprächsverlauf sollte regelmäßig durch Rückfragen überprüft werden, ob der Patient/die Angehörigen soweit verstanden haben, was gesagt wurde.

FALLBERICHT

Die Palliativmedizinerin beginnt damit, die wichtigsten Fakten noch einmal zu erklären. Der Tumor habe leider gestreut und habe das Bauchfell und ein wichtiges Gefäß im Bauchraum angegriffen. Leider bedeute dies, dass eine Heilung nicht mehr möglich ist.
Hier macht die Ärztin eine kurze Pause. Familie Binder schaut geschockt, aber keiner sagt etwas. Die Ärztin möchte wissen, ob es bereits Fragen gibt. Herr Binder rutscht unruhig auf dem Stuhl umher. Die Patientin schaut die Ärztin direkt an und sagt: „Das habe ich bereits befürchtet. Ich merke, wie schnell es mir schlechter geht …"
Herr Binder unterbricht sie: „Hör auf, so zu reden. Sicherlich ist da noch was zu machen. Überhaupt verstehe ich nicht, wieso der Tumor jetzt plötzlich so geschossen ist. Die Operation war doch erst vor sechs

Wochen und der Chirurg hat gesagt, dass fast alles entfernt worden ist?!"

Die Ärztin holt weiter aus. Leider gehöre das Pankreaskarzinom zu den bösartigsten Tumorerkrankungen, die es gibt. Dies bedeute, dass das Wachstum sehr unberechenbar ist. Wenn nun nach einer Operation auch nur ein winziger Rest des Tumors im Körper verbleibe, bestehe immer das Risiko, dass der Tumor wieder ganz schnell wächst. Es sei zudem nie ausgeschlossen, dass bereits zum Zeitpunkt der Operation winzige Tochtergeschwüre – also Metastasen – vorhanden gewesen seien. Diese könne man mit den aktuellen bildgebenden Verfahren leider nur ab einer bestimmten Größe erfassen.

Herr Binder unterbricht sie wütend: „Warum verdammt noch mal wurde dann mit der Chemotherapie so lange gewartet? Dann muss jetzt sofort begonnen werden! Hier wird doch jetzt nur Zeit verschwendet." Hier springt der Stationsarzt ein und erklärt, dass eine Chemotherapie vorher nicht möglich gewesen sei. Frau Binder sei es nach der Operation sehr rasch schlechter gegangen. Im Labor habe sich ein deutlicher Entzündungsanstieg gezeigt und Frau Binder habe immer mal wieder gefiebert. Hier habe man zunächst eine Infektion vermutet und nach erfolgloser Fokussuche den Versuch einer Antibiotikagabe gestartet. Zunächst habe die Therapie gut angeschlagen. Die Entzündungswerte seien rückläufig gewesen. Dann habe man das Bauchwasser entdeckt und zweimal in kurzer Zeit abpunktieren müssen. Dann habe man einen PleurX-Katheter als Dauerableitung gelegt. Als dann mit der Chemotherapie begonnen werden sollte, sei es erneut zu Fieber und einer deutlichen AZ-Verschlechterung mit Bettlägrigkeit gekommen. Im Rahmen eines Entzündungsverdachts mit Bakterien bzw. Viren ist eine Chemotherapie zu gefährlich. Man habe eine Bauchfellentzündung vermutet. Dies habe sich nicht bestätigt. Leider habe sich aber in den aktuellen Bildern gezeigt, dass es sich um neu aufgetretenen Metastasen im Bauchfell handelt. Das bestehende rezidivierende Fieber wird Tumorfieber genannt. Dagegen helfen keine Antibiotika, da nicht Bakterien oder Fieber die Ursache für das Fieber sind. Die fiebersenkenden Maßnahmen bringen Frau Binder jedoch glücklicherweise Linderung.

Frau Binder unterbricht den Stationsarzt: „Was ich noch nicht verstanden habe ist, woher denn jetzt dieses ganze Wundsekret in meinem Bauch kommt?".

Die Palliativmedizinerin erwidert, dass es sich um unterschiedliche Ursachen handeln könnte. Die wahrscheinlichste Ursache sei der Tumorbefall des Bauchfells. Zusätzlich leiden fast alle Tumorpatienten unter einem Eiweißmangel. Dieses Eiweiß bindet normalerweise das Wasser in den Gefäßen an sich. Bei Abwesenheit des Eiweißes verteilt sich das Wasser dann um und zwar mit Vorliebe in bestehende Höhlen, wie z. B. den Bauch oder den Lungenzwischenraum, aber auch in die Arme und Beine. Ein künstliches Zuführen des Eiweißes habe leider keine Erfolge gezeigt. Auch entwässernde Medikamente kämen nur sehr schlecht an dieses Wasser heran.

Frau Binder nickt, sagt aber nichts weiter. Die Palliativärztin fragt, ob alles verstanden worden sei. Dies wird von allen bejaht. Die Konsilärztin wendet sich an die Patientin und fragt, ob sie weitere Fragen habe und wie es ihr mit dieser Information aktuell gehe. Die Patientin überlegt kurz und antwortet: „Wie soll es mir schon damit gehen. Nicht wirklich gut. Aber ich bin froh, dass es jemand endlich mal ausgesprochen hat. Im Moment geht mir eigentlich nur eine Frage durch den Kopf. Und zwar wie es nun aktuell mit Chemotherapie aussieht." Ihr Mann bekräftigt diese Frage, wie es mit der Chemo weitergehe, würde er auch gerne mal wissen.

Die Palliativärztin blickt Frau Binder an und fragt: „Haben Sie aktuell das Gefühl, eine weitere Chemotherapie durchstehen zu können? Was löst der Gedanke daran in Ihnen aus?"

E

MERKE

E – „Addressing the patient's emotions with empathic responses"

→ Empathische Äußerungen signalisieren Unterstützung.
1. Erfassen der Emotionen des Patienten/der Angehörigen (z. B. Trauer, Wut, Schock)
2. Benennen der Emotion
3. Identifikation der Ursache für die Emotion
4. Patienten Raum geben, um seine Gefühle auszusprechen

Im fünften Schritt des SPIKES-Modell wird Bezug genommen auf die emotionale Komponente des

Patienten bzw. seiner Angehörigen. Es ist wichtig, in Gesprächen, in denen schlechte Nachrichten vermittelt werden, zu signalisieren, dass man als Arzt wahrnimmt, was auf der emotionalen Ebene gerade bei dem Patienten und/oder seinen Angehörigen passiert. Dies geschieht am besten, indem man das Gefühl/die Gefühle benennt, das/die man beim Gesprächspartner vermutet.

Beispiele: „Ich sehe, dass Sie total geschockt sind."
„Ich habe den Eindruck, dass Sie gerade völlig vor Angst gelähmt sind."
„Ich spüre eine gewisse Wut bei Ihnen? Woher kommt diese?" oder „Auf wen oder was sind Sie denn so wütend?"

Wichtig ist, dass die Gefühle innerhalb des Gesprächs Raum bekommen und nicht versucht wird, darüber hinwegzugehen. Nachvollziehbarerweise ist es sehr schwer, diese meist sehr starken Gefühle mit dem Patienten/den Angehörigen gemeinsam auszuhalten, ohne einen Ausweg daraus bieten zu können. Bei vielen Ärzten kommt das irrationale Gefühle dazu, diese Gefühle durch das Aussprechen der schlechten Nachricht selbst ausgelöst zu haben, was oft den Impuls verstärkt, diese Gefühle wieder „wegreden" zu wollen und zu beschwichtigen, indem z. B. die schlechte Nachricht wieder etwas abgemildert wird.

MERKE

Der Patient/die Angehörigen erwarten nicht, dass der Arzt sie tröstet in dem Sinne, dass alle negativen Gefühle verschwinden. Patient bzw. Angehörige erwarten jedoch, dass sie mit **Verständnis und Empathie begleitet** werden und ihre **Gefühlslage ernst genommen** wird.

FALLBERICHT

Frau Binder schießen die Tränen in die Augen und entschuldigt sich sofort für ihre Emotionalität.
Die Palliativärztin legt beruhigend die Hand auf ihre Schulter. Daraufhin fangen die Tränen an zu laufen. Herr Binder ist sichtlich überrumpelt von dem emotionalen Ausbruch seiner Frau und weiß nicht, was er tun soll. Hilflos schaut er sie an und murmelt: „Das schaffen wir schon, mach dir keine Gedanken."
Die Patientin schaut ihn lange an, dann bricht es aus ihr heraus: Sie habe unglaublich Angst vor einer weiteren Therapie. Sie habe das Gefühl, keine Kraft mehr zu haben. Jeden Tag ginge es etwas schlechter. Sie spüre, dass sie sterben müsse, dass sie immer versucht habe, für ihre Familie stark zu sein. Sie ergreift seine Hand und sagt: „Ich kann nicht mehr, es tut mir so leid."
Herr Binder reagiert zunächst wütend: Sie hätten sich gegenseitig versprochen zu kämpfen und diese Reaktion verstehe er nicht. Es sei ihr doch in den letzten Tag ganz gut gegangen, jedenfalls habe sie nichts anderes gesagt. Er schaut sich hilfesuchend um. „Es muss doch eine andere Möglichkeit als eine Chemotherapie geben …?!"
Die Palliativmedizinerin erwidert, dass sie beide Seiten sehr gut verstehen könne. Rein medizinisch teilten sie und die Kollegen die Befürchtungen der Patientin. Eine Therapie sei aufgrund der starken Schwäche absolut nicht zu empfehlen, da die Therapie für den Körper zu anstrengend sei. Man weiß sicher, dass die Lebenszeit unter einer fortgesetzten Therapie deutlich verkürzt werde. Das Risiko übersteige hier den Nutzen deutlich.
Frau Binder ist nun sichtlich erleichtert, schaut allerdings verunsichert zu ihrem Mann.
Die Ärztin erkennt dies und fragt nach. „Sie haben Angst, dass Sie Ihrem Mann mit einer Entscheidung gegen die Therapie wehtun?"
Frau Binder nickt: „Ich wünsche mir nichts sehnlicher als weiterzuleben. Aber ich weiß, dass meine Zeit abgelaufen ist. Ich wünsche mir im Moment vor allem, dass ich keine Schmerzen haben muss und ich möchte nach Hause."
Herr Binder nimmt seine Frau in den Arm und sagt: „Ich gehe jeden Weg mit dir, aber für mich kommt das einfach zu plötzlich. Ich brauche Zeit."
Die Ärztin fasst das bisher Gesagte und vor allem die emotionalen Aspekte kurz zusammen und fragt, ob es für beide in Ordnung sei, wenn sie das Gespräch heute beenden würden und einen neuen Gesprächstermin vereinbaren. Herr und Frau Binder stimmen zu, beide sind erschöpft und müssen das Gesagte verarbeiten.

S

> **MERKE**
>
> **S – „Strategy and summary"**
> - Zusammenfassung des Gesprächs
> - Konsequenzen, Alternativen aufzeigen
> - Abhängig vom Befinden des Patienten wird das weitere Vorgehen ausführlich besprochen, um:
>   – Ängste und Ungewissheit zu reduzieren
>   – Patientenwünsche zu berücksichtigen
>   – Missverständnisse zu vermeiden

Der letzte Schritt des SPIKES-Modell sieht vor, dass das Gespräch vom Arzt noch einmal zusammengefasst wird. Dann kann – je nach Befinden des Patienten – über das weitere Vorgehen gesprochen werden. Hier sollte versucht werden, den Patienten in die Entscheidungsfindung mit einzubeziehen. Natürlich kann aber eine Entscheidungsfindung auch vertagt werden. Hier kann der Arzt den Patienten entlasten, indem er seine Überforderung offen anspricht: „Ich sehe, dass Ihnen gerade ganz viel durch den Kopf geht. Das war heut ja auch sehr viel an Informationen. Vielleicht wäre es gut, wenn Sie das Ganze erst einmal sacken lassen und wir uns morgen noch einmal zusammensetzen und besprechen, wie es weitergeht. Dann können Sie auch Fragen stellen, die Ihnen vielleicht erst einfallen, wenn Sie hier rausgegangen sind, das ist bei vielen Menschen so."

Auch wenn im Konsens eine Entscheidung bezüglich des weiteren Vorgehens gefunden werden konnte, ist es wichtig, dem Patienten die Möglichkeit zu geben, einen Folgetermin zu vereinbaren, da, wie schon beschrieben, viele Fragen oft erst mit etwas Abstand zur Mitteilung der „schlechten Nachrichten" auftauchen.

FALLBERICHT

Im folgenden Gespräch fasst die Ärztin die aktuelle Situation erneut zusammen.
Frau Binder hat sich endgültig gegen eine weitere Therapie entschieden, was ihr Mann akzeptiert, auch wenn es ihm noch immer schwerfällt. Sie können aber insgesamt deutlich offener miteinander umgehen, Sorgen und Ängste teilen, was beiden guttut. Frau Binder wird zur Optimierung der Schmerztherapie auf die Palliativstation verlegt. Dort profitieren sie und ihr Mann sehr von der Betreuung durch das multiprofessionelle Team. Frau Binder wird nach einer Woche nach Hause entlassen, wo sie 2 Monate später gut symptomkontrolliert verstirbt.

Was wäre, wenn …

- … die Mitpatienten nicht aus dem Patientenzimmer gegangen wären?
  - Wenn Patienten noch mobil sind oder in den Rollstuhl mobilisiert werden können, sollte ein BBN-Gespräch in einem anderen Zimmer erfolgen. Ist dies nicht möglich und Mitpatienten nicht mobil/bereit, das Zimmer zu verlassen, gibt es keine andere Möglichkeit. Dann kann jedoch dadurch, dass alle sich hinsetzen, man eigene Störfaktoren (Telefon, Piepser etc.) ausschaltet, noch immer eine gute Gesprächsatmosphäre geschaffen werden.

- … Herr oder Frau Binder den palliativen Weg nicht hätten mitgehen können?
  - Auch dann wäre eine Chemotherapie nicht mehr durchzuführen. Ausschlaggebend ist hierfür das Nicht-Schaden-Prinzip. Der behandelnde Arzt indiziert eine medizinische Maßnahme, nicht der Patientenwunsch legt eine Indikation fest.

LITERATUR

Baile W F, Buckman R, Lenzi R et al. SPIKES-a Six-step Protocol for Delivering Bad News: Application to the Patient with Cancer. Oncologist, 2000; 5: 302–311.

Buckman R A, Kason Y. How to Break Bad News – A Guide for Health Care Professionals. University of Toronto Press 1992.

Buckman R A. Breaking bad news: the S-P-I-K-E-S strategy. Commun Oncol, 2005; 2: 138–142.

Kudlacek S, Meran J G. Ein Patient mit schicksalhaftem Verlauf nach Nephrektomie bei Hypernephrom – Überbringen schlechter Nachrichten (Breaking Bad News). Wien Med Wochenschr, 2012; 162(1–2): 3–7.

Lerman C, Daly M, Walsh W P et al. Communication between patients with breast cancer and health care providers. Determinants and implications. Cancer 1993; 72(9): 2612–2620.

Narayanan V, Bista B, Koshi C. ‚BREAKS' Protocol for Breaking Bad News. Indian Journal of Palliative Care, 2010; 16(2): 61–65.

Ospelt N. Gespräche gegen die Angst Dtsch Med Wochenschr, 2015; 140: 448–450.

Sep MSC, van Osch M, van Vliet LM, Smets EMA, Bensing JM. The power of clinicians' affective communication: How reassurance about non-abandonment can reduce patients' physiological arousal and increase information recall in bad news consultations. An experimental study using analogue patients. Patient Educ Couns, 2014; 95(1): 45–52.

Sisk B, Frankel R, Kodish E, Isaacson JH. The Truth about Truth-Telling in American Medicine: A Brief History. Perm J, 2016; 20(3): 15–219.

Stewart MA. Effective physician-patient communication and health outcomes: a review. CMAJ, 1995; 152(9): 1423–1433.

Vandekieft G. Breaking Bad News. American Family Physician. 2001; 64(12): 1975–1978.

KAPITEL 39

Thomas Sitte

Ich will jetzt sterben!

FALLBERICHT

Die 84-jährige Patientin Frau S. wird aus einer Klinik der Maximalversorgung der Palliativstation eines peripheren Krankenhauses zugewiesen. Dort war sie seit gut 3 Wochen stationär wegen Schmerzen und zunehmender Schwäche, die im Rahmen eines Multiplen Myeloms (Plasmozytoms) aufgetreten waren. Die Erstdiagnose liegt nun gut 7 Jahre zurück. Zunächst war eine monoklonale Gammopathie aufgefallen. Nach und nach entwickelte sich die Malignität mit immer weiteren symptomatisch gewordenen Beschwerden, bis nun das Stadium III des bösartigen Leidens des Knochenmarks vorliegt. Die malignen Herde lagen fast ausschließlich intramedullär, wobei sie hier zu erheblichen Knochenschmerzen führten.

Dazu litt Frau S. gerade in den letzten Monaten vermehrt unter Harnwegs- und Bronchialinfekten, die immer wieder orale und auch intravenöse Antibiotikatherapien notwendig machten. In der überweisenden Klinik war gerade wieder ein respiratorischer Infekt mit Tazobactan intravenös über einen angelegten Zentralvenenkatheter erfolgreich behandelt worden. Zudem waren dort eine Anämie von 5,8 g/dl mit vier Erythrozytenkonzentraten und eine Thrombopenie von unter 1.000/µl mit zwei Thrombozytenkonzentraten teilweise ausgeglichen worden.

Was Frau S. seit Monaten schwer belastetet, sind die Knochenschmerzen. Die bisherige Behandlung erfolgte mit Tilidin N retardiert 2 × 100 mg sowie bei Bedarf bis zu 4 × täglich 500 mg Metamizol. Durch die Schmerzen ist sie im Verlauf immer immobiler geworden. Sie hat nach und nach den Lebenswillen weitgehend verloren.

39.1 Diagnostik bei Aufnahme ins Krankenhaus

Zur Abklärung der Beschwerden werden regelhaft in der Notaufnahme bei allen Patienten eine auf die Symptome angepasste Notfalllaboranforderung, EKG, Röntgen etc. durchgeführt.

Dies ist für die Diagnostik und weitere Therapieentscheidung bei den akut und chronisch kranken Patienten mit kurativem Ansatz meist unerlässlich. Bei Palliativpatienten mit einer oft langen Krankengeschichte, vielen und intermittierenden Klinikaufnahmen und vorhergehender sehr eingehender Diagnostik wie auch Therapie kann so ein Vorgehen aber völlig unangemessen sein, die Patienten unnötig belasten sowie den Therapiebeginn von schweren Symptomen, die zu einer Aufnahme führten, in vielen Fällen auch deutlich hinauszögern. Dies liegt daran, dass in der Aufnahme in der Regel Kollegen arbeiten, die aus dem kurativen Ansatz heraus verständlicherweise die **Diagnostik vor die Therapie** setzen, was in der Palliativsituation von erfahrenen Palliativmedizinern an die vorliegende Situation adaptiert gänzlich anders gemacht wird.

Da es hier insbesondere um die Zuweisung einer Patientin aus einem anderen Krankenhaus geht und die Patientin sich laut Überweisung in der Finalphase befindet, wird wie meist bei Palliativpatienten auf diesen belastenden Umweg verzichtet.

MERKE

Palliativpatienten sollten also **nicht,** wie allgemein üblich, über die Notaufnahme **wie die anderen Notfallpatienten aufgenommen** werden, wenn in der Notaufnahme nicht speziell palliativ qualifiziertes Personal zuständig ist.
So können für den Patienten unangemessene Über- und Fehldiagnostik und -therapie verhindert werden und zudem wird der Patient durch diese wesentliche Erleichterung schneller angemessen palliativ versorgt werden. Die Patienten können so außerdem der neuen Versorgungssituation schneller berechtigtes Vertrauen schenken.

FALLBERICHT

Aus dem mitgegebenen Arztbrief kann das aktuelle Labor (vom Vortag) entnommen werden (> Tab. 39.1). Deshalb wurde auch auf eine erneute Entnahme

Tab. 39.1 Labordiagnostik

Parameter	Referenzwert	Aktueller Wert
Leukozyten	3,6–10,5 G/l	**115,2**
Erythrozyten	4,0–5,2 T/l	**2,33**
Hb	12,0–16,0 g/dl	**6,8**
HKT	36–46 %	**22**
MCV	80–99 fl	**78**
MCH	27–33 pg	**25**
MCHC	31–37 g/dl	**28**
Thrombozyten	140–400 10\S\9	**15**
Bilirubin gesamt	< 1,2 mg/dl	**0,4**
LDH	0–289 U/l	**450**
Kalium	3,5–5,1 mmol/l	**5,4**
Kalzium	2,0–2,6 mmol/l	**3,9**
Kreatinin	0,5–0,9 mg/dl	**3,2**
GFR	> 60 ml/min	**35**
Harnsäure	2,4–5,7 mg/dl	**13**
INR	0,85–1,15	**1,18**
Quick	70–130 %	**72**

verzichtet. Zudem hätten Normabweichungen auch keine Konsequenz, bevor nicht der Wunsch der Patientin für oder gegen mögliche Therapien bekannt ist. Auffällig war zudem eine extreme M-Paraproteinämie. Daneben zeigten sich ein Abfall der Thrombozyten und Leukozyten zusammen mit einer (eigentlich transfusionspflichtigen) Anämie im Sinne einer Panzytopenie.

In einer Palliativsituation können **Laborwerte** vielfältig pathologisch verändert sein. Hier muss sehr genau darauf geachtet werden, welche Befunde pathologisch abweichend für die vorliegende Situation eine therapeutische Intervention erforderlich machen und welche pathologischen Werte als gegeben hingenommen werden sollten, einerseits, weil diese für den Patienten in dieser Situation nicht belastend sind, andererseits, weil eine Korrektur dieser Werte eventuell eine unangemessene Belastung darstellen würde oder drittens weil der Patient schlicht keine weitere Therapie wünscht.

MERKE

Eine „Laborkosmetik" ist insbesondere in einer Palliativsituation entschieden abzulehnen!

FALLBERICHT

Die Diagnose des Plasmozytoms ist damit nicht infrage zu stellen. Die Röntgenbefundung im Brief beschreibt eine disseminierte Aussaat der Myelomherde von der Kalotte weit gestreut im Achsenskelett und in die großen Röhrenknochen sowie in das Becken. Eine weitere antineoplastische Therapie ist weder von Frau S. gewünscht noch hämatoonkologisch indiziert.

Im oft unruhigen Umfeld einer gut gefüllten Notaufnahme erfordert es meist eine gewisse Zeit, bis bei nicht unmittelbar lebensbedrohlich erkrankten Patienten die Vorbefunde gesichtet, Anamnese und Untersuchung abgeschlossen sind und die Verlegung auf die weiterbehandelnde Station erfolgt.

FALLBERICHT

Frau S. fordert immer wieder lautstark ein, dass sie keine Untersuchungen und Therapien in der Notaufnahme wünsche. Auch der Ehemann wird zunehmend ungehalten, weil seine Frau keine Schmerzlinderung erhält. Als bei Frau S. in der Notaufnahme klar wird, dass hier vermutlich eine reine Palliativsituation vorliegt, wird die Patientin ohne weitere Maßnahmen auf die Palliativstation verlegt.

Die belastende Situation mit einer Verzögerung in der Notaufnahme wäre bei **optimiertem Aufnahmemanagement** nicht nötig. Hier wäre es gut, wenn in allen Einrichtungen der Krankenversorgung ein schrittweises Nach- und Umdenken stattfände, weg von einem rein krankheitsorientierten, kurativen Handlungsanspruch, hin zu einem mehr patientenorientierten, „ganzheitlichen" Vorgehen unter Berücksichtigung aller notwendiger Faktoren. Denn **Palliation** kann beschrieben werden als Haltung im Sinne einer umfassenden Behandlung und Betreuung, die die bio-psycho-sozio-spirituellen Belange eines Menschen berücksichtigt. Diese Haltung muss auch in der Aufnahmesituation Berücksichtigung finden (Centeno, 2018).

MERKE

Ideal, einfach und sofort umsetzbar ist es, wenn Aufnahmen für die Palliativstation eindeutig telefonisch und am besten auch per Fax/Email angekündigt werden, sodass die Patienten direkt vom Krankentransport in ein freies Zimmer auf der Palliativstation gebracht werden können. Dies ist für die Patienten und ganz besonders auch für die Angehörigen eine entscheidende Entlastung.

39.2 Übernahme auf die Palliativstation

FALLBERICHT

Bei Übernahme auf die Palliativstation ist die Patientin mit ihren Kräften am Ende. Die Entlassung aus der vorherigen Klinik hatte sich bis zum Nachmittag hingezogen, da der Arztbrief noch nicht ausgedruckt und unterschrieben war. Sodann musste sie eine zwar kurze, aber doch psychisch kraftzehrende Zeit in der sehr unruhigen Notaufnahme verbringen, weil sie dort nicht eindeutig als Palliativpatientin angekündigt worden war. So mussten die Papiere gesichtet werden, bevor die Patientin dann von den Mitarbeitern der Palliativstation abgeholt werden konnte.

Im Aufnahmegespräch mit dem Stationsarzt wird wie meist initial nach den Sorgen, Zielen und Behandlungswünschen gefragt. Sofort antwortet die Patientin: „Ich will eine Spritze haben. Ich will jetzt sterben!". Sie habe von der Verlegung auf die Palliativstation erwartet, dass man sie dort sie in Holland oder der Schweiz endlich von ihren Schmerzen erlösen könnte.

Sehr oft kommt es dazu, dass durch fehlende Vorinformation völlig falsche Erwartungen an die Versorgung auf einer Palliativstation gestellt werden.

Immer wieder fällt es kurativ tätigen Kollegen schwer, mit den Patienten darüber zu sprechen, dass eine Änderung des Therapieziels ansteht. Dies führt dazu, dass die notwendigen Denkprozesse unangemessen lange hinausgezögert werden.

Oft werden Patienten damit abgespeist, dass sie nun „austherapiert" seien. Gerade diese Verurteilung, „austherapiert zu sein" führt dazu, dass die oft einfachen und auch gut verfügbaren Maßnahmen und Hilfsmittel für die Symptomlinderung und Steigerung der Lebensqualität nicht oder erst viel zu spät nachgefragt werden. Das behindert auch weitere Gesprächsansätze, um über die vorhandenen Behandlungsmöglichkeiten aufzuklären.

39.3 Initiale Maßnahme auf der Palliativstation

FALLBERICHT

Wegen des sehr hohen Leidensdrucks und der nicht sehr ausgeweiteten analgetischen Vortherapie (200 mg Tilidin + 2.000 mg Metamizol pro Tag), wird nach wenigen Minuten Erstgespräch der Patientin versprochen, dass sie nun zuallererst ihre unerträglichen Schmerzen gelindert bekommt.

Zwar liegt bei ihr ein Zentralvenenkatheter als sicherer intravenöser Zugang. Sie soll jedoch sehen, dass ihre Schmerzen auch ohne invasive Maßnahmen behandelt werden können. Deshalb erhält sie als schnell wirksame Darreichungsform intranasales Fentanyl in einer Stärke von 50 µg/50 µl in folgender eskalierender Dosierung:
- Zeitpunkt 0 min: 1 Hub 50 µg
- Zeitpunkt 2 min: 2 Hub 50 µg = 150 g kumulative Dosis
- Zeitpunkt 5 min: 2 Hub 50 µg = 250 g kumulative Dosis
- Zeitpunkt 10 min: 2 Hub 50 µg = 350 µg kumulative Dosis

Es wird bei den Applikationen jeweils zuvor die Atemfrequenz gezählt, die initial bei 28/min lag und vor der letzten Dosis (Zeitpunkt 10 min) bei 14/min. Die > Tab. 39.2 listet mögliche Opioide für die initiale Therapie bzw. Notfallanalgesie auf.

Die Patientin ist trotz anfänglichen sehr großen Misstrauens nach rund 12 min nahezu vollkommen schmerzfrei, was sie kaum glauben kann. Dies beeindruckt sie und den begleitenden Ehemann sehr und es kann hierdurch schnell ein großes Vertrauen in die Behandlungsmöglichkeiten der Palliativstation hergestellt werden. Sie wird nach 20 min etwas schläfrig, ist aber weit entfernt von einer zu starken opioidinduzierten Sedierung.

MERKE

Wenn ein Patient beim ersten Kontakt einen sehr hohen Leidensdruck hat, ist es meist nicht sinnvoll, eine aufwändige Anamnese und Erstuntersuchung zu versuchen. Nach einer kurzen, orientierenden Untersuchung und einem kurzen Gespräch, um herauszufinden, was dem Patienten **jetzt** wichtig ist, sollte im Sinne des Patienten wie in einer lebensbedrohlichen Notfallsituation ge- und behandelt werden.

Tab. 39.2 In der Palliativmedizin gebräuchliche Opioide zur schnellen Schmerzeinstellung

Wirkstoff	Empfohlene Dosis	Applikation	Sperrintervall
Fentanyl	1 µg/kg KG	Intranasal	5–10 min
Als Buccaltablette oder Lutschtablette längeres Sperrintervall notwendig!			
Morphin	0,1 mg/kg KG	i.v.	5–10 min
	0,2 mg/kg KG	p.o.	30–60 min!
Oxycodon	0,03 mg/kg KG	i.v.	5–10 min
	5–10 mg	p.o.	30–60 min
Hydromorphon	0,015 mg/kg KG	i.v.	5–10 min
	1,3–2,6 mg	p.o.	30–60 min

Cave: Auf die Atemfrequenz achten. Vor jeder Applikation sollte die **Atemfrequenz mindestens zwischen 10 und 20 pro Minute** liegen!

MERKE
Die Ersttitration mit einem schnellwirksamen Opioid kann dann auch schwerste, bestehende Atemnot oder Schmerzen erstaunlich schnell lindern.

INFO
Die **Opioidtitration** im Notfall kann invasiv intravenös oder auch nichtinvasiv intranasal etwa gleich schnell durchgeführt werden. Eine so rasche Titration ist nur etwas für geübte Fachärzte. Sollte es dennoch zu einer akzidentellen Fehl- oder Überdosierung mit einer relevanten Atemdepression kommen, so reicht es zumeist, den Patienten zum Einatmen anzuhalten. Gegebenenfalls sollte aber auch die Möglichkeit bestehen, die Opioidwirkung mit Naloxon titriert zu reduzieren oder auch im Notfall den Patienten zu beatmen.

Wird bei der intravenösen Gabe von schnellwirksamen Morphin oder auch intranasalen Gabe von schnellwirksamen Fentanyl ein Dosisintervall von 5–10 min eingehalten und darauf geachtet, dass die Atemfrequenz vor der erneuten Gabe mindesten zwischen 10 und 20/min liegt, so kann es klinisch kaum zu einer Opioidüberdosierung kommen.

Eine subkutane oder intramuskuläre Opioidgabe zur Titration ist durch die unklare Resorption in der Palliativsituation wesentlich unsicherer als die intravenöse oder intranasale.

FALLBERICHT
Aufgrund der Opioiddosis, die sich als wirksam erwiesen hat, wird die bestehende Analgesie angepasst. Zusätzlich wird das Metamizol durch das bei ossären Schmerzen besser wirksame Etoricoxib ersetzt und zusätzlich niedrig dosiertes Dexamethason eingesetzt, das bei Knochenmetastasen durch die antiödematöse Wirkung meist einen gut analgetischen Effekt hat. Deswegen wird auch das retardierte Fentanyl relativ niedrig dosiert im Vergleich zu den kumulativ wirksamen 350 µg Fentanyl nasal.

Die > Tab. 39.3 zeigt die angesetzte Medikation im Überblick.

Tab. 39.3 Medikamentenplan für Frau S.

Medikament	Stärke	Dosierung	Indikation
Fentanyl TTS	50 µg/h	Alle 3 Tage neu	Basisanalgesie
Etoricoxib	90 mg	1 – 0 – 0	Basisanalgesie
Dexamethason	2 mg	1 – 1 – 0	Koanalgetikum
Bedarfsmedikation			
Fentanyl nasal	200 µg	1 Hub alle 5 min	Starke Schmerzen Durchbruchschmerzen Atemnot

39.4 Weiterbehandlung auf der Palliativstation

MERKE

Auf der Palliativstation wird auf **die Symptomlinderung bzw. möglichst gute Symptomkontrolle** fokussiert, wie der Patient sie wünscht. Hierzu wird auch der Behandlungswunsch in einer vereinheitlichten Patientenverfügung verschriftlicht, um stets nachvollziehbar zu bleiben.

Viele Patienten auf einer Palliativstation sind allerdings in einem körperlichen Zustand, der es ihnen nicht erlaubt, ihren Willen sehr konkret deutlich zu machen und erst recht nicht, ihn ggf. auch bei äußeren Widerständen durchzusetzen. Dies gilt auch in sehr großem Umfang für die hausärztlich betreuten Bewohner in Altenpflegeeinrichtungen oder auch im häuslichen Umfeld. Liegt bei diesen keine Patientenverfügung vor, so kann analog den „Empfehlungen für das Vorgehen in Notfallsituationen" der pädiatrischen Fachgesellschaften z. B. eine **Vertreterverfügung** erstellt werden. Mit einer Vertreterverfügung kann ein gesetzlicher Vertreter (Bevollmächtigter oder Betreuer) anstelle des Patienten die Behandlungswünsche festlegen (DPS, 2018). Dies verbessert die Rechtssicherheit von therapeutischen Maßnahmen ganz erheblich.

FALLBERICHT

Die Patientin ist nicht bereit, irgendwelche weitere medikamentöse oder nicht medikamentöse Therapien zu akzeptieren. Weder will sie nochmals Transfusionen noch Antibiotika, sie lehnt Physiotherapie ebenso ab wie psychotherapeutische oder seelsorgliche Gespräche.

Deshalb wird bei Aufnahme wie oben angegeben die Basisanalgesie angepasst. Die Patientin betont dabei immer wieder ausdrücklich, dass sie keinerlei andere Medikation oder Therapie wünsche als ausschließlich gegen ihre Schmerzen und andere belastende Beschwerden. Deshalb werden auch alle vorbestehenden Medikationen pausiert.

Dieser Behandlungswunsch wird ausführlich mit der Patientin in Gegenwart des Ehepartners und später am Abend auch mit ihren zwei Kindern besprochen. Die ➤ Tab. 39.3 zeigt die angesetzte Medikation im Überblick.

Unter der Analgesie ist und bleibt die Patientin exzellent symptomkontrolliert seitens der Schmerzsituation. Jedoch besteht sie auf ihren initialen Willen, sie wolle jetzt sterben. Frau S. fordert auch immer wieder „die Spritze" ein. Sie äußert, dass sie zutiefst enttäuscht sei, dass ihr auch hier niemand helfen wolle. … Sie verweigert weiterhin jede Therapie, außer die Analgesie. Sie verweigert jede Aufnahme von Nahrung und sogar Flüssigkeit, gleich ob invasiv oder natürlich, da sie bei ihrem Ziel bleibt, möglichst schnell den Tod herbei zu führen.

Diese Situation und die Entscheidung der Patientin werden besser verständlich, wenn man bedenkt: Frau S. hat über eine lange Zeit extrem gelitten und hierunter sowohl an körperlicher Kraft verloren, durch die Bettlägrigkeit ist die Muskulatur dystrophiert. Zudem hat sie ihre Lebenswillen und die seelische Kraft zum Kämpfen aufgebraucht.

Zum **rechten Zeitpunkt die angemessenen medizinischen Maßnahmen** hätten möglicherweise dazu geführt, dass die Weichen für die Therapiewünsche anders gestellt worden wären und man Frau S. hätte unterstützen können, ihren Lebenswillen zu erhalten.

FALLBERICHT

Es wird mehrfach versucht, diese Situation mit der Patienten zu besprechen, die vom zweiten Tag an jeden Kontaktversuch hierzu ablehnt. In Gesprächen mit dem Ehemann wird klar, dass Frau S. immer eine extrem durchsetzungsfähige Kämpferin war und auch jetzt, wenn sie jetzt nicht mehr will, ihren Kopf durchsetzen wird.

Letztlich stellt sich die Situation jetzt ähnlich dem **Sterbefasten** (freiwilliger Verzicht auf Nahrung und Flüssigkeit) dar, wie es teilweise auch für Gesunde als eine Form des **natürlichen Suizids** propagiert wird. Allerdings liegt hier die Situation vor, dass eine hochaltrige und schwerst lebensbegrenzte Patientin die Energie verloren hat, weiter zu kämpfen, um länger zu leben.

Für die verschiedenen Beteiligten kann sich die Situation sehr verschieden darstellen, was gefühlt bei den Therapeuten von „Sterben zulassen" bis hin zu „Beihilfe zur Selbsttötung" gehen kann. Sicherlich sind hier auch keine eindeutigen Grenzen zu ziehen.

Was aber für die Versorgung durch ein Team grundlegend wichtig ist, dass jeder alle Fragen stellen darf, die ihn bedrücken, und dass alle Probleme mit den beteiligten Versorgenden wie auch An- und Zugehörigen besprochen werden können. Dies betrifft bei den Therapeuten nicht nur Ärzte und Pflegepersonal, sondern jeden Beteiligten:

- Ärzte
- Pflegekräfte
- Psychologen
- Seelsorge
- Physiotherapeuten
- Komplementäre Therapeuten, wie Kunst- und Musiktherapeuten
- Reinigungspersonal (das dem Patienten oft sehr nahe kommt!)
- Ggf. Verwaltung

Die EAPC hat in ihren Leitlinien zu Sedierung am Lebensende sehr gut beschrieben, wie vorgegangen werden sollte, um hier den notwendigen Konsensus herzustellen (Alt-Epping, 2010).

MERKE
Nicht jeder an der Versorgung Beteiligte muss gegen seine Überzeugung zur Mitbehandlung gedrängt werden. Wenn Einzelne eine Behandlung, wie auch Nichtbehandlung nicht mittragen können oder wollen, so muss es ihnen ermöglicht werden, sich aus der Behandlung dieses Patienten zurückzuziehen.

FALLBERICHT

Ab dem dritten Behandlungstag auf der Palliativstation wendet sich Frau S. völlig ab. Sie möchte auf keine Gespräche mehr eingehen. Sie schickt immer wieder Mitarbeiter, auch Angehörige hinaus, die sie besuchen wollen. Ihre Verweigerung der Aufnahme von Nahrung und Flüssigkeit ist absolut konsequent. Frau S. wird nach und nach schwächer und schläfriger, dabei bleibt sie aber, wenn sie kommuniziert, klar und orientiert bei ihrem geäußerten Willen zur Nichtbehandlung.

Für das Behandlungsteam sind solche Situationen oft sehr schwer zu ertragen, weil von einem Patienten ja gerade ein Nichtbehandeln eingefordert und sogar Pflege und Zuwendung weitgehend und sehr eindeutig und aktiv abgelehnt werden. Dies widerspricht dem Ethos der meisten Ärzte und Pflegekräfte, deren Ausbildung ja durchgehend auf ein Behandeln abzielt und nicht auf ein Nichthandeln beim schwer nachvollziehbaren Sterbewunsch.

Hierdurch entstehen **Spannungen im Team** bis hin zum Vorschlag, dann doch die Patienten nach Hause zu schicken oder auf anderen Seite der Medaille, doch so weit zu sedieren, dass sie endlich davon erlöst wird, ihre Situation bewusst zu erleben.

Gerade bei schwierigen Patienten und in schwierigen Situationen muss oft ein großer Aufwand betrieben werden, um den **größtmöglichen Konsens im Team** herzustellen. Sonst entstehen aufgrund von fallbezogenen Fehlinformationen oder auch grundlegenden Wissenslücken und rechtlichen Unklarheiten leicht Situationen, die sich emotional aufschaukeln und eine angemessene Therapie in welche Richtung auch immer be- oder gar verhindern. Entscheidend für die Angemessenheit der Behandlung ist es, dass die Behandler **nicht ihre eigenen Wertvorstellungen und Behandlungswünsche** als Richtschnur anlegen.

Die Bundesärztekammer veröffentlichte hierzu erstmals 1979 Grundsätze für die ärztliche Sterbebegleitung, die regelmäßig ergänzt und aktualisiert wurden (BÄK 2011).

MERKE
Richtmaß für die Therapie ist und bleibt der Wunsch des Patienten im Rahmen medizinischer Indikation und des geltenden Rechtes.

INFO
Nach der in Deutschland geltenden Rechtslage darf ein entscheidungsfähiger Patient nur behandelt werden, wenn er bei gegebener Indikation nach angemessener Aufklärung in diese Behandlung einwilligt.

FALLBERICHT

Am 8. Tag nach Aufnahme verstirbt die Patientin exzellent symptomkontrolliert.
Retrospektiv war dies schneller als erwartet bei einer Patientin, die bis dahin in einem guten Ernährungs- und Hydratationszustand war.

Was wäre, wenn …

- … im Team unauflösbare Uneinigkeit über das Vorgehen vorgelegen hätte?
  - Entweder jene, die die Behandlung nicht mittragen, ziehen sich aus der Behandlung zurück oder
  - die Patientin hätte gut medikamentös symptomgelindert entlassen oder verlegt werden können.
  - Eine Zwangsernährung oder Infusionsbehandlung gegen den erklärten Patientenwunsch wäre nicht erlaubt gewesen.
- … die Patientin nicht so schnell verstorben wäre?
  - Möglicherweise wäre dies ein Ansatz gewesen, wieder Lebenswillen bei der Patientin zu wecken oder
  - man hätte die Patientin entsprechend (viel) länger auf der Palliativstation bis zum Tod begleitet oder
  - man hätte nun entsprechend mehr Zeit gehabt, um eine angemessene Sterbebegleitung außerhalb der Palliativstation zu ermöglichen. In der Regel wäre dies im häuslichen Umfeld möglich.

LITERATUR

Alt-Epping B, Sitte T et al. Sedierung in der Palliativmedizin – Leitlinie für den Einsatz sedierender Maßnahmen in der Palliativversorgung. Z Palliativmedizin, 2010; 11: 112–122.

Bausewein C et al. Leitfaden Palliative Care. 6. Aufl. München: Elsevier/Urban & Fischer, 2018.

Bundesärztekammer. Grundsätze der Bundesärztekammer zur ärztlichen Sterbebegleitung. Dtsch Arztebl 2011; 108(7): A-346/B-278/C-2782011. http://www.bundesaerztekammer.de/fileadmin/user_upload/downloads/Sterbebegleitung_17022011.pdf (letzter Zugriff: 1.10.20).

Centeno C, Sitte T. White Paper for Global Palliative Care Advocacy: Recommendations from a PAL-LIFE Expert Advisory Group of the Pontifical Academy for Life, Vatican City. J Palliat Med, 2018 Oct; 21(10): 1389–1397.

DPS. Vertreterverfügung. Deutscher PalliativVerlag, 2020. https://www.palliativstiftung.de/fileadmin/downloads/publikationen/Vorsorgemappe/Vorsorgemappe_2020/Vertreterverf%C3%BCgung_Einzelseiten_2020_Endversion_22_04_2020.pdf (letzter Zugriff: 1.10.20).

Freye E. Opioide in der Medizin. 8. Aufl. Berlin/Heidelberg: Springer, 2010.

Thöns M, Sitte T. Repetitorium Palliativmedizin. Berlin/Heidelberg: Springer, 2016.

KAPITEL 40

Thomas Sitte

Auf keinen Fall darf meine Mutter die Prognose erfahren!

FALLBERICHT

Die 58-jährige Isolde Schraven wird seit 6 Monaten wegen eines nichtkleinzelligen Bronchialkarzinoms behandelt. Früher litt sie immer wieder einmal unter behandlungsbedürftigen, depressiven Verstimmungen. Sie lebt nun seit 18 Jahren getrennt vom Ehemann Bruno in einer ländlich gelegenen Villa mit einem traumhaft weiten Blick in die ringsherum wenig berührte Natur. Mit dem Ehemann pflegt sie einen recht freundschaftlichen Umgang. Drei erwachsene Kinder wohnen in der Nähe, können die Patientin aber nicht jeden Tag besuchen und ihr unter die Arme greifen. Nach der Erstdiagnose wurde sie lobektomiert und bald darauf wegen einer zerebralen Metastase, die für eine Operation ungünstig lag, strahlentherapeutisch behandelt. Eine medizinisch indizierte adjuvante Chemotherapie hatte sie vehement abgelehnt, sie schwört auf komplementäre/alternative Behandlungsmethoden.

Nun baten die Kinder bei einem zunehmenden Kräfteverfall das Team der spezialisierten ambulanten Palliativversorgung um Hilfe. Ein erstes Gespräch findet mit der 32-jährigen Tochter Julia Vorndran und deren Ehemann Christian in den Räumen des Palliativteams statt. Sofort wird von diesen klargestellt, dass sich alle Angehörigen einig sind, die Mutter darf auf gar keinen Fall über die Ernsthaftigkeit und den Progress des Bronchialkarzinoms aufgeklärt werden.

40.1 Erstgespräch mit Angehörigen

Einem Palliativpatienten beratend zur Seite zu stehen oder sogar wirksam zu behandeln, ohne ihn aufzuklären zu dürfen, ist sehr schwierig. Allerdings kann es sein, dass der Patient diese Fragen um Vor- und Nachteile oder die Prognose vollkommen in andere Hände legt.

INFO

Nach der in Deutschland geltenden Rechtslage darf ein entscheidungsfähiger Patient nur behandelt werden, wenn er bei gegebener Indikation nach angemessener Aufklärung in diese Behandlung einwilligt. In der Praxis hat der Patient das **Recht auf Nichtaufklärung**. Er kann die gesamte Aufklärung einem Vertrauten überlassen oder sogar dem Behandler völlig freie Hand in der Auswahl der Therapie lassen. Dies sollte dennoch gut dokumentiert werden.

MERKE

Jeder Patient hat ein **Recht** aufgeklärt zu werden, soweit er dies wünscht. Dieses Recht zu haben, bedeutet aber nicht zugleich verpflichtet zu sein, sich aufklären zu lassen!

Es ist nicht ungewöhnlich, dass Angehörige einen Erstkontakt herstellen. In der Regel ist dies natürlich mit dem Patienten selbst abgesprochen. In einer kleineren Zahl von Fällen wollen die Patienten die Notwendigkeit aber nicht sehen und lehnen eine Palliativversorgung ab. Meist aus Unwissen heraus und weil sie meinen, „so weit sei es noch nicht". Auch wenn es vielleicht ungewohnt ist, so kann ein **Erstgespräch mit und ohne Wissen des Patienten** geschehen und dennoch nutzbringend für alle Beteiligten sein. Üblicherweise geht es im Erstgespräch vor allen Dingen um die medizinischen Fakten, die körperlichen Befunde, eine Bestandsaufnahme der Ressourcen.

Ein Gespräch mit den Angehörigen, gerade ohne Wissen des Patienten, verläuft naturgemäß eher unüblich. Es ist entscheidend, hierbei zu versuchen, erste Informationen zu sammeln und sachlich zu dokumentieren. Dies sollte ohne Wertung geschehen.

Fremdanamnesen können ein völlig anderes Bild entstehen lassen, als eine Erstanamnese mit dem Patienten oder auch ein Übergabegespräch mit mit- oder vorbehandelnden Kollegen. Aber auch oder gerade weil diese Fremdanamnese durch Angehörige sehr subjektiv gefärbt sein kann, gibt sie in der Palliativsituation doch sehr wesentliche Informationen für das weitere Vorgehen. Insbesondere können beim aufmerksamen Zuhören und guter Gesprächsführung später möglicherweise auftretende Schwierigkeiten erkannt werden.

FALLBERICHT

Das Ehepaar Vorndran beschreibt die Patientin Frau Schraven als sehr unsicher, verletzlich und leicht depressiv. Frau Schraven hätte alle belastenden Therapien abgelehnt und ihr Heil in alternativen Behandlungen gesucht. Sie erhalte Mistelspritzen, nehme etliche Mittelchen ein. Auch setze sie sehr große Hoffnung auf einen Heiler, den sie zweimal in Österreich besucht habe und der sie von Salzburg aus fernbehandele. Unter den Heilungsversuchen sehe man zwar, wie sie zunehmend abbaue. Aber, sie lehne jedes Gespräch rigoros ab, über das was wäre, wenn „es" doch nicht gut werde. Wenn „es" weiter gehe. Als der Palliativarzt dann während des Gesprächs meint, es sehe so aus, als ob der Krebs überhaupt nicht im Griff sei, erschrecken beide und sagen, das Wort „Krebs" nehme man überhaupt nicht in den Mund. Sie sei fest davon überzeugt, „es" besiegt zu haben.
Die Mutter sei aber immer leichter erschöpfbar, habe quälenden Husten, immer mehr Atemnot und auch zunehmend starke Rückenschmerzen. Irgendetwas müsse man doch tun. Aber das müsse sehr vorsichtig sein. Von palliativen Maßnahmen dürfe Frau Schraven nichts wissen. Das wäre für sie ein Todesurteil. Dann würde sie ganz zusammenbrechen.

MERKE
Patienten können und dürfen (!) nur mit ihrem Wissen behandelt werden.

Doch wie soll ein Behandlungsteam damit umgehen, wenn der Patient nicht von der für ihn angedachten Vorgehensweise, den Behandlungszielen und der Behandlung selbst wissen darf?

Zunächst einmal wird es oftmals so sein, dass die Behandler spontan der Auffassung sind, ohne eine klare Beteiligung des Patienten, ohne dessen ausgesprochenen oder schriftlich bestätigten Behandlungsauftrag sollte eine Beratung und erst recht eine Behandlung nicht begonnen und fortgesetzt werden dürfen. Damit würde sich das Palliativteam aber einen (hoffentlich frühzeitigen) Zugang zur angemessenen Palliativbehandlung verbauen. Diese Frage kann in der Situation beim Erstkontakt angesprochen werden oder auch nicht. Auf jeden Fall sollte es aber dem Team bei jedem Kontakt bewusst sein, dass hier eine wesentliche Behandlungsvoraussetzung noch nicht erfüllt ist.

Wichtig kann es in dieser Situation sein, zunächst wertschätzend die Sorgen und Bemühungen der Angehörigen anzuhören, nachzufragen, auch die Zwischentöne wahrzunehmen. Dies hat viel mit **Empathie** zu tun. Nicht alles, was wahrgenommen wird, ist gut belegbar. Sicherlich kann es für die Situation auch hilfreich sein, ähnlich wie in der Balint-Arbeit, schlicht der eigenen **Phantasie** ihren Lauf zu lassen. Allerdings muss dies immer im Bewusstsein geschehen, dass dann mit Hypothesen gearbeitet wird. Solche Hypothesen erleichtern das Finden des angemessenen Wegs, können aber auch auf einen sehr falschen Weg führen.

Durch dieses Vorgehen wird eine sehr gute **Vertrauensbasis** aufgebaut, die oftmals später grundlegend wichtig bei schwierigen, vielleicht sehr belastenden Entscheidungen sein wird.

Die valide Zusammenfassung medizinischer Fakten, so bedeutsam diese für die Behandlung auch sein mögen, sollte zurückgestellt werden, wenn die Familie (oder auch der Patient) mit völlig anderen Fragen und Erwartungen Rat sucht. Zudem können und sollen diese notwendigen durch die Zusammenfassung der medizinischen Vorbefunde erhoben werden. Wichtig ist es auch, eine **Übersicht über die Medikation** standardisiert zu **verschriftlichen,** wie es seit 2018 auch für GKV-Patienten vorgeschrieben ist. Sehr oft kommen große Diskrepanzen zu den tatsächlich eingenommenen Medikamenten zutage.

FALLBERICHT

Der Palliativarzt erklärt im Erstgespräch, dass er den Wunsch nach Verschwiegenheit der Patientin gegenüber sehr gut verstehen kann; zugleich stellt er aber klar, dass er Frau Schraven nicht belügen wird, wenn sie entsprechende Fragen stellt. Das Team schlägt vor, dass die Kinder der Patientin raten, doch einmal unverbindlich Rat zu suchen bei Palliativspezialisten, nicht um ein Sterben in der letzten Phase zu begleiten, sondern um die Lebenssituation zu verbessern, zu helfen, die Lebensqualität hier und jetzt zu verbessern. Darauf gehen die Tochter und ihr Ehemann ein.

MERKE
Ein Erstgespräch, eine Palliativbehandlung können völlig anders verlaufen als die Behandler es als richtig erachten und trotzdem in dieser Situation für diesen Patienten genau angemessen sein!

40.2 Erster Hausbesuch

Auch wenn ein erster Kontakt sehr untypisch war, ist es ratsam, dass das Team doch so weit als möglich weiter **standardisiert** vorgeht. Das heißt, es werden die Mitbehandler kontaktiert, Befunde, Arztbriefe erbeten und möglichst auch ein persönlicher Kontakt mit dem Hausarzt und dem die Therapie leitenden Facharzt aufgenommen. Leider ist in praxi der Hausarzt bei solchen Patienten oft nur noch sehr lose beteiligt, oft hat er nicht einmal mehr die aktuellen Befunde mitgeteilt bekommen und die entsprechenden Fachärzte arbeiten mehr nebeneinander her als verbindlich abgestimmt die Therapie wie eigentlich notwendig zu planen.

FALLBERICHT
Acht Tage nach dem ersten Kontakt mit dem Ehepaar Vorndran ruft Frau Schraven beim Palliativteam an und bittet um einen Hausbesuch, der für den nächsten Tag vereinbart wird und an einem sonnigen Frühlingstag stattfindet.
Frau Schraven öffnet nach mehrmaligen Klingeln selbst die Türe. Sie ist alleine zu Hause und braucht durch ihre Atemnot und die Rückenschmerzen lange, um bis zu Haustüre zu kommen.
Beim Gespräch auf der sonnigen Terrasse berichtet sie begeistert von ihrem Heiler in Salzburg, wie gut er ihr gegen die Krankheit helfen konnte. Dass sie ja durch ihn jetzt geheilt sei! Nur wegen der starken Ermüdbarkeit und Atemnot und ganz besonders der Rückenschmerzen brauche sie jetzt Hilfe Die Beschwerden seien alle Folgen der Behandlungen in der Uniklinik. Für die Behandlung der Beschwerden sei das Palliativteam gerade richtig.
Die Palliativmedizinerin erfasst die Symptome und die Fähigkeiten, auch die bestehenden Defizite der Patientin und geht wie von der Tochter gewünscht nicht näher auf Diagnose und Prognose ein. Sie bespricht, wer Vollmachten besitzt etc. Auf die Tochter, Frau Vorndran, könne sich die Patientin verlassen, deshalb habe ihre Tochter auch eine umfassende Vorsorgevollmacht erhalten, mit der sie uneingeschränkt im Sinne der Patientin handeln könne.
Die Palliativmedizinerin lässt sich dann auch die aktuellen Befunde zeigen. Zur großen Überraschung steht im letzten Brief aus der Onkologie, die einem Comprehensive Cancer Center einer Uniklinik angehört, dass Frau Schraven geheilt sei. Weder sie noch der Mitarbeiter, der sie begleitet, lassen sich anmerken, dass sie darüber sehr überrascht sind und es nicht glauben können.

Dass Patienten nur unzureichend aufgeklärt sind, ist alltäglich. Auch dass Patienten, wie auch die Angehörigen vergessen oder verdrängen, was ihnen gesagt wird, ist normal. Das kommt selbst dann vor, wenn Sachverhalte mit der nötigen Empathie, Zeit, in einem guten Setting sehr genau und in einfachen Worten vermittelt werden. Dass Patienten und ihre Angehörigen, gerade wenn sie sich sehr nahestehen, aus den verschiedensten Gründen nicht ehrlich über ihre Bedenken und Ängste oder auch das Wissen über die Diagnose und Prognose sprechen, ist ebenso normal.

MERKE
Eine angemessene Aufklärung des Patienten braucht Aufmerksamkeit, Offenheit und Ehrlichkeit.

In einer wenig angemessenen Kommunikation innerhalb der Zugehörigen oder auch zwischen Patient oder Zugehörigen und Behandlern wird oft …
- Fragen ausgewichen,
- am eigentlichen Problem vorbei geredet.
- Teilweise werden Befunde vorenthalten.

Solche Mechanismen können durchaus situativ noch angemessen sein, obgleich Aufmerksamkeit, Offenheit und Ehrlichkeit wichtige Bausteine in der Kommunikation zwischen dem Patienten und den Zugehörigen sind und viel mehr noch in der asymmetrischen Kommunikation zwischen Behandlern und Patient bzw. Zugehörigen. Ein großes Problem entsteht, wenn gut gemeint falsche Tatsachen glaubhaft behauptet werden. Dies geht in einzelnen Fällen bis hin zur Manipulation ärztlicher Befunde, was mit einfachen Textprogrammen heute auch ohne Fachwissen leicht möglich ist.

! Im Extremfall werden Befunde sogar manipuliert. Solchen Problemen kann mit **guten Kommunikationstechniken** gegengewirkt werden.

MERKE

Nach Schulz von Thun sind die **Grundregeln gelungener Kommunikation:**
1. Sachlich bleiben.
2. Verständlich reden.
3. Aufmerksam zuhören und analysieren.
4. Aktiv zuhören.
5. Gefühle direkt ansprechen.
6. Ich-Botschaften senden.
7. Die eigene Meinung sagen.
8. Absichten und Ziele klären.
9. Überzeugend argumentieren.

FALLBERICHT

Bei Frau Schraven gehen die Ärztin und der Pfleger nach der ersten Überraschung nicht weiter auf die unglaublichen Befunde ein und stellen Normalität durch Routine her. Im Gespräch ist auch zu jedem Zeitpunkt deutlich, dass Frau Schraven keine weiteren Fragen oder Informationen zu ihrer Krankheit oder Prognose wünscht. Sie leide unter Schmerzen, sagt sie, die möchte sie in den Griff bekommen. So wird auf die bestehenden Schmerzen fokussiert, die oft das noch am Einfachsten zu lösende Problem sind.
Eine Übersicht der tatsächlich eingenommenen Medikamente wird gleich beim Erstbesuch erstellt. Frau Schraven leidet primär neben der Schwäche unter quälenden Schmerzen im BWS-Bereich.
Die Medikamente werden etwas angepasst, nicht (mehr) Notwendiges wird vorsichtig pausiert. Die Analgesie auf den bestehenden Standard umgestellt und in der Potenz deutlich erhöht.

Bei Problemen zur Routine überzugehen, birgt Chancen und Risiken. Gerade Schmerzen sind in hohem Maße multifaktoriell und die Erträglichkeit somatischer Befunde wird sehr stark durch psychosoziale Einflussfaktoren bestimmt.

40.3 Konfrontation mit den Angehörigen

FALLBERICHT

Wegen der unklaren Situation bittet das Palliativteam die Familie zum Gespräch. Am nächsten Tag kommen die drei Kinder von Frau Schraven zum Gespräch ins Büro. Weinend berichtet Frau Vorndran, die auch die umfassende Vorsorgevollmacht von der Patientin erhalten hat, dass ihre Mutter die Diagnose immer verdrängt habe. Sie wollte keine besondere Aufklärung, habe sich immer auf die anderen verlassen. Man habe ihr den Mut nicht nehmen wollen und stets davon gesprochen, dass es besser werde. Das sei schließlich so weit gegangen, dass ihr Befunde verheimlicht worden seien und, als Frau Schraven gerne schriftliche Befunde wollte, habe man diese einfach am Laptop manipuliert und neu ausgedruckt. Aber es sei weiterhin ganz klar, dass man dies alles nicht der Patientin sagen dürfe.
Das Gespräch wird auch auf Seiten des Palliativteams durchaus emotional, weil sie darauf bestehen, dass man so Frau Schraven nicht behandeln könne. Es sei dem Team nicht zuzumuten, Lügen im Raum stehen zu lassen.

In der täglichen Arbeit kommt es immer wieder dazu, dass über das, was Patienten oder auch Zugehörige wissen und nicht wissen sollen oder über das, was die anderen an Wahrheit vertragen, sehr verschiedene Auffassungen bestehen. Es nutzt dann wenig, aufgebautes Vertrauen zu zerstören und brachial auf den (vermeintlichen) Tatsachen zu bestehen, quasi dem Gegenüber den Rat als Ratschlag um die Ohren zu schlagen. Sehr schnell kann hierbei ein tatsächlicher seelischer Schaden angerichtet werden. Zeit ist oftmals notwendig, um Dinge zu verarbeiten. Ein Grundsatz in der Psychotherapie ist z. B., dass man über alles reden kann, aber nicht über 45 min, und dass mehr als eine Sitzung in der Woche die Patienten leicht überfordert, wenn es um sehr wichtige Dinge geht, die nach und nach verarbeitet werden müssen. In der Palliativsituation, die gerade auch geprägt ist durch die begrenzte, verrinnende Zeit, muss gut abgewogen werden, was, wann, wie schnell versucht wird zu kommunizieren. Eventuell sind situationsbedingt durch die Vorgeschichte und den körperlichen Verfall Grenzen gesetzt, die verhindern, dass das sonst mögliche Ziel schlicht noch erreicht werden kann.

40.4 Unerträglicher Schmerz, Total Pain!

FALLBERICHT

Bei Frau Schraven ist es leider so, dass trotz sachgerechter pharmakotherapeutischer Eskalation die Schmerzen meist nur durch stete Dosissteigerungen gelinder werden können. Am besten geht es ihr, wenn sie erschöpfungsbedingt oder durch Medikamentenwirkung schläft. Wird sie wach, beklagt sie sofort wieder einen wellenförmigen Dauerschmerz mit einer unerträglichen Intensität von 8–10 von 10 auf der Numerischen Rating Skala (NRS 8–10).

Sie wird schmerzgeplagt dann zunehmend hilfebedürftig, schließlich bettlägerig. Sie und ihre Angehörigen finden vielfältige Gründe dafür, ohne jemals klar zu stellen, dass die Situation alleine durch den unabwendbaren Progress des Bronchialkarzinoms bedingt ist. Die bevollmächtigte Tochter lehnt eine Aufklärung der Mutter über den nahenden Tod rigoros ab. Die anderen Angehörigen unterstützen diese Vorgabe an das Palliativteam. Es kommt zur Konfrontation. Die Palliativmedizinerin setzt sich über die Angehörigen hinweg. Sie geht mit der Palliative-Care-Fachkraft alleine zur Patientin. Sie setzen sich zu ihr und es kommt zu einem Gespräch über den nahen Tod, was alle drei sehr viel Kraft kostet. Die Angehörigen wollen danach vor lauter Ärger nichts mehr mit dem Palliativteam zu tun haben.

Die allermeisten Patienten merken sehr genau, was ihnen bevorsteht, auch wenn dies unausgesprochen bleibt. Wird versucht, bei der Symptomkontrolle dann nur monokausal zu behandeln, ist ein Scheitern der Therapie vorprogrammiert. Gleich, ob es dann um Schmerzen, Atemnot, Übelkeit oder anderes geht. Wenn die Angst vor dem Tod unausgesprochen bleibt, kann dies eine Linderung von körperlichen Symptomen im schlimmsten Fall ganz verhindern. So ist die **„Total Pain"** oft ein Ausdruck der nicht akzeptierten und unausgesprochenen Ausweglosigkeit, in der der Patient sich befindet. Angehörige können dies leider oft nicht so leicht nachvollziehen.

Oft wird dann versucht, ohne ein notwendiges, aber sehr schwieriges Gespräch medikamentös eine Symptomkontrolle zu erreichen. Was erreicht wird, ist ein Mehr an unerwünschten Nebenwirkungen bis hin zur Lebensverkürzung, aber kaum eine Linderung in den wachen Phasen.

FALLBERICHT

Auch bei Frau Schraven war es so, dass nach dem sehr belastenden, aber klärenden Gespräch eine radikale Reduktion der zentral wirksamen Medikamente möglich und notwendig war und zugleich eine sehr relevante Besserung der belastenden Symptomatik erreicht wurde.

MERKE
Total Pain ist keine Indikation für die Steigerung von Analgetika.

Was wäre, wenn …

- … die Angehörigen aktiver hätten verhindern wollen, dass ein Gespräch über den Krankheitsverlauf stattfindet?
  - Grundlegend ist es, dass das Palliativteam sich intern einig über das Vorgehen ist.
  - Dann wäre es günstig, mehr Energie zu investieren, um herauszufinden, was die Kinder so sicher macht, dass dies der richtige Weg ist.
  - Auch nicht allen drei Kindern gemeinsam, sondern nur mit ihnen einzeln Gespräche über mögliche tiefere Gründe zu führen, könnte günstig sein.
  - Man hätte immer wieder im Gespräch indirekt der Patientin kleine Impulse anbieten können, damit sie ermutigt wird, nachzufragen.
  - Es wäre aber auch möglich gewesen, dass die Kinder eine Weiterbehandlung unterbinden. Dies wäre zu respektieren gewesen.
- … die Patientin durch das Gespräch über die Prognose tatsächlich psychisch zusammengebrochen wäre, sich vielleicht sogar im Affekt das Leben genommen hätte?
  - Das ist unwahrscheinlich, aber möglich. Als verantwortlicher Behandler muss man sich im Klaren sein, dass jede Maßnahme auch anders ausgehen kann als gewünscht.
  - Bonhoeffer hat es so formuliert: Die Bereitschaft zur Verantwortungsübernahme bedeutet zugleich immer die Bereitschaft zur Schuldübernahme.

LITERATUR

Alt-Epping B, Sitte T et al. Sedierung in der Palliativmedizin – Leitlinie für den Einsatz sedierender Maßnahmen in der Palliativversorgung. Z Palliativmedizin, 2010: 112–122.

Bausewein C et al. Leitfaden Palliative Care. 5. Aufl. München: Elsevier, 2015.

Centeno C, Sitte T. White Paper for Global Palliative Care Advocacy: Recommendations from a PAL-LIFE Expert Advisory Group of the Pontifical Academy for Life, Vatican City. JPallMed, October 9, 2018; 21(10): 1389–1397.

DPS. Vertreterverfügung. Deutscher Palliativ Verlag 2020; https://www.palliativstiftung.de/fileadmin/downloads/publikationen/Vorsorgemappe/Vorsorgemappe_2020_Vertreterverf%C3%BCgung_Einzelseiten_2020_Endversion_22_04_2020.pdf (letzter Zugriff 1.10.20).

Thöns M, Sitte T (Hrsg.). Repetitorium Palliativmedizin. 2. Aufl. Berlin/Heidelberg: Springer, 2016.

KAPITEL 41

Elke Freudenberg

Angehörig, zugehörig, ungehörig

FALLBERICHT

Ein 66-jähriger Patient, Herr F., wird auf einer Palliativstation aufgenommen. Er leidet seit fast 7 Jahren an einem metastasierten gastrointestinalen Tumor am gastroösophagealen Übergang. Nach einer initialen Operation hatte er sich verschiedenen Chemotherapien sowie weiteren Behandlungen unterzogen, die bislang immer wieder eine ausreichende Lebensqualität und Symptomkontrolle herstellen konnten.

Aktueller Aufnahmegrund ist jetzt allerdings eine zunehmende Schmerzsymptomatik in Becken und Beinen, die eine weitgehende Immobilität mit sich brachte. Die Versorgung zu Hause wurde daher schwierig.

Herr F. ist verheiratet, seine Frau ist Physiotherapeutin, diese ist derzeit aufgrund der häuslichen Situation nicht berufstätig. Sie übernimmt die Pflege und Betreuung vollständig. Gemeinsame Kinder gibt es nicht, Herr F. hat zwei erwachsene Söhne aus erster Ehe, zu denen jedoch kaum Kontakt besteht.

Herr F. redet nicht viel, reagiert aber stets freundlich auf Ansprache, seine Aussprache ist nicht immer deutlich verstehbar. Er erscheint zur Person und Situation orientiert, wirkt jedoch oft verlangsamt in seinen Reaktionen, ist hin und wieder schläfrig, Gespräche sind daher eher begrenzt möglich.

Nach wenigen Tagen ist die Schmerztherapie bis auf einige plötzlich einschießende Schmerzattacken gut eingestellt. Es gelingt mithilfe der Krankengymnasten, Herrn F. zu den Essenszeiten in den Mobilisationsstuhl zu setzen. Er macht einen zufriedenen Eindruck, scheint sich auf einem niedrigen Niveau zu stabilisieren.

Nachts berichten die Pflegekräfte allerdings von Unruheattacken im Sinne eines Restless-legs-Syndroms.

Die Ehefrau quartiert sich von Anfang an im Patientenzimmer als Begleitperson ein. Alle Mitarbeiter der Station, maßgeblich jedoch die Pflegekräfte, die den meisten Kontakt haben, geben den Eindruck wieder, dass die Ehefrau oft für den Patienten spricht, über ihn hinweg redet, als sei er gar nicht anwesend und insbesondere bei kleinsten, kaum erkennbaren Unruhen sofort nach Medikation verlangt. Dies geschieht in einem fordernden, zuweilen sogar als aggressiv erlebten Ton, der eine Unzufriedenheit mit der Behandlung und Begleitung nahe legt. Darauf angesprochen gibt die Ehefrau an, sie fühle sich missverstanden, es ginge ihr darum, frühzeitig nach Medikation zu fragen, um eine Verschlimmerung der Symptome zu verhindern.

41.1 Die Situation der Angehörigen

MERKE

Auch wenn der Fokus in der Behandlung und Begleitung auf den schwerstkranken Menschen gerichtet ist, sollten die An- bzw. Zugehörigen nicht vernachlässigt, sondern möglichst von Anfang an wahrgenommen werden. Sie spielen für den Kranken eine große Rolle, geben ihm Sicherheit in der ihm ungewohnten, unter Umständen beängstigenden neuen stationären Umgebung und Behandlungssituation, leisten emotionale und konkrete Unterstützung und helfen, das Band, das ihn mit seinem normalen Lebensalltag verbindet, zu stärken.

Manches Mal erscheinen jedoch die Familienangehörigen aus der Sicht eines behandelnden Teams als eine Art „Störfaktor": Sie beeinträchtigen den Kontakt zum Kranken, wirken „übergriffig", stellen Forderungen, werden daher als „unbequem" erlebt. Misstrauen seitens der Angehörigen, Kritik, ggf. Schuldzuweisungen, besserwisserisches, korrigierendes Verhalten, kurzum fehlende Kooperation führen oft zu **Konflikten zwischen einem Behandlungsteam und den Zugehörigen des Patienten.** Auf der anderen Seite ist den Begleitern bewusst, dass die Familie einen erheblichen Einfluss auf den Patienten nimmt und so z. B. dessen Compliance maßgeblich unterstützen oder konterkarieren kann.

Da den Angehörigen diese Bedeutung zukommt, wäre es sicher im Sinne der Zusammenarbeit, selbstverständlich auch im Sinne der Atmosphäre in der Begleitung, wünschenswert, sie frühzeitig mit „ins Boot" zu nehmen, ihren Einfluss auf den Patienten dadurch vielleicht in gewissem Maße zu steuern.

Zum besseren Verständnis empfiehlt es sich, sich die **Lebenslage der Zugehörigen** vor Augen zu führen:

Sie sind zwar nicht unmittelbar, jedoch durch die emotionale Bindung zum Kranken, in hohem Maße mittelbar betroffen durch die palliative Erkrankung und die Veränderungen der Lebenssituation, die sich daraus für alle, dem Patienten nahestehende Menschen ergeben. Aus (familien-)systemischer Sicht ist bekannt, dass eine Veränderung bei einer Person innerhalb des Verbunds zu Veränderungen bei allen anderen Systemmitgliedern führt:

Angehörige sehen sich plötzlich mit der Übernahme von Alltagsbereichen und Pflegerollen konfrontiert, die sie neu übernehmen oder ausfüllen müssen. So sind sie beispielsweise zuständig für Körperpflege, die Haushaltsführung, unter Umständen die Einhaltung behandlungspflegerischer und medizinischer Maßnahmen (Tabletteneinnahme, Arztbesuche etc.), die (ggf. spezielle Form der) Essenszubereitung, für Gespräche, Spaziergänge, Zeit für Entspannung und Erholung, die Aufrechterhaltung der Sozialkontakte, viele weitere Alltagsdinge und Entscheidungen jeglicher Art.

Viele **Zugehörige** spüren zudem eine **hohe emotionale Belastung:**
- Sie erleben Ungewissheit bezüglich des Krankheitsverlaufs.
- Sie haben Angst vor Trennung und Verlust.
- Es fällt ihnen schwer, den Kranken, der ihnen so nahe steht, leiden zu sehen.
- Sie erfahren Schwierigkeit, den eigenen Belastungen Raum zu geben,
- obwohl sie deutliche Einschränkungen eigener Aktivitäten erleben
- und unter Umständen divergierende Bedürfnisse der einzelnen Familienmitglieder (hier z. B. von Kindern) zu regeln versuchen.

- Sie müssen veränderte Rollen im Familiensystem einnehmen
- und sich häufig mit krankheitsbedingten finanziellen, beruflichen oder sozialen Problemen beschäftigen, die sie vorher gar nicht kannten.
- Nicht vergessen werden sollten vorbestehende Konflikte unter den Angehörigen, die sich ggf. unter dem Druck der schwersten Erkrankung ihre Bahn brechen und das Problemfeld erheblich belasten können.

Der vor der Erkrankung bestehende normale Alltag kann angesichts der palliativen Situation nicht aufrechterhalten werden.

Die Belastung der Angehörigen führt daher verständlicherweise zu Empfindlichkeiten im Umgang, zu Nervosität und Unruhe, die die Interaktionen im Behandlungsfeld erheblich beeinflussen und erschweren können.

> **MERKE**
> Meist benötigen die Zugehörigen ihrerseits Unterstützung, um sich den Anforderungen der palliativen Situation stellen und diese bewältigen zu können.

Das Behandlungsteam weiß oft zu Beginn der Begleitung nicht, welche Prioritäten und Lebenswerte bzw. -regeln in dieser Familie eine Rolle spielen, mit welchen Herausforderungen sich die Zugehörigen konfrontiert sehen und wie sie diese verarbeiten. Auch der Stand der Kenntnis und Bewältigung der Krankheitssituation ist zunächst oft unbekannt. Zudem verfügen die Angehörigen vielleicht über Erfahrungen mit dem Medizinbetrieb, mit dem Sterben anderer Menschen, die sich jetzt in ihre Gedanken drängen und entsprechende Befürchtungen, Ängste und Vorbehalte erzeugen.

FALLBERICHT

Im Einzelgespräch mit der Psychologin der Station berichtet Frau F. von ihren eigenen Sorgen und Belastungen. Sie schlafe nur wenig, habe in der letzten Zeit einiges an Körpergewicht verloren und wisse manchmal gar nicht, wie das alles weitergehen solle. Ihre Freunde und Bekannten hätten sich über die

Jahre der Erkrankung immer mehr zurückgezogen, sie stünde praktisch alleine da.

Für beide sei es die zweite Ehe, die sie erst zögerlich aufgrund der jeweiligen Erfahrungen in früheren Beziehungen eingegangen wären. Aber sie hätten beide von Anfang an das Gefühl gehabt, jeweils ihren „Seelenverwandten" gefunden zu haben, die Zuneigung zwischen ihnen sei in den zehn Jahren ihrer Ehe immer weiter gewachsen. Jetzt habe sie einfach nur Angst, es sei ihr bewusst, dass die Erkrankung inzwischen weit fortgeschritten sei. Sie wisse nicht, ob sie es verkraften könne, ihren „Seelenmenschen" zu verlieren, ob das Leben danach für sie überhaupt noch einen Sinn finden könnte. Aber irgendwie müsse sie es schaffen, sie habe bislang in ihrem Leben immer kämpfen müssen. Auch in ihrer Ehe sei sie immer diejenige gewesen, die Probleme ausgeräumt habe, ihr Mann sei einfach zu „lieb", er füge sich in sein Schicksal. „Aber ich kann ihn doch nicht einfach so sterben lassen." Hier auf der Station laufe ja auch nicht alles rund, da müsse sie gut auf ihren Mann Acht geben. Für sich selbst bräuchte sie jedoch keine Unterstützung, sie werde das schon irgendwie meistern, auch wenn sie noch nicht wisse wie …

Das Gespräch wird durch ein Klingeln aus dem Zimmer des Patienten abrupt beendet, Frau F. hastet sofort aus dem Gesprächsraum, um nachzusehen, was ihr Mann braucht.

In diesem Gespräch wird deutlich, was für so viele Begegnungen im Begleitungskontext gilt:

MERKE
Es lohnt sich für ein besseres **Verständnis der Interaktion und Kommunikation,** hinter die Oberfläche zu schauen, das Augenmerk auf das zu richten, was sich hinter dem offensichtlichen Verhalten verbergen könnte:

FALLBERICHT?

An der Oberfläche werden Aggression, Vorwürfigkeit und Unzufriedenheit mit der Begleitung auf der Station deutlich. Angesichts der enormen seelischen Belastung der Ehefrau, die sich bereits durch psychosomatische Symptome zeigt, könnte vermutet werden, dass sich hinter diesen „offensichtlichen" Gefühlen auch Angst, Verzweiflung und die eigene innere Not ihre Bahn brechen. Je heftiger die Sorge des Angehörigen um den Patienten, umso heftiger fällt manchmal das (scheinbar) aggressive Verhalten aus.

Darüber hinaus scheint sich Frau F. eine enorme Verantwortung auferlegt zu haben. Die Aussage „Aber ich kann ihn doch nicht einfach so sterben lassen" legt die Vermutung nahe, dass sie zum einen hofft, durch ihren „Kampf" um die beste Versorgung Einfluss auf den weiteren Krankheitsverlauf nehmen zu können. Manche Angehörige stellen sich selbst „Aufgaben", die sie nicht offen kommunizieren! Frau F. versucht, für ihren Mann um die beste Behandlung und Begleitung zu kämpfen, da er dies aufgrund seiner körperlichen Einschränkungen nicht einfordern kann oder aufgrund seiner Persönlichkeitsstruktur auch gar nicht tun würde.

Einige Familienmitglieder überfordern sich durch eine solche auferlegte Aufgabe permanent und verlieren den Blick auf die Realität. Ein Beispiel hierfür wären auch Zugehörige, die entgegen ärztlichem und pflegerischem Rat ständig versuchen, einem Patienten Essen anzureichen und nicht verstehen wollen, dass sie mit ihrem Verhalten Schaden hervorrufen können.

Zum anderen könnte hier – wie in so vielen engen Beziehungen zu beobachten – ein weiteres Problem mit hineinspielen: „Wenn ich als Angehöriger das baldige Sterben erkenne und akzeptiere, könntest du es als mein Mann so deuten, dass ich dich aufgegeben habe." Ein vordergründiges **gemeinsames Verdrängen der Realität** kann auch ein Zeichen der Liebe und Zuneigung sein. Für viele Angehörige spielt der Satz „Die Hoffnung stirbt zuletzt" eine große Rolle. Auch wenn vielleicht der Verstand die lebensbedrohliche Krankheitssituation erkennt, drängt sich doch das Herz vor und führt dazu, dass – zumindest immer wieder – diese Erkenntnis zur Seite geschoben wird.

Neben der (begründeten) Angst, ihren Mann zu verlieren, schwingt vielleicht auch **Sorge um sich selbst in ihren Reaktionen** mit. Es sollte nicht vergessen werden, dass heute viele Menschen noch nie beim Sterben eines Angehörigen dabei waren, gar nicht wissen, was auf sie zukommt. Die Unsicherheit und Angst vor der nahen Zukunft sind für die Betroffenen kaum auszuhalten und verschärfen die **emotionale Ausnahmesituation.**

Die Handlungen und das Verhalten stellen die äußere Schale dar, darunter liegen häufig Erwartungen, Sehnsüchte, Ängste und andere Gefühle, die sich nicht in ihrer eigentlichen Qualität, sondern unter einer Maske versteckt äußern können. Auch Aggressionen können Ausdruck des Bewusstwerdens der Endlichkeit des Lebens und der sich daraus ergebenden Fragen sein. Depression, Trauer, Ringen um Identität, Ausdruck von Hoffnungslosigkeit und Auflehnung gegen das Schicksal können sich dahinter verbergen.

MERKE
Bleiben die Mitglieder des Behandlungsteams in ihrer Interaktion an der Oberfläche, reagieren sie auf die (vermeintlich) offen zu erkennenden Gefühle und auf die scheinbaren Beweggründe der Zugehörigen, dann fallen die Chancen auf eine Regelung von Unstimmigkeiten oder Konflikten und eine Gestaltung vertrauensvoller Beziehungen meist gering aus. Im Gegenteil, es können sich dann Konflikte in ihrer Heftigkeit hochschaukeln und die Missverständnisse potenzieren.

FALLBERICHT
Nächtlicher Zwischenfall: Gegen 3:45 Uhr schreckt Herr F. mit heftigsten Schmerzen in beiden Beinen hoch, die Ehefrau alarmiert sofort die Nachtschwester. Diese gibt über den Perfusor einen Bolus der Medikamente. Frau F. versucht, ihren Mann mit Worten und durch Streicheln zu beruhigen, erscheint jedoch selbst maximal angespannt und beunruhigt zu sein, sodass ihr Versuch eher fehlschlägt und Herr F. – wohl bedingt durch seine eigene Not – ihre Hände wegschlägt und zu ihr sagt, sie solle ihn in Ruhe lassen. Als die Pflegekraft nach wenigen Minuten erneut ins Zimmer kommt, sieht, dass sich die Situation keineswegs verbessert hat, ihm eine Beruhigungstablette sublingual anbietet, fährt Frau F. sie in lautem Ton an, sie wolle ihren Mann „abschießen".
Trotz der Erklärungen der Krankenschwester ist Frau F. nicht zu besänftigen. Am nächsten Morgen beschwert sie sich heftig bei der Stationsärztin über das Verhalten der Schwester. Während dieses Gesprächs schaltet sich der Patient ein und versucht, die Schilderungen seiner Ehefrau abzumildern, woraufhin diese ruft: „Sehen Sie, wie das alles meinen Mann aufregt!"

41.2 Ein Lösungsansatz zur Klärung von Konflikten

Eine solche Eskalation erfordert es, sozusagen die „Reset-Taste" zu drücken und sich auf einer anderen Ebene zu begegnen. Jedes Eingehen auf die einzelnen Äußerungen der Beteiligten, jegliche Erklärungs- und Beschwichtigungsversuche können an diesem Punkt in der Regel die Situation nur weiter verschlimmern und letztlich vielleicht zum Abbruch der Gespräche und ggf. sogar zum Behandlungsabbruch führen.

Erfolgreicher erscheint es, den Kontakt an diesem Punkt erst einmal zu beenden und einen weiteren Gesprächstermin zeitnah, jedoch nach Möglichkeit in einer anderen Räumlichkeit als dem Patientenzimmer und ggf. auch unter Hinzunahme einer weitgehend „neutralen" Person (Psychologe, Seelsorger, Sozialdienstmitarbeiter) zu vereinbaren.

In der Zwischenzeit sollte – hier in diesem Fall – die Stationsärztin danach streben, sich in die Situation der Ehefrau hineinzuversetzen und nach alternativen Erklärungsmöglichkeiten für deren Verhalten zu suchen:

Wie Frau F. im Gespräch mit der Psychologin berichtete, sieht sie ihren Mann als „seelenverwandt" an, die Beziehung ist sehr eng. Die Heftigkeit ihrer Reaktionen könnte durch schwerste Verlustängste hervorgerufen sein. Sie zeigen auch, dass Frau F. sehr genau verstanden hat, wie schlecht es ihrem Mann geht. Schmerzattacken werden von Angehörigen häufig als Zeichen dafür gedeutet, dass die Erkrankung sich weiterentwickelt und möglicherweise der Tod nicht mehr fern ist. Demzufolge wäre der nächtliche Vorfall nur **der Auslöser, das Ventil,** nicht aber der Grund für das Verhalten gewesen.

Eine Idee wäre es daher, in dem Folgegespräch gar nicht mehr auf die konkreten nächtlichen Geschehnisse Bezug zu nehmen, sondern die Ehefrau auf ihre Sorgen und Nöte anzusprechen.

Zum Beispiel: „Wir/Ich habe/n den Eindruck, dass es Ihnen ganz und gar nicht gut geht und Sie völlig verzweifelt sind, wenn Sie miterleben, dass Ihr Mann eine Schmerzattacke erlebt. Uns zeigt dies, wie sehr Sie mit ihm verbunden sind und dass Sie sich große Sorgen machen."

Eine solche oder ähnliche Aussage würde der Ehefrau signalisieren, dass sie **in ihrer emotionalen Lage gesehen** wird und die Stationsärztin (die Stationsmitarbeiter) bemüht ist (sind), sie zu verstehen.

Eine Versicherung, dass diese Gefühle und die sich daraus ergebenden Äußerungen bzw. Handlungen in der aktuellen Situation völlig normal sind, könnte hilfreich sein, die Anspannung der Ehefrau zu verringern.

Zum Beispiel: „Es war heftig, aber wir versuchen zu verstehen, was Sie dazu gebracht hat, so zu reagieren. Dies ist eine Situation, die für alle ungewohnt und sehr anspruchsvoll ist."

Angeschlossen werden könnte eine Wertschätzung ihrer Bemühungen etwa in der Form, dass das Team begriffen hat, dass ihr Verhalten und ihre Äußerungen hervorgerufen werden durch ihre Vorstellung, damit ihrem Mann bestmöglich helfen zu wollen.

Denn – auch wenn es manchmal einen anderen Eindruck macht – Angehörige wollen häufig etwas Gutes tun und erreichen oft das Gegenteil.

Durch diese Wendung des Gesprächs könnte verdeutlicht und versichert werden, dass damit ja eine **gemeinsame Basis** besteht, nämlich den betroffenen Patienten so gut wie möglich symptomkontrolliert zu behandeln und dadurch eine verbesserte Lebensqualität zu erzielen. Zusammen könnte dann überlegt werden, welche Beobachtungen die Ehefrau und die Stationsmitarbeiter dahingehend gemacht haben, wann Schmerzattacken auftreten, ob bestimmte Auslöser oder Verstärker gefunden werden können und die medikamentöse Behandlung angepasst werden kann.

Im Fallbeispiel könnte überlegt werden, die Vorstellung der Ehefrau von ihrer „Verantwortung" ihrem Mann gegenüber auf ein realitätsangemessenes Verhalten herunterzubrechen. Beispielsweise wäre zu bedenken, was die Ehefrau tatsächlich **konstruktiv zu den Behandlungsmaßnahmen beitragen** könnte: Etwa um die Wirkzeit der Medikation zu überbrücken, Musik zur Beruhigung aussuchen oder Atemübungen mit ihrem Mann durchführen, Einreibungen der Beine vornehmen etc.

Die Ehefrau erlebt sich dadurch als wertgeschätzt in ihrer Sorge und konkret im Rahmen ihrer Möglichkeiten eingebunden in das Behandlungsteam. In diesem Beispiel könnten vielleicht bestimmte Erfahrungen aus ihrer physiotherapeutischen Tätigkeit geweckt und einbezogen werden. Für die Ehefrau könnte dieses Angebot einer eher partnerschaftlichen Basis der Behandlung eine Erleichterung darstellen: Sie erfährt, dass es ein **gemeinsames Ziel und einen gemeinsamen Weg** gibt. Sie kann Verantwortung abgeben und ihre Energie und Kraft, die sie bislang für das Kämpfen um und für ihren Mann verwandt hatte, in konkrete Maßnahmen einfließen lassen, findet auf diese Weise vielleicht auch selbst ein wenig Entspannung und fasst Vertrauen zu den begleitenden Mitarbeitern.

FALLBERICHT

In einem Gespräch mit der Stationsärztin und der begleitenden Psychologin wird vereinbart, dass Frau F. eine Art Schmerztagebuch für ihren Mann führt, in dem sie festhält, wann und mit welcher Schmerzstärke die Symptome auftreten, wie lange die Attacken anhalten, was geholfen hat, die Schmerzen abzumildern und in dem sie weitere Beobachtungen notiert. Gemeinsam soll so eine Anpassung der medikamentösen Therapie erzielt und eine Ergänzung durch weitere Maßnahmen (Entspannung, soziale Kontakte etc.) festgehalten werden.

Die Ehefrau wird ermuntert, ihre eigenen Ideen zur Verbesserung der allgemeinen **Lebensqualität** mit einzubringen:

- **Gemeinsame Entspannungsübungen** mit Bilderreise (letzter Urlaubsort); Ruhephasen, unterstützt durch Musik
- **Alltagsaktivitäten:** Zeit im Mobilisationsstuhl verlängern durch gemeinsames Zeitunglesen, Vorlesen eines Buches, Telefonate mit den Söhnen aus erster Ehe und (mit Einverständnis des Patienten) Planung deren Besuche; Einbezug eines Freundes von Herrn F., während dessen Besuchs Frau F. für kurze Zeit nach Hause fahren kann
- Der von Herrn F. sehr vermisste Hund kommt zu Besuch vor die Klinik.

Nach ein paar Tagen beobachten die Mitarbeiter der Station, dass Herr F. sich durch diese Maßnahmen zusehends entspannt und auch Frau F. weniger fordernd auftritt. Ihre Abwesenheitszeiten verlängern sich, einmal bleibt sie sogar über Nacht zu Hause und kehrt deutlich erholter auf die Station zurück.

Herr F. erzählt im Einzelgespräch stockend, aber gut verständlich, er wolle seiner Frau nicht zur Last werden, er sehe deren Angst und Kraftlosigkeit. Er habe verstanden, dass die Erkrankung nicht mehr zu stoppen sei und weitergehe, ihm vermutlich nicht mehr viel Zeit bleibe. Diese Zeit wolle er mit seiner Frau aber nicht unbedingt zu Hause erleben und bitte um Unterstützung in der weiteren Versorgungsplanung. Es findet ein Gespräch mit der Sozialdienstmitarbeiterin statt, in dem als eine Option das benachbarte Hospiz angesprochen wird. Frau F. erschrickt und läuft weinend heraus, wird von einer Stationsmitarbeiterin abgefangen, die sich Zeit für ein klärendes Gespräch nimmt.

Am nächsten Tag überrascht das Ehepaar während der Visite mit einer gemeinsamen Entscheidung für den Umzug in das Hospiz. Frau F. schaut sich das Hospiz an, dekoriert das vorgesehene Zimmer mit vielen Dingen von zu Hause. Herr F. ist glücklich, als er hört, dass der Hund mitkommen darf. Nach fast zweieinhalb Wochen auf der Palliativstation zieht Herr F. ins stationäre Hospiz um. Bei einem Besuch der Psychologin im Hospiz sitzt Herr F. froh auf der Terrasse in der Sonne im Gespräch mit einer ehrenamtlichen Helferin. Er wirkt schwach, aber emotional stabil, lächelt, scheint ganz entspannt und fühlt sich auch körperlich wohl.

Mit einem Lächeln berichtet Frau F., dass es anfangs im Hospiz zwischen den Mitarbeitern und ihr ähnliche „Zusammenstöße" wie auf der Palliativstation gegeben habe, es zunächst „verhandelt" werden musste, wie die beste Begleitung ihres Mannes aussehen könnte. Aber sie habe ja gelernt, erst einmal „Luft zu holen" und zu verstehen, dass alle für sie beide da sein wollen.

Nach neun Tagen stirbt Herr F. ruhig im Beisein der Ehefrau und eines Sohnes.

MERKE

Aufgaben des Behandlungsteams in der gemeinsamen palliativen Bereuung mit Angehörigen sind:
- Angehörige/Zugehörige sollten – mit Einverständnis des Patienten – von Anfang an in die Begleitung mit einbezogen werden.
- Das, was Zugehörige/Angehörige tun, sollte hinsichtlich der zugrunde liegenden Motivation verstanden werden, unabhängig davon, ob es den Behandlern als sinnvoll oder angemessen erscheint.
- Bahnen sich Unstimmigkeiten an, so sollte versucht werden, frühzeitig einzugreifen und Störungen zu beseitigen.
- Bei Konflikten sollten gemeinsam Lösungen gefunden werden, mit denen alle Beteiligten gut (weiter)leben können.

Was wäre, wenn …

- … die Ehefrau ablehnend auf die Angebote reagiert hätte?
  – Auch dann wären die Begleiter gefordert, Aggressionen (oder andere negative Gefühle) nicht persönlich zu nehmen, sondern als Ausdruck der inneren Not zu erkennen und sich weiter um ein Aufrechterhalten des Kontakts zu bemühen. Professionelles Verhalten zeigt sich (unter anderem) in einem beharrlichen Streben nach gegenseitigem Verständnis. Immer wieder gibt es in der palliativen Begleitung Situationen, die (gemeinsam) ausgehalten werden müssen. Hier können sich die Teammitglieder gegenseitig stärken und ermutigen.

LITERATUR

Fegg M, Gramm J, Pestinger M (Hrsg.). Psychologie und Palliative Care. Aufgaben, Konzepte und Interventionen in der Begleitung von Patienten und Angehörigen. Stuttgart: Kohlhammer, 2012.

Freudenberg E, Filipp S H. Begleitung Schwerkranker und Sterbender. In: Sternberg K, Amelang M. Psychologen im Beruf. Anforderungen, Chancen und Perspektiven. Stuttgart: Kohlhammer, 2008. S. 37–52.

Mehnert A. Sinnbasierte Interventionen. In: Diegelmann C, Isermann M (Hrsg.). Ressourcenorientierte Psychoonkologie. Psyche und Körper ermutigen. 2. Aufl. Stuttgart: Kohlhammer, 2010. S. 127–133.

S3-Leitlinie für Palliativmedizin für Patienten mit einer nicht heilbaren Krebserkrankung; Langversion 1.1 – Mai 2015; Leitlinienprogramm Onkologie, AWMF-Registernummer: 128/001OL.

Strittmatter G. Einbeziehung der Familie in die Krankenbetreuung und begleitende Familientherapie. In: Aulbert E, Nauck F, Radbruch L (Hrsg.). Lehrbuch der Palliativmedizin. 2. Aufl. Stuttgart: Schattauer, 2007. S. 1138–1169.

Uebach B, Kern M. Pflege und Begleitung Sterbender und ihrer Zugehörigen in der Finalphase. Zeitschrift für Palliativmedizin, 2010; 11(3): 108–111.

Zimmermann A. Krankheitsverarbeitung und psychosoziales Umfeld. In: Sellschopp A, Fegg M, Frick E et al.(Hrsg.). Manual Psychoonkologie. Empfehlungen zur Diagnostik, Therapie und Nachsorge. München: Zuckschwerdt, 2002. S. 11–13.

VI Teamarbeit und Selbstreflexion

42 Darf man hier lachen? – Resilienz und Humor.......... 321

KAPITEL 42

Lisa Linge-Dahl

Darf man hier lachen? – Resilienz und Humor

FALLBERICHT

Eine 58-jährige Patientin, Frau P., wird auf die Palliativstation verlegt. Sie leidet seit gut 2 Jahren an einem metastasierten Bronchialkarzinom sowie einer COPD mit Lungenemphysem. Da das Karzinom nicht operabel ist, wurden verschiedene Chemotherapien sowie Bestrahlungen durchgeführt, die in den letzten Monaten leider das Wachstum des Tumors nicht mehr aufhalten konnten.

Die Aufnahme auf die Palliativstation erfolgt zur Verbesserung der Schmerzeinstellung und zur Planung der weiteren Versorgung.

Frau P. ist verheiratet und hat einen Sohn und eine Tochter. Ihr Mann ist berufstätig und kann seine Frau zu Hause mit ihrer derzeitigen Symptomlast nicht pflegen. Ihr Sohn und ihre Tochter wohnen weit entfernt und haben eigene Kinder, sodass Besuche nur aller 3–6 Monate möglich sind.

Frau P. hatte in der Vergangenheit immer wieder mit Depressionen und einer Essstörung zu kämpfen. Während ihres Krankheitsverlaufs hat sich ihre Stimmung anfänglich sehr stark verschlechtert. Mittlerweile hat sie sich auf einem niedrigen Niveau stabilisiert, welches durch kurze leicht depressive Episoden unterbrochen wird. Frau P. ist etwas erschöpft, jedoch klar und voll orientiert.

In den ersten Tagen auf der Palliativstation wird die Schmerzmedikation von Frau P. optimiert, sodass ihre Symptomlast deutlich reduziert werden kann. Sie wirkt jedoch zunehmend unruhig und macht sich Sorgen um ihren Mann. Daher erhält sie zu ihrer Beruhigung abends und nachts Tavor® als Bedarfsmedikament in niedriger Dosierung. Sie äußert den Wunsch, so bald wie möglich nach Hause entlassen zu werden. Um ihre körperlichen Ressourcen zu mobilisieren, erhält sie daraufhin täglich Physiotherapie. Die Bewegung soll ihren Kreislauf anregen. Obwohl Frau P. sich sehr gut versorgt fühlt, wirkt sie oft sehr ernst und besorgt. Sie spricht sehr häufig über ihren Wunsch nach Hause zu gehen und vermisst ihren Hund. Sie möchte auch ihren Kindern keine Sorgen bereiten, vermisst sie und die Enkelkinder aber sehr. Das Medikament Tavor® kann ihre nächtlichen psychischen Beschwerden lindern. Tagsüber möchte Frau P. so klar wie möglich sein und lehnt daher das Angebot einer Bedarfsmedikation ab. Ihr Ehemann kommt jeden Tag zu Besuch und versucht, das Patientenzimmer so schön wie möglich einzurichten, damit Frau P. sich etwas wohler fühlt.

42.1 Psychische Stabilisierung

In der palliativen Betreuung von Patienten nimmt die psychische Verfassung der Patienten durch den holistischen Ansatz einen bedeutenden Raum ein. „Psychische Verfassung" bedeutet dabei in den meisten Fällen eine Stabilisierung und die Reduktion von Ängsten oder depressiven Symptomen. Die Wirkung der am häufigsten verwendeten Medikamente zielt dabei auf einen eher neutralen Gemütszustand ab. Mitgefühl und Raum für Trauer und Krankheitsverarbeitung haben berechtigterweise einen hohen Stellenwert in der Versorgung der Patienten.

Die **Positive Psychologie** beschäftigt sich seit 1998 (Seligman and Csikszentmihalyi, 2000) mit der Erforschung der positiven Aspekte des psychologischen Spektrums. Fragestellungen wie „Warum sind Optimisten glücklicher?" oder „Welche Faktoren führen dazu, sich im Beruf glücklich und erfüllt zu fühlen?" sind nur zwei aus einem großen Spektrum von Forschungsfragen. Ein praktisch anwendbares Produkt dieser Forschung sind die **Humor-Trainings**. Diese wurden bereits mit Patienten, die an einer Depression leiden, im Rahmen einer stationären Behandlung angewendet.

Ob Humor im Rahmen einer palliativen Behandlung angebracht ist, kann nicht pauschal beantwortet werden. Zumal es Personen mit einer **Gelotophobie** – der Angst vorm Ausgelacht werden – gibt (Ruch et al., 2014). Diese Patienten denken immer, wenn sie jemanden lachen sehen oder hören, dass die Person sie auslacht. Situativ und persönlichkeitsbedingt gibt es zahlreiche andere Gründe, warum ein Humor-Training zu einem bestimmten Zeitpunkt nicht angebracht sein kann und somit immer freiwillig sein muss. Wie auch bei der in diesem Fallbeispiel behandelten Patientin gibt es jedoch etliche Patienten, die sich während ihres Aufenthalts auf einer Palliativstation Humor und Lachen gar nicht vorstellen können. Angehörige und Freunde sind aufgrund der palliativen Diagnose betrübt und kommen mit einer niedergeschlagenen Stimmung zu Besuch. Ärzte, Schwestern und Sozialarbeiter führen Gespräche über den weiteren Verlauf der Versorgung. Viele ernsthafte Themen müssen besprochen und geklärt werden:

- Aktuelle Diagnosen und weitere Therapie
- Krankheitsbewältigung und Verarbeitung
- Patientenverfügung
- Vorsorgevollmacht
- Informationen zu Hospizen oder ambulanter Palliativversorgung
- Sorge um Angehörige
- Testamentarische Themen

Bei Frau P. geriet in dieser Situation die Möglichkeit, mit humorvoller Leichtigkeit mit der Situation umzugehen, in vollkommene Vergessenheit.

Die Mitarbeiter der Palliativstation kümmern sich um alle Aspekte der Versorgung. Psychische Belastung und Angstzustände der Patienten und deren medikamentöse Behandlung treten dabei häufig in Konflikt mit dem Wunsch, die letzte Zeit noch möglichst klar erleben zu können. Entsprechende Medikamente haben jedoch meist die Nebenwirkung, müde oder „benebelt" zu machen. So lange die Patienten dazu in der Lage sind, möchten sie Entscheidungen meist selbst und bei vollem Bewusstsein fällen. Auch die Zeit mit Freunden und Familie ist wertvoll. Die Möglichkeit, die Belastung ohne starke Nebenwirkungen zu lindern, taucht in vielen Situationen nicht auf.

FALLBERICHT

Während eines Gesprächs mit der Stationsärztin und der Soziologin wird deutlich, wie stark die psychische Belastung der Patientin ist. Sie hat in der Vergangenheit Bewältigungsmechanismen und Entspannungstechniken gegen ihre Angstzustände erlernt, gerät dabei aber momentan an ihre Grenzen. Der Verlust der gewohnten Umgebung und das andauernde Gefühl, sich zusammen reißen zu müssen, um ihren Angehörigen und auch dem Personal nicht zu sehr zur Last zu fallen, setzt Frau P. zunehmend zu. Sie berichtet, dass es sie sehr viel Kraft koste und sie das Gefühl habe, dass ihr die Kraft ausgehe. Dies verstärkt die Angst noch mehr und mündet in nächtlichen Panikattacken, in denen sie ihr ganzes Leben zusammenbrechen sieht.

Frau P. wird die Möglichkeit eines Gesprächs mit einem Psychologen oder Seelsorger angeboten, was sie jedoch beides ablehnt. Sie habe eine gute Therapeutin und möchte nicht ihre ganze Leidensgeschichte erneut erzählen müssen. Mit der Kirche habe sie vor einigen Jahren abgeschlossen, obwohl sie weiterhin an Gott glaube. Sie sagt, dass sie „Spiritualität auf ihre eigene Art und Weise weiterhin" lebe.

Dennoch wird der zunehmende Grad an Verzweiflung und Resignation deutlich.

Am Ende des Gesprächs sagt Frau P., dass es ihr gutgetan habe, offen über diese Themen zu sprechen und sie es sich überlege, tagsüber eine Bedarfsmedikation des Medikaments Tavor® in niedrigen Dosen in Anspruch zu nehmen.

Es wird ein weiteres Gespräch in 2 Tagen vereinbart und wiederholt, dass Frau P. sich jederzeit bei den Schwestern melde könne, falls sie vorher schon Gesprächsbedarf hat. Zudem wird auf ihren Wunsch ein Angehörigengespräch mit Frau P.'s Ehemann vereinbart, um bei ihm den Bedarf auf Unterstützung oder Information zu klären.

An dieser Situation wird deutlich, dass ein **Gespräch,** selbst wenn es das Problem an sich nicht zu lösen vermag, dennoch sehr wertvoll sein kann. Es können mögliche Optionen exploriert werden und es kann hilfreich für Patienten sein, überhaupt Optionen zu haben, unabhängig davon, ob sie diese dann tatsächlich nutzen werden. Vor allem in einer Situation, in der bei zunehmender Verzweiflung unterbewusst das Gefühl auftritt, eben „keine Handlungsmöglichkeiten" mehr zu haben.

Die Konfrontation mit einer lebensbegrenzenden Erkrankung kann die im bisherigen Leben angewandten Techniken und Ressourcen, welche zur Resilienz eines Patienten beigetragen haben, ins Wanken bringen. Je nachdem, in welcher Phase der Krankheitsbewältigung ein Patient sich befindet (Heim, 1998), sind dieses Hadern, Verzweifeln oder depressive Symptome Teil des Prozesses. Und es ist immer wieder eine Herausforderung für das behandelnde Team, einen guten Umgang mit den Beschwerden des Patienten zu finden. Einerseits Zeit, Raum und Ruhe zu geben und Leid auch auszuhalten und zu begleiten, andererseits der Patientin das Gefühl zu geben, gut versorgt und begleitet zu sein und sich nicht hilflos zu fühlen.

Resilienz ist hierbei ein Thema, welches häufig als besonders hilfreich kommuniziert wird, jedoch einer Einordnung in die komplexe Situation nicht gerecht wird und von Fall zu Fall immer wieder ganz individuell betrachtet werden sollte. Die Fähigkeit, auch in Krisensituationen das innere Selbst funktionsfähig zu halten, ist im Angesicht von lebensbegrenzenden Erkrankungen ein wertvolles Gut (Hesse and Radbruch, 2016). Diese ist sehr unterschiedlich stark ausgeprägt. Humor kann eine große Hilfe im Konstrukt der Resilienz sein, vorausgesetzt er gehört zu den ausreichend stark ausgeprägten Charakterstärken eines Menschen. Derer wurden 24 von Peterson und Seligmann 2004 definiert und klassifiziert (Peterson and Seligman, 2004). Jeder Mensch besitzt ca. drei besonders stark ausgeprägte Charakterstärken, sog. **Signaturstärken**. Wenn diese in Handlungen und Gedanken angewandt werden, tragen sie zu einem glücklichen Leben bei. Aber auch wenn Humor nicht zu diesen drei Signaturstärken eines Menschen gehört, so kann er trainiert werden (https://www.staerkentraining.ch/). Dass Humor ein wichtiger Resilienzfaktor sein kann und sogar trainiert werden kann, wurde schon Mitte der 1990er-Jahre bei Kindern (Berg and Van Brockern, 1995) und Erwachsenen (Wooten, 1996) untersucht. Doch welche Rolle spielt Humor auf einer Palliativstation? Und ist hier überhaupt Raum für dieses Thema? Humor als Bewältigungsmechanismus ist bei den Mitarbeitern von Palliativstationen verbreitet. Aber ist er auch noch bei den Patienten vorhanden und kann er zu deren Resilienz beitragen?

FALLBERICHT

Als Frau P. gefragt wird, ob sie einen humorvollen Besuch erhalten möchte, ist sie zunächst sehr zögerlich. Sie sagt, dass sie „nicht wisse, ob sie überhaupt lachen könne".

Frau P. wird darüber informiert, dass ihr Befund im Tumorboard besprochen wurde. Das Gespräch mit der Stationsärztin findet an diesem Vormittag statt. In der Nacht davor war sie erneut sehr unruhig und hat zweimal (23 Uhr und 3 Uhr) Tavor® als Bedarfsmedikation erhalten. Erst in den frühen Morgenstunden fand sie etwas Ruhe.

Während des Gesprächs ist Frau P. auf eigenen Wunsch alleine mit der Stationsärztin. Sie wirkt sehr gefasst. Aber die Nachricht, dass das Bronchialkarzinom weiter gestreut hat, trifft sie dennoch sehr. Sie möchte danach erstmal ein bisschen nachdenken, lässt sich aber im Laufe des Vormittags für die Physiotherapie motivieren. Als sie von den Schwestern gefragt wird, ob sie an einem Forschungsprojekt zu Humor in der Palliativmedizin teilnehmen möchte, antwortet sie etwas resigniert „warum nicht". Sie macht einen langen Mittagsschlaf und wirkt danach deutlich klarer als am Vormittag. In Bezug auf ihre Diagnose ist sie weiterhin resigniert und weiß auch gar nicht mehr, was sie sich für die weitere Versorgung wünscht.

42.2 Humorvolle Besuche bei Patienten der Palliativmedizin

Die Patientin fühlt sich auf der Palliativstation gut versorgt, gerät jedoch bei der Krankheitsverarbeitung momentan an ihre Grenzen und scheint losgelöst von ihren eigenen Bewältigungsmechanismen. Dieses Gefühl der **Resignation** wird von den Ärzten und der Psychoonkologin verständnisvoll begleitet. Sie können jedoch in der jetzigen Situation schlecht planen, weil der Patientenwunsch nach dem Gespräch am Vormittag vollkommen unklar ist.

Auch wenn das Stationspersonal und die Patientin selbst skeptisch sind, ob ein Humortraining in dieser Situation das Richtige ist, kann es zumindest exploriert werden. Aber auch andere Maßnahmen wären denkbar. Im Prinzip eignet sich jede Methode, welche die Patientin wieder in die Lage versetzen kann, eine Bewältigungsstrategie nutzen zu können, um herauszufinden, wie sie jetzt weiter verfahren möchte. Die humorvollen Besuche wurden auf der Palliativstation im Rahmen eines Forschungsprojekts mit der Stiftung „Humor Hilft Heilen" eingeführt.

FALLBERICHT

Die Leiterin der Studie vereinbart mit Frau P. ein Zeichen, bei dem der humorvolle Besuch sofort beendet wird und die Humortrainer das Patientenzimmer verlassen. Unter dieser Voraussetzung und der Erklärung, dass es nicht das Ziel des Besuchs sei, sie zum Lachen zu bringen, stimmt Frau P. dem Besuch zu.
Die beiden Humortrainer Lilly und Robert betreten das Zimmer und beginnen, mithilfe einer Handpuppe die Stimmung zu überprüfen. Frau P. wird etwas wütend und sagt, dass sie „dafür wirklich zu alt" wäre. Es gibt einen kurzen Blickwechsel mit der Studienleiterin, die sich ruhig in die Ecke auf einen Stuhl gesetzt hat und Frau P. signalisiert, dass die Humortrainer trotzdem bleiben dürfen. Die Handpuppe verschwindet in der Tasche und Robert untersucht den Gehwagen der Physiotherapie, welcher neben Frau P.'s Bett steht. Er stützt sich mit den Armablagen hoch und macht „Bauchmuskeltraining" während Lilly sich mit Frau P. darüber unterhält, ob Robert den Wagen wohl kaputt machen könnte.
Die beiden verbünden sich und beginnen ein Gespräch darüber, wie man mit Männern am besten umgehen könne. Dieses Gespräch wird immer humorvoller, da Robert sich extra ungeschickt stellt. Frau P. fragt, ob die beiden auch Musik machen könnten. Lilly und Robert holen ihre Instrumente ins Patientenzimmer. Sie improvisieren mit Ukulele und Kontrabass ein Stück über Frau P. und ihren Mann. Im Liedtext räumt Frau P. regelmäßig im Haus um und suggeriert ihrem verzweifelt suchenden Mann daraufhin, dass alles da sei, wo es immer sei. Frau P. lacht über den Text und bricht am Ende sogar in lautes Gelächter aus. Sie sagt, dass sie „nicht gedacht hätte, noch einmal in ihrem Leben in der Lage zu sein, so sehr zu lachen und sich so unbeschwert zu fühlen". Bei der Verabschiedung ist Frau P. vollkommen entspannt und überschwänglich und sagt zu Lilly und Robert „Sie sind im Recall."

Spannend an diesem ersten Besuch der Humortrainer ist zunächst der Anfang. Frau P. wird wütend. Das heißt, nach ihrer Ratlosigkeit und Resignation zeigt sie ein starkes Gefühl bzw. das Gefühl kommt zum Vorschein. Die Humortrainer sind nicht, wie beispielsweise auf Pädiatrischen Stationen, als Clowns verkleidet, sondern in etwas altmodischen und eher farbenfrohen Kostümen gekleidet. Mit ihrem unkonventionellen Auftreten können sie Gefühle und Erinnerungen triggern, die vorher nicht zum Ausdruck gekommen sind. Das Herauslocken und Zulassen dieser Gefühle – negativ oder positiv – gibt den Patienten die Möglichkeit, diese überhaupt erst wahrzunehmen und dann auch zu verarbeiten. Daher leisten sie einen bedeutenden Beitrag zur Krankheits- oder Trauerverarbeitung.

Es gab beispielsweise auch Besuche, bei denen sich Patienten und Clowns mit Heizungsrohr-Ummantelungen gegenseitig „verprügelt" und die Wut laut herausgerufen haben. Dies wird von den Humortrainern während ihrer Improvisation angewendet, wenn sie merken, dass sich Wut oder Frustration angestaut hat. Danach trat häufig eine extreme Klarheit darüber auf, welche Dinge noch erledigt werden sollen oder wie sich die Patienten ihre letzte Zeit vorstellen.

Mitarbeiter, Angehörige und Therapeuten kommen meist sehr vorsichtig und sensibel in ein Patientenzimmer. Dies ist gut und notwendig und auch ein Zeichen des Respekts dem Patienten gegenüber. Humortrainer gehen hingegen **ohne klaren „Auftrag"** in die Begegnung. Sie haben eine gewisse „Narrenfreiheit" und durchbrechen so die gewohnten Muster. Selbstverständlich gehen sie trotzdem sensibel und vorsichtig in die Besuche. Aber sie testen dennoch spielerisch Grenzen aus und spüren Wünsche, Blockaden oder einfach nur Gedanken auf, welche die Patienten beschäftigen, und setzen sie kreativ um. Dabei können sie aufgrund ihrer Ausbildung auf ein breites Spektrum von Improvisation, szenischen Inszenierungen, Spiegelung, Arbeit mit Handpuppen, musikalischer Umsetzung über artistische Einlagen bis hin zu sensibler Gesprächsführung zurückgreifen. So erhält jeder Patient ein eigens auf ihn und seine Bedürfnisse zugeschnittenes Programm.

Dies lässt sich leider nur sehr schlecht mit der professionellen Rolle von Ärzten und Pflegepersonal vereinbaren. Die humorvollen Interaktionen funktionieren auf diese Art und Weise, weil die Humortrainer **außerhalb der festen Rollen des klinischen Systems** arbeiten. Sie bieten auch Anwendungen für die Mitarbeiter an: Humorworkshops, welche unter dem Titel „Humor Hilft Pflegen" von der Stiftung „Humor Hilft Heilen" durchgeführt werden.

Was Ärzte aus diesen Begegnungen für ihre eigene Arbeit mitnehmen können ist, selbst eine empathische und entspannte Geisteshaltung einzunehmen. Zudem gibt es auch in der medizinischen Versorgung Momente, in denen Patienten signalisieren, dass Humor möglich ist oder selbst Witze machen. Wenn es sowohl für den Arzt als auch für den Patienten angebracht und authentisch erscheint, dann hat Humor definitiv einen Platz in der Palliativmedizin.

Kultiviert werden kann auch ein **humorvoller Umgang im Team** unter- und miteinander. Dadurch entsteht eine Atmosphäre, welche von Angehörigen und Patienten direkt oder indirekt wahrgenommen werden kann und so der Nährboden für weitere humorvolle Interaktionen sein kann. Wichtig ist, dabei immer auf einen sozialen Humor zu achten. So sollte man sich niemals über jemanden lustig machen oder auf Kosten anderer Witze machen. Eine gute Strategie kann es sein, eigene Fehler humorvoll zu reflektieren oder in Krisensituationen nachträglich einen humorvollen Perspektivwechsel anzuwenden. Wenn beispielsweise bei einem hohen Krankenstand starker Stress und eine hohe Arbeitsbelastung für alle Mitarbeiter entstehen, könnte man in einer Übergabe vorschlagen, Klon-Experimente zu machen oder einen Pflegeroboter aus Alufolie und Desinfektionsmittel-Flaschen zu basteln. Basis von solchen humorvollen Aktionen muss immer ein **hohes Maß an Achtsamkeit** sein. Denn nur so können diese angemessen und zielgruppengerecht gestaltet werden.

FALLBERICHT

Im Fall von Frau P. war der erste humorvolle Besuch ein solcher Erfolg, dass diese in der darauffolgenden Woche schon voller Vorfreude auf den Besuch der Humortrainer wartet.
Sie hatte sie ja schließlich in den „Recall" geschickt. Im Anschluss an den Besuch wusste sie genau, dass sie wieder nach Hause möchte und hatte auch selbst konkrete Ideen wie dies umzusetzen sei. Mithilfe der Sozialarbeiterin der Station wurden ein ambulanter Pflegedienst und die Anbindung an die spezialisierte ambulante Palliativversorgung organisiert.

Die Schwestern beobachten einen regelrechten Sinneswandel bei Frau P. Sie wirkt sehr aufgeräumt und klar in ihren Wünschen oder in ihren Ablehnungen und ist viel ruhiger, sodass sie weniger Bedarfsmedikation benötigt. Sie wünscht sich, ihre beiden Kinder noch einmal zu sehen. Dies kann mit der Unterstützung der gesamten Familie auch möglich gemacht werden.

Für den zweiten Besuch haben die Humortrainer ein Lied des Lieblingssängers von Frau P. geprobt und spielen es ihr gleich zu Anfang vor. Frau P. bittet die Studienleiterin, dies mitzufilmen, da sie es gern ihrer Familie zeigen möchte. Kurz nach Ende des Songs kommt Frau P.'s Ehemann. Sie hatte sich gewünscht, dass er diesen Besuch miterleben soll.

Er ist zunächst sehr schüchtern und hält sich am Rand des Geschehens auf, lässt sich nach einer kurzen Aufwärmphase aber auf die Interaktion mit den Humortrainern ein. Lilly und Robert inszenieren, wie das Zusammenleben aussehen könnte, und Robert bezieht Frau P.'s Gehwagen erneut ein. Die Stimmung im Zimmer ist gelöst und fröhlich und auch der Ehemann, der anfangs besorgt und zurückhaltend wirkte, macht selbst Scherze darüber, wie gern er sich von seiner Frau herumkommandieren lässt.

Frau P. wünscht sich noch zwei schöne Lieder und hat während des Songs „Bacardi Feeling" Tränen in den Augen.

Am Ende bedankt sie sich „Sie haben mir so unglaublich gut getan. Ich finde jeder Patient sollte das Anrecht auf so einen Besuch haben" sagt sie. Und dass sie das den Medien erzählen möchte.

Einen Tag später wird Frau P. nach Hause entlassen. Sie hat ihren ganzen Freundeskreis mobilisiert, damit ihr Mann weiterarbeiten kann, und erzählt allen, dass sie ihren Humor bis zuletzt behalten möchte.

So ist es möglich, dass Frau P. noch 3 Monate mit einem relativ stabilen Gesundheitszustand zu Hause verbringen kann. Nach einem plötzlichen starken Einbruch ihrer Mobilität und geistigen Kognition verbringt sie erneut 3 Tage auf der Palliativstation. Es haben sich Metastasen in ihrem Gehirn gebildet.

Frau P. wird ins Hospiz verlegt und stirbt dort 7 Tage später im Kreis ihrer Familie.

Ihre Tochter richtet sich einige Wochen später in einem Brief an die Mitarbeiter der Palliativstation und bedankt sich für das Geschenk, welches sie ihrer Mutter mit dieser liebevollen und sorgfältigen Versorgung gemacht haben. Und ein ganz außergewöhnlicher Dank geht an Lilly und Robert die ihr Kraft und Freude und den Weg zu sich selbst gegeben hätten.

MERKE

Neben der medizinischen Versorgung ist das psychische Wohl der Patienten von ebenso großer Wichtigkeit. Ein **empathischer und achtsamer Umgang mit den Gefühlen der Patienten** ist dabei essenziell.
Wenn die Patienten in eine Situation geraten, die ihnen ausweglos erscheint, sollten sie zunächst das Gespräch suchen und gemeinsam alle möglichen Optionen besprechen.
Neben der Wahrnehmung der Wünsche und Bedürfnisse ist es hierbei die Aufgabe der behandelnden Ärzte, auch außerhalb ihrer gewohnten Denkmuster zu arbeiten. Eine alternative Behandlung/Therapie wie Musik- und Maltherapie oder eben auch ein humorvoller Besuch kann zur Krankheitsverarbeitung beitragen, wenn andere Verfahren keine Wirkung zeigen.
Humor und Achtsamkeit sollten auch außerhalb der Arbeit mit den Patienten im Team kultiviert werden, um auch dort eine höhere Resilienz zu erreichen.

Was wäre, wenn …

- … die Patientin einen humorvollen Besuch abgelehnt hätte?
  - Dann hätten auf der Palliativstation noch drei alternative Maßnahmen zur Verfügung gestanden. Maltherapie, Klangtherapie und Musiktherapie werden alle optional angeboten. Auch ein sog. Snoezelen-Wagen gehört zur Ausrüstung der Station. Grundsätzlich sollte eine Maßnahme gewählt werden, die dem Charakter und den Vorlieben der Patienten entspricht. So kann die Maßnahme hoffentlich zur Entspannung beitragen und die Möglichkeit für Kreativität und somit erweiterte kognitive Flexibilität schaffen. Sobald die Patienten sich entspannen und ein Perspektivwechsel der Sicht auf die eigene Situation möglich ist, kann auch die Stagnation in der Krankheitsverarbeitung gelöst werden.

LITERATUR

Berg D V, van Brockern S. Building Resilience through Humor. Reclaiming Children and Youth. Journal of Emotional and Behavioral Problems; 1995, 4: 26–29.

Heim E. Krankheitsbewältigung. In: Buddeberg C, Willi J (Hrsg.). Psychosoziale Medizin. Berlin, Heidelberg: Springer, 1998.

Hesse M, Radbruch L. Von guten Mächten Resilienz im Angesicht von Tod und Sterben. Praktische Theologie; 2016: 51.

Peterson C, Seligman M E P. Character Strengths and Virtues, A Handbook and Classification. New York and Washington DC: American Psychological Association and Oxford University Press, 2004.

Ruch W, Hofmann J, Platt T, Proyer R. The state-of-the art in gelotophobia research: A review and some theoretical extensions. Humor: International Journal of Humor Research; 2014, 27: 23–45.

Seligman M E P, Csikszentmihalyi M. Positive psychology: An introduction. American Psychologist; 2000, 55: 5–14.

Wooten P. Humor: an antidote for stress. Holistic Nursing Practice; 1996, 10: 49–56.

VII Palliativversorgung bei speziellen Krankheitsverläufen

43 Die Luft und das Schlucken 329

44 Des Menschen Wille ist sein Himmelreich. Oder: Solange ich denke, bin ich. 332

45 Plötzlich bewegungslos 340

46 Der Wolf im Schafspelz 350

47 Es kann jeden erwischen 356

48 Knochenschmerzen – hilft mir die Strahlentherapie? 362

49 Unstillbare diffuse Blutung – hämostyptische Strahlentherapie 366

50 Bitte stellen Sie es aus 369

KAPITEL 43

Bernhard Schick

Die Luft und das Schlucken

FALLBERICHT

Ein 66-jähriger Patient wird konsiliarisch nach einem Sturz mit Rippenfrakturen aus der Notfallaufnahme in Begleitung der Ehefrau mit Einschränkung der Atmung und Schluckbeschwerden vorgestellt. Eine zeitweilige Heiserkeit mit Reizhusten habe die Ehefrau vor 8 Monaten erstmalig wahrgenommen. Die Einschränkung der Nahrungsaufnahme wird seit 8 Wochen von der Ehefrau beschrieben. Zunächst habe der Patient von Schmerzen beim Schlucken berichtet. Seit ca. 2 Wochen werde ein Husten unmittelbar nach den Schluckvorgängen beobachtet. Feste Nahrungskonsistenzen würden aktuell gemieden und eine reduzierte Flüssigkeitszufuhr wird mitgeteilt. Eine Abnahme von 5 kg Körpergewicht in den letzten Wochen wird benannt.

Auch wenn die Rippenfrakturen eine Einschränkung der Atmung erklären können, ist die Frage nach den Gründen für den Sturz wichtig. Die Schwäche des Körpers durch die Schluckschwierigkeiten ist richtungsweisend. Der Kehlkopf und der Eingang der Speiseröhre stehen in enger räumlicher Beziehung. Heiserkeit muss bei Bestehen innerhalb von 4 Wochen beurteilt werden, da bei den Stimmbändern in der frühen Phase einer Tumorerkrankung Heilungschancen von über 90 % bestehen.

Anamnestisch bestehen die Befunde einer Hypertonie und der Zustand nach einem Herzinfarkt mit der Notwendigkeit der Einlage von 2 Stents in die Herzkranzgefäße. Es wird von wiederholten Bronchitiden in den vergangenen Monaten berichtet. Eine Degeneration der Lendenwirbelsäule wird beschrieben und eine Hörminderung mit dem Befund von Ohrgeräuschen auf beiden Seiten angeben. Die Atembeschwerden und die Hörschwäche schränken die Kommunikation mit dem Patienten deutlich ein.

Die Höreinschränkungen und die Indolenz haben sich potenziert. Die Kommunikationsfähigkeit mit dem Patienten ist eingeschränkt. Maßnahmen zur Verbesserung des Hörens werden ergriffen und das Schriftbild genutzt, um dem Pateinten eine eindeutige Botschaft zu vermitteln.

Regelmäßiger Alkoholkonsum wird berichtet. Der Patient sei Nichtraucher. Der Patient wünscht keinen Entzug und hat Alkohol weiter aufgenommen.

MERKE

Regelmäßiger Alkoholkonsum muss nicht nur als Risikofaktor für Tumorerkrankungen beachtet werden, sondern darf auch mit der Folge von Entzugssymptomen nicht übersehen werden.

43.1 Diagnostik und Therapieentscheidung

FALLBERICHT

Die Grundlage der Abklärung bildet die HNO-ärztliche Untersuchung, die richtungsweisend war. In der 70°-Endoskopie ist eine geschwollene und gerötete Schleimhaut des Kehlkopfes zu erkennen. Eine ulzeröse Schleimhautveränderung ist nicht sichtbar. In der endoskopischen Schluckdiagnostik liegen Zeichen einer Aspiration bei eingeschränkter Larynxelevation vor. Palpatorisch besteht der Eindruck von Lymphknotenmetastasen auf beiden Seiten.

Eine folgende Ultraschalluntersuchung zeigt Befunde, vereinbar mit einer zervikalen Metastasierung auf beiden Seiten. Die Kehlkopfstrukturen sind nicht weiter abgrenzbar. Die pathologischen Lymphknoten können kernspintomografisch bestätigt werden und der Verdacht auf einen supraglottischen Kehlkopftumor wird von radiologischer Seite im Stadium T2 formuliert. Eine computertomografische Untersuchung der Lunge ist zu diesem Zeitpunkt unauffällig. Die Schmerztherapie wird unmittelbar mit

Novalgin-Tropfen und einem Opioid begonnen, worunter eine Schmerzfreiheit für den Patienten erreicht wird.

Eine Panendoskopie erfolgt mit dem Nachweis eines Plattenepithelkarzinoms des Kehlkopfes durch Biopsie aus dem Weichgewebe unterhalb der Schleimhaut. Der Nachweis ist erschwert und erfordert mehrere Biopsate, die dem beurteilenden Pathologen zur Verfügung gestellt werden.

Für den Patienten stehen die Lufteinschränkung beim Atmen und die fehlende Möglichkeit der Belastung aufgrund der Luftknappheit im Vordergrund. Bei supraglottischen Prozessen kann deren Entfernung zur deutlichen Verbesserung führen. Zu prüfen ist immer das erwartete Ausmaß der Aspiration, welches zur Entscheidung einer isolierten Entfernung oder einer Resektion mit Tracheotomie führen kann.

Gemäß dem Beschluss der Kopf-Hals-Tumorkonferenz erfolgte in Abstimmung mit dem Patienten die Laserresektion des Tumors und eine Neck Dissection auf beiden Seiten sowie eine PEG-Anlage. Intraoperativ zeigten sich Tumorausläufer bis in die vordere Kommissur und der Aspekt einer Weichteilkarzinose rechts zervikal. Zur Sicherung der Atemwege und in Vorbereitung für eine adjuvante Therapie erfolgt eine Tracheotomie und die Anlage eines Ports. In der postoperativen Phase erfolgt eine Strahlentherapie der Primärtumorregion und zervikalen Lymphabflusswege bis 71,6 Gy. Die empfohlene begleitende Chemotherapie lehnt der Patient zu diesem Zeitpunkt ab und auf die Gabe von Cetuximab zeigt sich eine anaphylaktische Reaktion.

Der Befund einer **Weichteilkarzinose** ist sehr ernst zu nehmen und die operative Behandlungsmöglichkeit hat an dieser Stelle eine Grenze. Die Ablehnung der systemischen Chemotherapie und die Unverträglichkeit von Cetuximab sind bedeutende Aspekte im weiteren Verlauf.

Nachdem eine orale Ernährung aufgebaut werden konnte und die Atemwege frei sind, können die PEG-Sonde und der PORT entfernt sowie das Tracheostoma verschlossen werden.

Die Lösung von einem **Tracheostoma** erfordert die Verbesserung des Schluckvorgangs ohne das Auftreten von relevanten Aspirationen. Für Patienten ist die Wegnahme eines Tracheostomas von großer Bedeutung für die Lebensqualität.

Nach 18 Monaten wird der Patient mit der Angabe eines seit 3 Wochen bestehenden Engegefühls im Hals und Schluckschwierigkeiten mit erneutem Gewichtsverlust von 5 kg vorstellig. Die Stimmlippen zeigen sich bei geschwollenen Schleimhäuten endoskopisch eingeschränkt mobil. Zervikal kommen ein Tumorrezidiv mit Kompression der rechten A. carotis interna und multiplen pulmonalen Rundherde computertomografisch zur Darstellung.

Bei bestehender Aspiration und beginnendem Stridor werden eine Re-Tracheotomie, eine erneute PEG-Anlage sowie eine PORT-Implantation ausgeführt. Eine Chemotherapie in Form von Cisplatin und 5-FU kann bei Zustimmung durch den Patienten ausgeführt werden. Die Schmerztherapie erfolgt mit Novalgin und Palladon retard. Unter Mitbetreuung der Mitarbeiter der Palliativmedizin wird die Schmerzmedikation um ein schnell wirksames Opioid für Durchbruchschmerzen erweitert und eine **spezialisierte ambulante Palliativversorgung (SAPV)** gestaltet.

In Gesprächen mit dem Patienten und der Familie zeigt sich die Unsicherheit im Umgang mit der Situation. Im ersten gedanklichen Schritt wurde von dem Patienten aufgenommen, dass eine Heilung nicht zu erwarten sei. Ein großer Schritt ist es für ihn und die Angehörigen, zu akzeptieren, dass die Zielsetzung des weiteren Handels ein Best Supportive Care ist und keine Maßnahmen, die in Richtung Heilung bis hin zu einer eigentlich nicht mehr angezeigten Wiederbelebung gehen. Die Versorgung zu Hause mit einer SAPV-Betreuung bedeutet für den Patienten und seine Angehörigen einen wichtigen Durchbruch. Diese Versorgung gibt ihnen den notwendigen Raum und ermöglicht, den aufgezeigten Weg gehen zu können.

Der Patient wird nach wenigen Wochen akut erneut vorstellig bei dem Symptom der Luftnot. Bei unmittelbarer Kontrolle der Tachealkanüle zeigt sich eine frei wegsame Trachea. Es erfolgt die Aufnahme auf der Palliativstation und die Diagnostik zeigt eine fulminante Lungenembolie. Auf dem Boden der schweren Grunderkrankung ist die Fähigkeit der Sauerstoffaufnahme weiter reduziert. Bei Schmerzfreiheit kann der Patient bei dem Eindruck des inneren Friedens in Anwesenheit der Angehörigen versterben. Den Angehörigen ist es möglich, loszulassen. Sie äußern ihren Dank, den letzten Lebensweg begleitet zu haben und selbst begleitet worden zu sein. Für den Patienten war es von größter Wichtigkeit gewesen, sich sicher zu sein, dass er geborgen war.

MERKE
- Luft- und Schluckschwierigkeiten sollten an eine Erkrankung des Kehlkopfes denken lassen.
- Die Sicherung der Atemwege und der Ernährung sind wichtige Grundbausteine in der Behandlung von betroffenen Menschen.

- Eine Weichteilkarzinose ist als besonderes Kriterium aufzunehmen und die Kontrolle einer pulmonalen Metastasierung sollte bei fortgeschrittenen HNO-Tumoren beachtet werden.
- Die Palliativmedizin hat bei fortgeschrittenen HNO-Erkrankungen einen frühzeitigen Stellenwert. Die Begegnung zur Schaffung von Vertrauen bildet die Basis bei der Notwendigkeit einer späteren Begleitung.
- Die Vermittlung von Wegbegleitung kann die Voraussetzung schaffen, am Ende des Lebenswegs bewusst dem Patienten und den Angehörigen die Kraft zu geben, auf lebensverlängernde Maßnahmen bewusst verzichten zu können.

―――――――― **Was wäre, wenn …** ――――――――

- … eine Re-Tracheotomie nicht ausgeführt worden wäre, nachdem eine erneute Tumormanifestation sichtbar wurde?
  – Die Atmung und die Angst zu ersticken stehen für den Patienten im Mittelpunkt des Denkens. Ein Patient empfindet es überwiegend als Erleichterung und gewonnene Sicherheit, wenn der Schritt der Tracheotomie in der Situation einer Luftnot im HNO-Bereich vollzogen wird. Das Empfinden von Luftnot stellt eine große Belastung für den Menschen dar. Nicht unterschätzen darf der Begleiter, wenn das Moment der Aspiration vorliegt und durch die PEG die Aufnahme von Flüssigkeit und Nährstoffen gesichert ist. Im Prozess des Lebenswegs ist es dem Patienten und den Angehörigen konkret in einer bewussten Entscheidung möglich, die PEG-Nutzung auf Flüssigkeit und Medikamente am Ende des Lebens- und Leidenswegs zu reduzieren.

- … die Versorgung zu Hause mit SAP-Anbindung stattfinden würde?
  – Die Einbindung der Palliativmedizin sollte zu einem frühen Zeitpunkt erfolgen. Wenn der Kontakt in einer zunächst noch nicht direkt notwendigen Phase hergestellt werden kann, empfinden die betroffenen Menschen, die Angehörigen und die Krankenhausmitarbeiter dies als überwiegend positiv und entlastend. Ein Grundstein wird gelegt, der zu einem späteren Zeitpunkt tragend wird. Für den Patienten und die Angehörigen im Fallbericht war es von großer Wichtigkeit, in der Unterstützung durch die Palliativmedizin die Entscheidung für den Verzicht auf lebensverlängernde Maßnahmen finden zu können. Die Verlegung auf die Station der Palliativmedizin gibt das äußerst wichtige Gefühl der Sicherheit in einer Phase der Verunsicherung am Ende des Lebens.

LITERATUR

Kleinsasser O. Tumoren des Larynx und des Hypopharynx. Stuttgart: Thieme, 1987.
Lenarz T, Boenninghaus HG. HNO. Berlin/Heidelberg: Springer, 2012.

Reiß M. Facharztwissen HNO-Heilkunde Literatur. Berlin/Heidelberg: Springer, 2009.
Steiner W, Ambrosch P. Endoscopic Laser Surgery of the Upper Aerodigestive Tract. Stuttgart: Thieme, 2000.

KAPITEL 44

Silke Nolte-Buchholtz

Des Menschen Wille ist sein Himmelreich. Oder: Solange ich denke, bin ich.

FALLBERICHT

Ein niedergelassener Kinderarzt meldet den 19-jährigen Franz im SAPV (spezialisierte ambulante Palliativversorgung)-Team für Kinder und Jugendliche an.
Franz ist 2 Jahre zuvor an einem angiomatoiden fibrösen (malignen) Histiozytom im linken Oberbauch erkrankt. Er wird in einer Onkologie und Viszeralchirurgie des Erwachsenenbereichs behandelt. Folgende Therapien und operative Behandlungen hat Franz durchlaufen:
- Tumorresektion sowie Transversumsegmentresektion bei Diagnosestellung
- Chemotherapie in neoadjuvanter Intention nach CT- und PET-morphologisch gesichertem Rezidiv, insgesamt 6 Zyklen VAIA III (analog CWS: 2002) 1 Jahr nach Erstdiagnose
- Multiviszerale Resektion (Magen-Wedge-Resektion, Dünndarmteilresektion mit End-zu-End-Anastomose, Splenektomie, Pankreaslinksresektion, partielle Peritonektomie, Zwerchfellresektion mit Direktverschluss, Thoraxdrainage) 1,5 Jahre nach Erstdiagnose
- Metastasenresektion linkes unteres Mediastinum, Perikardteilresektion, Zwerchfellteilresektion, Portexplantation rechts 2 Jahre nach Erstdiagnose bei Lymphknotenmetastase im parakardialen Fettgewebe links (ventral der Herzspitze)
- Videoassistierte thorakoskopische Lobektomie links und Probeexzision bei Verdacht auf pleuralen Befall 2,5 Jahre nach Erstdiagnose

Im Verlauf seiner Behandlungen lehnt Franz häufig Maßnahmen ab, lässt sich wiederholt gegen ärztlichen Rat entlassen und fordert ein hohes Maß an Mitbestimmung ein. Als ein erneuter Tumorprogress festgestellt wird, lehnt er weitere Chemotherapie und operative Interventionen in dem Wissen, dass diese Entscheidung sein Leben verkürzen könnte, ab. Ihm ist das bevorstehende Abitur wichtiger.
Der 19-Jährige lebt in einer Kleinstadt zu Hause bei seinen beiden Eltern und hat eine gesunde 14-jährige Schwester.
Der niedergelassene Kinderarzt ist ein Freund der Familie, betreut Franz seit seiner frühesten Kindheit und wird dies trotz Volljährigkeit auch fortführen. Er wünscht sich für die palliative Begleitung die Unterstützung durch ein SAPV-Team. Das regional zuständige SAPV-Team für Erwachsene ist einverstanden, dass das „Kinderteam" die Versorgung übernimmt.

44.1 (Spezialisierte ambulante) Palliativversorgung bei jungen Erwachsenen

Unter **Palliativversorgung von Kindern und Jugendlichen** versteht man die aktive und umfassende Versorgung, die Körper, Seele und Geist des Kindes gleichermaßen berücksichtigt und die Unterstützung der gesamten betroffenen Familie gewährleistet. Sie beginnt mit der Diagnosestellung einer lebenslimitierenden Erkrankung und ist unabhängig davon, ob das Kind eine Therapie mit kurativer Zielsetzung erhält.

Die Indikation für **SAPV** (spezialisierte ambulante Palliativversorgung) für Kinder und Jugendliche **(SAPV-KJ)** richtet sich ebenso wie die der Erwachsenen nach den gesetzlichen Vorgaben. Allerdings ist gemäß §37b SGB V sowie der Richtlinie des G-BA nach §92 Abs. 1 Satz 2 Nr. 14 SGB V und der Empfehlungen des GKV-Spitzenverbands nach §132d Abs. 2

SGB V den besonderen Belangen von Kindern und Jugendlichen Rechnung zu tragen.

Grundlage für die Einteilung der Erkrankungen und die Versorgungsprozesse bildet die **„Empfehlung für die Ausgestaltung der Versorgungskonzeption der Spezialisierten ambulanten Palliativversorgung von Kindern und Jugendlichen"** vom 12.6.2013 (GKV-Spitzenverband, Verbände der Krankenkassen auf Bundesebene, Deutsche Gesellschaft für Palliativmedizin, Deutscher Hospiz- und PalliativVerband e. V.).

Wenn ein Krankheitsbild aus dem Fachgebiet der Kinder- und Jugendmedizin vorliegt bzw. die Diagnose bereits im Kindes- oder Jugendalter gestellt wurde und die Versorgung durch Leistungserbringer aus der Pädiatrie erfolgt ist, ist eine Versorgung in der Regel auch über das 18. Lebensjahr möglich.

INFO
SAPV-Teams für Kinder und Jugendliche können unter bestimmten Voraussetzungen auch junge Erwachsene versorgen.

Emerging Adulthood

Transition ist ein aktuelles Thema – so auch in der Palliativmedizin. Junge Erwachsene, die noch kein eigenes Einkommen beziehen und bei ihren Eltern und im Familienverbund leben, haben andere Bedürfnisse und Ressourcen als allein und finanziell unabhängig lebende Gleichaltrige.

Lange ging man von den Phasen der Kindheit, der Adoleszenz und des jungen Erwachsenen aus. Inzwischen hat sich die Zeit der Identitätsentwicklung junger Menschen in den Industrieländern verlängert, umfasst als „Emerging Adulthood" die Altersspanne zwischen 18 und 25(–30) Jahren und ist geprägt von einem hohen Maß an Selbstfokussierung und Semiabhängigkeit vom Elternhaus. Gesamtgesellschaftliche, familienpsychologische und entwicklungspsychologische Phänomene zeichnen sich hierfür verantwortlich.

Unser binäres Gesundheitssystem mit strikter Trennung zwischen den Bereichen der Erwachsenen- und der Kindermedizin ohne Übergangsformen ist nicht geeignet, dieser Entwicklung gerecht zu werden und erschwert die adäquate Versorgung.

So arbeiten die meisten pädiatrischen Einrichtungen familien- und psychosozial orientiert. In den Erwachseneneinrichtungen werden personen- und krankheitsorientierte Strategien entwickelt, die in ihrer Umsetzung ein hohes Maß an Eigenverantwortung erfordern. Weder die Pädiatrie noch die Erwachsenenmedizin kann damit den besonderen Bedürfnissen dieser Altersgruppe, bestehend aus einer Mischung aus mäßigem Commitment, starker Selbstfokussierung und inter- sowie intravariabler Abhängigkeit vom Elternhaus, gerecht werden.

MERKE
Zwischen den Phasen der Adoleszenz und des jungen Erwachsenenalters liegt die Phase der „Emerging Adulthood". Sie umfasst das Alter zwischen 18 und 25 (–30) Jahren.

44.2 Zwischen Autonomie, Therapiezielfestlegung und Lebensqualität

Palliative Begleitung von jungen Menschen

FALLBERICHT
Bei Beginn der SAPV leidet Franz an Husten und vermehrter Schleimproduktion. Er ist kurzatmig, empfindet selbst allerdings keine Atemnot, sondern schätzt sich als körperlich gut belastbar ein. Zeitweise tritt ein stechender Schmerz in der linken Brust auf. Franz lehnt Opioide ab und steht medikamentösen Maßnahmen insgesamt kritisch gegenüber.
Er möchte weder mit Familienmitgliedern, noch mit Freunden oder medizinischen Versorgern wie dem SAPV-Team über seine Erkrankung sprechen. Die Großeltern und seine 14-jährige Schwester wissen nicht von dem ungünstigen Krankheitsverlauf und der schlechten Prognose. Auch in der Schule hat er nicht über seine Erkrankung gesprochen.
Im Vordergrund stehen für Franz Pläne für die Zukunft. Trotz körperlicher Einschränkung durch Husten, zeitweiser Atemnot und zunehmender Schwäche hat er sein Abitur absolviert. Nun plant

er, zu studieren und hat sich in einem etwa 60 km entfernten Ort um einen Studienplatz beworben. Drüber hinaus steht ein Urlaub auf Zypern mit der Familie an. Einer erneuten Chemotherapie oder Operation steht der junge Mann weiterhin ablehnend gegenüber, trifft aber keine endgültige Entscheidung sondern lässt sich in Gesprächen mit den behandelnden Onkologen die Option offen, zu einem späteren Zeitpunkt Therapien durchführen zu lassen. Franz meidet Themen, die die Prognose seiner Erkrankung betreffen. Er spricht nicht über den Tumorprogress. Die zunehmende Symptomlast verharmlost er und findet Erklärungen, die nicht tumorbedingt sind.

Für Jugendliche und junge Erwachsene und besonders für die Gruppe der 18- bis 25-Jährigen ist das **Maß an Autonomie und Erleben von Selbstwirksamkeit** für ihre Lebensqualität und ihre Identitätsfindung bestimmend. Dies trifft auch für junge Menschen zu, die an einer lebenslimitierenden Erkrankung leiden. So entscheiden sie selbstständig und häufig ohne Rücksprache mit anderen über therapeutische und weitere begleitende Maßnahmen. Kontrolle wird teilweise über Non-Compliance ausgeübt. Für Krankheiten wie juveniler Diabetes und Mukoviszidose ist nachgewiesen, dass die Therapieadhärenz in dieser Zeit nachlässt. Der Wunsch nach Normalität und Alltag eines jungen Menschen zeigt sich in seinem Bestreben nach Mobilität (Führerschein, Urlaub machen) und in Zukunftsplanung. Krankheitsbezogene Themen werden vermieden, soweit es dem Erreichen von Normalität gereicht. Die aufgrund der Erkrankung verstärkte Abhängigkeit von den Eltern wird akzeptiert und Unterstützung soweit angenommen, wie es für die Realisierung von Wünschen und Plänen förderlich ist. In der terminalen Phase ist die elterliche Fürsorge essenziell. Autonomiebestrebungen und Emanzipation von den Eltern treten dann in den Hintergrund.

Folgende Aspekte sind laut Association for Children with Life-threatening or Terminal Conditions and their Families essenziell für eine gelingende **palliative Begleitung von jungen Menschen im Alter von 13–24 Jahren** (Nauck, Craig, Zernikow, 2008):
- Kenntnisse über die Entwicklungsstadien der normalen Adoleszenz
- Berücksichtigung altersspezifischer Inhalte von Verlust und Trauer
- Umsetzung der Rechte der jungen Menschen, Umgang mit ethischen Fragen und Fragen der Selbstbestimmung und Aufklärung
- Einbeziehung von Familien, Partnern und engen Freunden
- Berücksichtigung der Bedürfnisse von Geschwistern
- Unterstützung der Kontaktpflege zu Schule, Kollegen u. a.
- Professioneller Umgang mit aggressivem, oppositionellem Verhalten und daraus folgernder eingeschränkter Compliance

Medikamentöse Therapie

FALLBERICHT

Im weiteren Verlauf nimmt bei Franz die Symptomlast zu. Er leidet an quälendem Husten, Dyspnoe mit langen Phasen der Sauerstoffbedürftigkeit, Kachexie, Schwäche, Obstipation, Übelkeit. Trotz weiterhin bestehender Abneigung gegenüber Opioiden stimmt er einem Therapieversuch mit Morphin zur Nacht zu. Eine Dauertherapie lehnt Franz weiterhin ab. Die bis zu diesem Zeitpunkt laufende Therapie mit Tramal wird auf Wunsch des Patienten beendet, da die Wirksamkeit unzureichend ist. Bei Schmerzen der linken Thoraxseite mit ziehendem Charakter wird auf Gabapentin eingestellt. Dies bringt zunächst Besserung. Allerdings tritt als Nebenwirkung Durchfall auf und Franz beendet selbstständig die Einnahme von Gabapentin. Die Umstellung auf ein anderes Medikament mit Wirkung auf neuropathischen Schmerz möchte er nicht.

Einen Therapieversuch mit Dronabinol beendet Franz ebenfalls, da keine zufriedenstellende Dosis zu finden ist, die ausreichend Symptomlinderung bringt und sein Bewusstsein nicht beeinflusst.

Franz erfährt Linderung der Schmerzen durch Physiotherapie, lokale Wärmeapplikation und durch Lidocain-Pflaster.

Eine Übersicht der medikamentösen Therapie vor Umstellung auf Morphin zur Nacht einschließlich aller bei der Familie vorhandenen und aktuell nicht verwendeten Medikamente ist ➤ Tab. 44.1 zu entnehmen.

Tab. 44.1 Medikamentenplan für Franz (Körpergewicht 54 kg)

Medikament	Stärke	Dosierung	Indikation
Dronabinol (Tetrahydrocannabinol)	1 Tropfen = 0,83 mg	2 × 7 Tropfen, in Reduktion, da auf Wunsch des Patienten Therapie beendet wird.	Gegen Schmerz und zur Appetitsteigerung
Tramal long Retardtabletten	1 Tablette = 100 mg	2 × 1 Tablette alle 12 h (Steigerung auf 3 × 1 Tablette am Tag möglich)	Gegen Schmerz
Lidocain-Pflaster	Pflaster 10 × 14 cm, 5-prozentiges Lidocain	Max. 3 Pflaster, Abstand zwischen Entfernen und Neukleben der Pflaster mindestens 6 h	Gegen lokale Schmerzen
Bedarfsmedikation			
Codein phophat	1 Tablette = 50 mg	Einnahme alle 8 h möglich	Bei Husten
Ibuprofen	1 Tablette = 600 mg	Einnahme alle 6–8 h möglich	Bei (Knochen-) Schmerzen
Tramal Tropfen	1 Tropfen = 2,5 mg	10 Tropfen = 25 mg, Einnahme alle 4–6 h möglich	Bei Schmerzen
Metamizol	1 Tablette = 500 mg	1 Tablette = 500 mg, Einnahme alle 6–8 h möglich	Bei Schmerzen
Zofran (Ondansetron)	1 Tablette = 8 mg	1 Tablette, Einnahme alle 8 h möglich	Bei Übelkeit
Sevredol (Morphin)	1 Tablette = 10 mg	1 Tablette in Rücksprache mit SAPV-Team, dann Beendigung von Tramal notwendig (möchte Franz aktuell wegen Müdigkeit/Benommenheit als Nebenwirkung nicht einnehmen)	Bei Schmerzen/Dyspnoe
Medikamente bei Familie vorhanden – Aktuell keine Verwendung			
Gabapentin	1 Tablette = 100 mg		Bei neuropathischen Schmerz, lehnt Franz wegen Nebenwirkung (Durchfall) ab
Vomex (Dimenhydrinat)	1 Dragee = 50 mg		Bei Übelkeit, lehnt Franz wegen sehr starker Müdigkeit als Nebenwirkung ab
Pantoprazol	1 Tablette = 20 mg		Als Magenschutz, nimmt Franz aktuell nicht ein (Grund unbekannt)

Dyspnoe

Dyspnoe ist ein **subjektiv empfundenes, komplexes, multidimensionales Symptom** und Ausdruck für Atem- oder Luftnot, die ein Kranker empfindet, und korreliert nicht zwangsläufig mit dem klinischen Zustand, den ein Patient bietet oder mit Zeichen der respiratorischen Insuffizienz wie Hypoxämie oder Hyperkapnie. Gibt der Patient Atemnot an, sollte gehandelt werden. Hierbei können nichtpharmakologische Maßnahmen wie Lagerung des Patienten, der Einsatz eines Handventilators oder eines Ventilators Erleichterung verschaffen. Die leidlindernde Wirkung von Sauerstoff ist nicht vorhersehbar und korreliert nicht mit dem Maß einer Hypoxämie bzw. mit der Normalisierung der Sauerstoffsättigung. Medikamentös stehen bei Dyspnoe Opioide an erster Stelle. Die Dosis sollte nach Effekt titriert werden.

Benzodiazepine lindern Atemnot nicht direkt, sie können jedoch additiv eingesetzt werden und helfen, Angst und Unruhe zu dämpfen und damit, den Teufelskreis Atemnot – Angst zu unterbrechen.

Lebensqualität in der Palliativversorgung

FALLBERICHT

Franz beginnt sein Studium. Er hat einen Platz in einem Studentenwohnheim bekommen. Trotz zeitweise starker Atemnot, Schmerzen, zunehmender Schwäche und Kachexie nimmt er an jeder Vorlesung teil. Um nicht aufzufallen, verzichtet er während der Veranstaltungen auf Sauerstoff. Seine Mutter fährt ihn täglich vom Studentenwohnheim zu den einzelnen Vorlesungen an die Universität. Die Nächte möchte Franz alleine verbringen, sodass die Mutter jeden Tag zwischen ihrem Wohnort und dem Studienort pendelt. Mit Franz wird verabredet, dass er sich nachts bei einer krisenhaften Verschlechterung direkt bei dem SAPV-Team meldet. Für den Fall, dass er nicht mehr in der Lage ist, die Tür zu öffnen, wird ein Noteinstieg über das nachts stets angelehnte Fenster des Wohnheimzimmers mit dem Palliativteam besprochen.
Franz genießt die Zeit des Studiums, den Austausch mit den anderen Studenten und den „geistigen Input". Nach etwa einem Monat ist er zu schwach, um weiter zu studieren. Er trifft die Entscheidung, vorläufig für 2 Wochen zu pausieren und sich zu erholen.

Führendes Ziel in der Palliativversorgung ist das Erreichen einer optimalen Lebensqualität für den Patienten und seine Familie. Lebensqualität ist ein multidimensionales subjektiv empfundenes Konstrukt, d. h., nur der Patient selbst und seine Familie können festlegen, was sie für eine gute Lebensqualität benötigen. Um als Versorger patienten- und familienorientiert agieren zu können, müssen daher Haltung, Wünsche und Ziele des Patienten und seiner Familie bekannt sein. Für Franz bedeutet Lebensqualität in erster Linie, wach und selbstständig zu sein und studieren zu können. Er lehnt medikamentöse Symptomkontrolle ab, die er als nicht förderlich für sich und seine Ziele erlebt hat und nimmt körperliches Leid in Kauf.

Wir als Versorger fühlen uns dabei verschiedenen übergeordneten Werten verpflichtet: Wir möchten unseren Patienten Gutes tun, ihnen Leid ersparen, ihre Selbstbestimmung achten und es soll allen Gerechtigkeit zuteilwerden (Beauchamp und Childress, 2013).

Dabei sollte sich „Leid-ersparen" nicht auf physische Bedürfnisse begrenzen, sondern soll die psychosozialen Aspekte einbeziehen. Im Fall von Franz wäre es größeres Leid gewesen, aufgrund von Nebenwirkungen der medikamentösen Symptomkontrolle nicht studieren zu können. Durch die Unterstützung der Mutter, die sich an den Bedürfnissen ihres Sohnes ausrichtet und dem Sicherheitsversprechen des SAPV-Teams, in der Krise da zu sein, ist ein hohes Maß an Selbstbestimmung möglich.

MERKE

Lebensqualität ist ein **multidimensionales subjektiv empfundenes Konstrukt**, d. h., nur der Patient selbst und seine Familie können festlegen, was Lebensqualität bedeutet und welche Unterstützung sie benötigen.

Palliative Strahlentherapie

FALLBERICHT

Die Schmerzen im Bauchraum sind für Franz unerträglich. Einer Therapie mit Opioiden steht er weiterhin ablehnend gegenüber. Onkologen und Strahlentherapeuten stimmen einer palliativen Bestrahlung mit dem Ziel der Analgesie zu. Das SAPV-Team koordiniert die notwendigen Termine für Bildgebung und Bestrahlung in ein bis zwei Sitzungen.
Etwa 30 min nach erfolgter Bestrahlung tritt bei Franz massive Übelkeit mit unstillbarem Erbrechen auf. Die Familie ruft in Absprache mit den Strahlentherapeuten aus dem Ambulanzbereich der Klinik für Strahlentherapie im SAPV-Team an und bittet um Unterstützung, da Franz in diesem Zustand nicht transportfähig ist. Die Gabe von Ondansetron bringt keine Besserung.

Das vom SAPV-Arzt subkutan verabreichte Dexamethason bringt rasche Besserung und Franz kann wenig später nach Hause fahren. Die analgetische Wirkung der Bestrahlung setzt nach 2 Tagen ein, weitere Nebenwirkungen treten nicht auf.

Die palliative Strahlentherapie ist für viele Tumorpatienten als lokale Maßnahme mit relativ geringem Aufwand eine sinnvolle Option (> Kap. 48). **Indikationen** zu palliativer Bestrahlung können sein:
- Tumorzerfall mit Blutung oder Exulzeration
- Ossäre Metastasen mit Frakturgefahr und Schmerzen
- Raumfordernder Tumor mit Kompression z. B. von Bereichen des ZNS, Gefahr der Stenosierung der Atemwege, des Magen-Darm-Trakts oder von Gefäßen und entsprechender Symptomatik
- Fernwirkung des Tumors, z. B. paraneoplastisches Syndrom

Durch die palliative Bestrahlung soll primär die Lebensqualität des Patienten verbessert werden. Daher ist es unabdingbar, dass die Maßnahme mit einem vertretbaren Aufwand und wenigen Nebenwirkungen verbunden ist. Die Behandlungsdauer, d. h., die Fraktionierung und die Einzeldosen sollten individuell abhängig von der Situation des Patienten gewählt werden. Bei kurzer Lebenserwartung werden eher hohe Einzeldosen mit geringer Fraktionierung (Hypofraktionierung) verwendet.

Die Linderung von Schmerzen bei Tumorpatienten stellt eine häufige Indikation für palliative Bestrahlung dar, wobei die Wirkmechanismen nicht vollständig geklärt sind. Bereits ab einer Strahlendosis von 8 Gy tritt ein analgetischer Effekt mit einem Maximum nach 2–4 Wochen auf. Es scheinen bis zu 60 % der Patienten von anhaltender Schmerzlinderung und niedrigerem Analgetikabedarf bis zum Versterben zu profitieren.

Die Bestrahlung kann zu **akuten und chronischen Nebenwirkungen** führen. Die chronischen Nebenwirkungen ab 3 Monate nach Bestrahlung sind in der Palliativversorgung von untergeordneter Relevanz. Akute Nebenwirkungen treten bereits während und kurz nach der Bestrahlung auf, sind reversibel, können aber die Lebensqualität des Patienten stark beeinträchtigen. Übelkeit und Erbrechen, die besonders bei Bestrahlung des oberen Abdominalbereichs eine Rolle spielen, sind mittels 5-HT-Antagonisten und Kortikosteroiden in der Regel gut kontrollierbar. Die prophylaktische Gabe sollte erwogen oder zumindest der zeitnahe Einsatz bei Auftreten der Symptome gesichert sein.

44.3 Terminale Versorgung zu Hause

FALLBERICHT

Etwa 3 Wochen vor seinem Tod ist Franz so schwach, dass er zeitweise nicht mehr aufstehen kann und auf einen Rollstuhl angewiesen ist. In wechselnder Ausprägung belasten ihn Dyspnoe und Schmerzen. Opioide lehnt er weiterhin ab, da er dadurch eine Einschränkung seiner Bewusstseinslage befürchtet: „Solange ich denke, bin ich." – so seine zusammenfassende Äußerung.

Ein **Netzwerk** verschiedener professioneller Versorger und medizinischer Laien unterstützt die Familie in der häuslichen Versorgung:
- Physiotherapeutin: Linderung von Schmerz und Dyspnoe durch Atemtherapie und Unterstützung bei der Mobilisierung
- Kinderarzt: ärztliche Mitversorgung, Gesprächspartner für die ganze Familie
- Apotheke vor Ort: liefert zeitnah Medikamente nach Hause
- Homecare-Versorger: Bereitstellung eines Sauerstoffkonzentrators und einer mobilen Sauerstoffeinheit
- Sanitätshaus: Bereitstellung eines Rollstuhls und einer Weichlagerungsmatratze
- Freunde von Franz: Gesprächspartner für Franz
- Gemeindepfarrer: Gesprächspartner für Franz und die Familie

Palliativversorgung gelingt nur multiprofessionell und interdisziplinär. In Deutschland kann nahezu flächendeckend auf bestimmte Versorgungsstrukturen der Hospizarbeit und pädiatrischen Palliativversorgung zugegriffen werden.

INFO

Der „Wegweiser Hospiz- und Palliativversorgung Deutschland" ermöglicht eine schnelle internetbasierte Suche nach geeigneten Strukturen unter: www.wegweiser-hospiz-palliativmedizin.de.

SAPV-Teams für Kinder und Jugendliche haben aufgrund des geringeren Patientenaufkommens Einzugsgebiete bis zu 120 km Radius. Für eine optimale Versorgung zu Hause sind die pädiatrischen SAPV-Teams auf die enge Zusammenarbeit mit Versorgern vor Ort angewiesen, denn die Strukturen der pädiatrischen Palliativversorgung und Hospizarbeit können nur einen Teil eines funktionierenden Helfersystems darstellen. Der **Aufbau eines Versorgungsnetzes** orientiert sich an dem Bedarf und den Ressourcen der Familie und an den wohnortnahen Gegebenheiten.

Dabei gibt es keinen allgemeingültigen Standard für ein gut funktionierendes Netzwerk. Es bedarf regionaler Lösungen entsprechend den vorliegenden strukturellen und personellen Ressourcen. Zum Beispiel können Physio-, Ergo- und Logotherapeuten in hohem Maß zur Symptomkontrolle beitragen. Der Kinderarzt, der den Patienten oft seit Geburt kennt und der Familie nicht selten eng verbunden ist, kann in der Beziehungsarbeit und ärztlichen Mitversorgung zu einer optimalen Begleitung beitragen. Lokale Apotheken entlasten die Familien durch Lieferung der Medikamente nach Hause. Sanitätshäuser und Homecare-Versorger sichern die Ausstattung mit Hilfsmitteln ab und sind bei technischen Problemen 24h 7 Tage in der Woche erreichbar. Die Einbindung eines Pflegedienstes sollte den Familien bei entsprechendem Bedarf als Option angeboten und organisiert werden. Neben der Koordination der professionellen Versorger sollten Familienmitglieder und Freunde ebenfalls in die Begleitung eingebunden und unterstützt werden. Hierbei sollte der jugendliche Patient maßgeblich angeben, wie intensiv die Einbindung erfolgen soll.

Ein komplexes Helfersystem kann nur mittels eines **hauptverantwortlichen, koordinierenden Ansprechpartners** optimal wirksam werden.

MERKE
Der Aufbau eines multiprofessionellen und interdisziplinären Versorgungsnetzes orientiert sich an den Bedarfen und Ressourcen der Familie und an den wohnortnahen Gegebenheiten.

FALLBERICHT
In den letzten 10 Lebenstagen ist Franz durch Kachexie und Schwäche bettlägerig. Der intraabdominelle Tumoranteil lässt den Bauch massiv anschwellen, die Bauchhaut ist gespannt, das hochgedrückte Zwerchfell verstärkt die Dyspnoe. Selbst Bewegungen im Liegen fallen Franz schwer und Linksseitenlage ist die einzige Position, in der er ausreichend Luft holen kann. Die Gefahr eines Dekubitus ist hoch. Franz möchte jedoch kein Pflegebett, sondern in seinem eigenen Bett versterben. Er akzeptiert eine Weichlagerungsmatratze und Felle als Unterlage. Sein Vater baut selber eine Vorrichtung, sodass der rechte Arm in einer Schlinge hängt und nicht mit seinem Gewicht in Seitenlage auf den Thorax drückt und die Atemexkursion behindert.

Die letzten Tage nutzt Franz, um Abschied von Freunden, Großeltern und weiteren, ihm wichtigen Verwandten zu nehmen. Er plant seine Beerdigung bis ins Detail und organisiert Geburtstagsgeschenke für die ihm Nahestehenden für die Zeit nach seinem Tod.

Am Neujahrsmorgen um 6:00 verstirbt Franz, nachdem er um Mitternacht den Jahreswechsel bei vollem Bewusstsein und im Stehen auf dem Balkon gemeinsam mit seiner Familie begangen hat.

Die Mehrzahl junger Erwachsener mit Krebserkrankung möchte zu Hause in vertrauter Umgebung versterben. Für sie ist es wichtig, Familie und auch Freunde bei sich haben zu können. Die Familienstruktur junger Patienten mit belastbaren Eltern und einem großem familiären und sozialen Umfeld bietet gute Voraussetzung, um auch bei hohem Versorgungsaufwand eine Sterbebegleitung zu Hause durchzuführen. Für die jungen Erwachsenen ist es bei allem Streben nach Autonomie in der Sterbephase natürlich, von Mutter und Vater begleitet zu werden.

Die Erfahrung aus früheren Krankhausaufenthalten entweder in der Pädiatrie mit kleinen Kindern oder in der Erwachsenenonkologie mit in der Regel älteren Patienten verstärkt den Wunsch nach häuslicher Versorgung.

Auch die Eltern scheinen davon zu profitieren, für ihr Kind in der letzten Lebensphase bis zum Tod da sein zu können. Nicht selten wird das Sterbezimmer für die Familie ein Ort der Erinnerung und Trauerbewältigung.

Unbenommen bleibt, dass nicht alle jungen Erwachsenen mit Krebserkrankung zu Hause versterben wollen. Auch bei der Wahl des Sterbeorts gilt es, die Individualität und Autonomie des Patienten und seine Familie zu respektieren und in der Versorgung und der Wahl des Versorgungsorts umzusetzen.

> **MERKE**
>
> Die Mehrzahl junger Erwachsener möchte zu Hause versterben. Dies gilt jedoch nicht für alle Patienten. Hierbei gilt es, sensibel für die Wünsche der Betroffenen zu bleiben und individuelle Wege zu ermöglichen.

Was wäre, wenn …

- … der Patient eine Therapie gewollt hätte?
  - Palliativmedizin kann im Sinne eines integrativen Ansatzes auch parallel zu lebensverlängernden Maßnahmen beginnen. Die meisten Patienten mit einer unheilbaren Erkrankung profitieren hinsichtlich Lebensqualität und Lebenszeit.
  - Hierbei sind die enge Kooperation und Abstimmung hinsichtlich Zuständigkeiten und Therapieziel zwischen Palliativmedizin, Onkologie und den weiteren Fachdisziplinen und Einbezug des Patienten essenziell für die Qualität der Versorgung.
- … der Patient nicht zu Hause hätte versterben wollen?
  - Dann hätte die Option bestanden, den Patienten in einem stationären Hospiz zu begleiten. Viele stationäre Kinder-(und Jugend-)Hospize nehmen auch junge Erwachsene auf.

LITERATUR

Arnett JJ. Emerging Adulthood. A Theory of Development From the Late Teens Through the Twenties. Am Psychol, 2000; 55(5): 469–480.

Beauchamp T, Childress J. Principles of Biomedical Ethics. 7. Aufl. New York: Oxford University Press, 2013.

GKV-Spitzenverband, Verbände der Krankenkassen auf Bundesebene, Deutsche Gesellschaft für Palliativmedizin, Deutscher Hospiz- und PalliativVerband e. V.Empfehlungen zur Ausgestaltung der Versorgungs konzeption der Spezialisierten ambulanten Palliativversorgung (SAPV) von Kindern und Jugendlichen vom 12.6.2013.

Grinyer A, Thomas C. The importance of place of death in young adults with terminal cancer. Mortality, 2004; 9(2): 114–131.

Nauck F, Craig F, Zernikow B. Besonderheiten der pädiatrischen Palliativversorgung bei besonderen Patientengruppen. In: Zernikow B (Hrsg.). Palliativversorgung von Kindern, Jugendlichen und jungen Erwachsenen. Berlin/Heidelberg: Springer, 2008. S. 382.

Seiffge-Krenke I. Herausforderung für die Versorgung. Deutsches Ärzteblatt PP, 2015; 13(11): 500–502.

KAPITEL 45

Matthias Schröder, Peter Fries, Andreas Meiser

Plötzlich bewegungslos

FALLBERICHT

Herr O., ein rüstiger 84 Jahre alter Mann, lebt gemeinsam mit seiner etwas jüngeren Ehefrau in einer kleinen Gemeinde. Trotz einer leichten koronaren Herzerkrankung ist er im Alltag gut kompensiert und beschwerdefrei. Seine Familie beschreibt ihn als sportlich und lebenslustig. Fast täglich geht er in das örtliche Schwimmbad, um dort mehrere Bahnen zu schwimmen. Seine Tochter wohnt mit ihrem Ehemann und einer 12-jährigen Tochter im Nachbarhaus. An diesem Tag geht Herr O. wie viele Male zuvor zu seiner Tochter in den Garten. Dort befindet sich ein Swimmingpool. Herr O. will an diesem Tag seiner Enkelin zeigen, wie man einen Kopfsprung macht. Dabei kommt es zu einem folgenschweren Unfall.

Unmittelbar nach dem Kopfsprung in das 1,50 m tiefe Becken verliert der Patient das Bewusstsein. Als seine Tochter dies realisiert, rettet sie ihn aus dem Pool und legt ihn neben dem Pool auf den Rasen. Die Enkeltochter setzt den Notruf ab. Die Mitarbeiter der Rettungsleitstelle leiten Tochter und Schwiegersohn telefonisch an, den Patienten wiederzubeleben. Dies ist nach 2 min Herz-Lungen-Wiederbelebung erfolgreich.

Bei Eintreffen des Notarztes ist der Patient wieder kreislaufstabil, jedoch ohne Atmung und weiterhin bewusstlos. Der Notarzt intubiert den Patienten und beatmet ihn. Für den Transport in die weiter entfernte Universitätsklinik wird ein Rettungshubschrauber hinzugezogen. Die Familie des Patienten fährt mit dem eigenen Pkw ebenfalls in die Klinik.

45.1 Erstversorgung

Die Anzahl privater Swimmingpools hat in den letzten Jahren deutlich zugenommen. Damit einhergehend kommt es auch häufiger zu teilweise dramatischen Unfällen.

ABCDE-Schema

Nachdem der Patient nicht mehr an die Wasseroberfläche kam, erfolgte die Rettung durch die Angehörigen. Diese brachten den Patienten an die Wasseroberfläche und alarmierten den Notarzt. Durch die Rettungsleitstelle erfolgte die Anleitung zur Reanimation. Dies entspricht den aktuellen Leitlinien des European Resuscitation Council aus dem Jahr 2015. Bei Eintreffen des Notarztes hatte der Patient zwar wieder einen Kreislauf, jedoch noch keine Atmung. Gemäß der in diesem Fall geltenden S3-Leitlinie Polytrauma aus dem Jahr 2017 erfolgte die Versorgung nach dem **A-B-C-D-E-Schema.** Hierbei erfolgte eine strukturierte Untersuchung der wichtigsten Organsysteme.

- **A:** Atemweg und HWS-Stabilisierung
- **B:** Lungenfunktion und Beatmung
- **C:** Kreislauf
- **D:** Neurologischer Status
- **E:** Umgebungssituation und Entkleiden

Es zeigten sich ein kritisches „A-Problem" bei verlegten Atemwegen und ein kritisches „B-Problem" bei fehlender Eigenatmung.

Damit lag die Priorität des Notarztes auf der Sicherung des Atemwegs mittels Intubation, der Stabilisierung der Halswirbelsäule und der Gewährleistung der Beatmung.

Der Notarzt musste differenzialdiagnostisch verschiedene Probleme für das Kreislaufversagen mit in Betracht ziehen:

- Ertrinken im Wasser
- Primär kardiale Ursache für den Kreislaufstillstand und sekundäres Untergehen
- Primär traumatische Ursache durch Reklination des Kopfes unter Wasser und dadurch Verletzung der HWS

Da der Patient als guter Schwimmer bekannt war und der Unfall beobachtet wurde, schied ein primäres Ertrinken von vornherein aus. Gegen ein kardiales

Ereignis sprach das unauffällige 12-Kanal-EKG. Der Notarzt ging damit von einer schweren Verletzung der Halswirbelsäule aus, die sekundär zum Kreislaufversagen geführt hat. Er meldete den Patienten daher im nächsten Krankenhaus der Maximalversorgung an. Dieses Vorgehen entspricht der aktuellen Leitlinie zur Behandlung von Schwerverletzten der Deutschen Gesellschaft für Unfallchirurgie.

MERKE
Auch bei kritischen Notfallpatienten muss die Information und Aufklärung des Patienten und/oder der Angehörigen über die weiteren Maßnahmen erfolgen.

Unabhängig von der Versorgung des Patienten muss immer auch an die **Betreuung der Unfallzeugen** gedacht werden. Bei diesem Einsatz war dies besonders wichtig, da die Familie Zeuge des Geschehens wurde und ihren Angehörigen retten musste.

Gerade wenn, wie in diesem Fall, der Patient mittels Rettungshubschrauber abtransportiert wird, muss das Rettungsteam auch an die weitere Betreuung der Angehörigen denken. Hier kann ggf. das Hinzuziehen eines Notfallseelsorgers über die Rettungsleitstelle sinnvoll sein. Auf jeden Fall muss verhindert werden, dass die Familie, die selbst noch unter Schock steht, dem Patienten überstürzt nachreist.

Behandlung im Schockraum

FALLBERICHT

Bei Eintreffen im Schockraum der Universitätsklinik ist der Patient kreislaufstabil und kontrolliert beatmet. Gemäß dem standardisierten Schockraum-Algorithmus erfolgt auch eine Ganzkörper-CT-Untersuchung. Diese zeigt folgendes Verletzungsmuster (➤ Abb. 45.1):
- Atlasfraktur Geweihler Typ II
- Densfraktur Anderson Typ II undisloziert
- Dezenter Perikarderguss
- Rippenserienfraktur bds. (3.–7. Rippe)

Im **Schockraum** wurde der Patient durch ein **interdisziplinäres Team** weiter versorgt. Dies beinhaltet in der Regel Unfallchirurgen, Anästhesisten, Radiologen und die entsprechenden Pflegekräfte der Abteilungen. Wie bereits präklinisch, orientieren sich Untersuchung und Therapie auch im Schockraum an einem A-B-C-D-E-Schema. Hierbei kümmert sich der Anästhesist um die Sicherung des Atemwegs, um die Beatmung und den Kreislauf. Der Unfallchirurg sucht mithilfe der Sonografie nach Blutungsquellen und beurteilt gemeinsam mit dem Radiologen die Röntgenaufnahmen.

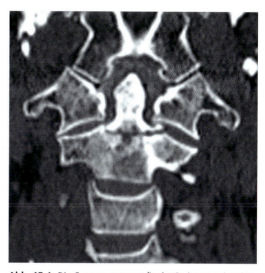

Abb. 45.1 Die Computertomografie des Patienten zeigt eine Densfraktur Typ II. [P819]

Verletzung der Halswirbelsäule

Nach der Stabilisierung im Schockraum und einer ersten Bildgebung mittels Sonografie und Röntgen Thorax, erfolgt dann in der Regel eine Ganzkörper-Computertomografie. Hier zeigte sich die oben beschriebene knöcherne Verletzung der Halswirbelsäule.

Verletzungen der Halswirbelsäule entstehen am häufigsten nach Verkehrsunfällen (40 %), dann kommen Arbeitsunfälle und nur 25 % entstehen nach Sportunfällen (Jörg und Menger, 1998).

Die **Einteilung der Densfraktur** erfolgt nach einer bereits 1974 von Anderson und D'Alonzo aufgestellten Klassifikation (Anderson und D'Alonzo, 1974):
- Typ I: schräg verlaufende Fraktur durch die Densspitze

- Typ II: häufigster Frakturtyp im Übergangsbereich zwischen Dens und Corpus axis
- Typ III: Frakturlinie durch den Corpus axis

In einer retrospektiven Studie wurden 34 Patienten analysiert, die alle durch einen Sprung in einen Swimmingpool Verletzungen der Halswirbelsäule davongetragen hatten und die an einem Wirbelsäulenzentrum in Südfrankreich in den Jahren 1996–2006 behandelt worden waren (Borius et al., 2010). Fast alle waren junge Männer, nur eine Frau befand sich darunter. Die Autoren stellten eine deutliche Zunahme der Verletzungen fest: 74 % ereigneten sich in der zweiten Hälfte des Beobachtungszeitraums. Dies führen die Autoren auf eine Zunahme der privaten Swimmingpools zurück. Die Patientengruppe dieser Studie unterscheidet sich in einigen Punkten von unserem Patienten:

- Die Patienten waren zumeist junge Männer (mittleres Alter 27 Jahre).
- Verletzungen bestanden vor allem im Bereich der unteren Halswirbelsäule (C5–C7).
- Die Mehrzahl der Patienten musste operativ versorgt werden.

In unserem Fallbericht konnte der Patient konservativ behandelt werden. Dazu wurde ihm eine Halskrause angelegt, um weitere unkontrollierte Bewegungen der Halswirbelsäule zu verhindern.

FALLBERICHT

Nach Eintreffen auf der Intensivstation wird die Analgosedierung des Patienten zügig beendet, um seinen neurologischen Status zu beurteilen und ihn ggf. zu extubieren. Bereits wenige Minuten später öffnet Herr O. die Augen. Schutzreflexe fehlen jedoch, sodass der Beatmungsschlauch zunächst belassen wird.

Es zeigt sich jedoch auch nach einem längeren Sedierungsfenster, dass der Patient weder seine Arme noch seine Beine aktiv bewegt. Auch die Sensibilität der Extremitäten ist nicht mehr vorhanden.

Unabhängig von dieser schweren neurologischen Beeinträchtigung ist der Patient zwar kreislaufstabil, zeigt jedoch frühe Zeichen der Sympathikusschädigung:

- Systolischer Blutdruck 85 mmHg
- Herzfrequenz 35–45/min
- Extremitäten warm
- Keine schwere kardiale Pathologie in der transthorakalen Echokardiografie

Bereits zu diesem Zeitpunkt erfolgen mehrfache Gespräche mit der Familie (Ehefrau, Tochter, Schwiegersohn) des Patienten. Diese sind anfänglich davon geprägt, dass die Familie noch unter Schock steht, da sie ja den unmittelbaren Unfall miterlebt hat. Gerade die 12-jährige Enkelin des Patienten, die bei dem Erstgespräch dabei ist, hat Schuldgefühle.

Es stellt sich in den Gesprächen heraus, dass der Patient keine formale Patientenverfügung abgeschlossen hat. Es besteht aber eine Vorsorgevollmacht, in der die Ehefrau, die Tochter und der Schwiegersohn eingetragen sind.

In den Wochen vor dem Unfall hat der Patient mit seiner Tochter wiederholt über eine etwaige Pflegebedürftigkeit gesprochen, da beide regelmäßig einen Verwandten in einem Pflegeheim besuchten.

Die Tochter des Patienten ist nach Überwindung der initialen Schockphase die entscheidende Sprecherin für ihren Vater, wohingegen die Ehefrau von der Situation eher überfordert erscheint. Die Tochter äußert in ihrer Rolle als Vorsorgebevollmächtigte von Anfang an, dass ihr Vater kein Pflegefall sein wolle.

Gemäß den Leitlinien der Intensivmedizinischen Fachgesellschaft soll bei **beatmeten Intensivpatienten** ein tägliches Sedierungsfenster erfolgen, um den neurologischen Zustand des Patienten beurteilen zu können. Durch dieses im konkreten Fall bereits wenige Stunden nach Aufnahme praktizierte Vorgehen konnte die schwere neurologische Störung des Patienten detektiert werden. Wichtig in diesem Zusammenhang ist, dass trotz Beendigung der Sedierung auf eine adäquate Analgesie geachtet wird.

Hier kann z. B. eine Patienten- oder Pflegekraftgetriggerte Gabe eines Opioids hilfreich sein. In der Intensivmedizin hat sich hier Hydromorphon bewährt.

Während komplexer intensivmedizinscher Verläufe ist die engmaschige Einbindung der Angehörigen essenziell. Die dazu notwendigen Gespräche helfen, Konflikte zwischen Patienten, Familie und dem Behandlungsteam zu vermeiden oder beizulegen. Außerdem helfen die strukturierten Gespräche, Trauer zu bewältigen und die damit verbundenen Gesundheitsgefahren wie Depression und posttraumatische Belastungsstörung zu reduzieren. Die Deutsche Interdisziplinäre Vereinigung für Intensiv- und Notfallmedizin hat dieser Tatsache dahingehend Rechnung getragen, dass sie **strukturierte Angehörigengespräche** als einen von zehn Qualitätsindikatoren für die Intensivmedizin aufgenommen hat (Kumpf et al., 2017).

Diese Gespräche sollen innerhalb von 48 h nach Aufnahme auf der Intensivstation erfolgen und folgenden Anforderungen genügen (nach Kumpf et al., 2017):
- Erläuterung des aktuellen Status des Patienten
- Gegenwärtige Behandlungsplanung
- Ermittlung des Patientenwillens faktisch durch den Patienten selbst oder mutmaßlich durch die Angehörigen, sofern der Patient nicht frei für sich sprechen kann
- Inwieweit können Patientenwille und Therapieziele in Übereinstimmung gebracht werden?
- Angabe von kurzfristigen und mittelfristigen Zielen/Prognose durch die Behandelnden
- Fazit/Festlegungen/Konsequenzen

Nach einem solchen Gespräch muss das Besprochene dokumentiert werden. Dies erleichtert bei einem Wechsel im Behandlungsteam das Anknüpfen an das vorher Gesagte.

Klärung des Patientenwillens

Eine der Schwierigkeiten im konkreten Fall war die Klärung des Patientenwillens, da der Patient zumindest am Anfang nicht orientiert war. Da es auch keinen schriftlich festgelegten Willen gab, erfolgten mehrere Gespräche mit den vorsorgebevollmächtigten Mitgliedern der Familie. Hilfreich in diesem Fall war das abgebildete Schema (> Abb. 45.2).

FALLBERICHT

Die beschriebene Störung des Sympathikus erfordert rezidivierende Gaben von Atropin und Theodrenalin/Cafedrin. Da sich der neurologische Befund nicht bessert, erfolgt unter dem Verdacht auf eine zervikale Rückenmarksschädigung eine Kernspinuntersuchung von Kopf und Hals. Diese zeigt maßgebend folgenden Befund (HWK = Halswirbelkörper):
- Densbasisfraktur Grad II nach Anderson und D'Alonzo mit ventraler Stufe von 2 mm
- Posttraumatisches Ödem des Myelons von der Medulla oblongata bis HWK 5
- Größere Einblutung auf Höhe der Densfraktur im Myelon sowie weitere punktförmige Einblutungen in der Medulla oblongata bis zum HWK 3
- Hämatom ventral und dorsal des HWK 2–4
- Fast vollständig aufgebrauchter Subarachnoidalraum auf Höhe von HWK 2 und 3

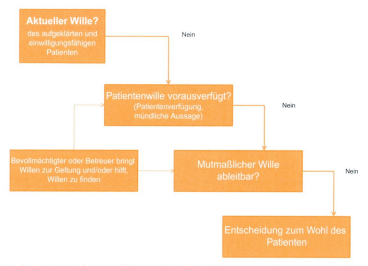

Abb. 45.2 Ermittlung des Patientenwillens, modifiziert nach Gruß und Salomon 2016 [P825/P824/P819]

Mehrfache Versuche, den Patienten innerhalb der ersten 3 Tage nach dem Unfall von einem kontrollierten Beatmungsverfahren in ein Spontanatmungsverfahren zu überführen, scheitern an der fehlenden Kraft des Patienten. Außerdem sind weder ein geordneter Schluckakt noch ein Hustenreiz vorhanden. Damit ist eine Extubation trotz der zu diesem Zeitpunkt unter 40% Sauerstoff guten Oxygenierung nicht möglich.

Spinaler Schock

Die bei unserem Patienten beschriebene Kreislaufinsuffizienz bezeichnet man als **spinalen Schock**. Im Rahmen der Rückenmarksschädigung mit Schädigung des sympathischen Nervensystems kommt es unterhalb der Schädigung typischerweise zu:
- Schlaffer Para- oder Tetraparese
- Sensibilitätsausfall
- Funktionsstörung von
  - Kreislauf
  - Blase
  - Darm
  - Schweißsekretion

Durch die fehlende Aktivität der Atemhilfsmuskulatur und des Zwerchfells ist bei diesem Patienten jegliche Eigenatmung unmöglich.

Zum Nachweis der Rückenmarksschädigung erfolgte eine Kernspinuntersuchung (> Abb. 45.3).

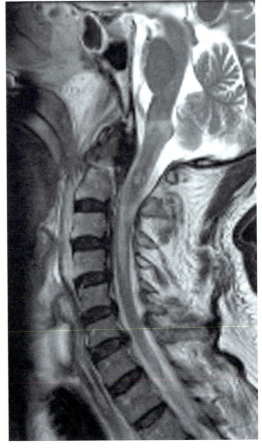

Abb. 45.3 Die Kernspinuntersuchung zeigt die deutliche Schwellung und Schädigung des Rückenmarks auf Höhe von C1–C3. [P819]

45.2 Entscheidungsfindung und weitere Therapie

Entscheidungsfindung

FALLBERICHT

Gemäß der fehlenden Extubierbarkeit des Patienten, dem Kernspinbefund und der dazu passenden Klinik wurde seine Prognose vom Behandlungsteam bezüglich einer Wiederherstellung seiner Mobilität als infaust angesehen. Kausal besteht keine chirurgische Behandlungsmöglichkeit. Daher werden im Behandlungsteam folgende Therapieoptionen diskutiert:

- Chirurgische Tracheotomie und Anlage einer perkutanen Enterogastrostomie zur künstlichen Ernährung, dann Überführung in eine Beatmungswohngruppe oder in die Heimbeatmung
- Abwartendes Vorgehen und Halten des Steady States. Im Falle einer Verschlechterung keine weitere Intensivtherapie.
- Palliative Therapie und, wenn vom Patientenwillen gedeckt, dann auch Beendigung der Intensivtherapie (mit oder ohne finale Extubation).

Die Situation eines wachen Patienten mit Tetraparese, der bis zu dem Unfall keine Beeinträchtigungen zeigte, stellte das Behandlungsteam der Intensivstation vor eine ungewohnte Situation. Es erfolgten mehrere strukturierte Gespräche zur Festlegung des möglichen Therapieziels.

Im Positionspapier der Deutschen interdisziplinären Vereinigung für Intensiv- und Notfallmedizin werden folgende Therapieziele unterschieden:
- Heilung
- Lebensverlängerung
- Verbesserung der Lebensqualität
- Symptomlinderung
- Sterbebegleitung

Eine Heilung des Patienten erscheint aussichtslos, eine Lebensverlängerung wäre möglich. Dazu müsste der Patient längerfristig beatmet werden.

Eine Beatmung über einen orotrachealen Tubus kann einerseits zu Schäden von Larynx und Trachea führen und wird andererseits als unangenehm empfunden, da der Tubus einen Würgereiz auslöst und einen Schluckakt unmöglich macht. Für die Langzeitbeatmung wird daher die **Anlage eines Tracheostomas** empfohlen. Dieses bietet auch Vorteile für das Weaning vom Beatmungsgerät, da sich Phasen mit und ohne Beatmung abwechseln können. Da bei dem Patienten auch die Nahrungsaufnahme gestört war, wäre zur längerfristigen Sicherung der Nahrungszufuhr eine perkutane Enterogastrostomie erforderlich gewesen.

Aber auch mit diesen Maßnahmen wäre die Lebensqualität des Patienten erheblich eingeschränkt geblieben, sodass auch eine „Verbesserung der Lebensqualität" kein erreichbares Therapieziel dargestellt hätte.

Während der Diskussion der Therapieoptionen innerhalb des Behandlungsteams wurde auch die Möglichkeit zur Beendigung der Intensivtherapie mit oder ohne terminale Extubation diskutiert.

Die **terminale Extubation** ist ein hochemotionales Thema. Dem Sterbevorgang mit maschineller Beatmung wird ein größerer Komfort für den Patienten nachgesagt. Dies liegt unter anderem daran, dass präfinale Atemwegsobstruktionen nicht auftreten können. Die Befürworter der terminalen Extubation sehen den natürlichen Sterbevorgang und die größere Angehörigenzufriedenheit als einen Vorteil dieses Vorgehens.

In einer großen prospektiven Multicenterstudie in Frankreich wurde die jeweilige Sterbebegleitung evaluiert (Robert et al., 2017). Nach Maßgabe des jeweiligen Behandlungsteams wurde bei 248 Patienten schrittweise die Unterstützung durch das Beatmungsgerät reduziert (*terminal weaning*), 210 Patienten wurden unmittelbar extubiert (*immediate extubation*). Es ging um die Frage, welches der beiden Verfahren für die Angehörigen des Patienten erträglicher sein würde. Die Angehörigen wurden 3, 6 und 12 Monate nach dem Tod des Patienten mittels Telefoninterview durch einen Psychologen befragt. Hauptzielgröße war die Häufigkeit von Symptomen einer posttraumatischen Belastungsstörung der Angehörigen nach 3 Monaten. Die unmittelbare Extubation war assoziiert mit Atemwegsobstruktionen und mit höheren Scores auf der Behavioural Pain Scale, einer Skala zur Einschätzung von Schmerzen durch das Pflegepersonal. Eine unterschiedliche Häufigkeit von Symptomen einer posttraumatischen Belastungsstörung bei den Angehörigen konnte nicht nachgewiesen werden. Auch fanden sich keine Hinweise auf häufigere oder ausgeprägtere komplizierte Trauer, Angst oder Depression bei den Angehörigen der unmittelbar extubierten Verstorbenen.

Die Autoren schlussfolgern in ihrer Arbeit, dass es bei einem gut ausgebildeten Team keinen Unterschied macht, welche Methode man wählt.

FALLBERICHT

Nachdem der MRT-Befund feststeht, erfolgen mehrere Gespräche mit der Tochter. Hierbei wird auf die möglichen Therapieoptionen mit ihren Vor- und Nachteilen eingegangen. In diesem Rahmen lehnt die Tochter die Tracheotomie und die künstliche Ernährung ihres Vaters ab. Innerhalb des Behandlungsteams gibt es jedoch die Unsicherheit, ob in diesem Fall die Beendigung der Intensivtherapie sinnvoll sei. Um hier eine Entscheidung zu treffen, wird am 3. Tag nach dem Unfall das Gespräch mit dem Patienten selbst gesucht. Zwar ist der Patient weiterhin intubiert und beatmet, hat an diesem Tag jedoch wenig sedierende Substanzen erhalten. Um auf einfache Ja-Nein-Fragen eindeutige Antworten zu erhalten, werden unmissverständliche Augenbewegungen vereinbart (ja = Augen zukneifen, nein = Augen aufreißen). Dieses Gespräch erfolgt im Beisein der Tochter, die jedoch vereinbarungsgemäß nur zuhört und beobachtet.

Zuerst wird der Patient gefragt, ob er überhaupt wissen will, was los ist. Dies bestätigt er. Dann werden ihm das Krankheitsbild und die wahrscheinlichen Folgen der Langzeitbeatmung erläutert. Mehrfach bestätigt er auf Fragen, dass er alles versteht. Auf die Frage, ob für ihn ein Zustand der Abhängigkeit und Pflegebedürftigkeit annehmbar ist, lehnt er dies unmissverständlich ab.

Im Anschluss wird ihm erläutert, was mit der Tochter besprochen war, nämlich das „Einfrieren" der aktuellen Intensivtherapie. Das Hauptaugenmerk soll ab diesem Zeitpunkt auf Schmerztherapie, Angstreduktion und ggf. auch auf Sedierung liegen. Außerdem wird ihm Bedenkzeit eingeräumt, um das Gesagte zu verarbeiten. Am Ende des Gesprächs mit dem Patienten wird dieses mit der Tochter erneut nachbesprochen.

Nach Diskussion im Behandlungsteam wird in der Krankenakte schriftlich festgelegt:

„Einfrieren der Intensivtherapie auf dem aktuellen Stand (BIPAP Beatmung 45% Sauerstoff), keine Katecholamine. Keine weitere Katecholamintherapie, kein zusätzliches Organersatzverfahren. Keine Ausweitung der Beatmung. Besonderes Augenmerk auf Schmerztherapie und Anxiolyse."

Der Enkelin des Patienten wird im Beisein ihrer Mutter am gleichen Abend noch ermöglicht, den Patienten auf der Intensivstation zu besuchen. Dies wird im Nachhinein von der gesamten Familie als sehr positiv und hilfreich für die Verarbeitung der Situation empfunden.

Einbindung des Patienten

Die Einbindung des Patienten in die Therapieentscheidung war eines der Probleme dieses Falles. Das **Patientenrechtegesetz** hat im Jahr 2013 die Rechte des Patienten im Rahmen einer Behandlung gestärkt. So werden zwei maßgebliche Voraussetzungen zur Durchführung eines medizinischen Eingriffs genannt:
- Bestehende medizinische Indikation
- Einwilligung des aufgeklärten und einwilligungsfähigen Patienten

Nachdem sich das Behandlungsteam über die möglichen Therapieoptionen im Klaren war, erfolgte das Gespräch mit der Tochter als Vorsorgebevollmächtigte. Dieses Vorgehen ist durch das Bürgerliche Gesetzbuch gedeckt. Hier heißt es:

> **INFO**
> **Bürgerliches Gesetzbuch (BGB)**
>
> **§1901b Gespräch zur Feststellung des Patientenwillens**
> (1) Der behandelnde Arzt prüft, welche ärztliche Maßnahme im Hinblick auf den Gesamtzustand und die Prognose des Patienten indiziert ist. Er und der Betreuer erörtern diese Maßnahme unter Berücksichtigung des Patientenwillens als Grundlage für die nach §1901a zu treffende Entscheidung.
> (2) Bei der Feststellung des Patientenwillens nach §1901a Absatz 1 oder der Behandlungswünsche oder des mutmaßlichen Willens nach §1901a Absatz 2 soll nahen Angehörigen und sonstigen Vertrauenspersonen des Betreuten Gelegenheit zur Äußerung gegeben werden, sofern dies ohne erhebliche Verzögerung möglich ist.
> (3) Die Absätze 1 und 2 gelten für Bevollmächtigte entsprechend.

Die Tochter hat in diesen Gesprächen eine Tracheotomie ebenso wie eine künstliche Ernährung abgelehnt, da dies nicht im Sinne ihres Vaters sei.

Da der Patient, wie beschrieben, zu diesem Zeitpunkt wach war, erfolgte zusätzlich das Gespräch mit diesem. Hier musste sichergestellt werden, dass der Patient auch einwilligungsfähig war, also das Gesagte allumfassend verstehen konnte. Dies geschah zusammen mit der Tochter des Patienten. Durch Festlegen einer klaren Kommunikationsstruktur und Beschränken auf Ja- und Nein-Fragen gelang es, auch direkte Antworten auf Fragen nach dem Patientenwillen zu erhalten.

Wichtig war dabei, dass der Patient zum einen die Tochter als Vorsorgebevollmächtigte, und zum anderen die von ihr gemachten Aussagen zur Ablehnung einer etwaigen Pflegebedürftigkeit bestätigte.

Da sowohl der Patient als auch die vorsorgebevollmächtigte Tochter eine Ausweitung der Intensivtherapie ablehnten, stellte sich nur noch die Frage, ob die Intensivtherapie ganz beendet oder nur begrenzt werden sollte. Eine endgültige Beendigung der Intensivtherapie – also vor allem der maschinellen Beatmung – konnte in diesem Gespräch sowohl vonseiten der Familie aber auch vom Behandlungsteam nicht entschieden werden. Es erfolgte die Festlegung, dass die Intensivtherapie bis zum nächsten Tag nicht weiter eskaliert werden sollte.

Hierbei war es wichtig, das **gemeinsame Therapieziel** mit klaren Worten und frei von Floskeln zu beschreiben.

MERKE
Das festgelegte Therapieziel muss gut dokumentiert und mit allen an der Behandlung beteiligten Berufsgruppen kommuniziert werden. Dabei soll die Dokumentation möglichst konkrete Situationen erfassen.

FALLBERICHT
In der Nacht auf den vierten Tag nach dem Unfall verschlechtert sich der Zustand des Patienten. Die bradykarden Episoden werden ebenso wie die Blutdruckabfälle häufiger. Am Morgen des vierten Tages nach dem Unfall kommt die Tochter des Patienten zusammen mit einer guten Freundin erneut auf die Station. Zu diesem Zeitpunkt ist der Patient noch teilweise wach, der Blutdruck ist bereits sehr niedrig. Dies wird im gemeinsamen Gespräch als Zeichen des „Loslassens" des Patienten gedeutet und gemäß dem bereits feststehenden Therapiekonzept wird keine Katecholamintherapie durchgeführt.
Die kontinuierliche Infusion mit dem intravenösen Opioid Hydromorphon wird erhöht. Im Beisein der Tochter kommt es zu einer zunehmenden Bradykardie und Hypotonie, die schließlich in einer elektromechanischen Entkopplung mündet. Die Beatmungstherapie wird in diesem Rahmen beendet. Der Patient verstirbt schließlich 4 Tage nach dem Unfall auf der Intensivstation.
Da es sich um einen Unfall handelt, muss gemäß der bestehenden Rechtslage die Kriminalpolizei informiert werden, die den Leichnam beschlagnahmt.

Ärztliche Leichenschau

Nachdem der Patient auf der Intensivstation verstarb, wurde durch den behandelnden Arzt eine Leichenschau durchgeführt. Die **ärztliche Leichenschau** kann durch jeden approbierten Arzt durchgeführt werden.

Im Rahmen der Leichenschau müssen folgende Punkte geklärt werden:
- Tod
- Personalien
- Todeszeitpunkt
- Todesursache
- Todesart

Die eigentliche Todesfeststellung erfolgt nach der körperlichen Untersuchung des Patienten. Dabei wird auf **sichere Todeszeichen** geachtet:
- Totenflecke
- Totenstarre
- Fäulnis

MERKE
Die Leichenschau ist eine Pflichtaufgabe des behandelnden Arztes. Im Rahmen dieser muss der Tod sicher festgestellt werden und sowohl Todesursache als auch Todesart müssen geklärt werden.

Während die Bestimmung von Todeszeitpunkt und Personalien noch als trivial angesehen werden können, ist die **Bestimmung von Todesursache und Todesart** im Alltag schwierig. Die Todesursache ist in dem beschriebenen Fallbeispiel der spinale Schock.

Die **Bestimmung der Todesart** ist eine Schlüsselaufgabe der Leichenschau. Sie dient dazu, Rechtssicherheit herzustellen. Hier kann man drei verschiedene Todesarten unterscheiden:
- Natürlicher Tod
- Anhaltspunkte für eine nicht natürliche Todesart:
  - Unfälle
  - Suizide
  - Tötungsdelikte
  - Unterlassung von Hilfe
  - Komplikationen ärztlicher Behandlung
- Todesart ungeklärt

MERKE
Bei ungeklärter oder nicht natürlicher Todesart muss die Polizei informiert werden. Der Leichnam darf nicht verändert werden und ist vor Unbefugten zu schützen.

Auch wenn der Patient letztendlich selbst auf eine weitere Intensivtherapie verzichtete und damit im spinalen Schock verstarb, ist die Kausalität des Versterbens auf den Unfall zurückzuführen. Damit musste die Todesart als nicht natürlich angesehen werden. Dies führte dazu, dass die Polizei informiert wurde. Diese kommt dann in Regel auf die Intensivstation, macht Fotos vom Leichnam, befragt die behandelnden Ärzte über den Sachverhalt und nimmt medizinische Unterlagen in Verwahrung. Im Anschluss entscheidet ein Staatsanwalt, ob ein formales Ermittlungsverfahren gestartet und ob der Leichnam obduziert oder freigegeben wird.

Dieser Ablauf ist für die Angehörigen mitunter eine zusätzliche Belastung und muss gut kommuniziert werden. Auf keinen Fall darf der Eindruck entstehen, dass die Information an die Polizei einen Schuldvorwurf darstellt.

45.3 Problemfelder und Lösungsansätze

- Konfrontation des Behandlungsteams mit einem wachen, aber bewegungsunfähigen Patienten mit nur sehr eingeschränkter Kommunikationsfähigkeit
- Kontroverse über eine „radikale" Beendigung der Intensivtherapie mit finaler Extubation oder ein Einfrieren der Therapie
- Entscheidungsfindung zum Konzept des „Einfrierens" der Therapie
- Anfängliche Gespräche mit der Familie, die auf ausdrücklichen Wunsch der Familie im Beisein der 12-jährigen Enkelin stattfanden. Lösung durch Aufzeigen von Besuchen bei dem Patienten durch die Enkelin in Ruhe ohne zusätzliche Gespräche.
- Für das gesamte Behandlungsteam belastende Situation eines Patienten, der sozusagen über seinen eigenen Tod entscheidet. Dann jedoch sehr befriedigender Ablauf der End-of-life-Situation.

Was wäre, wenn …

- … der Patient zu keiner Willensäußerung in der Lage gewesen wäre?
  – Dies ist bei beatmungspflichtigen Patienten auf der Intensivstation häufig der Fall. Moderne intensivmedizinische Konzepte beinhalten jedoch bei guter Analgesie (Analgesia first!) eine Reduktion der sedierenden Medikation und gut steuerbare, kurz-wirksame Medikamente zur Sedierung. Der Fall zeigt, dass auch mit intubierten, invasiv beatmeten Patienten mit einem hohen Querschnitt eine sinnvolle Kommunikation möglich ist.
  – Letztendlich hätten dann die Angehörigen, die ja vom Patienten als Bevollmächtigte eingesetzt worden waren, gemäß dem mutmaßlichen Patientenwillen die weitere Therapie festlegen müssen. Möglicherweise hätte die Ehefrau des Patienten jedoch anders entschieden als Tochter und Schwiegersohn. Entscheidungen zur Therapiebegrenzung sollten jedoch, wenn irgend möglich, im Einvernehmen getroffen werden.
  – Eine Entscheidung nur aufgrund des mutmaßlichen Willens des Patienten wäre für die Angehörigen und für das Behandlungsteam schwieriger und belastender gewesen.
- … eine Entscheidung zur Ausschöpfung aller intensivmedizinischer Maßnahmen getroffen worden wäre?
  – Auch dann hätte der Patient an infektiösen Komplikationen, z. B. an einer beatmungsassoziierten Pneumonie, einem Harnwegsinfekt oder an Dekubitalgeschwüren versterben können.
  – Er wäre als Schwerstpflegefall mit durchgehender Beatmungspflicht und künstlicher Ernährung in eine spezialisierte Pflegeeinrichtung oder mit 24-stündiger Beatmungspflege im Schichtdienst nach Hause entlassen worden.

LITERATUR

Anderson LD, D'Alonzo RT. Fractures of the odontoid process of the axis. J Bone Joint Surg, 1974; 56(8): 1663–1674.

Borius PY, Gouader I, Bousquet P et al. Zervikal spine injuries resulting from diving accidents in swimming pools: outcome of 34 patients. Eur Spine J, 2010; 19: 552–557.

Campbell ML, Robert R, Reignier J. Discussion on terminal weaning or immediate extubation for withdrawing mechanical ventilation in critically ill patients (the ARREVE observational study). Intensive Care Med, 2018; 44(2): 275–276.

Deutsche Gesellschaft für Anästhesiologie und Intensivmedizin (DGAI). S3-Leitlinie Invasive Beatmung und Einsatz extrakorporaler Verfahren bei akuter respiratorischer Insuffizienz. AWMF-Registernummer 001/021.

Deutsche Gesellschaft für Unfallchirurgie (DGU). S3 Leitlinie Polytrauma (2017), AWMF Registernummer 012/019.

Gruß M, Salomon F. Autonomie und Fürsorge in der Intensivmedizin. Praktisches Vorgehen in schwierigen Situationen. Anästhesist, 2016; 65: 875–888.

Hartwig S. Leichenschau. Anästhesist, 2016; 65: 713–724.

Jörg J, Menger H. Das Halswirbelsäulen- und Halsmarktrauma. Deutsches Ärzteblatt, 1998; 95(21): A1307–1314.

Kumpf O, Braun JP, Brinkmann A. Quality indicators in intensive care medicine for Germany. Ger Med Sci, 2017; 15: 1–14.

Neitzke G, Burchardi H, Duttge G et al. Grenzen der Sinnhaftigkeit von Intensivmedizin. Positionspapier der Sektion Ethik der DIVI. Med Klin Intensivmed Notfmed, 2016; 111: 486–492.

Perkins GD, Handley AJ, Koster RW et al. European Resuscitation Council Guidelines for Resuscitation 2015: Section 2. Adult basic life support and automated external defibrillation. Resuscitation, 2015; 95: 81–99.

Schönhofer B, Geiseler J, Dellweg D et al. Prolongiertes Weaning. S2k-Leitlinie herausgegeben von der Deutschen Gesellschaft für Pneumologie und Beatmungsmedizin e. V. Pneumologie, 2014; 68: 19–75.

§1901b Gespräch zur Feststellung des Patientenwillens. In: Bürgerliches Gesetzbuch.

KAPITEL 46

Philipp M. Lepper, Sabrina Hörsch

Der Wolf im Schafspelz

FALLBERICHT

Frau M. ist 46 Jahre alt und steht mitten im Leben. Die zweifache Mutter arbeitet als Chemikerin und sucht als Ausgleich zu Beruf und Haushalt immer wieder den Weg in die Natur: Sie geht fast täglich joggen und erfüllt sich einen langgehegten Traum – sie absolviert erfolgreich einen Marathon.

Wenige Monate später bemerkt Frau M., dass sie selbst bei leichter körperlicher Arbeit direkt außer Atem ist und immer wieder quälenden, trockenen Husten hat. Als ihr Hausarzt keine wirkliche Ursache findet, sucht sie Hilfe in ihrem Heimatkrankenhaus.

Da das Röntgenbild eine atypische Pneumonie nahelegt, wird sie zur antiinfektiven Therapie stationär aufgenommen, die allerdings nicht den gewünschten Effekt zeigt. Frau M. willigt in eine Reihe von apparativen Untersuchungen ein, um endlich den Grund für ihre Beschwerden zu bekommen. Nach Ausschluss vieler Differenzialdiagnosen und der Durchführung probatorischer Therapieansätze, bringt letztlich eine Rechtsherzkatheteruntersuchung eine erste wesentliche Erkenntnis: Sie leidet an einer pulmonalarteriellen Hypertonie (PAP 65/24 [38] mmHg).

INFO
Pulmonale Hypertonie

Als **pulmonalarterielle Hypertonie (PAH)** wird eine **Erhöhung** des mittleren pulmonalarteriellen Drucks (mPAP) in Ruhe über **25 mmHg** bezeichnet.
Auch wenn die PAH im Allgemeinen deutlich unbekannter ist als die systemarterielle Hypertonie, handelt es sich keineswegs um eine seltene Erkrankung: Epidemiologische Daten zeigen, dass etwa 1 % der erwachsenen Bevölkerung weltweit an diesem Krankheitsbild leidet, bei über 65-Jährigen wird von einer Prävalenz von 10 % ausgegangen.

Klassifikation

Zum aktuellen Zeitpunkt unterscheidet die **„Nizza-Klassifikation"** fünf Formen der PAH anhand ihrer Pathogenese. Die Ursachen für die Entwicklung einer PAH sind meist vielfältig und multifaktoriell, sodass eine exakte Eingruppierung im klinischen Alltag häufig erschwert oder unmöglich ist:

- **WHO Gruppe I:** pulmonalarterielle Hypertonie (z. B. idiopathisch, hereditär)
- **WHO Gruppe II:** PAH infolge Linksherzerkrankungen (z. B. Klappenvitium)
- **WHO Gruppe III:** PAH infolge Lungenerkrankungen (z. B. COPD)
- **WHO Gruppe IV:** chronisch-thrombembolische PAH (CTEPH)
- **WHO Gruppe V:** PAH mit unklarer multifaktorieller Pathogenese

Klinik

Klinisch wird die PAH häufig anhand der vorliegenden Hämodynamik in eine **prä- oder postkapilläre** bzw. eine **gemischte Form** differenziert.

Ein Grund, warum eine PAH häufig erst im fortgeschrittenen Stadium diagnostiziert wird, liegt in den unspezifischen Symptomen. Müdigkeit, reduzierte körperliche Belastbarkeit, Luftnot und trockener Husten können bei einer Vielzahl anderer Krankheiten auftreten. Dennoch stellt insbesondere bei mehrwöchiger Persistenz dieser Symptome die PAH eine wichtige Differenzialdiagnose dar. Im weiteren Verlauf der (unbehandelten) Erkrankung kommt es dann zur chronischen Rechtsherzinsuffizienz mit entsprechenden klinischen Zeichen.

Therapie

Neben der bestmöglichen Kontrolle der Grunderkrankung bei Patienten der Gruppe II–IV sollte die Therapie der PAH leitliniengerecht an entsprechenden Zentren erfolgen. Nur so ist ein hoher Behandlungsstandard gewährleistet. Zum Einsatz kommen Medikamente mit unterschiedlichen pharmakologischen Angriffspunkten, darunter z. B. Sauerstoff, Diuretika, Kalziumantagonisten, Phosphodiesterase-5-Hemmer, Endothelin-Rezeptorantagonisten, Prostazyklin-Analoga oder Agonisten des Prostazyklin-Rezeptors. In Einzelfällen kann auch eine operative Therapie eine Option darstellen – so kann bei einer CTEPH neben einer konsequenten Antikoagulation eine **Pulmonalarterielle Thrombendarteriektomie** eine deutliche Verbesserung der klinischen Situation erzielen. Auch eine Lungentransplantation kann unter strenger Nutzen-Risiko-Bewertung in Erwägung gezogen werden.

Unabhängig von der zugrunde liegenden Pathogenese geht die PAH mit einer schweren Einschränkung der Lebensqualität und Lebenserwartung einher. Nur eine frühzeitige Diagnosestellung und konsekutiv ein rascher Therapiebeginn machen ein längerfristiges Überleben bei guter Lebensqualität möglich. Dennoch liegt die 3-Jahres-Überlebensrate nach Diagnosestellung aktuell bei etwa 70–80 %.

MERKE

Auch nicht-onkologische Diagnosen führen zu einer deutlichen Einschränkung der Lebensqualität und Lebenserwartung, sodass auch solche Patienten von einer zeitnahen palliativmedizinischen Anbindung profitieren.

FALLBERICHT

Für die weitere Abklärung der pulmonalarteriellen Hypertonie und die Einleitung einer entsprechenden Therapie halten die behandelnden Ärzte ihres Heimatkrankenhauses eine Verlegung an ein weit entferntes Klinikum der Maximalversorgung sinnvoll.

Frau M. ist zunächst wenig begeistert; nichts ist ihr wichtiger als der enge Kontakt zu ihrer Familie und ihren Freunden, die in den 3 Wochen des stationären Aufenthalts nicht von ihrer Seite gewichen sind. Aber sie merkt, dass es ihr von Tag zu Tag schlechter geht und sie mittlerweile auf die kontinuierliche Zufuhr von Sauerstoff angewiesen ist, sodass sie der Verlegung schweren Herzens zustimmt.

Aufgrund der progredienten Verschlechterung in den letzten Tagen soll sie nun auf einer Intensivstation weiterbehandelt werden.

Zum Zeitpunkt der Verlegung ist sie wach, vollständig orientiert und hämodynamisch stabil. Allerdings zeigt sich in der Blutgasanalyse eine Hypoxämie mit einem pO_2 von 50 mmHg trotz einer Sauerstofftherapie mit 8 l/min.

46.1 Initialer intensivmedizinscher Verlauf

FALLBERICHT

Wenige Stunden nach Übernahme geht es Frau M. immer schlechter. Selbst eine High-Flow-Sauerstofftherapie mit bis zu 70 l/min reicht nicht mehr aus, um eine adäquate Oxygenierung zu gewährleisten. Auch die Pumpfunktion des Herzens nimmt stetig ab und bedarf zunehmend der medikamentösen Unterstützung.

Unter maximal konservativer Therapie kommt es an Tag 2 nach Verlegung plötzlich zur völligen kardiopulmonalen Dekompensation, sodass nach kurzer mechanischer Reanimation und orotrachealer Intubation die Entscheidung zur vvECMO-Therapie getroffen wird.

INFO

Venovenöse extrakorporale Membranoxygenierung (ECMO)

Die ECMO ist ein invasives Organersatzverfahren. Hierfür wird über eine großlumige Kanüle sauerstoffarmes Blut aus einer zentralen Vene angesaugt und zu einem Oxygenator gepumpt. Dort wird das Blut von Kohlenstoffdioxid befreit, mit Sauerstoff angereichert und nach erfolgtem Gasaustausch wieder rücktransfundiert.

Erfolgt diese Rückgabe erneut über eine zentrale Vene, spricht man von einer **venovenösen ECMO (vvECMO)**; sie dient dem alleinigen Lungenersatz. Wird das Blut über eine zentrale Arterie zurückgegeben, eignet sich dieses als **venoarterielle ECMO (vaECMO)** bezeichnete Verfahren zur Kreislaufunterstützung.

Die Hauptindikation zum Einsatz einer vvECMO ist das akute Lungenversagen, das unter maximal konservativer Therapie nicht zu beherrschen ist.

Wichtig ist allerdings, dass vor Beginn einer ECMO-Therapie immer ein konkretes Therapieziel definiert wird. Wird eine realistische Chance gesehen, dass sich die Lunge wieder (vollständig) erholt, nennt man dieses Vorgehen *bridge-to-recovery*. Ist es unwahrscheinlich, dass die Lunge z. B. auf Boden einer pulmonalen Grunderkrankung wieder ihre Aufgaben übernehmen kann, ist der Patient aber ein potenziell geeigneter Kandidat für eine Transplantation, so kann die ECMO in spezialisierten Zentren auch als *bridge-to-transplant* in Erwägung gezogen werden.

FALLBERICHT

Frau M. befindet sich nun im Multiorganversagen. Kreislauf und Lunge werden medikamentös sowie durch die ECMO unterstützt, die Nierenfunktion muss durch eine kontinuierliche Dialyse ersetzt werden. Die Patientin selbst ist aufgrund einer Analgosedierung suffizient abgeschirmt und beschwerdefrei.

Ihr Ehemann wird als gerichtlicher Betreuer eingesetzt, eine Vorsorgevollmacht oder Patientenverfügung liegt nicht vor.

Die Familie ist geschockt von dem Verlauf der letzten Wochen, beteuern was für eine lebensfroher und sportlich-gesunder Mensch Frau M. noch bis vor Kurzem gewesen sei. Sie wollen, dass alles Menschenmögliche für Frau M. getan wird, selbst einer Transplantation als einer potenziellen Therapieoption der pulmonalen Hypertonie stehen alle offen gegenüber.

In den nächsten Tagen lässt sich der Zustand von Frau M. stabilisieren. Sie ist zwar weiterhin von extrakorporalen Organersatzverfahren abhängig, allerdings kann die Sedierung reduziert und Frau M. erfolgreich extubiert werden. Nach einer kurzen deliranten Symptomatik ist sie im weiteren Verlauf über weite Phasen hinweg wieder wach, orientiert und in der Lage, in Entscheidungsprozesse aktiv eingebunden zu werden.

Eine nun durchgeführte Computertomografie der Lunge legt insbesondere in Zusammenschau mit dem fulminanten klinischen Verlauf das Vorliegen einer *pulmonal vein occlusive disease* (PVOD) nahe, deren einziger sinnhafter Therapieansatz eine Lungentransplantation darstellen würde. Eine zur Darstellung kommende mediastinale Lymphadenopathie wird als reaktiv-entzündlich gedeutet.

Frau M. wünscht, sofern sie die Akutsituation übersteht, die Aufnahme auf die Transplantationsliste und stimmt der Durchführung entsprechender Voruntersuchungen bewusstseinsklar zu.

Eine dieser Voruntersuchungen stellt die gynäkologische Vorstellung dar.

46.2 Demaskierung der eigentlichen Erkrankung

FALLBERICHT

Da Frau M. wenige Monate zuvor ihren letzten gynäkologischen Vorsorgetermin ohne auffälligen Befund hinter sich gebracht hat, sieht sie der Untersuchung jetzt gelassen entgegen.

Die Gynäkologen visitieren Frau M. auf der Intensivstation. Im Rahmen der körperlichen Untersuchung fällt ihnen ein suspekter, retromamillärer Tastbefund der rechten Brust auf, der nach entsprechender Aufklärung und Einwilligung der Patientin am Folgetag biopsiert wird.

Bereits im Schnellschnitt zeigt sich ein malignomverdächtiger Befund, die endgültige Histologie bringt die Diagnose eines Adenokarzinoms mit Siegelringdifferenzierung. Aufgrund des feingeweblichen Ergebnisses werden weitere Untersuchungen veranlasst – darunter eine Gastroskopie. Dabei fällt eine ebenfalls malignomverdächtige, derbe Läsion im Bereich der Magenvorderwand auf, die biopsiert wird. Der histologische Nachweis eines Malignoms gelingt hier allerdings vorerst nicht.

Frau M. und ihre Familie werden über die suspekten Befunde und die Notwendigkeit weiterer Untersuchungen informiert, allerdings bis zum Erhalt der endgültigen Histologie von beiden Proben, nicht mit dem Schnellschnittergebnis der Mamma-PE konfrontiert.

In der Wartezeit auf das endgültige pathologische Ergebnis tritt im Rahmen einer Routinebronchoskopie zur Bronchialtoilette eine nächste Auffälligkeit zu Tage: mehrere neuaufgetretene Schleimhautläsionen. Mithilfe eines endobronchialen Ultraschalls werden Hilus-nahe Lymphknoten biopsiert: auch hier lassen sich Zellverbände eines Adenokarzinoms mit Siegelringdifferenzierung nachweisen.

Frau M. wird etwa 2 Wochen nach Übernahme in der interdisziplinären Tumorkonferenz diskutiert. Unter Würdigung des klinischen Verlaufs und aller vorliegenden histologischen, laborchemischen und bildmorphologischen Befunde wird die Diagnose eines weitfortgeschrittenen Siegelringkarzinoms mit pulmonaler Metastasierung und hochwahrscheinlicher pulmonaler Lymphangiosis carcinomatosa gestellt. Letztlich wurde Frau M. über genau diese Lymphangiosis carcinomatosa klinisch auffällig.

46.3 Therapiezieländerung

FALLBERICHT

Am Folgetag findet ein langes Gespräch zwischen den behandelnden Ärzten und Frau M. sowie ihrem anwesenden Mann statt.
Sie erfahren ehrlich und allumfänglich von den Untersuchungsergebnissen und stellen von sich aus fest, dass sie völlig neue Ziele definieren müssen. Die Möglichkeit auf eine Transplantation und eine vollständige Gesundung ist in unerreichbare Ferne gerückt. Beide formulieren glaubhaft und mit unbändigem Lebenswillen, dass sie weiterkämpfen wollen, um gemeinsame Zeit zu gewinnen.
Die Frage nach tumorspezifischer Therapie wird gestellt.

INFO

(Palliative) Chemotherapie im intensivmedizinischen Setting an ECMO bzw. im Mehrorganversagen

Die Verwendung der ECMO zur Durchführung einer Therapie bei hämatologischen oder soliden Tumoren ist nicht grundsätzlich aussichtslos. Da die Datenlage bisher jedoch nicht eindeutig ist und die meisten Studien zu ECMO Patienten mit maligner Grunderkrankung ausgeschlossen haben, bleibt ein solches Vorgehen eine Einzelfallentscheidung. Idealerweise wird das Vorgehen interdisziplinär mit Intensivmedizinern und onkologisch tätigen Ärzten besprochen. Bei der Entscheidung sind Komorbiditäten und der Allgemeinzustand des Patienten zu berücksichtigen. Patienten, die bei einer malignen Grunderkrankung mit ECMO behandelt werden, haben eine hohe Frühmortalität, daher sollten Patienten, die dieser invasiven Therapie zugeführt werden sollen, besonders sorgfältig ausgewählt werden. Neben dem Alter spielen das Vorliegen einer Immunsuppression, eine extrapulmonale Ursache einer Sepsis, weiteres Organversagen (insbesondere begleitendes Nierenversagen) und niedrige Thrombozytenzahlen eine ungünstige Rolle. Aber auch die Beatmungsdauer vor ECMO-Anlage und ob ein Progress der Grunderkrankung vorliegt, sollten in die Überlegungen einfließen. Bei der Entscheidung, eine ECMO-Therapie bei hämatologischen oder soliden Tumoren durchzuführen, ist zu beachten, dass die ECMO an sich auch mit z.T. erheblichen ernsthaften und potenziell lebensbedrohlichen Komplikationen einhergehen kann. Die häufigsten Komplikationen sind schwere, auch intrazerebrale Blutungen, technische Probleme mit dem ECMO-Kreislauf und ECMO-assoziierte Infektionen. Darüber hinaus sollte die gegen den Tumor gerichtete Therapie eine Verbesserung des Zustands innerhalb von Tagen bis max. 3–4 Wochen erhoffen lassen, da die Komplikationsrate an ECMO mit zunehmender Therapiedauer ansteigt.

FALLBERICHT

Familie M. entscheidet sich für die Durchführung einer Chemotherapie. Insbesondere Frau M. formuliert mehrfach, dass sie nichts mehr zu verlieren habe und sich diese letzte Chance einräumen möchte. Mit ihr wird vor Beginn der Chemotherapie besprochen, dass auf eine potenzielle klinische Verschlechterung nicht reagiert wird und sie in einem solchen Fall symptomarm in Anwesenheit ihrer Familie versterben darf.
Frau M. äußert den Wunsch, dass ihr Mann Kontakt mit ihren drei engsten Freundinnen aufnehmen und diese bitten soll, auf Station zu kommen. Sie möchte sich von ihnen verabschieden. So lange soll mit dem Beginn der Chemotherapie gewartet werden. Tatsächlich machen sich die Freundinnen sofort auf den Weg – Frau M. liegt glücklich im Kreis ihrer Familie und Vertrauten im Bett.
Am Folgetag wird mit der dosisreduzierten Chemotherapie begonnen. Innerhalb von wenigen Stunden kommt es zu einer progredienten Verschlechterung der Patientin mit hoher Symptomlast, sodass – gemäß dem Willen der Patientin – mit einer palliativen Sedierung begonnen wird. Darunter verstirbt Frau M. zeitnah gut symptomkontrolliert in Anwesenheit ihrer Familie.

INFO

Therapiezieländerung

Aufgabe des ärztlichen Berufes ist es, unter Beachtung des Selbstbestimmungsrechts des Patienten Leben zu erhalten, Gesundheit zu schützen und wiederherzustellen, aber auch Leiden zu lindern, Therapien zu begrenzen und Sterbenden bis zum Tod beizustehen.

Eine Behandlungsmaßnahme muss **zwei Voraussetzungen** erfüllen:
1. Für den Beginn oder die Fortsetzung besteht nach Einschätzung der behandelnden Ärzte eine medizinische Indikation:
   - Vor das Stellen einer Indikation steht die Definition eines Therapieziels.
   - Das Therapieverfahren muss nicht nur generell geeignet sein, das Therapieziel zu erreichen, sondern auch im konkreten Fall unter Beachtung der patientenimmanenten Faktoren.
2. Die Durchführung der Therapie folgt dem geäußerten oder mutmaßlichen Willen des Patienten (ggf. seines Betreuers oder Vorsorgebevollmächtigten):
   - Bis zur definitiven Klärung des Patientenwillens sind die indizierten lebenserhaltenden Maßnahmen und alle Maßnahmen zur Verhinderung eines schweren und irreversiblen gesundheitlichen Schadens durchzuführen.

Sollte eine dieser Voraussetzungen nicht erfüllt sein, ist eine Therapiezieländerung bzw. Limitierung der Therapie nicht nur erlaubt, sondern sogar geboten. Im Laufe des intensivmedizinischen Aufenthalts wird häufig ein Überdenken nach Zusammentragen von objektiven Befunden, eigen- bzw. fremdanamnestischen Angaben und individuellen Faktoren (z. B. Werte, Weltanschauung, religiöse Ansichten) notwendig. Die Festlegung der Therapieziele sollte nicht nur nach intensiven, strukturierten Gesprächen mit dem Patienten bzw. seinen Angehörigen stattfinden, sondern auch im interdisziplinären und interprofessionellen Konsens.

Wenn sich im Rahmen der regelhaften Evaluation keine sinnvolle kurative Zielsetzung mehr erreichen lässt und das Sterben des Patienten zugelassen werden soll, muss hierfür ein Konzept erstellt werden, dessen Umsetzung ebenso strikt eingehalten wird, wie bei kurativen Therapiezielen.

Ziel ist es, ein Sterben in Würde und ohne vermeidbares Leid zu ermöglichen, an einem Ort, der vom Sterbenden gewünscht wird und alle Voraussetzungen dafür erfüllt. Nach Verlassen der kurativen Behandlungsziele müssen alle pflegerischen und ärztlichen Maßnahmen (z. B. Diagnostik, Medikation, operative Eingriffe, besondere Lagerungsmaßnehmen) auf Notwendigkeit und Sinnhaftigkeit überprüft werden, damit eine unnötige Belastung des Sterbenden vermieden wird. Maßnahmen, die zu einer Verlängerung des Sterbeprozesses führen, sind unzulässig.

Die Therapiebegrenzung kann durch eine schrittweise Reduktion oder einen sofortigen Abbruch umgesetzt werden; hier ist im Einzelfall zu entscheiden, welche Vorgehensweise für den Patienten die Gewünschte ist. Wichtig ist, dass das Handeln nicht von Zeitdruck oder anderen äußeren Zwängen bestimmt wird, da die **Interessen des Sterbenden** auch im intensivmedizinischen Umfeld die höchste Maxime darstellen.

MERKE

Ein Therapieziel ist selten statisch, sondern viel mehr dynamisch und muss im Behandlungsverlauf immerwährend kritisch überprüft und ggf. angepasst werden.

FALLBERICHT

Frau M. wurde obduziert. Als Hauptbefund fand sich ein fortgeschrittenes, metastasiertes Siegelringkarzinom des Magens mit diffuser lymphogener Metastasierung (paraaortal, infrarenal, infracarinal und Lymphangiosis carcinomatosa) sowie Metastasen der rechten Mamma, der Milz und des Peritoneums.

Was wäre, wenn …

- … die Patientin sich gegen eine Transplantation entschieden hätte und es somit nicht zeitnah zu der Tumordiagnose gekommen wäre?
  - Da der Zustand der Patientin unter Therapie nicht zu verbessern gewesen wäre, hätte mit an Sicherheit grenzender Wahrscheinlichkeit eine weitere Evaluation stattfinden müssen, um die Ursache des Zustands zu klären.
  - In kritischer Gesamtsituation wäre eine geordnete Evaluation und anschließende palliativmedizinische Versorgung vielleicht nicht mehr ohne weiteres möglich gewesen, sodass sich für die Patientin und die Familie eventuell nicht

alle Möglichkeiten der Palliativversorgung ergeben hätten.
- ... die Patientin sich nicht für eine Chemotherapie an ECMO entschieden hätte?
  – Eventuell hätten die Patientin und ihre Angehörigen das Gefühl gehabt, nicht alles gegen die Erkrankung getan zu haben. Aus palliativmedizinischer Sicht scheint der Patientin durch die Durchführung der Chemotherapie kein erheblicher Nachteil entstanden zu sein.

LITERATUR

Alt-Epping B, Sitte T, Nauck F, Radbruch L. Sedierung in der Palliativmedizin – Leitlinie für den Einsatz sedierender Maßnahmen in der Palliativversorgung, 2010.

Bausewein C, Roller S, Voltz R. Leitfaden Palliative Care. 6. Aufl. München: Elsevier, 2018.

Galiè N et al. 2015 ESC/ERS Guidelines for the diagnosis and treatment of pulmonary hypertension: The Joint Task Force for the Diagnosis and Treatment of Pulmonary Hypertension of the European Society of Cardiology (ESC) and the European Resiratory Society (ERS). Eur Respir J, 2015; 46: 903–975.

Gossman W, Al-Dhahir MA, Pesce MB, Goyal A. Palliative Sedation. In: StatPearls. StatPearls Publishing, Treasure Island (FL); 2019.

Pereira J et al 2004, Management of Bleeding in Patients with Advanced Cancer. The Oncologist, 2004; 9: 561–570.

S3-Leitlinie Nicht erholsamer Schlaf/Schlafstörungen Kapitel „Insomnie bei Erwachsenen". Update 2016.

S3-Leitlinie für Palliativmedizin für Patienten mit einer nicht heilbaren Krebserkrankung; Langversion 1.1 – Mai 2015; Leitlinienprogramm Onkologie, AWMF-Registernummer: 128/001OL.

KAPITEL 47

Philipp M. Lepper, Sabrina Hörsch

Es kann jeden erwischen

FALLBERICHT

Erstens braucht sie niemanden, der ihr sagt, was sie zu tun hat. Und zweitens: was soll denn auch schon sein?

Frau B. ist ärgerlich. Schon wieder eine Auseinandersetzung mit ihrer Tochter. Nur weil sie an der Geburtstagsfeier ihres Enkels beim Spielen aus der Puste gekommen ist und danach minutenlang husten musste.

Besonders stolz ist sie nicht auf ihre zahlreichen gescheiterten Versuche, das Rauchen aufzugeben. Als Krankenschwester ist der 60-Jährigen durchaus bewusst, dass Rauchen schädlich ist und sie die 50 py für eine Reihe von Erkrankungen prädestinieren. Aber das bisschen Husten geht vorbei – eine Erkältung dauert ohne Medikamente 7 Tage und mit Medikamenten eine Woche. Und schließlich ist sie auch nicht mehr die Jüngste.

Seit ihre Tochter das Medizinstudium abgeschlossen hat und als Assistenzärztin arbeitet, kam es immer wieder durch gutgemeinte Ratschläge zu Konflikten zwischen den beiden – schließlich ist sich Frau B.s Tochter sicher, dass Frau B. viel zu wenig auf ihre Gesundheit achtet. Um den Familienfrieden wiederherzustellen, entscheidet sich Frau B., einen befreundeten Oberarzt aus dem Kreiskrankenhaus, in dem sie schon seit 30 Jahren arbeitet, um Hilfe zu bitten.

Einige Tage später ist Frau B. froh, dass sie auf ihre Tochter gehört hat. Wenn sie ehrlich zu sich selbst ist, geht es ihr wirklich nicht gut. Sie ist ständig müde, Alltägliches wird ihr zur Last, der Appetit ist ihr verloren gegangen und zum Husten gesellt sich nun auch noch Schüttelfrost. Auch wenn ihr der Trubel um ihre Person durch ihre Kolleginnen eigentlich zu viel ist, freut sie sich sehr über deren Fürsorge und wartet geduldig in der Ambulanz auf die Ergebnisse. Nach einer ersten Laboruntersuchung und der Anfertigung eines Röntgenbildes ist die Diagnose klar: Pneumonie links mit begleitendem Pleuraerguss (➤ Abb. 47.1). Sie stimmt einer stationären Aufnahme zur intravenösen antiinfektiven Therapie der ambulant erworbenen Pneumonie zu.

INFO
Ambulante Pneumonie

Unter einer **ambulant erworbenen Pneumonie** (*Community Acquired Pneumonia*, CAP) wird eine außerhalb des Krankenhauses erworbene Pneumonie verstanden. Davon abzugrenzen sind **nosokomiale Pneumonien** (*Hospital Acquired Pneumonia*, HAP) zu denen definitionsgemäß Pneumonien gezählt werden, die sich entweder > 48 h nach Krankenhausaufnahme bzw. innerhalb von 3 Monaten nach Entlassung entwickeln, oder Patienten mit einer schwergradigen Immunsuppression (z. B. Neutropenie, Z. n. Transplantation, angeborene Immundefekte) betreffen. Diese Unterscheidung ist wegen des zu erwartenden Erregerspektrums und der damit abzuleitenden antiinfektiven Therapie elementar. Nicht zuletzt aufgrund der Tatsache, dass die CAP eines der häufigsten Krankheitsbilder darstellt, steht seit 2016 eine **S3-Leitlinie „Behandlung von erwachsenen Patienten mit ambulant erworbener Pneumonie und Prävention"** zur Verfügung.

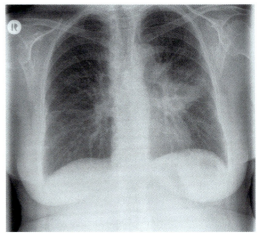

Abb. 47.1 Konventionelles Röntgenbild (p.a.) mit infiltrativen und soliden Veränderungen, vor allem im linken Oberlappen (Lingula) [T1103]

47.1 Der erste Rückschlag

FALLBERICHT

Nach 3 Tagen leitliniengerechter Therapie ist das Ergebnis ernüchternd. Die humoralen Entzündungswerte steigen an, der Allgemeinzustand von Frau B. wird schlechter. Husten, intermittierendes Fieber und Abgeschlagenheit sind geblieben, dazu kommt eine Gewichtszunahme durch ubiquitäre Ödeme. Ihr Gasaustausch ist so schlecht, dass sie mittlerweile auf die Zufuhr von 6 l/min Sauerstoff angewiesen ist. Die Ärzte verändern die antiinfektive Medikation und wollen 2 weitere Tage zuwarten. Wenn sich aber dann nichts entscheidend verändert, soll eine Computertomografie des Thorax durchgeführt werden.

Am Freitag führt kein Weg an einer CT vorbei. Zur Darstellung kommt eine große, links zentral befindliche Raumforderung, die hochgradig malignomverdächtig ist. Frau B. ist geschockt. Sie soll ein Bronchialkarzinom haben? Das kann nicht sein. Krank werden doch immer nur die anderen? Frau B. schafft es, gegenüber ihren Kollegen und ihrer Familie Zuversicht und Kampfgeist auszustrahlen und folgt dem Wunsch ihrer Tochter, sich an dem Klinikum weiterbehandeln zu lassen, an dem ihre Tochter als Assistenzärztin in der Inneren Medizin arbeitet.

Dank der guten Beziehungen geht alles ganz schnell. Frau B. wird noch am Nachmittag der CT verlegt und am Abend in Allgemeinanästhesie bronchoskopiert. Leider kann ihr der Chef ihrer Tochter postinterventionell keine guten Nachrichten überbringen. Der Tumor hat bereits den linken Oberlappen komplett und den linken Unterlappen subtotal verlegt. Es gelang ihm, einige Segmente wieder zu eröffnen und Biopsien zur histologischen Befundung zu gewinnen.

INFO
Diagnostische und interventionelle Bronchoskopie

Eine Lungenspiegelung (Bronchoskopie) erlaubt es, Veränderungen an der Luftröhre, den Bronchien und der Bronchialschleimhaut zu erkennen und Gewebeproben mittels Zangenbiopsie z.B. von exophytischem Tumorwachstum, aber auch mittels endobronchialem Ultraschall von zentralen und peripheren Raumforderungen für differenzialdiagnostische Untersuchungen (Pathologie, Mikrobiologie) zu gewinnen. In Ergänzung zu einer solchen diagnostischen Bronchoskopie besteht die Möglichkeit, darüber hinaus auch interventionell tätig zu werden. Neben der endoskopischen Einlage von Ventilen zur endoskopischen Lungenvolumenreduktion als Therapieoption bei schwergradiger COPD stehen z.B. auch verschiedene Rekanalisierungsmethoden bei tumorbedingten Stenosen zur Verfügung (z.B. Laser, Kryotherapie, Elektrokauter, Stentimplantationen).

47.2 Und wieder ein Rückschlag

FALLBERICHT

Klinisch profitiert Frau B. von der Prozedur und es geht ihr in den nächsten Tagen erstmalig etwas besser. Die Sauerstoffzufuhr kann auf 3 l/min reduziert werden, mithilfe ihrer Tochter kann sie aufstehen und durch Diuretika reduzieren sich die zwischenzeitlich ausgeprägten Beinödeme.

Die histologischen Befunde lassen nicht lang auf sich warten. In allen gewonnenen Proben werden Zellen eines pulmonalen Adenokarzinoms nachgewiesen. In langen Gesprächen mit den behandelnden Ärzten, Psychoonkologen und ihrer Familie wird festgelegt, dass sie zeitnah einen Port erhalten soll, um schleunigst mit der Chemotherapie anfangen zu können – sobald sich ihr Gesamtzustand wieder verbessert hat. Zwischenzeitlich soll sie nach Erhalt der endgültigen (immun-)histologischen Ergebnisse sowie weiterer Staginguntersuchungen in der interdisziplinären Tumorkonferenz vorgestellt werden.

INFO
Medikamentöse Tumortherapie

Neben einem chirurgischen und/oder strahlentherapeutischen Vorgehen stellt die medikamentöse Tumortherapie einen wesentlichen Ansatzpunkt in der Onkologie dar. In Abhängigkeit von Tumorart, -ausdehnung, -lokalisation und patientenimmanenten Faktoren (z. B. Alter, Komorbiditäten) stehen hierfür verschiedene Substanzen zur Verfügung: Chemotherapeutika (unspezifische Hemmung der Zellproliferation oder Beschleunigung des Zelltodes), Immuntherapeutika (Induktion einer immunologisch vermittelten Zerstörung von Tumorzellen z. B. durch Immun-Checkpoint-Inhibitoren), Tyrosinkinaseinhibitoren sowie andere zielgerichtete Therapien, die sich in der Regel immer gegen Moleküle richten, die das Zellwachstum im Sinne einer Proliferation beeinflussen.

Bei günstigem Mutationsstatus des Tumors oder z. B. einer hohen Expression bestimmter Zielmoleküle von Tumor- oder umgebenden Stromazellen können auch Patienten mit fortgeschrittenen Tumoren noch erheblich von zielgerichteten Therapien profitieren. Wenngleich eine Kuration nicht möglich ist, so kann dennoch auch bei fortgeschrittenen Bronchialkarzinomen ein vergleichsweise langes Überleben erreicht werden.

Für die Durchführung einer konventionellen Chemotherapie ist in der Regel ein *Eastern Cooperative Oncology Group Scoring Scale* (ECOG-Scale) von 0 bis 2 (entsprechend einem Karnofsky-Index von 50 % und mehr) erforderlich.

Aufgrund der Komplexität onkologischer Entscheidungen ist die Besprechung von Tumorpatienten in interdisziplinären Tumorkonferenzen sinnvoll. Hier kann ein Therapiekonzept unter Würdigung der Aspekte verschiedener Disziplinen erstellt werden. Die Einbindung eines Palliativmediziners in die Tumorkonferenz ist sinnvoll.

FALLBERICHT

Knapp eine Woche nach der ersten Bronchoskopie steht die PET-Untersuchung an. Das Ergebnis ist niederschmetternd: Nebennierenmetastasen beidseits, Weichteilmetastasen (gluteal, abdominal), ubiquitäre Lymphknotenmetastasen sowie Osteolysen in beiden Oberschenkeln, der Kalotte, den Schulterblättern und mehreren Rippen. Somit ist ihr Tumorstadium cT4, cN3, cM1. Eine Mutationsanalyse erbringt keinen Nachweis von Mutationen, die einer zielgerichteten Therapie zugänglich sind, und auch die PDL-1-Expression des Tumors liegt unter 5 %.

Klinisch geht es Frau B. am Folgetag schlagartig schlechter. Sie hat massive Dyspnoe, braucht große Mengen Sauerstoff und das Sprechen fällt ihr schwer. Das Röntgenbild legt die Vermutung nahe, dass der Tumor zu einer Totalatelektase der linken Lunge geführt hat. Mit ihr wird besprochen, dass sie umgehend erneut in Allgemeinanästhesie bronchoskopiert wird. Dort bestätigt sich der Verdacht. Innerhalb der wenigen Tage kam es zu einem deutlichen Tumorprogress, der zu einer kompletten Obstruktion des linken Hauptbronchus geführt hat. Eine Rekanalisation gelingt nur noch unvollständig. Aus wiedereröffneten Bronchialabschnitten müssen große Mengen eitriges Sekret abgesaugt werden. Während des Eingriffs verschlechtert sich Frau B. weiter. Eine Extubation nach Beendigung der Prozedur ist nicht möglich, sie wird analgosediert, intubiert/beatmet und katecholaminpflichtig auf die Intensivstation übernommen (➤ Abb. 47.2).

Für ihre Tochter ist es ein Schock, die eigene Mutter auf der Intensivstation liegen zu sehen. Dennoch nimmt sie Angebote, sich freistellen zu lassen, nicht an und fordert sich die medizinische Betreuung der Mutter vehement ein. Nach Ende ihrer Schicht bleibt sie über viele Stunden und übernimmt alle pflegerischen Maßnahmen. Gesprächen über eine Therapielimitierung ist sie nicht zugänglich und blockt sofort ab.

Unter intensivmedizinischen Maßnahmen gelingt es zunächst, die kardiopulmonale Situation zu stabilisieren. Allerdings stagnieren die humoralen Entzündungswerte auf hohem Niveau (mittlerweile Nachweis eines 3 MRGN-*E. coli* im Bronchialaspirat sowie in Blutkulturen) und die Nierenfunktion wird stetig schlechter. Eine Extubation scheitert an der erforderlichen Invasivität der Beatmung. Die Sedierung kann allerdings soweit reduziert werden, dass Frau B. in der Lage ist, kurze Sätze zu Papier zu bringen. Ohne dass es angesprochen wurde, wünscht sie sich eine Tracheotomie.

Nach erfolgter Tracheotomie wird die Sedierung beendet und Frau B. ist vollständig wach, adäquat und orientiert. In Anwesenheit ihres Mannes und ihrer Tochter werden ihr umfänglich und ehrlich alle Befunde sowie die aktuelle Situation (beginnendes Mehrorganversagen) geschildert. Im Konsens mit ihren Angehörigen wünscht Frau B. trotz ihres intensivpflichtigen Allgemeinzustands die Initiierung einer palliativen Chemotherapie.

Das Behandlerteam steht diesem Wunsch bzw. der Forderung äußerst kritisch gegenüber.

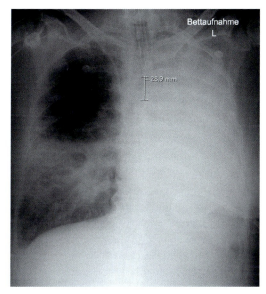

Abb. 47.2 Konventionelles Röntgenbild (p.a.) mit einliegender Thoraxdrainage links und Totalatelektase ebenfalls links. Zum Zeitpunkt der Röntgenaufnahme ist die Patientin bereits intubiert und beatmet. [T1103]

INFO

Patientenwunsch und Indikation

Mag der Patientenwunsch nach einer möglichst zielgerichteten und vor allem effektiven Therapie nachvollziehbar sein, stellt sich dennoch die Frage nach der medizinischen Notwendigkeit und Sinnhaftigkeit. Jede Therapie benötigt eine medizinische Indikation. Die Indikationsstellung ist eine ärztliche Aufgabe, die sich vorranging an objektiven Kriterien zu Nutzen und Risiken einer Therapieform orientieren soll und die natürlich den Patientenwillen nach vollumfänglicher Aufklärung berücksichtigen soll. Der Patientenwille ist aber nur ausschlaggebend im Falle einer Ablehnung der Therapie. Eine nicht-indizierte Therapie kann auch nicht gewünscht werden. Die Indikation zur Durchführung einer palliativen Chemotherapie bei einem ECOG-Score > 2, wie im Beispiel, ist ein Sonderfall: Behandlung eines Angehörigen und möglicherweise fehlende professionelle Distanz im Team machen hier eine objektive Indikationsstellung schwierig. Wird die Entscheidung auf mehrere Schultern verteilt, z. B. durch den Entschluss einer interdisziplinären Beratung im Rahmen eines Tumorboards, kann die Entscheidung, eine Therapie zu unterlassen, häufig objektiver getroffen werden. Auch die Kommunikation mit Patienten und Angehörigen in schwieriger Situation kann so erleichtert werden. Auch die Besprechung im Rahmen einer ethischen Fallberatung der Ethikkommission kann helfen, Objektivität und professionelle Distanz wiederherzustellen.

FALLBERICHT

Es erfolgen Gespräche mit der Patientin allein, in Anwesenheit ihrer Familie und speziell mit der Tochter. Die Patientin und ihre Familie beharren auf den Beginn der Chemotherapie unter Inkaufnahme einer weiteren klinischen Verschlechterung, auf die auch entsprechend reagiert werden soll (z. B. Beginn einer Dialyse bei weiterer Verschlechterung der Nierenfunktion).

Zwei Tage später wird mit der dosisreduzierten Chemotherapie begonnen (Cisplatin/Pemetrexed). Frau B. entwickelt darunter eine kreislaufrelevante Tachyarrhythmia absoluta, die sich medikamentös bzw. elektrisch jeweils nur kurzzeitig in einen Sinusrhythmus konvertieren lässt und zu einer erneuten Vasopressorenpflicht führt. Die Eigenausscheidung geht weiter zurück. Laborchemisch und klinisch entwickelt Frau B. in den Folgetagen eine schwere Pankreatitis, die eine Analgesie mit Opioiden und Metamizol notwendig machen.

INFO

Lebensqualität unter Chemotherapie

Bei **gutem ECOG-Status** vor Therapiebeginn ist die Lebensqualität bei Patienten mit soliden Tumoren unter Chemotherapie oder unter zielgerichteter Therapie in den meisten Fällen nicht wesentlich beeinträchtigt. Dies liegt zumeist an der Komedikation, die vor allem die Nebenwirkungen, die vom Patienten als sehr störend empfunden werden (z. B. Übelkeit, Diarrhö, Schleimhautentzündungen, Akne) erheblich lindert oder unterdrückt. Unspezifische Beschwerden („Fatigue"), denen keine spezifische Ursache (z. B. Anämie) zugeordnet werden kann, werden als störend empfunden, sind jedoch kaum einer sinnvollen Therapie zugänglich. Problematisch ist bei manchen Formen der Chemotherapie (oft in späteren Zyklen) die partielle oder vollständige Erschöpfung des Knochenmarks mit nachfolgender (Tri-)Zytopenie. Im Falle einer relevanten Leuko- und Neutropenie drohen schwer beherrschbare Infektionen („Fieber in Neutropenie"). Septische Krankheitsbilder die unter diesen Bedingungen einer intensivmedizinischen Betreuung bedürfen, haben ein hohes Letalitätsrisiko. Eine vorbestehend eingeschränkte Herzfunktion kann zu zirkulatorischen Problemen aufgrund der Volumenbelastung einiger Chemotherapieformen führen, andererseits sind einige Chemotherapieformen mittel- und langfristig kardiotoxisch. Auch eine eingeschränkte Nierenfunktion kann sich unter Chemotherapie verschlechtern. Umgekehrt erhöht eine schlechte Nierenfunktion vor Therapiebeginn das Risiko von Komplikationen.

Patienten mit **ECOG-Status** >**2** können von einer Chemotherapie häufig weder in Bezug auf die Lebensqualität noch in Bezug auf eine Lebensverlängerung profitieren. Hier sollte durchaus erwogen werden, einer reinen Palliativtherapie den Vorzug vor einer Chemotherapie zu geben. Hier sind mitunter 2 Wochen unter Best-supportive-care-Bedingungen besser als 2 Wochen Chemotherapie. Eine andere Situation ergibt sich möglicherweise beim Vorliegen einer besonders therapeutisch angehbaren Treibermutation (z. B. EML4-ALK-Fusionsprotein). Hier kann aufgrund des günstigen Nebenwirkungsprofils und der meist unkomplizierten Applikationsform ggf. ein Therapieversuch unternommen werden, sofern die Lebenserwartung mehrere Wochen beträgt.

FALLBERICHT

Es gelingt unter maximaler intensivmedizinischer Therapie, den Allgemeinzustand von Frau B. in den kommenden 3 Wochen auf niedrigem Niveau stabil zu halten. Sie ist weiterhin auf eine invasive Beatmung angewiesen, Leber-, Nieren-, Pankreas- und Entzündungswerte sind hochpathologisch. Ihre Familie, insbesondere ihre Tochter, weicht nicht von ihrer Seite und lehnt trotz mehrfacher Versuche von unterschiedlichster Seite (Ärzte, Pflegepersonal, Psychoonkologen, Seelsorger) Gespräche bezüglich einer Therapielimitierung ab.

Am nächsten Tag wäre der nächste Chemotherapiezyklus fällig. Wieder versucht der Chef der Abteilung durch ein langes Gespräch Zugang zu seiner Kollegin zu bekommen und ihr klarzumachen, dass ihre Mutter zu schwach für den nächsten Zyklus ist. Ohne Erfolg. Er beugt sich erneut dem Willen der Patientin und deren Familie und stimmt der Gabe der Zytostatika am nächsten Tag zu. Wenige Stunden später kommt es zu einem fulminanten Organversagen mit schwerer gemischter Azidose, die selbst durch Optimierung der Beatmungseinstellungen und Beginn einer Hämodialyse nicht mehr zu beherrschen ist.

Frau B. verstirbt etwa 5 Wochen nach Diagnosestellung im Beisein ihrer Tochter und ihres Ehemannes.

Was wäre, wenn …

- … die Patientin nicht Angehörige einer Kollegin gewesen wäre?
  - Eine Rekanalisation der Atemwege im Sinne einer Palliation bei Dyspnoe mit gleichzeitiger Probenentnahme zur Diagnosesicherung ist sicher sinnvoll. Vermutlich hätte man ohne persönlichen Bezug zur Patientin auf eine intensivmedizinische Betreuung verzichtet. Infolge des Verzichts wäre eine bessere Konzentration auf palliativmedizinische Maßnahmen möglich geworden. Eine Wahrung professioneller Distanz wäre ohne persönlichen Bezug leichter zu bewerkstelligen gewesen.

- … man dem Wunsch der Patienten nach Chemotherapie im drohenden Mehrorganversagen nicht zugestimmt hätte?
  - Es ist natürlich unklar, wie das Schicksal der Patientin ohne Chemotherapie gewesen wäre. Es ist aber durchaus denkbar, dass die Chemotherapie zu einem therapiebedingt früheren Tod geführt hat. Somit wurde eventuell das Gebot der Non-Malefizienz ärztlichen Handelns missachtet. Der Fall zeigt, dass es mitunter eine schmale Gratwanderung zwischen korrekter Indikationsstellung und Erfüllung von Patientenwunsch ist.

LITERATUR

Camidge DR, Kim HR, Ahnet MJ et al. Brigatinib versus Crizotinib in ALK-positive non-small-cell lung cancer. N Engl J Med, 2018, Nov 22; 379(21): 2027–2039.

McKie J, Richardson J. The Rule of Rescue. Social Science & Medicine, 2003; 56: 2407–2419.

Solomon BJ, Besse B, Bauer TM et al. Lorlatinib in patients with ALK-positive non-small-cell lung cancer: results from a global phase 2 study. Lancet Oncol, 2018 Dec; 19(12): 1654–1667.

Temel JS, Greer JA, Muzikansky A et al. Early palliative care for patients with metastatic non-small-cell lung cancer. N Engl J Med, 2010 Aug 19; 363(8): 733–742.

KAPITEL 48

Marcus Niewald

Knochenschmerzen – hilft mir die Strahlentherapie?

FALLBERICHT

Herr H. M., 68 Jahre, stellt sich in der Ambulanz der Klinik für Strahlentherapie und Radioonkologie mit der Frage der Strahlentherapie einer schmerzhaften Knochenmetastase des Beckens vor. Die notwendige Diagnostik ist auswärts erfolgt und wird mitgebracht. Bekannt aus der Vorgeschichte ist ein Ösophaguskarzinom des mittleren Drittels (23–30 cm ab der Zahnreihe, initial uT3 uN+, verhornendes Plattenepithelkarzinom), wegen dessen der Patient ca. 6 Monate vor der jetzigen Vorstellung einer neoadjuvanten Radiochemotherapie unterzogen wurde. Appliziert wurde eine Gesamtdosis von 41,4 Gy innerhalb von 4,5 Wochen. Simultan erfolgte eine Chemotherapie mit Paclitaxel und Carboplatin wöchentlich. Zirka 3 Wochen später erfolgte die Operation, das histologische Ergebnis lautete auf ypT3 ypN0 M0. Bei der Nachsorge 3 Monate nach Operation keine Besonderheiten.

48.1 Diagnostik und Therapieentscheidung

Die Anamnese und symptombezogene klinische Untersuchung sind integrale Bestandteile der strahlentherapeutischen Erstvorstellung. Die bildgebende Diagnostik ist gewöhnlich vor diesem Termin vom Überweiser bereits veranlasst worden und wird mitgebracht, ebenso Vorbefunde wie Histologie, Operationsbericht etc. Die Befunde werden zusammenfassend bewertet, hieraus erfolgt die Indikationsstellung zur Strahlentherapie.

FALLBERICHT

Der Patient klagt über heftige Schmerzen im Beckenbereich mit Ausstrahlung in Gesäß und Knie rechts. Sensibilitätsstörungen, Paresen, Blasen- und Mastdarmprobleme werden nicht berichtet.

Bei der klinischen Untersuchung finden sich eine schmerzhafte Bewegungseinschränkung der linken Hüfte sowie ein Druckschmerz über dem linken Gesäß. Der Patient ist in deutlich reduziertem Allgemeinzustand (Karnofsky-Index 60 %) und mit einem Gewicht von 64 kg bei einer Körpergröße von 169 cm normalgewichtig.

Die Computertomografie des Abdomens und Beckens zeigt eine Osteolyse des linken Os ilium mit pathologischer Fraktur und erheblichem Weichteiltumoranteil mit anzunehmender Kompression des N. ischiadicus. Die weitere Diagnostik ergibt zusätzlich Lungen- und Lymphknotenmetastasen, die jedoch derzeit nicht von klinischer Bedeutung sind.

Knochenschmerzen bei bekannten Tumorleiden sollten frühzeitig bildgebend abgeklärt werden.

Schmerzhafte Herde werden mittels Röntgenaufnahmen in 2 Ebenen, vor allem im Bereich des Körperstamms auch CT und MRT, verifiziert und näher klassifiziert. Hierbei wird zwischen **osteoblastischen** (überwiegend Prostatakarzinome), **osteolytischen** und **gemischtförmigen Metastasen** unterschieden. Die bildgebende Diagnostik dient auch dazu, eine eventuelle Stabilitätsgefährdung des befallenen Knochens festzustellen.

Zusätzlich ist die Durchführung eines **Knochenszintigramms** sinnvoll, weil dieses
- metastasenverdächtige Herde im gesamten Skelett zeigt,
- der Röntgendiagnostik mehrere Monate voraus ist,
- wenig belastend und kostengünstig ist.

Abgesehen von Notfällen wird im Rahmen einer interdisziplinären Tumorkonferenz die Differenzialindikation zwischen Operation, Strahlentherapie oder alleiniger medikamentöser Analgesie festgelegt. Hierbei werden die Stabilität des Knochens, Art und sonstige Ausdehnung des Tumorleidens, Allgemeinzustand und Begleiterkrankungen berücksichtigt.

> **INFO**
>
> Die **Indikation zur Strahlentherapie** bei Knochenmetastasen besteht bei
> - Schmerzen
> - Frakturgefährdung
> - Nach operativer Stabilisierung
> - Einem spinalen Notfall

Bereits eingetretene Frakturen stellen gewöhnlich keine Indikation zur Strahlentherapie dar, sie bedürfen der operativen Versorgung. Sollte eine Operation wegen der Gesamtsituation des Patienten nicht möglich sein, kann auch dann eine Strahlentherapie erwogen werden – wobei der analgetische Effekt limitiert ist.

Bei einer **stabilisierenden Operation** ist gewöhnlich das Tumorgewebe nicht vollständig (im Sinne einer R0-Resektion) entfernt worden. Hier dient die Strahlentherapie zur Verhinderung einer Tumorprogression und damit der Auslockerung der Implantate.

Spinaler Notfall Der spinale Notfall entsteht durch Kompression des Rückenmarks infolge Knochenmetastasierung der Wirbelsäule oder intraspinales Tumorwachstum. Hinzu kommt die Kompression der Aa. spinales durch den Tumor bzw. nach dorsal disloziertes Knochenmaterial, zusätzlich zur direkten Kompression ist das Rückenmark durch Ischämie gefährdet. Klinisch ist von einer drohenden oder beginnenden Querschnittslähmung auszugehen. Solche Patienten sollten unverzüglich einem Zentrum zugewiesen werden, das die notwendigen operativen und strahlentherapeutischen Möglichkeiten besitzt. Ein rasch durchgeführtes MRT führt zur Diagnose. Die therapeutische Konsequenz wird zwischen den beteiligten Disziplinen abgestimmt. Meistens wird eine notfallmäßige Operation zur Entlastung des Rückenmarks notwendig sein – eine postoperative Strahlentherapie kann sich anschließen. Sollte der Patient z. B. aus Gründen der Komorbidität nicht operabel sein oder eine Operation ablehnen, ist eine notfallmäßige Strahlentherapie indiziert. Diese ist idealerweise 8–24 h nach Beginn der Symptomatik zu applizieren. Bei wesentlich späterem Beginn ist die Parese als fixiert anzusehen. Kortikoide sollten unverzüglich gegeben werden, wobei die Dosierung unter den Literaturangaben weit differiert (DGN, 2012).

48.2 Durchführung einer Strahlentherapie

FALLBERICHT

Eine Indikation zur Operation stellt sich nicht (multiple Metastasierung, Leistungsstufe nach Karnofsky 60 %, lokal nicht sinnvoll operabel).

Die Indikation zur palliativ-analgetischen Radiatio des Os ilium und der angrenzenden Muskulatur wird gestellt. Der Patient wurde ausführlich über Zielsetzung, Durchführung und mögliche Nebenwirkungen einer solchen Strahlentherapie aufgeklärt und willigt ein.

Vorbereitung Als Vorbereitung einer Strahlentherapie ist eine Lagerungshilfe (z. B. Maske, Knielagerung, Fußlagerung) erforderlich. Die Computertomografie zur Planung schließt sich regelhaft an. Hierzu ist meistens kein Kontrastmittel notwendig, die Untersuchung dauert wenige Minuten. Die dabei auf dem Patienten angebrachten Markierungen sollten nicht verwischt werden. Die Strahlentherapie kann nach Vorliegen der physikalischen Berechnung wenige Tage nach der CT begonnen werden.

Im Notfall (→ drohender Querschnitt, s. o.) ist in entsprechenden Institutionen (Nacht- und Wochenenddienst) eine Strahlentherapie auch innerhalb weniger Stunden notwendig und möglich.

Bestrahlungstechniken Gewöhnlich werden einfache Bestrahlungstechniken gewählt, z. B. Gegenfeld- oder Mehrfeldertechniken oder einfache Varianten einer intensitätsmodulierten Strahlentherapie (IMRT). Ziel ist, die möglicherweise schmerzhafte Liegezeit auf dem relativ harten Tisch gering zu halten. Bereits auf Station sollte geprüft werden, ob das Liegen auf dem Rücken dem Patienten zuzumuten ist. Eine hinreichende Analgesie vor der jeweiligen Planung oder Bestrahlung ist zu empfehlen. Die Lage des Patienten und die korrekte Applikation der Strahlentherapie wird bildgebend kontrolliert (**image-guided radiotherapy, IGRT**).

Dosierung Die Dosierung der Strahlentherapie richtet sich nach der Zielsetzung. Es sollte Klarheit darüber herrschen, ob ausschließlich eine Analgesie gewünscht wird oder auch die Rekalzifikation des befallenen Knochens.

- Die **Analgesie** tritt während bis einige Wochen nach Strahlentherapie auf und ist gewöhnlich sehr effektiv (Ansprechen bei 80–90 % der Patienten). Hier zeigt eine Einzeitdosis prinzipiell eine gleich gute analgetische Wirkung wie eine fraktionierte Bestrahlung mit mehreren (5–10) Einzeldosen in 1–2 Wochen. Bei der Dosiswahl sollten kritische Organe (z. B. Darm, Niere, Lunge) in der Nähe des Zielvolumens berücksichtigt werden. Gängige Dosierungsschemata sind z. B.:
    - 1 × 8,0 Gy (1 Tag)
    - 5 × 4,0 Gy (1 Woche)
    - 10 × 3,0 Gy (2 Wochen)
- Die **Rekalzifikation** des befallenen Knochens beginnt ca. 3 Monate nach Strahlentherapie und setzt sich bis 1 Jahr nach Therapie fort. Voraussetzung ist die möglichst weitgehende Vernichtung des lokalen Tumorgewebes. Somit sollte das gesamte Tumorgeschehen bedacht werden – insbesondere, ob in Anbetracht von Allgemeinzustand und extraossärer Metastasierung eine Rekalzifikation erwartet werden kann. Es zeigt sich, dass hier eine feiner fraktionierte Strahlentherapie einer Einzeitbehandlung eindeutig überlegen ist (Koswig und Budach, 2000). Gängige Dosierungsschemata sind z. B.:
    - 10 × 3,0 Gy (2 Wochen)
    - 12 × 3,0 Gy (2,5 Wochen),

    wobei die letztgenannte Möglichkeit entweder strahlenresistenteren Tumoren wie dem hypernephroiden Nierenkarzinom und dem Melanom oder Metastasen mit großem Weichteiltumoranteil vorbehalten bleibt.

    Die Nebenwirkungen dieser Strahlentherapie – insbesondere auch der Einzeitbestrahlung, sind bei korrekter Indikationsstellung gewöhnlich gut tolerabel. Die Einzeittherapie eröffnet darüber hinaus auch die Möglichkeit einer Wiederholung beim Wiederauftreten von Schmerzen zu einem späteren Zeitpunkt.

FALLBERICHT

Dem Patienten wurde eine Strahlentherapie mit einer Gesamtdosis von 36 Gy in täglichen Einzelfraktion von 3,0 Gy – somit einer Gesamtdauer von 2,5 Wochen vorgeschlagen. Beabsichtigt waren bei einer fehlenden operativen Konsequenz die Analgesie und – sekundär – die Rekalzifikation des Os ilium. Des Weiteren war die limitierte Toleranz von Ileum, Kolon und Blase zu berücksichtigen. Nach entsprechender Aufklärung hat Herr H. M. diesem Vorschlag zugestimmt. Eine intensitätsmodulierte Technik mit möglichst kurzer Applikationsdauer (um das schmerzhafte Liegen auf dem relativ harten Bestrahlungstisch zu limitieren) wurde geplant und durchgeführt.

In Zusammenarbeit mit den Kollegen des Zentrums für Palliativmedizin und Kinderschmerztherapie konnte durch orale analgetische Medikation (Palladon®, Novalgin®, Lyrica® und Remergil®) sowie die Strahlentherapie eine zufriedenstellende Schmerzkontrolle erreicht werden. Dabei war der Effekt der Strahlentherapie bereits während der Behandlung durch eine geringere Schmerzangabe des Patienten und die Möglichkeit, Analgetika zu reduzieren, zu bemerken. Wesentliche akute Nebenwirkungen der Strahlentherapie wurden nicht geklagt.

Der Patient stellte sich nach dieser Strahlentherapie hier nicht mehr vor. Internistisch wurde er noch für ca. 2 Jahre weiterbehandelt.

Die Strahlentherapie führt – unabhängig von der Dosierung – in 60–88 % der Patienten mindestens zu einer deutlichen Besserung der Symptomatik, bei 13–27 % zu einer Schmerzfreiheit über mindestens 3–6 Monate. Die Behandlung kann bei Wiederauftreten von Schmerzen unter Berücksichtigung kritischer Organe ggf. wiederholt werden. Insbesondere im Bereich der Wirbelsäule (Rückenmark als kritisches Organ) kommen hier hochpräzise Techniken wie z. B. die stereotaktische Strahlentherapie zur Anwendung.

MERKE

1. Eine Strahlentherapie von Knochenmetastasen ist bei Schmerz, Frakturgefährdung, einem spinalen Notfall und bei Zustand nach stabilisierender Operation indiziert. Eingetretene Frakturen stellen gewöhnlich keine Indikation dar.
2. Vor Beginn der Therapie sollte die Zielsetzung (Analgesie vs. Rekalzifizierung) geklärt sein.
3. Überwiegend werden einfache Techniken mit kurzer Gesamtbehandlungsdauer angewandt. Dabei hat eine Einzeitbestrahlung die gleiche analgetische Potenz wie eine fraktionierte Therapie.
4. Die Strahlentherapie ist analgetisch hocheffektiv. Sie kann ggf. wiederholt werden.
5. Ein spinaler Notfall muss innerhalb weniger Stunden einer Therapie zugeführt werden.

Was wäre, wenn…

- … der Patient einer Strahlentherapie nicht zugestimmt hätte?
  - Zu befürchten wären vermehrte Schmerzen, eine Instabilität des Beckens und bei weiterem lokalen Tumorprogress eine linksseitige Läsion des N. ischadicus.
- … der Patient nicht hätte auf dem Rücken liegen können?
  - Hier wäre eine möglicherweise mehrtägige analgetische Vorbehandlung notwendig.
- … der Patient weitere Knochenmetastasen an anderer Stelle des Skelettsystems bekommen hätte?
  - Hier wäre zu entscheiden, ob und mit welcher Dosis bestrahlt werden soll. Eine Grenze findet die Strahlentherapie des Skeletts, wenn eine Chemotherapie geplant ist (Bildung von Fettmark statt blutbildenden Knochenmarks).

LITERATUR

Deutsche Gesellschaft für Neurologie (DGN). Querschnittslähmung aus: Leitlinien für Diagnostik und Therapie in der Neurologie. https://www.dgn.org/leitlinien/2412-ll-71-2012-querschnittlaehmung (letzter Zugriff: 1.10.20).

Grávalos C, Rodigruez C, Sabino A et al. SEOM clinical guideline for bone metastases from solid tumours. Clin Transl Oncol 2016; 18: 1243–1253.

Koswig S, Budach V. Remineralization and pain relief in bone metastases afer different radiotherapy fractions (10 times 3Gy vs. 1 time 8Gy). A prospective study. Strahlenther Onkol, 1999; 175(10): 500–508.

Lutz S, Balboni T, Jones J et al. Palliative radiation therapy for bone metastases: Update of an ASTRO evidence-based guideline. Practical Radiation Oncology, 2017; 4: 7–12.

Lutz S, Berk L, Chang E et al. Palliative Radiotherapy for bone metastases: an ASTRO evidence-based guideline. Int J Radiat Oncol Biol Phys, 2011; 79(4): 965–976.

Shibata H, Kato S, Sekine I et al. Diagnosis and treatment of bone metastasis: comprehensive guideline of the Japanese Society of Medical Oncology, Japanese Orthopedic Association, Japanese Urological Associaton, and Japanese Society for Radiation Oncology. ESMO open, 2016; 1: e000037.

KAPITEL 49

Marcus Niewald

Unstillbare diffuse Blutung – hämostyptische Strahlentherapie

FALLBERICHT

Die 80-jährige Patientin wird wegen anhaltender vaginaler Blutungen seit mindestens 6 Wochen von der Klinik für Frauenheilkunde, Geburtshilfe und Reproduktionsmedizin des Universitätsklinikums in der Klinik für Strahlentherapie und Radioonkologie mit der Frage einer palliativ intendierten Strahlentherapie mit dem Ziel der Blutstillung vorgestellt.

Die bisherige Diagnostik hat ein histologisch gesichertes Karzinosarkom des Corpus uteri im Stadium cT4 cN+ cM1 (OSS) ergeben. Es besteht eine ossäre Metastasierung von BWK 12 bis LWK3, jedoch ohne Schmerzen und ohne Frakturgefährdung (➤ Kap. 48).

Aus der Vorgeschichte sind ein Mammakarzinom links mit Zustand nach Ablatio mammae und Axilladissektion bekannt, bisher kein Hinweis auf Rezidiv. Des Weiteren Zustand nach Operation wegen Magenulkus, beginnendes dementielles Syndrom, ausgeprägte Gefäßsklerose, Lungenemphysem.

Die Patientin stellt sich jetzt mit schmerzlosen Hb-wirksamen vaginalen Blutungen vor. Die Vagina war vorher von den gynäkologischen Kollegen mehrfach tamponiert worden, was jedoch nicht zum Stillstand der Blutung geführt hatte.

49.1 Diagnostik und Therapieentscheidung

Die Tumordiagnose liegt normalerweise zum Zeitpunkt der Vorstellung vor – zumindest ist eine Biopsie der in der Spekulumeinstellung sichtbaren Befunde durchgeführt worden. Zusätzlich sollte eine Computertomografie des Abdomens durchgeführt worden sein – diese zeigt die Ausdehnung des Tumors und mögliche weitere Metastasen. Die Indikation zur Strahlentherapie wird dann interdisziplinär gestellt, wobei Allgemeinzustand und Begleiterkrankungen der Patientin sowie mögliche Alternativmethoden (z. B. Embolisation der zuführenden Gefäße) berücksichtigt werden.

FALLBERICHT

Die Tumordiagnose des Karzinosarkoms liegt zum Zeitpunkt der Vorstellung vor und ist histologisch gesichert. Computertomografisch zeigt sich ein ausgedehnter Tumor des kleinen Beckens mit Kompression von Blase und Rektum sowie mit pelvinen Lymphomen.

Nach mehrfachen frustranen Tamponaden wird die Indikation zur dringlichen Strahlentherapie des Beckens gestellt.

Blutungen

Blutungen können in der palliativmedizinischen Betreuung von Patienten mit fortgeschrittenen Tumoren ein beträchtliches Problem darstellen. Hier sind nicht nur die gynäkologischen Tumoren des Beckens (wie bei diesem Fallbericht) gemeint, sondern auch Tumoren des Gastrointestinaltrakts oder des Urogenitaltrakts. Die Blutung selbst wie auch die dadurch entstehende Anämie beeinträchtigen das Allgemeinbefinden der Patienten. Heftige Blutungen führen oftmals zu notfallmäßigen Einweisungen in die entsprechende Fachklinik mit der Frage operativer Konsequenzen.

Blutungen können durch die Invasion des Tumors in Gefäße, jedoch auch durch tumorbedingte Neubildungen von Gefäßen entstehen.

Therapiemöglichkeiten Therapeutisch stehen lokale komprimierende und tamponierende Maßnahmen im Vordergrund. Diese führen jedoch oftmals nicht zum gewünschten Erfolg bzw. zum Wiederauftreten der Blutungen nach Entfernung der Tamponade. Weitere Möglichkeiten sind hämostyptische Verbände unter Verwendung von Thromboplastin, Fibrinkleber, Gelatine oder Gerinnungsfaktor XIII. Eine Ballontamponade der Vagina oder des Uteruslumens war in Einzelfällen erfolgreich.

Bei geeigneter Gefäßversorgung kann der interventionell tätige Radiodiagnostiker eine Embolisation der zuführenden Gefäße des Tumors durchführen. Hierbei ist zu berücksichtigen, ob die partielle Ischämie des versorgten Gebiets hier nachteilig sein kann.

Selten sieht sich der Operateur zu einer notfallmäßigen Entfernung des Tumors gezwungen – einer Maßnahme, die einerseits risikoreich ist, andererseits auch möglicherweise der Intention einer wohlverstandenen palliativmedizinischen Betreuung zuwiderläuft.

Strahlentherapie bei Blutungen

Die Strahlentherapie kann – bedingt durch die Obliteration kleiner Gefäße verbunden mit einer Rückbildung des Tumors – hier eine bedeutende therapeutische Alternative sein. Gewöhnlich tritt die Blutstillung nach einigen höheren Einzeldosen innerhalb weniger Tage ein. Eine Besserung des Allgemeinzustands ist oft zu bemerken, in der Regel können Patienten wieder nach Hause oder in stationäre Betreuung entlassen werden.

FALLBERICHT

Nach Anfertigung eines Computertomogramms zur Therapieplanung wird die Strahlentherapie durchgeführt. Bei dieser Patientin ist die Zielsetzung nicht allein die Blutstillung, sondern auch eine weitergehende Rückbildung des Tumors. Insofern wurde eine Gesamtdosis von 50,4 Gy (unter Berücksichtigung der Toleranz des Dünndarms) bei Einzelfraktionen von 1,8 Gy fünfmal pro Woche appliziert.

Dosierung und Fraktionierung Dosierung und Fraktionierung sind abhängig von der Stärke und Dauer der Blutung sowie von Allgemeinzustand und Begleiterkrankungen sowie extrapelviner Metastasierung der Patientin. Die Zielsetzung der Therapie sollte vor deren Beginn feststehen: Ist lediglich eine Blutstillung beabsichtigt oder soll auch gleichzeitig eine Tumorrückbildung erreicht werden?

Wenn lediglich die **Blutstillung** das Ziel ist, sollten wenige höhere Einzeldosen in einer möglichst kurzen Gesamtbehandlungszeit gegeben werden. Folgendes **Schema** wird beispielsweise an der Klinik der Autoren gerne verwendet:
- 2 × 4,0 Gy an zwei aufeinanderfolgenden Tagen, danach eine tägliche Einzeldosis von 3 Gy bis zu kumulativ 26 Gy, die gesamte Therapie dauert 1,5 Wochen.

Wird die Zielsetzung um die **Tumorrückbildung** erweitert, werden gewöhnlich Dosierungen gewählt, die der kurativen Strahlentherapie entnommen sind, z. B.:
- 28 × 1,8 Gy (Gesamtdosis 50,4 Gy) in 5,5 Wochen

Bei geeigneten Patienten (zugänglicher Tumor limitierter Größe) ist auch eine endokavitäre oder interstitielle Brachytherapie zu diskutieren.

FALLBERICHT

Die Strahlentherapie wird gut toleriert, als akute Strahlennebenwirkungen treten Übelkeit und Durchfall auf, die medikamentös gut beherrschbar waren. Das Allgemeinbefinden bessert sich stetig. Die Blutung sistiert, Transfusionen sind lediglich am Beginn der Therapie notwendig (➤ Abb. 49.1). Die Patientin wird nach der Therapie in ein wohnortnahes Krankenhaus verlegt. Die Weiterverlegung in ein Hospiz ist vorgesehen.

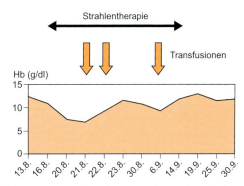

Abb. 49.1 Verlauf des Hämoglobin-Werts und Transfusionen unter Therapie [P874/L143]

Nebenwirkungen Eine Blutstillung ist bei 60–100 % der Patienten zu erwarten. Das **Nebenwirkungsspektrum** ist gewöhnlich günstig. Einzelne Publikationen haben gastrointestinale Nebenwirkungen bei bis zu 25 % der Patienten erwähnt, dies vor allem bei der gleichzeitigen Anwendung von Misonidazol – einem Radiosensitizer. Dies ist sicherlich bei palliativmedizinisch intendierten Anwendungen der Strahlentherapie nicht tolerabel und wird auch nicht empfohlen.

MERKE
- Bei diffusen Tumorblutungen kann eine notfallmäßig begonnene Strahlentherapie mit wenigen höheren Einzeldosen und somit kurzer Behandlungsdauer sinnvoll sein.
- Die Indikation zur Strahlentherapie wird interdisziplinär unter Berücksichtigung von Tumorsituation, Allgemeinzustand, Beschwerdebild und Begleiterkrankungen des Patienten gestellt. Die Möglichkeit von Alternativmethoden (Embolisation, Operation) wird diskutiert.
- Eine Blutstillung kann nach wenigen Tagen erreicht werden.

Was wäre, wenn …

- … die Patientin einer Strahlentherapie nicht zugestimmt hätte?
  - Gegebenenfalls wäre eine Embolisation versucht worden. Ansonsten ist ein spontanes Sistieren der Blutung nicht zu erwarten. Zunehmende Anämie, weitere Tumorprogression und eine weitere Einschränkung des Allgemeinzustands wären zu erwarten.

LITERATUR

Herrmann T, Baumann M. Klinische Strahlenbiologie – kurz und bündig. 3. Aufl. Jena: G. Fischer, 1997. S. 98–99.

Hiramoto S et al. Efficacy of palliative radiotherapy and chemo-radiotherapy for unresectable gastric cancer demonstrating bleeding and obstruction. Int J Clin Oncol, 2018 Dec; 23(6): 1090–1094.

Kondoh C et al. Efficacy of palliative radiotherapy for gastric bleeding in patients with unresectable advanced gastric cancer: a retrospective cohort study. BMC Palliative Care, 2015; 14: 37.

Niewald M et al. Strahlentherapie zur Symptomkontrolle bei vaginaler Tumorblutung: acht eigene Fälle und Übersicht über die Literatur. Z Palliativmed, 2009; 10: 110–116.

Shuja M et al. Bleeding in locally invasive pelvic malignancies: is hypofractionated radiation therapy a safe and effective non-invasive option for securing hemostasis? A single institution perspective. Cureus, 2018; 10(2): e2137.

KAPITEL 50

Ingrid Kindermann

Bitte stellen Sie es aus …

FALLBERICHT

Der 48-jährige Herr S. stellt sich notfallmäßig in der Herzinsuffizienz-Ambulanz der Heart Failure Unit vor. Bei dem Patienten ist seit 12 Jahren eine dilatative Kardiomyopathie mit eingeschränkter linksventrikulärer Pumpfunktion nach Herzmuskelentzündung bekannt. Trotz maximaler medikamentöser Therapie verschlechterte sich die Herzfunktion im Laufe der Jahre. Aufgrund einer hochgradig eingeschränkten Pumpfunktion mit einer Ejektionsfraktion von 20 % wurde vor 8 Jahren ein implantierbarer Kardioverter-Defibrillator (ICD) zum Schutz vor lebensbedrohlichen Herzrhythmusstörungen operativ eingesetzt. Vor 2 Jahren erlitt der Patient eine adäquate Schockabgabe aufgrund von Kammerflimmern, welche er als sehr schmerzhaft und auch traumatisierend empfand. Im letzten Jahr hat sich seine Herzinsuffizienzsymptomatik so verschlechtert, dass aufgrund kardialer Dekompensationen rezidivierende Krankenhausaufenthalte notwendig waren. Aufgrund dieser Tatsache sowie der vorliegenden kardialen Befunde wurde mehrfach mit dem Patienten die Möglichkeit einer Herztransplantation besprochen. Diese lehnte Herr S. jedoch vehement ab, da er es sich nicht vorstellen könne, mit einem fremden Herzen zu leben.

Bei Aufnahme berichtet der Patient über starke Luftnot in Ruhe. Schlafen könne er nur noch im Sitzen. Dabei bemerke er oft starke Angst, was wiederum die Luftnot verschlechterte. Aufgrund von zunehmenden Wassereinlagerungen in den Füßen und Beinen könne er keine Schuhe mehr anziehen. Des Weiteren klagt Herr S. über starke Übelkeit und ausgeprägte Inappetenz, die im letzten Monat zu einer weiteren Gewichtsabnahme von 5 kg Körpergewicht geführt habe.

Bei der körperlichen Untersuchung zeigen sich ausgeprägte Unterschenkelödeme beider Beine. Auskultatorisch sind pulmonal deutliche Rasselgeräusche beidseits nachweisbar sowie ein 3/6-Systolikum über dem Mitralareal. Die Jugularvenen sind beidseits deutlich gestaut bei vorhandener Lippenzyanose. Bei der Perkussion des Abdomens zeigt sich die Leber mit fünf Querfingern über der MCL deutlich und derb vergrößert. Aufgrund des deutlich zugenommenen Bauchumfangs des kachektischen Patienten besteht der V. a. Aszites.

Herr S. ist verheiratet und hat eine Tochter (18 Jahre). Er ist seit 7 Jahren berentet und war vorher als Industriemechaniker tätig. Die Ehefrau ist vorsorgebevollmächtigt.

50.1 Diagnostik

Herr S. stellt sich mit einer kardialen Dekompensation bei terminaler Herzinsuffizienz vor. In den letzten Monaten beschrieb der Patient Luftnot bei geringster Belastung (entsprechend dem NYHA-Stadium III); aktuell befindet sich der Patient im klinischen NYHA-Stadium IV (➤ Abb. 50.1).

FALLBERICHT

Herr S. ist seit 12 Jahren in der Herzinsuffizienzambulanz bekannt. Alle Unterlagen und Befunde des Patienten liegen hier vor. Sowohl die behandelnde Ärztin als auch die betreuende Herzinsuffizienzschwester kennen den Patienten lange Zeit. Herr S. empfindet diese familiäre Situation mit den ihm bekannten Personen als sehr beruhigend. Aufgrund dessen erfolgt die weitere Diagnostik nicht an der zentralen Notaufnahme, sondern in der Ambulanz der Heart Failure Unit. In der Ambulanz findet eine Blutentnahme statt. Des Weiteren wird eine Röntgenaufnahme des Brustkorbs veranlasst und eine Ultraschalluntersuchung des Herzens (Echokardiografie) und des Abdomens durchgeführt.

In der Röntgen-Thorax-Aufnahme zeigt sich ein massiv vergrößertes Herz mit einem Pleuraerguss links und deutlichen pulmonalvenösen Stauungszeichen.

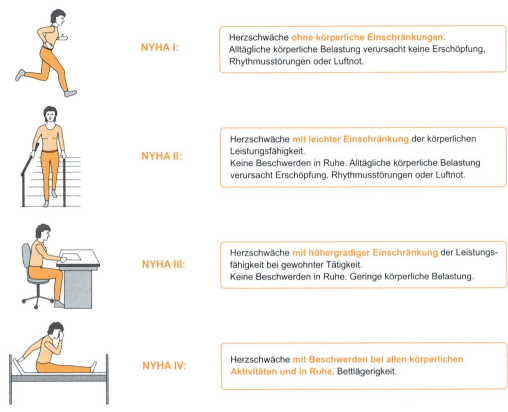

Abb. 50.1 Stadien der Herzschwäche nach Einteilung der New York Heart Association (NYHA-Klassifikation) [L143]

Echokardiografisch lässt sich unverändert ein massiv dilatierter linker Ventrikel von 98 mm (Normwert ≤ 55 mm) mit höchstgradig eingeschränkter systolischer Pumpfunktion (Ejektionsfraktion 13 %) bei Mitralklappeninsuffizienz III° nachweisen. Des Weiteren lässt sich sonografisch Aszites im Bauchraum darstellen. Laborchemisch auffällig ist ein massiv erhöhter NT-pro-BNP-Wert als Maß für die bestehende schwere Herzinsuffizienz von 12.816 pg/ml (Normwert < 150 pg/ml) (> Tab. 50.1). Dieser Wert ist im Vergleich zum Vorwert vor 3 Monaten (3.989 pg/ml) deutlich gestiegen. Die Nierenretentionsparameter zeigen sich bei bekannter Niereninsuffizienz progredient erhöht. Auffällig sind zudem eine bestehende Anämie sowie erhöhte Leberwerte bei leicht erniedrigter Cholinesterase. Der Blutdruck war mit 105/70 mmHg leicht hypoton bei einer nachweisbaren Herzfrequenz von 82/min.

Tab. 50.1 Labordiagnostik von Herrn S.

Parameter	Referenzwert	Aktueller Wert
Natrium	135–145 mmol/l	133 mmol/l
Kalium	3,5–5,1 mmol/l	3,8 mmol/l
Kreatinin	0,5–0,9 mg/dl	1,91 mg/dl
Krea-GFR	> 60 ml/min/1,73 m^2	41,6 ml/min/1,73 m^2
GOT	10–35 U/l	58 U/l
GPT	10–35 U/l	70 U/l
Gamma-GT	< 40 U/l	211 U/l
Cholinesterase	5,32–12,92 kU/l	4,9 kU/l
Bilirubin	< 1,2 mg/dl	1,8 mg/dl
Hb	12–16 g/dl	9,4 g/dl
Erythrozyten	4,0–5,2 10^{12}/l	2,67 10^{12}/l
NT-pro-BNP	< 150 pg/ml	12.386 pg/ml

Das **NT-proBNP** (N-terminal pro-B-type natiuretic peptide) ist ein Hormon, welches im linken Ventrikel bei Dehnung des Myokards und hämodynamischer Überlastung des Herzens bei Herzinsuffizienz ausgeschüttet wird. Die NT-proBNP-Konzentration im Blut korreliert mit dem Schweregrad der Herzinsuffizienz. Daher wird dieser Wert in der Diagnostik als auch zur Therapiekontrolle bei Patienten mit Herzschwäche eingesetzt.

50.2 Therapieentscheidung

FALLBERICHT

Im Beisein der Ehefrau werden dem Patienten die Untersuchungsergebnisse erklärt und auf die lebensbedrohliche Situation mit der Gefahr eines drohenden Pumpversagens des Herzens hingewiesen. Des Weiteren werden ihm die Therapieoptionen mit Aufnahme auf die Intensivstation zur Rekompensation ggf. mit Katecholamin-Gabe zur Kreislaufunterstützung dargelegt. Es wird erneut die Möglichkeit einer Herztransplantation bzw. bei fehlender Stabilisierung die Implantation eines Linksherzunterstützungs-Systems (LVAD, „Kunstherz") erläutert.

Mechanische Herzunterstützungssysteme

Bis vor wenigen Jahren galt die Herztransplantation als einzige Möglichkeit, das Leben von Patienten mit terminaler Herzinsuffizienz zu erhalten und ihnen auch eine akzeptable Lebensqualität zu bieten. Aufgrund der zunehmenden Zahl an Patienten mit schwerer Herzschwäche und der begrenzten Spenderherzen mit dadurch bedingter rückläufiger Anzahl an durchgeführten Herztransplantationen wurde in den letzten Jahren die Behandlung mit mechanischen Herzunterstützungssystemen (**„Ventricular Assist Devices" [VAD]**) immer häufiger eingesetzt. Aufgrund kontinuierlicher Verbesserungen stellen sie aktuell für bestimmte Patienten eine Alternative zur Herztransplantation dar und nehmen somit einen zunehmenden Stellenwert in der Behandlung von Erkrankten mit schwerster Herzinsuffizienz ein. Besonders bei jüngeren Patienten bieten die Unterstützungssysteme ebenfalls eine Möglichkeit, die Wartezeit bis zur Herztransplantation zu überbrücken. Unterschieden werden müssen Herzunterstützungssysteme, die das linke Herz (Left Ventricular Assist Device [LVAD]), das rechte Herz (RVAD) oder beide Herzkammern (Biventricular Assist Device [BIVAD]) unterstützen.

Das LVAD besteht aus einer ca. handtellergroßen Pumpe, die in die Herzspitze implantiert wird (> Abb. 50.2). Durch diese Pumpe wird das Blut aus der linken Herzkammer angesaugt und durch einen Schlauch in die Hauptschlagader des Patienten gepumpt. So unterstützt es den Kreislauf des Erkrankten. Das System wird komplett in den Körper des Patienten implantiert. Für die Energiezufuhr und Steuerung ist die Pumpe durch ein Kabel (driveline), das im Bauchraum den Körper verlässt, mit der Steuereinheit und den Akkus außerhalb des Körpers verbunden.

Das VAD ermöglicht den schwerstkranken Patienten, die oftmals vorher nur noch wenige Schritte gehen konnten, eine körperliche Erholung sowie eine deutlich bessere Lebensqualität. Sie können ggf. ihren Hobbies und auch ihrem Beruf wieder nachgehen.

FALLBERICHT

Herr S. lehnt die Aufnahme auf eine Intensivstation sowie die Evaluierung bezüglich Herztransplantation oder Assist-Device-Implantation erneut vehement ab. Bereits vor ca. einem Jahr habe er sich mit einem Patienten, der ebenfalls mit einem LVAD versorgt wurde, lange unterhalten können. Die Vorstellung, von einem Gerät so abhängig zu sein, finde er erschreckend und furchteinflößend und es sei für ihn keine Therapieoption. Er habe in den letzten Wochen mehrfach mit seiner Ehefrau und seiner Tochter besprochen, dass er aufgrund seines so langen Leidenswegs und für ihn bei Ablehnung einer Herztransplantation bzw. LVAD-Implantation fehlenden therapeutischen Möglichkeiten keine weiteren intensivmedizinischen lebensverlängernden Maßnahmen wünscht. Sein Wunsch sei die Verlegung auf die ihm bekannte kardiologische Normalstation zur Rekompensation. Diesem Wunsch wird nachgegangen.

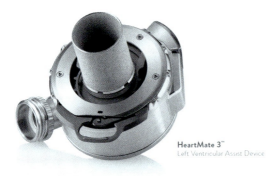

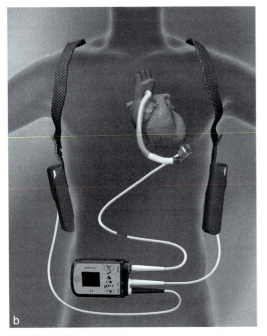

Abb. 50.2 LVAD. a) Pumpe des Linksherzunterstützungssystems (LVAD) HeartMate III. b) Lage des LVAD im Körper sowie der Steuereinheit außerhalb des Körpers. [U391]

Medikamentöse Therapie

Der Patient ist nach Vorgabe der Leitlinien zur Diagnostik und Behandlung der chronischen Herzinsuffizienz der Europäischen Gesellschaft für Kardiologie maximal medikamentös mit einem Diuretikum, Betablocker, Aldosteronantagonisten sowie dem Antiarrhythmikum Amiodaron versorgt [1] (https://academic.oup.com/eurheartj/article/37/27/2129/1748921). Aufgrund der Verschlechterung der Herzinsuffizienz wurde im letzten Jahr der ACE-Hemmer abgesetzt und ein Angiotensin-Neprilysin-Inhibitor (Sacubitril/Valsartan) verabreicht.

FALLBERICHT

Nach Aufnahme erfolgt zusätzlich zur bestehenden oralen Diuretika-Therapie eine intravenöse Torasemid-Gabe durch einen Perfusor. Bei initial bestehender leichter respiratorischer Partialinsuffizienz werden zudem 2 l Sauerstoff über Nasensonde verabreicht. Unter der Therapie zeigt sich eine verbesserte Diurese und es kann eine Negativbilanzierung erreicht werden mit deutlicher Verbesserung der Luftnot des Patienten. Im weiteren Verlauf entwickelt sich jedoch eine progrediente Niereninsuffizienz mit deutlich steigenden Kreatinin-Werten und einem Abfall der glomerulären Filtrationsrate auf $10\,\text{ml/min}/1{,}73\,\text{m}^2$.

In einem erneuten Gespräch lehnt Herr S. auch eine Dialysetherapie ab. Er fragt explizit nach den möglichen weiteren Konsequenzen, wie z. B. extreme Luftnot oder Rhythmusstörungen, die zu einer ICD-Entladung führen können. Er äußert erstmalig explizit den Wunsch, die ICD-Funktion der Schockabgabe auszuschalten, da er die Verhinderung eines plötzlichen Herztodes nicht mehr wünsche und er besonders die für ihn so schmerzhaft erlebten Defibrillationen am Ende seines Lebensweges vermeiden möchte. Im Rahmen der regelmäßig durchgeführten ICD-Kontrollen habe er sich in letzter Zeit schon mehrfach über die Möglichkeit einer ICD-Deaktivierung informiert und dies mit dem langjährig betreuenden Rhythmologen ausführlich besprochen.

Implantierbarer Kardioverter-Defibrillator (ICD)

Die Implantation eines implantierbaren Kardioverter-Defibrillators (ICDs) zur Behandlung lebensbedrohlicher Herzrhythmusstörungen ist Bestandteil einer leitliniengerechten Herzinsuffizienztherapie bei Patienten mit einer hochgradig eingeschränkten linksventrikulären Pumpfunktion mit einer Ejektionsfraktion von $<35\%$ [1]. Die Senkung der Sterblichkeit durch dieses Gerät wurde in mehreren klinischen Studien nachgewiesen. Der ICD kann lebensbedrohliche ventrikuläre Tachykardien bzw.

Kammerflimmern durch eine **antitachykarde Stimulation (antitachykarde Stimulation [Pacing] = ATP)** oder (bei Ineffektivität) durch die **Abgabe eines elektrischen Schocks (Defibrillation)** beenden. Des Weiteren hat jeder ICD auch eine **antibradykarde Schrittmacherfunktion,** z. B. zur Behandlung von höhergradigen AV-Blockierungen. Durch die zusätzliche Implantation einer weiteren Schrittmachersonde in den Koronarvenensinus und die synchrone Stimulation beider Ventrikel bei Patienten mit Linksschenkelblock kann eine Verbesserung der Hämodynamik und der Symptomatik des Patienten erreicht werden (kardiale Resynchronisationstherapie).

INFO
Ein ICD kann zwar einen plötzlichen Herztod verhindern, aber nicht das Versterben eines Patienten an terminaler Herzinsuffizienz oder an Erkrankungen nicht-kardialer Ursache.

Bei Patienten mit terminaler Herzinsuffizienz können am Lebensende aufgrund von Rhythmusstörungen unerwünschte, schmerzhafte und angsteinflößende Schockauslösungen auftreten, die den Sterbeprozess verlängern. Wünscht ein einwilligungsfähiger Patient die Deaktivierung seines ICDs, so ist dies nach entsprechender ausführlicher Aufklärung des Arztes möglich [2]. Dabei sei darauf hingewiesen, dass nach Waltenberger et al. (2017) verschiedene ICD-Funktionen separat deaktiviert werden können (> Tab. 50.2). Bei dem sterbenden Patienten steht meist die Vermeidung von Schockabgaben im Vordergrund. Dies kann durch Umprogrammierung durch einen Kardiologen oder (in Abhängigkeit von der Situation als auch des Gerätes) durch Auflage eines Magneten auf das ICD-Aggregat erfolgen.

FALLBERICHT
Aufgrund der Palliativsituation sowie des vom Patienten angegebenen Wunsches der ICD-Deaktivierung erfolgt eine Besprechung am Bett des Patienten mit der behandelnden Kardiologin, dem Rhythmologen und der betreuenden Psychologin der Abteilung im Beisein der Ehefrau und der Tochter. In einem sehr ruhigen und ausführlichen Gespräch werden erneut die Möglichkeit der Deaktivierung verschiedener ICD-Funktionen und die Konsequenzen genau erläutert. Im Verlauf können viele Fragen des Patienten als auch der Angehörigen über die Auswirkungen beantwortet werden. Dem Patienten wird eine Verlegung auf eine Palliativstation angeboten.

Tab. 50.2 ICD-Funktionen, die separat deaktiviert werden können [2]

ICD-Funktionen	Klinischer Nutzen der Deaktivierung und Methoden
Erkennung ventrikulärer Tachyarrhythmien	Leidminderung bei terminal kranken Patienten, da ohne Erkennung keine Schocktherapie (und auch keine ATP) ausgelöst werden kann Umprogrammierung durch Kardiologen Auflegen und Fixierung eines Magneten (auch ohne Programmiergerät oder spezielle Kenntnisse überall möglich)
Antitachykarde Stimulation (ATP)	ATP verursacht selber keine Schmerzen Eine Deaktivierung kann, je nach Krankheitskonstellation, in Einzelfällen Leid mindern, aber auch erhöhen (kardiologische Expertise erforderlich) Umprogrammierung durch Kardiologen
Defibrillation (Schockfunktion)	Palliative Deaktivierung verhindert potenzielle Schockereignisse, die mit Schmerzen und entsprechender Erwartungsangst einhergehen können; keinerlei Belastungspotenzial durch Deaktivierung Umprogrammierung durch Kardiologen oder Verhinderung durch Magnetauflage, s. oben
Antibradykarde Stimulation	Effekte einer Deaktivierung stark kontextabhängig: Bei schrittmacherabhängigen Patienten: u. U. unmittelbarer Tod, zur Beurteilung des konkreten Belastungspotenzials kardiologische Expertise erforderlich Faktische Deaktivierung durch Runterregelung
Kardiale Resynchronisation	Deaktivierung hat kein Entlastungspotenzial, kann aber in Einzelfällen eine belastende Verschlechterung der Herzinsuffizienz bewirken

Herr S. erbittet sich nochmalige Bedenkzeit. Er möchte zusammen mit seiner Familie das weitere Prozedere besprechen.

MERKE
Auch die Mitbetreuung der Angehörigen des Patienten ist von großer Bedeutung.

Oft führt die Diskussion um eine palliative ICD-Deaktivierung gerade beim sterbenden Patienten zu einer extremen psychischen Belastungssituation auch der Angehörigen, die mit Überforderung und Angst einhergeht. Aufgrund dessen ist eine psychologische und/oder seelsorgerische Mitbetreuung mehr als wünschenswert.

In den letzten Jahren entwickelte sich die Spezialdisziplin der **Psychokardiologie,** die sich mit dem wechselseitigen Zusammenhang zwischen psychischen Faktoren und Herzerkrankungen befasst. Durch die Möglichkeit einer Zusatzweiterbildung zum fachgebundenen Psychotherapeuten ist auch dem Kardiologen durch den zusätzlichen Kenntnisgewinn die Möglichkeit einer intensiveren psychologischen und psychotherapeutischen Mitbetreuung gegeben. [3]

FALLBERICHT

Nach einem erneuten Gespräch mit seiner Familie unterschreibt Herr S. am Folgetag eine ausführliche schriftliche Aufklärung bezüglich seines Wunsches der Deaktivierung der Schockfunktion des ICD. Die Deaktivierung erfolgt durch den behandelnden Rhythmologen.

50.3 Palliative Therapie

FALLBERICHT

Vier Tage nach der ICD-Deaktivierung wird Herr S. anurisch und klagt erneut über starke Luftnot. Eine Verlegung auf die Palliativstation wünscht Herr S. nicht. Er bittet um das Bleiben auf der ihm bekannten Normalstation. Nach Rücksprache mit dem Pflegeteam der Station wird Herr S. in ein Einzelzimmer verlegt, um auch der Familie eine dauerhafte Anwesenheit zu ermöglichen. Es erfolgt außerdem die Mitbetreuung des Patienten durch das Palliativmedizinische Team der Klinik im Rahmen von mehrfachen Besuchen täglich. Insbesondere der Einsatz des Musiktherapeuten zeigt bei Herrn S. eine deutliche angstlösende Wirkung.

Im Verlauf wird zur Behandlung der Luftnot eine Hydromorphon-Therapie per Perfusor angeordnet und entsprechend der Symptomatik die Dosis erhöht. Darunter zeigt sich Herr S. gut symptomkontrolliert. In mehrfachen Gesprächen nimmt Herr S. ganz bewusst Abschied von seiner Familie und von seinen Freunden. Die Mitbetreuung durch die Psychologin wird dabei nicht nur von dem Patienten, sondern auch von den Angehörigen wohltuend wahrgenommen. Fünf Tage nach der ICD-Deaktivierung verstirbt Herr S. im Beisein seiner Ehefrau und Tochter am Herz-Kreislauf-Versagen.

INFO
Patienten mit ICD können in ihrer Patientenverfügung durch einen „ICD-Vermerk" den Umgang mit dem ICD am Ende ihres Lebensweges regeln. Dies bedarf einer vorherigen ausführlichen Beratung des Patienten und der Angehörigen durch den betreuenden Kardiologen.

Was wäre, wenn …

- … der Patient im Verlauf eine erneute ICD-Aktivierung gewünscht hätte?
  - Eine ICD-Aktivierung auf Wunsch des Patienten wäre jederzeit wieder möglich.
- … der Patient nicht einwilligungsfähig wäre und keine Patientenverfügung mit ICD-Vermerk vorliegen würde?
  - In diesem Fall müssen Behandlungsentscheidungen gemäß den mutmaßlichen Willen des Patienten unter Abwägung der Nutzenchancen und der Schadensrisiken getroffen werden [2]. In der hier beschriebenen Konstellation ist die Ehefrau durch die Vorsorgevollmacht befugt, als Stellvertreterin ihres Ehemanns den behandelnden Ärzten den mutmaßlichen Willen ihres Gatten darzulegen. Bei unauflösbarem Dissens mit den behandlungsverantwortlichen Ärzten müsste ein Betreuungsgericht hinzugezogen werden und entscheiden (§1904 BGB).

LITERATUR

[1] Ponikowski P et al. 2016 ESC Guidelines for the diagnosis and treatment of acute and chronic heart failure: The Task Force for the diagnosis and treatment of acute and chronic heart failure of the European Society of Cardiology (ESC). Developed with the special contribution of the Heart Failure Association (HFA) of the ESC, 2016 Jul 14; 37(27): 2129–2200.

[2] Waltenberger J et al. Verantwortlicher Umgang mit ICDs. Stellungnahme der Deutschen Gesellschaft für Kardiologie und ihrer Schwester-Gesellschaften. Kardiologe, 2017; 11: 383–397.

[3] Linden M et al. Fachgebundene Psychotherapie: Mehr Möglichkeiten. Dtsch Ärztebl, 2008; 105(30): A-1602.

VIII Besondere Patientengruppen

51 Und wenn ich keinen Abbruch will? 379

52 Unser Baby ist schwach, atmet schnell und kann
   nicht richtig schlucken 387

53 Wenn Begrüßung und Abschied zusammenfallen 392

54 Eine Reise in die Vergangenheit 398

55 Selbstbestimmung ermöglichen bei Menschen
   mit geistiger Beeinträchtigung 405

56 Die Einmaligkeit eines Menschen verstehen
   und respektieren 412

57 „Nazar" – der böse Blick! Oder: „Es war doch nur
   ein Loch im Herzen" 419

58 Die eigene Schmerzlösung 429

59 Probleme genug 433

KAPITEL 51

Lars Garten

Und wenn ich keinen Abbruch will?

FALLBERICHT

Frau M. ist 24 Jahre alt und mit ihrem zweiten Kind schwanger. Sie lebt mit dem Vater ihres ungeborenen Kindes und ihrem gemeinsamen Sohn Max (7 Jahre) zusammen.

Mit 23 4/7 Schwangerschaftswochen wird Frau M. zur sonografischen Feindiagnostik überwiesen. Frau M.s Partner kann sie nicht begleiten, da er für einige Tage beruflich unterwegs ist. Im Rahmen der Feindiagnostik wird Frau M. eröffnet, dass bei ihrem Kind keine Nieren angelegt seien. Aufgrund der fehlenden Nieren würde kein Fruchtwasser produziert. Die untersuchende Pränataldiagnostikerin erläutert, dass aufgrund des fehlenden Fruchtwassers die Lungen des Kindes so unterentwickelt sein werden, dass es nach der Geburt trotz der heutigen medizinischen Möglichkeiten rasch versterben werde.

Die Ärztin empfiehlt Frau M. eine ausführliche Beratung in einem nahegelegenen Perinatalzentrum. Dort würden Frauen- und Kinderärzte gemeinsam über die nun möglichen Wege aufklären. Die Pränataldiagnostikerin vereinbart für Frau M. und ihren Partner, der dann von seiner Dienstreise wieder zurück sein wird, telefonisch einen zeitnahen Beratungstermin im Perinatalzentrum. Zudem wird Frau M. die Telefonnummer einer Schwangerenkonfliktberatungsstelle mitgegeben.

51.1 Pränatale Palliativberatung – wieviel Expertise ist notwendig?

Eine einfach zugängliche und hochtechnisierte Schwangerenvorsorge hat die Anzahl von feindiagnostischen Maßnahmen in den letzten Jahren zunehmen lassen. Diese Veränderungen in Qualität und Quantität pränataler Diagnostik haben dazu geführt, dass lebensverkürzende Erkrankungen immer häufiger schon in der Fetalzeit diagnostiziert werden. Es ist dann die primäre Aufgabe der vorgeburtlich Beratenden, die **betroffenen Eltern zu befähigen,** eine **gut informierte, gestützt-autonome Entscheidung im Einklang mit ihrer Hoffnung, ihrem Glauben, ihren Wertvorstellungen und ihrer individuellen Lebenssituation** zu treffen. Pränatale Beratung bei diagnostizierter lebensverkürzender Erkrankung sollte aus perinatologisch-palliativmedizinischer Sicht idealerweise **interdisziplinär und multiprofessionell** erfolgen. Das heißt, es sollte sichergestellt sein, dass in Rahmen einer ergebnisoffenen Beratung auf mindestens die Expertise von Pränataldiagnostiker, Geburtshelfer, Neonatologen und pädiatrischen Palliativmediziner zurückgegriffen werden kann. Bei speziellen Erkrankungen ist es oft sinnvoll, das beratende Team um zusätzliche Spezialisten zu erweitern (z. B. Kinderkardiologen, Kinderchirurgen, Neurochirurgen, Humangenetiker, Kindernephrologen, Stoffwechselspezialisten etc.). Obligat ergänzt werden sollte die medizinische Beratung in jedem Fall durch eine psychosoziale Schwangerenkonfliktberatung.

Um diese Anforderungen an eine multiprofessionelle vorgeburtliche Beratung erfüllen zu können, müssen jeweils individuelle Strukturen geschaffen werden, die sich an den lokal vorhandenen personellen und strukturellen Ressourcen orientieren. Besondere Beachtung sollte dabei stets der Schnittstellenoptimierung zwischen ambulanten, prästationären und stationären Versorgungsstrukturen sowie die inhaltliche Abstimmung aller beteiligter Akteure zuteilwerden.

FALLBERICHT

3 Tage nach der Feindiagnostik stellt sich Frau M. in 24 0/7 Schwangerschaftswochen in Begleitung ihres Partners in der interdisziplinären, feindiagnostischen

Sprechstunde des nahegelegenen Perinatalzentrums vor. Neben einem Pränataldiagnostiker ist eine Kinderärztin/Neonatologin mit palliativmedizinischer Zusatzausbildung anwesend. Vor der Untersuchung werden Frau M. und ihr Partner gebeten zu erzählen, wie die Schwangerschaft bisher verlaufen sei und welche Informationen sie bereits in der Feindiagnostikpraxis erhalten haben. Dann wird eine erneute Ultraschalluntersuchung vorgenommen, in der die Vorbefunde bestätigt werden. Die Befunde werden Frau M. und ihrem Partner anhand der Ultraschallbilder erläutert. Im Anschluss wird das Paar ausführlich über das vorliegende Krankheitsbild einer beidseitigen Nierenagenesie aus neonatologischer, kinderärztlicher und palliativmedizinischer Sicht aufgeklärt. Die Kinderärztin erläutert, dass aufgrund des fehlenden Fruchtwassers die Lungen des Kindes schwer unterentwickelt sein werden und daher keine mit dem Leben vereinbare Atmungssituation nach der Geburt für das Kind herzustellen ist.

Frau M. und ihr Partner werden über die Möglichkeit einer weiterführenden Diagnostik mittels vorgeburtlicher Nabelschnurpunktion aufgeklärt. Möglicherweise könne man dann mithilfe einer genetischen Panel-Diagnostik bereits vorgeburtlich eine genetische Ursache der Erkrankung ihres Kindes benennen können.

Bei Vorliegen oder Verdacht auf eine lebensverkürzende Erkrankung eines ungeborenen Kindes sollte im **pränatalen Beratungsgespräch** eine **Gesamtbetrachtung des Kindes unter Berücksichtigung all seiner Auffälligkeiten** erfolgen. Zu Beginn ist es wichtig, in Erfahrung zu bringen, welche Informationen die Eltern bereits im Vorfeld erhalten haben, was sie davon verstanden haben und welche Folgen sie aus diesen Informationen für ihr Kind und sich selbst aktuell ableiten („Wo stehen die Eltern?"). Es sollte abgeschätzt werden, wie detailliert die Eltern im Rahmen des aktuellen Beratungsgesprächs aufgeklärt werden möchten („Elterliches Recht auf Nichtwissen"). Mögliche Eigen- („Bestimmt liegt es daran, dass ich mich nicht genug geschont habe.") oder Fremdschuldzuweisungen („Du wolltest ja nicht mit dem Rauchen aufhören. Das ist jetzt die Strafe dafür.") sollten in dem Gespräch aus dem Weg geräumt werden. Empathie, aktives Zuhören, eine ergebnisoffene Haltung im Rahmen der Einzelfallbetrachtung, Respekt vor dem ungeborenen Kind und dem elterlichen Werteverständnis erleichtert es den werdenden Eltern, sich in das Gespräch einzubringen.

Eltern haben Verständnis, wenn ihre Fragen im Rahmen eines vorgeburtlichen Beratungsgesprächs nicht alle beantwortet werden können, Nichtwissen darf „zugegeben" werden. Wenn eine Diagnose nicht sichergestellt werden kann, sondern nur ein hochgradiger Verdacht besteht, muss den Eltern erklärt werden, dass nicht alle Therapieentscheidungen bereits im Vorfeld gefällt werden müssen bzw. können. Unter Umständen bedarf es zunächst weiterer klinischer oder diagnostischer Informationen, die erst im weiteren Verlauf zur Verfügung stehen.

Ein pränatales Beratungsgespräch kann nur ein **Angebot** und keine zeitlich festgelegte Pflichtveranstaltung für die Eltern sein. Nicht immer können oder wollen Eltern genau dann dieses Angebot annehmen, wenn der entsprechende Beratungstermin ansteht. In diesem Fall ist es sinnvoll, mit den Eltern über mögliche Gründe und potenzielle Hilfsangebote zu sprechen. Manchmal ist es notwendig, die Beratung zu vertagen oder in einem anderen Rahmen, vielleicht mit zusätzlicher Unterstützung des Paares durch anwesende Familienmitglieder oder enge Freunde, durchzuführen. Die zeitlichen und personellen Investitionen, die im Rahmen der pränatalen Beratungssituationen notwendig sind, tragen wesentlich dazu bei, dass sich ein solides Vertrauensverhältnis zwischen Eltern und perinatalem Betreuungsteam entwickeln kann.

Der **Inhalt** jedes pränatalen Beratungsgesprächs sollte **sorgfältig dokumentiert** und an alle Begleitenden und im weiteren Verlauf potenziell involvierten Mitglieder des geburtshilflichen, neonatologischen und palliativmedizinischen Behandlungsteams **weitergeleitet** werden.

> **MERKE**
>
> Am Ende eines **pränatalen Diagnose-Eröffnungsgesprächs** bei einer lebensverkürzenden Erkrankung sollten im Idealfall folgende drei **Grundziele** erreicht sein:
> 1. Die Eltern haben verstanden, an welcher Erkrankung ihr Kind leidet bzw. im Falle einer Verdachtsdiagnose höchstwahrscheinlich leiden könnte. Sie begreifen, dass es sich um eine lebensverkürzende Erkrankung handelt und wie hoch die (postnatale) Lebenserwartung des Kindes ist.

2. Die Eltern kennen therapeutische Möglichkeiten, mögliche Komplikationen und Handlungsalternativen (z.B. Schwangerschaftsabbruch, postnatale Palliativpflege, prä- und postnatale Therapien mit kurativem oder palliativem Ansatz etc.) für ihr Kind und wissen, ob sie sich zwischen diesen entscheiden müssen bzw. können und wie viel Zeit sie für eine Entscheidung haben.
3. Die Eltern wissen, wer ihr verantwortlicher Hauptansprechpartner ist und sind über zusätzliche psychosoziale Hilfsangebote informiert. Die Eltern und die entsprechenden Mitglieder des geburtshilflichen und neonatologischen Behandlungsteams sind über das weiter geplante Vorgehen informiert.

FALLBERICHT

Frau M. und ihr Partner möchten wissen, welche Möglichkeiten es nun für ihr Kind und sie gebe. Gemeinsam erläutern der Pränataldiagnostiker und die Kinderärztin folgende Optionen:

Option I: Schwangerschaftsabbruch aus medizinischer Indikation nach §218a des Strafgesetzbuches (StGB) – mit Fetozid

Die vorliegenden Befunde würden einen straffreien Schwangerschaftsabbruch nach §218a des Strafgesetzbuches (StGB) (mit Fetozid) aus medizinischer Indikation ermöglichen. Ein solcher Spätabbruch könne relativ zeitnah erfolgen. Es bestünde aber aus medizinischer Sicht kein unmittelbarer Zeitdruck, da ein Spätabbruch aus juristischer Sicht bis Eintritt der Wehen bzw. bis zum Fruchtblasensprung durchgeführt werden dürfe.

Option II: Fortführung der Schwangerschaft

Alternativ zum Schwangerschaftsabbruch könne das Kind ausgetragen werden. Wenn das Kind lebend geboren werden würde, würden die vorliegenden Pränatalbefunde einen Verzicht auf lebenserhaltende Maßnahmen ermöglichen (primäre postnatale Palliativversorgung = „Palliative Geburt"). Das Kind würde dann aufgrund der Lungenunterentwicklung voraussichtlich sehr rasch nach der Geburt versterben. Unter adäquater Symptomkontrolle mittels Opiaten würde das Kind weder „ersticken" noch einen leidvollen Tod sterben müssen. Eine lückenlose Symptomkontrolle (Schmerz, Distress) wäre obligater Bestandteil der primären postnatalen Palliativversorgung. Eine primäre postnatale Palliativversorgung könnte erfolgen nach Spontangeburt oder nach vorzeitiger medikamentöser Geburtseinleitung aus mütterlicher Indikation (falls Frau M. die Schwangerschaft aus physischen oder psychischen Gründen nicht bis zum Ende weiterführen könne).

Den Eltern wird erläutert, dass eine entsprechende medizinische und psychosoziale Betreuung für Kind und Eltern für alle dargelegten Optionen am Perinatalzentrum gewährleistet wäre.

Am Ende des Gesprächs wird ein Gesprächstermin mit der psychosozialen Elternberatung des Perinatalzentrums für eine Beratung vereinbart. Danach soll es einen weiteren multiprofessionellen Beratungstermin (Eltern, Kinderärztin und psychosoziale Elternberatung) geben, um zu sehen, welche Fragen noch offen sind und wie weit die Eltern in ihrem Entscheidungsprozess sind. Es wird wiederholt betont, dass die Eltern sich Zeit für die nun anstehende existentielle Entscheidung nehmen sollen, da aus medizinscher Sicht kein akuter Handlungsbedarf bestehe.

Die Möglichkeit einer **nachgeburtlichen primären Palliativversorgung** eines Kindes mit einer lebensverkürzenden Erkrankung wird heutzutage leider immer noch bei vielen – vor allem nicht interdisziplinär durchgeführten – Beratungen nicht als Alternative zum Schwangerschafts(spät)abbruch nach §218 benannt. Häufig werden betroffene Paare im Rahmen einer Erstberatung hingegen offensiv in Richtung Schwangerschaftsabbruch beraten. Bei einem Schwangerschaftsabbruch jenseits des ersten Trimenons geht diesem in der Regel ein intrauteriner Fetozid voraus. Die Empfehlung zum Schwangerschaftsabbruch erfolgt häufig in der Annahme, dass dieser im Vergleich zum Austragen des Kindes mit postnatal primärer Palliativversorgung generell weniger belastend für die Eltern sei. In einer Untersuchung von Heider & Steger (2014) fand sich jedoch für diese Annahme kein Beleg. Vielmehr folgern die Autoren aufgrund ihrer Studiendaten, dass sich rückblickend die Zufriedenheit mit der vorgeburtlichen Entscheidung für einen Abbruch oder für ein Austragen des Kindes mit lebensverkürzender Erkrankung aus der individuellen Konfliktlösung der Eltern ergibt. Zudem besteht auf Seiten von Geburtsmedizinern häufig keine klare Vorstellung über die Möglichkeiten einer postnatalen palliativmedizinischen Sterbebegleitung und nicht invasiven Symptomkontrolle.

INFO

Entscheidet sich eine Frau für die Fortführung der Schwangerschaft, so muss in der Beratung benannt werden, dass bei verschiedenen lebensverkürzenden Erkrankungen (z. B. Trisomie 18 oder 13) ein **deutlich erhöhtes Risiko für einen intrauterinen Fruchttod** besteht. Im Falle eines intrauterinen Versterbens des Kindes, muss die Schwangere aufgeklärt sein, dass sie ihr verstorbenes Kind dann als Stillgeburt – in der Regel per vaginaler Geburt – gebären muss. Auch muss die Möglichkeit erläutert werden, dass das Kind unmittelbar unter der Geburt versterben kann. Es gibt somit keine Gewähr, dass die Eltern bei Fortführung der Schwangerschaft auch wirklich die Möglichkeit haben werden, ihr Kind lebend kennenlernen zu dürfen.

51.2 Entscheidungsfindung – was kann helfen?

FALLBERICHT

In den folgenden zwei Beratungsgesprächen zeichnet sich ab, dass für die Eltern ein Schwangerschaftsabbruch mit Fetozid nicht infrage kommt. Auch wünschen sie keine weiterführende vorgeburtliche invasive Diagnostik mittels intrauteriner Nabelschnurpunktion. Sie haben jedoch große Sorge vor dem Weg der „palliativen Geburt" und noch viele Fragen wie: Leidet das Kind? Wie stirbt das Kind? Wie sollen wir unser Kind im Sterben begleiten? Kann man so ein kleines Kind beerdigen? Was sagen wir unserem 7-jährigen Sohn? Was sagen wir unseren Freunden und Bekannten? Brauchen wir eine Hebamme? Schaffen wir das – als Mutter und Vater – aber auch als Paar? Was ist jetzt wichtig? Werden wir jetzt nie mehr ein gesundes Kind bekommen können?

Die Fragen im Rahmen einer pränatalen Palliativberatung sind weit gefächert und bei weitem nicht nur medizinischer Natur. Die Begleitung der Eltern auf dem Weg zur Entscheidungsfindung muss daher **obligat multiprofessionell und interdisziplinär** erfolgen. Wechselnde Ansprechpartner mit eventuell unterschiedlicher Bewertung der medizinischen Fakten und/oder Kommunikationskultur können hierbei erhebliche weitere Belastungen für die werdenden Eltern bedeuten. Es ist daher wichtig, die **Rollenaufteilung im betreuenden Team** für alle Beteiligten klar zu definieren und transparent zu machen. Die Eltern müssen wissen, wer „die Fäden in der Hand hält".

Meist braucht es **mehrere Beratungstermine**, zwischen denen den Eltern immer wieder die Gelegenheit gegeben wird, ihre Gedanken, Fragen, Sorgen und Ängste ein wenig mehr zu sortieren.

Im Folgenden sind einige Fragen aufgeführt, auf die man als vorgeburtlich Beratende vorbereitet sein sollte:

- Um welche Erkrankung handelt es sich (Ursache, Häufigkeit, Prognose, Therapiemöglichkeiten mit kurativem Ansatz, assoziierte Erkrankungen/Fehlbildungen, Wiederholungsrisiko bei erneuter Schwangerschaft, etc.)?
- Wie sicher ist die Diagnose? Welche möglichen Differenzialdiagnosen gibt es?
- Kann unser Kind noch gesund werden?
- Hätte man die Erkrankung nicht früher erkennen und/oder verhindern können?
- Ist ein Schwangerschaftsabbruch eine mögliche Therapieoption?
- Kann unser Kind spontan geboren werden oder muss es per Kaiserschnitt entbunden werden? Sind bei der Geburt spezielle Dinge zu beachten (bei Mutter und/oder Kind)?
- Wo darf/kann/muss/sollte das Kind zu Welt kommen?
- Was geschieht, wenn das Kind nicht in einem spezialisierten Zentrum auf die Welt kommt (falls die Frau es nicht mehr rechtzeitig in die Klinik schafft oder wenn primär eine Hausgeburt geplant ist)?
- Wie lange kann/wird unser Kind nach der Geburt leben?
- In welchem körperlichen Zustand wird unser Kind nach der Geburt sein? Wird es künstlich beatmet/ernährt werden?
- Kann es sein, dass unser Kind überlebt? Wenn ja, wie lange?
- Wie/woran wird unser Kind sterben (Symptome im Sterbeprozess)? Wird es ein leidvoller Tod sein?
- Gibt es Behandlungsmöglichkeiten mit kurativem Ansatz (inkl. experimenteller Ansätze, ggf. in anderen Kliniken)?
- Haben Sie praktische Erfahrungen in der Betreuung von Kindern, die an dieser Erkrankung leiden, und ihren Familien?

- Wie werden Kinder im Allgemeinen mit dieser Erkrankung an ihrem Zentrum betreut (Welcher Geburtsmodus? Werden Mutter und Kind getrennt? Kann das Kind gestillt werden? Wer darf bei der Geburt dabei sein? Wer darf das Kind besuchen? Wer darf in der Sterbephase beim Kind sein?
- Werden wir das als Familie, als Eltern als Paar schaffen? Was kommt auf uns zu?
- Werden wir noch so viel Zeit haben, dass wir mit dem Kind nach Hause entlassen werden können? Welche Unterstützung können wir dann bekommen?

Gespräche mit verschiedenen Personen eines multiprofessionellen Teams (Ärzte, Pflege, Elternberatung, Psychologen, Sozialdienst, Seelsorger etc.) bieten den Ratsuchenden die Möglichkeit, die für ihre Entscheidung wichtigen Wertvorstellungen zu reflektieren. Kontakt und Austausch mit anderen Betroffenen (z. B. über das Kindernetzwerk oder Selbsthilfegruppen) können manchen Eltern den Entscheidungsprozess ebenfalls erleichtern. Diese können bereits während der Schwangerschaft in Anspruch genommen werden und entweder kurzfristig oder aber auch im weiteren Verlauf jederzeit begonnen werden. Das Beratungsteam sollte potenzielle Konflikte zwischen den Eltern im Rahmen von Entscheidungsprozessen erkennen und versuchen zu vermitteln, um zu deren Auflösung beizutragen. So kann für die Eltern im Idealfall wieder eine gemeinsame Perspektive geschaffen werden.

Der Weg zur Palliativen Geburt ohne eine obligate psychosoziale Begleitung birgt die Gefahr, dass für die Eltern wichtige Aspekte nicht rechtzeitig in den Blick genommen werden. Betroffene Eltern brauchen mitunter **Impulse, die ihnen im Prozess weiterhelfen,** auf die sie aber von alleine (aufgrund mangelnder Erfahrung und akuter Hochbelastung) nicht rechtzeitig kommen.

51.3 Geburtsplanung

FALLBERICHT

Frau M. entscheidet sich zusammen mit ihrem Partner schließlich für eine palliative Geburt. Sie möchte ihr Kind austragen und zur Geburt mit anschließender Palliativbetreuung des Kindes in die Klinik kommen. Sie würde das Kind gern spontan auf die Welt bringen, hat jedoch ihren ersten Sohn per Notsectio geboren. Frau M. wird nun zur konkreten Planung des Geburtsmodus für die palliative Geburt erneut in der Geburtshilfe vorgestellt. In der Untersuchung zeigt sich, dass aufgrund der vorherigen Sectio und einer Lageanomalie der Plazenta (Placenta praevia) eine Spontangeburt mit einem relevant hohen mütterlichen Risiko einhergehen würde und daher eine erneute Sectio zum Schutz der Mutter indiziert ist.

Häufig werden bei betroffenen Schwangeren, die sich für eine Palliative Geburt entschieden haben, im weiteren Verlauf keine regulären Schwangerenvorsorgeuntersuchungen mehr angeboten, mit der Begründung „das Baby stirbt ja sowieso nach der Geburt." Wie bei jeder anderen Schwangerschaft auch, besonders aber bei einer geplanten palliativen Geburt steht die Gesundheit der Mutter in der medizinischen Betreuung vor der Gesundheit des ungeborenen Kindes. Die Betreuung der Schwangeren bis zur Geburt und vor allem die Geburtsplanung bedürfen daher einer besonderen Sorgfalt.

MERKE

Es muss v. a. zum Schutz der Schwangeren stets auf die Notwendigkeit regulärer vorgeburtlicher Untersuchungen nach den Mutterschaftsrichtlinien hingewiesen werden. Zudem muss eine sorgfältige geburtshilfliche Planung der palliativen Geburt gewährleistet sein.

In Vorbereitung auf die Geburt des Kindes sollten auch die Eltern von Kindern mit infauster Prognose dahingehend beraten werden, sich rechtzeitig eine Hebamme zu suchen. Eine einfühlsame Hebammenbetreuung vermag ein bisschen Normalität in die Schwangerschaft zu bringen. Unter Umständen kann im Rahmen einer vorgeburtlichen Hebammenbetreuung auch eine individuelle Geburtsvorbereitung jenseits regulärer Geburtsvorbereitungskurse erfolgen.

FALLBERICHT

Im Rahmen der weiteren psychosozialen und medizinischen Beratungen finden die Eltern Raum und Zeit, ihre ambivalenten Gefühle, Zweifel, Ängste und Unsicherheiten zu benennen. Es werden neben den

Abläufen um die Geburt auch die Möglichkeiten nach dem Versterben des Kindes antizipiert und u. a. alle relevanten Räumlichkeiten des Perinatalzentrums (Aufnahme, Pränatalstation, Sectio-OP, Abschiednahmeraum etc.) besichtigt. Den Eltern werden wichtige Impulse in der Vorbereitung zur palliativen Geburt gegeben, wie z. B. die vorgeburtliche Beantragung des gemeinsamen Sorgerechts, das Sammeln von Erinnerungen (Mementos) vom ungeborenen Kind (pränatale Ultraschallbilder ausdrucken lassen, Töne vom CTG aufnehmen, Familienfotos anfertigen lassen mit „schwangerem Bauch") oder die Planung, wer sich um ihren großen Sohn Max um die Geburt des Kindes herum kümmern soll.

In der verbleibenden Zeit bis zur palliativen Geburt ist es hilfreich, die betroffenen Eltern zu ermutigen, die Schwangerschaft als vorgezogene Familienzeit zu nutzen. In dieser Zeit können bereits zahlreiche Erinnerungen geschaffen werden. Zudem sollte die Zeit auch genutzt werden, um organisatorische Dinge mit den Eltern zu besprechen, denn häufig haben Eltern Fragen wie z. B.:

- Habe ich ein Anrecht auf Mutterschutz/Elternzeit?
- Ist es sinnvoll/notwendig, vor der Geburt eine Vaterschaftsanerkennung/gemeinsames Sorgerecht zu beantragen?
- Bekommen wir Kindergeld?
- Kann sich der Vater um die Geburt krankschreiben lassen?
- Wie soll die Geschwisterbetreuung um die Geburt und danach aussehen?
- Wie dürfen/sollen wir unsere anderen Kinder einbeziehen?
- Muss unser Kind standesamtlich angemeldet werden? Welche Unterlagen sind dazu notwendig?
- Können wir unser Kind taufen/segnen lassen? Wenn ja, wer könnte das machen?
- Welche Erinnerungen können wir sammeln (Tonaufnahmen vom CTG, Babybauchfotos, Familienfotos, Familien-/Paar-Rituale)?
- Was passiert nach dem Tod unseres Kindes? Wer begleitet uns?
- Können/müssen wir unser Kind bestatten? Wie schnell muss unser Kind nach dem Versterben bestattet werden?
- Wer kann uns helfen, wenn wir kein Geld für eine Bestattung haben (Stichwort: Sozialbestattung)
- Gibt es spezielle „Babybestatter" und „Babyfriedhöfe"?
- Etc.

51.4 Perinataler Palliativplan

FALLBERICHT

Mit 30 SSW sind die Eltern sich ihrer eigenen Bedürfnisse und Wünsche für die Palliativbetreuung ihres Kindes so sicher, dass diese Dinge in Form eines perinatalen Palliativplans verschriftlicht werden können. Dieser gemeinsam mit dem Behandlungsteam erstellte Plan wird nach Autorisierung durch die Eltern an allen relevanten Stellen hinterlegt (Mutterpass, Kreißsaalaufnahme, neonatologische Station etc.). Gemeinsam mit den Geburtsmedizinern wird ein Termin für den geplanten Kaiserschnitt in 38 SSW vereinbart.

Um Informationsverluste an den Schnittstellen zwischen ambulanten und stationären Versorgungstrukturen bzw. zwischen pränatalmedizinischen, geburtshilflichen und pädiatrischen Behandlungsteams zu minimieren, können alle für die palliative Geburt relevanten Aspekte in einem **Perinatalen Palliativplan** zusammengefasst werden. Dieser Plan sollte wie beim Advance Care Planning von den Eltern autorisiert und dann an allen relevanten Stellen (u. a. im Mutterpass!) hinterlegt werden.

Im Folgenden sind mögliche Komponenten, die ein derartiger perinataler Palliativplan aufgreifen könnte, zusammengefasst:

1. Basisdaten der Familie und des Kindes
2. Pränatale (Verdachts-)Diagnose und Prognose
3. Elterliche Wünsche: Diese können wörtlich protokolliert werden z. B. „Wir möchten in der Zeit, die unserem Sohn nach der Geburt verbleibt, immer bei ihm sein und jeden Moment seines Lebens mit ihm auskosten. Wir wünschen uns, dass auch unsere älteren Kinder die Möglichkeit bekommen, ihren Bruder kennenzulernen und sich von ihm zu verabschieden."

4. Vorgehen im Kreißsaal
   - Zeitpunkt, Modus und Ort der Geburt
   - Schmerzbehandlung der Mutter unter der Geburt
   - Überwachung des Kindes unter der Geburt (Kein CTG? Verzicht auf Sectio aus kindlicher Indikation?)
   - Asservierung von Nabelschnurblut für z. B. genetische Untersuchungen
   - Gewünschte Anwesenheit von Familie/Freunden
   - Glaubenshandlungen/-rituale, die unmittelbar nach der Geburt durchgeführt werden sollen
5. Initiale Versorgung des Kindes:
   - Primär verantwortliches Team (Hebamme, Geburtshelfer, neonatologische Intensivschwester, Neonatologe etc.)
   - Ausmaß von erwünschten Reanimationsmaßnahmen bzw. klare Verzichtserklärung auf Reanimation
   - Abtrocknen des Kindes nach der Geburt und Einwickeln in warme Tücher, zusätzlich externe Wärmezufuhr (z. B. Hautkontakt zu Eltern)
   - Management von Schmerz (Fremdbeurteilung mittels welcher Skala?, Einsatz welcher nicht-pharmakologischer und pharmakologischer Maßnahmen?), Dyspnoe oder anderen Symptomen
6. Betreuung der Familie nach der Geburt des Kindes:
   - Erwünschte Maßnahmen, um die gemeinsame Zeit mit dem Neugeborenen möglichst gut nutzen zu können (z. B. Körperkontakt zu den Eltern, Anwesenheit von Geschwistern oder Großeltern), Schaffen von Erinnerungen (z. B. Fotos vom Kind im Kreise der Eltern/Familie)
   - Ermöglichen religiöser Handlungen
   - Informationsweitergabe an Familie/Freunde, die nicht mit im Krankenhaus sind (Wer?, Wann?, Was?, Durch wen?)
7. Versorgung des Kindes im weiteren Verlauf:
   - Basispflege der Neugeborenen, die sich primär an den Bedürfnissen des Kindes orientiert (Wärme, Lippen- und Mundpflege, Hautkontakt zu den Eltern etc.)
   - Ggf. Beginn einer enteralen Ernährung (Stillen oder Zufuhr von Muttermilch oder Formalnahrung mittels Flasche, Fingerfeeder, Becher etc.)
   - Ggf. Rachen- bzw. tracheales Absaugen und Sauerstoffzufuhr
   - Festlegen des Umfangs diagnostischer und therapeutischer Interventionen (primäres Ziel: Optimierung der Symptomkontrolle)
   - Festlegen, wo das Kind betreut werden soll (z. B. Kreißsaal, Wochenbettstation oder neonatologische Station)
8. Mittelfristige Planung, falls das Kind die Neonatalperiode überleben sollte: Wo, wie, wie lange und durch wen soll das Kind versorgt werden, wenn die Mutter nach der Geburt entlassen wird?
9. Palliativversorgung des Kindes stationär auf einer neonatologischen Station, ambulante Betreuung zu Hause oder in einem Hospiz?
10. Sterbebegleitung und Versorgung des verstorbenen Kindes (manche Eltern/Familien können sich zu diesen Aspekten erst unmittelbar in der Terminalphase oder nach dem Tod des Kindes äußern):
    - Wo, in wessen Anwesenheit und vor allem wie soll das Kind versterben?
    - Wie möchte sich die Familie von dem Kind nach dem Tod verabschieden?
    - Soll eine (Teil-)Obduktion oder Gewebebiopsie, eine Asservierung von Blut oder das Anlegen einer Fibroblastenkultur für weitere Diagnostik wie z. B. Whole Genome Sequencing etc. zur weiterführenden Diagnostik durchgeführt werden?
    - Gibt es Wünsche/Planungen der Eltern bzgl. der Bestattung des Kindes?
11. Psychosoziale Unterstützung für die betroffene Familie: In welcher Form ist eine psychosoziale Unterstützung für die Familie eingeleitet/geplant bzw. steht potenziell zur Verfügung (für die Zeit vor und nach dem Tod bzw. in der konkreten Sterbebegleitung des Kindes)?
12. Kontakt: alle Kontaktdaten der Personen, die für die Palliativversorgung und die anschließende Trauerbegleitung für die betroffene Familie entscheidend verantwortlich sind.

Was wäre, wenn …

- … Frau M. eine Hausgeburt gewollt hätte?
  - In der Regel wird eine palliative Geburt in einem Perinatalzentrum (oder zumindest in einer Geburtsklinik mit kinderärztlicher Kreißsaalbetreuung) stattfinden. In Einzelfällen und bei Gewährleistung bestimmter Voraussetzungen besteht theoretisch die Möglichkeit einer palliativen Hausgeburt, hierzu gehört obligat die Gewährleistung …
  - … der medizinischen Betreuung der Gebärenden unter der Geburt durch eine Hebamme/Frauenarzt. Diese/dieser übernimmt die alleinige Verantwortung für die Leitung der Geburt.
  - … der postnatalen Betreuung des Neugeborenen inkl. adäquater Symptomeinschätzung und -kontrolle (u. U. auch pharmakologisch mittels Opiattherapie) durch einen neonatologisch-palliativmedizinisch versierten Arzt. Die postnatale Palliativbetreuung des Neugeborenen könnte im ambulanten Setting z. B. durch ein SAPV-Team erfolgen.
  - … einer bedarfsgerechten psychosozialen Begleitung der Familie im ambulanten Setting (beginnend vor der Geburt und über den Tod des Kindes hinausgehend).

LITERATUR

Boss R, Kavanaugh K, Kobler K. Prenatal and Neonatal Palliative Care. In: Wolfe J, Hinds P, Sourkes B (eds.). Textbook of Interdisciplinary Pediatric Palliative Care. Philadelphia, USA: Elsevier Saunders, 2011. pp. 388–392.

Garten L. Kapitel 1 „Grundlagen neonatologischer Palliativversorgung". In: Garten L, von der Hude K (Hrsg.). Palliativversorgung und Trauerbegleitung in der Neonatologie. 1. Aufl. Berlin/Heidelberg: Springer, 2014.

Heider U, Steger F. Individuelle Entscheidungsfindung nach pränatal diagnostizierter schwerer fetaler Fehlbildung. Ethik Med, 2014; 26: 269–285.

Tosello B, Dany L, Gire C et al. Perceptions of lethal fetal abnormality among perinatal professionals and the challenges of neonatal palliative care. J Palliat Med., 2014 Aug; 17(8): 924–930.

KAPITEL 52

Sascha Meyer

Unser Baby ist schwach, atmet schnell und kann nicht richtig schlucken

FALLBERICHT

Ein 4 Monate alter männlicher, wacher und aufmerksamer Säugling nichtkonsanguiner Eltern wird in der Kinderklinik vorgestellt mit den klinischen Zeichen einer respiratorischen Beeinträchtigung (Tachypnoe sowie leichte Dyspnoe) und Unfähigkeit, den eigenen Schleim ausreichend zu schlucken, und unzureichender Hustentätigkeit. Das Vorliegen von Fieber, Husten oder Schnupfen wird von den Eltern verneint.

Die körperliche Untersuchung zeigt einen Säugling in leicht reduziertem Allgemeinzustand mit schwachem Saugreflex bzw. verminderter Saugkraft, Gedeihstörung, distal betonter muskulärer Schwäche sowie Areflexie und einem glockenförmigen Thorax. Hierbei sind die unteren Extremitäten stärker betroffen als die oberen. Des Weiteren zeigen sich Zungenfaszikulationen mit stärkster Ausprägung im Bereich der Zungenspitze. Der Untersuchungsbefund an Herz und Abdomen ist unauffällig, insbesondere kein Hinweis für das Vorliegen ein Hepatosplenomegalie. Auch im Bereich des Integuments lassen sich keine Pathologien feststellen (z. B. Hypo- bzw. Hyperpigmentierungen).

Die antenatale sowie perinatale Vorgeschichte ist unauffällig. Die Geburt erfolgte per Spontanpartus in der rechnerisch 41. Schwangerschaftswoche ohne Anhalt für das Vorliegen eines Polyhydramnions oder verminderter Kindsbewegungen in utero. Das Geburtsgewicht betrug 3.490 g, die APGAR-Werte 7/8/8.

Im Rahmen der Vorsorgeuntersuchungen unmittelbar nach Geburt sowie vor Entlassung aus der Klinik (U1–U2) ergaben sich bei der klinischen Untersuchung zunächst keine richtungsweisenden Befunde, die auf das Vorliegen einer relevanten neuromuskulären Erkrankung hindeuteten. Im Rahmen der U3-Vorsorgeuntersuchung fiel erstmalig eine muskuläre Hypotonie auf und es wurde daraufhin eine krankengymnastische Behandlung nach Vojta verordnet.

52.1 Diagnostik

Zunächst ergibt sich der Verdacht auf einen Infekt der oberen Atemwege, welcher symptomatisch mit Inhalationstherapie behandelt wird. Hierunter kommt es zunächst zu einer Besserung der Atmung.

Aufgrund der im Vordergrund stehenden muskulären Hypotonie ergibt sich der Verdacht auf eine Erkrankung aus dem neuromuskulären Formenkreis, allerdings kann auch eine zentralnervöse Ursache nicht sicher ausgeschlossen werden.

Es wird daraufhin eine umfängliche Diagnostik durchgeführt, einschließlich Neurografie, Stoffwechseldiagnostik/Molekulargenetik und einer zerebralen Magnetresonanztomografie.

Die Ergebnisse der neurophysiologischen Untersuchung ergeben einen pathologischen Befund, wobei eine eindeutige Zuordnung zu einem myogenen oder neurogenen Schädigungsmuster nicht möglich ist.

Die Stoffwechseldiagnostik ergibt keine richtungsweisen pathologischen Ergebnisse.

Die Bestimmung der Kreatininkinasewerte im Serum zeigt Normalwerte.

In der zerebralen Magnetresonanztomografie wird eine Cisterna magna nachgewiesen bei ansonsten unauffälligem intrakraniellen Befund.

FALLBERICHT

Während des stationären Aufenthalts kommt es zu einer zunehmenden Verschlechterung der respiratorischen Situation, sodass der kleine Patient zunächst mit einer nichtinvasiven Atemunterstützung versorgt wird. Bei allerdings nicht zu beherrschender respiratorischer Globalinsuffizienz wird der kleine Säugling intubiert und beatmet.

Im Verlauf kommt es zum Auftreten einer beatmungsassoziierten Pneumonie, die eine antibiotische Behandlung erforderlich macht.

Die psychosoziale Situation der Eltern vor Behandlung in der Klinik weist keine Besonderheiten auf.

Aufgrund der klinischen Auffälligkeiten wird schließlich die Verdachtsdiagnose einer Spinalen Muskelatrophie Typ 1 (SMA Typ 1 = Werdnig-Hoffmann) gestellt.

Spinale Muskelatrophie Typ 1 Die **SMA Typ 1 (Werdnig-Hoffmann)** stellt eine sehr schwere, lebenslimitierende neurologische Erkrankung dar, die aufgrund der muskulären Schwäche letztendlich zu einer progressiven respiratorischen Insuffizienz führt, die ohne atemunterstützende Maßnahmen regemäßig innerhalb des ersten Lebensjahrs zum Tod führt.

Aufgrund der Schwere der Erkrankung bei dem Patienten erfolgt sehr frühzeitig ein intensiver Austausch mit den Eltern bezüglich der Bedeutung und Prognose der SMA-Erkrankung.

In dieser Situation ist es wichtig, dass sofort intensive Gespräche mit den Eltern geführt werden. Denn die Möglichkeit des Vorliegens dieser schwerwiegenden Erkrankung ist für Angehörige sehr belastend und die Quelle großer Unsicherheit. So wird mit den Eltern in mehreren, sehr ausführlichen Gesprächen die sich aus dem Verdacht ergebende Diagnostik (genetische Untersuchung) besprochen.

Aufgrund der im Raum stehenden schweren, lebenslimitierenden Erkrankung wird auch frühzeitig den Eltern die Möglichkeit angeboten, psychologische Unterstützung während des stationären Aufenthalts in der Klinik in Anspruch zu nehmen. Zu diesem frühen Zeitpunkt wird dieses Angebot allerdings von den Eltern zunächst abgelehnt und nicht in Anspruch genommen.

FALLBERICHT

Die durchgeführte Molekulardiagnostik zeigt eine seltene Compound-Heterozygotie bezüglich des Vorliegens einer Punktmutation c.815A > G (p.Y272C) im Exon des SMN1-Gens (OMIM 600354) des väterlichen Allels und eine Deletion des SMN1-Exons 7 und 8 des mütterlichen Allels bei Vorhandensein zweier Kopien des SMN2-Gens (OMIM 601627). Somit kann die Diagnose einer SMA 1-Erkrankung gesichert werden.

Das Vorliegen einer kongenitalen myotonen Dystrophie sowie einer SMARD-Erkrankung (SMA-Erkrankung mit respiratorischer Beteiligung [„disease"] bei Affektion des Zwerchfells) wurde molekulargenetisch ausgeschlossen.

52.2 Therapieoptionen und Prognose

FALLBERICHT

Während des insgesamt 10-wöchigen stationären Aufenthalts in der Kinderklinik und nach Diagnosestellung werden in mehreren, sehr ausführlichen Gesprächen mit den Eltern die Bedeutung der Erkrankung SMA 1 ausführlich besprochen und die sich daraus ergebenden und grundsätzlich infrage kommenden Therapieoptionen besprochen.

Das Klinikteam klärt mit den Eltern die Bedeutung und Prognose der SMA-Erkrankung. Den Eltern wird der üblicherweise zu erwartende weitere spontane Verlauf sowie der Verlauf nach Hinzunahme von atemunterstützenden bzw. die Atmung vollständig übernehmenden Verfahren erläutert, sodass sich hieraus grundsätzlich die folgenden drei **Therapieoptionen** ergeben:

- Fortführung der maschinellen Beatmung sowie Notwendigkeit der Anlage eines Tracheostomas zur besseren Durchführbarkeit einer Langzeitbeatmung – auch im häuslichen Umfeld
- Nach klinischer Besserung ggf. Möglichkeit einer Extubation und längerfristige Versorgung mit einer nichtinvasiven Beatmung – auch im häuslichen Umfeld

- Extubation und bei respiratorischer Insuffizienz Beginn mit einer palliativmedizinischen Betreuung zur suffizienten Behandlung zur Symptomlinderung (Atemnot) mit einer medikamentösen Therapie mit Morphin und ggf. Benzodiazepinen ohne Verwendung atemunterstützender Therapieverfahren

Zu bedenken ist, dass nach Beendigung der Beatmung bzw. Atemunterstützung die meisten Kinder im ersten Lebensjahr versterben. Unter Beatmung (Maske oder Tracheostoma) ist dagegen ein Überleben bis in das 2. Lebensjahrzehnt möglich; dabei ist allerdings zu berücksichtigen, dass es häufig zu Komplikationen mit der Notwendigkeit einer medizinischen Behandlung (ambulant bzw. stationär) kommt und mit einer geringen bzw. gar keiner Sprachentwicklung zu rechnen ist.

Die Kinder und Jugendlichen sind hierbei dauerhaft auf fremde Hilfe angewiesen und bleiben Respirator-abhängig.

INFO

Seit dem Jahr 2017 steht mit **Nursinersen** erstmalig eine effektive medikamentöse Therapie zur Behandlung der 5q-assoziierten SMA zur Verfügung; diese Therapie war zum Zeitpunkt der Behandlung des Patienten allerdings noch nicht erhältlich.
Die Gabe von Nursinersen erfolgt intrathekal nach einem festen Zeitschema. Der Behandlungsbeginn sollte so früh wie möglich nach der Diagnose mit vier Aufsättigungsdosen an den Tagen 0, 14, 28 und 63 erfolgen; daran anschließend erhalten die Patienten eine Erhaltungsdosis alle 4 Monate. Es liegen zum jetzigen Zeitpunkt keine ausreichenden Daten zur Langzeitwirksamkeit vor, sodass der Bedarf für eine Fortsetzung der Therapie in regelmäßigen Abständen überprüft und je nach klinischem Erscheinungsbild des Patienten und seinem Ansprechen auf die Behandlung im jeweiligen Einzelfall abgewogen werden sollte. Die Behandlungskosten belaufen sich pro Gabe auf rund 100.000 Euro.
Zudem wird voraussichtlich in naher Zukunft die Möglichkeit einer **Gentherapie** mit dem Präparat Zolgensma® für Patienten mit 5q-Spinaler Muskelatrophie (SMA) bestehen (in den USA bereits zugelassen). Es handelt sich dabei um einen nicht replizierenden Adenovirus-assoziierten-Vektor (AAV9) mit guter ZNS-Gängigkeit, der ein voll-funktionales humanes SMN1-Gen transduziert. Aktuell liegen Erkenntnisse über eine stabile Langzeitwirkung über mindestens 4 Jahre vor. Ob die einmalige Gabe des Mittels zu einer Heilung führt, ist daher nicht bekannt. Die Therapiekosten belaufen sich auf rund 1,9 Millionen Euro.

Von besonderer Bedeutung für jegliche Kommunikation zwischen Klinik und Eltern ist die Realisierung eines **multiprofessionellen Vorgehens** mit frühzeitiger Einbindung verschiedener, in der Behandlung von Kindern mit lebenslimitierenden Erkrankungen besonders ausgebildeten und erfahrenen Kollegen, insbesondere die Betreuung durch das Team der Palliativmedizin.

FALLBERICHT

Im weiteren Verlauf des stationären Aufenthalts äußern die Eltern nach einem sehr intensiv, sowohl medizinisch als auch psychologisch begleiteten Entscheidungsprozess den Wunsch, die begonnene intensivmedizinische Behandlung (Beatmung) bei ihrem Sohn zu beenden ohne Fortführung einer weitergehenden, nichtinvasiven Atemunterstützung und ihr Kind nach Extubation palliativmedizinisch zu begleiten mit medikamentöser Linderung der Atemnot.

Zu diesem Zeitpunkt wird mit den Eltern die nach Extubation zu erwartende klinische Symptomatik besprochen – insbesondere die klinischen Zeichen der respiratorischen Insuffizienz. Die Eltern werden in dieser für sie sehr schweren und belastenden Zeit von klinischen Psychologen intensiv begleitet und betreut.

Mit erstmaliger Äußerung bzw. **Wunsch der Therapiebeendigung** durch die Eltern erfolgt eine Kontaktaufnahme mit dem palliativmedizinisch-tätigen Team unseres Klinikums, sodass eine persönliche Kontaktaufnahme mit dem in der weiteren Betreuung maßgeblich beteiligten Personen ermöglicht wird.

Nach Durchführung eines klinischen Ethik-Konsils, unter Teilnahme eines Medizinethikers, Humangenetikers, Neuropädiaters, Pädiaters sowie den betreuenden Pflegekräften an der Klinik und Einholen einer Handlungsempfehlung bezüglich der Beendigung der bis hierhin durchgeführten

Therapie – insbesondere der maschinellen Beatmung – wird der Patient im Beisein der Eltern, der primär betreuenden Ärzte sowie den Kollegen des Palliativteams extubiert.

INFO

Die Einberufung eines **Ad-hoc-Ethikkonsils** am Klinikum diente zur Unterstützung der Eltern, aber auch des behandelnden Teams, da eine Beendigung der bereits begonnenen intensivmedizinischen Behandlung vorgenommen wurde. Wenngleich an dieser Stelle hinzuzufügen ist, dass aus rein mediko-legaler und medizinischer Sicht die Beendigung einer lebenserhaltenden Maßnahme genauso zu werten ist wie die Entscheidung, eine medizinische Maßnahme erst gar nicht zu ergreifen. Nichtsdestotrotz hat die Einberufung und die sich daraus ergebende Empfehlung des Ethikkomitees zu einer erheblichen Entlastung sowohl auf Seiten der Eltern, aber insbesondere auch bei betreuenden Pflegenden und Ärzten geführt.

Bei **klinischen Zeichen der respiratorischen Beeinträchtigung** (insbesondere Tachypnoe mit weit geöffneten Augen initial) und in der Blutgasanalyse **nachgewiesener Hyperkapnie** erfolgt in Anwesenheit der Eltern eine supportive, palliativmedizinische Behandlung mit Morphin in Form einer Dauertropfinfusion sowie der Möglichkeit einer zusätzlichen Morphin-Bolusgabe durch die Palliativmediziner.

FALLBERICHT

Innerhalb weniger Stunden kommt es zu einer weiteren ausgeprägten Zunahme der Hyperkapnie. Der kleine Säugling wird hierunter zunehmend schläfrig und reagiert zusehends weniger auf taktile Reize. Letztendlich verstirbt er noch am Tag der Extubation auf dem Schoß der Mutter und in Anwesenheit des Vaters ohne erkennbare Zeichen einer relevanten Atemnot.

Was wäre, wenn …

- … ein frühzeitiger Kontakt zu unserem palliativmedizinischen Team hergestellt worden wäre?
  – Möglicherweise hätte dies zu einer weiteren Verbesserung der medizinisch-palliativen Versorgung des Patienten, aber auch zu einer optimierten Begleitung der Eltern geführt. Aufgrund der infausten Prognose der Erkrankung bei Nichtbehandlung hätte die Hinzunahme des Palliativteams bereits zu einem früheren Zeitpunkt zu einer offeneren Kommunikation bezüglich der grundsätzlichen Therapieoptionen geführt und somit auch zu einer Verkürzung der maschinellen Beatmungszeit.
- … die Eltern sich für die Fortführung der intensivmedizinischen Therapie entschieden hätten?
  – Dies hätte im weiteren Verlauf zu einer Beatmungsabhängigkeit des Patienten mit der Notwendigkeit zur Heimbeatmung und sehr aufwändiger Pflege durch die Eltern sowie eines ambulanten Pflegeteams geführt. Im weiteren Verlauf hätte dann bei Überleben des Patienten eine medikamentöse Therapie mit Nursinersen zur Verfügung gestanden. Ob und in welchem Ausmaß diese Therapie dann in dem bereits fortgeschrittenen Verlauf der Erkrankung zu einer Verbesserung der klinischen Symptomatik geführt hätte, ist sehr kritisch zu hinterfragen.
- … zum Zeitpunkt der Geburt eine medikamentöse Therapie mit Nursinersen bereits zur Verfügung gestanden hätte?
  – Auch hier ist zu bedenken, dass die sehr frühe Gabe von Nursinersen den Verlauf der Erkrankung verlangsamen kann, aber zum jetzigen Zeitpunkt nicht davon ausgegangen werden kann, dass die Erkrankung geheilt werden kann.
- … zum Zeitpunkt der Diagnose die Möglichkeit einer Gentherapie zur Verfügung gestanden hätte?
  – Eine abschließende Beurteilung bezüglich der Wirksamkeit dieser Therapie auf den Verlauf und die langfristige Prognose ist zum jetzigen Zeitpunkt noch nicht möglich.

LITERATUR

Al-Zaidy SA, Mendell JR. From Clinical Trials to Clinical Practice: Practical Considerations for Gene Replacement Therapy in SMA Type. Pediatr Neurol, 2019 Nov; 100: 3–11.

Finkel RS, Mercuri E, Darras BT et al. ENDEAR Study Group. Nusinersen versus Sham Control in Infantile-Onset Spinal Muscular Atrophy. N Engl J Med, 2017 Nov 2; 377(18): 1723–1732.

Grizelj R, Vukovic J. Tongue fasciculations in the newborn. J. Pediat, 2013; 163: 1526 e1.

Hahnen E, Schonling J, Rudnik-Schoneborn S et al. Missense mutations in exon 6 of the survival motor neuron gene in patients with spinal muscular atrophy (SMA). Hum. Mol. Genet, 1997; 6: 821–825.

Lefebvre S, Burglen L, Reboullet S et al. Identification and characterization of a spinal muscular atrophy-determining gene. Cell, 1995; 80: 155–165.

Lorson CL, Strasswimmer J, Yao JM et al. SMN oligomerization defect correlates with spinal muscular atrophy severity. Nat. Genet, 1998; 19: 63–66.

Lunn MR, Wang CH. Spinal muscular atrophy. Lancet, 2008; 371: 2120–2133.

Mendell JR, Al-Zaidy S, Shell R et al. Single-Dose Gene-Replacement Therapy for Spinal Muscular Atrophy. N Engl J Med, 2017 Nov 2; 377(18): 1713–1722.

Regev R, de Vries LS, Heckmatt JZ, Dubowitz V. Cerebral ventricular dilation in congenital myotonic dystrophy. J. Pediat, 1987; 111: 372–376.

Shohoud SA, Azab WA, Alsheikh TM, Hegazy RM. Blake's pouch cyst and Werdnig-Hoffmann disease: report of a new association and review of the literature. Surg. Neurol. Int, 2014; 5(4): S282–S288.

Wirth B. An update of the mutation spectrum of the survival motor neuron gene (SMN1) in autosomal recessive spinal muscular atrophy (SMA). Hum. Mutat, 2000; 15: 228–237.

Wirth B, Herz M, Wetter A et al. Quantitative analysis of survival motor neuron copies: identification of subtle SMN1 mutations in patients with spinal muscular atrophy, genotype-phenotype correlation, and implications for genetic counseling. Am. J. Hum. Genet, 1999; 64: 1340–1356.

KAPITEL 53

Lars Garten

Wenn Begrüßung und Abschied zusammenfallen

FALLBERICHT

Die 36-jährige Frau B. hat 4 gesunde Kinder und erwartet nun ihr 5. Kind. In der ambulant durchgeführten vorgeburtlichen Diagnostik werden multiple Auffälligkeiten bei ihrem Kind nachgewiesen: Hydrocephalus internus, V. a. Corpus-callosum-Agenesie, Vitium cordis (Malignment VSD mit überreitender Aorta), dysplastische Nieren, Klinodaktylie, Retrognathie, Nasenbeinaplasie. In der durchgeführten Chromosomenanalyse nach Amniozentese bestätigt sich der Verdacht auf eine Trisomie 18 (Edwards-Syndrom: 47, XY + 18). Die Diagnoseeröffnung erfolgt in der Pränataldiagnostikpraxis, Frau B. und ihr Ehemann werden über die „infauste Prognose" ihres Kindes und über die Möglichkeit eines Schwangerschaftsabbruchs aus medizinischer Indikation nach §218 aufgeklärt. In der am folgenden Tag in einer Beratungsstelle durchgeführten Schwangerenkonfliktberatung wird rasch klar, dass ein Schwangerschaftsabbruch für Frau B. und ihren Mann unvorstellbar ist. Frau B. wird an das wohnortnahe Perinatalzentrum überwiesen. Nach ausführlicher multiprofessioneller und interdisziplinärer Beratung entscheiden sich Frau B. und ihr Ehemann für das Austragen ihres Kindes bis zur Spontangeburt mit anschließender primärer Palliativversorgung unter Verzicht auf lebenserhaltende Maßnahmen im Kreißsaal.

Zwei Tage vor dem errechneten Geburtstermin stellt sich Frau B. mit regelmäßigen Wehen im Kreißsaal des Perinatalzentrums vor. Im Vorfeld wurde zusammen mit den Eltern (*shared decision*) ein perinataler Palliativplan erstellt, sodass das geburtshilfliche und neonatologische Team sich nun rasch einen Überblick über den bisherigen Verlauf der Schwangerschaft, die mit den Eltern getroffenen Entscheidungen und das geplante Prozedere verschaffen können (> Kap. 51).

Die Betreuung von Frau B. unter der Geburt erfolgt durch das geburtshilfliche Team. Zum Ende der Austreibungsphase wird das neonatologische Team hinzugerufen, in dessen Verantwortung die medizinische Betreuung des Neugeborenen liegt.

53.1 Grundlegende Aspekte perinataler Palliativversorgung

Zunehmend finden ganzheitliche und abteilungsübergreifende Konzepte zur Palliativversorgung von Kindern mit schweren, unheilbaren und lebensverkürzenden Erkrankungen den Weg in den Kreißsaal. Konzepte, die eine interdisziplinäre und multiprofessionelle Palliativversorgung von der Pränatalberatung bis zur Trauerbegleitung der früh verwaisten Eltern zum Ziel haben, werden unter dem Begriff **„perinatale Palliativversorgung"** zusammengefasst. Folgende Hauptaufgaben werden heutzutage als essenziell für eine gelungene Betreuung angesehen werden:

- Gewährleistung einer multiprofessionellen und kontinuierlichen Betreuung der Betroffenen
- Offene, empathische und sich am Bedarf der Eltern orientierende Informationsvermittlung
- Sorgfältige und interdisziplinär geführte Planung der Geburt und der postnatalen Versorgung des Kindes – diese Planung sollte im besten Interesse des Kindes und unter Berücksichtigung der Wertvorstellungen, Wünsche und Bedürfnisse der Eltern erfolgen.
- Genaue Koordination aller in die Betreuung involvierten Behandler sowie der medizinischen und pflegerischen Abläufe
- Adäquate Symptomkontrolle in der Sterbephase für das Neugeborene

- Schaffen wertvoller Erinnerungen für die betroffene Familie
- Schnittstellenübergreifende Koordination aller involvierten ambulanten und klinischen Akteure
- Trauerbegleitung der früh verwaisten Eltern innerhalb des Perinatalzentrums
- Gewährleistung individueller bzw. adäquater ambulanter Unterstützungsangebote

In einer Studie von Heider & Steger (2014) wurden die Wahrnehmung der Eltern durch das Behandlungsteam als eigenverantwortlich handelnde und denkende Menschen und als gleichberechtigte Kommunikationspartner als außerordentlich wichtige Faktoren der elterlichen Zufriedenheit und Selbstbestimmtheit identifiziert. Starke Unzufriedenheit mit der Geburtssituation oder der Betreuung wurde von den Befragten eher bei Nichtakzeptanz ihrer Entscheidung durch Ärzte und Pflegepersonal geäußert, oder wenn diese eigene moralische Urteile äußerten. Vor allem in Bezug auf die zeitliche und räumliche Gestaltung der Geburt sowie im Umgang mit dem Kind nach der Geburt erwarteten die Befragten die Möglichkeit, selbstbestimmt handeln zu können (z. B. Verzicht auf Reanimationsmaßnahmen, das Kind noch lebend erleben oder eine ausreichende Abschiedszeit).

FALLBERICHT

Frau B. bringt ihren Sohn Fayyad komplikationslos auf die Welt. Unmittelbar nach der Geburt wird er der Mutter auf die nackte Brust gelegt. Der Vater des Kindes ist die ganze Zeit eng bei seiner Frau und seinem Sohn.

Der anwesende Neonatologe beurteilt das Verhalten des Jungen auf dem Arm der Mutter sorgfältig auf Anzeichen von Distress. Das Kind liegt ruhig und entspannt auf der Brust seiner Mutter und atmet nur vereinzelt sehr flach und dies auch sehr unregelmäßig.

Der Neonatologe erläutert den Eltern, dass ihr Sohn aktuell keinerlei Zeichen von Schmerz, Unruhe oder Stress zeige und er deshalb aktuell keine Schmerzmedikamente oder andere Medikamente benötigt. Er versichert den Eltern, dass Fayyad der enge Kontakt zu seinen Eltern ausreichend Nähe und Geborgenheit biete, um sich trotz seiner schweren Krankheit wohl zu fühlen. Das Kind verbleibt weiter ohne Unterbrechung bei seinen Eltern.

53.2 Fremdbeurteilung und nicht-medikamentöse Symptomkontrolle

Das konsequente **Vorbeugen bzw. die Behandlung von Schmerzen** und **Unruhezuständen** sind die Grundvoraussetzungen für eine gelungene Sterbebegleitung des Kindes und wichtige Bausteine für die spätere Trauerverarbeitung der Eltern. Daher ist es essenziell, dass im Rahmen einer postnatalen primären Palliativversorgung ein Kinderarzt bzw. Palliativmediziner anwesend ist, der bei Neugeborenen eine **Fremdeinschätzung von Schmerz und Distress** sowie eine (**medikamentöse**) **Symptomkontrolle** sicher durchführen kann.

Da es keine Studien zu Schmerz- und Symptomkontrolle bei palliativ versorgten Neugeborenen gibt, sollte sich das Behandlungsteam im Rahmen einer Palliativversorgung bei Neugeborenen grundsätzlich an den gleichen Prinzipien orientieren, die allgemein für das Neugeborenenalter gelten (z. B. AWMF S3-Leitlinie „Analgesie und Sedierung in der Intensivmedizin – Therapie der Analgesie, Sedierung und des Delirs bei Kindern", 2015). Anders als in der Palliativversorgung von älteren Kindern, die bereits zu einer Selbsteinschätzung ihrer Schmerzen oder anderer belastender Symptome fähig sind, ist die Grundlage des Schmerz- und Distressmanagements bei Neugeborenen die Fremdeinschätzung. Für die Beurteilung von Distress eignen sich im Setting einer primären Palliativversorgung unmittelbar nach der Geburt vor allem **Verhaltensmerkmale als wichtige Indikatoren** für das Vorhandensein von Distress (z. B. Gesichtsausdruck, Weinen, Motorik, Körperhaltung, Aktivität, Ruhelosigkeit, Apathie und die äußere Erscheinung). Die Fremdbeurteilung von Schmerzen und Distress muss mit größtmöglicher Sorgfalt geschehen, denn sie ist die Voraussetzung für eine gezielte Steuerung einer eventuell notwendigen Pharmakotherapie. Die Schmerzbeurteilung sollte regelmäßig erfolgen.

Es gibt aktuell keine speziell für Neugeborene in der Terminal- bzw. Sterbephase validierten Fremdbeurteilungsskalen. Prinzipiell eignet sich die **COMFORT-neo-scale** nach van Dijk et al., 2009 (validiert für prolongierte Schmerzzustände bei intensivpflichtigen

Neugeborenen) für den Einsatz in der Kreißsaalsituation, da sie keine Bestimmung von Vitalparametern wie Herzfrequenz, SaO_2, Blutdruck etc. erfordert.

Jede durchgeführte Maßnahme der Symptomkontrolle muss evaluiert und auf ihre Wirksamkeit überprüft und dokumentiert werden. Bei unzureichender Wirksamkeit muss die Therapie entsprechend der aktuellen Symptomatik intensiviert bzw. geändert werden.

Schmerzreaktionen von Neugeborenen nach akuten, prozeduralen Schmerzen können mittels **nichtmedikamentöser Maßnahmen** positiv beeinflusst werden. Insbesondere Maßnahmen, die mit **direktem Körperkontakt** einhergehen, haben einen nachweislich reduzierenden Effekt auf beobachtbare Schmerzreaktionen. Zwar gibt es keine wissenschaftlichen Untersuchungen zu einem möglicherweise schmerz- bzw. stressreduzierenden Effekt durch den Körperkontakt eines sterbenden Neugeborenen mit seinen Eltern, dennoch lassen o. g. Studiendaten und die klinische Erfahrung die Annahme zu, dass direkter Körperkontakt auch in der Sterbephase eine sinnvolle Maßnahme für das Kind ist. Zusätzlich unterstützt der direkte Körperkontakt zwischen Eltern und Kind den Aufbau der Eltern-Kind-Bindung und spendet den Eltern Trost im späteren Trauerprozess. Der Körperkontakt eines Neugeborenen unter primärer Palliativversorgung nach der Geburt sollte daher möglichst auch nicht durch Maßnahmen, wie z. B. ärztliche Untersuchung oder Messung von Körpermaßen, unterbrochen werden. In Ergänzung empfiehlt es sich für eine unmittelbar postnatale Sterbebegleitung, die **Umgebung des Kindes** so zu gestalten, dass äußere Stressoren wie z. B. grelles Licht, Lärm oder Unruhe reduziert bzw. vermieden werden. Ebenfalls kann im Sinne des Kindes auf „eingreifende" diagnostische Maßnahmen – wie z. B. Monitoring mittels EKG-Elektroden, SaO_2-Messung, Blutentnahmen, Messen von Körpertemperatur oder Blutdruck – verzichtet werden.

MERKE

Ungestörter Körperkontakt zu den Eltern, der konsequente Verzicht auf invasive Diagnostik und Therapie sowie eine Reduktion äußerer Stressoren (z. B. grelles Licht oder Lärm) sollten die Basis einer primären palliativmedizinischen Begleitung von Neugeborenen im Kreißsaal bilden.

53.3 Medikamentöse Analgesie

FALLBERICHT

Der Zustand der frisch entbundenen Mutter und des Kindes erlauben es, dass sich das geburtshilfliche und neonatologische Team auf Wunsch der Eltern etwas aus der Situation zurückziehen. Die Mitarbeiter beider Teams bleiben jedoch für die Eltern jederzeit umgehend erreichbar. Das Neugeborene wird auch jetzt noch nicht gewogen, vermessen, auskultiert oder mittels apparativem Monitoring überwacht. Auch finden keine Blutentnahmen oder anderweitige invasive oder nicht invasive Untersuchungen statt. Wie im Vorfeld besprochen und von den Eltern gewünscht, erhalten nun die älteren Geschwister des neugeborenen Kindes sowie Großeltern, Tanten und Onkel die Gelegenheit, in den Kreißsaal zu kommen, um den kleinen Fayyad kennenzulernen und ihn zu begrüßen. Immer wieder schaut der Neonatologe zwischenzeitlich nach dem Kind, um sicherzustellen, dass keine medikamentöse Symptomkontrolle von Nöten ist. Nach ungefähr einer halben Stunde verabschieden die Eltern den Rest der Familie, da sie nun allein mit ihrem Kind sein möchten.

In vielen Fällen leiden sterbende Neugeborene auf der Intensivstation im Rahmen ihrer medizinischen Betreuung an **iatrogen bedingten belastenden Symptomen** durch verschiedenste medizinische Maßnahmen wie z. B. invasive Diagnostik, Beatmung oder Operationen. Im Gegensatz dazu können im Rahmen einer adäquat vorbereiteten primären Palliativbegleitung im Kreißsaal gerade diese prozeduralen Schmerzen in nahezu allen Fällen durch den konsequenten Verzicht auf belastende, invasive Diagnostik und Therapie vermieden werden.

MERKE

Während eines unmittelbar postnatal einsetzenden Sterbeprozesses besteht bei vaginal geborenen Neugeborenen und für extrem unreife Frühgeborene eine gewisse physiologische Analgosedierung durch hohe Vasopressinspiegel, Hyperkapnie und Hypoxie. In Kombination mit dem konsequenten Einsatz nichtmedikamentöser Maßnahmen reicht dies in den meisten Fällen für eine adäquate Symptomkontrolle aus. Falls nicht, empfiehlt sich primär der Einsatz von intranasal appliziertem Fentanyl.

Durch den Einsatz von intranasal appliziertem (Off-Label-Use!) **Fentanyl** kann es vermieden werden, den kontinuierlichen Körperkontakt zwischen sterbendem Kind und Mutter oder Vater unnötigerweise durch die Anlage eines venösen Zugangs zu stören. Vor allem im vorderen Bereich der Nasenhöhle kommt es zur raschen Resorption und Übertritt des Medikaments in die systemische Zirkulation. Aufgrund der Umgehung der Leber tritt, anders als bei oraler Gabe, kein First-pass-Effekt auf. Zusätzlich kann es im Abschnitt der Regio olfactoria zum direkten Übergang von Fentanyl in die zerebrospinale Flüssigkeit und somit ins Gehirn kommen. Für die nasale Gabe kann die handelsübliche Fentanyl-Injektionslösung (0,1 mg/2 ml) in Einzeldosierungen von 2–3 µg/kg benutzt werden. Die maximal gut resorbierbare Flüssigkeitsmenge pro Nasenloch beim Neugeborenen liegt bei ca. 0,2–0,3 ml. Das Fentanyl sollte einfach in die Nase getropft werden, eine Applikation mittels Nasenzerstäuber (*intranasal mucosal atomization device*) ist i.d.R. nicht praktikabel, da bei Neugeborenen zu kleine Medikamentenvolumina zum Einsatz kommen. Eine signifikante Schmerzreduktion erfolgt in der Regel bereits 5–10 min nach intranasaler Applikation. Das Intervall zwischen den einzelnen Bolusgaben in der Auftitrationsphase sollte mindestens 10 min betragen. Nicht oder schwer fettlösliche Opiate wie z.B. Morphin eignen sich nicht zur intranasalen Applikation.

53.4 Begleitung der Eltern

FALLBERICHT

Im Alter von 2,5 h verstirbt der kleine Fayyad friedlich auf dem Arm der Mutter im Beisein des Vaters. Der Tod des Kindes wird klinisch durch den Neonatologen festgestellt. Auch nach dem Versterben verbleibt Fayyad bei seinen Eltern.
Zwei Stunden nach dem Tod des Kindes führt der Neonatologe die Leichenschau im Beisein der Eltern durch. Zu diesem Zeitpunkt wird das Kind nun erstmalig komplett körperlich untersucht und seine Körpermaße gemessen. Im Anschluss an die Leichenschau baden die Eltern ihren Sohn zusammen mit einer neonatologischen Pflegefachkraft. Es werden Fotos des verstorbenen Kindes gemacht sowie Fuß- und Handabdrücke zur Erinnerung entnommen.
Die frisch entbundene Frau B. wird nun aus dem Kreißsaal auf die Präpartalstation verlegt, da sie nicht zusammen mit anderen frisch entbundenen Müttern und ihren lebenden Neugeborenen auf einer Station liegen möchte. Frau B. und ihrem Ehemann wird ein Einzelzimmer zur Verfügung gestellt, sodass der Vater nicht nach Hause fahren muss. Das verstorbene Kind verbleibt noch auf Wunsch der Eltern bei ihnen mit im Zimmer, bis es erstmalig – wie gesetzlich vorgeschrieben – 36 h nach Todeseintritt in einer Kühlzelle gekühlt wird. Bis zum Entlassungstag nehmen die Eltern immer wieder die Gelegenheit wahr, Fayyad zu sich ins Zimmer zu holen, um gemeinsame Zeit mit ihm zu verbringen. Am Entlassungstag 2 Tage nach Geburt und Tod ihres Sohnes, geben die Eltern der Familie noch einmal die Möglichkeit, Fayyad im Abschiednahmeraum der Klinik zu begegnen. Die Trauerbegleitung der früh verwaisten Eltern erfolgt in der Klinik durch die psychosoziale Elternberatung, die die Familie bereits im Rahmen der pränatalen Beratung und um die Geburt kontinuierlich begleitet hatte. Diese stehen auch nach der Entlassung von Frau B. für die Familie als Ansprechpartner zur Verfügung. Im weiteren Verlauf initiieren die Mitarbeiterinnen der psychosozialen Elternberatung auf Wunsch der Eltern eine weiterführende Trauerbegleitung im ambulanten Setting.

Der Verlust eines Kindes unmittelbar nach der Geburt stellt die betroffenen Eltern als Individuen und als Paar vor eine **große emotionale, psychische und soziale Aufgabe.** Für früh verwaiste Eltern bedeutet der Tod ihres Babys die Initialisierung eines Abschiedsprozesses sowie den vorzeitigen Verlust ihrer erträumten sozialen Rolle als Eltern. Diese Prozesse sind Gegenstand des elterlichen Trauerprozesses, der wesentlich von der psychosozialen Unterstützung der Eltern beeinflusst wird. Das pflegerische und ärztliche Personal trägt daher bei jeder Sterbebegleitung im Kreißsaal sowohl eine große Verantwortung für das Kind als auch für dessen Eltern. Es ist die Aufgabe des Behandlungsteams, den Eltern zu helfen, sich dem Kind, ungeachtet seiner kurzen Lebensspanne, ganz zuzuwenden und es als ihr Kind anzuerkennen. Würdiges Sterben bedeutet in diesem Zusammenhang auch, Raum für eine individuelle Gestaltung des Sterbens unter **Achtung des kulturellen und religiösen Hintergrundes der Eltern** zulassen zu können. Dieser Gestaltungsprozess kann durch das Erstellen von Andenken (z. B. Fotos, Hand- und Fußabdrücke oder Zeichnungen) unterstützt werden, welche nachweislich einen positiven Einfluss auf den späteren Trauerprozess der früh verwaisten Eltern haben.

Um den Bindungsaufbau zu vertiefen und gleichzeitig den Verlust **be-greifbarer** zu machen, benötigen Eltern das Angebot, im begleiteten Setting ihrem verstorbenen Kind – ggf. wiederholt – bis zur Bestattung begegnen zu können. Dies kann noch in der Klinik, z. B. in einem separaten Abschiednahmeraum, oder aber auch außerhalb der Klinik, z. B. in den Räumlichkeiten des Bestattungsinstituts erfolgen.

Der Tod eines Neugeborenen ist „kein Momentereignis", denn er wirkt im bedeutenden Ausmaß über das eigentliche Sterben des Kindes hinaus. Die Begleitung früh verwaister Eltern darf daher nicht mit dem Tod des Kindes enden, sondern soll obligat eine weiterführende Begleitung in einen gesicherten Alltag mit bedarfsorientierten Unterstützungsangeboten zum Ziel haben.

MERKE

Die Verantwortung für eine primäre Palliativbegleitung im Kreißsaal endet nicht mit dem Tod des Kindes. Sie sollte eine weiterführende Begleitung früh verwaister Eltern aus der Klinik in einen gesicherten Alltag mit bedarfsorientierten Unterstützungsangeboten beinhalten.

Was wäre, wenn …

- … das Kind nicht rasch nach der Geburt verstorben wäre?
    - Erfahrungsgemäß ist es sinnvoll, Mutter und Kind für mindestens 4 h nach der Geburt im Kreißsaal zu betreuen. Hier sind vor allem eine adäquate medizinische Betreuung und Überwachung der frisch entbundenen Frau gewährleistet.
    - Ist eine Verlegung der Mutter auf eine periphere Station möglich, so übernehmen viele Kliniken Mutter und Kind in einer Rooming-In-Einheit der Neonatologie. Im Idealfall kann der Vater ebenfalls in das „Familien-Rooming-In" aufgenommen werden. Im Rooming-In müssen gewährleistet sein:
        - Die weitere pflegerische und ärztliche Betreuung der frisch entbundenen Mutter
        - Die medizinische Betreuung des Kindes mit dem Scherpunkt der Beurteilung und Behandlung möglicher belastender Symptome
        - Die psychosoziale Begleitung der Eltern
    - Ist eine Entlassung der Mutter aus medizinischer Sicht vertretbar, so kann mit den Eltern über die Möglichkeiten einer Weiterbetreuung des Kindes außerhalb der Klinik (Kinderhospiz, zu Hause mit SAPV Team etc.) gesprochen werden.

LITERATUR

Capitulo K L. Evidence for healing interventions with perinatal bereavement. MCN Am J Matern Child NuUrs, 2005; 30: 389–396.

Cignacco E, Hamers J P, Stoffel L et al. The efficacy of non-pharmacological interventions in the management of procedural pain in preterm and term neonates. A systematic literature review. Eur J Pain, 2007; 11: 139–152.

Davies R. New understandings of parental grief: literature review. J Adv Nurs, 2004; 46: 506–513.

van Dijk M, Roofthooft DW, Anand KJ et al. Taking up the challenge of measuring prolonged pain in (premature) neonates: the COMFORTneo scale seems promising. Clin J Pain, 2009 Sep; 25(7): 607–616.

Garten L, Demirakca S, Harth I et al. Analgesie, Sedierung und Delirmanagement bei Kindern und Neugeborenen – Die aktuelle Version der DAS-Leitlinie 2015. Anasthesiol Intensivmed Notfallmed Schmerzther, 2015 Nov; 50(11–12): 712–722.

Garten L, von der Hude K. Palliative Care in the Delivery Room. Z Geburtshilfe Neonatol, 2016 Apr; 220(2): 53–57.

Garten L, von der Hude K, Rösner B, et al. Familienzentrierte Strebe- und individuelle Trauerbegleitung an einem Perinatalzentrum. Z Geburtsh Neonatol, 2013; 217: 95–102.

Gold K J, Dalton V K, Schwenk T L. Hospital care for parents after perinatal death. Obstet Gynecol, 2007; 109: 1156–1166.

Heider U, Steger F. Individuelle Entscheidungsfindung nach pränatal diagnostizierter schwerer fetaler Fehlbildung. Ethik Med, 2014; 26: 269–285.

Kenner C, Press J, Ryan D. Recommendations for palliative and bereavement care in the NICU: a family-centered integrative approach. J Perinatol, 2015; 35 Suppl 1: S19–23.

Mudd S. Intranasal fentanyl for pain management in children: a systematic review of the literature. J Pediatr Health Care, 2011; 25: 316–322.

KAPITEL 54

Jürgen Guldner

Eine Reise in die Vergangenheit

FALLBERICHT

„Sie sagen, ich sei schon seit ein paar Tagen hier. Sie sagen, ich sei krank und müsse diese farbigen Pillen schlucken, die sie mir jeden Tag bringen. Aber ich weiß von alldem nichts. Ich müsste es doch am besten wissen. Menschen wissen doch, warum sie irgendwo hingebracht wurden. Und wenn sie es nicht wissen, dann stimmt doch etwas nicht, dann wurden sie einfach weggebracht und man führt Böses gegen sie im Schilde. Sonst wüssten sie es doch, aber ich kann es mir nicht erklären. Ich habe doch niemandem Grund gegeben, mich so zu behandeln und im Ungewissen zu lassen. Mein ganzes Leben habe ich nur gearbeitet, von früh bis spät. Ich war nie krank, nicht einen einzigen Tag. Und jetzt sitze ich nutzlos auf einem fremden Bett, in einem fremden Zimmer und in einem fremden Haus. Und sie lassen mich nicht nach Hause gehen, wo doch alle auf mich warten. Aber was soll ich tun? Sie sind ja doch stärker als ich. Ich warte und warte, was kommen wird, ich kann es ja doch nicht ändern.

Wenn wenigstens Marianne, meine Frau, käme, sicher kann sie es dann klären. Vielleicht könnte sie zu all diesen Leuten in ihren weißen Kitteln gehen und sagen: ‚Halt, das ist ein Missverständnis, mein Werner gehört nicht hierher, ich nehme ihn jetzt mit.' Und wir fahren nach Hause mit unserem Auto und ich decke den Kaffeetisch und wir essen Mariannes Kuchen, den mit den Zwetschgen drauf, und alles wird wieder gut. Alles gut. Aber sie kommt nicht.

Nur dieser seltsame, ältere Herr kommt zur Tür herein. Vielleicht kenne ich ihn, ich weiß es nicht genau, es ist nur so ein Gefühl. Ohne zu fragen, öffnet er den Kleiderschrank und nimmt Dinge heraus, meine Sachen. Er tut auch welche hinein, aber was geht ihn dies bloß an? Er dreht sich zu mir und fragt: ‚Hallo Papa, wie geht es dir heute?'

Nein, nein, ich lasse mir nichts anmerken, das hätten sie gerne, dass ich ihnen zeige, dass ich weiß, dass dies ein krummes Spiel ist. Natürlich habe ich einen Sohn, aber der geht noch in die Schule, auf das Gymnasium und dort ist er auch um diese Zeit. Nicht so einen Alten. Und am Nachmittag geht er in den Sportverein, mit seinen Kameraden. Nein, ich bleibe ruhig und sage nur lächelnd: „Ja, ja alles gut", aber ich bleibe aufmerksam und beobachte ihn genau.

Der Mann erzählt seltsame Dinge. Er habe Pflanzen in irgendeinem Garten gegossen, weil ja niemand zu`Hause sei und er habe erst gestern frische Blumen auf das Grab gebracht. Ein Grab? Was gehen mich seine Gräber an? Er könne heute nicht lange bleiben, weil er ja den Michael, den Großen, vom Bahnhof abholen müsse, der käme bestimmt auch bald zu Besuch. Und ich verstehe doch nicht, was er meint oder von mir will.

Dann geht er und ich versuche Marianne anzurufen, aber ich weiß die Nummer nicht, die Nummer unseres Telefons, ich weiß die Nummer nicht mehr und ich kriege Angst und ich wähle wieder und wieder und ein Mann ist dran, der mit mir schimpft und schreit, ich soll nicht mehr anrufen und ich bin verzweifelt und ärgerlich und wütend. Und … Und … ich kriege so schlecht Luft, ich kann fast nicht mehr atmen.

Alles um mich herum ist so entsetzlich anders geworden.

Was ist nur geschehen?"

54.1 Was ist Demenz?

Demenz (aus dem Lateinischen von „de mens": ohne Verstand sein) ist eine unter Umständen letal verlaufende Erkrankung aus dem Formenkreis der organischen Psychosyndrome. **Organische Psychosyndrome** sind Störungen der höheren Hirnfunktionen auf der Grundlage einer hirneigenen („hirnorganisch") oder außerhalb des Hirns liegenden Erkrankung. Im Gegensatz zum **Delir,** das als akutes, oft vorübergehendes Syndrom auftritt, handelt es sich bei der Demenz um eine chronische Erkrankung, die eine schwerwiegende Störung der geistigen Leistungsfähigkeit aufgrund einer Hirnschädigung darstellt, die relevante Alltagsaktivitäten beeinflusst. Demenz ist vorwiegend durch eine Störung der Kognition gekennzeichnet, die aus der Aufnahme, Verarbeitung und Erinnerung von Informationen besteht.

Dies kann sich in vielfältiger Weise äußern. In der Frühphase treten Konzentrations- und Gedächtnisstörungen, vor allem im Kurzzeitbereich, auf. Die Patienten ziehen sich selbst aus Situationen zurück, in denen solche Leistungen gefordert werden. Sie lehnen die Übernahme von verantwortungsvollen Tätigkeiten ab, weil sie sich überfordert fühlen. Der Ehemann, der es sich über Jahrzehnte nicht nehmen ließ, die Steuererklärung anzufertigen, verlangt dies nun von der Ehefrau mit der Begründung einer gerechten Arbeitsteilung.

Die sozialen Kontakte schrumpfen zusammen, der gemeinsame Besuch von Veranstaltungen mit dem Lebenspartner wird gemieden, da man fürchtet, unerwarteten Anforderungen ausgesetzt zu werden, sich inadäquat zu benehmen oder sich im Weg zu verirren. Man fürchtet angesprochen zu werden, da man den Namen oder das Aussehen der gegenüber stehenden Person nicht mehr erinnert. Witze oder ironische Bemerkungen werden nicht mehr verstanden und es fällt schwer, einem Gespräch zu folgen. Oft reagiert das soziale Umfeld mit Unverständnis, sieht nur die Persönlichkeitsveränderungen und vermutet Absicht oder Sturheit hinter den Symptomen.

Diese Symptome sind beim Patienten häufig von einer **ängstlichen oder depressiven Verstimmung** begleitet. Den Kranken überfällt die Furcht, dass etwas nicht mehr mit ihm stimmen könnte, er verdrängt aber immer wieder die Gedanken daran. Er vermeidet darüber zu sprechen und lehnt zunächst angebotene Hilfe vehement ab, streitet vor allem das Vorliegen einer Demenz ab und verweigert diagnostische Maßnahmen in dieser Hinsicht.

Die beeinträchtigte Hirnleistung führt im Alltag zu beschämenden Erlebnissen. Der Patient kommt vom Einkauf ohne die angeforderten Gegenstände zurück. Termine werden versäumt, die Bezahlung von Rechnungen unterbleibt. Das eigene Fahrzeug wird durch gehäufte Bagatellunfälle beschädigt, andere Verkehrsteilnehmer hupen oder schimpfen unflätig. Die eigene unordentliche oder verschmutzte Kleidung wird von anderen bemerkt und bemängelt. Das Wechselgeld an der Kasse oder im Restaurant kann nicht mehr kontrolliert werden. Unter Umständen drängen sich misstrauische Gedanken auf, die Umgebung wolle einem Schaden zufügen.

INFO
Während das Altgedächtnis noch lange relativ intakt bleiben kann, betrifft die dementielle Entwicklung vor allem das **Kurzzeitgedächtnis.** Deshalb werden neue Informationen nicht mehr abgespeichert und stehen nicht zur Bewältigung des Alltags zur Verfügung, obwohl noch alte Lieder oder Gedichte aus der Schule perfekt wiedergegeben werden können.

Vereinfacht gesprochen wird für jedes Lebensjahr ein Buch mit Erinnerungen in das **„Regal" des Gedächtnisses** eingeräumt. Beim Auftreten einer Demenz werden diese Bände rückwärts wieder ausgeräumt. Demenz ist daher eine Reise in die Vergangenheit. Der Kranke wähnt sich in einer Zeit, die schon lange vergangen ist. Er erkennt daher nicht nur die scheinbar viel zu alten Angehörigen nicht mehr, sondern verändert auch sein Selbstbild. Der alte Mensch, der ihm am Morgen aus dem Spiegel entgegenblickt, hat mit ihm nichts zu tun. Der ältere Herr, der sich als Sohn ausgibt, kann dieser nicht sein, weil der Sohn ja noch der kleine Junge sein muss.

Patienten mit Demenz kommen in ihrer altgewohnten Umgebung häufig noch gut zurecht. Alles liegt am gewohnten Platz und hat seine bewährte Ordnung. Erst die **Verlegung in eine andere Umgebung,** in ein Krankenhaus oder eine Pflegeeinrichtung, zeigt die **Gedächtnis- und Orientierungsstörung** oft zur Überraschung der Angehörigen, die die Verantwortung hierfür in Medikamenten oder einer schlechten Pflege suchen.

MERKE
Demenz ist eine Reise in die Vergangenheit.
Das Langzeitgedächtnis ist sehr viel später betroffen als das Kurzzeitgedächtnis.
Lange zurückliegende Ereignisse können hervorragend wiedergegeben werden, während kurz Zurückliegendes rasch vergessen wird.

FALLBERICHT

„Als ich zum Nachtdienst gekommen bin, ist Herr M. schon sehr aufgeregt. Er hat versucht zu telefonieren, aber das ist ihm nicht gelungen und schließlich hat er den Hörer in die Ecke geworfen. Eigentlich konnte ich den alten Mann bislang gut leiden, er war so nachdenklich und ruhig. Aber jetzt, wo er aggressiv wird, macht er mir Angst. Wie soll ich den Nachtdienst so überstehen? Wer hilft mir, wenn Herr M. völlig ausrastet? Ich weiß ja, dass er mit seiner Lungenentzündung schwer krank ist, aber wäre er nicht besser zu Hause geblieben, wo er alles kennt? Der Sohn kommt ja auch nicht jeden Tag und seine Frau ist wohl schon vor ein paar Monaten gestorben. Und in der Übergabe heißt es, dass die Lunge ganz schlecht sei, voller Wasser und auch das Herz sei katastrophal. Es liegt aber eine Patientenverfügung vor, nach der Herr M. nicht an Maschinen angeschlossen oder wiederbelebt werden möchte. Als ich bei einem Kontrollgang in sein Zimmer komme, döst er vor sich hin. Man sieht aber gut, dass er um Luft ringt und sich beim Atmen sehr anstrengt. Außerdem dreht er sich immer mal hin und her und schwitzt stark. Hoffentlich passiert nichts heute Nacht."

Demenz ist nicht nur eine Begleiterkrankung im Zusammenhang mit anderen palliativmedizinisch relevanten Diagnosen. Durch ihren **irreversiblen Verlauf** kann sie selbst zu einee **palliativmedizinisch behandelnden Erkrankung** werden.

Die unmittelbare Todesursache bei einer Demenzerkrankung entspricht meist den Ursachen bei vielen anderen Krankheiten. Hierzu gehören vor allem **Pneumonie** oder **Herzinsuffizienz.**

Demenzkranke sterben aber viel seltener als andere Patienten in Hospizen, Palliativstationen oder in ambulanter palliativmedizinischer Behandlung und erhalten in vielen vergleichbaren Situationen signifikant weniger Schmerzmedikation als nicht demente Patienten.

Die Bereitschaft in Pflegeeinrichtungen bei der Klage eines Demenzkranken über Beschwerden ein Psychopharmakon abzugeben, statt eines Analgetikums ist deutlich erhöht (Kaasalainen et al., 1998). Kognitiv unauffällige Menschen erhalten nach einem operativen Hüftgelenksersatz im Durchschnitt die dreifache Menge an Opiaten als Demenzkranke (Morrison et al., 2000).

Wenn die Demenz soweit fortgeschritten ist, dass keine verständlichen sprachlichen Äußerungen getätigt werden können, müssen **Verhaltensbeobachtungen** von mit Schmerz assoziierten körperlichen Symptomen wie Stöhnen, Unruhe, Schwitzen oder Zittern erfolgen. Hier können auch Skalen als Messinstrumente hilfreich sein (z. B. BESD, BISAD, ZOPA R; > Abb. 54.1).

MERKE

Schmerzen bei Demenzerkrankung werden häufig unterschätzt und dann unzureichend therapiert.
Schmerzen bei Demenz werden häufig auf seelische Ursachen zurückgeführt und durch die Gabe von Psychopharmaka behandelt.
Schmerz kann auch nonverbal ausgedrückt werden und ist dann nur durch Verhaltensbeobachtung auch im Rahmen normierter Skalen zu erfassen.

FALLBERICHT

„Bei der Visite heute gibt es mal wieder Streit. Herr M., der Demenzpatient mit der Stauungspneumonie, ist der Anlass. In der Übergabe heißt es noch, Herr M. sei ‚DNR' und ‚DNI', er soll also nicht auf die Intensiv und auch nicht reanimiert werden. Man lässt den Dingen also ihren Lauf. Schwester Anne meint, dann müsse man ja alles absetzen, auch die Flüssigkeit und die Ernährung, aber der Oberarzt sagt, dass das nicht gehe. Jeder habe ein Recht auf Behandlung, also auch ein Demenzkranker und einfach alles abzustellen, sei nicht zu vertreten. Am Bett von Herrn M. wird es ziemlich laut und die beiden werfen sich Sachen an den Kopf. Ich glaube, sie haben schon oft darüber gestritten.

Als Assistenzarzt weiß ich nicht recht, was ich machen soll. Auf der einen Seite denke ich, dass es bei der schweren Herzinsuffizienz eine Erleichterung für Herrn M. wäre, friedlich zu sterben, auf der anderen Seite habe ich aber Angst ihm Medikamente zu geben, bei denen es nachher heißt, sie hätten das Sterben beschleunigt.

Die beiden Streithähne sind so sauer, dass ich mich nicht traue einen von ihnen zu fragen, was ich nun machen soll. Ich gehe aus dem Zimmer des Patienten mit einem ganz schlechten Gefühl.

Es ist ganz seltsam, ich soll helfen, aber eigentlich brauche ich jetzt selbst Hilfe."

BESD
BEurteilung von Schmerzen bei Demenz

Beobachten Sie den Patienten/die Patientin zunächst zwei Minuten lang. Dann kreuzen Sie die beobachteten Verhaltensweisen an. Im Zweifelsfall entscheiden Sie sich für das vermeintlich beobachtete Verhalten. Setzen Sie die Kreuze in die vorgesehenen Kästchen. Mehrere positive Antworten (außer bei Trost) sind möglich. Addieren Sie nur den jeweils höchsten Punktwert (maximal 2) der fünf Kategorien.

Name des/der Beobachteten: ....

Ruhe

Mobilisation und zwar durch folgende Tätigkeit: ....

Beobachter/in: ....

1. Atmung (unabhängig von Lautäußerung)	nein	ja	Punktwert
normal	☐	☐	0
gelegentlich angestrengt atmen	☐	☐	1
kurze Phasen von Hyperventilation (schnelle und tiefe Atemzüge)	☐	☐	1
lautstark angestrengt atmen	☐	☐	2
lange Phasen von Hyperventilation (schnelle und tiefe Atemzüge)	☐	☐	2
Cheyne Stoke Atmung (tiefer werdende und wieder abflachende Atemzüge mit Atempausen)	☐	☐	2

2. Negative Lautäußerung	nein	ja	Punktwert
keine	☐	☐	0
gelegentlich stöhnen oder ächzen	☐	☐	1
sich leise negativ oder missbilligend äußern	☐	☐	1
wiederholt beunruhigt rufen	☐	☐	2
laut stöhnen oder ächzen	☐	☐	2
weinen	☐	☐	2

Zwischensumme 1

Name des/der Beobachteten: ....

3. Gesichtsausdruck	nein	ja	Punktwert
lächelnd oder nichts sagend	☐	☐	0
trauriger Gesichtsausdruck	☐	☐	1
ängstlicher Gesichtsausdruck	☐	☐	1
sorgenvoller Blick	☐	☐	1
grimassieren	☐	☐	2

4. Körpersprache	nein	ja	Punktwert
entspannt	☐	☐	0
angespannte Körperhaltung	☐	☐	1
nervös hin und her gehen	☐	☐	1
nesteln	☐	☐	1
Körpersprache starr	☐	☐	2
geballte Fäuste	☐	☐	2
angezogene Knie	☐	☐	2
sich entziehen oder wegstoßen	☐	☐	2
schlagen	☐	☐	2

5. Trost	nein	ja	Punktwert
trösten nicht notwendig	☐	☐	0
Ist bei oben genanntem Verhalten ablenken oder beruhigen durch Stimme oder Berührung möglich?	☐	☐	1
Ist bei oben genanntem Verhalten trösten, ablenken oder beruhigen nicht möglich?	☐	☐	2

Zwischensumme 2

Zwischensumme 1

Gesamtsumme von maximal 10 möglichen Punkten ___/10

Andere Auffälligkeiten: ....

Pain Assessment in Advanced Dementia (PAINAD) Scale; Warden, Hurley, Volicer et al. 2003
© 2007der deutschen Version Matthias Schuler, Diakonie-Krankenhaus, Mannheim, Tel: 0621 8102 3601, Fax: 0621 8102 3610; email: M.Schuler@diako-ma.de
Nicht – kommerzielle Nutzung gestattet. Jegliche Form der kommerziellen Nutzung, etwa durch Nachdruck, Verkauf oder elektronische Publikation bedarf der vorherigen schriftlichen Genehmigung, ebenso die Verbreitung durch elektronische Medien.
Fassung Dezember 2008

Abb. 54.1 Beispiel einer BESD-Skala [W823]

Eine Demenzerkrankung geht nicht automatisch mit einer vollständigen Einschränkung der freien Willensbildung für alle Entscheidungen einher. Oft gelingt es noch, dem Kranken die anstehenden Maßnahmen zu verdeutlichen und seine Wünsche und inneren Haltungen zu erfragen. Auch wenn sehr komplexe Abläufe nicht mehr verstanden werden, kann er dennoch formulieren, ob er sich beispielsweise einem größeren Eingriff unterziehen möchte. Dies sollte auch in jedem Fall versucht werden.

Wenn die **Kommunikationsfähigkeit** oder Fähigkeit zur Willensbildung erloschen ist, muss der mutmaßliche Patientenwille aus den vorliegenden Verfügungen, der Befragung der rechtmäßig eingesetzten Bevollmächtigten oder Betreuer ermittelt werden.

Gerade bei der Demenz zeigt sich die hohe Bedeutung einer in gesunden Zeiten **vorausverfügten Willenserklärung** für die weitere Behandlung.

Im Zweifelsfall kann auch eine **ethische Fallbesprechung** dabei helfen, den mutmaßlichen Patientenwillen abzugrenzen und eine Entscheidung im Sinne des Patienten zu treffen.

Oft ist ein Vergleich zu nicht an Demenz erkrankten Menschen erforderlich. Wie würde man einen solchen Patienten mit quälenden Symptomen wie Dyspnoe, Schmerzen oder Angst behandeln? Diese Wahrnehmungen werden durch die Demenz nicht verändert und bereiten dem sterbenden Demenzpatienten vielleicht noch mehr Unwohlsein als einem einsichtsfähigen Menschen.

INFO

Sobald es in der Behandlung Schwierigkeiten gibt, den mutmaßlichen Patientenwillen zu erkennen, insbesondere wenn keine Verfügung des Patienten vorhanden ist, kann eine **ethische Fallbesprechung** helfen, Klarheit über die weiteren Behandlungswege zu schaffen. Diese kann von jedem Mitglied des Behandlungsteams und auch von den Angehörigen angeregt werden.

54.2 Übernahme auf die Palliativstation

Auch Demenzkranke haben wie andere Erkrankte ein Anrecht auf eine adäquate palliativmedizinische Behandlung und Fürsorge.

Die Perspektive in der Betrachtung des Demenzkranken ist aber in wesentlichen Punkten sehr unterschiedlich im Vergleich zu anderen Krankheiten. Die Medizin ist es gewohnt, Symptome und deren Ursache möglichst zu heilen oder zu lindern. Dort, wo ein Mensch Schmerzen erleidet, sollen diese möglichst nachlassen und verschwinden. Dort, wo Angst oder Panik bestehen, sollen diese gedämpft oder aufgehoben werden. Diese Rückführung kann aber bei der Demenzerkrankung nicht gelingen. Eine typische Demenz ist nicht heilbar. Man kann also den Kranken nicht in eine postulierte „Normalität" zurückführen, sondern muss versuchen, sich selbst **in seine Situation hineinzuversetzen** und zu **ergründen, was in ihm vorgeht.**

Nur dadurch kann man einen Zugang zu ihm finden, der nicht von Angst oder Abwehr geprägt ist. Ein wichtiges Instrument ist hierbei die Ansprache der Inhalte des Altgedächtnisses. Der Kranke kennt zwar nicht die aktuelle Umgebung und den Sinn seines Krankenhausaufenthalts, er kennt aber wohl noch Teile seiner Biografie oder seine Umgebung aus früheren Zeiten. Wenn es gelingt, darüber etwas in Erfahrung zu bringen, kann der Patient auf dieser Ebene angesprochen und erreicht werden. Dies setzt aber eine **Bemühung um solche biografischen Daten** voraus, die nur im Gespräch mit Patient und Angehörigen zu ermitteln sind. Diese Informationen sollten im Team allen Mitarbeitern zur Verfügung stehen.

Ein großes Problem stellt dabei die erheblich **eingeschränkte Ausdrucksmöglichkeit** des Patienten dar. Er hat nicht nur Schwierigkeiten, sein Empfinden verbal zu beschreiben (etwa ob er Schmerzen hat), er kann dies oft nur in einer verbleibenden basalen Form, der **Wut** tun.

Wir sind es in der Regel gewohnt, auf Menschen, die uns Wut zeigen, nicht sehr freundlich oder empathisch zu reagieren. Wut und Zorn bewirken auch beim Gegenüber Wut und Zorn. Die Wut des Demenzkranken kann aber mit dem **Schreien eines Kleinkindes** verglichen werden. Auch dabei wissen wir nicht sofort, was aus einer Gruppe von vielen Möglichkeiten der aktuelle Anlass ist. Wir denken dann an Hunger, Durst, Müdigkeit, die prall gefüllte Windel oder Schmerzen und bemühen uns, die jeweilige Ursache herauszufinden und Abhilfe zu schaffen.

Beim Demenzkranken können dies Empfindungen wie Angst, Trauer, Scham- oder Schuldgefühle, Heimweh, Eifersucht, Schmerzen oder vieles andere sein. Wir neigen aber hier dazu, die primäre Ursache nicht weiter zu erforschen, sondern emotional auf die Wut zu reagieren. Dies verstärkt dann in der Regel weiter die Wut des Patienten, der die **Spiegelung seiner Emotion** deutlich wahrnimmt.

> **MERKE**
>
> Die **Wut des Demenzkranken** ist wie der Schrei eines Babys. Dahinter können sich sehr viele Empfindungen verbergen wie Angst, Trauer, Scham, Schuldgefühl, Eifersucht, Schmerzen oder andere.
> Versuchen Sie die Empfindung hinter der Wut zu ergründen und nicht primär auf die Wut zu reagieren.

FALLBERICHT

„In der Teambesprechung wurde berichtet, dass ein neuer Patient, Herr M., aufgenommen worden sei. Er habe eine ausgeprägte Herzschwäche, die ihm Wasser in die Lungen treibe, die Medikamente helfen wohl nicht mehr. Er sei zwischendrin so richtig schlecht gelaunt und ärgerlich, dabei wolle man ihm doch nur helfen und er reagiere so abweisend. Na ja, wieder so ein Fall für den Seelsorger im Team.
Als ich zu ihm komme, ist Herr M. sehr mürrisch. Er schaut mich misstrauisch an und fragt, was ich von ihm wolle. Ich erzähle ihm, dass ich Seelsorger bin, wobei er nur mit den Schultern zuckt. Ich rede, was ich so auf der Station mache und berichte nach einiger Zeit, dass sein Sohn mir erzählt habe, dass sein Vater früher im Kirchenchor gesungen habe. Zum ersten Mal lacht da Herr M. und wird munter. So nach und nach kommen wir ins Gespräch und er erzählt mir von den Fahrten und den Auftritten, die

er im Chor erlebt hat und er ist fast gar nicht mehr zu stoppen.
Als ich ihn frage, ob wir denn mal gemeinsam ein Lied singen können, nickt er zustimmend. Wir singen dann zusammen ‚Großer Gott, wir loben dich …‘, das ist ihm als erstes eingefallen und als wir aufhören, ist er fast ein wenig traurig.
Eigentlich ist er doch ein angenehmer Mensch, der Herr M."

In vielen Situationen ist es trotz aller verhaltenstherapeutischen Maßnahmen nicht möglich, auf eine **verhaltensmodifizierende medikamentöse Therapie** zu verzichten.

Diese sollte aber nicht vor anderen nichtmedikamentösen Maßnahmen eingeleitet werden. Auch hier ist es wichtig, die Ursache der Verhaltensänderung zu ergründen und entsprechend zu behandeln. Eine plötzliche Verschlechterung der kognitiven Funktionen ist in der Regel auf eine akut aufgetretene Erkrankung und nicht auf den natürlichen Verlauf einer Demenz zurückzuführen. Da hier vor allem ältere Menschen betroffen sind, kann sich die Erscheinungsform derartiger Erkrankungen sehr wesentlich vom gewohnten Verlauf unterscheiden. So sind beispielsweise Infekte ohne Ausbildung erhöhter Körpertemperatur möglich. Nur eine gründliche körperliche Untersuchung und Diagnostik können hier Fehldiagnosen vermeiden.

Für die pharmakologische Behandlung von Verhaltensstörungen bei Demenzkranken gibt es nur wenige Evidenzen, sodass hier sehr häufig eine Anwendung im Off-label-Bereich stattfindet (➤ Tab. 54.1).

Tab. 54.1 Verhaltensmodifizierende Medikamente bei Demenz

Symptomatik	Medikation mit Initialdosis
Aggression	Risperidon 0,25 mg
Angst	Lorazepam 0,5 mg
Depression	Citalopram 10 mg
Schlafstörung	Sedierende Antidepressiva Chronotherapeutika

Aufgrund einer erheblichen Verschlechterung der kognitiven Funktionen sollten Medikamente mit einer hohen **anticholinergen Wirksamkeit** (z. B. Promethazin, Clozapin etc.) **vermieden** werden.
Es besteht eine starke Überschneidung mit dem Symptomenkomplex des Delirs, das bei einer vorausgehenden kognitiven Störung deutlich vermehrt auftritt. Auf das entsprechende Kapitel in diesem Buch wird daher hingewiesen (➤ Kap. 18).

FALLBERICHT

„Jetzt liege ich in einem anderen Bett. Die Leute hier sind irgendwie nett, zumindest fühle ich mich schon besser. Diese furchtbare Atemnot ist gar nicht mehr so schlimm, auch wenn ich fast gar nicht mehr aus dem Bett heraus kann und auch so müde bin. Marianne war immer noch nicht da, es wird ihr doch nichts passiert sein? Ich mache mir schon große Sorgen. Vorhin war so ein Mann da, der hat mit mir gesungen und über alte Zeiten geredet, das war wirklich gut.
Für einen Augenblick habe ich all das um mich herum vergessen, aber es ist wieder gekommen.
Jetzt lachen Sie vielleicht, aber eben, so für einen Moment, hatte ich den Eindruck, dass ich so hier liege, wie ich manchmal Menschen gesehen habe, die sterben. Ich habe schon viele Menschen beim Sterben erlebt, so im Bett und sich nicht mehr viel bewegen können und so …, und wenn ich so nachdenke …
Ach, so schlimm wird es doch nicht sein, es ist doch immer wieder gut gegangen.
Ich habe so viele Fragen und finde keine Antworten. Niemand kann mir das erklären und was sie mir sagen, verstehe ich einfach nicht.
Ich muss einfach warten. Warten auf das, was kommt. Ich kann es nicht mehr ändern.
Vielleicht kommen Sie ja mal zu Besuch und erklären es mir?"

Was wäre, wenn …

- … der Patient nicht mehr nach Hause zurück könnte?
  - Auch beim Demenzkranken sollte die Möglichkeit einer Hospizversorgung oder aber die ambulante palliativmedizinische Betreuung in einer Pflegeeinrichtung eingeleitet werden.

- … der Patient nicht mehr essen oder trinken könnte?
  - Zunächst sollte der mutmaßliche Patientenwille etwa durch eine Patientenverfügung oder durch Befragung der Angehörigen ggf. auch durch eine ethische Fallbesprechung ermittelt werden. Die Indikation zu invasiven Maßnahmen sollte in dieser Situation gerade auch im Gespräch mit Angehörigen sehr kritisch bewertet werden.

LITERATUR

Kaasalainen S, Middleton J, Knezacek S et al. Pain and cognitive status of institutionalized elderly: Perceptions and interventions. Journal of Gerontological Nursing, 1998; 24(8): 24–31.

Morrison R, Siu AL. A comparison of pain and its treatment in advanced dementia and cognitively intact patients with hip fracture. Journal of Pain and Symptom Management, 2000; 19(4): 240–248.

KAPITEL 55

Dietrich Wördehoff

Selbstbestimmung ermöglichen bei Menschen mit geistiger Beeinträchtigung

FALLBERICHT

Eine 53-jährige Frau (E. D.) mit komplexer Mehrfachbehinderung (frühkindlicher Hirnschaden) ist in christlich geprägter Familie mit zwei Geschwistern aufgewachsen. Die sprachliche Kommunikation ist in einfachen, alltäglichen Dingen möglich (entsprechend einem Entwicklungsalter von ca. 5–6 Jahren). Sie kann sich unter Anleitung und mit Hilfe selbst versorgen. Mit 28 Jahren erfolgte ein Umzug in eine Wohneinrichtung der Eingliederungshilfe, Frau E. D. fühlt sich dort offensichtlich wohl, ist gut integriert. Anfang 2017 treten zunehmende Unruhezustände auf, Frau E. D. weint öfter. Sie schläft schlechter, wacht früh auf, will nicht ins Bett. Sie isst weniger. Sie spielt nur kurzfristig selbstständig, schimpft andere Gruppenmitglieder, mit denen sie sich bisher gut verstand.

MERKE
Änderung des Verhaltens als Symptomäußerung

Menschen, die schlecht oder gar nicht verbal kommunizieren können, drücken sich durch ihr Verhalten aus. Eine Änderung des gewohnten Verhaltens ist deshalb immer eine wichtige Botschaft an die Umgebung (➤ Tab. 55.1). Nicht nur dauerhafte Auffälligkeiten des Verhaltens, sondern besonders neue Verhaltensmuster, die öfters auftreten oder in bestimmten Situationen wiederkehren, sollten aufmerksam beobachtet und dokumentiert werden. (Kojer, Gutenthaler, 2011; Wördehoff, 2018)

Tab. 55.1 Verhaltensmuster als Symptomäußerungen (modifiziert nach der Handreichung zur ethischen Reflexion der Diakonie Stetten)

- Wiederkehrende Abwehr
- Wiederkehrende Zeichen für Angst
- Körperliche Anzeichen einer Willensbekundung (beschleunigter Puls, erhöhte Atemfrequenz oder Schwitzen in bestimmten Situationen)
- Rückzug und fehlendes Interesse an der Umgebung
- Aggressive Tendenzen ebenso wie selbstverletzendes Verhalten
- Stereotype Verhaltensweisen (der Neubeginn wie das Einstellen)

55.1 Biografiearbeit

Das Verstehen von bestimmten Verhaltensweisen wird auch durch die Biografiearbeit erleichtert. Sie sollte bei jedem Menschen mit geistiger Behinderung konsequent durchgeführt werden. Die Gespräche sollten sich allerdings, nicht wie oft üblich, nur auf Dinge des Alltags beziehen, sondern auch allgemeine Wünsche zum Leben und Vorstellungen zur zukünftigen Entwicklung mit einbeziehen.

Biografie ist die Gesamtheit aller persönlichen Erfahrungen, Gewohnheiten, Bedürfnisse und Interessen. In der Biografiearbeit geht es darum, zu wissen, wer der Mensch ist, was er denkt und fühlt, was er will und was er nicht will. Mitarbeiter in Einrichtungen bzw. Angehörige sollten dazu für den behinderten Menschen Erinnerungsalben anlegen und mit ihm gemeinsam seine Fotobücher anschauen. Für eine sinnvolle Biografiearbeit ist eine **vertrauensvolle Beziehung zum behinderten Menschen** nötig.

Bei schwerstbehinderten Menschen und solchen, die nicht sprechen können, lässt sich vieles von den Eltern, Verwandten und Nahestehenden erfahren. Damit sind Verhaltensweisen und Reaktionen des behinderten Menschen besser zu verstehen (Dingerkus, Schlottblohm, 2013; Schüder, 2012).

INFO

Die **Deutung von Verhalten und Verhaltensänderungen bei Menschen mit Behinderungen** ist oft nicht leicht, verschiedene Faktoren können dahinterstecken: Körperliche oder psychische Beschwerden können Ursache sein, nicht selten sind es z. B. Schmerzen, die als solche nicht erkannt werden. Es können aber auch Zeichen sein, dass sich dieser Mensch mit seinen Wünschen nicht verstanden fühlt, diese aber nicht adäquat ausdrücken kann. Manchmal hilft die Vorgeschichte (frühere Erfahrungen und Reaktionsweisen), manchmal ergeben sich Hinweise aus dem Zusammenhang (Hand liegt neuerdings immer auf dem Oberbauch), manchmal können Mitarbeiter oder Angehörige mögliche Erklärungen bieten (positives oder negatives Verhalten nur bei bestimmten Personen). Nicht selten hilft nur das Ausprobieren von „Antworten" weiter (z. B. die probatorische Gabe von Schmerzmedikamenten).

55.2 Probatorische Therapie

Schmerzen als Ursache von bekannten oder neuen Verhaltensmustern sind häufig. Menschen mit kognitiver Beeinträchtigung können oft den Schmerz als solches nicht benennen, sie reagieren nur mit ihrem Verhalten: Sie vermeiden bestimmte Lagerungen, wehren sich. Eine probatorische Therapie über 8–14 Tage, auch mit starken Medikamenten wie Morphinpräparaten, ist in dieser Situation angezeigt. Das weitere Verhalten muss sorgfältig beobachtet und gut dokumentiert werden. Durch eine Besserung der Situation (Beruhigung, leichtere Lagerung) lässt sich der Nachweis von Schmerzen als Ursache erbringen und der langfristige Einsatz rechtfertigen.

FALLBERICHT

März 2017 fällt einer Mitarbeiterin bei der Pflege von Frau E. D. eine Verdickung am Hals auf, bei Beobachtung wird dieser Knoten größer, neue Knoten treten auf: Es erfolgt eine Vorstellung beim Hausarzt, dieser nimmt Blut ab, das Blutbild ergibt Hinweise auf eine Bluterkrankung. Der Hausarzt hält weitere Diagnostik für nötig und weist Frau E. D. ins Krankenhaus ein.

Bei der Information dazu weint und schreit die Bewohnerin, ohne dass man sie verstehen kann. (Bei früheren Krankenhausaufenthalten hatte die Patientin auch viel geweint, Untersuchungen waren wohl sehr belastend und unangenehm für sie).

Die Mitarbeiter der Einrichtung sind unsicher über das weitere Vorgehen, sehen die Zeichen der Ablehnung einer Krankenhausaufnahme bei der Bewohnerin, bekommen aber auch Angst, wie sie die Patientin weiter versorgen sollen. Die Angehörigen fragen nach einer weiteren Abklärung und Therapie! Anfang April wird die betroffene Bewohnerin dann doch ins Krankenhaus gebracht. Eine Mitarbeiterin aus der Einrichtung besucht sie täglich. Angehörige mieten sich in der Umgebung ein und sind jeden Tag viele Stunden am Bett, begleiten bei Untersuchungen, aber die Patientin wehrt sich immer wieder, ist zunehmend unruhig und weint viel. Frau E. D. „klammert" beim Weggehen von Angehörigen und Mitarbeitern, fragt nach den anderen Hausbewohnern.

Die Untersuchungen ergeben folgende Diagnose: Lymphknoten am Hals, in den Leisten und sonografisch retroperitoneal, dazu Leberherde, ein hochmalignes Non-Hodgkin-Lymphom (großzelliges B-Lymphom) wird bioptisch gesichert. Nach Aussagen der Ärzte ist eine Chemotherapie indiziert, mindestens 6 Zyklen mit stationärem Aufenthalt sind erforderlich, die Onkologen erwarten davon eine längerfristige Besserung.

Der Patientin sind die Diagnose und die Konsequenzen einer Chemotherapie nicht klar zu machen, sie zeigt nur ihre Angst und Abwehr vor medizinischen Maßnahmen und vor dem Krankenhaus deutlich durch ihr Verhalten.

55.3 Patientenwille

Für die Umsetzung jeder vorgeschlagenen therapeutischen Maßnahme ist der Wille des Patienten maßgebend. Dies gilt genauso für Menschen mit kognitiver Beeinträchtigung. Nach dem **Patientenverfügungsgesetz von 2009** kann ein gesetzlicher

Betreuer nicht nach seinem Gutdünken entscheiden, sondern hat „den Willen des betreuten Menschen umzusetzen". Die Aufgabe des Betreuers ist es also in erster Linie, alle Möglichkeiten einzusetzen, um den Willen des betreuten Menschen so gut wie möglich zu erfassen (> Tab. 55.2), ihn, auch wenn er im juristischen Sinn nicht selbstständig einwilligungsfähig ist, soweit wie möglich in die Entscheidung einzubeziehen. Nur wenn der betroffene Mensch sich in gar keiner Weise äußern kann, auch nicht nonverbal, d. h. durch sein Verhalten, muss nach dem Patientenwohl entschieden werden.

Tab. 55.2 Hilfen zur Erfassung des mutmaßlichen Willens bei unterschiedlicher kognitiver Beeinträchtigung

- Bei guter Kommunikationsfähigkeit:
  - Biografiearbeit
  - Patientenverfügung in leichter Sprache
- Bei eingeschränkter Kommunikationsfähigkeit:
  - Unterstützte Kommunikation
  - Erinnerungen an Vorerfahrungen, Bemerkungen bei Gesprächen
- Bei geringer Kommunikationsfähigkeit:
  - Nonverbale Äußerungen, emotionales Verhalten

55.4 Patientenwohl

Die Beurteilung des Patientenwohls sollte möglichst nicht allein durch den gesetzlichen Vertreter geschehen. Besser ist eine Zusammenschau aller am Behandlungs- und Betreuungsprozess beteiligten Kräfte als hilfreiche Entscheidungsgrundlage für den Vertreter. So ist am ehesten gewährleistet, dass, was dem behinderten Menschen gut tut, erfasst und umgesetzt werden kann. Hierzu bietet sich eine Teamkonferenz (Familienkonferenz) oder eine ethische Fallbesprechung an.

FALLBERICHT

Die Angehörigen versuchen bei mehrfachen Besuchen die Bewohnerin zur Behandlung zu überreden, ohne dass diese ihr Verhalten ändert. Der jüngere Bruder der Patientin ist der gesetzliche Vertreter, er nimmt sich Zeit für seine Schwester, die ihn liebt. Die Hausleitung in der Wohneinrichtung schlägt eine ethische Fallbesprechung vor, diese wird nach wenigen Tagen vom zuständigen Ethikkomitee mit Beteiligung der Familie durchgeführt. Die Empfehlung des Komitees lautet folgendermaßen: Die Willensäußerungen der Patientin sollten beachtet werden, negative Auswirkungen der Behandlung sind für die Patientin wohl größer als ihr möglicher Nutzen: Deshalb sollte kein Krankenhausaufenthalt mehr erfolgen, keine Chemotherapie, nur eine symptomatische Behandlung.

Der Bruder als gesetzlicher Vertreter und die anderen Angehörigen bleiben in großer Sorge, akzeptieren aber letztlich diese Empfehlung. Der Hausarzt hat die Entscheidung im Ethik-Komitee mitgetragen und ist bereit, die Patientin weiter zu versorgen.

Der Verzicht auf eine Therapie der Erkrankung (hier des Lymphoms) ist bei der relativ jungen Patientin nicht einfach, für die Angehörigen wie für die Ärzte. Bei der komplexen Behinderung sind aber die Erfolgschancen gegen die Verständnismöglichkeiten und die Belastungen der Patientin durch die Therapie abzuwägen: Man muss die Frage stellen: Wird die Patientin die Unannehmlichkeiten und Nebenwirkungen der Therapie überhaupt akzeptieren können und wieviel beschwerdearme oder beschwerdefreie Lebenszeit wird sie gewinnen?

55.5 Ethische Fallbesprechung

Eine ethische Fallbesprechung sollte angefordert werden, wenn schwierige therapeutische Entscheidungen anstehen, wenn es unterschiedliche Einstellungen im Team gibt, insbesondere auch wenn die betroffene Person sich nicht oder nicht eindeutig zum Thema äußern kann.

MERKE

Dafür gibt es sog. Ethik-Komitees. Ein **Ethikkomitee** ist ein multiprofessionelles Gremium von ethisch erfahrenen weitergebildeten Fachkräften. Die Aufgabe eines Ethik-Komitees ist es, ausgehend von allgemeinen ethischen Kriterien und Standards zu überlegen, welche Empfehlungen für ein gutes medizinisches und pflegerisches Vorgehen im konkreten Einzelfall gegeben werden können. Damit soll dem Team Hilfe in seinen Überlegungen gegeben werden und der behandelnde Arzt in seinen Entscheidungen unterstützt werden.

Bei ethischen Fallberatungen werden deshalb alle für die Entscheidung wichtigen Details bewusst gemacht und die Argumente für eine gute Behandlung und Versorgung gesucht. Das Ethik-Komitee reflektiert im Dialog, auf welche Weise der Wille des betroffenen Menschen am besten umgesetzt werden kann. Im Gespräch wird eruiert, was ihm am meisten nützen dürfte und am wenigsten schadet, mit welchen Maßnahmen der Wille des Patienten am besten umgesetzt werden kann und wie man ihm, seiner Umgebung und den Ressourcen unserer Gesellschaft am besten gerecht wird.

Ethik-Komitees gibt es nicht nur in Krankenhäusern, sondern auch bei manchen größeren Trägern der Einrichtungshilfe, bei Hospiznetzen und einzelnen Ärztekammern (z.B. im Saarland). Sie werden meist vom Arzt oder einem therapeutischen Mitarbeiter angerufen, oft kann dies auch von Angehörigen geschehen.

Tab. 55.3 Inhalte einer Vertreterentscheidung

- Dokumentation durch den Vertreter zum weiteren Vorgehen
  - nach Austausch mit dem behinderten Menschen und
  - nach Gesprächen mit den Beteiligten und den Angehörigen.
- Zu Entscheidungen für die Behandlung in voraussehbar wahrscheinlichen Situationen, ausgehend von
  - den konkreten Behandlungswünschen des Betroffenen,
  - dem mutmaßlichen Willen (Ableitung aus Äußerungen),
  - seiner Einschätzung der Person und ihres Lebenswillens,
  - dem Wohlergehen im Urteil Dritter.
- Beschreibung des Zustandekommens der Verfügung
- Und Unterschriften aller an der Entstehung beteiligten Personen

Vorschläge finden sich bei der Deutschen Palliativstiftung und im Projekt „beizeitenbegleiten" (www.beizeitenbegleiten.de).

FALLBERICHT

Der Bruder als gesetzlicher Vertreter ist als Kaufmann viel unterwegs. Auf Anregung der Wohnbereichsleitung wird für den Fall, dass der gesetzliche Vertreter kurzfristig nicht erreichbar sein sollte und zur Sicherheit für die Einrichtung und ihre Mitarbeiter eine sog. Vertreterentscheidung erarbeitet (> Tab. 55.3). Hausarzt und Mitarbeiter des Wohnbereichs werden bei der Erstellung einbezogen und über die Einzelheiten informiert. In der Vertreterentscheidung wird eine ausschließlich palliative Begleitung für die Patientin festgelegt: Es soll alles an Therapie eingesetzt werden, was den erkennbaren Wünschen der Patientin entspricht und ihre Situation erleichtert. Sie soll, wenn irgend möglich, nicht mehr ins Krankenhaus kommen und darf in der Einrichtung versorgt und begleitet werden, auch wenn sie dort durch eine Verschlechterung oder das Auftreten von Komplikationen sterben sollte.

FALLBERICHT

Der Hausarzt verordnet eine Schmerzmedikation: zunächst Novaminsulfon 5 × 40 Tropfen, sowie morgens 5 mg Citalopram.

Das Liegen im Bett ist allerdings weiter nur in speziellen, schwierig zu findenden Positionen möglich. Im Stuhl sitzend sinkt Frau E. D. nach kurzer Zeit zusammen und schläft ein, aber nur vorübergehend. Auf Anraten des Hausarztes wird ein SAPV-Team hinzugezogen.

55.6 Hospiz- und Palliativinstitutionen

Alle Hospiz- und Palliativinstitutionen (ambulante Hospizdienste, stationäre Hospize, SAPV und Palliativstationen) stehen auch Menschen mit geistiger Behinderung zu Hause und in den Wohneinrichtungen zur Verfügung. Mögliche Berührungsängste, die auf beiden Seiten (sowohl bei Mitarbeitern der Eingliederungshilfe als auch der Hospize) bestehen, können und sollten durch persönliche Kontakte, evtl. Schulungsmaßnahmen, abgebaut werden.

FALLBERICHT

Die Patientin hält oft die Hand auf den Bauch und will sie nicht wegnehmen, macht Schwierigkeiten bei der Lagerung, will nur links und nicht auf der rechten Seite liegen.

Da zu vermuten ist, dass durch die Lymphknoten im Bauch und die Vergrößerung der Leber Blähungen und Schmerzen v. a. auf der rechten Seite hervorgerufen werden, wird vom SAPV-Arzt probatorisch Morphin zur bestehenden Medikation ergänzt: Die Dosis wird von 2 × 10 mg auf 3 × 30 mg MST retard langsam gesteigert, zusätzlich wird 1 Beutel Makrogol pro Tag verordnet, 1- bis 2-mal in der Woche muss aber zusätzlich mit einem Klysma der Stuhlgang angeregt werden.

Wegen der tastbaren Leberschwellung und Verhärtung wird eine Therapie mit Kortison (30 mg Kortisonäquivalent) in absteigender Dosis begonnen: Die Unruhe bessert sich, tritt nicht mehr so oft auf. Die Knoten am Hals und in der Leiste scheinen etwas rückläufig. Der Bauch ist meist noch stark gebläht, die Patientin isst nur noch kleine Portionen, v. a. Lieblingsgerichte und eher kalte Nahrung, sie wehrt dann rasch ab.

Frau E. D. ist öfters und länger bereit, im Bett zu liegen. Mit zusätzlichen Bedarfsdosen von Morphintropfen (jeweils 10 mg) ist die Pflege besser möglich. Juli 2017: Das Gewicht der Patientin nimmt weiter ab, die Knoten werden wieder größer.

55.7 Gewohnheiten weiterführen, wiederaufnehmen

FALLBERICHT

Die SAPV-Mitarbeiter schlagen bei ihren Besuchen vor, ehrenamtliche Hospizhelfer zur Begleitung der Patientin und zur Entlastung des Personals einzusetzen. Nach Anleitung durch die Mitarbeiter der Einrichtung finden diese Zugang zu der kranken Bewohnerin: Sie spielen mit ihr „Mensch ärgere dich nicht" (das hatte sie früher viel und mit großer Begeisterung gespielt) und singen mit ihr bekannte Volkslieder, speziell auch viele Kirchenlieder. Frau E. D. trommelt mit der einen Hand auf dem Tisch den Takt und manchmal singt sie leise mit.

Eines Tages möchte die Patientin zum Cappuccino-Trinken zum nächsten Italiener und will alle dazu einladen. (Es war ihr früher immer eine besondere Freude, auszugehen oder andere zum Trinken eines Cappuccinos einzuladen.) Die Angehörigen trauen sich jetzt eher und fahren sie im Rollstuhl in ein nahegelegenes Café. Dort trinkt sie problemlos ihren Cappuccino und strahlt in die Runde, als ihr der Schaum mit dem Löffel angereicht wird.

INFO

Menschen mit geistiger Behinderung benötigen einen festen Rahmen für ihren Tagesablauf und möchten bei bekannten Gewohnheiten bleiben: feste Tageszeiten, bekannte Umgebung, bekannte Ansprechpartner. Sie machen immer gleichartige Arbeiten gut und konsequent und freuen sich in der Freizeit über die gleichen Vergnügungen immer wieder, ob dies Spiele sind, Musik, Spazierengehen o. a. Gerade bei Krankheit und anderen Einschränkungen lässt sich mit lieben Gewohnheiten Lebensqualität geben und verbessern.

55.8 Absetzen von Medikamenten in der letzten Lebensphase

FALLBERICHT

September 2017 kommt es zu weiterer Verschlechterung, die Mitarbeiter haben zunehmend Angst v. a. vor nächtlichen Problemen. Die Angehörigen verlangen nochmals nach Untersuchung und Einstellung in der Klinik: Ein gemeinsames Gespräch mit dem Team wird vereinbart mit dem Ergebnis, dass die Patientin definitiv in der Einrichtung bleibt. Eine zusätzliche Nachtwache wird organisiert, der Hausarzt setzt alle nicht lebensnotwendigen Medikamente ab, es bleiben nur die Tabletten gegen die Schmerzen und die Unruhe sowie ihre Medikation zur Vorbeugung epileptischer Anfälle. Der Hausarzt legt Zeiten und Dosen der Medikation genau fest, schreibt Bedarfsmedikation für Schmerzen und Unruhe auf, die die nächtlich anwesenden Mitarbeiter bei Bedarf selbstständig geben dürfen.

MERKE

In der letzten Lebensphase sollten möglichst alle Medikamente und Maßnahmen abgesetzt werden, die belasten könnten und nicht zum Wohlbefinden beitragen (> Tab. 55.4). Der Arzt muss dazu konkrete schriftliche Anweisungen für die tägliche Routine geben, insbesondere aber Anordnungen für möglichen zusätzlichen Bedarf treffen (Dosis, Häufigkeit).

Tab. 55.4 Absetzen, umsetzen, neu ansetzen (zusammengestellt aus: S3-Leitlinie Palliativmedizin, 2019)

- Neu angesetzt oder weitergeführt werden sollten nur Medikamente für das Therapieziel Symptomlinderung und Lebensqualität, also:
  - Opioide, Antipsychotika, Benzodiazepine, Anticholinergika
- Symptomlindernde Maßnahmen umsetzen: parenteral (am besten subkutan) evtl. transmukosal
- Alles andere absetzen:
  - Prophylaktisch wirksame, ebenso tumorspezifische Medikamente
  - Lagerung zur Dekubitus/Pneumonieprophylaxe
  - Messung von Körperfunktionen
  - Beatmung, Intensivtherapie, Dialyse
  - Kardioverter/Defibrillator deaktivieren
- Falls erforderlich: palliative Sedierung durch erfahrene Fachkräfte

55.9 Spirituelle Aspekte, Krankensalbung

FALLBERICHT

Die Patientin wird schwächer, das Aufstehen immer schwieriger, Frau E. D. wehrt sich dagegen, will oft nach 10 Minuten wieder ins Bett. Sie wird schließlich komplett im Bett versorgt, sie trinkt schluckweise und schläft viel.

Die Angehörigen aktivieren einen befreundeten Pfarrer, den die Bewohnerin noch von früher kennt, zum Besuch und zur Krankensalbung. Er nimmt sich zusammen mit den Angehörigen viel Zeit zum Singen, Beten und zur Krankensalbung. Die Bewohnerin singt leise manche Lieder mit und lächelt ganz deutlich, als ihr der Herr Pfarrer zum Schluss den Segen gibt.

INFO

Rituale, auch **religiöse Rituale** sind für manche Menschen mit Behinderung sehr wichtig, v. a. wenn sie diese von früher kennen. Sie können nicht nur Erinnerungen anregen, sondern auch Freude bringen. Die Krankensalbung ist ein Sakrament der katholischen Kirche, früher oft „letzte Ölung" genannt. Die Krankensalbung sollte aber möglichst frühzeitig im Krankheitsverlauf angeboten werden. Zum einen ist es hilfreich, wenn der kranke Mensch das Ritual bewusst miterleben kann, zum anderen sind Zuspruch und Salbung als Stärkung in der Krankheit gedacht. Viele Patienten, auch behinderte Menschen mit früheren Erfahrungen in kirchlicher Praxis, werden danach deutlich ruhiger und entspannter.

FALLBERICHT

In den nächsten Wochen ist die Atmung manchmal unregelmäßig, die Patientin ist nur kurzzeitig wach und ansprechbar, die anderen Bewohner kommen häufig ans Bett, halten ihr die Hand und erzählen. Eines Morgens nach dem Betten und der Medikamentengabe hört die Atmung plötzlich auf: Frau E. D. verstirbt friedlich in ihrem eigenen Bett.

Eine Kerze wird im Hausflur angezündet. Alle Bewohner, die es wünschen, dürfen sich nochmals ans Bett setzen. Nach 2 Tagen wird sie an den Heimatort ihrer Eltern gebracht und dort beerdigt. Mitarbeiter fahren zur Beerdigung, einige Bewohner dürfen mitfahren und bei der Beerdigung dabei sein.

INFO

Für weitere Fragen zur palliative Begleitung von Menschen mit geistiger Behinderung stehen inzwischen zwei Broschüren der Deutschen Gesellschaft für Palliativmedizin (DGP) zur Verfügung. Sie können unter www.dgpalliativmedizin.de kostenfrei (nur Porto-Ersatz) angefordert werden:
- **Begleiten bis zuletzt: was können wir tun, damit es gut wird?** Leitfaden für Angehörige von Menschen mit geistiger Beeinträchtigung
- **Palliative Begleitung von Menschen in Wohnformen der Eingliederungshilfe.** Leitfaden für Träger, Leitungen sowie Mitarbeitende in der Assistenz und Pflege von Menschen mit komplexer und/oder psychischer Beeinträchtigung

---

Was wäre, wenn …

- … die Mitarbeiter in der Einrichtung überfordert sind, keine Nachtwache oder Ehrenamtliche zur Verfügung stehen?
  – Dann kommt eine Verlegung ins stationäre Hospiz infrage. Regelmäßige Besuche von Angehörigen und Mitarbeitern können dem behinderten Menschen das gewohnte Umfeld z. T. ersetzen.

- … orale Medikation, auch Tropfen, nicht behalten oder abgelehnt werden, denn neben der Appetitlosigkeit sind Übelkeit und Erbrechen bei Tumorausbreitung im Abdomen und der Leber häufig?
  – Dann sind subkutane Gaben über eine liegende Braunüle eine Alternative.

LITERATUR

Dingerkus G, Schlottblohm B. Den letzten Weg gemeinsam gehen. ALPHA-Westfalen 2013. www.alpha-nrw.de.

Ethik-Komitee der Diakonie Stetten. Handreichung zur ethischen Reflexion. https://www.diakonie-stetten.de/ueber-uns/ethik-in-der-diakonie-stetten/ethikkomitee/ (letzter Zugriff: 1.10.20).

Kojer M, Gutenthaler U. Gestörtes Verhalten – Verhalten, das uns stört? In: Kojer M, Schmidl M. Demenz und palliative Geriatrie in der Praxis. Berlin/Heidelberg: Springer, 2011.

Kofoet Ch, Dingerkus G. Hospiz- und Palliativversorgung in den Lebensbereichen der Behindertenhilfe. ALPHA-Westfalen, 2009. www.alpha-nrw.de (letzter Zugriff: 1.10.20).

Kostrzewa S. Ethik in der palliativen Versorgung von Menschen mit geistiger Behinderung. In: Kostrzewa S. Menschen mit geistiger Behinderung palliativ pflegen und begleiten. Bern: Verlag Hans Huber, 2013.

Patientenverfügungsgesetz. Bundesgesetzblatt 2015. Teil 1 Nr 48 vom 7.12.2015.

Ruhsert G. Spiritualität und komplexe Behinderung-Tragendes in Leben und Sterben. In: Maier-Michalitsch N, Grunick G. Leben bis zuletzt – Sterben, Tod und Trauer. Düsseldorf: Selbstbestimmtes Leben, 2014.

Schlichting H, Wördehoff D. Schmerzen und Schmerzerfassung bei Menschen mit (schwerer) geistiger Behinderung und Einschränkungen der Kommunikation. Zschr Heilpädagogik, 2017; 68(2): 65–72.

Schüder G. Biografiearbeit ind der Beziehungspflege. In: Fuchs Ch, Gabriel H, Raischl J, Steil H, Wohlleben U. Palliative Geriatrie. Stuttgart: Kohlhammer, 2012.

S3-Leitlinie für Palliativmedizin für Patienten mit einer nicht heilbaren Krebserkrankung. Langversion 2.0 August 2019; Leitlinienprogramm Onkologie, AWMF-Registernummer: 128-001 OL.

Vertreterverfügung. www.palliativstiftung.de/services_aktuelles (letzter Zugriff: 1.10.20).

Wördehoff D. Verhaltensänderung oder Schmerz? Der Onkologe, 2018; 24(11): 877–84.

KAPITEL 56

Dietrich Wördehoff

Die Einmaligkeit eines Menschen verstehen und respektieren

FALLBERICHT

57-jähriger Mann mit Down-Syndrom (K. L.), seit 37 Jahren in Einrichtung der Lebenshilfe wohnhaft, bis vor 2 Jahren in der Werkstatt tätig. Die Sprachfähigkeit und das Verständnis für die täglichen Dinge sind gut, er versorgt sich weitgehend selbst.

Er isst gerne und manchmal ohne Begrenzung, ist deutlich übergewichtig. Vor einem Jahr wurde ein Diabetes mellitus entdeckt, der mit Tabletten eingestellt ist, darüber hinaus entwickelt er zunehmende Durchblutungsstörungen der Beine. Das Laufen wird immer schwerer, er bekommt einen Rollstuhl verschrieben, in dem er sich anfangs selbstständig bewegt.

Eine Mitarbeiterin, die in einer Fortbildung davon gehört hat, schlägt das Erarbeiten einer Patientenverfügung in leichter Sprache vor. Die gesetzliche Vertreterin, seine ältere Schwester, stimmt diesem Vorgehen zu. Die Broschüre „Zukunftsplanung zum Lebensende: Mein Wille" wird von der Mitarbeiterin mit dem Bewohner durchgesprochen, jeweils nur eine Seite an einem Tag. Bei manchen Fragen und Bildern ist Herr K. L. sehr interessiert und hat eine klare Meinung, bei anderen Aspekten weiß er nicht so recht, was er dazu sagen soll. Er wünscht sich vor allem in der Wohneinheit, „bei seinen Genossen" zu bleiben, mit ihnen zu spielen und gemeinsam Fußball im Fernsehen anzuschauen (er ist ein Fan des Hamburger SV). Im Rollstuhl zu sitzen sei schon schlimm, aber wenn er sich nicht mehr selbstständig bewegen könne, wolle er keine weitere Behandlung. Er erzählt auch immer wieder von R. M., einem Mitbewohner, der vor 2 Jahren in der Wohneinheit mehrere Wochen bis zu seinem Tode wegen eines fortgeschrittenen Morbus Parkinson betreut wurde. Wenn er nicht mehr essen könne, wolle er nicht solche „Flaschen in den Arm gepumpt" bekommen wie im Krankenhaus, „das schmeckt nicht, besser eine Flasche Bier trinken und eine rauchen!"

Die besprochenen Aspekte werden in den Teambesprechungen allen mitgeteilt. Nach 2 Monaten ist der überwiegende Teil der Broschüre ausgefüllt.

56.1 Patientenverfügung in leichter Sprache

MERKE

Die meisten Menschen mit geistiger Behinderung haben einen gesetzlichen Betreuer, der für sie im juristischen Sinne entscheidet. Das Patientenverfügungsgesetz von 2009 legt jedoch fest, dass der Betreuer den Willen des Betreuten umzusetzen hat. Seine primäre Aufgabe ist es also, die Wünsche und Bedürfnisse des zu betreuenden Menschen, speziell auch für gesundheitliche Entwicklungen in der Zukunft bzw. am Lebensende, möglichst gut kennenzulernen.

Gespräche über die Zukunftsvorstellungen sollten frühzeitig stattfinden, spätestens nach der Diagnose einer chronisch-fortschreitenden Erkrankung. Das frühzeitige Ansprechen des Themas ist auch wichtig, bevor sich die Kommunikationsmöglichkeiten durch Alter und Krankheit verschlechtern. Es braucht viel Zeit und oft unterschiedliche Ansätze, bis eine Reaktion des behinderten Menschen zu einem bestimmten Punkt erreicht ist (Hartmann, 2015). Medizinische Details sind Menschen mit kognitiven Einschränkungen schwer zu vermitteln. Deshalb sollten vor allem Fragen zur alltäglichen und zukünftigen Lebensgestaltung bei Krankheit im Mittelpunkt stehen. Die Broschüren mit den Mitteln unterstützter Kommunikation von Bonn-Lighthouse und vom Sozialministerium aus dem Saarland sind dafür gute Beispiele (➤ Tab. 56.1). Bei dem Ausfüllen einer Patientenverfügung in leichter Sprache ist der wesentliche Aspekt nicht eine juristisch einwandfreie Erklärung und ein volles Verständnis aller Aspekte, also eine klare Einwilligungs- bzw. Ablehnungsfähigkeit, sondern eine möglichst detaillierte

Erfassung der Wünsche und Bedürfnisse des behinderten Menschen. Es ist sinnvoll, wenn sich immer die gleiche Person an das Thema wagt, das kann der Vertreter, ein anderer Angehöriger oder auch ein Mitarbeiter sein, der den behinderten Menschen seit langem kennt und zu dem er besonderes Vertrauen entwickelt hat (Bruhn und Straßer, 2014; Dingerkus et al., 2018; Hartmann, 2018).

Tab. 56.1 Beispiel: die Kapitel der Broschüre von Bonn-Lighthouse

Zukunftsplanung zum Lebensende: Mein Wille!
1. Was ich gerne mag!
2. Was mir besonders wichtig ist!
3. Hoffnungen und Ängste
4. Medizinische Erklärungen
5. Was für mich getan werden soll!
6. Meine Beerdigung
7. Mein Testament!
www.bonn-lighthouse.de

Ähnliche Unterlagen finden sich auch bei verschiedenen anderen Institutionen: z. B. Evangelisches Krankenhaus Bielefeld, Stiftung Bethel, Caritas Augsburg u. a.

FALLBERICHT

Ein halbes Jahr später trifft Herrn K. L. ein Schlaganfall mit Lähmung linksseitig, er wird mit dem Notarzt ins Krankenhaus gebracht. Anfangs ist er zerebral eingetrübt und schwer ansprechbar. Dies bessert sich langsam, er bleibt aber eher träge in seinen Reaktionen. Die Lähmungen bilden sich trotz intensiver Therapie nur langsam zurück. Er wird in eine Reha-Klinik verlegt. Es gibt auch dort nur geringe Fortschritte, bei Aktivierungs-Maßnahmen arbeitet Herr K. L. nur bedingt und kurzfristig mit. Von den Ärzten wird die Verlegung in ein Pflegeheim empfohlen. Er möchte aber unbedingt in sein Zimmer und in seine Wohngruppe zu „seinen Genossen" zurück.
Die Mitarbeiter der Wohngruppe sind bereit, ihn bei entsprechender Unterstützung wiederaufzunehmen, die Einrichtungsleitung stimmt dem, wenn auch mit Bedenken, zu. Er wird in die Wohneinrichtung zurückgebracht, ein Pflegedienst wird angefordert und kommt zweimal täglich zur Unterstützung der Mitarbeiter.
Nach 3 Monaten tritt ein erneuter Schlaganfall mit kompletter Lähmung linksseitig auf, zusätzlich eine Sprachstörung. In der Akutsituation wird er erneut ins Krankenhaus gebracht, die Lähmung bessert sich nicht, eine zunehmende Spastik der linken Seite fällt auf und ein unvollständiger Mundschluss. Die Sprache ist verwaschen, seine Äußerungen sind nur sehr schwer zu verstehen. Er scheint sich gegen Therapiemaßnahmen zu wehren und kann nur wenig mithelfen. Von den Ärzten wird eine weitere Rehabilitationsmaßnahme nicht für sinnvoll gehalten. Nach 14 Tagen wird K. L. komplett pflegebedürftig in die Wohneinrichtung zurückgeschickt.
Die Mitarbeiter stellen die Frage, wie es weitergehen soll, die Hausleitung organisiert eine Teamsitzung und lädt dazu die Schwester als gesetzliche Vertreterin und die alten Eltern ein. Der Hausarzt wird ebenfalls dazu gebeten. Er macht deutlich, dass eine wesentliche Besserung des Zustands nicht zu erwarten ist, eher neue Komplikationen drohen. Es wird Einigkeit erzielt, dass das Therapieziel nur palliativ sein kann und die weiteren Entscheidungen danach ausgerichtet werden sollen. Die Mitarbeiter und die Wohnbereichsleitung stimmen dem Verbleib in der Einrichtung zu, wenn die Pflege mit externer Unterstützung gesichert ist.

56.2 Therapieziel und Indikation

MERKE

Bei dem Neuauftreten von Krankheiten oder einer Verschlechterung bestehender chronischer Krankheiten sollte immer zunächst das Therapieziel möglichst im Einvernehmen aller beteiligten Personen geklärt werden, bevor Entscheidungen über einzelne Maßnahmen getroffen werden (➤ Tab. 56.2). Meist wird ja von Komplikation zu Komplikation nach den üblichen Normen weiterbehandelt. Besser ist es, sich im Intervall Gedanken zu machen, welche Maßnahmen in der Zukunft ergriffen und welche möglichst unterlassen werden sollen (Dingerkus et al., 2018; Neitzke, 2014).

Das Therapieziel ist der erste und wichtige Schritt, die Indikation zu einer diagnostischen oder therapeutischen Handlung stellt danach der Arzt. Die Entscheidung, ob die vorgeschlagene Maßnahme durchgeführt wird, trifft der Patient oder sein Vertreter.

MERKE

Therapieziel

Vom Therapieziel ist die Entscheidung für oder gegen eine konkrete Therapiemaßnahme abhängig: die „Indikation"
Beispiele:
- Chemotherapie, Operation, Intensivstation
- Reanimation, künstliche Ernährung
- Blutkonserven, Antibiotika etc.

Indikation: Voraussetzung für weitere diagnostische und therapeutische Handlungen
- **Medizinische Indikation:** Die geplante Maßnahme ist geeignet, das angestrebte Therapieziel aufgrund wissenschaftlicher Erkenntnis (Leitlinien) mit bestimmter Wahrscheinlichkeit zu erreichen.
- **Ärztliche Indikation:** Die geplante Maßnahme ist geeignet, dem individuellen Patienten in seiner konkreten Situation (Alter, AZ, Compliance) und seiner Befindlichkeit erfolgreich zu helfen (mehr zu nutzen als zu schaden).

Jegliche medizinische Maßnahme darf nur durchgeführt werden, wenn ihr der Patient (bzw. sein Vertreter) nach entsprechender ausreichender Aufklärung zugestimmt hat.

Tab. 56.2 Was kann Therapieziel sein?

Gesundheit	Kurative Intention
Rehabilitation	
Erhalt des Zustands	
Linderung von Beschwerden	Palliative Intention
Begleitung und Sorge	
Therapieziel bewusst machen, gemeinsam mit dem Patienten bzw. seinem Vertreter vereinbaren!	

FALLBERICHT

In der Wohngruppe stabilisiert sich sein Zustand, Herr K. L. ist stundenweise deutlich wacher, beginnt wieder zu essen, wenn ihm das Essen angereicht wird. Mit zwei Personen kann man ihn in den Rollstuhl setzen. Andere Bewohner schieben ihn durch das Haus und in den Gemeinschaftsraum. Er schaut zu, wenn die anderen spielen, sitzt mit ihnen gemeinsam vor dem Fernseher. Bei dem Thema Krankenhaus wehrt er aber immer gleich stark ab (typische Handbewegung und „nein, nein").

Seine Schwester wünscht für ihn eine physiotherapeutische Behandlung und schlägt einen speziell in PC weitergebildeten Physiotherapeuten vor. Nach Verordnung des Hausarztes kommt dieser 3-mal wöchentlich. Die Therapie bekommt Herrn K. L. offensichtlich gut, er freut sich darauf. Er versucht, etwas mitzuhelfen. Der Physiotherapeut macht Witze, singt mit ihm und baut neben den Übungen eine gute Beziehung auf, sodass K. L. deutlich besser motiviert ist.

56.3 Palliative Physiotherapie

INFO

Nach zahlreichen Studien hat die Physiotherapie eine hohe Bedeutung zur Sicherung der Lebensqualität. Nahezu alle Patienten gewinnen, wenn passive und aktivierende Maßnahmen auf die besondere Situation des Klienten abgestimmt werden. Dies gilt besonders auch für Patienten mit kognitiver Beeinträchtigung, weil sie von der Zuwendung und den körperlichen Berührungen stärker profitieren als von verbalen Kontakten (Woitha et al., 2013).

FALLBERICHT

Nach einigen Monaten isst K. L. weniger, trinken ist schwierig, da durch den fehlenden Mundschluss die Flüssigkeit immer wieder herausläuft. Am besten geht das Trinken am Abend mit einem Glas Bier, da läuft ganz wenig aus dem Mund. Herr K. L. nimmt an Gewicht ab. Der Hausarzt schlägt eine PEG-Anlage vor. Von den Mitarbeitern wird dies sehr kontrovers diskutiert, die Angehörigen sind sich unsicher, sie möchten ihren Sohn nicht „verhungern" lassen: „Er ist ja so schmal geworden". Die Hausleitung veranlasst eine Sitzung des ganzen Teams mit der Familie („Familienkonferenz"). Das Ergebnis: Es soll keine PEG angelegt werden. Die ihm vertraute Mitarbeiterin sagt, „er wird sich vehement dagegen wehren". Das Thema wurde beim Erstellen der Patientenverfügung besprochen und seine Ablehnung festgehalten. Es gibt keinen Hinweis, dass der Kranke dies jetzt anders sieht. Darüber hinaus ist fraglich, ob durch die künstliche Ernährung überhaupt noch eine Gewichtszunahme erreicht werden kann (➤ Tab. 56.3).

56.4 Künstliche Ernährung

MERKE
Künstliche Ernährung – warum hilft sie nicht?
- Fortgeschrittene Krankheitsbilder, insbesondere Endstadien von Krankheiten sind durch eine katabole Stoffwechsellage gekennzeichnet.
- Nachlassen von Hunger und Durst, Erlöschen der Fähigkeit zur Nahrungs- und Flüssigkeitsaufnahme ist Teil des natürlichen Sterbeprozesses.

Ernährung und Flüssigkeitszufuhr am Lebensende: Was ist hilfreich?
- Häufige, kleine Mahlzeiten
- Offene, angepasste Essenszeiten
- Auswahl der Speisen und Getränke, Würzen
- Individuelle Vorlieben und Unverträglichkeiten beachten
- Aussehen und Anrichten des Essens (kein Plastikgeschirr)
- Essen in Gemeinschaft
- Fingerfood
- Regelmäßige Darmtätigkeit sicherstellen
- Nicht auf die Kalorienzahl, sondern auf die Freude an der Mahlzeit kommt es an!

Tab. 56.3 Künstliche Ernährung (Damag, Schlichting, 2016; Dingerkus et al., 2018; Hartmann, 2018)

Sinnvolle Behandlungsziele	- Unterstützung bei kurativer Intention, bei rehabilitativer Intention - Überbrückung kritischer Krankheitsphasen - Frühe Erkrankungsphasen - Vor Eintritt von Unterernährung
Keine sinnvollen Behandlungsziele	- Symptomkontrolle - Minderung von Leiden - Besserung der Lebensqualität

FALLBERICHT
Die Lagerung im Bett und das Sitzen werden insbesondere wegen der Spastik zunehmend schwieriger. Der Hausarzt verordnet eine regelmäßige Morphingabe in kleinen Dosen, zunächst 10 mg in Tropfenform (Morphin-Tropfen 0,5%) alle 4 h und vor der Pflege jeweils eine Zusatzdosis. Die Pflege muss sehr genau darauf achten, dass die Tropfen nicht aus dem Mund laufen, sondern geschluckt werden. Deshalb wird nach 14 Tagen auf ein Fentanyl-Pflaster umgestellt mit zusätzlichen Tropfen für den Bedarf. Diese Medikation hilft Herrn K. L. offensichtlich gut. Er jammert weniger bei der Pflege, ist bereit, länger im Rollstuhl zu sitzen, und scheint auch etwas wacher und interessierter.
Eine Mitarbeiterin der Einrichtung hat im letzten Jahr eine Weiterbildung in basaler Stimulation absolviert und kann diese inzwischen bei der Versorgung stark beeinträchtigter Bewohner gut einsetzen.

56.5 Basale Stimulation

INFO
Durch die basale Stimulation sollen die Sinneswahrnehmung, Körperorientierung und Kommunikationsfähigkeit von schwerst beeinträchtigten Menschen gebessert werden. Das Konzept wurde von Andreas Fröhlich für die Förderung mehrfach behinderter Kinder entwickelt und von Christel Bienstein in den Bereich der Pflege übertragen. Ziel ist der Aufbau einer Beziehung zum behinderten Menschen und des behinderten Menschen zu seiner Umwelt. Es werden Wahrnehmungserfahrungen angeboten, wie das Spüren des eigenen Körpers, die Empfindung der eigenen Lage im Raum und das Kennenlernen von Funktionen, z.B. durch somatische, orale, olfaktorische, akustische und andere Stimulationsformen. Basale Stimulation ist ein Konzept menschlicher Begegnung, eine „Kommunikation ohne Worte" (Bienstein, Fröhlich, 2010; Kostrzewa, 2013).

FALLBERICHT
Im weiteren Verlauf verweigert Herr K.L. wieder vermehrt das Essen, wird schwächer, liegt viel im Bett und schläft. Er redet durcheinander, aber nichts Verständliches. Nachts ist er öfters unruhig und brabbelt vor sich hin oder scheint zu phantasieren. Mit 5 Tropfen Haloperidol wird er meistens ruhiger, ebenso auch, wenn jemand am Bett sitzen bleibt und ihm die Hand hält.
Die Mitarbeiter verlangen nach Klarheit zum weiteren Vorgehen: „Was sollen wir in akuter Situation,

bei Komplikationen in der Nacht, am Wochenende tun, wenn der Hausarzt nicht erreichbar ist?" Der Dienst- oder Notarzt würde höchstwahrscheinlich immer eine Krankenhauseinweisung veranlassen. Der Hausarzt schlägt vor, einen Notfallbogen auszufüllen und in die Akten neben das Bett des Patienten zu legen. In Übereinstimmung mit der gesetzlichen Vertreterin wird er darin bekräftigt, dass nur noch eine symptomatische, palliative Therapie und keine Krankenhausbehandlung durchgeführt werden soll.

56.6 Notfall- bzw. Krisenbogen

MERKE

Der Notfall- bzw. Krisenbogen ist ein Formular, auf dem die Therapierichtung, das Therapieziel A, B oder C im Voraus für eine Notfallsituation angekreuzt werden, in der der Patient bzw. sein Vertreter nicht direkt entscheiden kann (➤ Tab. 56.4). Beispiele für solche Formulare sind der PALMA-Bogen der Universitätsklinik Mainz oder der ÄNO = die ärztliche Anordnung für den Notfall aus dem Projekt „beizeiten begleiten".

Tab. 56.4 Beispiel für den Inhalt eines Notfallbogens

A	Therapieziel: Lebensverlängerung, uneingeschränkter Einsatz aller indizierter Maßnahmen
B	Therapieziel: Lebensverlängerung, aber „nicht um jeden Preis" Ggf. Ausschluss bestimmter Maßnahmen: • Kardiopulmonale Reanimation, invasive Beatmung • Intensivbehandlung, Krankenhauseinweisung u.a.
C	Therapieziel: Linderung der Beschwerden (Palliation) „Kurative" Maßnahmen nicht indiziert oder nicht gewünscht
Dazu:	Name des Betreuers (Bevollmächtigten) Ärztliche Diagnosen und Unterschriften von Arzt und gesetzlichem Vertreter

FALLBERICHT

Nach einigen Wochen bekommt Herr K. L. Fieber bis 39 °C, er trübt ein, wird unruhig, spricht nur noch lallend. Die Mitarbeiter trauen sich nicht mehr, ihm etwas zu trinken oder zu essen zu geben, machen aber alle paar Stunden eine intensive Mundpflege. Wenn Herr K. L. den Mund nicht recht öffnen will, wird ihm ein Tupfer mit Bier getränkt an die Lippen gehalten, dann öffnet er den Mund fast immer und saugt deutlich an dem Tupfer, lässt die Mundpflege geschehen. Der Hausarzt verordnet Novalgin zu Fiebersenkung, ist aber der Meinung, dass die Gabe eines Antibiotikums nicht indiziert sei. Er schlägt vor, einmal am Tag eine Infusion mit 500 ml Flüssigkeit zu geben und legt dazu eine Braunüle in den Oberschenkel.

Die Atmung ist deutlich beschleunigt, zeitweise hört man ein Rasseln im Zimmer, der Patient liegt dabei aber ruhig in seinem Bett. Der Hausarzt verordnet zusätzlich 2-mal 10 mg Diazepam, das subkutan gegeben wird. Untertags ist ein Mitarbeiter oder eine Mitarbeiterin in der Nähe, einige Mitbewohner setzen sich abwechselnd ans Bett und halten die Hand des Kranken. Nachts sind die Angehörigen da und bleiben im Zimmer des Patienten. Nach 3 Tagen wird die Atmung unregelmäßiger, setzt dann immer wieder über längere Zeit aus, der Puls ist kaum zu tasten. Herr K. L. verstirbt ruhig mit Aufhören der Atmung. Er bleibt entsprechend dem Wunsch der Mitarbeiter noch 24 h in seinem Zimmer. Die Angehörigen und einige der Mitbewohner, die dies wollen, sitzen am Bett und unterhalten sich. Es werden Erinnerungen aus seinem Leben, aus der Arbeit in der Werkstatt ausgetauscht. Nach einigen Tagen wird K. L. in seinem Heimatort im Familiengrab beerdigt.

Drei Wochen später findet eine Trauerfeier in der Wohneinrichtung statt: Viele Bewohner auch aus anderen Wohngruppen, die den Verstorbenen aus der Werkstatt und von Veranstaltungen und Feiern kannten, kommen dazu, jeder erhält ein Bild von ihm mit Foto und einem Spruch. Später verteilt die Leiterin der Wohngruppe einzelne Stücke aus dem Besitz des Verstorbenen, so wie er es festgelegt hat.

56.7 Sterben und Tod erleben

INFO

Menschen mit geistiger Behinderung sind leichter emotional als kognitiv ansprechbar. Sie spüren vieles früher als wir denken und machen ihre Erfahrungen durch das Miterleben. Deshalb ist das Einbeziehen dieser Menschen in Erfahrungen mit Sterben und Tod (auch von Angehörigen) wichtig. Nicht das Dabeisein bei

Sterben und Tod, sondern das Fernhalten bringt Probleme (ähnlich wie bei Kindern).

Gegenüber Menschen mit Behinderung sind klare Worte gut: Es darf nicht heißen: „Er ist eingeschlafen" oder „sie ist von uns gegangen". Es ist wichtig, auch das Wort „tot" in den Mund zu nehmen und den behinderten Menschen „begreifen" zu lassen, dass der Gestorbene definitiv nicht mehr lebendig wird.

erzählen") und der Anteilnahme und Trauer Ausdruck zu geben. Rituale und Gedenkorte erleichtern das Verstehen: eine brennende Kerze vor dem Zimmer des Verstorbenen, ein Foto im gemeinsamen Wohn-oder Essraum, auch das Pflanzen eines Baumes u. ä. (Bruhn, Straßer, 2014; Hartmann, 2018; Lebenshilfe Berlin; Zabel, 2013).

FAZIT

Die Themen Sterben und Tod sollten frühzeitig im Krankheitsverlauf angesprochen werden, so lange eine Kommunikation noch gut möglich ist. Auch Menschen mit Down-Syndrom können oft erstaunlich klar ihre Vorstellungen, vor allem anhand von früheren Erfahrungen, äußern. Die Erfassung des Willens bedarf aber viel Zeit und Einfühlungsvermögen. Ausgehend von den eruierten Bedürfnissen und Wünschen sollten klare Handlungsanweisungen für zu erwartende Situationen formuliert werden (Notfallbogen, Indikationsstellung). Eine künstliche Ernährung im Endstadium von Krankheiten verlängert nicht das Leben. Physiotherapie und basale Stimulation sind hilfreich für alle, deren verbale Kommunikation eingeschränkt ist.

56.8 Trauer und Trauerrituale

MERKE

Trauerbewältigung braucht Zeiten und Orte der Erinnerung. Jede Einrichtung sollte Trauerrituale, am besten zusammen mit den Bewohnern, entwickeln. Gemeinsame Veranstaltungen sind gute Gelegenheiten, Erinnerungen an die Verstorbenen aufzufrischen („Geschichten

---

Was wäre, wenn …

- … keine Patientenverfügung erstellt worden wäre?
  - Die Schwester als gesetzliche Vertreterin sollte sich mit den Mitarbeitern des Wohnbereichs und dem Hausarzt zusammensetzen, um in der Zusammenschau aller Beiträge „dem Willen ihres Bruders" gemäße Therapieentscheidungen zu treffen.
- … in der letzten Lebensphase die medikamentöse Einstellung von Unruhe etc. in der Einrichtung nicht gelingen würde?
  - Eine Verlegung auf eine Palliativstation könnte zur Behandlung und Neu-Einstellung sinnvoll sein. Eine Begleitung von Mitarbeitern aus der Einrichtung oder von Angehörigen auf der Palliativstation ist hilfreich, nimmt dem behinderten Menschen die Angst und erleichtert den Palliativkräften den Umgang mit dem Patienten.
- … die Pflege rund um die Uhr in einer Wohneinrichtung mit vornehmlich pädagogischen Mitarbeitern nicht gewährleistet werden könnte?
  - Die Verlegung in ein stationäres Hospiz wäre angezeigt.

LITERATUR

Ärztliche Anordnung für den Notfall, „ÄNO".
  www.beizeitenbegleiten.de (letzter Zugriff: 1.10.20).
Bienstein Ch, Fröhlich D A. Basale Stimulation in der Pflege. Bern: Huber, 2010.
Bruhn R, Straßer B (Hrsg.). Palliative Care für Menschen mit geistiger Beeinträchtigung. Stuttgart: Kohlhammer, 2014.
Damag A, Schlichting H. Essen – Trinken – Verdauen. Förderung, Pflege und Therapie bei Menschen mit schwerer Behinderung, Erkrankungen und im Alter. Göttingen: Hogrefe-Verlag, 2016.
Dingerkus G, Jungnickel H, Siehr N, Wördehoff D. Begleiten bis zuletzt: was können wir tun, damit es gut wird? Leitfaden für Angehörige von Menschen mit geistiger Beeinträchtigung. 2. Aufl. 2018. https://www.dgpalliativmedizin.de/arbeitsgruppen/2015-02-21-08-00-53.html (letzter Zugriff: 1.10.20).
Hartmann B. Palliative Care bei Menschen mit geistiger Behinderung. Z Palliativmedizin, 2015; 16: 148–151.

Hartmann B. Palliative Begleitung von Menschen in Wohnformen der Eingliederungshilfe. Leitfaden für Träger, Leitungen sowie Mitarbeitende in der Assistenz und Pflege von Menschen mit komplexer und/oder psychischer Beeinträchtigung. 2. Aufl. 2018. https://www.dgpalliativmedizin.de/arbeitsgruppen/2015-02-21-08-00-53.html (letzter Zugriff: 1.10.20).

Kostrzewa S. Basale Stimulation in Palliativversorgung und Sterbebegleitung. In: Kostrzewa S. Menschen mit Behinderung palliativ pflegen und begleiten. Bern: Huber, 2013.

Lebenshilfe Berlin: Am Ende eines gemeinsamen Weges: Sterbe- und Trauerbegleitung. Ein Leitfaden. Lebenshilfe gGmbH Heinrich-Heinstraße 15, 10179 Berlin. www lebenshilfe-berlin.de (letzter Zugriff: 1.10.20).

Ministerium für Soziales Gesundheit, Frauen und Familie, Saarland (Hrsg.). Patientenverfügung in leichter Sprache. https://www.das-saarland-lebt-gesund.de/service/informationsmaterial (letzter Zugriff: 1.10.20).

Neitzke G. Indikation. Fachliche und ethische Basis ärztlichen Handelns. Med Klin Intensivmed Notfmed, 2014; 109 (1): 8–12.

„PALMA", Patienten-Anweisungen für lebenserhaltende Maßnahmen. https://www.agswn.de/sites/default/files/geschaeftsstelle/PALMA-Formular%20Vers.3.2.pdf (letzter Zugriff: 1.10.20).

Woitha K, Wünsch A, Müller-Mundt K et al. Entwicklung und Einsatz der Physiotherapie in der Palliativversorgung Z Palliativmedizin, 2013; 14: 210–2019.

Zabel M. Trauer- und Sterbebegleitung in Wohneinrichtungen. Teilhabe 3/2013.

Zukunftsplanung zum Lebensende: Mein Wille. bestellung@bonn-lighthouse.de (letzter Zugriff: 1.10.20).

KAPITEL 57

Michaela Schiller, Peter Schwarz

„Nazar" – der böse Blick! Oder: „Es war doch nur ein Loch im Herzen"

FALLBERICHT

Dila wird als erstes Kind einer 19-jährigen türkischstämmigen Mutter geboren, zum Vater des Kindes werden keine Angaben gemacht. Zu einer eventuellen Konsanguinität können daher keine verlässlichen Angaben gemacht werden. Dila kommt in der 32. Schwangerschaftswoche bei vorzeitiger Wehentätigkeit und pathologischem CTG per Spontangeburt in einer externen Klinik mit einem Geburtsgewicht von 1.650 g zur Welt; die postnatale Adaptation gestaltet sich regelrecht (APGAR 9/8/8). In der Neonatalphase sind lediglich eine Hyperbilirubinämie sowie anfängliche Trinkschwierigkeiten zu therapieren. In den Routinesonografien des Schädels und des Abdomens zeigen sich keinerlei Auffälligkeiten, echokardiografisch besteht der Verdacht auf ein persistierendes Foramen ovale (PFO) – differenzialdiagnostisch Atriumseptumdefekt (ASD). Dila kann nach 6 Wochen noch vor dem errechneten Entbindungstermin nach Hause entlassen werden.

Im Alter von korrigiert 2 Monaten kommt es zur erneuten stationären Aufnahme nach stattgehabtem ALTE (*apparent life threatening event*) – Dila ist im Schlaf mit Zyanose und insuffizienter Atmung aufgefunden und reanimiert worden. Im Rahmen dieses stationären Aufenthalts werden erstmalig krampfanfallsverdächtige Ereignisse beschrieben, intermittierend begleitet von Bradykardien und Apnoephasen, sodass für die weitere Versorgung zu Hause ein Heimmonitor verordnet wird. Aufgrund der Häufigkeit der Ereignisse wird eine antikonvulsive Therapie begonnen. In der klinischen Untersuchung fällt eine muskuläre Hypotonie auf, zudem besteht eine ausgeprägte Trinkschwäche. In der weiterführenden Diagnostik wird (mittels BERA) eine Taubheit diagnostiziert und schließlich erstmalig der Verdacht auf eine syndromale Erkrankung gestellt.

Des Weiteren wird Kontakt zur sozialmedizinischen Nachsorge hergestellt, da Dilas Mutter den behandelnden Kollegen aufgrund ihres Alters sehr ängstlich und teilweise überfordert erscheint.

Eine Woche nach der Entlassung wird Dila erneut – diesmal allerdings in einer anderen nahegelegen Kinderklinik stationär aufgenommen, da sich das Trinkverhalten zu Hause erneut verschlechtert. Durch die sozialmedizinische Nachsorge sind bereits eine Frühförderung und Physiotherapie organisiert sowie die Beantragung einer Pflegestufe in die Wege geleitet worden.

Die Trinkschwierigkeiten werden zunächst als Mutter-Kind-Interaktionsstörung interpretiert und es erfolgen intensive Schulungen, die Compliance der jungen Mutter ist jeweils sehr gut. An klinischen Befunden fallen weiterhin eine Dystrophie und eine Mikrozephalie auf. Die ausführliche physiotherapeutische Beurteilung zeigt eine ausgeprägte Entwicklungsverzögerung auf dem Stand eines Neugeborenen, sodass aufgrund der Symptomkonstellation der Verdacht auf eine syndromale Erkrankung besteht und der jungen Mutter empfohlen wird, sich zeitnah in einer Praxis für Humangenetik zur weiteren Abklärung vorzustellen. Darüber hinaus wird Kontakt zum ambulanten Kinderhospizdienst hergestellt.

> **INFO**
> Chronisch kranke oder schwerstkranke Kinder und Jugendliche können unter bestimmten Voraussetzungen nach einer Krankenhausbehandlung oder stationären Rehabilitation sozialmedizinische Nachsorge verordnet bekommen. Die Maßnahmen umfassen insbesondere das Koordinieren der verordneten Leistungen sowie das Anleiten und Motivieren zu deren Inanspruchnahme.

57.1 Ambulante Versorgungsmöglichkeiten bei (noch) fehlender Diagnose

Bei chronisch kranken oder schwerstkranken Kindern und Jugendlichen erweist sich die häusliche Versorgung nach einer Krankenhausbehandlung oder stationären Rehabilitation oft als schwierig. Eltern und Angehörige sind mit der Versorgungssituation nicht selten überfordert.

In diesen Fällen kann die sozialmedizinische Nachsorge als Hilfe zur Selbsthilfe unterstützend wirken, indem sie eine sektorenübergreifende Brückenfunktion einnimmt. Die Maßnahmen orientieren sich in Art, Umfang und Dauer an der Schwere der Erkrankung und dem daraus resultierenden Unterstützungsbedarf. Ziel der sozialmedizinischen Nachsorge ist es, Krankenhausaufenthalte zu verkürzen bzw. eine erneute stationäre Aufnahme zu vermeiden und die sich anschließende ambulante Weiterbehandlung zu sichern.

Ambulante Kinderhospizdienste begleiten und unterstützen Familien von Kindern mit lebenslimitierenden Erkrankungen, optimalerweise ab dem Zeitpunkt der Diagnosestellung. Wenn ein Kind schwer erkrankt, ist das für die betroffenen Familien eine besondere Herausforderung. Ab diesem Zeitpunkt stellt der Alltag eine große Aufgabe dar, sowohl körperlich als auch psychoemotional: Arztbesuche, Klinikaufenthalte, Behördengänge und umfassende Pflege beanspruchen viel Zeit und Kraft.

Der ambulante Kinderhospizdienst versteht seine Arbeit als ganzheitliche Lebenshilfe und betrachtet das gesamte Familiengefüge als untrennbare Einheit. Hauptaufgaben bestehen darin, die Lebensqualität der erkrankten Kinder und Jugendlichen zu stärken, Zeit für Geschwisterkinder zu haben und den Eltern Unterstützung und Entlastung anzubieten. Der Dienst ist für die Betroffenen kostenfrei und unabhängig von Nationalität und Religionszugehörigkeit.

> **INFO**
> Die „Mitgliederliste des Bundesverbandes Kinderhospiz e.V." bietet online eine deutschlandweite Übersicht über stationäre Kinderhospize und ambulante Kinderhospizdienste.

FALLBERICHT

Im Alter von korrigiert 7 Monaten kam es plötzlich im Rahmen einer Gastroenteritis zu einer dramatischen Verschlechterung, gefolgt von einer Kreislaufinsuffizienz mit Multiorganversagen, die eine intensivmedizinische Therapie notwendig macht. Nach Stabilisierung ist aufgrund eines akuten Nierenversagens über mehrere Wochen eine Peritonealdialyse erforderlich. Der bereits postnatal beschriebene ASD zeigt jetzt deutliche Zeichen einer hämodynamischen Relevanz mit entsprechender Druckerhöhung im pulmonalen Kreislauf.

Aus kinderkardiologischer Sicht besteht eine klare Indikation zum Verschluss des Defekts. Im Langzeit-EKG zeigt sich ein ungewöhnlich buntes Bild aus AV-Block II°, AV-Block III° sowie intermittierendem Präexzitationssyndrom. Bei Zustand nach Kreislaufinsuffizienz besteht somit die Indikation zur Schrittmacherimplantation, die zeitgleich mit der ASD II-Korrektur erfolgen sollte.

Bei der Planung des weiteren Prozederes zeigt sich jetzt erstmals ein erheblicher ethischer Konflikt: Während Dilas Familie im korrigierbaren Vitium cordis die alleinige Ursache für den eingeschränkten Gesundheitszustand sieht und auf eine baldige operative Korrektur drängt, äußern die behandelnden Intensivmediziner und Neuropädiater ernsthafte Bedenken gegen den kardiochirurgischen Eingriff: Nach Stabilisierung der Kreislauf- und Nierenfunktion bestehen weiterhin therapierefraktäre zerebrale Anfälle, zentrale Atemregulationsstörungen und eine ausgeprägte psychomotorische Entwicklungsverzögerung. Nach intensiven interdisziplinären Beratungen wird zunächst ein abwartendes Verhalten gewählt und die weitere Diagnostik zur Ursachenforschung der komplexen Veränderungen in die Wege geleitet:

- Im EEG zeigen sich jeweils schwere Allgemeinveränderungen, allerdings ohne Nachweis von epilepsietypischen Potenzialen.
- Ausführliche Stoffwechseldiagnostik und Muskelbiopsie bleiben ohne richtungsweisenden Befund.
- Im Hörtest (BERA) bestätigt sich eine beidseitige Taubheit.
- Die augenärztliche Untersuchung zeigt eine beidseitige Optikusatrophie und Blindheit.
- Mittels cMRT kann eine Erweiterung der äußeren Liquorräume, eine Dandy-Walker-Variante mit

Hypoplasie des Kleinhirnwurms und eine Erweiterung der hinteren Schädelgrube festgestellt werden.

Schließlich kann mittels molekulargenetischer Untersuchung die Diagnose einer pontozerebellären Hypoplasie Typ 1 gestellt werden. Mit Dilas Familie wird die sehr ungünstige Prognose in mehreren Gesprächen intensiv besprochen; insbesondere die Tatsache, dass eine Heilung nicht erreicht werden kann und mit einer weiteren Verschlechterung des Allgemeinzustands gerechnet werden muss.

INFO

Pontozerebelläre Hypoplasien gehören zur Gruppe von genetisch bedingten, autosomal-rezessiv vererbten neurodegenerativen Erkrankungen, die überwiegend pränatal beginnen und dementsprechend meist eine frühe klinische Symptomatik mit dem Leitsymptom einer **schweren motorischen und kognitiven Entwicklungsstörung zeigen**. Sie sind oft begleitet von einer muskulären Hypotonie und gehen mit einer eingeschränkten Lebenserwartung einher. Neuroradiologisch zeigt sich vor allem eine variable, aber meist schwere **Hypoplasie oder Atrophie des Kleinhirns**, besonders der Kleinhirnhemisphären und der Pons.

57.2 Kommunikationsbarrieren

Die pädiatrische Versorgung umfasst – genau wie alle anderen medizinischen Bereiche – keine homogene einheimische Gruppe, sondern vielmehr die Betreuung vieler Familien aus den unterschiedlichsten Religions- und Kulturzugehörigkeiten. Genau diese kulturellen und religiösen Hintergründe können im Fall einer schweren Erkrankung zunehmend an Bedeutung gewinnen. Nach Angaben des Bundesamts für Migration und Flüchtlinge haben mehr als 30 % aller Kinder unter 5 Jahren einen Migrationshintergrund. Um eine bestmögliche familienorientierte Versorgung gewährleisten zu können, sind insbesondere die Mitarbeiter medizinischer Institutionen gefordert, eine **interkulturelle Kompetenz** zu entwickeln. Hierbei sind vor allem eine empathische Einstellung gegenüber den Migrantenfamilien erforderlich sowie die Reflexion eigener Vorurteile und Wertvorstellungen. Darüber hinaus sollten multiprofessionelle Teams dazu bereit sein, sich kulturelles Hintergrundwissen für die tägliche Praxis zu erarbeiten, um die individuellen Bedürfnisse einzelner Familien besser erkennen zu können und deren Diskrepanz zur eigenen Kultur zu akzeptieren.

Eine **gelungene Kommunikation** ist die Basisvoraussetzung für die Versorgung und Betreuung pädiatrischer Palliativpatienten und gleichzeitig eine schwierige Aufgabe. Oft bringt die Betreuung von Familien mit Migrationshintergrund entsprechende Kommunikationsbarrieren mit sich:

Die Sprachbarriere Sie stellt in der Regel das Kernproblem dar, weil unserer Sprache in der medizinischen Versorgung eine zentrale Bedeutung zukommt. Einerseits werden auf diese Art und Weise medizinische Fakten kommuniziert, andererseits aber auch häufig Sorgen, Ängste und Verunsicherung ausgedrückt. Medizinische Inhalte in leicht verständliche Worte zu fassen, ist bereits in der Kommunikation mit Einheimischen schwierig; je komplexer der Gesprächsinhalt, desto größer ist die Herausforderung, z. B. eine komplizierte Symptomkonstellation oder eine seltene Diagnose verständlich zu übermitteln. Eine klare Struktur und eine wertschätzende Atmosphäre erleichtern das *breaking bad news*. Als Vorbereitung auf schwierige Gespräche wird häufig das **SPIKES-Kommunikationsmodell** genutzt (> Kap. 38). Bei ausländischen Patienten sollte ein geschulter Dolmetscher hinzugezogen werden.

Die Dolmetscherproblematik Im medizinischen Alltag werden sehr häufig **Familienangehörige als Dolmetscher** hinzugezogen. Dies sollte vor allem in der pädiatrischen Palliativversorgung vermieden werden. Es kommt hierbei regelhaft zu einer emotionalen Überforderung aufgrund des Gesprächsinhalts – der Dolmetscher wechselt von der Rolle des Übersetzers in die Rolle des **Botschafters schlechter Nachrichten.** Es besteht somit das Risiko, dass wesentliche Informationen unvollständig übermittelt werden, um die betroffene Familie nicht über die Maße zu belasten. Des Weiteren impliziert die Rolle des „Familiendolmetschers" gerade in Hinblick auf psychosoziale Aspekte häufig einen Loyalitätskonflikt. **Professionelle Dolmetscher** werden häufig aus Kostengründen eingespart. Kommen sie zum Einsatz, ist die eigentliche Aufgabe oftmals nicht definiert. Sollen sie möglichst wortgetreu übersetzen oder wird zusätzlich erwartet, dass sie auch zwischen den jeweiligen Kulturen vermitteln? Dies impliziert, dass sich professionelle Dolmetscher auch auf Gebräuche, Wertvorstellungen und ggf. Tabuthemen konzentrieren. Eine weitere Möglichkeit ist der Einsatz bikultureller Mitarbeiter. Der eindeutige Vorteil besteht hierbei im Vertrauensvorschuss, der den bikulturellen Mitarbeitern seitens der Migrantenfamilien häufig entgegengebracht wird. Aufgrund ihrer weitreichenden Kenntnisse über beide Kulturkreise können sie eine Vermittlerfunktion übernehmen und somit häufig Missverständnisse umgehen. Selbst bei Migrantenfamilien mit guten Deutschkenntnissen stellt die Kommunikation in der Muttersprache einen bedeutenden Vorteil dar; Eberding (2004) bezeichnet die Sprache als die Seelensprache, die uns Menschen von Geburt an vertraut ist. Letztendlich nimmt in der palliativen Situation, die geprägt ist von Sorgen, Ängsten und Zweifeln, die Kommunikation in der „Seelensprache" einen bedeutenden Stellenwert ein.

Wissen über Körperfunktionen In der pädiatrischen Palliativversorgung sind Symptomkomplexe und deren Zusammenhänge häufig schwer zu verstehen. Das Basiswissen über entsprechende Körperfunktionen und deren Zusammenhänge ist eine notwendige Voraussetzung, um die Erkrankung mit entsprechender Symptomlast begreifen zu können. Die Aufgabe des behandelnden Teams ist daher die verständliche Aufklärung der Eltern, orientiert an ihren individuellen Möglichkeiten. Nur so kann es gelingen, die Familie in die Behandlung mit einzubeziehen und sie hinsichtlich möglicher Veränderungen in der Symptomkonstellation zu sensibilisieren.

MERKE

Interkulturelle Kompetenz zeichnet sich durch eine respektvolle Neugier aus, die die Wechselwirkung zwischen kulturellen und religiösen Werten berücksichtigt und die besondere Bedeutung in Hinblick auf krankheitsbedingte und psychosoziale Belastungen reflektiert.

FALLBERICHT

Die zerebralen Anfälle bei Dila nehmen in der Zwischenzeit an Intensität und Frequenz weiter zu, sodass die antikonvulsive Therapie auf eine Dreifach-Kombination mit Levetiracetam, Biotin und Pyridoxin ausgedehnt werden muss (> Tab. 57.1). Die antikongestive und antiarrhythmische Therapie wird unverändert fortgeführt. Bei Dyspnoe wird im Verlauf eine High-Flow-Atemunterstützung notwendig.

Zu diesem Zeitpunkt wird zunächst der palliativmedizinische Konsiliardienst eingeschaltet, der die Familie vor Ort in der Kinderklinik mitbetreute und in regelmäßigen Visiten das gegenseitige Kennenlernen und die Unterstützung bei der Krankheitsverarbeitung in den Fokus stellte. Schließlich kann die kleine Patientin auf die altersübergreifende Palliativstation verlegt werden; die Mutter hat somit als Begleitperson die Möglichkeit, 24 h täglich bei ihrem Kind zu bleiben und von einem multiprofessionellen Team betreut zu werden. Dila zeigt bei Übernahme folgende Hauptsymptomlast:
- Dyspnoe
- Unruhe
- Zerebrale Krampfanfälle
- Schmerzen
- Trinkschwierigkeiten
- Erbrechen
- Fieber

Nach ausführlichen Gesprächen mit der Familie wird folgender Notfallplan – zusätzlich zum Medikamentenplan – etabliert und das erweiterte Vorgehen in Notfallsituationen besprochen (> Tab. 57.1, > Tab. 57.2):

Erweitertes Vorgehen in Notfallsituationen	
Reanimation	Nein
Maschinelle Beatmung	Nein
Passagerer Atemstillstand	Maskenbeatmung
Sekretverhalt	Lagerung seitlich; kein Absaugen

Tab. 57.1 Basismedikation Dila (Körpergewicht 7.200 g)

Medikament	Darreichungsform	Dosierung
MST Granulat	20 mg in 20 ml Wasser gelöst (1 ml = 1 mg)	3 × täglich 1 mg
Levetiracetam	Saft 120 mg = 1,2 ml	3 × täglich 1,2 ml
Phenobarbital	Tablette 15 mg	3 × täglich ½ Tablette (gelöst)
Levomepromazin	Tropfen (1° = 1 mg)	1 × täglich 2 Tropfen
Promethazin	Tropfen (1° = 1 mg)	3 × täglich 8 Tropfen

Tab. 57.2 Bedarfsmedikation

Symptom	Medikament	Art	Dosierung
Dyspnoe	Fentanyl 50 µg/ml Ampulle	Nasal	Start: 10 µg Wiederholung alle 10 min möglich Max. ED: 25 µg
Bei anhaltender Dyspnoe	MSI 10 mg/ml Amp.	Subkutan	1 mg = 0,1 ml Wiederholung alle 4–6 h möglich
Krampfanfall	Midazolam 5 mg/ml Amp.	Nasal	2,5 mg = 0,5 ml Wiederholung alle 20–30 min möglich
Fieber	Metamizol Tropfen 500 mg/ml	Oral	100 mg = 0,2 ml Max. 4 × täglich
	Ibuprofen Saft 2 %	Oral	100 mg = 5 ml Max. 3 × täglich
	Paracetamol Saft oder Supp.	Oral oder rektal	75 mg = 2 ml Max. 4 × täglich
Unruhe	Levomepromazin 1° = 1 mg	Oral	5° = 5 mg Max. 1 × täglich zusätzlich zur Routine-Medikation
Übelkeit/Erbrechen	Dimenhydrinat 40 mg supp	Rektal	Max. 1 × täglich
	Domperidon 10 mg/ml Suspension	Oral	2,5 ml = 0,25 ml Max. 3 × täglich
Obstipation	Babylax supp	Rektal	Max. 1 × täglich
	Freka – Clyss	Rektal	Max. 40 ml 1 × täglich
Rasselatmung	Buscopan 20 mg/ml Amp.	Subkutan	10 mg = 0,5 ml Max. 3 × täglich
Schmerzen	Morphin-Tropfen 0,5 % 1 Tropfen = 0,3 mg	Oral	Bei Bedarf 1–2 Tropfen bis zu 3 × täglich

57.3 Symptomkontrolle

Bei Kindern mit genetischen Erkrankungen liegt häufig eine komplexe Störung im kognitiven und im motorischen Bereich vor. Die Symptomkonstellation zeichnet sich durch eine unterschiedlich komplexe körperliche und geistige Schädigung sowie häufig schwer fassbare Verhaltensauffälligkeiten aus. Ein zentrales Leitsymptom fehlt regelhaft. Die Symptomkontrolle bei Kindern mit Mehrfachbehinderung zielt auf eine Fülle an Funktionsstörungen, die in > Tab. 57.3 kurz zusammengefasst sind.

Tab. 57.3 Mögliche Symptome bei Mehrfachbehinderungen

Neurologische Symptome	Muskeltonusveränderungen (z. B. Spastik) Myoklonien Paresen Epilepsie Muskuloskelettale Schmerzen
Gastrointestinale Symptome	Trinkschwierigkeiten Schluck- und Saugschwierigkeiten Gedeihstörung Gastroösophagealer Reflux mit Aspirationsgefahr
Immunologische Symptome	Infektanfälligkeit Chronifizierte Atemwegserkrankung
Verhaltensauffälligkeiten	Unruhe Störungen des Schlaf-Wach-Rhythmus/Schlaf-Wach-Umkehr Angst
Sinnesstörungen	Seh-, Hör- und Sprechstörungen

FALLBERICHT

Nach einer mehrtägigen Phase des Kennenlernens kann zunehmend ein enges Vertrauensverhältnis zwischen der Mutter und dem pflegerisch-therapeutischen Team der Palliativstation aufgebaut werden. Dila erhält weiterhin intensive Physiotherapie und die zunehmend belastete Mutter wird intensiv psychologisch betreut. Gleichzeitig erfolgt eine kunsttherapeutische und seelsorgerische Begleitung durch einen Imam der Glaubensgemeinschaft.
Bei zunehmender Dyspnoe und Schmerzzuständen wird medikamentös orales Morphin gegeben, Unruhezustände werden mit Promethazin und Levopromazin behandelt. Hiermit kann eine gute Symptomkontrolle erreicht werden.
Dila ist Teil einer türkischen Großfamilie mit traditioneller „hierarchischer" Familienstruktur: Hierzu zählen die Mutter, Dilas Vater wird stets als „unbekannt" angegeben, die Großeltern, Tanten, Onkel, Cousins und Cousinen. Die Familienstruktur und ihre „Besonderheiten" werden erst im Laufe des Aufenthalts auf der Palliativstation zunehmend deutlich. Dilas Großmutter tritt zu keinem Zeitpunkt persönlich in Kontakt zum Behandlungsteam, sie lässt sich von ihrer Tochter die jeweils aktuelle Problematik, inklusive der geplanten diagnostischen und therapeutischen Schritte, schildern und übernimmt dann die führende Entscheidungskraft. Die Mutter trifft während des gesamten Aufenthalts keine alleinige Entscheidung. Neben der benannten Entscheidungskompetenz der Großmutter gibt es in der Familie noch zahlreiche Onkel, die offensichtlich in der intrafamiliären Entscheidungsfindung eine wichtige Funktion haben. Die Onkel treten kaum in Erscheinung und handeln meist aus dem Hintergrund. Sie hinterfragen Vorschläge und Behandlungsstrategien des therapeutischen Teams und verunsichern somit die junge Mutter häufig, was die bereits gewachsene Beziehung zu den Behandlern immer wieder infrage stellt.

57.4 Traditionelle Krankheitskonzepte

Tradition, Kultur und Religion bestimmen unsere Krankheitsvorstellung; in unserer westlichen wissenschaftlichen Anschauung beruhen Krankheiten auf biologischen Veränderungen im Menschen. Der Trend zu alternativen Heilmethoden zeigt jedoch, dass es selbst in unserer eigenen „Kultur" Zweifel an diesem Konzept gibt.

Familien mit Migrationshintergrund, die bereits seit längerer Zeit in Deutschland leben, sind häufig mit den verschiedenen Krankheitskonzepten konfrontiert, nämlich dem mystisch-religiösen Vorstellungen einerseits und den wissenschaftlich geprägten biologischen Modellen der westlichen Medizin andererseits. Einen Überblick über die mystisch-religiösen Vorstellungen gibt > Tab. 57.4.

Zusammenfassend lässt sich festhalten, dass in den meisten traditionellen Krankheitskonzepten die Erkrankung keinem spezifischen Organ zugeordnet, sondern in einem ganzheitlichen Kontext betrachtet wird. Dies bietet eine gute Ansatzmöglichkeit für die pädiatrische Palliativversorgung, die auf einem biopsychosozialen Modell beruht und somit ebenfalls eine ganzheitliche Herangehensweise fokussiert.

Darüber hinaus müssen die **islamischen Krankheitsdeutungen** von den traditionell mystisch-religiösen Konzepten unterschieden werden:

Tab. 57.4 Mystisch-religiöse Krankheitskonzepte

Traditionell mystisch-religiöse Krankheitskonzepte	Bedeutung	Beispiel
Naturalistische Vorstellung	Witterung/Klima/falsche Ernährung als Ursache einer Krankheit	
Mechanische Vorstellung	Organe, die verrutschen oder „fallen", sind ursächlich für eine Krankheit. Hierbei gilt die Leber als das sensibelste Organ. Durch das „Organfallen" ist die Balance gestört. Spielt vorwiegend eine Rolle in der Erklärung psychosozialer Belastungen.	Fallen der Leber: Traurigkeit, Antriebslosigkeit Fallen des Nabels: Übelkeit, Müdigkeit, Kraftlosigkeit
Magisch-religiöse Vorstellung	Es handelt sich um traditionell mystische Erklärungen, Glaube an gute und böse Geister und an schwarze und weiße Magie. Häufig Erklärung für psychische Erkrankungen.	Die dämonischen Dschinn können den Menschen Schaden zufügen; sie ähneln somit den teuflischen Satanen.
Bräuche	Zahlreiche „Vorschriften" geben Verhaltensmuster für bestimmte Situationen vor. Wird die Vorschrift z. B. in der Schwangerschaft oder bei der Geburt nicht eingehalten, erkrankt das Kind.	Schwangere dürfen weder Kamele, Bären noch Affen ansehen. Sie dürfen nicht an Begräbnissen teilnehmen. Sie müssen auf Fisch, Hasenfleisch und Schafskopf verzichten.
„Nazar"	Bedeutet „der böse Blick", der Krankheiten verursachen kann. Bezieht sich nicht nur auf den Gesichtsausdruck, die Schädigung kann auch verbal verursacht werden. Vorbeugend werden blaue Perlen in Ketten oder Amuletten benutzt, um vor dem „bösen Blick" zu schützen.	Auch in anderen Kulturen: • In Spanien: „Unheil des Auges" • In Arabien: „Auge der Missgunst" • Auf den Philippinen: „Auge des Teufels"

Grundlage für die Erklärungen von Krankheitsentstehung ist das **monotheistische Glaubenskonzept des Islam** (Ilhan Ilkilic). Für einen gläubigen Muslim geschieht die Heilung einer schweren Erkrankung bzw. die Wirksamkeit einer medizinischen Maßnahme mit dem Willen Allahs: Er gibt „Stoffen" krankmachende Eigenschaften und verleiht medizinischen Maßnahmen ebenso heilende Kräfte. Allahs Wille als primäre Ursache für die Heilung anzusehen, schließt nicht aus, eine empfohlene medizinische Maßnahme anzunehmen. Es obliegt dem Muslim diese Behandlungsmöglichkeiten anzunehmen, um die von Allah kommende Heilung zu empfangen.

Im Islam existieren zwei **Krankheitskonzepte:** Die Entstehung einer Krankheit wird als **Prüfung Gottes** oder aber als **Gnadenerweis** gesehen. Im Fokus stehen hierbei der Glaube an die Vorherbestimmung und ein zweifelloses Gottvertrauen. Dies birgt im medizinischen Alltag das Risiko, dass muslimische Eltern empfohlene therapeutische Maßnahmen ablehnen. Ein Gebot im Koran verlangt jedoch von den Gläubigen alles zu tun, was für die Erhaltung der Gesundheit erforderlich ist. So sind auch Eltern erkrankter Kinder dazu angehalten, einen Arzt zu konsultieren und seinen therapeutischen Rat zu befolgen. In der pädiatrischen Palliativmedizin gibt es einen bestimmten Ermessensspielraum hinsichtlich therapeutischer Maßnahmen am Lebensende. Dies spielt eine große Rolle für die Vereinbarung zur **Empfehlung der Vorgehensweise in Notfallsituationen (EVN).** In aussichtslosen Situationen sind lebensverlängernde Maßnahmen unter folgenden Voraussetzungen für den gläubigen Muslim keine Pflicht:

- Die medizinischen Maßnahmen erbringen keine Heilung, sondern nur ein Hinauszögern des Todes.
- Alle am Entscheidungsprozess beteiligten Personen teilen die Überzeugung, dass das Wohlbefinden des Patienten im Fokus steht.
- Die Einwilligung des Patienten und/oder der Familie liegt vor.

FALLBERICHT

Bei rascher Allgemeinzustandsverschlechterung reisen immer mehr Familienangehörige an. Da immer nur wenige Besucher im Patientenzimmer verweilen können, hält sich ein Großteil der Familie im „Wohnzimmer" der Station oder auf dem Flur auf, teilweise kommt es hierbei auch vereinzelt zu lautstarken Auseinandersetzungen innerhalb der Familie. Je nach Dienstplan und Stationsbesetzung fühlten sich einzelne Pflegekräfte durch die lautstarke Präsenz in ihrem Arbeitsablauf gestört und sorgen sich um die notwendige Ruhe für die anderen Patienten der Station. Dilas Mutter ist häufig hin- und hergerissen zwischen der Zugehörigkeit zu ihrer Großfamilie und der Geborgenheit im Patientenzimmer mit jederzeit verfügbarer Unterstützung durch das therapeutische Team. Dila wird im Verlauf regelmäßig durch eine bikulturelle Pflegekraft betreut, die auch häufig eine dolmetschende Funktion übernimmt. Somit kann allmählich eine Vertrauensbasis zwischen dem Team und der Großfamilie hergestellt werden, wodurch sich auch der innere Konflikt bei der jungen Mutter deutlich entspannt. Eine wesentliche Unterstützung erfährt die junge Mutter auch durch die beständige Anwesenheit des Imams, der die seelsorgerische Begleitung übernimmt. Nach Dilas Versterben erfolgt traditionell die rituelle Waschung mit Anwesenheit der engsten Familienmitglieder.

geführt wird. Die islamische Krankheitsdeutung als Prüfung oder Gnadenerweis ermöglicht den Familien eine aktive Krankheitsbewältigung, da die Erkrankung als Herausforderung angenommen wird.

Große Familienverbände können starke Belastungssituationen häufig viel besser auffangen und spielen somit eine zentrale Rolle im Prozess der Sterbebegleitung. Allerdings sollte in solchen Extremsituationen kein Familienangehöriger die Rolle des Dolmetschers übernehmen. Stattdessen sollten familieninterne Zuständigkeiten und gewünschte Kommunikationswege mit dem medizinischen Team vereinbart werden, somit kann am ehesten eine offene Kommunikation innerhalb der Familie erreicht werden. Gerade in der Sterbephase erhält der Patient gewöhnlich **viel Besuch,** um im islamischen Verständnis einen „guten Tod" zu ermöglichen. Diesem letzten Besuch kommt eine große Bedeutung zu – er ermöglicht Angehörigen und Freunden, letzte Missverständnisse auszuräumen, und ist ein fest integriertes Abschiedsritual sowie ein Zeichen absoluter Solidarität.

Gelegentlich können Konflikte entstehen, wenn hierdurch Arbeitsabläufe und Ruhebedürftigkeit anderer Patienten gestört werden. Das beinhaltet eine schwierige Aufgabe für das betreuende multiprofessionelle Team. Um solche Konflikte zu vermeiden, bietet sich die Möglichkeit, eine bestimmte Besuchszeit festzulegen und dies mit ausreichender Wertschätzung zu kommunizieren.

57.5 Ressourcen erkennen und integrieren

Familien mit Migrationshintergrund zeichnen sich in aller Regel durch ein **großes Potenzial an Ressourcen** aus. Hierzu zählt vor allem ein großer Familienzusammenhalt, aber auch das Eingebundensein in religiöse und kulturelle Netzwerke.

In der westlichen Gesellschaft reagieren Eltern oft mit Schuldgefühlen, sie suchen die Ursache einer Erkrankung bei sich selbst, was die Herausforderung an eine gelungene Krankheitsverarbeitung erschwert. Die traditionell-mystischen Krankheitskonzepte verhindern in der Regel dieses Schuldbewusstsein, da die Erkrankung auf „übernatürliche" Kräfte zurück-

MERKE

Besonders in der letzten Phase der Palliativversorgung spielt die interkulturelle Kompetenz der betreuenden Mitarbeiter eine herausragende Rolle, um der Familie die Möglichkeit zu bieten, ihr Kind in Würde zu verabschieden.

57.6 Islamische Trauerrituale

Um auch Migrantenfamilien eine individuell professionelle Sterbebegleitung ermöglichen zu können, ist das Wissen über Sterben und Tod im Islam unentbehrlich. Der **Glaube an das Jenseits,** die **Auferstehung nach dem Tod** sowie an das **Jüngste Gericht** gehören zu den wesentlichen

Glaubensinhalten des Islam (Ilhan Ilkilic). Für gläubige Muslime bedeutet der Tod, dass sie zu ihrem Schöpfer zurückkehren, und ist somit die Pforte vom Diesseits ins Jenseits.

Göttliche Gnade und Zorn sind in der islamischen Theologie als Konsequenz der göttlichen Gerechtigkeit zu verstehen, die guten Taten werden belohnt und die schlechten bestraft.

Die schwere Erkrankung und darüber hinaus der Verlust des eigenen Kindes nehmen hierbei einen besonderen Stellenwert ein. Dies stellt die größte Prüfung dar, die Allah den Menschen auf der Erde stellen kann und somit gewährt er allen gläubigen verwaisten Eltern Eintritt ins Paradies.

Eines der wichtigsten islamischen Trauerrituale ist die **Koranrezitation am Sterbebett** und die **Artikulation des Glaubenssatzes:** „Ich bekenne, dass es keinen Schöpfer außer Allah gibt und ebenso bekenne ich, dass Muhammad Diener und Gesandter Allahs ist". Bei sehr schwachen Patienten oder kleinen Kindern übernehmen die Angehörigen oder ein Imam das Sprechen des Glaubensbekenntnisses.

Möglichst früh soll die **rituelle Ganzkörperwaschung** stattfinden. Bei der Waschung, die von einer Person gleichen Geschlechts durchzuführen ist, wird die verstorbene Person symbolisch auf ihre Begegnung mit Allah vorbereitet. Sehr häufig wird die rituelle Waschung auch durch einen Imam durchgeführt, der die entsprechenden islamischen Vorschriften verinnerlicht hat.

Nach der Waschung wird der Verstorbene mit einem einfachen weißen Tuch, dem sogenannten **Totentuch,** umhüllt. Die sanfte körperliche Behandlung des Verstorbenen impliziert, dass der verstorbene Körper im islamischen Glauben eine gewisse Unversehrtheit besitzt.

Nach dem Tod sind auch islamische Familienangehörige zunächst hilflos, verzweifelt und stellenweise aufgelöst. Für das multiprofessionelle Team empfiehlt es sich, bereits im Rahmen der Sterbebegleitung mit einer familiären Autoritätsperson den Ablauf nach dem Versterben zu besprechen. Ebenso ist die Anwesenheit eines Imams ratsam, der die Familie sowohl einerseits begleiten, aber auch unterstützend für die restliche Großfamilie da sein kann. Lautes Klageweinen insbesondere der weiblichen Familienmitglieder kann auf diese Weise häufig gut eingedämmt werden, da im Islam die guten Erinnerungen an den Verstorbenen im Vordergrund stehen sollten.

Die professionelle Unterstützung einer religiösen oder familiären Autoritätsperson bietet den betroffenen Eltern und Geschwistern die Zeit, sich in Ruhe und geschützter Atmosphäre zu verabschieden.

57.7 Bestattung von verstorbenen Kindern mit Migrationshintergrund

FALLBERICHT

Nach dem Versterben Dilas wünscht die Familie eine Bestattung in der Heimat, es erfolgt eine ausführliche sozialrechtliche Beratung und es wird Kontakt zu einem Bestattungsunternehmen hergestellt, das die Überführung in die Türkei vorbereitet.

Vordergründig ist immer zu klären, in welchem Land Familien mit Migrationshintergrund ihr Kind bestatten möchten. In den meisten Fällen wird die Beisetzung im Heimatland favorisiert. Dies impliziert zusätzliche Belastungen für die Familie und bedarf einer ausführlichen Beratung.

Einige islamische Religionsgemeinschaften haben **Bestattungshilfevereine** gegründet, deren Aufgabe es ist, Angehörige bei allen Fragen rund um die Bestattung eines Verstorbenen zu unterstützen. Die Dienstleistungen der Vereine umfassen die Waschung und Einkleidung des Verstorbenen nach islamischem Ritus, die Organisation des Totengebets, die Erledigung behördlicher Angelegenheiten sowie den Transport und die Übergabe des Toten am Zielort.

Die professionelle Organisation eines reibungslosen Ablaufs der Formalitäten stellt eine große Erleichterung für die betroffenen Familien dar.

Die Beisetzung im Heimatland kann aufgrund der Distanz die Trauerarbeit der betroffenen Familien jedoch auch deutlich erschweren. Die bereits beschriebenen Bestattungshilfevereine kümmern sich nicht nur um Überführungen, sondern auch um die sensible Frage einer angemessen **Bestattung für Muslime außerhalb des Heimatlandes.** Dies bietet die Möglichkeit, dass betroffene Eltern und

Geschwister die Grabstätte zu jeder Zeit aufsuchen und die Trauerarbeit somit besser bewältigen können.

MERKE
Bestattungshilfevereine bieten wichtige Dienstleistungen an, um den Bestattungsprozess zu vereinfachen.

Trauernden Angehörigen ermöglichen sie eine wertvolle Unterstützung bei der Abwicklung behördlicher Formalitäten und religiöser Riten. Dies erleichtert immer mehr Muslimen die Entscheidung für eine Bestattung in Deutschland.

Was wäre, wenn …

- … Dilas Mutter die Bestattung in Deutschland gewünscht hätte?
  - Das deutsche Bestattungsgesetz erschwert eine muslimische Bestattung, macht sie aber nicht unmöglich. Viele der Riten sind per Gesetz nicht gestattet, wie z. B. die Beerdigung ohne Sarg oder Urne. Muslimische Patienten werden lediglich eingehüllt in ein weißes Leinentuch bestattet. Immer mehr Bundesländer und Kommunen kommen den Bedürfnissen muslimischer Bürger entgegen und ermöglichen Bestattung im Leinentuch auf einem gesonderten Grabfeld. Die Beisetzung am Tag des Todes ist jedoch weiterhin nicht erlaubt, eine Wartezeit von 48 h ist vorgeschrieben und muss eingehalten werden.

LITERATUR

Buckman R. Communication Skills in palliative care: a practicle guide. Neurologic clinics, 2001 Nov; 19(4): 989–1004.

Eberding A. Bedeutung der Sprache in der systemischen Beratung und Therapie. In: von Wogau JR, Eimmermacher H, Lafranchi A (Hrsg.). Therapie und Beratung von Migranten. Systemisch-interkulturell denken und handeln. 2. Aufl. Weinheim/Basel: Beltz Verlag, 2004. S. 92–102.

Ilkilic I. Kulturelle Aspekte bei ethischen Entscheidungen am Lebensende und interkulturelle Kompetenz. Bundesgesundheitsblatt-Gesundheitsforschung-Gesundheitsschutz, 2008; 51(8): 857–864.

Ilkilic I. Medizinethische Aspekte im Umgang mit muslimischen Patienten. Deutsche Medizinische Wochenschrift, 2007; 132: 1587–1590.

Schweizerische Akademie der Wissenschaften, Langewitz W. Kommunikation im medizinischen Alltag. Basel, 2013.

Torres S, Agard P, Milberg A. The „Other" in End-of-life Care: Providers' Understandings of Patients with Migrant Backgrounds. Journal of intercultural Studies, 2016; 37(2): 103–107.

Zernikow B. Palliativversorgung von Kindern, Jugendlichen und jungen Erwachsenen. 2. Aufl. Heidelberg: Springer, 2008.

58 Die eigene Schmerzlösung

Raymund Pothmann

FALLBERICHT

Eine 17-jährige Patientin wird im Kinderhospiz aufgenommen. Sie leidet an einem inkurablen Rhabdomyosarkom im Bereich der linken Flanke. Die Schmerzen sind für sie unerträglich und bestehen ständig auf hohem Niveau mit intermittierenden Schmerzspitzen. Die bisherige Schmerztherapie ist für sie nicht befriedigend. Eigentlich möchte sie viel lieber noch einmal auf eine Insel verreisen als sich mit dem Aufenthalt in einem Kinderhospiz abzugeben. Entsprechend ihrem Alter interessiert sie sich für ihre Lieblingsserie und wünscht sich nichts lieber als sich mit ihrem Star persönlich zu treffen.

Die Aufnahme erfolgt zusammen mit ihrer 5 Jahre jüngeren Schwester und der Mutter, die in eigenen Zimmern im Hospiz unterkommen. Die Eltern sind geschieden. Der Vater steht im Verdacht, die Schwester sexuell missbraucht zu haben. Die Mutter gibt an, wegen einer Borderline-Störung in psychiatrischer Behandlung zu sein, allerdings nur unregelmäßig.

Bei der körperlichen Untersuchung gibt sich die Jugendliche jovial und wenig beeinträchtigt. Das linke Nierenlager wird spontan und bei Palpation als verstärkt schmerzhaft bezeichnet.

58.1 Diagnostik

Bei der Patientin besteht offensichtlich eine palliative Schmerzproblematik, verbunden mit psychischen Faktoren.

INFO

Definition „Psychische Komorbidität"

Schmerzen im Zusammenhang mit psychischen Faktoren umschreiben zunächst neutral und ohne ätiologische Zusammenhänge die Tatsache, dass psychische Komorbiditäten eine bedeutsame Rolle spielen. Beispiele sind:
- Angst
- Depression
- Schlafstörung
- Beziehungsstörung

In der palliativen Situation spielen emotionale Irritationen bei pubertierenden Jugendlichen, die sich perspektivisch gerade in einer neuen Lebensorientierung befinden, eine bedeutsame Rolle. Verstärkt wird die Situation vor allem dann, wenn die familiären Verhältnisse keine Unterstützung erlauben. Dies trifft umso mehr zu, wenn die Probleme von den Eltern nicht psychotherapeutisch angegangen werden. Das negative Beispiel der Eltern kann dann sogar dazu beitragen, die Ursache des eigenen Leidens nicht bei sich zu suchen und damit auch keine eigene Motivation aufbauen helfen, sich psychotherapeutisch selbst auf den Weg zu machen.

FALLBERICHT

Die Patientin schätzt ihre links lumbal betonten Schmerzen auf einer Smiley-Analog-Skala mit 4/6 ein, entsprechend Stärke 6 auf einer Numerischen Rating-Skala ein. Die Gesichterskala hat sich zur Schmerzevaluation in der pädiatrischen und hospizlichen Versorgung bewährt und wird trotz des jugendlichen Alters gut angenommen. Die Skala wird regelmäßig 3-stündlich und je nach Bedarf auch halbstündlich eingesetzt, bis die Schmerzstärke deutlich abgenommen hat.

Wäre die Patientin nicht kommunikationsfähig gewesen, hätte man alternativ eine Fremdbeobachtungsskala verwenden können. Hier hat sich z. B. die FLACC-Skala bewährt (> Tab. 58.1). Auch hier ergibt sich ein Punktwert von 0–10, ab 4 aufwärts besteht schmerztherapeutischer Handlungsbedarf.

Tab. 58.1 FLACC-Skala (Merkel et al., 1997)

Kategorie	Beobachtung	Punkte
Gesichtsausdruck Face	Kein besonderer Gesichtsausdruck oder Lächeln	0
	Gelegentliches Grimassieren/Stirnrunzeln; zurückgezogen oder desinteressiert (erscheint traurig oder besorgt)	1
	Permanentes Grimassieren oder Stirnrunzeln; häufiges Kinnzittern; angespannter Kiefer (angespannt schauderndes Gesicht, Gesichtsausdruck von Angst und Panik)	2
Beine Legs	Normale entspannte Position der Beine (normale Anspannung und Bewegung der Beine)	0
	Unruhig, angespannt, ruhelos (gelegentliche Zuckungen, Tremor)	1
	Beine strampeln, Beine angezogen (Anstieg spastischer Bewegungen, permanenter Tremor oder Zuckungen)	2
Aktivität Activity	Stilles Liegen, normale Position, bewegt sich leicht/problemlos, regelmäßige, rhythmische Atmung	0
	Sich drehen und wenden, schaukelnde Bewegungen (angespannte vorsichtige Bewegungen, mäßig agitiert, z. B. Kopfbewegungen vor und zurück; oberflächliche, kurze Atmung, gelegentliches Seufzen)	1
	Sich krümmen, steife, zuckende Bewegungen (starkes Agitieren, Kopfschlagen; zittern; Atem anhalten, Keuchen oder scharfes Einatmen, sehr oberflächliche, kurze Atmung)	2
Weinen Cry	Kein Weinen oder Verbalisieren	0
	Stöhnt und jammert, gelegentliches Klagen (gelegentlicher verbaler Ausbruch, permanente Lautäußerungen)	1
	Kontinuierliches Weinen, Schreien oder Schluchzen, häufiges Klagen (wiederholte Ausbrüche, permanente Lautäußerungen)	2
Trösten/Beruhigen Consolability	Zufrieden und entspannt	0
	Beruhigt sich durch gelegentliche Berührungen, Umarmungen oder Ansprechen; ablenkbar	1
	Schwer zu trösten oder zu beruhigen (schiebt Bezugsperson/Betreuer weg, wehrt sich gegen Versorgungen oder Beruhigungsversuche)	2

Punktwert 0–10; ab 4 Punkten Schmerztherapie-Bedarf

58.2 Therapieentscheidung

FALLBERICHT

Aufgrund eines mangelhaften Ansprechens auf 2× 60 mg retardiertes Morphin erfolgt die schmerztherapeutische Umstellung auf zunächst 25 µg/h Fentanyl-Matrixpflaster/3 Tage. Durchbruchschmerzen werden mit 400 µg Fentanyl-Lollies bis zu 4× pro Tag angegangen. In rascher Folge wird die Fentanyl-Pflasterdosis angepasst und schließlich bis auf 250 µg/h gesteigert, ohne dass die Schmerzen hierdurch beherrschbar wären. Auch die Kombination mit 1.200 mg Gabapentin (300–300–600 mg) sowie mit 4 × 1 g Novaminsulfon erbringt keine befriedigende Besserung. In der Annahme des mitbehandelnden Kinderpsychiaters, dass eine depressive Verstimmung mitbeteiligt ist, wird zusätzlich mit 30 mg Mirtazapin behandelt, allerdings ohne Auswirkung auf die psychische Befindlichkeit bzw. die Schmerzen.

Die folgende ➤ Tab. 58.2 gibt einen kurzen Überblick über die in der pädiatrischen Palliativsituation gebräuchlichen Analgetika.

Tab. 58.2 Dosierungsempfehlungen für Schmerzmedikamente in pädiatrischen Palliativsituationen (Pothmann, 2011)

Substanz	Applikationsweg		Einzeldosis (mg/kg)	Dosierungsintervall (h)	Tageshöchstdosis (mg/kg/d)
Metamizol	p.o./rektal/i.v. Kurzinfusion/Dauertropfinfusion		10–15	4–6	60–75 Absolut: 5.000 mg/d
Opioide für starke und sehr starke Schmerzen (WHO III)					
Hydromorphon	Intravenös/subkutan	Bolus	0,01	3	
		PCA-Bolus	0,004		
		DTI	0,005		
	Oral	Unretardiert	0,03	4	
		Retardiert	0,06	8	
Morphin	Intravenös/subkutan	Bolus	0,05	3	
		PCA-Bolus	0,02		
		DTI	0,02		
	Oral	Unretardiert	0,2	4	
		Retardiert	0,4	8	
Opioid für mäßig starke und starke Schmerzen (WHO II)					
Substanz	Applikationsweg		Einzeldosis (mg/kg)	Dosierungsintervall (h)	Tageshöchstdosis (10 mg/kg/d, max. 600 mg)
Tramadol	Intravenös	Bolus	1	4	
		PCA-Bolus	0,3		
		DTI	0,3		
	Oral	Unretardiert	1	4	
		Retardiert	2	8	

MERKE

Die Steigerung einer Fentanyl-Pflasterdosis über etwa 100 µg/h lässt außer in Ausnahmefällen keinen zusätzlichen schmerztherapeutischen Nutzen erwarten. Die Schmerzen sollten dann bezüglich ihres Charakters und der Ätiologie re-evaluiert werden und in einer Kombination weiterbehandelt werden.

FALLBERICHT

In der Versorgung der Patientin häufen sich emotionale Probleme bei den Pflegenden. Zunehmend fühlen sich die Kinderkrankenschwestern durch eine von der Patientin hergestellte Nähe gefühlsmäßig stark involviert und überfordert. Die Supervision des Teams gestaltet sich zum wichtigsten Instrument in der Versorgung der Patientin.

Gelegentliche kinderpsychiatrische gestalttherapeutische Kontakte ändern aufgrund einer zugrunde liegenden Borderline-Störung in der kurzen verbleibenden Zeit von wenigen Wochen wenig.

Schließlich lege ich der Patientin offen, dass wir schmerztherapeutisch an unsere Grenzen gekommen sind, was sie wenig beeindruckt. Sie äußert, dass ihr verbleibendes Lebensziel ist, Weihnachten noch zu erleben.

Erst durch meinen „Offenbarungseid" erschließt sich aufgrund der regionalen Schmerzlokalisation links lumbal eine neue Idee für ihre Behandlung: Ich schlage ihr den Einsatz von TENS (transkutane elektrische Nervenstimulation) vor. Sie geht neugierig darauf ein und verwendet das Gerät nicht nur 1- bis 3-mal/Tag für 30–60 min, wie vorgeschlagen, sondern andauernd. In der Folge reduzieren sich die Durchbruchschmerzen nahezu vollständig. Nur alle 3 Tage, wenn der Akku des TENS-Geräts ausgewechselt werden muss, steigen die Schmerzen wieder unerträglich an.

Schließlich nähert sich nach zwei schmerzarmen Wochen der 24. Dezember. Am Heiligabend erklingt ein Glöckchen, sie hat ihr Ziel erreicht und verstirbt friedlich.

INFO
Die Einbeziehung palliativer Psychotherapie ist im Hospizbereich noch nicht selbstverständlich etabliert, aber im Rahmen der Spezialisierten Ambulanten Palliativversorgung (SAPV) gesetzlich gefordert, wenn auch ohne eine Gegenfinanzierung durch die Krankenkassen.

MERKE
Zusammenfassung
- Therapieresistente Schmerzen, speziell bei Krebspatienten, erfordern ein konsequentes analgetisches Therapieregime.
- Insbesondere bei vorbestehender psychischer Komorbidität sollte frühzeitig in geeigneter Weise psychotherapeutisch flankiert werden.
- Bei der Nutzung psychotherapeutischer Verfahren sollte individuell Ressourcen-fokussiert verfahren werden.
- Fehlende therapeutische Ressourcen sollten rechtzeitig erfragt und herangezogen werden (z. B. konsiliarisch).
- Das Prinzip des *Locus of control* kann selbst mit einem so untypischen Instrument wie TENS genutzt werden, um die Selbstregulation der Patienten zu stärken.

Was wäre, wenn …

- … die Patientin die selbstregulierende Behandlung mit TENS nicht erfolgreich hätte nutzen können?
  - Hypnotherapeutische Ansätze wie „der sichere Ort" u. a. wären möglich.
- … die Patientin weiterhin über Schmerzspitzen geklagt hätte?
  - Hypnotherapeutische Ablenkstrategien wie das Ablenkungs-ABC oder die 5-4-3-2-1-Methode wären infrage gekommen. Beim Ablenkungs-ABC geht das Kind das Alphabet für Namen, Städte oder Tiere einmal durch. Bei 5-4-3-2-1 benennt das Kind in absteigender Häufigkeit Dinge, die es sieht, hört, fühlt.
- … die Patientin weiterhin nicht schmerzgelindert hätte leben können?
  - Als Exit-Strategie wäre mit ihrem Einverständnis eine palliative Sedierung z. B. mit Midazolam möglich gewesen.

LITERATUR

De Shazer S. Wege der erfolgreichen Kurzzeittherapie. Stuttgart: Klett-Cotta, 1990.

Dobe M, Zernikow B. Therapie von Schmerzstörungen im Kindes- und Jugendalter: Ein Manual für Psychotherapeuten, Ärzte und Pflegepersonal. Berlin/Heidelberg: Springer, 2013.

Eccleston C, Morley S, Williams AC et al. Systematic review of randomised controlled trials of psychological therapy for chronic pain in children and adolescents, with a subset of meta-analysis of pain relief. Pain, 2002; 99: 157–165.

Hechler T, Wager J, Zernikow B. Chronic pain treatment in children and adolescents: less is good, more is sometimes better. BMC Pediatr, 2014; 14: 2.

Merkel SI, Voepel-Lewis T, Shayevitz JR, Malviya S. The FLACC: a behavioral scale for scoring postoperative pain in young children. Pediatr Nurs, 1997; 23: 293–297.

Pothmann R. Medikamentöse Schmerztherapie. In: Ebinger F (Hrsg.). Schmerzen bei Kindern und Jugendlichen. Stuttgart: Thieme, 2011.

Pothmann R, Schara J. Palliativmedizin und Onkologie. In: Pothmann R (Hrsg.). TENS. Transkutane Elektrische Nervenstimulation in der Schmerztherapie. 4. Aufl. Stuttgart: Haug, 2010.

Rotter JB. Generalized expectancies for internal versus external control of reinforcement. In: Psychological Monographs, 1966; 33(1): 300–303.

S3-Leitlinie für Palliativmedizin für Patienten mit einer nicht heilbaren Krebserkrankung; Langversion 1.1 – Mai 2015; Leitlinienprogramm Onkologie, AWMF-Registernummer: 128/001OL.

KAPITEL 59

Sabine Becker, Holger Fiedler, Joachim Pietz

Probleme genug

59.1 Vorgeschichte und Diagnose

Die erste Kontaktaufnahme zur SAPV für Kinder und Jugendliche (SAPV-KJ)

FALLBERICHT

Ein schwer mehrfach behindertes Mädchen und seine Familie in Not

Das kleine Mädchen hatte einen sehr dramatischen Start ins Leben. Nach einer Risikoschwangerschaft kam es bei einer Notsectio wegen Nabelschnurvorfall und Mekonium im Fruchtwasser zu einer schwersten perinatalen Asphyxie (pH 6,6, APGAR 1). Nach Reanimation und Beginn einer Beatmung wurde Daniela auf der Neugeborenenintensivstation wegen einer Infektion weiterbehandelt. Trotz aller Maßnahmen zur Neuroprotektion, wie einer kontrollierten Hypothermie, kam es zum Hirnödem und einer bleibenden Schädigung des Gehirns. Ihre junge Mutter war dem Stress nicht gewachsen und gab letztlich das Kind in eine Pflegefamilie, wo sie als inzwischen adoptiertes Mitglied der Familie nun schon über viele Jahre liebevoll betreut wird.

Die ersten Lebensjahre von Daniela waren bestimmt durch andauernde gesundheitliche Probleme. Wegen einer BNS-Epilepsie und tonischen wie auch großen tonisch-klonischen Krampfanfällen wurde Daniela mehrfach über Wochen in einem Epilepsiezentrum stationär behandelt. Die Behandlung des zunehmend und auf Dauer beeinträchtigten Kindes machte auch wegen anderer Probleme zusätzliche stationäre Aufenthalte notwendig. Ständig waren die Eltern mit dem Kind unterwegs, zum Kinderarzt und anderen Fachärzten, zu Therapeuten, in das zuständige Sozialpädiatrische Zentrum (SPZ) und in die Kinderklinik. Hauptziel der Familie war es, Danielas Entwicklung bestmöglich zu fördern, die sich entwickelnde Bewegungsstörung zu behandeln und die therapieschwierige Epilepsie des Kindes unter Kontrolle zu bekommen. Die Anstrengungen, Daniela in den Kindergarten und später dann in die Schule zu integrieren, wurden sehr häufig durch akute Krankheiten und Notfälle unterbrochen. Vor allem prolongierte große Krampfanfälle und pulmonale Infektionen mit Atemnot riefen den Notarzt auf den Plan und die nächste Klinikeinweisung stand zum Schrecken der Eltern vor der Tür. Sie erlebten die stationäre Behandlung zunehmend als große Belastung für ihr Kind. Erhoffte Erfolge, wie z. B. eine dauerhafte Anfallsfreiheit, blieben aus, Rückschläge und neue Probleme stellten sich ein, wie die Besiedelung mit MRSA. Zudem wurde langsam klar, dass die sehr intensive Förderung und Behandlung die schwere Bewegungs- und Entwicklungsstörung nicht wirklich ändern konnte. Im Gegenteil, die Eltern erlebten trotz aller ihrer Bemühungen eine langsame Verschlechterung der Symptome. Rollstuhlanpassungen, ein Korsett zur Behandlung der fortschreitenden Skoliose, Orthesen, immer neue Medikamente konnten dies nicht aufhalten. Mehrfach kam Daniela in einen lebensbedrohlichen Zustand und die Eltern waren gezwungen, sich damit auseinanderzusetzen, dass ihr Kind in einer solchen Krise versterben könnte.

Daniela schien eher mehr zu leiden. Sie hatte vermehrt große nächtliche Krampfanfälle, lang anhaltende Unruhe- und Schreiattacken zeigten drastisch ihr Unwohlsein, die Ernährung über die PEG war schwierig. Die ständige Erfahrung von Leid, durchwachten Nächte und Klinikaufenthalten war eine Dauerbelastung für die ganze Familie und führten zur Erschöpfung aller Ressourcen.

Ein Entlastungsaufenthalt in einem Kinderhospiz führte neben anderen Anregungen zu einem inneren Such- und Orientierungsprozess der Eltern. War es richtig, die Therapiemaßnahmen immer mehr auszuweiten, auch wenn dadurch keine wirklich bedeutsamen Fortschritte erreichbar waren? Auch um den Preis einer Einschränkung der Lebensqualität von Daniela? Was war von ihrem inneren Wunsch zu halten, nicht mehr ins Krankenhaus zu wollen, mit dem Kind zu Hause in der vertrauten Umgebung bleiben zu wollen? Die anderen Kinder im Hospiz führten erneut zur Frage der Endlichkeit des Lebens: Was war für ihre geliebte und durch tägliche Symptome auch geplagte Daniela der richtige Weg? Sollte sie im Falle eines Herzstillstands reanimiert werden oder war es richtiger, ihr den Weg zum Sterben zu genehmigen, die Therapiemaßnahmen zu beschränken? Die Eltern fühlten zunehmend die innere Bereitschaft, Daniela in einer Sterbesituation auch „gehen zu lassen". Durch andere Eltern lernten die Eltern die Spezialisierte Ambulante Palliativversorgung für Kinder und Jugendliche (SAPV-KJ) kennen. Für eine erste Beratung meldeten sie sich beim KinderPalliativTeam Südhessen.

INFO

Die UN-Konvention für die Rechte von Menschen mit Behinderung (CRPD) und die UN-Konvention für die Rechte von Kindern (CRC)

Diese beiden Konventionen bilden den Rahmen um **Rechte und Bedürfnisse von Kindern mit multiplen Behinderungen** zu beschreiben. Soziale und körperliche Beschränkungen beschränken Entwicklung, Teilhabe und Aktivitäten der Kinder und Jugendlichen. Eine an der Menschenwürde orientierte und auf Teilhabe ausgerichtete multiprofessionelle Versorgung ist ein unmittelbarer Anspruch dieser sehr beeinträchtigen Patientengruppe.
Bei Kindern mit ursprünglich stationärer Schädigung der ZNS (hier schwere Asphyxie in der Geburtssituation) führen im Verlauf der Entwicklung fortschreitende Komplikationen (z. B. Einschränkung der Lungenfunktion, rezidivierende Infektionen) zu einem früheren Tod. Dies rechtfertigt die Zuordnung der schweren Behinderungen zu den lebensverkürzenden Erkrankungen (ACT Gruppe 4, Steering Committee, 2007).
Die versorgenden Eltern leben unter der großen Belastung, mit allen großen und kleinen Alltagsproblemen eines schwer behinderten Kindes zurechtzukommen, häufig stellen sich chronischer Stress, Überlastung, und Depression ein. Mit der Zeit kann sich die Perspektive ändern. Der Wunsch, „alles, was möglich ist" zu machen, wird ersetzt durch den Wunsch zu Hause zu bleiben, Krankenhausaufenthalte und schmerzhafte medizinische Prozeduren zu vermeiden. Dieser paradigmatische Wechsel von der kurativen Medizin (einschließlich Intensivmedizin und Reanimation) zur Palliativversorgung führt dazu, nun eher Lebensqualität zu betonen, medizinische Interventionen zu begrenzen und die Hausversorgung in der Familie zu gewährleisten.
Die **Patientengruppe neurologisch schwer beeinträchtigter Kinder und Jugendlicher** macht einen besonders großen Anteil an der Versorgung durch SAPV-KJ aus, obwohl in der öffentlichen Darstellung kinderonkologische Erkrankungen im Vordergrund zu stehen scheinen (Führer und Zernikow, 2005). Bedauerlicherweise stehen neben der aufsuchenden SAPV-KJ kaum ausreichende Strukturen zur Verfügung, die den hohen fachlichen und zeitlichen Anforderungen für eine adäquate medizinische Hausbetreuung entsprechen würden.

Beim ersten Hausbesuch lernten wir eine sehr belastete Familie kennen. Daniela zeigte eine Fülle schwerwiegender Symptome, die ihre Lebensqualität in der aktuellen Situation stark einschränkten. Diese hatten sich im Verlauf ihrer Krankengeschichte langsam verstärkt. Sie sind typisch für viele Jugendliche mit schwerer Zerebralparese; ➤ Tab. 59.1 zeigt wichtige Bereiche, die bei einer Anamneseerhebung und Erstvorstellung geprüft und berücksichtigt werden sollten.

FALLBERICHT

Bei einem ersten Termin mit Daniela und beiden Eltern wird zunächst erörtert, welche Möglichkeiten denkbar sind und geplant werden können, um Daniela und die gesamte Familie zu unterstützen. Folgende Teilschritte werden herausgearbeitet:
1. Vorgeschichte, Sorgen, Wünsche und Erwartungen der Eltern, aktuelle Probleme
2. Körperliche Untersuchung, Anforderung von Arztberichten, Kooperation mit den bisher eingebundenen Versorgern
3. Erstellung eines Betreuungskonzepts, Advance Care Planning für Notfallsituationen
4. Erläuterung eines Therapieplans in Teilschritten
5. Erstellung einer Elternverfügung für Notfallsituationen (EVN)
6. Betreuung mit regelmäßigen Hausbesuchen, Notfallbesuchen etc.

Tab. 59.1 Typische klinische Problembereiche bei schwer mehrfach behinderten Jugendlichen

Problembereiche	Ausprägungen
Entwicklungsstörung	Einschränkungen der geistigen Fähigkeiten, der Wahrnehmung und der Kommunikation
Zerebrale Bewegungsstörung	Tonussteigerung der Muskulatur, Überstreckung, Dystonie, Hypotonie, Kontrakturen, Schluckstörung, progrediente Bewegungseinschränkung, Entkalkung, Frakturen, Dekubitus, Schmerzen
Orthopädische Komplikationen	Hüftdysplasie, Skoliose, Einschränkung der Atmung
Epilepsie	Häufige Anfälle, Status epilepticus, Nebenwirkungen der Antiepileptika (AED), Zahnfleisch-Hyperplasie
Magen-Darm-Trakt, Wachstum, Ernährung	Dystrophie, Homöostasestörungen, PEG/Sondenernährung, Obstipation, Erbrechen, Reflux, Speichelfluss, Karies
Atemwege	Rezidivierende pulmonale Infektionen, Schleimretention, MRE-MRSA, Aspirationen, progrediente Störung der Lungenfunktion; ggf. Tracheotomie-Heimbeatmung
Schmerzen, Unruhe, Schlafstörungen	Chronische Schmerzzustände, Unruhe, Weinen, anhaltende Schreiattacken (*inconsolable crying spells*), gestörter Schlaf-wach-Rhythmus
Hydrozephalus, Shunt-Systeme	Dysfunktion, Hirndruck

Im Gespräch mit den Eltern und den anderen in die Versorgung eingebundenen Fachleuten (Kinderarzt, SPZ, Therapeuten, Pflegedienst, Schule) werden besonders dringliche, Leid verursachende Problembereiche festgelegt. Im Folgenden werden drei kinderneurologische Problembereiche dargestellt:
1. Bewegungsstörung
2. Epilepsie
3. Unruhe, Schreien

Andere ebenso wichtige Aspekte (Atmung, Verdauung etc.) bleiben in diesem Beitrag jetzt unerwähnt.

59.2 Symptom Bewegungsstörung

FALLBERICHT

Bei der Aufnahmeuntersuchung zeigt Daniela das klinische Bild einer seitenbetonten bilateral-spastischen Zerebralparese, sie ist fast ganztags bettlägerig, trägt ein Korsett zur Therapie einer Skoliose und zeigt häufig, insbesondere bei Erregung, eine tonische Seitwendung von Kopf und Hals, die ihr offensichtlich großes Unwohlsein breitet. Zur Behandlung erhält Daniela regelmäßig 1-mal wöchentlich Physiotherapie als Hausbehandlung und das Medikament Baclofen in einer Dosierung von 2 mg/kg KG. Eine Therapie mit Botulinumtoxin liegt bereits 2 Jahre zurück.

Fast alle schwer behinderten Kinder und Jugendlichen haben als Teil ihrer neurologischen Gesamtproblematik eine Bewegungsstörung, entweder auf Grundlage einer früher eingetretenen Hirnschädigung (typisch für die Zerebralparese, CP, ICP), bei genetischen Erkrankungen (meist als muskuläre Hypotonie oder Dystonie) oder bei Mitbeteiligung des peripheren Nervensystems als schlaffe Parese. Am häufigsten ist die Zerebralparese, die häufig als bilateral (60%) oder unilateral (30%) spastische Form vorkommt, während dyskinetische (6%), ataktische (4%) und Mischformen seltener sind. Auch bei Kindern mit stationärer Hirnschädigung kommt es durch zunehmende Schwäche der Muskulatur, Kontrakturen und Skoliose im Verlauf zu einer Verschlechterung des klinischen Zustands. Zur Charakterisierung des Schweregrads und Steuerung der Therapie hat sich das „Gross Motor Function Classification System" GMFCS (Palisano et al., 1997) bewährt. Mittels Therapiekurven können der Einsatz und die Abfolge verschiedener Therapiemethoden geplant werden (Heinen et al., 2009). Bei Daniela lag ein Grad V GMFCS vor: Sie war nicht in der Lage, sich selbstständig vorwärts zu bewegen, auch nicht mit aufwändigen Hilfsmitteln.

Therapiemethoden, die bei zerebralen Bewegungsstörungen vom spastischen Typ mit Tonussteigerung helfen können, werden in ➤ Tab. 59.2 aufgelistet.

Für die Senkung des Muskeltonus steht eine ganze Reihe von Medikamenten zur Verfügung, auf Nebenwirkungen ist zu achten (➤ Tab. 59.3). Häufig hilft nur „Ausprobieren".

MERKE

Zerebrale Bewegungsstörungen und insbesondere einschießende Tonussteigerungen bei Spastik sind oft schwer nachhaltig zu bessern und benötigen immer einen multimodalen Behandlungsansatz, der Bewegungstherapie bzw. Physiotherapie, orale Medikamente und oft auch spezielle Therapien, wie Injektionen mit Botulinumtoxin (Btx) oder eine intrathekale Baclofen-Pumpe sowie Mitbetreuung durch Kinderorthopäden einschließt.

Tab. 59.2 Therapiemöglichkeiten bei Bewegungsstörungen mit Tonussteigerung

Intervention	Erläuterung
Allgemeine Lebensführung	Kinder mit Bewegungsstörungen profitieren oft von einer ruhigen, liebevoll ausgestalteten Umgebung, ruhiger Zuwendung, Teilhabe am Familienleben, Kontakt mit anderen Kindern und Tieren, ausreichendem Schlaf, Körperkontakt und Streicheln, Therapiedecken (mit erhöhtem Gewicht) etc.
Pflege	Angepasste Pflegemaßnahmen, Kontrakturenprophylaxe, Lagerung, entspannende Einreibungen, basale Stimulation, kinästhetisches Handling, Aromatherapie
Medizinische Behandlung assoziierter Symptome	Alle anderen medizinischen Probleme können einen erheblichen Einfluss auf die Ausprägung einer zentralen Bewegungsstörung haben und müssen mit berücksichtigt und behandelt werden: Ernährung und Stuhlgang, Atemnot, Schmerz, Unruhe, Infektionen, Schlafstörungen, andere Medikamente.
Heilmittel – funktionelle Therapien	Physiotherapie, Logopädie, Ergotherapie sind in der Regel fester Bestandteil der Langzeitversorgung; Ziel der Therapien sollte es sein, den Lebenskomfort zu verbessern, Schmerz zu reduzieren, Kontrakturbildung und Deformierung zu verlangsamen, Beweglichkeit erhalten.
Orthesen – Hilfsmittel	Orthesen und Hilfsmittel, wie z. B. Lagerungsschalen, Therapiestühle u. ä. sind für die Teilhabe am Alltagsgeschehen auch schwer betroffener Kinder und Jugendlicher oft unverzichtbar. Dazu zählen auch Softorthesen, die durch sanften Druck von außen zur Stabilisierung des Körpers beitragen können.
Orale Medikamente	Medikamente zur Tonussenkung kommen in der Regel früh zum Einsatz (›Tab. 59.3). Viele Medikamente haben bereits in wirksamer Dosis erhebliche Nebenwirkungen. Therapieeffekte und Nebenwirkungen sollten sorgfältig gegeneinander abgewogen werden. Positive Effekte bestehen häufig mehr auf den Grundtonus als auf einschießende Tonussteigerungen. Wichtig ist das Monitoring der Wirkung, bei fehlendem Effekt sind Medikamente auch wieder abzusetzen.
Botulinumtoxin-Injektionen	Umschriebene Tonussenkungen durch Botulinumtoxin-Injektionen sind häufig ein fester Bestandteil der CP-Behandlung und sollten auch in der Palliativsituation fortgesetzt werden, auch wenn sie den Besuch einer Spezialambulanz notwendig machen.
Baclofen-Pumpe für intrathekale Therapie	Kann bei extremer Spastik vor allem der unteren Extremitäten auch in palliativer Betreuung hilfreich sein, z. B. nach Ertrinkungsunfall oder bei neurodegenerativen Erkrankungen.
Orthopädische Operationen (Hüfte, Skoliose)	In der späten Phase der palliativen Versorgung möglichst zu vermeiden, da lange Fixationen, Schmerzen und verzögerte Wundheilung die Lebensqualität massiv beeinträchtigen können

Tab. 59.3 Medikamente bei Bewegungsstörung mit Tonussteigerung – Spastik

Wirkstoff	Dosierung	Nebenwirkungen Cave	Kommentar
Baclofen	Bis 2 mg/kg/Tag	**Cave:** bedrohliches Entzugssyndrom bei plötzlichem Absetzen	Langsame Dosisänderung, oft schon Nebenwirkungen bei beginnender Wirksamkeit
Tolperison	Orientierung an ERW-Dosis 150–450 mg/Tag	Sedierung, Übelkeit, Erbrechen	Keine offizielle Zulassung bei Kindern; nur als Heilversuch möglich, langsame Steigerung
Clonidin	~ 0,02 mg/kg/Tag	Hypotension, Bradykardie	Sehr langsame Dosisänderungen erforderlich; zusätzlicher Effekt auf Schmerz
Diazepam	Niedrig dosiert 0,2–0,3 mg/kg/Tag	Sedierung, Schleimproduktion	Gut wirksam, in der Regel temporär eingesetzt, Toleranzentwicklung
THC – Dronabinol	0,05–0,5 mg/kg/Tag	Langsam eindosieren	Genehmigung durch Krankenkasse, offizielle Indikationen prüfen, Begleiterhebung des BfArM bei GKV beachten, zusätzlicher Effekt auf Schmerzzustände
Gabapentin (GBP)	5–30 mg/kg/Tag	Sedierung, Nystagmus	Bisher vor allem bei Erwachsenen mit MS erprobt, langsam steigern

59.3 Symptom Epilepsie

FALLBERICHT

Als wir Daniela und ihre Familie erstmals kennenlernen, sind aus der langen Vorgeschichte besonders die Epilepsie und akute große tonisch-klonische Krampfanfälle (Grand Mal) ein sehr wichtiges Thema, das die Eltern, die Geschwister, aber auch Erzieher, Lehrer und die Pflegekräfte seit ihrer frühen Kindheit in Atem hält. Krampfanfälle erscheinen als eine jeweils plötzlich und unvorhersehbar auftretende Gefahr für das Leben des Kindes und Anlass für dauerhafte Sorge. In den ersten Lebensjahren musste Daniela wegen therapierefraktärer epileptischer Anfälle oft Wochen bis Monate stationär behandelt werden, eine traumatische Erfahrung für die Eltern. Häufige schmerzhafte Prozeduren, aufkeimende Hoffnung bei Einsatz neuer Medikamente und immer wiederkehrende Enttäuschungen bei Anfallsrezidiven bestimmten das Leben. In den letzten Jahren waren besonders Grand-Mal-Anfälle dramatisch, vor allem, wenn der in Kindergarten oder Schule herbeigerufene Notarzt das Kind nach der Anfallsunterbrechung regelhaft sofort wieder stationär einwies. Die Familie und alle anderen Beteiligten waren sehr ängstlich im Einsatz akut anfallsunterbrechender Medikamente, jede neue Anfallsattacke wurde als bedrohliches Ereignis erlebt. Trotz aller Misserfolge bleibt die Hoffnung auf Anfallsfreiheit bestehen.

Im Gespräch mit den Eltern werden auf der Grundlage der Erfahrungen mit Danielas Epilepsie drei wesentlicher Ziele erarbeitet:

1. Gespräche mit dem Ziel, ein besseres Verständnis für die Erkrankung Epilepsie bei Daniela und die Möglichkeiten und auch Grenzen der Therapie zu erreichen; gleichzeitig Zusage, dass Veränderungen in Absprache mit den bisher zuständigen Fachleuten (KA, SPZ) erfolgen, Anpassung der Dosierung an das Gewicht von Daniela.
2. Festlegungen für eine standardisierte Anfallsunterbrechung im Sinne eines Advance Care Planning, auch mit schriftlichen Festlegungen für die Schule. Dies sollte auch die Risiken einer hochdosierter Therapie wie z. B. Atemstillstand einschließen.
3. Versuch einer Optimierung der Dauertherapie mit AED, möglicher Austausch von Medikamenten, ggf. in Absprache mit einem spezialisierten Zentrum für Kinderepileptologie.

In dieser Zielsetzung werden bereits wichtige Prinzipien bei der Therapie refraktärer epileptischer Anfälle (s.u.) in der Palliativversorgung berücksichtigt:

Therapie epileptischer Anfälle – wichtige Prinzipien

- Advance Care Planning für Anfallsbehandlung und Therapie des Status epilepticus für Eltern und die Ansprechpartner vor Ort
- Ausstieg aus der „Anfallstrance" (jeder Anfall ist gefühlt eine neue Katastrophe etc.). Es ist wichtig, zu vermitteln, dass kurze große Anfälle in aller Regel nicht lebensbedrohlich sind und keine schwere Hirnschädigung verursachen.
- Bei therapierefraktären Epilepsien keine Anfallsfreiheit anstreben, auf Nebenwirkungen achten, andere Ziele formulieren und anstreben → Lebensqualität.
- Mehr als 2 (bis maximal 3) Epilepsiemedikamente (AED *antiepileptic drugs*) sind selten sinnvoll, Substanzen konsequent ausdosieren.
- Verwendung „starker" AED bevorzugen: Valproinsäure (VPA), Oxcarbazepin (OXC), Topiramat (TPM), Phenobarbital (PB), Phenytoin (PHT), Levetiracetam (LEV). Auch „schwierige" Kombinationen versuchen, z. B. PB + PHT.
- Interaktionsfreie bzw. -arme AED bieten Vorteile, z. B. LEV, Lacosamid (LCM).
- (Moderate) additive Effekte auf neuropathischen und zentralen Schmerz, Irritabilität **und** Anfallsaktivität bei Cannabinoiden (z, n), Gabapentin (n), Pregabalin (n), Carbamazepin (z), Valproat (z, n), Topiramat (n), Lamotrigin (z) (z = zentral, n = neuropathisch)
- Bei Auswahl der AED frühzeitig an die Sondengängigkeit (Magensonde, PEG) oder alternative Applikation (rektal) denken.
- Bei Anfallshäufung „Überbrückung" mit Clobazam oder PB, es kann aber rasch zur Toleranzentwicklung kommen.

Besonders bedrohlich sind prolongierte große tonisch-klonische Anfälle mit einer Dauer über 5 min, bis hin zum Status epilepticus. Die anfallsunterbrechende Therapie sollte möglichst standardisiert erfolgen. Jeweils eigene Erfahrungen mit den in ➤ Tab. 59.4 genannten Medikamenten und Dosierungen sollten unbedingt einfließen.

Tab. 59.4 Medikamente zur Anfallsunterbrechung in der ambulanten Versorgung

Medikamente	Dosis	
Diazepam • Rektal (Rektiolen 5 mg und 10 mg) • Bukkal (Lösung 20 Tropfen = 10 mg) (bukkal langsamere Resorption)	2,5 mg 5 mg 10 mg 10–20 mg	3–6 M Bis 15 kg > 15 kg Ab Jugend
Clonazepam Tropfen • Bukkal: langsamer Wirkungseintritt (Lösung z. B. 20 Tropfen = 2 mg)	2–5 Tr. 5–10 Tr. 10–15 Tr. 10–30 Tr.	Säugling Kleinkind Schulkind Erwachsene
Midazolam (0,1–0,2 mg/kg KG) • Bukkal (Lösung) Buccolam® • Intranasal 0,1–0,2 mg/kg KG (Lösung 1-2-5 mg/ml). Sehr schnell wirksam, Nasenadapter verwenden. • s. c., i. m.	2,5 mg 5 mg 7,5 mg 10 mg	3 M–1 J 1–4 J 5–9 J 10–18 J
Chloralhydrat 10 % Lösung • Oral PEG-Sonde • Rektal (Anfertigung von Rektiolen)	30–50 mg/kg KG	
Levetiracetam Lösung 100 mg/ml • Oral PEG-Sonde, ggf. in Kombination mit Benzodiazepin	30 mg/kg KG	
Phenobarbital (aus Ampullen 200 mg/ml) • Oral PEG-Sonde • Rektal • i. m.	10–15 mg/kg KG 5–10 mg/kg KG	Säuglinge und Kleinkinder Jugendliche und Erwachsene

Allgemeine Empfehlungen bei großen konvulsiven Krampfanfällen

(siehe auch Glauser et al., 2016)
- Zunächst Patienten sichern, Kleidung öffnen, Atemwege frei machen, ggf. O_2-Gabe
- Zeit ab Anfallsbeginn und Phänomenologie des Anfalls dokumentieren
- Hinweis für Hypoglykämie? → Gegebenenfalls Glukosegabe
- Verwenden Sie das Medikament, mit dem Sie Erfahrung haben.
- Beginn in der Regel mit einem Benzodiazepin: Diazepam, Lorazepam, Midazolam

Bei der Wahl der in der Dauertherapie eingesetzten AED muss in der Palliativversorgung die Möglichkeit alternativer Applikationsarten frühzeitig bedacht werden (➤ Tab. 59.5). Dies ist von großer Bedeutung, wenn sich der Allgemeinzustand schnell verschlechtert, bei Bewusstseinsverlust oder im Sterbeprozess und dann überraschend z. B. eine orale Einnahme von Tabletten oder Saft nicht mehr möglich ist. In der Lebensendphase ist bei Häufung konvulsiver Krampfanfälle eine intravenöse oder subkutane Dauerinfusion, z. B. über ein Pumpsystem, mit Midazolam oder Clonazepam empfehlenswert, ggf. ergänzt durch Levetiracetam, Phenobarbital oder auch Lacosamid.

MERKE

Symptomatische „strukturelle" Epilepsieerkrankungen sind bei schwer behinderten Kindern und Jugendlichen häufig therapierefraktär und es muss mit den Eltern überlegt werden, ob das Ziel Anfallsfreiheit durch andere, mehr an der Lebensqualität orientierte Zielsetzungen ersetzt werden kann. Neben der Dauertherapie sind vor allem bei der Neigung zu großen tonisch-klonischen Krampfanfällen klare Vorgaben über die Wahl und Abfolge anfallsunterbrechender Medikamente für Eltern und Pflegekräfte wichtig. Für den Fall der Verschlechterung des Allgemeinzustands ist die Notwendigkeit alternativer Applikationsarten frühzeitig zu bedenken.

Tab. 59.5 Applikation von AED und Sondengängigkeit (Beispiele)

AED	Medikamente	Sonde/PEG		Alternativen
ESM	Tbl./Lösung	+		Rektal nicht resorbiert
GBP	Tbl./Lösung	+		Rektal nicht resorbiert
LEV	Tbl./Lösung	+		s. c. als Kurzinfusion oder kontinuierlich; rektal + 30 %
LCM	Tbl./Lösung	+		s. c. als Kurzinfusion
LTG	Tbl.	+	Suspendierbar in Wasser	Rektal als Supp., Dosis rektal erhöhen 1,5–2 ×
OXC	Tbl./Tbl.-R/Lösung	+		Rektal nicht resorbiert, Wechsel auf CBZ
CBZ	Tbl./Tbl.-R/Lösung	+		Rektal als Supp, Dosis rektal erhöhen 2 ×
PB	Tbl.	+	Ampulle (verdünnt)	i. m., rektal aus Ampulle, verdünnt, Dosis oral : rektal 1:1
PHT	Tbl.	+	Suspendierbar in Wasser	Rektal schlecht resorbierbar, ca. 5:1
TPM	Tbl.	+	Suspendierbar in Wasser	Rektal, Dosis oral:rektal 1:1
VPA	Tbl./Tbl.-R/Lösung	+	Lösung oft keine hohen Spiegel, dann Depakine Chronosphere	s. c. kontinuierlich 1:1, rektal Supp. oder Lösung oral:rektal 1:1
VGB	Tbl./Granulat	+	Suspendierbar in Wasser	Rektal in Wasser, Beginn mit 50 % der oralen Dosis

Tbl. = Tabletten, Tbl.-R = Tabletten-Retard, Gr = Granulat, Supp. = Suppositorium
ESM = Ethosuxmid, CBZ = Carbamazepin, LTG = Lamotrigin, VGB = Vigabatrin
http://www.spitalpharmazie-basel.ch/pdf/Zermoerserbarkeit_Tabletten.pdf

59.4 Symptom Unruhe, Weinen, Schreiattacken

FALLBERICHT

Bei den Hausbesuchen des SAPV-Teams kommt es fast immer zu einem Gespräch über einen Symptomkomplex, der die Familie bereits über Jahre vor unserer Versorgung begleitet hatte und auch jetzt weiterbesteht. Der Alltag der Eltern ist bestimmt durch die Sorge vor den Abendstunden und der Einschlafsituation, obwohl sie sich bereits mit Intensität des Problems angenommen haben: Daniela wird mit herannahendem Abend und dann besonders beim sehr ausgedehnten, liebevollen Einschlafritual zunehmend unruhiger, sie weint, schläft vielleicht kurz ein, um dann gleich wieder aufzuwachen, wirft sich hin und her, überstreckt sich, schreit teils auch heftig, laut und anhaltend.

Im Verlauf unserer mehrmonatigen Versorgung bemühen wir uns intensiv darum, das Symptom zu verstehen. Mögliche Ursachen werden diskutiert und untersucht: Schmerzen, Atemprobleme, Reflux, Obstipation und andere werden diagnostisch abgeklärt und/oder probatorisch behandelt. Neue Einschlafrituale werden besprochen und ausprobiert. Es wird auch versucht, ob die Betreuung des Kindes am Abend durch den sonst nur am Tag anwesenden Pflegedienst eine Verbesserung erreichen könnte, für die Eltern eine schwierige Vorstellung. Eine ganze Reihe von sedierenden und hypnotisch wirksamen Medikamenten werden – teils off-label – eingesetzt. Es sind dies abendlich oder auch über den Tag verteilt: Metamizol, Ibuprofen, Morphin-Tropfen, Lorazepam, Chloralhydrat, Promethazin, Levomepromazin, Steigerung von Melatonin, Absetzen von Levetiracetam, Reduktion von Baclofen. Alle diese Maßnahmen werden nach unterschiedlicher Dauer wegen Wirkungslosigkeit, rasch nachlassender Wirkung oder unterstellter oder wirklicher Nebenwirkungen wieder abgesetzt. Trotz aller Bemühungen nimmt die Symptomatik zu. Danielas Problemverhalten steigert sich in teils mehrstündige Schreiattacken, die die Eltern verzweifeln lassen und sogar die besorgten Nachbarn auf den Plan rufen. Eine Bestandsaufnahme ist notwendig. Wie ist das zu verstehen, was tun?

Kinder, Jugendliche und auch Erwachsene mit schwerer neurologischer Beeinträchtigung (im englischen SNI *severe neurological impairment*) zeigen recht häufig Symptome wie Daniela, sie haben verschiedene Namen: Unruhe, Weinen, Schlafstörung, Schreien, Schreiattacken, Neuroirritabilität, engl. *Inconsolable Crying Spells, Pain and Irritability of Unknown Origin* (PIUO), oft verbunden mit Grimassieren, starker Zunahme des Muskeltonus, Überstreckung, Tränenfluss, Schwitzen, Temperaturspitzen. Die Symptome sind ganz offensichtlich leidvoll und erweisen sich als schwer beeinflussbar. Für die Eltern und Pflegepersonen sind sie eine ganz besondere Herausforderung, da sie alle Bemühungen um das Wohlbefinden des Kindes scheinbar konterkarieren und infrage stellen.

In einer großen Studie an 468 Familien mit einem neurologisch kranken Kind mit Zerebralparese sind Verhaltensschwierigkeiten des Kindes in einer multivariaten Analyse ein Hauptprädiktor für körperliche Gesundheit und psychische Lebensqualität der Eltern und Versorgenden (Raina et al., 2005). Dies zeigt die immense Bedeutung, die diesem Symptomkomplex für die Tragfähigkeit der familiären Versorgung zukommt. Im Folgenden soll das mögliche Vorgehen bei diesem für alle Beteiligten schwierigen Problem geschildert werden.

A) **Abklärung und Therapieoptimierung anderer Symptome**
   Wichtig sind eine Bestandsaufnahme und Abklärung anderer pflegerischer und medizinischer Probleme, die bei neurologisch behinderten Kindern zu Unwohlsein führen können, wie z. B. umschriebene Schmerzen, anhaltende muskuläre Tonussteigerung bei Spastik oder Dystonie, Atemnot, Reflux, Obstipation etc., ➢ Tab. 59.1. Die Behandlung dieser Problembereiche kann evtl. verbessert werden.

B) **Ein Vorschlag für praktische Schritte (in Stichworten)**
   – **Sono:** Gallensteine, Nierensteine, Kotballen/Obstipation/Luft
   – **Labor:** Urinstatus, Blut und pH im Magenrest, Amylase/Pankreatitis
   – **Temperatur:** mehrfach täglich rektale Messung, Schwitzen, kalte Extremitäten, Tachykardie

- **Augen:** Korneaverletzung, Konjunktivitis, Augenschluss
- **Ohren:** Gehörgänge
- **Mund:** Karies, Soor
- **Hüfte – Gelenke – Skelett:** Durchbewegen – Schmerzreaktion – Frakturen
- **Haut:** Druckstellen, Erythem
- **Atmung:** Spastik, Atemnot/Skoliose (Korsett – Druckstellen), Schleim, Inhalation mit Wachmachern (z. B. Sultanol) am Nachmittag und Abend notwendig? Sättigung in der Einschlafphase, evtl. niedrig dosierte O_2-Zufuhr versuchen, ggf. Atemunterstützung überprüfen.
- **Blutdruck:** RR-Messung am Abend
- **Bauch/Schlucken:** Obstipation, Stuhlkonsistenz, Reflux, Nahrungsverträglichkeit, Erbrechen, Säureblocker
- **Epilepsie:** Anfälle, AED überprüfen, sedierende AED-Hauptportion abends
- **Hydrozephalus:** Shunt-Funktion

C) **Verhaltensanalyse**
- **Unruhe, Schreien, Schlaf:** 24-h-Protokoll für mindestens 7 Tage
- **Verhaltensbeobachtung:** Fähigkeit zur Selbstregulation, Reaktion auf Stimulation (visuell, akustisch, Lage), Eltern-Kind-Pflege-Interaktion beobachten, Beobachtung der Einschlafphase, evtl. per Video, Reizüberflutung oder Langeweile/Reizarmut erfassen, Betreuung durch Psychologen prüfen

D) **Probatorische Schmerzbehandlung**
- **Nach Abklärung** mehrtägiger Behandlungsversuch mit jeweils 1 Metamizol oder 2 Paracetamol oder 3 Morphin, ggf. Fentanyl-Pflaster, jeweils in wirksam-hoher Dosis, bei Opiaten vorübergehend sedierenden Effekt beachten.

E) **Umgebungsfaktoren**
- **Optimierung von Umgebungsfaktoren** der Einschlafsituation: ruhige Situation, Musik, langsame Abdunkelung, Vorlesen, Körperkontakt, Kopfende des Bettes 30° anheben, warme Umschläge auf Bauch (Kirschkernkissen), Massage, Pucken

F) **Sedierende Medikamente (oral, rektal)**
- **Anamnese:** Welche Medikamente wurden schon eingesetzt? Wann, wie war die Wirkung? Fehlende Wirkung vor längerer Zeit bedeutet nicht, dass auch aktuell keine Wirkung zu erwarten ist (neue Umstände, andere Komedikation).
- **Placebo-Effekt** und Misserfolg bedenken und einkalkulieren: „… Wir setzen jetzt ein gut wirksames und starkes Medikament ein, die Wirkung kann sofort da sein, in Einzelfällen setzt sie aber auch erst nach einigen Tagen ein …" wäre z. B. guter Text für die Neueinführung eines Medikaments.
- **Therapieversuch** mit mittlerer Dosis immer mehrere Tage in Folge durchführen, ggf. bei Misserfolg steigern, > Tab. 59.6 zeigt Beispiele, für die persönliche Erfahrungen der Autoren vorliegen. Alle Angaben sind nur eine Auswahl, z. B. bezüglich Nebenwirkungen, wir verweisen auf die Fachinformationen.

FALLBERICHT

Die sich langsam immer weiter verschlechternde Situation und zunehmende Verzweiflung der Eltern verlangt nach einer Neuorientierung, die wir entlang der o. g. Empfehlungen durchführen. Zu Beginn erbitten wir ein 7-Tage-Protokoll über alle Tag- und Nachaktivitäten von Daniela, Pflegeteam und Eltern.
Ausgangslage: Zur Schlafförderung werden bereits verschiedene Sedativa versucht. Das Protokoll zeigt, Daniela ist am Tag überwiegend gut gelaunt, weint nicht, kein fassbarer Hinweis auf eine umschriebene Schmerzursache, Nahrung wird gut vertragen, regelmäßig spontan Stuhlgang, Atmung frei, keine Atemnot, derzeit klarer Schleim, der in langen Schreiphasen stark zunimmt, dann Absaugen notwendig, Cough-Assist klappt gut, keine Druckstellen, dystone Kopfwendung nach rechts in der Einschlafsituation. Das Protokoll zeigt auch, dass Daniela über den Tag verteilt fast ohne Unterbrechung in Pflegemaßnahmen eingebunden ist: Waschen, Mundpflege, Medikamenteneinnahme über den Tag verteilt, Wickeln, Vibrieren, Cough-Assist, Nahrungszufuhr, Bauchmassage, Besuch durch den Familienhund, Physiotherapie, Musikhören, Sitzen im Pflegerollstuhl, Fahrt in den Garten, zwischendurch Besuche und Ansprache durch beide Eltern und Geschwister; längere Ruhepausen sind nicht vorgesehen. Der Pflegedienst und die Eltern „tun das Beste". Zur Ruhe soll Daniela erst am Abend kommen, und das im Rahmen eines

Tab. 59.6 Sedierende, schlafinduzierende Medikamente (Auswahl), auch zur Anwendung bei Unruhe und Schreiattacken, Neuroirritabilität

Medikament	Dosis	Anwendung – Nebenwirkungen (Auswahl)
Verschiedene		
Gabapentin (HWZ 5–7 h)	Startdosis 5–10 mg/kg/Tag als 1 ED abends, kann weiter gesteigert werden auf 40–60 mg/kg/Tag in 3 ED	Mundtrockenheit, gastrointestinale Beschwerden, Hautausschlag, Leuko- und Thrombozytopenie Vorteil additiv antiepileptisch wirksam
Clonidin (HWZ 6–8 h)	Startdosis 1,5–3 µg/kg/Tag in 3 ED, Erhaltungsdosis 5–25 µg/kg/Tag	Langsam steigern, langsam reduzieren, geringe therapeutische Breite, RR-Kontrollen, Hypotonie, Rebound-Hypertonie beim Absetzen
Chloralhydrat (HWZ 6–8 h)	ED 20-30-50 mg/kg, Dosis kann notfalls weiter gesteigert werden	Gastritis, Verdauungsstörungen, in hoher Dosis Herzrhythmusstörungen
Melatonin (HWZ 3–4 h)	3–12 mg	30 min vor dem Schlafen
Baldrianextrakte	Abends	Längerfristig einsetzende Wirkung
Benzodiazepine		
Clonazepam (HWZ 25–40 h) Tropfen	> 3 Mon, Säuglinge 2–5 Tropfen, Kleinkinder 5–10 Tropfen, Schulkind 10–15 Tropfen, Erwachsene 10–30 Tropfen	> 3 LM, lange HWZ, Kumulation, Hangover, vermehrte pulmonale Schleimproduktion, paradoxe Reaktionen (alle Benzodiazepine)
Diazepam (HWZ 20–30 h)		< 3 LM
Lorazepam (HWZ 10–20 h)	0,05 mg/kg, ab Schulalter 1,0–2,0 mg	> 3 LM
Midazolam (HWZ 1,5–4 h)	ED 0,1–0,3 mg/kg, maximal 10 mg	> 3 LM, niedrige Testdosis, Vorsicht bei Kindern mit Atemdepression
Antihistaminika		
Doxylamin (HWZ 8–12 h)	Sedaplus Saft® Säuglinge ED ½ Messlöffel (6,25 mg), Kleinkinder ED ½–1 Messlöffel, Kinder 5–12 Jahre 1–2 Messlöffel, ab 13 Jahre 3–4 Messlöffel	Mundtrockenheit, Obstipation, selten paradoxe Reaktionen
Neuroleptika		
Promethazin, Atosil® (HWZ 10 h)	ED 0,1–0,5–1 mg/kg KG bis 4 ED/Tag, Regel ED 1 Tropfen/kg KG	Kann epileptische Anfälle provozieren, Mundtrockenheit, paradoxe Wirkung möglich, Verminderung der Sekretion (Speichel, Bronchien, Nase), Dystonie
Risperidon	Dosierung initial 1 × täglich 0,25 mg (< 50 kg) bzw. 0,5 mg (> 50 kg), doppelte Dosis als Erhaltung	Kein typisches Sedativum; zugelassen für Therapie einer aggressiven Verhaltensstörung bei geistig behinderten Kindern ab 5 Jahre; langsam an- und absetzen. **Cave:** Hypotonie, Dyskinesien, kann als NW zu Unruhe und Schlafstörung führen!
Levomepromazin – Neurocil-Tropfen® (HWZ 15–30 h)	Ab Schulkind ED 3–5 Tropfen	Extrapyramidal-motorische Bewegungsstörung, Hypotonie, Mundtrockenheit
Pipamperon (HWZ 17–22 h)	Startdosis ED 0,3 mg/kg KG, 1 mg/kg KG/Tag in 3 ED, steigern bis 2–5 mg/kg KG/Tag in 3 ED	Extrapyramidal-motorische Bewegungsstörung

Tab. 59.6 Sedierende, schlafinduzierende Medikamente (Auswahl), auch zur Anwendung bei Unruhe und Schreiattacken, Neuroirritabilität *(Forts.)*

Medikament	Dosis	Anwendung – Nebenwirkungen (Auswahl)
Haloperidol (HWZ 16–36 h), möglichst nur kurz geben	10–30 µg/kg KG, kann nach 60 min wiederholt werden	Extrapyramidal-motorische Störung, Hypotonie, Hypertonie
Antidepressiva		
Mirtazapin (HWZ 20–30 h)	Ab Schulkind ED 5 mg	Zur Sedierung niedrige Dosis wählen; Mundtrockenheit, Ödeme
Amitriptylin (HWZ 10–25 h)	Start mit 0,2 mg/kg KG/Tag, steigern bis max. 1–2 mg/kg KG/Tag	Mundtrockenheit
Doxepin (HWZ 8–24 h)	Abends, ab Schulkind ED 5–10 mg, Jugendliche/Erwachsene 10 mg, steigern bis ED 50 mg	Hypotonie, Mundtrockenheit

ED = Einzeldosis, HWZ = Halbwertszeit, LM = Lebensmonat

ausführlichen Bettrituals mit Streicheln, Vorlesen, langsamer Abdunkelung etc.

Umstellung des Tagesablaufs: Der sehr aufwändige Pflegeplan soll zur Förderung der Selbstregulation unterteilt werden in:

A) Zeiten mit intensiven Pflegemaßnahmen, Dauer ca. 60–90 min
   – Abhusten, Absaugen, Rüttelweste, Körperpflege, Medikamentengabe
   – Nahrungszufuhr etc.: eben alles, was notwendig ist
   – Temperaturmessung nur 2 × rektal, ansonsten über Stirn oder Ohr
   – Pucken mit Beschwerungsdecke
   – Hände, Füße, Bauch: warmes Kirschkernkissen
   – Am Ende der Pflegezeit dann einmal sanft alle Gelenke durchbewegen

B) Ruhezeiten am Tag von mindestens 60 min, in denen möglichst nichts passiert und Daniela auch nicht angesprochen wird; allenfalls leise beruhigende Musik ist erlaubt. Diese Planänderung trifft auf Schwierigkeiten: Die sehr engagierten Pflegekräfte tun sich schwer, mehrfach am Tag eine Stunde im Haus ohne dokumentierte Pflegeaktivitäten zu verbringen. Sie lassen sich aber überzeugen.

C) Die Sauerstoffgabe nachts über die offensichtlich störende Nasenbrille wird umgestellt auf einen vorgelegten Trichter, Kontrollen der Sättigung zeigen keine Verschlechterung. Daniela erhält neu eine Beschwerungsdecke zur Verbesserung der Körperwahrnehmung.

Medikamentenplan: Schmerzmedikamente und die derzeit zur Sedierung verwendeten Neurocil®-Tropfen sowie Phenobarbital am Abend werden langsam abgesetzt, Bronchodilatatoren werden zuletzt um 16 Uhr gegeben. Das Antiepileptikum Valproinsäure wird neu verteilt, die Hauptmenge wird jetzt am Abend gegeben. Neu eingeführt wird eine Einmalgabe von 3 mg Diazepam als Tropfen (0,05 mg/kg KG) in den Vorabendstunden, als „rosa Brille". Wir folgen hier einem Vorschlag von Mathew und Mathew, 2004.

Im Verlauf einiger Wochen zeigt sich eine signifikante Verbesserung, die abendlichen Schreiattacken von bis zu 2,5 h Dauer nehmen ab, Daniela lernt alleine einzuschlafen, die Bettrituale können verkürzt werden.

MERKE

Unruhe, Weinen und langanhaltende Schreiattacken können Schmerzen oder andere medizinische Probleme (Obstipation, latente Atemnot u. a.) als Ursache haben, das ist zu prüfen. Oft sind sie aber auch ein eigenständiges Symptom ohne letztlich fassbare Ursache. Neben sedierenden Medikamenten sind eine sorgfältige Dokumentation des Tagesablaufs und eine Verhaltensanalyse wichtige Voraussetzungen für eine erfolgreiche Verbesserung dieser für Eltern und Pflegepersonal besonders belastenden Symptomatik.

Was wäre, wenn …

- … sich trotz aller Interventionen des SAPV-KJ-Teams die gesundheitliche Situation der Patientin weiter verschlechtert hätte?
  - Sofern leidvolle Symptome stark zunehmen und die Lebensqualität der Patientin weiter abnimmt, ist in einer gemeinsamen Entscheidungsfindung (*joint decision making*) mit den Eltern festzulegen, ob die SAPV-KJ als Hausversorgung durch erweiterte Therapieschritte (intensivierte Anfallsunterbrechung, Sedierung, Schmerzmedikation) weitergeführt werden kann (wie in einer EVN vorher festgelegt), auch mit dem Risiko, hierdurch eine Lebensverkürzung zu verursachen.

- … sich die Eltern entgegen ihrer Festlegung in einer EVN doch für eine stationäre Behandlung entschieden hätten?
  - Sofern sich Eltern für eine stationäre Behandlung entscheiden, ist ihrem Wunsch unmittelbar nachzukommen. Es soll mit den Eltern geprüft werden, welche Motivation hinter diesem Wunsch steht und welche Klinik hierfür am besten geeignet ist. Ist wegen der Erreichbarkeit eine vertraute Kinderklinik in der Nähe gewünscht, soll diese gewählt werden. Ansonsten kann eine auf bestimmte Symptome ausgerichtete Klinik gewählt werden, z. B. ein Kinderepilepsiezentrum oder es kann auch eine Kinderpalliativstation oder ein Kinderhospiz sein.

LITERATUR

Bast T. Moderne Epilepsiebehandlung bei Kindern Update. Monatsschr Kinderheilk, 2017; 165: 519–537.

Bast T. Therapie schwer behandelbarer Epilepsien bei Kindern und Jugendlichen. Monatsschr Kinderheilk, 2008; 156: 67–78.

Berweck S et al. for the ITB Working Group: Use of intrathecal baclofen in children and adolescents: Interdisciplinary Consensus Table, 2013. 2014; 45: 294–308.

Führer M, Zernikow B. Palliativmedizin in der Kinderheilkunde. Aufgaben und Ziele in der Betreuung sterbender Kinder und ihrer Familien. Monatsschr Kinderheilk, 2005; 153: 512–516.

Glauser T et al. Evidence-Based Guideline: Treatment of Convulsive Status Epilepticus in Children and Adults: Report of the Guideline Committee of the American Epilepsy Society. Epilepsy Currents, 2016; 16: 48–61.

Hauer JM. Caring for Children Who Have Severe Neurological Impairment. Johns Hopkins Press Health Book, 2013.

Heinen F et al. Grafikgestützter Konsensus für die Behandlung von Bewegungsstörungen bei Kindern mit bilateral spastischer Cerebralparese (BS-CP). Monatsschr Kinderheilkd, 2009; 157: 789–794.

Heinen F et al. The updated European Consensus 2009 on the use of Botulinum toxin for children with cerebral palsy. Eur J Paediatr Neurol, 2010; 14(1): 45–66.

Mathew A, Mathew MC. Bedtime diazepam enhances well-being in children with spastic cerebral palsy. Pediatric Rehabilitation, 2004; 8: 63–66.

Palisano R et al. Development and Reliability of a System to Classify Gross Motor Function in Children With Cerebral Palsy. Dev Med Child Neurol, 1997; 39: 214–223.

Raina P et al. The Health and Well-Being of Caregivers of Children With Cerebral Palsy Pediatrics, 2005; 115: 626–636.

Steering Committee of the EAPC task force on palliative care for children and adolecents. IMPaCCT: Standards for paediatric care in Europe. European Journal of Palliative Care, 2007: 14: 109–114.

Acknowledgement: Unser Dank gilt den Eltern von Daniela für ihre Unterstützung bei der Erstellung des Manuskripts. Unser Dank für Hilfestellung und Beratung bei allen Fragen der Epilepsiebehandlung geht an Herrn Prof. Dr. Thomas Bast, Chefarzt der Epilepsieklinik für Kinder und Jugendliche im Epilepsiezentrum Kork.

Register

0-9, und Symbole
§119b SGB V   25
§140 SGBV   25
§1901b   346
§27 SGBV   22
§73b SGB V   25
5-4-3-2-1-Methode   432
5HT₃-Antagonisten   104, 113

A
ABCDE-Schema   340
Ablenkungs-ABC   432
Absetzmatrix   151
Adenokarzinom   352, 357
Advance Care Planning (ACP)   7, 156, 257
Aktivitätenregulation   219
Aktivkohleverband   128
Akute Myeloische Leukämie (AML)   68
Alkoholkonsum   329
Allgemeine Ambulante Palliativversorgung (AAPV)   24
Allgemeine Palliativversorgung (APV)   5
ambulante Hospizdienste   24
Ambulanter Hospiz- und Palliativberatungsdienst (AHPB)   12
Ambulanter Hospizdienst (AHD)   12
Amitriptylin   442
Amyotrophe Lateralsklerose (ALS)   198, 253, 267
– Symptome   200
Analgetika
– Medikamenteninteraktion   148
– Obstruktion   111, 113
Angehörige
– Erstgespräch   306
– schwierige   312
Angst   208
– Angehörige   223
– vor Ersticken   225
Angststörung   221
Anorexie   193
Anorexie-Kachexie-Syndrom (ACS)   91, 185
Anpassungsstörung   214
Anticholinergika   113
Antidepressiva   243
– Medikamenteninteraktion   149

Antiemetika   104
– Medikamenteninteraktion   148
Antiepileptika
– Medikamenteninteraktion   149
Antihistaminika   105
– Obstruktion   113
Antikonvulsiva   117
Antipsychotika   136
– Obstruktion   113
Apallisches Syndrom   23
Aphasie   133
Arbeitslosengeld   263
Arzneimittelinteraktionen   147
Arzneimittelnebenwirkungen   150
Arzt-Patienten-Beziehung   206
Aspiration   330
Aspirationspneumonie   254
Astrozytom   167
Aszites   291, 369
Atemnot   74, 79, 164, 330, 335, 374
– Medikamente   82
– nicht-medikamentöse Therapie   86
Atemprobleme   331
Atemstörungen   204
Atriumseptumdefekt (ASD)   419
Aufnahmemanagement   300
Außerklinische Intensivpflege   26

B
Baclofen   437
Baldrianextrakte   442
Bandscheibenvorfall   53
basale Stimulation   415
BEDS   215
Behandlungskoordination   22
Benzodiazepine   64, 70, 105, 119
– Atemnot   83
– Medikamenteninteraktion   149
Berentung   18, 262
Berührung   244
BESD-Skala   401
Betreuungsverfügung   274
Bewegungsstörungen   435
– Medikamente   437
– Therapie   436
Biografiearbeit   217, 285, 405
Biventricular Assist Device (BIVAD)   371
Blauer Parkausweis   264
Bluttransfusion   72

Blutung   366
– akute   66, 162, 207
– terminale   162, 207
– Therapie   163
– Tumoren   63, 66, 206
Botulinumtoxin   436
BQKPMV   26
Brief Fatigue Inventory (BFI)   92
Brivaracetam   119
Bronchialkarzinom   3, 17, 321
Bronchodilatatoren   82
Bronchorrhö   85
Bronchoskopie   357
Bupivacain   37

C
Cancer-related Fatigue   89, 213
Cannabinoide   105
Carbamazepin   126
Chemotherapie   358
– Komplikationen   359
– Lebensqualität   359
Chitosan   162
Chloralhydrat   438, 442
Chordom   35
Chorea Huntington   274
Chronifizierung   22
chronisches Müdigkeits-Syndrom   91
Clonazepam   438, 442
Clonidin   39, 437, 442
COMFORTneo-scale   393
CUP   234

D
Dehydratation   195
Delir   133, 399
– hyperaktives   134
– hypoaktives   134
– Medikamente   137
– Therapie   136
Demenz   398
– Schmerzen   400
– vaskuläre   134
Demoralisationssyndrom   214
Densfraktur   341
Depression   211
Dexamethason   84, 105, 117
Diazepam   119, 437, 442
Dignity-Therapie   272, 285
Dimenhydrinat   105
dissoziative Störungen   241

Distress
- Neugeborenes 393
Distress-Thermometer 8
Dolmetscher 421
Domperidon 105
Doppelmedikation 146
Doxepin 442
Doxylamin 442
Dronabinol 437
Durchbruchschmerz (DBS) 49
Durchgangssyndrom 134
Dysphagie
- Therapie 201
Dyspnoe 164, 330, 335, 374
- Therapie 166

E
Early Integration 7, 14
ECMO 351
- Chemotherapie 353
Einheitlicher Bewertungsmaßstab (EBM) 24
Eisenmangel 82
Eisensubstitution 82
Emerging Adulthood 333
Entlassungsmanagement, Krankenhaus 28
Epilepsie
- Kind 433, 437
epileptische Anfälle 116, 167
- Handlungsempfehlungen 120
- Medikamente 119
Erbrechen 102, 192
- Medikamente 105
- Therapie 103
Ernährung
- Lebensende 184
Erstgespräch 306
Erwerbsminderungsrente 263
Ethikberatung 258, 268
Euthanasie 280
Exposition 225

F
Fatigue 203
- Differenzialdiagnosen 91
- Management 94
- primäre 90
- sekundäre 90
- Therapie 93
- tumorassoziierte 89, 212
Fentanyl 74
- Neugeborenes 395
Feststellung Patientenwille 343
- § 1901b 346
Fetozid 381
FLACC-Skala 430

Flüssigkeitstherapie 191
- Beendigung 194
freiwilliger Verzicht auf Nahrung- und Flüssigkeit (FNFV) 257, 280

G
Gabapentin 119, 126, 437, 442
Gelenkersatz 31
Gelotophobie 322
Genogramm 217
Genusstraining 219
Geruchsbildung 64, 127
Gestalttherapie 247
gesundheitliche Versorgungsplanung 25
Gewichtsverlust, unklarer 16
Glioblastom 167
Glockenharfe 231
Gonarthrose 31
Grand-Mal-Anfall 168–169
- Therapie 439
Granisetron 105

H
Haloperidol 105, 442
HAM-D 215
hausarztzentrierte Versorgung 25
Hemisymptomatik 116
Herzinsuffizienz 32, 369
Herzunterstützungssysteme 371
Hospiz
- stationäres 28
Humor-Training 322
Hunter-Kriterien 142
HWS-Verletzung 341
Hypalbuminämie 157
Hyperalgesie, opioidinduzierte 39
Hyperkalzämie, maligne 156
- Therapie 158
Hypertonie, pulmonalarterielle 350

I
Ileus 108, 192
image-guided radiotherapy, IGRT 364
immediate extubation 345
Implantierbarer Kardioverter-Defibrillator (ICD) 369, 372
- Deaktivierung 373
Inappetenz 188
Insomnie
- Wirkstoffe 70
Integrierte Versorgung (IV) 25
intensitätsmodulierte Strahlentherapie (IMRT) 363
interkulturelle Kompetenz 422

Islam 425
- Trauerrituale 426

K
Kachexie 91, 185, 193
Kalziumkanalmodulatoren 126
Katheterfixierung 44
Kehlkopftumor 329
Ketamin 39, 44, 49
Kinder
- chronisch kranke 420
Kinderhospiz 28, 429
Kinderhospizdienst 420
Klaviertastenphänomen 109
klinisches Ethikkomitee (KEK) 276, 389, 407
Knochenmetastasen 362
Knochenschmerzen 299, 362
Koanalgetika 126
kognitive Umstrukturierung 224
Kohärenzgefühl 218
Kolonkarzinom 221
Kommunikation 11
- Angst 208
- Arzt-Patienten-Beziehung 206
- Diagnoseübermittlung 199
- Grundregeln 309
- schlechte Nachricht 117
- Spiegeln 245
- Sterbephase 177
- Sterbewunsch 283
Konfliktdeeskalation 315
Kortikosteroide 94, 113
- Rückenmarkskompression 160
Krampfanfälle 167
Krankengeld 18
Krankensalbung 410
Krankheitskonzept
- Islam 425
- mystisch-religiöses 424
Krisenbogen 416
künstliche Ernährung 415

L
Laborwerte 300
Lacosamid 119
Lamotrigin 119
Larynxkarzinom 184
Laxanzien 99
- inkomplette Obstruktion 111
Lebensqualität 336
Left Ventricular Assist Device (LVAD) 371
Leichenschau, ärztliche 347
Leukostase 74
Levetiracetam 119, 438
Levomepromazin 105

Levomepromazin 442
Levomethadon 42
Lokalanästhetika 37
Lorazepam 70, 119, 442

M

Magensonde, transnasale 112
maligne intestinale Obstruktion (MIO) 108
Malignes Melanom 206
Mammakarzinom 57, 124, 156
Manuka-Honig 127
Maslow-Bedürfnispyramide 240
Massenblutung 207
Medikamenteninteraktion 145
Medikation
– Absetzen 151
– Anamnese 145
– Darreichungsform 147
– Dosisintervall 147
– Dosierungen 147
– Interaktionen 147
– Kommunikation 154
– Nebenwirkungen 150
– Plan 146
Mehrfachbehinderungen 424
Melatonin 442
Menschen mit geistiger Behinderung 405, 412
Metastasen
– zerebrale 116
Metoclopramid 105
Midazolam 64, 119, 438, 442
Migrationshintergrund 421
– Angehörige 424
– Bestattung 427
– Krankheitskonzepte 424
Minimales Dokumentensystem (MIDOS) 8
Mirtazapin 442
Mixed Pain 125
Mixed-Pain-Syndrom 140
Monochord 232
Morphin 37
– Atemnot 83
Mucosis fungoides 46
multimodale Schmerztherapie 57
multiprofessionelles Team 6, 13
Mundpflege 180
Mundspray 180
Musiktherapie 228
– Indikationen 229
– Methoden 232
– Setting 230
– Übelkeit 105
– Ziele 229

N

Nabilon 105
Nahtlosigkeitsregelung 263
Nazar 425
Neck Dissection 330
Neugeborenentod 396
Neuroleptika 64, 104, 137
– Medikamenteninteraktion 149
Nichtopioide 125
NK1-Antagonisten 104
Non-Hodgkin-Lymphome 47
Notfall
– Atemnot 164
– Badeunfall 340
– Blutung 162
– endokrinologischer 156
– Krampfanfall 167
– Rückenmarkskompression 158
Novaminsulfon 125
Nozizeptorschmerz 125
NSAR 125
NT-proBNP 371
Numerische Rating-Skala 429
Nursinersen 389

O

Obstipation 97
– Opioid-induzierte 98
Obstruktion
– inkomplette, intestinale 111
– komplette, maligne intestinale 112
– Medikamente 111, 113
– Therapie 110
Ocean-Drum 229
Ondansetron 105
Opioide 39, 126
– Atemnot 82
– Durchbruchschmerz 49
– Myoklonien 141
– Obstipation 98
– Obstruktion 113
– schnell wirksame 302
Opioidrotation 59, 83
Opioidtitration 302
organische Psychosyndrome 398
Ovarialkarzinom 191

P

Palliativdienst 27
Palliative Care 3, 7
palliative Geburt 381
palliative Sedierung 63, 181
– FVNF 260
– Medikamente 51
Palliative-Care-Konzept 263
Palliative-Care-Team 13
palliativmedizinische Komplexbehandlung 27
Palliativsituation
– Angehörige 317
– Angst 223
– Delir 136
– Demenz 402
– Jugendlicher 332
– Laborwerte 300
– Notaufnahme 299
– perinatale 392
– pränatale 379
– Säugling 389
– Symptomkontrolle 303
Palliativstation 27
– Übernahme 72, 301
Palliativversorgung
– hausärztliche 24
– pflegerische 24
– spezialisierte 26
PAMORA 99
parenterale Ernährung 187
Paresen 199
– Therapie 203
pathologisches Weinen 200
– Therapie 201
Patientenverfügung 274
– in leichter Sprache 412
Patientenverfügungsgesetz 406
Patientenwille
– Feststellung 343
– Menschen mit geistiger Behinderung 406
Patientenwohl
– Menschen mit geistiger Behinderung 407
Patientenwunsch 359
PEG-Anlage 201
Periduralkatheter 35, 41
perinatale Palliativversorgung 392
perinataler Palliativplan 384
perkutane endoskopische Gastrostomie (PEG) 112
persistierendes Foramen ovale (PFO) 419
Pflegeversicherung 129
Phenobarbital 438
Phenothiazide 84
Phobie 221
Photochemotherapie 47
Pipamperon 442
Plasmozytom 300
Plattenepithelkarzinom
– Mundhöhle 62

Pneumonie 81
– ambulante 356
– nosokomiale 356
Polypharmazie 152
pontozerebelläre Hypoplasie 421
Positive Psychologie 321
Posttraumatische Belastungsstörung (PTBS) 236
– subsyndromale 238
PQRST 38
pränatale Palliativberatung 379
Präterminalphase 175
Pregabalin 119, 126
primäre postnatale Palliativversorgung 381
Primum non nocere 154
Prokinetika 99, 104, 111
Promethazin 442
Prostatakarzinom 94
Protonenpumpenhemmer 113
Pseudohypersalivation
– Therapie 201
Psoralen 47
Psychische Komorbidität 429
Psychokardiologie 374
psychosoziale Begleitung 265
pulmonalarterielle Hypertonie (PAH) 350
pulmonale Fibrose 279
PUVA 47

R

Rasselatmung 85, 182
Recht auf Nichtaufklärung 306
Recht auf Nichtwissen 380
Reha-Antrag 262
Rehydratation 195
Rekalzifikation 364
Rektumkarzinom 31
Resignation 323
Resilienz 323
respiratorische Insuffizienz
– Säugling 389
Ressourcen 426
Retraumatisierung 237
Rhabdomyosarkom 429
Right Ventricular Assist Device (RVAD) 371
Riluzol 253
Risperidon 442
Ropivacain 37
rückenmarknahes Regionalverfahren 35
Rückenmarkskompression, akute 159
– Therapie 160
Rückenschmerzen 53
– Red Flags 57

S

Sansula 231
SAPV
– Kinder, Jugendliche 332
SAPV-KJ 332, 433
SAPV-Team
– Kinder, Jugendliche 338
Sarkom 175
Sauerstoffgabe 84
Sauerstofftherapie 75
Schluckschwierigkeiten 331
Schluckstörungen 199
Schmerzchronifizierung 54
Schmerzen
– Arten 125
– chronische 53
– Neugeborenes 393
– neuropathische 124
– starke 185
– therapieresistente 432
Schmerztagebuch 316
Schmerztherapie 124
Schockraum 341
Schreiattacken
– Medikamente 442
Schulz von Thun 309
Schwangerschaftsabbruch 381
schwere neurologische Beeinträchtigung 440
seelsorgerische Begleitung 244
Sekretagoga 99
Sekretolytika 82
Serotonin-Syndrom 140
– Therapie 143
Signaturstärken 323
S-Ketamin 45
Smiley-Analog-Skala 429
Somatostatinanaloga 113
SOP 42
Sozialdienst, Palliativstation 265
Sozialrecht 262
sozialrechtliche Beratung 263
Spastik 202
spezialisierte ambulante Palliativversorgung (SAPV) 6, 29
spezialisierte Palliativversorgung (SPV) 5
SPIKES-Modell 206, 292

Spinale Muskelatrophie
– Typ 1 388
spinaler Notfall 363
spinaler Schock 344
Spiritualität 226
Spondyloarthritis 58
Sprechstörungen 199
– Therapie 202
Status epilepticus 120, 167
– Akuttherapie 122, 170
– Kind 438
– Medikamente 122, 170, 438
Sterbefasten 259, 280
Sterbehilfe 268, 279
– aktive 269, 280
– direkte 280
– indirekte 269, 280
– involontary 280
– non-voluntary 280
– passive 269, 280
– Sterbewunsch 284
Sterbephase 175
– Angst 208
– Atemnot 180
– Behandlung 176
– Kommunikation 177
– Mundpflege 179
– Rasselatmung 182
– Sterbephase 180
– Symptomkontrolle 179
Sterbewunsch 267, 281, 283
– Sterbehilfe 284
Sternbach-Kriterien 142
Steroide
– Obstruktion 111
– Übelkeit 105
Strahlentherapie 362
– Dosierung 364
Strahlentherapie, hämostypische 366
– Dosierung 367
– Nebenwirkungen 368
Strahlentherapie, palliative
– Analgesie 337
– Indikationen 337, 363
– Nebenwirkungen 337
Strickleiterphänomen 109
Stridor 330
Stuhldialoge 218
Stuhlimpaktierung 97
Sufentanil 37
Suizid 269
– ärztlich-assistierter 280
Suizidalität 219, 256

T

terminal weaning 345
terminale Extubation 345
Terminalphase 175
THC 105
Therapiezielfindung 270
Thrombozytopenie 73
Tilidin 126
Todd-Parese 120
Todesarten 347
Todeswunsch 255
Todeszeichen 347
Tolperison 437
Total Pain 124, 310
Total-pain-Konzept 239
Töten auf Verlangen 280
Tracheostoma 345
Tracheostomie 330
– Säugling 389
Tracheotomie 358
Tramadol 126
transitorisch ischämische Attacke 133
transkutane elektrische Nervenstimulation (TENS) 431
Trauerrituale
– islamische 426
– Menschen mit geistiger Behinderung 417
Trauma 235
Traumafolgestörung 236
Traumatisierung 236
Trisomie 18 392
Tumorblutung 63, 66
Tumoren
– Blutung 206
– exulzerierende 65, 127
– Fatigue 92
– Geruch 64, 127
Tumorkachexie 185
Tumorschmerztherapie 60
T-Zell-Lymphom 46

U

Übelkeit 102, 192
– Medikamente 105
– Therapie 103
Überbringen schlechter Nachrichten 117, 291
Überraschungsfrage 255
UN-Konvention
– Rechte von Kindern 434
– Rechte von Menschen mit Behinderung 434

V

Validierung 217
Valproat 119
Ventricular Assist Devices (VAD) 371
Verblutungstod 208
Versorgungsvernetzung 22
Vertreterverfügung 303, 408
Verwirrtheit 133
vier ethische Prinzipien (Beauchamp, Childress) 270
vorausschauende Versorgungsplanung 257
Vorsorgevollmacht 274
Vulvakarzinom 211

W

Weichteilkarzinose 330
WHO-Stufenschema 125
wish to hasten death 256, 267
– Definition 271
Wundversorgung 127
würdezentrierte Therapie 217, 272, 285

Z

Zervixkarzinom 158
Zungengrundkarzinom 79